国家卫生和计划生育委员会"十三五"规划教材

全国高等中医药院校研究生教材

供中医药、中西医结合、针灸等专业用

中医外科学临床研究

第2版

主　　编　陈红风

主　　审　唐汉钧　艾儒棣

副 主 编　秦国政　陈明岭　曹　毅　刘仍海

编　　委（以姓氏笔画为序）

王万春（江西中医药大学）　　　陈红风（上海中医药大学）

叶媚娜（上海中医药大学）　　　陈明岭（成都中医药大学）

成秀梅（河北中医学院）　　　　周　青（湖南中医药大学）

刘仍海（北京中医药大学）　　　秦国政（云南中医学院）

刘佃温（河南中医药大学）　　　贾　颖（山西中医学院）

李大勇（辽宁中医药大学）　　　夏仲元（中日友好医院）

杨素清（黑龙江中医药大学）　　曹　毅（浙江中医药大学）

张朝晖（天津中医药大学）　　　魏跃钢（南京中医药大学）

学术秘书　李晓睿

人民卫生出版社

图书在版编目（CIP）数据

中医外科学临床研究/陈红风主编. —2版. —北京：
人民卫生出版社，2017

ISBN 978-7-117-24894-5

Ⅰ. ①中… Ⅱ. ①陈… Ⅲ. ①中医外科学-研究
Ⅳ. ①R26

中国版本图书馆CIP数据核字（2017）第182326号

| 人卫智网 | www.ipmph.com | 医学教育、学术、考试、健康，购书智慧智能综合服务平台 |
| 人卫官网 | www.pmph.com | 人卫官方资讯发布平台 |

中医外科学临床研究
第 2 版

主　　编：陈红风
出版发行：人民卫生出版社（中继线 010-59780011）
地　　址：北京市朝阳区潘家园南里 19 号
邮　　编：100021
E - mail：pmph @ pmph.com
购书热线：010-59787592　010-59787584　010-65264830
印　　刷：北京机工印刷厂
经　　销：新华书店
开　　本：787 × 1092　1/16　　印张：31
字　　数：754 千字
版　　次：2009 年 1 月第 1 版　　2017 年 8 月第 2 版
　　　　　2017 年 8 月第 2 版第 1 次印刷（总第 2 次印刷）
标准书号：ISBN 978-7-117-24894-5/R · 24895
定　　价：78. 00 元

出版说明

为了更好地贯彻落实《国家中长期教育改革和发展规划纲要（2010—2020年）》和《医药卫生中长期人才发展规划（2011—2020年）》，进一步适应新时期中医药研究生教育和教学的需要，推动中医药研究生教育事业的发展，经人民卫生出版社研究决定，在总结汲取首版教材成功经验的基础上，开展全国高等中医药院校研究生教材（第二轮）的编写工作。

全套教材围绕教育部的培养目标，国家卫生和计划生育委员会、国家中医药管理局的行业要求与用人需求，整体设计，科学规划，合理优化构建教材编写体系，加快教材内容改革，注重各学科之间的衔接，形成科学的教材课程体系。本套教材将以加强中医药类研究生临床能力（临床思维、临床技能）和科研能力（科研思维、科研方法）的培养、突出传承，坚持创新，着眼学生进一步获取知识、挖掘知识、提出问题、分析问题、解决问题能力的培养，正确引导研究生形成严谨的科研思维方式和严肃认真的求学态度为宗旨，同时强调实用性（临床实践、临床科研中用得上）和思想性（启发学生批判性思维、创新性思维），从内容、结构、形式等各个环节精益求精，力求使整套教材成为中医药研究生教育的精品教材。

本轮教材共规划、确定了基础、经典、临床、中药学、中西医结合5大系列55种。教材主编、副主编和编委的遴选按照公开、公平、公正的原则，在全国40余所高等院校1200余位专家和学者申报的基础上，1000余位申报者经全国高等中医药院校研究生教育国家卫生和计划生育委员会"十三五"规划教材建设指导委员会批准，聘任为主编、主审、副主编和编委。

本套教材主要特色是：

1. 坚持创新，彰显特色　教材编写思路、框架设计、内容取舍等与本科教材有明显区别，具有前瞻性、启发性。强调知识的交叉性与综合性，教材框架设计注意引进创新的理念和教改成果，彰显特色，提高研究生学习的主动性。

2. 重难热疑，四点突出　教材编写紧跟时代发展，反映最新学术、临床进展，围绕本学科的重点、难点、热点、疑点，构建教材核心内容，引导研究生深入开展关于"四点"的理论探讨和实践研究。

3. 培养能力，授人以渔　研究生的培养要体现思维方式的训练，教材编写力求有利于培养研究生获取新知识的能力、分析问题和解决问题的能力，更注重培养研究生的思维方法。注重理论联系实际，加强案例分析、现代研究进展，使研究生学以致用。

4. 注重传承，不离根本　本套研究生教材是培养中医药类研究生的重要工具，使浸含在中医中的传统文化得到大力弘扬，在讲述现代医学知识的同时，中医的辨证论治特色也在教材中得以充分反映。学生通过本套教材的学习，将进一步坚定信念，成为我国伟大的中医药事业的接班人。

5. 认真规划,详略得当　编写团队在开展工作之前,进行了认真的顶层设计,确定教材编写内容,严格界定本科与研究生的知识差异,教材编写既不沿袭本科教材的框架,也不是本科教材内容的扩充。编写团队认真总结、详细讨论了现阶段研究生必备的学科知识,并使其在教材中得以凸显。

6. 纸质数字,相得益彰　本轮教材的编写同时鼓励各学科配备相应的数字教材,此为中医出版界引领风气之先的重要举措,图文并茂、人机互动,提高研究生学以致用的效率和学习的积极性。利用网络等开放课程及时补充或更新知识,保持研究生教材内容的先进性、弥补教材易滞后的局限性。

7. 面向实际,拓宽效用　本套教材在编写过程中应充分考虑硕士层次知识结构及实际需要,并适当兼顾初级博士层次研究生教学需要,在学术过渡、引导等方面予以考量。本套教材还与住院医师规范化培训要求相对接,在规培教学方面起到实际的引领作用。同时,本套教材亦可作为专科医生、在职医疗人员重要的参考用书,促进其学术精进。

本轮教材的修订编写,教育部、国家卫生和计划生育委员会、国家中医药管理局有关领导和相关专家给予了大力支持和指导,得到了全国40余所院校和医院、科研机构领导、专家和教师的积极支持和参与,在此,对有关单位和个人致以衷心的感谢!希望各院校在教学使用中以及在探索课程体系、课程标准和教材建设与改革的进程中,及时提出宝贵意见或建议,以便不断修订和完善,为下一轮教材修订工作奠定坚实的基础。

人民卫生出版社有限公司

2016 年 6 月

全国高等中医药院校研究生教育
国家卫生和计划生育委员会
"十三五"规划教材建设指导委员会名单

主任委员

张伯礼

副主任委员（以姓氏笔画为序）

王永炎　王省良　匡海学　胡　刚　徐安龙
徐建光　曹洪欣　梁繁荣

委员（以姓氏笔画为序）

王　华　王　晖　王　键　王　滨　孔祥骊
石　岩　吕治平　乔延江　刘宏岩　刘振民
安冬青　李永民　李玛琳　李灿东　李金田
李德新　杨　柱　杨关林　余曙光　谷晓红
宋柏林　张俊龙　陈立典　陈明人　范永昇
周永学　周桂桐　郑玉玲　胡鸿毅　高树中
唐　农　曹文富　彭　成　廖端芳

秘书

李　丽　周桂桐（兼）

国家卫生和计划生育委员会“十三五”规划教材
全国高等中医药院校研究生教材目录

一、基础系列

二、经典系列

三、临床系列

四、中药学系列

五、中西医结合系列

前　言

本教材供全国高等中医药院校中医药、中西医结合专业和针灸专业的研究生使用。

中医外科学是中医学专业的主干课程,是后期教学中重要的临床专业课,在培养学生的中医临床思维模式和实践技能方面起着至关重要的作用。本教材旨在《中医外科学》学习的基础上,帮助学生进一步熟悉中医外科诊疗优势和特色,了解中医外科近期临床研究发展动态,探讨中医外科临床诊疗和临床研究中的热点和存在的问题,研读相关的中医经典文献和有关著作,以提高学生的中医理论水平和临床实践能力,启发学生的中医科研思路。

2009年1月唐汉钧教授主编的《中医外科临床研究》出版发行后,受到了全国广大中医药院校师生及中医外科从业人员的欢迎和认可,也有读者对本教材提出了非常宝贵的意见和建议。本次修订在第1版教材的基础上,对编写内容进行了一定的增减和优化。将第1版教材疮疡篇中痈疽疔疮疗章节与丹毒章节合并、流痰章节与瘰疬章节合并,皮肤病篇增加了结缔组织病硬皮病章节,肛肠病篇增加了肛周坏死性筋膜炎章节等。同时对各篇章的引用文献进行了精简和更新,以飨读者。

本教材共九篇四十七章。

第一篇,针对中医外科学发展的理性思考分为五章,通过回顾中医外科学的发展史来看学科的传承与发展,提出中医外科学发展中遇到的关键问题及思考,论述中医外科疾病的辨病与辨证之争,对中医外科学中的"外病内治"及外治法等特色治法进行了重点阐述,对其历史沿革及传承发展加以系统回顾。

第二篇至第九篇,包括疮疡、乳房病、瘿瘤岩、皮肤病、肛肠病、男性病、周围血管病及外科其他疾病,选择常见病、难治病及中医药治疗的优势病种,按病设章。每章从概述开始,简要介绍病名、病因病机、临床表现、诊断、治疗等内容,并与本科教材衔接,根据每章内容适当概括,以引出下文,起到承上启下的作用;之后根据不同疾病目前研究进展的情况,从历史沿革、临床研究、实验研究、热点问题等方面加以论述,力求深入地介绍中医对疾病的认识,使学生在掌握经典论述的基础上,进一步了解现阶段的临床和实验研究进展情况以及目前研究中存在的热点、难点和争议之点,客观呈现不同的学术观点,使学生对疾病有系统的认识,并能从中得到启迪。

本教材十分注重对中医外科特色优势与中医经典著作的阐释,密切联系临床,注重临床技能、临床经验、临床研究、临床思路的阐述,加强对中医外科临床热点发展动态、科研动态的介绍。希望通过本教材达到"授人以渔"的目的。

本教材由全国10余所高等中医院校的中医外科教授参加编写,先后召开了2次编写会议,集思广益,畅所欲言,精心编写,反复修改。在主编的带领下,各位副主编及编委历经近1年的时间,克服了诸多困难,尽心尽力,严谨细致地完成了本教材的编写工作。主审唐汉钧教授和艾儒棣教授不顾年高,亲临编写会议进行指导,仔细审稿,反复修改,精心把关,为本教材的编写质量提供了有力保障。

本教材在编写过程中,得到了上海中医药大学教务处和龙华临床医学院各级领导的大力支持,编委会秘书李晓睿博士及邢捷、王冰等参与了大量的统稿工作,在此一并表示感谢。

由于学识有限,不妥之处在所难免,敬请各位同道不吝赐教。

编 者

2017年2月

目　　录

第一篇　中医外科学发展的理性思考

第二篇　疮　　疡

第三篇　乳　房　病

第四篇　瘿、瘤、岩

第五篇　皮　肤　病

第六篇 肛 肠 病

第一篇　中医外科学发展的理性思考

第一章　从中医外科学发展史看继承发展与创新

第一节　中医外科学历史的启示

中医外科学源远流长,世代相传,成果辉煌,实为后世宝贵遗产,亦是传承、发展、创新的基础。回顾中医外科学的发展历史,可以发现,在中医外科宝库中蕴含着丰富的学术和实践价值,这些理论和实践对当代医学发展有着重要的启示作用,对中医外科学的科学研究也具有十分重要的意义。

一、昔日的辉煌是后世的宝贵遗产

据甲骨文记载,夏商时代已有外科病症名及单列专科,有疾自(鼻)、疾耳、疾齿、疾舌、疾足、疾止(指)的区分。《周礼·天官》有疾医、疡医、食医、兽医的划分,并指出:"疡医上工八人,掌肿疡、溃疡、金疡、折疡之祝药劀杀之齐。"可见,当时不仅有从事专职外科者——疡医,而且治疗上有敷治与"劀杀"(手术)的方法。《周礼》分科的记载,是我国和世界医学史上医学分科的最早记载。

1973年出土的马王堆帛书《五十二病方》中载有很多外科病,如感染、创伤、冻疮、诸虫咬伤、痔漏、肿瘤、皮肤疾病等。在"疽病"条下有"骨疽倍白蔹,肉疽倍黄芪,肾疽倍芍药"之说,针对不同的疽病调整药物,初具辨证施治雏形;"杀狗,取其脬,以穿籥,入胆中,吹之,引出,徐以刀劙去其巢",说明在外治方法中已采用将痔拖出肛外进行手术治疗的方法。1975年出土的《云梦秦简》载有战国晚期至秦代对疠疾(即西医学的麻风病)的认识。不仅有对该病症状的描述,如断鼻梁、坏鼻腔、足有溃疡、无汗毛、声音嘶哑等,更可贵的是指出疠疾需隔离居住在"疠迁所"。《黄帝内经》(以下简称《内经》)初步奠定了外科学的理论基础,如"高粱之变,足生大丁""荣气不从,逆于肉理,乃生痈疽",并最早提出用截趾术治疗脱疽。

汉代著名外科学家华佗,以麻沸散麻醉后,进行死骨剔除术及剖腹术。《刘涓子鬼遗方》载有用水银膏治疗皮肤疾病。《肘后备急方》载有用海藻治疗瘿病,用狗脑敷治疯狗咬伤。《诸病源候论》指出疥疮由传染而得:"疥疮多生手足指间,染渐生至于身体……其疮里有细虫,

1

甚难见。小儿多因乳养之人病疥而染着小儿也。"并首先指出皮肤病与人体过敏素质有关，在漆中毒项下有"漆有毒，人有禀性畏漆"的记载。《备急千金要方》载有饮食疗法和脏器疗法，如以羊靥、鹿靥治疗甲状腺肿大；以葱管导尿，比1860年法国发明橡皮管导尿早1200多年。《圣济总录》《太平圣惠方》提出了"五善七恶"的变化与脏腑功能存在的联系，作为判断病症的预后与转归的依据。以含砒药锭插入漏管中治疗肛瘘；以芫花根水浸制的药线结扎痔核；以蟾酥酒止血止痛；烧灼法消毒手术器械等。《杨氏家藏方》用枯痔方法治疗痔疮，沿用至今。

汪机《外科理例》提出"治外必本诸内"的思想，认为"外科必本于内，知乎内以求乎外"，"治外遗内，所谓不揣其本而齐其末"，并创制了玉真散治疗破伤风。王肯堂《疡科准绳》内容丰富，并转录矫治先天性缺唇及耳部畸形的治疗经验："缺耳作两截缝合，缺唇作三截缝合……至八日剪去线。"陈实功《外科正宗》细载病名，各附治法，条理清晰，十分完备，如明确记载了糖尿病性脱疽"得于消渴病，发于足趾者，名曰脱疽"。清代王洪绪《外科全生集》创立以阴阳为主的辨证论治法则，自创用阳和汤、阳和丸、小金丹、醒消丸、犀黄丸等方药治疗。高秉钧所著《疡科心得集》，首先将温病学说引入外科领域中来，以温病三焦学说为借鉴，将疮疡分为上部、中部、下部，分别以风温、风热、气郁、火郁、湿热、湿火作为辨证论治准则，倡用温病热入心包的清热地黄汤（犀角地黄汤）、安宫牛黄丸、紫雪丹、至宝丹等治疗疔毒内陷、疔疮走黄。明代陈司成所著《霉疮秘录》是我国第一部论述梅毒的专书，指出本病由传染所得，且可遗传，主张用丹砂、雄黄等含砷的药品治疗，亦是世界上最早使用砷剂治疗梅毒的记载。

中医外科学历代丰富的理论和实践经验，取得了杰出成就，不仅对中国医学，而且对世界医学作出了贡献。如《刘涓子鬼遗方》对日本、朝鲜的外科颇具影响；《日本纪略》（公元820年）载，当时日本官方将《刘涓子鬼遗方》列为日本医学生的必读课；在朝鲜仁宗十四年，将《刘涓子鬼遗方》列为官方的考试科目内容，影响之大，可见一斑。

事实证明，中医外科学发展历史中留存的宝贵遗产，不仅在当时的历史时代是最辉煌、最先进的，对中华民族的繁衍昌盛作出了巨大贡献，而且对世界医学的发展亦起到了推动、促进作用，当然对现今的中医药学发展亦具有重要价值，是中医外科学进一步发展的源头活水。

二、古代文献的研究与发掘是一项重要的工作

古代中医文献内容十分丰富，在长期积累而形成的大量文献中，蕴藏着我们祖先长期与疾病作斗争的丰富的治疗经验和理论知识，它与中华民族同生共长，对中华民族的繁衍与发展作出巨大的贡献。古代中医文献包括传世文献、辑佚文献、出土文献、海外文献等。

传世文献指自问世以来一直流传并现存的古代文献，又分为医学文献与非医书中的医学资料两大部分。医学文献通常称之为中医古籍，是保存中医学遗产最直接的载体，也是现行古代中医文献的主体，是古代中医文献研究关注的主要内容。非医书中的医学资料在研究古代中医文献各个专题过程中，围绕主题会辐射到大量相关文献资料，这其中有很多属于非医书的医学资料。某些古籍虽不是中医专著，但其中篇节专论中医，或所述与中医有着千丝万缕的联系，起着医学文献不可替代的重要作用。

辑佚文献指文献在历史流传过程中消失，人们只能根据古人目录著作得知它们曾经存

在,如《金创瘰疬方》。

出土文献指有些古文献随墓葬埋藏地下,很长历史时期之后重新被发掘出土面世,如《云梦秦简》《五十二病方》等。

海外文献包括两种,包括收藏于海外的中医古代文献,以及海外作者撰写的中医著作,如日本的《医心方》、朝鲜的《东医宝鉴》等。

据不完全统计,历代外科学专著约有447部,其中影响较大者有《刘涓子鬼遗方》《外科真诠》《外科心法》《外科正宗》等26部。因此,对古代文献的整理研究与发掘是一项重要的工作。这些文献的发掘整理工作需要中医工作者、文献工作者、考古学工作者等共同努力,还需进行国际间的协作与交流。

古代医家多同时从事内、外、妇、儿等工作,中医外科文献除集中体现在中医外科专著中外,还大量散见于其他中医典籍中。作为中医外科工作者在学习、研究中医药文献时,在精研专业的基础上,了解医学各方面知识之外,根据需要可能还要具备多种学科的相应知识,才能提高中医外科医学史学术水平。在研读其他各科医学著作时,还需正确解读文本、发掘科学内涵、了解学术演变、领悟思维方法,要以传承与发展的态度研究发掘古代文献中的中医外科精华。

三、继承、发展与创新是中医外科学长盛不衰的生命线

继承、发展与创新是历史发展的规律,数千年中医外科学的发展轨迹亦是沿着继承、发展与创新的道路行进着的。

发展与创新的基础是继承,如三国时期的华佗继承总结汉朝及以前医学理论和经验,研制"麻沸散"、实施剖腹手术、创立"五禽戏"等,为后世外科奠定了良好基础;晋代《刘涓子鬼遗方》不仅反映了汉魏两晋南北朝时期外科学领域的学术及经验,同时对后世影响深远,唐代《备急千金要方》《千金翼方》《外台秘要》等书之外科部分,多录自该书。

发展与创新的基础是实践,如外科"消、托、补"的治疗原则,即是历代医家临床实践逐步形成的产物,《太平圣惠方》最早提出了"内消""托里"的外科治疗原则,《外科精义》在刘完素"治疮大要"基础上,倡导内消法、托里法、追蚀法、止痛法等,《外科正宗》明确提出"消、托、补"的治疗原则。

发展与创新的基础是思考,明清时期涌现出很多富有创新精神的外科医家,他们在实践基础上,不断提出新的理论和观点,在外科领域形成了不同的学术流派。明代中医外科著名医家陈实功总结明代以前中医外科之大成,著就《外科正宗》,几乎将中医外科学术推向极顶,而清代医家王洪绪、高秉钧等借助阴阳与温病学说又将中医外科的成就向前推进一大步,著成《外科全生集》《疡科心得集》等又为后世(近代)的继承发展与创新奠定了坚实的基础。

由于历史变迁、年代久远,因此继承中医外科宝贵遗产时亦需有所取舍,如《外科正宗》集明以前外科之大成,是一部辉煌的划时代著作,但部分内容亦受到部分学者批评、质疑和修正,如徐灵胎认为《外科正宗》的缺点"所立医案,荒谬错杂,至所载之方,全属误用,尤为可恨者,将恶毒之药,以为常用之品,轻者变重,重者立死,犹自以为神奇"。徐氏评注《外科正宗》纠正了原著的弊端,彰明其分证列方的优处,去芜存精,给予后学的帮助是很大的,而《外科正宗》亦由于徐灵胎的评注更臻完善。

进入21世纪,中医外科学的发展与创新,一定要重视历代文献的继承与发掘整理工作,没有继承,就谈不上发展创新。只有秉承传统,弘扬中华中医学术精华,才能发展创新,使中医外科学在新世纪达到崭新境界。

四、高尚的医德、医风是后学最宝贵的精神财富

古代外科医家高尚的医德、医风是留给我们的最宝贵的财富,对当今医学的医德教育、构建和谐的医患关系尤其具有重要的意义。华佗一心救治百姓疾苦,不畏权贵,不趋炎附势的人格魅力当为后世医家楷模。孙思邈认为在救治病人时需"安神定志,无欲无求,先发大慈恻隐之心,誓愿普救含灵之苦……见彼苦恼,若己有之,深心凄怆,勿避险巇,昼夜寒暑,饥渴疲劳,一心赴救,无作功夫形迹之心"。"人命至重,有贵千金,一方济之,德逾于此",充分体现了"大医精诚"的医德风尚。陈实功提出医家"五戒十要",如"凡病家大小贫富人等请事者,便可往之,勿得延迟,厌弃……药金毋论轻重有无,当尽力一例施与……""凡娼妓及私伙家请看,亦当正己,视如良家子女……"这种对病人一视同仁,博施济众的情感观对医患关系的和谐具有重要意义。

在面对市场经济冲击医疗领域的今天,我们更应很好地传承古代厚德载道的医德伦理,古为今用,作为现今医师学习、参考、借鉴的楷模。前卫生部部长陈竺院士在2008年3月指出,要充分认识中医药学蕴含的丰富的学术和实践价值;充分认识中医药理论与实践对当代医学发展的启示作用;充分认识加强中医药科学研究的重要意义。

第二节　近60年中医外科学的传承与发展

近60年来,在秉承传统的基础上,以中医学为主,结合西医学,中医外科学又有了很大的发展。随着科学技术的进步,更多的现代科学技术与中医中药结合,并应用到临床治疗和实验研究中来,对一些常见病和疑难病的临床研究,不仅提高了临床疗效,结合基础理论与实验研究,还取得了许多学科技术上的成果,为中国医学,乃至世界医学作出贡献。

一、中医药治疗烧伤

中医中药和中西医结合治疗烧伤取得了很大的成果,使我国治疗烧伤的水平居于世界领先地位。20世纪50年代以来,中西医结合抢救大面积重度烧伤病例的成功,体现了中医药的巨大优势。中医药在控制烧伤感染、减轻中毒症状、降低败血症发生率方面发挥了积极作用;在维持有效血循环和微循环、改善与恢复心肾功能、增强机体抗病能力、提高免疫力、促进机体抗休克方面起到了重要的作用。由于安全度过休克、败血症期,从而降低了病死率。烧伤恢复期应用益气健脾、扶正养胃中药,对促进体质复原,加速创面愈合,亦有重要的作用。中小面积烧伤的治疗中,国内各地运用了许多不同组成、不同剂型的中草药治疗,取得了显著疗效。中药外敷治疗烧伤创面的特点是湿润暴露疗法,不仅具有抗感染、减少渗出、消炎止痛的作用,而且由于外敷药形成屏障,有防止创面再感染的作用,更有促进创面愈合、促进上皮再生、减少瘢痕的作用。烧伤后瘢痕增生,应用中药内外治疗后,局部血液循环改善,凸出的瘢痕可望逐渐软化与平复。在烧伤防治的实验研究方面,成绩亦是显著的;在理

论研究上,湿润暴露疗法打破了西医学传统保持创面干燥成痂的概念。中医湿润疗法治疗烧伤历史悠久,这是建立在传统的中医药外敷治疗烧伤大量实践经验基础上的。随着湿润疗法理论的完善与实施,将为进一步发掘传统的中医药单方、验方、祖传秘方开拓广阔的道路,烧伤后瘢痕的防治亦将取得新的突破。

二、中医药治疗周围血管病

中医中药在防治周围血管疾病方面取得了显著的成就。以活血化瘀为基本治则治疗血栓闭塞性脉管炎,在国内已属主流,各地使用和研制了大量中成药制剂、配合针灸中药麻醉等治疗,提高了疗效,降低了本病的复发率和高位截肢率。国外文献资料表明,血栓闭塞性脉管炎的截肢率较高,占28%~33%,国内开展中医为主的中西医结合治疗,截肢率明显下降,为1.2%~13.8%,在国际上亦享有盛誉。如奚九一选用土三七、金银花、甘草等制成清脉791、811冲剂治疗脉管炎坏疽221例,临床治愈率达80.19%,截肢率仅为1%。顾亚夫研制益气活血、养血清热的通塞脉丸和脉络宁注射液,治疗血栓闭塞性脉管炎总有效率达97%,截肢率仅为2.9%。裴玉昆研制了以水蛭、土鳖虫等制成的通脉片,总有效率为93.7%,显效率为79.5%,截肢率为5.2%。他们的共同特点是既有广泛的临床基础,又有科学实验依据,疗效稳定。

三、中医药治疗慢性化脓性骨髓炎

慢性化脓性骨髓炎,尤其是已形成死骨、骨腔积脓、瘢痕窦道者,属于外科极为棘手的治疗难点。中西医结合治疗多采用积极的综合措施,局部用以升丹为主的药捻蚀管祛腐,排出小型死骨,中西药液灌注、冲洗、药条填塞,以及病灶、病骨清除术,均以消灭骨死腔,解决骨与皮肤缺损等为目的,配合内服清热解毒、祛瘀通络、补髓养血的中药,将化脓性骨髓炎总有效率提高到95%以上。杨文水应用祛腐、托里、生肌法治疗,总有效率达98.24%;陈兴之治疗134例,有效率达97%;谢景龙治疗351例,痊愈337例,总有效率为99%。今后在众多的临床有效经验基础之上,更应加强实验研究,以期找到稳定而有效的方药,使对慢性化脓性骨髓炎的治疗研究有突破性的进展。

四、中医药防治乳房病

乳腺增生病是女性的常见病、多发病,中医中药防治乳腺增生病在国内有大量的临床基础和良好的治疗效果。大量文献资料证明,患乳腺增生病的妇女其癌变的危险性要高于普通人群,因此,积极防治乳腺增生病,对于预防、早期诊治乳腺癌有积极意义。中医中药对乳腺增生病病因病机和治则的研究,20世纪50年代前认为本病病因主要是肝郁气滞,治疗以疏肝解郁、理气消滞为原则。20世纪60年代,顾伯华的研究认识到冲任失调是致病的重要因素,为此在治疗上增加了调摄冲任的法则,研究表明临床疗效显著提高。20世纪70年代以来,进一步认识到痰瘀凝滞亦是一部分病例的病因,此类病例多反复发作、局部形成钙化灶或纤维化变,故治疗上采用活血化瘀、软坚化痰的法则。此外,涌现出许多中成药如消核片、乳核散结片、消癖丸、乳增宁片、乳康片等。据报道中医中药的治疗总有效率为90%~97%。可以相信,随着临床与实验相结合的研究,将出现更多的疗效显著、药效稳定的中成药制剂。

浆细胞性乳腺炎由于临床症状酷似乳腺癌,常被错误地施以乳腺癌根治手术。20世纪80年代陆德铭等继承发扬顾伯华经验,应用中医切开法,清除炎性病灶,切开瘘管,然后用提脓祛腐中药外敷治疗,获得疗效高、复发率低、乳房变形小的良好疗效,此项研究提高了对浆细胞性乳腺炎的认识,尤其是与乳腺癌的鉴别作了比较详细的分析,从而避免了不必要的根治手术。20世纪90年代唐汉钧等进一步采用切开、灌注等综合治疗后,不仅提高了疗效,保持了乳房外形,还降低了复发率。

乳腺癌手术后中医药调治很重要,中医药能从整体上调节机体功能,增强体质,提高机体免疫力和抗癌能力。中医药具有调整机体因癌症造成的功能损害和代谢紊乱,减除因手术、放疗、化疗、内分泌治疗所产生的毒副作用;增强放、化疗效果,提高机体免疫功能,减少复发和转移,临床实践证明中医药兼有抗癌、扶正双向调节作用。

五、中医药治疗急腹症

中医治疗急腹症源远流长,20世纪50年代以中医为主,中西医结合防治急腹症得以广泛开展,取得了可喜成绩。应用大黄牡丹汤、三黄汤、红藤煎、薏苡附子败酱散等代表方,结合针刺、电针、穴位注射、耳穴压贴等法治疗急性阑尾炎取得了肯定的疗效。1978年统计,治疗急性阑尾炎16733例,非手术治疗治愈为69.9%;治疗胃、十二指肠急性穿孔1572例,非手术治愈率75.8%,中转手术率为67%。中西医结合,中药"碎、排、溶、防"等一系列非手术疗法防治胆石症的研究和胆石从肝论治观念的确立,大大促进了胆石症的防治工作。以承气汤、陷胸汤等综合措施治疗急性肠梗阻16944例,非手术治愈为67.7%。以清热利胆通腑中药治疗胆道感染1408例,非手术治愈1174例,占83.4%。以大柴胡汤、柴胡疏肝散为基本方治疗急性胰腺炎,取得了明显疗效,对轻型胰腺炎的有效率达90%以上。以三七、白及、煅花蕊石、大黄等治疗急性上消化道出血,疗效接近或优于西药西咪替丁、氨甲苯酸。随着医学科学的发展,中医中药作为一种治疗手段,有机地应用于炎性急腹症中,在围手术期或非手术综合治疗中,前途是极为广阔的。

六、中医药治疗皮肤病

中医药治疗皮肤病具有显著的特色和较强的优势,尤其是在控制反复发作性疾病,减轻激素、生化制剂药物的副作用,延缓病变进程,以及外用药物的使用等方面作用明显。如系统性红斑狼疮、皮肌炎、系统性硬皮病等免疫性疾病可侵犯全身结缔组织,造成多系统、多器官的损伤,使用糖皮质激素和中药结合的治疗方法既可以控制激素用量,又可以减慢病变进程、改善生活质量。增效减毒是中医中药的一大优势。艾儒棣教授对"狼疮颗粒冲剂"进行的研究表明,中药具有调节机体免疫功能,减轻免疫复合物沉积对肾小球滤过膜的损害,改善肾小球滤过膜的通透性,保护肾功能,延缓肾衰进程的作用。由于中药具有多环节的治疗作用,所以在治疗系统性红斑狼疮等结缔组织疾病时合用中药可以延缓病变进程,延长患者的存活时间,降低病死率。北京中医医院对1029例系统性红斑狼疮患者的临床治疗研究结果证明,中西医结合疗法优于纯西药疗法。对于变态反应性疾病如荨麻疹、过敏性紫癜、湿疹等,中医治疗除急性发作时缓解症状外,主要在于慢性期可以发挥其标本兼治、平衡阴阳、调和气血的优势,降低疾病的复发率,延长复发的间隔时间。

七、中医药防治男性病

在男性病方面中医也获得了较大进展,尤其对于男性免疫性不育等治疗疗效尤佳。世界卫生组织宣布:男性不育症、癌症、心血管病将成为危害人类的三大疾病。由此看来,治疗男性不育症将成为世界普遍重视的研究课题。中医认为本病的病因病机主要是肝气郁结,精行不利,精瘀则精道梗阻,或肝肾阴亏,阴虚火旺及湿热下注,内扰精室,精道为湿热虚火所蚀;或脾肾阳虚,精寒则凝滞,精道瘀阻所致。目前治疗免疫性不育症,西医使用免疫抑制药泼尼松较广泛,但长期使用副作用较大,又有较多的禁忌证,且对胚胎有致畸的危险。中医药在不同环节和机制上发挥不同的作用,既可激活偏低的细胞免疫,又可抑制过高的体液免疫,还可清除有害的超敏反应和自身免疫反应,从而起到邪去正复、阴阳调和、免疫平衡之作用,不仅疗效确切,而且未见毒副作用,显示出其独特的优势。徐福松等以"精泰来"(由生地黄、泽泻、野菊花、蒲公英、生蒲黄、益母草、天花粉、赤芍等组成)治疗男性免疫性不育,将病人随机分为精泰来组和泼尼松组,结果抗精子抗体转阴率精泰来组为83.2%,泼尼松组为64.8%;怀孕率分别为48.7%和18.0%,两组比较有明显差异($P<0.05$)。

八、中医药治疗肛门痔瘘病

中医治疗肛门痔瘘疾病得到较大发展,广泛采用切开挂线法解决了高位肛瘘的难治之点,这已成为国内肛肠学家的共识,在国际上亦享有盛誉;近年又开展了对复杂肛瘘外科治疗最佳术式的临床研究以及隧道式引流的研究,减少了肛门瘢痕变形,保护了肛门功能。混合痔的外剥内扎术等是结扎痔瘘的改进手术,不仅疗效显著,而且防止了西医环切术的术后肛门狭窄、黏膜外露等后遗症;消痔灵硬化剂注射治疗内痔较为流行。此外,陈旧性肛裂、婴儿肛瘘的治疗亦均有较大的进展。功能性便秘分为结肠慢传输型便秘、出口梗阻型便秘及混合型便秘,西医学以对症处理为主,药物繁多,疗效不稳定,易产生耐药性,如用药不合理,可引起结肠黑变病,加重便秘,甚至出现脱水、电解质失衡等副作用;手术治疗损伤大,疗效不确切,术后并发症多。20世纪80年代以来,中医肛肠界对其临床诊治问题进行了广泛深入的研究。中医学治疗便秘,以整体观为指导,运用脏腑辨证和气血津液辨证的理论,采用宣肺健脾、健脾温肾、疏肝健脾、行气导滞、益气补血等治疗方法,常可以获得满意的疗效。余苏萍等观察益气润肠液(生白术、生首乌、肉苁蓉、黄芪、肉桂、神曲、枳壳)对虚证便秘患者的影响,证实虚证便秘直肠感觉功能明显减退,肛管括约肌反应性降低。益气润肠液能有效改善直肠感觉功能,并提高肛管括约肌反应性,疗效较佳。钟传珍以结肠运输试验作为诊断结肠无力(STC)的金标准,治以活血通便汤(黄柏、赤芍、当归、川芎、大黄、苍术等),以血清促胃液素、胆囊收缩素作治疗前后自身对照,综合评判治疗效果,总有效率达78%。21世纪以来,对中医药治疗慢传输型便秘的机制进行探讨,研究认为其治疗机制与调节胃肠激素水平异常、促进胃肠动力等因素有关。上海中医药大学附属龙华医院自20世纪90年代以来,开展中医药治疗便秘机制研究,"益气开秘方调控肠道Cajal细胞NO-cGMP-PKG通路的机理研究"获2007年国家自然科学基金资助。

九、中医药治疗急、慢性皮肤溃疡

疔疮、有头疽、疮疡等感染性皮肤疾病的中医中药治疗在国内有广大的临床基础,全国各地拥有大量验方、单方,不仅有显著的疗效,而且近年对小复方和外用药的深入研究,在治疗机制上有了进一步的认识,认为中医中药除有直接的抑菌和抗病毒作用外,更有调动机体抗病能力的作用,通过促进非特异性或特异性细胞、体液免疫功能,间接杀灭病原体,清除毒素,达到"扶正祛邪"的作用,从而促进机体恢复。随着抗生素耐药菌株的增多和副作用增加,扶正祛邪中药愈受中西医学者重视。疽毒内陷、疔疮走黄等外科感染,以至形成毒血症、脓血症、败血症,中西医结合治疗提高了治疗效果,降低了病死率。通常认为在感染严重阶段过后,停用抗生素等西药,用中药辨证治疗,可避免抗生素长时间应用的毒性反应、二重感染,以及细菌产生耐药性等毒副反应,并可提高机体免疫力,抗御病邪,抑制细菌感染,促进伤口愈合。

慢性皮肤溃疡是中医外科的常见病,因其迁延不愈,愈后又极易复发,严重影响患者康复。以中医学祛腐生肌理论为指导,20世纪70年代和80年代,天津疮疡研究所李竞教授做了大量的实验研究,90年代唐汉钧等对溃疡的研究拓展了治疗病症,对下肢静脉曲张性溃疡、血栓闭塞性脉管炎溃疡、动脉栓塞性溃疡、糖尿病足溃疡、放射烧灼性溃疡、化疗引起的溃疡、神经损伤性溃疡、蛇伤性溃疡等难治性溃疡取得成效,上海中医药大学附属龙华医院中医外科统计1993年7月~2003年6月期间住院的难愈性溃疡794例,其中铜绿假单胞菌感染者72例,治愈转阴65例(90.28%),总有效率98.62%。在"祛腐"的基础上提出"祛瘀、补虚"法治疗,可以明显促进创面的生长愈合,缩小瘢痕,这些研究曾获得国家自然科学基金、国家中医药管理局发展研究基金的资助,获得上海市中医药科技成果二等奖,上海市科学技术进步三等奖。

十、中医外治法的发展

中医传统外治法继续发挥着重要作用,比如垫棉压迫法的使用范围从乳房病扩展到各种存在空腔的疾病中去。同时,针对疾病的发展,一些新的外治方法在临床逐步发展起来,比如中药灌注(介入)加药捻疗法是中医传统药捻疗法的继承与发展。由于西医外科手术的广泛开展,手术后感染,残留创口成窦道久不愈合,再次清创手术,常会带来更严重的后遗症,使用传统的药捻疗法,又不能直达病所,中药灌注(介入)加药疗法既继承了传统的药捻法达到祛腐化瘀生肌引流的作用,又创新发展了药捻疗法,使一些原来药捻法不能治疗的术后窦瘘成为可治之症。近10年来,上海中医药大学附属龙华医院中医外科曾用此法治愈心脏二尖瓣、主动脉瓣置换术、冠状动脉搭桥术术后形成的窦道5例,头颅部、胸腹部手术后形成的窦道23例,脐部瘘、骨髓炎窦道、耳前部瘘25例等,获上海市临床医疗成果二等奖。

中医外治是中国传统医学中独具特色的一个领域,1993年9月在北京举行的首届全国中药外治学术研讨会指出,中药外治必须坚持发扬中医特色,其发展道路,应与现代高新技术如电、磁、声、光等技术相结合,以促进中药外治现代化,例如中药超声雾化吸入治疗婴幼儿上呼吸道感染、慢性支气管炎,中药超声透入治疗肋软骨炎,中药结合红外理疗治疗虚寒性腹痛,中药离子导入治疗风湿关节炎、骨质增生、慢性盆腔炎,中药敷贴磁疗治疗慢性咽喉炎、乳腺增生病,中药洗浴配合现代化浴池防治心血管疾病、脑血栓形成、中风先兆、颈肩、腰腿痛等病症。可见中医外治法不仅对慢性病,对急危重症也显示了独特的防治功能。相信随着现代科学技术的进步和发展,将不断拓宽中医外治领域,提高临床疗效,使中医外治屹立于世界医林。

中医外治疗法不仅在外科领域内有长足进展。在内、妇、儿各科亦广为开展。《中国历代名方集成》所列外治方药100余首,共治内、外、妇、儿科病证240余种;《中国中医独特疗法大全》载有60余种外治方法,共治420余病证。

21世纪中医外科学的发展与创新,不仅要重视对前人的文献整理发掘,处理好继承发展与创新的关系,更需要弘扬特色,发展中医外科自身内在的规律,需要立足临床,顺应新世纪疾病谱变化,扩大诊疗范围,需要在提高临床疗效基础上,总结经验,提升学术水平;同时亦需要借助现代科学成果、现代西医学技术,补充提高中医外科诊疗技能。只有秉承传统,弘扬中华中医学术精华,才能发展创新,使中医学在新世纪达到崭新境界。

第三节　中医外科学发展的瓶颈与理性思考

历史的发展表明,中医外科学一方面取得了辉煌成就,另一方面也面临诸多严峻的挑战,如果我们沉溺于过去取得的成绩,而不能对学科发展所面临的困境作出清醒的认识,寻找到正确的应对之道,无疑是十分有害的。

一、中医外科学发展的瓶颈

中医药学博大精深,源远流长,是中国优秀传统文化的基本组成部分,数千年来对中华民族的繁衍昌盛发挥了十分重大的作用。但是回顾近百多年来中医药发展处境艰难,在此,综述一些学者的观点,对中医药发展的瓶颈(困境)作以下探讨。

(一)中医院工作"西医化"倾向

有学者指出目前不少地区的中医医生在诊疗工作中,中医的辨证思维日见淡化、弱化,西医的疾病诊断、鉴别诊断强化,以辨病论治代替辨证论治的倾向愈来愈严重。有的中医病房几乎70%~80%西化;有的中医院的急诊亦几乎100%西化,差不多都存在着以西医的模式和理念诊治疾病。有些中医院在医院管理理念上,亦缺乏中医特色,而采用西医化的观念、方法对中医进行管理或改造。

(二)中医教育的中医特色不足

有学者认为目前中医教育的中医特色日益不足,中医高等教育课程设置有重"西"轻"中"倾向,有的院校甚至严重西医化,中医基础理论、中医医术、医技传授不足,传统中医经典教育不足;中医高等教育对外语要求较高,而对医古文的要求较低;对西医基础理论要求较高,对中医基础理论要求较低;对西医技能、实验研究要求较高,对中医医技、医术、望闻问切的要求较低。对中医研究生的培养,亦存在着重西医轻中医、重实验轻临床的状况,强调实验研究性论文,中医学术特点突出不够,中医的"味道"很淡。有些研究生运用中医理论与技能的临床诊疗能力也很欠缺,难以成为真正的中医,更称不上"高级中医"。中医药理论博大精深,源远流长,数千年来中医药的传承是依靠师带徒方式的,而这种中医人才培养的传统方式在现代中医高等教育中并未受到足够的重视,中医药的传承与发展面临困境。

(三)中医科研步履维艰

有学者指出中医科研几乎均走西医实验研究道路,目前的状况是由于中医之"证"的动物模型很不容易设置与建立,就以西医"病"的模型取代,进行似是而非的"以'病'代'证'的实验研究"来阐明中医的某方某药。中药研究有些亦偏离了中医药理论的指导,用西医生物化学方法来研究中药,以为这就是中药科学化,走西药发展的思路,而"中药西药化"这已经有不少的"误导与教训"。

(四)对"中医现代化"认识之误区

一些业界人士认为中医是传统的、古老的,非现代的,因此应该以现代科学的、西医标准来诠释改造、衡量中医,使"中医现代化",对那些暂时不能用现代科学、西医学解释、说明的,往往予以废弃,宣判为不科学、不现代,从而使一些具有中医特色优势的传统理论、医技、医术遭受打击,传统中医得不到应有的传承与发展,这是认识上的误区。

真正的中医现代化的认识应该是依据中医自身的发展规律和特色来衡量,亦就是在中医理论指导下,对病证应用四诊八纲辨证论治的方法,采用中医药,包括内治、外治等方法来防治疾病,这是根本,必须守住这一底线,中医才能破瓶颈而得到发展。

(五)对"中医科学化"认识之误区

无论是中医业界内部、外部,还是不少社会科学界的学者,多少在思想观念上认为中医药是讲经验,科学是不够的。之所以有如此认识,亦在于用西医、现代科学的标准、立场来衡量中医,殊不知中医是一种东方的、复杂的科学。中医药已存在了5000年,为中华民族和亚洲各国人民的生息、繁衍作出了巨大的贡献,不能简单地以"客观化""数字指标""可重复性""实验论证"等数据作为标尺来衡量中医的科学性。

人类是高级复杂的动物,疾病的发生除了生理、病理、生化、组织、解剖等发生病变外,还受到社会、人文、心理、自然、气象、地理等因素的影响,用西医学简单的、机械的、可重复的、可还原的,或是说用物理、数学、生化等"1+1=2"的模式是不能够诠释的,好在现代化西医学的发展亦趋向于心理、社会等因素,反而接近中医的理念了。

二、中医外科学发展的理性思考

中医学特色、优势、文化积淀形成不易,历经5000年,而损毁却在举手间,一旦毁坏,便覆水难收。如何秉承传统,不受或少受损毁,转而发展创新。我们结合从事中医外科的临床实践,对其学科发展作了理性思考,提出如下观点。

(一)昔日的辉煌是中医外科学发展创新的基础,继承、整理、发掘历代文献是一项必需的工作

中医外科学是中医药学的重要临床分支学科,具有悠久的历史。它秉承了中医学的基础理论和思想,在历史上创造了辉煌的成绩。汉代著名的外科学家华佗,用麻沸散麻醉进行死骨剔除术和剖腹术,是世界上最早的麻醉手术记载。晋末《刘涓子鬼遗方》是我国现存最早的外科专著,书中已有使用水银膏治疗皮肤疾病的记载;葛洪《肘后备急方》载有海藻治疗瘿病、狗脑敷治疯狗咬伤;孙思邈《备急千金要方》以羊靥、鹿靥治疗甲状腺肿大,以葱管导尿,这些认识都要比西方医学的同类成绩早好几个世纪,在当时是世界上最先进的医学理论体系。陈实功的《外科正宗》总结了明代以前的外科成就,对中医外科学的后世发展影响很大。清代王洪绪创立以阴阳为主的辨证论治法则,创用阳和汤、小金丹、醒消丸、犀黄丸等方药,以《外科全生集》的著述揭开了中医外科学发展史上的全生一派。而高秉钧首先将温病学说引进外科领域,并重视病证的鉴别诊断及预后的判断,在临床中取得了良好疗效,著有《疡科心得集》一书传世,创立了外科的心得派。近60年来,湿润疗法治疗烧烫伤的成果,更是在总结发掘中医外科学前人治疗烧烫伤经验的前提下,创造了令世人瞩目的医疗成绩。

古代医家之辉煌成就,不仅在中国,乃至在东南亚,日本,朝鲜亦是影响极大的,因此继承和整理发掘历代文献是一项重要工作,是发展创新的基础。

(二)自强不息,依照自身规律弘扬中医外科特色,是中医外科学发展的关键

应该指出的是,中医外科学的理论体系和诊疗技术,即使在今天,仍然具有明显的先进性。近半个多世纪以来,以中医为主治疗中,传统中医外科(基础理论、临床医术、医技、治法等)有了较大的发展,并获得了成绩:中小面积烧创伤面采用中药湿润疗法治疗,血栓闭塞性脉管炎坏疽的低位截除术及蚕食切割治疗的开展,慢性化脓性骨髓炎以提脓祛腐药捻外治为主的综合治疗,对浆细胞性乳腺炎瘘管期施以中医外科的切开法,辅以提脓祛腐法、挂线、拖线术治疗,采用调摄冲任法治疗乳腺增生病,乳腺癌术后以扶正祛邪中药抗复发转移的治疗,均取得了明显的治疗效果。肛门痔漏的改进结扎手术、挂线手术、消痔灵硬化剂注射术,对混合痔、高位复杂性肛瘘、肛裂等的治疗已达到国际先进水平。

请理性思考一下,诸多成绩的获取不都是中医外科自强不息,发展自身内在潜能与规律,弘扬中医特色与优势的结果吗?

(三)立足临床,直面疾病谱变化,与时俱进,扩大诊疗范围是中医外科学发展的新平台

中医外科学的发展,历来立足于临床。我们必须直面临床疾病谱的变化,发挥中医辨证论治诊疗体系的优势,不断开拓进取,扩大中医外科的临床诊疗范围。昔日是痈、疽、疔、疖急性疮疡为多,现在是慢性、难愈性溃疡为多,包括淋巴性、静脉性、动脉性、神经营养不良性、化学性、放射性、糖尿病性、铜绿假单胞菌感染等;昔日是甲状腺瘤、囊肿为多,现在是结节性甲状腺肿、桥本甲状腺炎多;昔日是创面不愈、窦瘘不愈多在皮肤皮下软组织,现在是头颅肿瘤术后,心脏二尖瓣、三尖瓣置换术后,胆道上腹部手术后,阑尾术后,膀胱、耻骨肿瘤手术后,人工关节置换术后等各种外科术后的脏腑、骨骼深层窦瘘。

中医外科学由于理论体系与临床诊疗方法紧密结合的特征,其临床实践往往是先于临床理论发展,在面对新的疾病谱时,可以迅速开展临床治疗研究工作,当显示出良好疗效时,就为中医外科学扩大临床诊疗范围打下了良好的基础。

(四)提高临床疗效,积累临床经验,提升学术水平,是中医外科学发展的主线

从疏肝理气到调摄冲任论治乳腺病,从胆论治到从肝论治胆石症,从多种治则论治到从瘀论治为主治疗周围血管病,从"以毒攻毒"到扶正祛邪防治肿瘤复发转移;从"祛腐生肌"到"祛腐、祛瘀、补虚、生肌"治疗慢性溃疡,从药捻法治疗单纯性窦瘘,到应用拖线法、灌注介入法治疗复杂性窦瘘,等等。这些从临床疗效到临床经验总结,再上升到中医学术理论,又回归临床指导临床,提高临床疗效,体现中医发展之生命力,才真正是秉承传统之中医,发展创新中医。

面对当今的市场经济环境,面对传统医学日益受到西医学诊疗技术的挑战,中医外科学所能提供的疗效如果不能使患者满意,那么必将被时代所淘汰,更谈不上得到发展。因此,要在提高临床疗效的基础上,提升学术水平,是中医外科发展的主线。

(五)利用现代科学、西医学技术与设施,有助于促进中医外科学发展

无论是历史还是当今,中医外科学的发展,均与相应时代的科技、经济、文化、哲学密切相关。例如明代陈实功依靠明代科技、文化哲学,总结了明以前中医外科的医学、医技发展著就巨著《外科正宗》;清代王维德引进了阴阳为主的辨证论治法则,深入阐明了"阴疽"的理法方药,著就了《外科全生集》;清代高秉钧引进了温病卫气营血之辨证法著就了《疡科心得集》。再如复杂性窦瘘的治疗,可以借助现代影像医学发达的造影诊断技术,明确窦瘘在人体的三维空间结构关系,从而采用更加有针对性的治疗方法,可以明显提高临床治疗效果。

近60年来的例子亦不少,如白血病的治疗研究,自20世纪60年代吴翰香用雄黄(含砷)治疗白血病,20世纪70年代张亭栋研究砒霜(As_2O_3)、轻粉、蟾酥治疗白血病,到20世纪90年代陈竺研究砷剂选择、诱导肿瘤细胞分化凋亡。从民间流传的"以毒攻毒"到吴翰香、张亭栋的生化、组化研究,再到陈竺的分子生物学研究,一个台阶高于一个台阶,最后得出成果。医学发展的轨迹,总是后人踏着前人足迹并不断发展到新的顶峰。

中医治疗胆石症,从手术、腹腔镜手术,推按运经仪排石,体外震波碎石,口服鹅去氧胆酸(CDCA)、熊去氧胆酸(UDCA)等,到中药"碎、排、溶、防"等一系列非手术疗法,其中包括有中医的清热利胆通腑、养肝柔肝、疏肝利胆等法。通过肝胆的解剖、生理、病理、生化组化的研究,中医药能有效消除胆道炎症、增加胆汁流量、改变胆石成分、改善胆道排石功能。又通过细胞、分子、酶的研究,中药可改善胆道动力学、肝内胆管、肝细胞膜、酶的分泌影响等作用,从源头上防止结石形成,提高超氧化物歧化酶活力,消除自由基,抗肝细胞脂肪变性,逆转肝细胞超微结构异常变化。

中医治疗慢性溃疡(祛腐-祛瘀-补虚-生肌法,促进愈合、减少瘢痕)的研究表明:中医药作用于创面,具有促生多种生长因子、促进细胞增生、调节基因表达、促进血管新生——改善血循环、促进成纤维细胞增生、促进胶原细胞排列、促进局部组织再生、促进创面完全修复等作用。可见中医外科学的发展是与同时代的科学发展紧密相关的。

中医药学发展要克服目前存在的种种困境,突破中医药发展的瓶颈,中医的发展要保持姓"中",要继承中医昔日的辉煌,发展创新;要保持中医特色,发扬优势;要立足临床,积累经验,提升中医药学术水平;要直面疾病谱变化扩大诊疗范围;要与时俱进,借助现代科技力量发展中医药,中医药学要走秉承传统,发展创新之路,这才是中医药学发展之路。

（陈红风）

参 考 文 献

1. 裘沛然. 中国医籍大辞典[M]. 上海: 上海科学技术出版社, 2002.

2. 顾伯华. 实用中医外科学[M]. 上海: 上海科学技术出版社, 1985.

3. 唐汉钧. 现代中医药应用与研究大系·外科卷[M]. 上海: 上海中医药大学出版社, 1996.

4. 唐汉钧. 中医治疗中轻度烧伤132例[J]. 山东中医学院学报, 1991, 4(7): 414.

5. 阙华发. 扶正活血法为主分期辨证治疗糖尿病坏疽71例[J]. 上海中医药杂志, 2003, 37(11): 34-35.

6. 汝丽娟. 闭塞性动脉硬化症坏疽期的辨证论治——附108例临床观察[J]. 上海中医药杂志, 1995, 29(6): 36-38.

7. 施杞. 现代中医药应用与研究大系·骨伤卷[M]. 上海: 上海中医药大学出版社, 1996: 118-128.

8. 陈红风. 调摄冲任法抑制大鼠乳腺增生的实验研究[J]. 江苏中医, 1999, (中青年文集): 178

9. 陆德铭. 调摄冲任疏肝活血法纠正乳腺增生病激素失调的研究[J]. 中国学术期刊文摘, 1995年第1卷增刊: 65.

10. 陆德铭. 乳宁冲剂治疗乳腺增生病的临床研究[J]. 中国医药学报, 1995, 10(4): 18-19.

11. 陆德铭. 顾伯华治疗浆细胞乳腺炎瘘管期的经验[J]. 上海中医药杂志, 1986, (9): 9-11.

12. 高尚璞. 乳宁Ⅱ号对人乳腺癌MDA-MB-435裸小鼠移植瘤中血管内皮生长因子表达的影响[J]. 中医杂志,2004,45(4):295-297.

13. 唐汉钧. 乳腺癌的中医临床与实验研究[J]. 中医药学刊,2003,21(2):168-172.

14. 吴咸中. 在高层次上开展中西医结合[J]. 中西医结合杂志,1959,9(3):135.

15. 朱培庭. 胆宁片治疗气郁型慢性胆道感染(608例疗效分析)[J]. 上海中医药杂志,1990,31(5):18.

16. 唐汉钧. 切开拖线祛腐生肌法治疗浆细胞乳腺炎148例[J]. 中医杂志,2000,41(2):99-100.

17. 郑显理. 中西医结合治疗常见外科急腹症[M]. 天津:天津科学技术出版社,1982.

18. 陈明岭. 狼疮颗粒剂治疗系统性红斑狼疮的实验研究[D]. 成都中医药大学硕士学位论文,1998.

19. 徐福松,时永华,刘承勇,等. 精泰来治疗男性免疫性不育的疗效和安全性[J]. 中华男科,2001,7(1):67-70.

20. 何春梅. 隧道式拖线加内口切挂术治疗后位马蹄型肛瘘46例[J]. 上海中医药杂志,2004,38(6):32-33.

21. 张士云. 复黄生肌愈创油膏减少大鼠创面瘢痕形成的实验研究[J]. 中医外治杂志,2001,10(4):6-7.

22. 唐汉钧. 合并绿脓杆菌感染的难愈性创面的中医药治疗——附72例临床分析[J]. 上海中医药杂志,2004,38(4):26-28.

23. 唐汉钧. 中医药治疗复杂性窦瘘的临床研究[J]. 上海中医药大学学报,1999,3:29-32.

24. 唐汉钧. 中国民间外治独特疗法[M]. 上海:上海科学技术出版社,2004.

25. 裘沛然. 中国中医独特疗法大全[M]. 上海:上海文汇出版社,1991.

26. 唐汉钧. 立足临床直面变谱弘扬特色提升学术——对中医外科学发展的理性思考[J]. 上海中医药杂志,2002,36(9):7-9.

27. 邓铁涛. 论中西医结合发展方向[N]. 中国中医药报,2005-8-19.

28. 陈伟,胡春萍. 中医院拿什么证明你的中医特色?[N]. 中国中医药报,2005-7-28.

29. 夏翔. 中医的发展要坚持姓"中"[N]. 中国中医药报,2005-7-22.

30. 吴勇. 中医医院"西化"的社会思考[N]. 中国中医药报,2005-4-22.

31. 皋永利. 中医实验研究与临床要求距离有多远[N]. 中国中医药报,2005-7-18.

32. 张万诚. 中医药发展的瓶颈与对策[N]. 中国中医药报,2005-4-20.

33. 陈子久,肖志飞. 从毛泽东"针灸外交"谈当今"中医药国际化"——美籍华裔知名学者张绪通博士谈"中医药国际化"[N]. 中国中医药报,2005-8-18.

34. 王佳琳,汪城. 龙胆泻肝丸案举证悖论[N]. 中国中医药报,2005-2-23.

35. 李致重. 近代科学主义对中医的干扰[N]. 中国中医药报,2005-8-19.

36. 钱先. 保护好中医的精华[N]. 中国中医药报,2005-4-25.

37. 唐汉钧. 切开拖线祛腐生肌法治疗浆细胞性乳腺炎148例[J]. 中医杂志,2000,41(2):99-100.

38. 唐汉钧. 中医综合治疗铜绿假单胞菌感染所致的难治性创面[J]. 世界感染杂志,2004,4:364.

39. 程亦勤,唐汉钧. 切开加拖线和垫棉法相结合治疗30例粉刺性乳痈的临床分析[J]. 中医外治杂志,2005,14(1):16-17.

40. 黄铮,唐汉钧. 扶正清瘿法治疗桥本氏甲状腺炎52例[J]. 上海中医药杂志,2003,37(11):34-35.

41. 刘晓鸫,唐汉钧. 扶正清瘿方治疗桥本氏甲状腺炎实验研究[J]. 中医药学刊,2004,3:497.

42. 贾培敏,朱琦,余韵,等. 低剂量氧化砷治疗早幼粒细胞白血病的实验研究[J]. 癌症,2002,21(4):337-340.

43. 朱培庭,张静喆,章学林. 世纪之交的中医胆病学[J]. 中国中西医结合外科杂志,2001,7(1):8-9.

第二章 中医外科疾病的辨病与辨证

第一节 对辨病、辨证的认识与争议

一、对辨病、辨证的认识

1986年卫生部召开的中医证候规范学术会议给疾病下的定义是："疾病是在病因作用和正虚邪凑的条件下，体内出现的具有一定发展规律的邪正交争、阴阳失调的全部演变过程，具体表现为若干特定的症状和各阶段相应的证候。"

证是疾病发展到某一阶段的病因、病位、病性、病势等的高度概括，反映了疾病发展过程中某一阶段的实质，是各种致病因素作用于不同个体后所引起的生理和病理的综合反应。

一般而言，病是第一层次，证是第二层次；病规定证，证从属于病；病贯始终，证为阶段。疾病是机体对病因刺激的应答反应，是症和证的综合，一般包括致病因素、病理性质、主要症状和体征、演变规律及预后等。辨病与辨证，是中医学从不同角度对疾病本质进行认识的方法。通过辨病，揭示疾病的本质和发生发展规律，对疾病以后的发展有了客观的和概括性的了解，它注重整个病程的病理变化特点，注重某个疾病本身不同于其他疾病的"个性"；通过辨证，把握疾病现阶段的主要矛盾，使诊断更加深入细致，它着眼于疾病某个阶段、某个特定环境的症候群，临床根据辨证确立基本治法，施以针对性的专方专药治疗。

二、对辨病、辨证的争议

（一）西医辨病与中医辨证结合的肯定

目前大多数学者认为病证结合应当是西医辨病（诊断）与中医辨证（论治）的结合，并对其意义作了肯定。如吴润秋认为，同一西医疾病可用不同的中医治法，这是因为某一西医疾病很可能涉及中医几个疾病或多种证候；反之，几个不同的西医疾病，在其发展阶段中，可出现相同的中医证候。故同病可异治，异病可同治。这就是西医辨病与中医辨证相结合的论治方法。许洪平认为，西医以"辨病论治"作为诊治疾病的基本原则，对疾病的病因、病理的认识比较细致深入，对疾病的发生、发展和预后以及临床表现特点的把握比较准确，这些都是传统中医所欠缺的。当然西医辨病论治也有过多强调病变局部，相对比较忽视整体的缺点，而中医辨证施治特别强调整体观念，恰可弥补这方面不足。合则可以取长补短，相得益彰，中医引入西医辨病的方法是中医临床医学发展的必然。

1. 西医辨病与中医辨证的偏差　辨病重视微观,或又称微观辨病,是辨别某一类有共同基本特征的疾病,它有相对固定的发生、发展和转归等病理演变过程,并有相同的微观病理变化和特异理化指标,这些都是由所患病种决定的。治疗上只重视局部的治疗及微观的治疗,不重视整体的治疗。如面部痤疮,辨病治疗只注重局部皮肤,而不重视降低体内激素水平,治后较易复发。中医则强调"有诸内必形诸外",抓住整体进行治疗,促使体内过高的激素水平降低,达到清除痤疮的目的,治愈后难以复发,而不是单纯应用外用药。从上可以看出西医微观辨病的偏差所在。

中医辨证主要是依据外在表现辨识疾病。中医辨证论治的方法是在特定的历史条件下,由历代无数中医学家磨炼出来的,是一种不同于西医学且比较成熟的治疗方法,至今仍然行之有效,但坚持中医特色不可丢弃,并不等于不顾西医学诊断技术的日新月异,一味守住六经八纲,止步不前。如脉管诸多疾病,有动脉狭窄血栓形成引起的脉管炎,有静脉狭窄血栓形成引起的静脉炎,中医辨证在某一阶段均属阳虚寒凝血瘀之证,用阳和汤治疗,治愈率较低,预后难以判断。若进行微观辨病,了解其脉管炎病变在动脉,静脉炎病变在静脉,可以在脉管直接给药,直达病所,则疗效较好。对预后来说,脉管炎易引起四肢末端坏死脱落,静脉炎易引起肺动脉栓塞,造成突然死亡。了解这些就可以做到在治疗过程中防患于未然,对病者的诊断治疗预后都有利。这就说明中医宏观辨证可能存在的局限与偏差。

2. 西医辨病与中医辨证相结合的临床思索　临床运用西医辨病与中医辨证相结合的诊疗思路在临床进行了大量的探索实践,取得了较好的疗效。

以临床常见的前列腺增生症来说,中医传统将其归纳为"癃闭"范畴,一般将癃闭实证分为膀胱湿热、肺热壅盛、肝郁气滞和水道瘀塞四个类型,分别以清热利水、理气行瘀等法治疗;而把其虚证归为脾气不升、肾阳虚惫两型,治以升清降浊、化气利尿和温补肾阳、化气利尿。西医学研究表明,本病是前列腺不断增生,超出正常体积,肥大的前列腺机械性地挤压穿于其中的尿道,导致排尿障碍,按西医的方法切除前列腺即可,而非手术治疗则无良策。印会河、董建华二位前辈借鉴西医研究成果,认为前列腺增生就其形态学改变而言,可归为中医"癥积"范畴,立散结、消积、软坚诸法,选牡蛎、瓦楞子、海藻、赤芍等药治疗,取得良效。从上范例可看出,适当参考西医学诊断,深化中医辨证,确实可以另辟蹊径,开拓思路,提高疗效。

（二）西医辨病与中医辨证结合的误区

过分倾向于把西医辨病与中医辨证结合作为病证结合的基本模式,有学者提出异议,认为将中医学的辨证论治与西医学的辨病论治相结合,并将其纳入西医学辨病论治的前提下,不仅影响中医药临床疗效的发挥,而且可干扰中医学的辨病论治,导致中医思维的退化,中医理论的淡化,辨证论治的简单化,产生了非中非西的新混乱和由辨证论治滑向"方病相对论"及遣方用药的西化。

1. 西医辨病代替中医辨病的误区　须知,西医之病是有一定病因、病理、病症表现的病理过程,其疾病的诊断是以病理结构的改变为基础、以大量的理化检查为依据确立的;而中医辨病则是在四诊的基础上,对病人的主要证候或以病因、或以病位、或以病机为依据进行命名而确立的。许多中医师在不了解中西医辨病的差异前提下,径直以西医辨病取代中医辨病,并认为"西医辨病、中医辨证"是中西医结合的最佳途径。如临床上有人认为中医之"胸痹证"即西医的"冠心病",其机制皆是动脉硬化、血液黏稠,即血瘀阻滞,治疗皆用活血化瘀之法,而较少考虑痰浊内阻、胸阳不振等病机。如此混淆了中西医关于疾病的内涵,是以西医的病名、病理为依据进行中医学辨证。

2. 西医理论指导中医临床的误区 随着中药现代药理研究的日趋深入,有些中药的部分现代药理机制得到阐明,为此,许多人便丢弃中药的性味归经、主治功效,直接将有关现代药理理论移植并指导中医临床。如一见炎症,无论何处、不管新久,辄用清热解毒之品;症见血压升高,即选取平肝潜阳药;病为肿瘤,即用软坚散结或活血化瘀药。其他如应用黄连抗菌消炎、大青叶抗病毒、苦参纠正心律、山楂降低血脂、五味子降低转氨酶等,将西医疾病与中医证候对应起来,将中药以现代药理为依据进行应用。如此以西医辨病为基础,辨病治疗或对症处理,"有是病用是药",而非"有是证用是药"易使中医辨证治疗走入误区。

三、中医辨病论治的实质

(一)中医辨病论治的源流

中医学辨病的理论由来久矣,早在《内经》时代,医学家即十分重视辨病论治,如《内经》中关于病证的论述即有热论、咳论、痿论、痹论、厥论、风论、疟论、癫狂、痈疽等病名,并以之为病名,而"内经十三方"所对应的皆是相应的疾病,如生铁落饮治疗狂证(《素问·病能论》),鸡矢醴治疗臌胀(《素问·腹中论》),兰草汤治疗脾瘅(《素问·奇病论》),左角发酒治疗尸厥(《素问·缪刺论》)等。《神农本草经》中药物的主治亦是以病为主的,如菖蒲"主风寒湿痹、咳逆上气,开心孔,补五脏,通九窍,明耳目,出声音";车前子"主气癃,止痛,利水道小便,除湿痹";他如"常山截疟""黄连治痢"等对疾病的治疗,皆是以辨病论治为前提的。

张仲景创立以"六经辨证"论治伤寒病,突出"知犯何逆,随证治之",然而在其《伤寒论》中无处不有辨病论治的内容,如辨太阳病脉证并治、辨阳明病脉证并治,以及"太阳病,头痛发热,汗出恶风者,桂枝汤主之";"阳明之为病,胃家实是也";"少阳之为病,口苦,咽干,目眩也"等,皆是以证为病。

后世如《诸病源候论》《备急千金要方》《三因极一病证方论》等著作也多以具体疾病作为治疗目标。即便在当代中医临床,中医学在注重"辨证论治"的同时,也仍在运用辨病治疗思维。

(二)中医辨病论治的内涵

辨病论治中"病"是中医学的"病",而非西医学的"病"。辨病与辨证相结合中的"辨病"是中医辨病,而非西医辨病。在中医学理论中,对疾病内涵的标准是不尽相同的,或以病因为病名,或以证候为病名,或以症状为病名,或以部位为病名。以病因为病名者,如伤寒、中暑、风水、破伤风等;以证候为病名者,如《伤寒论》中辨太阳病脉证并治、辨阳明病脉证并治等,六经病实际为六经证,其诊治特点为"知犯何逆,随证治之""伤寒中风,有柴胡证,但见一证便是,不必悉具",他如《内经》中的痿证、痹证、厥证等皆是如此;以症状为病名者,如《内经》中咳嗽、热病、疼痛、昏厥、眩晕、呕吐等;以部位为病名者,如头风、胸痹、真心痛、脱肛等;以病机为病名者,如《金匮要略》中的血痹、虚劳等。虽然所用标准不同,但其基本原则是一致的,即以病人的主诉最痛苦的症状或体征,或其产生的病因、病机为命名依据。

(三)中医辨病论治的特点

1. 病治异同 证候是对疾病过程中某一阶段或某一类型的病理概括,具有时相性和空间性特征。同一种病可能因其时空特点不同而有多种不同的证,而同一种证也可能其时空特点相同而存在于多种疾病中。因此,在诊治疾病中,要掌握同病异治和异病同治的原则。同病异治,如麻疹病在不同的疾病阶段有不同的证,故治疗麻疹病有初起解表透疹,中期清泄肺热,后期滋养肺阴等不同的治法。异病同治,如胃脘痛、胁痛、头痛、胸痹、月经不调等不同疾病,在其发展变化过程中,可能皆出现"肝郁气滞"的表现,出现相同的证候,故皆可用疏肝理气法进行治疗。

2. 病证结合　辨病与辨证,都是认识疾病的思维过程。辨病是对疾病的辨析,以确定疾病的诊断为目的,从而为治疗提供依据;辨证是对证候的辨析,以确定证候为目的,从而根据证候来确立治法,据法处方以治疗疾病。辨证与辨病都是以病人的临床表现为依据,区别在于一为确诊疾病,把握全局;一为确立证候,对证处理。只有两者有机结合,才能使对疾病的诊治既有原则性,又有灵活性。一般而言,辨病论治适用于病因特异、表现单纯的病证,其治疗以祛除特异性病因为目的;而辨证论治则主要用于病因繁多、病情复杂,且影响到气血津液或多脏腑同病的全身性病证,需要对其病证进行细化分类,或随时间地点的变化而采用不同的治疗。辨证论治是对辨病论治的深化与发展,辨病论治是认同性思维,强调的是治病的原则性;而辨证论治则是差异性思维,突出的是治病的灵活性,是个体化治疗,两者各具特色,因而需要配合应用。

四、中医外科学辨病论治特色

(一)中医外科辨病论治渊远流长

中医外科对疾病的认识由来已久,商代开始有外科病名的记载,周代外科医生"掌肿疡、溃疡之祝药杀之齐。"《黄帝内经》《伤寒杂病论》记载了多种外科疾病,并对痈疽、脱疽、肠痈等疾病的病因病机、临床表现、鉴别诊断、治疗和预后等方面进行了论述,开创了中医外科辨病论治的雏形。我国现存最早的第一部外科学专著《刘涓子鬼遗方》中就有痈疽的鉴别诊断。隋唐以后,随着对疾病认识的进一步加深,疾病的分类和命名更加合理、更趋成熟,如《诸病源候论》《证治准绳·疡医》《外科正宗》《医宗金鉴·外科心法要诀》等基本上都是按科类病,以病为纲,辨证论治,并出现了专论某一类疾病的专著。如《卫济宝书》专论痈疽,《集验背疽方》专论背疽,《霉疮秘录》专论梅毒,而且有专病专方专药记载,如肉瘿用海藻玉壶汤,乳痈用瓜蒌牛蒡汤,黄药子专治瘿病等,其意义在于消除疾病的主要病理变化,达到治病求本的目的。清·高秉钧《疡科心得集》更是以鉴别诊断立论,对有关疾病的鉴别诊断和诊断的论述,对目前临床仍有指导意义。中医外科历代医家都强调自身的辨病论治,都是力求先"辨病",然后针对各个病的不同阶段进行辨证论治。

(二)中医外科辨病论治优势

中医外科学研究对象是以人体外部或局部症状为主要临床表现的疾病,即"凡是疾病生于人的体表能够用肉眼可以直接诊察到的,有局部症状可凭的,如痈……等等都属于外科治疗范围。"在病变局部有明确症状和体征,其形态、色泽、范围等,各有特点,目察即可辨别,有很强的定性、定量和可检测性,避免了抽象性和主观性。因此,几乎所有中医外科疾病的诊治,无论从外科学专著还是临床实践看都重视辨病论治。

(三) 中医辨病论治与西医辨病论治

如上所述,由于主要是以四诊收集临床资料,传统的中医辨病存在着一定的主观性和缺乏客观的量化指标。而且由于对一些疾病本质和发生发展规律认识不够全面,或概念模糊或命名笼统,使得传统中医辨病已不能满足现代临床发展的需要。而西医学能够紧密地和现代科学技术相结合,并从生物化学、分子生物学、遗传学及电子计算机科学等多学科、多方位地开展研究,借助于各种先进检测手段不断认识并详细论述不同疾病各自的病因、病位、病理变化等特点,揭示疾病本质和发生发展规律,明确诊断,确立治则,指导治疗,往往能补充中医辨病论治之不足。现代中医辨病论治必须运用中医学基础理论结合现代科学技术或现代西医学研究成果,从中医学角度不断认识疾病的病因、病位、病理变化及预后转归等各个方面,确立基本的治则治法和专方专药,并且寻求中医辨病的物质基础及量化指标,它应该是一种中为主体、西为我用的新模式。以现代中医辨病为轴心,辨病与辨证论治相结合。我国近几十年来对急腹症的研究成果已充分证明了一点。

第二节　辨病论治和辨证论治在中医外科临床的运用

一、辨病论治

中医外科历来强调辨病,早在《灵枢·痈疽》就全面而详细地论述了人体各部位的痈疽疾病,并对其各自的特点作了扼要的阐述。此后历代外科文献均对外科疾病的认识,有所发展,有所提高。

辨病必须具备扎实的理论知识。其次是详细、全面、认真的诊病态度亦是辨病的重要一环。留心积累临床经验,有时在辨病中非常重要,每个人都有体会,高年资医师能很快做出准确辨病,其中有一个原因,就是具有该病的临床经验。结合现代西医学及相关检查,是准确辨病的重要参考。

具备上述条件,临床辨病须按以下程序进行。

1. 询问病史　从疾病的诱因、起病特点、发展变化中,重点抓住决定诊断的关键线索和特征,从而进一步明确诊断、做出辨病。如没有肌肤破损,则很少出现破伤风;有脚癣的病人,突然出现下肢红肿,绝大多数为丹毒。

2. 观察病人　在询问病史的同时,仔细观察病人,增加分析、判断的资料。如病人腹痛恶心,手扪右下腹,或卧而屈右下肢时,应考虑到患肠痈的可能。初产妇女,双手托乳,面色潮红而痛苦,首先应考虑乳痈。便血鲜红,肛门疼痛,年轻病人首先应考虑痔疮、肛裂;若年老病人,形体消瘦,伴便血要考虑肛管肿瘤。

3. 局部检查　外科疾病每一个疾病,都有其独特的局部症状,也是辨病的关键,因此准确、全面、细致的局部检查是辨病中极重要的步骤。首先要熟悉解剖知识,对每个部位可能发生的疾病做到心中有数。然后根据病人主诉及所指患病部位进行细致检查,确定病位之在皮肤、血脉、筋骨、脏腑之间,结合局部的表现从温度、形态、质地、活动情况、触痛、变化快慢等方面逐一加以分析,从而将疾病逐渐局限。例如,以乳房肿物为主诉的病人,首先确定其在表皮、在脂肪、或腺体内、抑或在乳房后位,其次检查肿物的各方面情况,表皮颜色暗红、触痛、肤温高,病史短者,当考虑乳腺炎,慢性者当考虑乳痨;肿块位于皮下组织、呈梭形、质地韧、活动好、表面光滑者,要考虑乳房结核(乳房纤维瘤);若肿块呈多形性表现,或片状、或结节、或游漫性质韧,经前胀痛,经后减轻,触痛不明显,痛程较长者,当考虑乳腺增生病;

如肿物局限于乳晕区,发病年龄是男性患者,要考虑乳病;如果肿物孤立,增长迅速,初起不痛,渐有疼痛,且患者年龄偏大,肿物与表皮粘连,不光滑,形态不规则,当考虑乳岩等。

4. 全面分析 辨病时,用望、闻、问、切四诊的方法,取得临床第一手资料,这些资料的完整、全面、准确与否,直接影响辨病的准确性。临床中由于原始资料的不完备、不准确导致误诊病例较多,但是即使四诊全面准确,临证时也会错辨疾病。这是由于分析、综合的方法不正确。片面强调、忽略细节、主观臆断,是造成这一结果的常见原因。

5. 鉴别诊断 根据上述步骤,得出的诊断,多数能得到准确的最终诊断,但是临床中也有许多疾病在相似之中,其共同点很多,而不同之处却不易察觉,有的也受客观条件的限制,甚至需要观察,从病的变化中进一步辨病,因此,鉴别诊断就成为辨病时最终的验证和排除方法。

6. 结合西医 西医突出的特点在于辨病,特别是借助仪器进行化验、影像、病理等检查,通过微观四诊、间接四诊,进一步寻找疾病的不同表现,从而作出准确的辨病。作为一名临床工作者,必须学会利用西医、现代仪器和设备,这样才能达到准确辨病的目的。

二、辨证论治

特别强调辨证,认为只有辨证,才能抓住疾病的即刻本质,抓住动态变化中的相对静止,而后从根本上指导临床施治。目前中医外科临床中常用的有八纲辨证、脏腑辨证、卫气营血辨证、部位辨证、病程辨证、经络辨证、局部辨证、善恶顺逆辨证等。除卫气营血辨证外,其他辨证方法在本科《中医外科学》教材中均有详细论述,这里就不再赘述。

外科疾病中有许多是由于外感温热之毒所致,既具有局部外证,又有全身症状,其来势之急骤,变化之迅速,极似内科之温热疫病。历代均以毒邪视之,直至清代叶天士提出温病应用卫气营血辨证,在温热病中取得良好效果后,才逐渐渗透于外科的治疗中。可以说卫气营血辨证在外科临床中主要应用于由热毒、火毒、温毒等引起各种发病速、变化快的诸症中,这些疾病的变化过程符合卫气营血辨证规律。

卫分证:邪毒侵犯体表,卫气功能失常。症见发热,微恶风寒,无汗或少汗,头痛咽痛,肢体酸楚,舌尖红苔薄白,脉数,局部疼痛,肿势宣浮,皮肤红热不显,或突发丘疹、瘾疹、风团等。此证见于急性化脓疮疡早期,证候存在短暂,不能及时消散,即可转入气分。

气分证:卫分不解,邪热由表入里,内传六腑,布于三焦,出现气分证候,表现为热盛邪实阳热亢盛的里热证候。症见发热不恶寒,心烦口渴,舌红苔黄,脉数等症。气分证范围广泛,涉及六腑,证型多变。常见病证如肺痈、腋疽、胆疾、肠梗阻等急症。共见症有发热,不恶寒,或寒战高热,汗出热不退,口渴烦躁,呼吸气粗,小便黄少,大便燥结,舌红苔黄,脉洪而数。局部外证肿胀加重,焮红灼热,疼痛剧烈,化脓成腐之期多见。此时如果脓出毒泄,多数可热退身凉,证候转轻,而脓毒一旦扩散,必内攻五脏则急转出现营、血分证候。

营分证:气分不解,邪毒扩散,气血两虚,邪毒炽盛。症见高热稽留不退,口干反不甚渴,烦躁不安,皮肤斑疹,甚神昏谵语,舌红,脉细数。外证出现内陷表现,疮色紫滞,根脚欠清,或脓虽外泄,肿胀尤盛,疼痛剧烈,全身皮肤斑疹隐隐而其色紫滞。营分证一旦出现,则气阴大伤,为病情加重的标志。

血分证:为邪热迫于血分引起的一类严重证候,是卫气营血传变的最后阶段,也是病情最危重阶段。或由营分不解传入血分,亦有邪热由气分直传血分者。临床病理特征表现为:

血热扰心,血热妄行,烦热躁扰,昏狂,谵妄,斑疹透露,色紫或黑,或见吐血、尿血、便血,舌质深绛或紫,脉细数等。外证表现邪毒扩散,忽见疮顶平塌,根脚散漫,疮色紫滞,干枯无脓,或流血水等,急腹症则出现弥漫性腹膜炎体征,如腹肌紧张,按之如板,疼痛剧烈等。

卫气营血辨证在外科的应用,使外科急症有了很显著的发展,使许多危、急、重症得到了有效的治疗,也是清以后外科发展的重要标志之一。

三、病证结合运用于中医外科举隅

(一)张景岳治疗疮疡心得

明代医家张景岳精研轩岐之学,通晓内、外、妇、儿诸科。他在《景岳全书·外科钤》专篇中博采众家之言,掺合自己的见解,其论理法方药俱全,在明代的外科著作中,堪与王肯堂之《证治准绳·疡医》、陈实功之《外科正宗》媲美。现就其对疮疡的论述作一浅析,可见中医外科应重视病证结合的临床思维,特别是辨证是中医外科的特色。

1. 辨证 首分内外、别阴阳、识深浅张景岳治疮疡多宗《内经》的阴阳学说,他在《外科钤·论证》中说:"凡疮疡之患,所因虽多,其要惟内外二字;证候虽多,其要惟阴阳二字。知此四者,则尽之矣。然内有在脏者,在腑者,外有在皮肤者,有在筋骨者,此又其浅深之辨也。"这是张景岳对疮疡病因、证候辨证的高度概括。情志郁结化火、淫欲无度,病伤于脏为内病之最甚;饮食厚味,或醇酒炙,脾胃气壅为内病之稍次。六气外袭,寒温失调,邪入经络,伤于营卫,凡寒滞之毒,其来徐缓,犯于筋骨,为表病之深;风热之毒,其来暴骤,犯于皮肉,为表病之浅。疮疡之证,病邪在脏、在骨,多为阴毒;在腑、在肤,多属阳毒。阴毒重甚而阳毒轻浅。疮疡得阳证而病气,形气俱有余者轻;得阳证而形气、病气俱不足者重。张景岳根据《灵枢·痈疽》经义,在《外科钤·论证》中进一步阐明:"凡察疮疡者,当识痈疽之辨,痈者热壅于外,阳毒之气也,其肿高,其色赤,其痛甚,其皮薄而泽,其脓易化,其口易敛,其来速,其愈亦速,此与脏腑无涉,故易治而易愈也。疽者结陷于内,阴毒之气也,其肿不高,其痛不甚,其色沉黑,或如牛领之皮,其来不骤,其愈最难,或全不知痛痒,甚有疮毒未形,而精神先困,七恶迭见者,此其毒将发而内先败,大危之候也。"

2. 论治 重元气,又不偏废他法。张景岳在《外科钤·总论治法》中说:"临证者,当详察虚实,审邪正,辨表里,明权衡,倘举措略乖必遗人大害"。他治病尤重元气,于疮疡亦然。"凡察痈疽者,当先察元气,以辨吉凶","无论肿疡、溃疡,但觉元气不足,必当先虑其何以收局","如若元气本亏而邪盛,不能容补者,是多成败逆之证",强调气血盛衰与疮疡治疗、预后的密切关系。临床若脉见微细、血气素弱,或肿而不溃,溃而不敛,或饮食不佳,精神倦怠,或呕吐泄泻,手足逆冷,脓水清稀者,皆为大虚之证,当以温补无疑;脉无洪数,外无烦热,内无壅滞而毒有可虑者,此虽非大虚之证,然察其但无实邪,当托里养阴,预顾元气,以防困苦日久或脓溃之后,不待损而自虚,而危败临期将及。张景岳认为治疗肿疡"若能预顾元气,则毒必易化,脓必易溃,口必易敛,即大羸大溃,犹可望生,若必待虚证叠出,或既溃不能收敛,而后勉力支持,则轻者必重,重者必危,能无晚乎?"反之,若独攻其疮,可使脾胃气虚,"七恶"蜂起。张景岳秉承《内经》"正气存内、邪不可干"的理论,不但在内科杂病中注重温补元气,在外科疾患的治疗也时时顾及元气,他的这种预顾元气的观点,实质上是"阳非有余"论在外科上的体现,与西医学重视免疫功能的理论不谋而合。事实上,临证于肿疡,也常用益气透托之法,使毒邪由深移浅,早使疮疡液化成脓,脓成易溃,以达毒泄肿消之目的。

　　有人认为张景岳专主温补，其实张氏临证并不偏执己见，治外科疾病多用清热解毒、攻下、解毒等法。他在总论治法中指出："疮疡之治，有宜泻者，有宜补者，有宜发散者，有宜调营解毒者，因证用药，各有所主"。至于具体治法，当辨其气血阴阳的盛衰或以温散、或以凉散，或以平散，或宜兼补而散，或宜解毒而散。如营卫失调，气血壅滞而为痈肿，元气无损，饮食如常，脉无凶候，证无"七恶"，此为在表不在里，治以调营解毒，热者清其热，毒者泄其毒，滞者行其气。总之，疮疡之用汗、下之法，表证不真者不可汗，否则亡阳损卫，犯仲景"疮家不可发汗"之戒；里证不实者不可下，下之则亡阴耗气，陷"虚虚"之境地。

　　3. 候脉定治则，测预后　张景岳认为，疮疡早期见滑脉（滑而有力）为热盛，脓未成者可内消；后期得滑脉（滑而无力），邪热未退而见正虚，脓已溃者宜托里；短脉主虚，疮疡见短脉为难治，尤不可攻也；若见证沉迟濡弱虚软之脉，或脉结代无力者俱为气血两虚或形精不足，皆宜补虚托里以排脓。这些根据脉之虚实，提出或内消祛邪，或补虚托里之疮疡治则，于临床很有指导意义。

　　根据平生经验，张景岳认为疮疽脉见洪大，乃病之进；脉至洪数是其内心有脓；久病体虚之人见实脉，则为最忌；疮毒脓溃之后，脉见洪滑粗散而烦痛不除者，为难治；疮疡脉短为真气虚也；疮疽溃后见涩脉则无妨；疮疡得沉脉为邪气深；疮疡得迟脉，溃后自愈；疮肿得缓脉者，或溃后微而和者，是痊愈之兆；疮疡见脉细而沉者，是里虚而有变证之可能，等等。验之于临床，诚非虚言。大抵久病见实脉，是正虚邪实；脉短属真气虚衰而无力抗邪；溃后邪毒当去，若反见洪滑粗散之脉，则是邪热稽留而正气内耗之象，故均为预后不良。又如沉脉是邪气深闭，疽毒内陷之征；细而沉者更属里气虚衰，最虑有变。脉洪大或滑数，则是邪盛正实，或邪毒内蕴，乃病进之象。反之，溃后脉迟是脓毒已泄，为邪去之兆，见缓脉或微而和，乃邪毒渐去，正气将复，为向愈之迹象，故预后良好。

（二）唐汉钧论中医外科病证结合

　　唐汉钧认为，中医外科疾病强调"以病为纲"辨证论治，在疾病归属确定后再进行辨证（分型、分期、分证候）论治。例如痈与有头疽均有红、肿、热、痛、溃脓等症状，均属阳证疮疡，然而痈与有头疽的病因病机、病程转归、预后护理还是有不同之处，因此要以病为纲，先明确疾病的诊断，继则进行辨证治疗。又如乳癖与乳岩，从阴阳辨证，一为阳，一为阴；从疾病辨，一为良性（或小叶增生），一为恶性。如遇乳部红、肿、热、痛、结块的证候，辨证属阳证、热证、实证，临证还须辨病之所属，是乳房部的痈疽，还是乳痈（乳腺炎）、浆细胞性乳腺炎，还是炎性乳岩、乳房结核的混合感染等。又如诸多慢性皮肤溃疡的临证表现相近，但是可以分属不同疾病，如下肢静脉曲张性的臁疮、动脉闭塞性的脱疽、神经创伤性的褥疮、放射性溃疡、糖尿病感染性溃疡、化疗外渗的溃疡等，显然应先辨病之归属再行辨证论治。

　　"以病为纲"辨证论治，并不表明辨证论治在医者的诊疗思路中是居于次要地位，有时亦需逆向进行。临证遇集多种疾病于一体的病案，"以病为纲"就有困难，此时须采用"以证为纲，辨病论治"。曾治一女30余岁，患乳癖，兼有系统性红斑狼疮、口眼鼻干燥综合征、桥本甲状腺炎等多种疾病，其各个疾病有各自的起因、病机、症状、转归、预后，很难以"辨病为纲"进行辨证论治。从宏观辨证，求其本源，归总为脾肾两亏、气阴不足，并以扶先天真元（肾）、培后天本土（脾胃）入手，辅加益气养阴法治疗。

　　临床诊疗中遇乳腺增生病患者同时患有子宫肌瘤、卵巢囊肿，可在疏肝理气、调摄冲任治乳癖的方中酌加理气活血、软坚散结之品，如金铃子、小茴香、当归尾、参三七、莪术、土茯苓等。妇人癥瘕与乳癖共同系于冲任之脉，犹如并蒂莲。冲任之脉起于胞中，冲任之气血上行为乳，下行为月水。如若冲任失调，肝郁气滞积聚于乳房和胞宫，便可导致乳癖与妇人癥瘕，故其辨证治则是类同的。临床诊疗中遇乳腺增生病患者兼有瘿肿（结节性甲状腺肿）、瘿痈（桥本甲状腺炎），概因瘿疾位于颈前喉结两侧，是任脉与肝肾两经所系，其病亦与肝郁失养、肾元不足、气血瘀滞、冲任失调、痰浊蕴阻有关，故其辨治原则与乳癖有共同之处。如乳癖患者伴有瘿肿的可加化瘀消肿之品，如当归、桃仁、八月札、山慈菇、海浮石等；若伴有瘿痈，可加清瘿消肿之品，如黄芩、玄参、夏枯草、板蓝根等。

中医外科病证的辨治，还应重视全身整体与病灶局部相结合。多数外科病证整体属虚，局部属实。例如糖尿病足坏疽，从整体辨证可能是气阴两虚或脾肾两亏，而局部辨证则是湿热壅盛或湿浊瘀阻，施治原则当须灵活通变，兼顾全身与局部；若局部证候突出，则以局部治标为主，兼顾治本；若全身证候明显，则可治本为主；亦可标本兼顾，全在医者之识、之术。

（三）谭新华病证结合治疗前列腺炎

1. 首辨病因病机　对于前列腺炎的病因病机，谭新华常强调对于本病的诊治首当辨其病因病机，并指出《素问·痿论》中"思想无穷，所愿不得，意淫于外，入房太甚，宗筋弛缓，发为筋痿及为白淫"的经文及前贤张景岳《景岳全书·淋浊》中"有浊在精者，必由相火妄动，淫欲逆精，以致精离其位，不能闭藏，则源流相继流溢而下；热移膀胱则溺窍涩痛，精浊并至，此皆白浊之固热也……"之论作为认识本病病因病机的秘钥。

2. 注重望诊切诊　谭新华诊治前列腺炎，十分重视四诊，除详细询问病史外，尤重望诊与切诊。对每位患者，必先观其体之肥瘦和面部气色、舌象，肥胖者多气虚而有痰，体瘦者多阴虚而有火；面赤口渴，心烦失眠者心火亢，目赤者肝火旺，胞睑肿者多脾虚，眼下青色者多属痰，眼周黧黑者多肾亏瘀阻，面目俱肿者肝肾俱弱；凡此种种再结合舌脉多有吻合。如舌淡胖而边有齿痕者多脾胃虚寒，舌体瘦色红而无苔者多见于肾阴虚，舌苔黄腻者多为肝经湿热，舌根厚腻者见于湿热蕴于下焦。舌质坚敛色苍或有瘀点多瘀滞阻络，此外每有长期应用抗生素者，舌体淡胖而无苔，此乃胃气受损之象，治必调摄中焦。对于切诊必以虚实为纲，然后细辨其或弦、滑、濡、数等。切诊除脉诊外，并结合现代解剖生理触摸阴囊、睾丸、附睾、腹股沟、会阴和通过直肠指诊检查前列腺，注意其大小，硬度，与周围组织关系，两侧是否对称，中央沟是否存在，表面光滑否，有无结节、疼痛感、囊性感。常规化验检查前列腺液，扩展传统望、切诊内容，使医生更多了解病情，发现问题，减少漏诊、误诊。谭新华强调临证必须注重四诊，辨证才有依据，施治才会更有针对性，有利于提高疗效。

3. 贵在辨证施治　谭新华认为前列腺炎由于影响其发病的因素较多，故常病期缠绵、反复发作，久病则常累及诸脏，临床难以一方一药取效，必辨证施治才能提高疗效。强调前列腺在中医的藏象中，可纳于"精室"的范围，并根据其位置和生理功能（位于下焦、主藏精、主气化、可藏可泄）应包括于肾脏命门、膀胱、三焦的脏腑功能之中，辨证亦需依其临床见症以肾脏命门、膀胱为主线，旁及各脏腑。依其经验总结有以下10种证型，兹将谭新华对各型的辨证和对应方药介绍如下。

急性期，症见尿频、尿急、尿痛、有灼热感辨为湿热下注证；病期迁延气虚气滞久而必致血瘀，经络阻滞、脉络瘀阻，络伤血溢辨为气滞血瘀证；久病之后或久服寒凉戕伐脾胃，气虚无力升举辨为脾虚气陷证；由于素体肾阴不足或后天失养，致肾阴亏虚，无以濡润，以神经衰弱为主要表现的慢性前列腺炎多辨为阴虚火旺证；由于素体肾虚或手淫频繁，病久失治，必致肾气亏损,阴病及阳,久则阴阳俱虚,不能固摄多以性功能紊乱为主,辨为肾虚不固证;慢性期因脾胃运化功能失常,水湿内停,或因久服寒凉抑遏脾阳,久而反致湿浊内生,下迫膀胱精室,水道、经络不通辨为湿浊内阻证;前列腺内小脓肿形成多辨为热毒内盛证;因情志不遂,精神郁闷,肝气郁结,气滞血瘀,忧郁倾向的患者多辨为肝气郁滞证;慢性前列腺炎治愈后的恢复期,由性格内向、神经衰弱,或劳心伏案,而致心脾两虚出现诸多精神症状多辨为心脾两虚证;久病致肾阴阳俱虚,肾气不固,精血不充,冲、任、督虚乏多辨为奇经受损证。

　　总之,中医之整体观不仅体现于"天人合一",即人与自然,与生存环境、居住地域、气候转换、季节轮回紧密相关;人体还通过阴阳、气血、经络、脏腑的和谐,成为有机的生命整体,亦是中医整体观的重要组成。据此,通过辨证与辨病相结合的诊疗思路与方法,不仅宏观系统揭示疾病的发生与发展转归规律,亦能把握疾病各个阶段的病况和个性变化。无论是外科学专著还是临证实践,辨证论治与辨病论治相结合都是中医外科诊治之特点。

（周　青）

第三章 外病内治

第一节 "外病内治" 溯源

长沙马王堆汉墓出土帛书《五十二病方》,大约为春秋至秦汉时代的作品,是我国至今发现的最早古医方,是研究我国古代医学的珍贵资料。本书记载了感染、创伤、冻疮、诸虫咬伤、痔瘘、肿瘤、皮肤病等疾病。在"睢(疽)病"项下有"骨睢(疽)倍白蔹(蔹)、肉睢(疽)倍黄芪、肾睢(疽)倍芍药……"之说。这段文字说明当时针对不同的疽病,采用不同的药物和不同的剂量,可谓是"辨证论治"的最早雏形。

外科内治的指导思想起源于《黄帝内经》对外科疾病的论述。《灵枢·痈疽》篇云:"夫血脉营卫,周流不休,上应星宿,下应经数。寒邪客于经络之中则血泣,血泣则不通,不通则卫气归之,不得复反,故痈肿。"《灵枢·玉版》篇亦云:"病之生时,有喜怒不测,饮食不节,阴气不足,阳气有余,营气不行,乃发为痈疽。"《素问·生气通天论》中说:"营气不从,逆于肉理,乃生痈肿。"这些论述说明,不论致病因素是外感或内伤,导致外科疾病形成之初,均由于气血凝滞,营卫稽留所致,这种以"气血"为中心阐明外科疾病的形成,对外科治疗的指导意义较为广泛,特别是对内消的处理显得更为重要。

汉代张仲景著述的《伤寒杂病论》,后经宋代医家整理的《金匮要略》,既提出了"三因致病"的发病观点,又对许多外科疾病采用辨证施治的原则立法处方,建立了外科内治的方法学。对外科急腹症的论治亦有较大的贡献。如在该书《疮痈肠痈浸淫病脉并治》篇中说:"肠痈者,少腹肿痞,按之即痛如淋,小便自调,时时发热,自汗出,复恶寒,其脉迟紧者,脓未成,可下之,当有血;脉洪数者,脓已成,不可下也。大黄牡丹皮汤主之。"上述诊治原则和方剂,一直为后世医家所沿用,并为现代治疗急性阑尾炎提供了极为宝贵的经验。尤其是辨有脓无脓的诊治,对后世于脓肿的辨别上有所启迪。

而晋代《刘涓子鬼遗方》,则遵《内经》古训,对外科疾病采用清热解毒以泄热,凉血活血以调营,行气散结以治肿,托里透毒以排脓,补益气血以生肌,即根据痈疽发病过程中的不同证候特点,进行辨证论治,对后世创立消、托、补三大法则的建立开启了源头。

宋初官修的《太平圣惠方》中,在外科部分,除了对痈疽病因、病机、治疗、预后等进一步阐述外,尤其对不同病症,详列不同治法,充分反映了当时辨证论治在外科疾病上的具体应用。对外科疾病的诊断首先记载了"五善七恶"的观察方法;在临床治疗上,创立了"内消"和"托里"的治法,这两者都是借药力以发挥机体的自然潜能来达到治疗疾病的目的。

金代刘完素在《素问病机气宜保命集》中,提出治疮之大要,须明托里、疏通、行营卫之法。外邪侵袭,恐邪气极而内行,故先托里;病发于里,其邪气深于内,故疏通以绝其源;内外之中,其病在经,当和营卫。指出"用此三法之后,虽未差,必无变证,亦可使邪气顿减而易瘥愈。"刘氏据发病原因及病邪所居而立汗、下、和的治疮三法,对后世诸家影响深远,薛己、汪机、申斗垣等的外科医著,亦承其法,被称之为"三因分治",又称"病因疗法",重点在于祛邪于外,体现了审因论治、治病求本的治疗思想。

元·齐德之《外科精义》指出在诊断和治疗上应重视全身症状,结合脉证,作为辨证施治的依据。反对局部论,他认为"治其外而不治其内,治其末而不治其本"的方法是不够全面的。指出疮肿之生,皆由阴阳不和、气血不流所致,以辨证为基础,立内消、托里二大法则。认为初起气血郁滞则可内消,辨证求因,审因论治。若气已结聚,则宜托里,"脓未成者,促脓早成;脓已溃者,使新肉早生;血气虚者,托里补之;阴阳不和,托里调之。"这种以疾病发展为依据的外科治则,既包括了刘完素审因论治的治疮三法,并对外证的初、成、溃各个阶段,提出了不同的治疗措施,发展了外科内治法则。主张治疗疮疡时必须先审察阴阳虚实,结合脉证,然后采用内外结合的综合疗法,这在当时对外科学的发展具有一定的贡献,是一部很有参考价值的外科专著。

后经王肯堂、陈实功的进一步发挥,确立了初起宜消、已成宜托、溃后宜补的消、托、补三大法则。清代《医宗金鉴》亦遵循之,作为指导外科临床内治的准则。后世称之为"病程疗法",与"病因疗法"相比,"病程疗法"既遵循了辨证求因、审因论治的原则,又充分体现了外科内治的特点。因此,消、托、补三大治则成为中医外科临床遵循的共同法则。

第二节 "外病内治"的临床运用

外科疾病的治疗是遵循中医学治疗原则大法,即从整体观念出发,运用四诊取得临床资料,进行辨病与辨证,对疾病作出病与证的诊断,然后根据诊断的结果,依据治病必求其本的原则,作出恰当的治疗措施。但是由于外科疾病具有独特的特点,即必有局部症状、体征,其从发病、病机转化、诊断、辨证以及施治,均必须把住这些特点,从而形成其独有的外科诊疗体系。

在治法上,有内治法与外治法。临证轻浅小恙,可以单独用外治法获效。但一般来说,大部分外科疾病必须外治与内治并重。所以宋代陈自明《外科精要》、元代齐德之《外科精义》等都认为治疗疮疡,只治其外而不治其内,实质上是治其末而不治其本。《外科正宗·痈疽治法总论第二》说:"痈疽……形势虽出于外,而受病之源实在内也。及其所治,岂可舍于内而治外乎?"《疡科纲要·第三章治疡药剂·第一节总论》也说:"疡家药剂……无论外形如何,要必以内证为之主,此疡医之最上乘也。苟能精明乎内科治理,而出其余绪,以治外疡,虽有大证,亦多应手得效。"内治法在外科诊疗中占有主导地位。内治法既与内科等有共同之处,又有托毒、透脓等特别治法,同时在处方用药上,也有极鲜明的特色。

外科疾病一般分为初起、成脓、溃后三个阶段,而以消、托、补论治。但具体运用时,仍须从整体观念出发,辨证施治立法,故又有解表、通里、清热、温通、祛痰、理湿、行气、和营、内托、补益、养胃十一法。

（一）解表法

是以发汗的药物开泄腠理，使留于肌表之邪，随汗而解，从而达到消散肿疡的目的。早在《素问·五常政大论》中就提出："汗之则疮已。"《外科启玄·明疮疡汗下和大要三法论》曰："言疮之邪自外而入，脉必浮数而实。在表故当汗之。邪从汗出，毒自消散。"

1. 具体分类　根据邪气性质、正气强弱分以下三类为临床中常用。

（1）辛凉解表法：用于疮疡初起及皮肤、肛肠诸疾兼有风热表证者，如颈痈、乳痈等。

方剂举例：牛蒡解肌汤、银翘散等。

常用药物：银花、薄荷、桑叶、蝉衣、牛蒡子、连翘等。

（2）辛温解表法：用于外感风寒之疮疡、皮肤病者，如瘾疹、麻风初起等。

方剂举例：荆防败毒散、万灵丹等。

常用药物：荆芥、防风、麻黄、羌活、独活、桂枝、生姜等。

（3）扶正解表法：用于体表虚弱的外疡患者，复感表邪，或疮疡中后期兼有表证者。

方剂举例：益气解表用参苏饮；助阳解表用再造散；滋阴解表用加减葳蕤汤；养血解表用七味葱白饮。

常用药物：人参、党参、玉竹、当归、白芍、生地、熟地、茯苓、白术、鹿角胶以及解表发汗之药。

2. 具体运用　上述解表三法，前二者用于表实证，后一法用于表虚兼邪。外科之汗法，与内科的不同之处在于：汗出宜少，重在疏泄外达。凡用解表法，必须确诊具有表证。解表的目的不在于发汗，而在于散邪，祛散邪气需要汗出相助，但汗多则反伤正气，肌表不固，易复感外邪。溃疡之后气血多亏，或有表证者，亦不可过度解表。

3. 证治方法　现代药理研究研究发现，解表法具有促进汗腺分泌和血管舒张反应的作用，以利于祛除病邪，其中可能包括排泄毒素，中和毒素，抑制细菌与病毒，以及加强机体吞噬细胞的防御能力；通过发汗和扩张周围血管，以发散体温而起到退热作用，同时能改善全身和局部的功能，促进代谢产物的排泄和局部炎症的吸收。有资料报道，某些药物可以由汗液排泄，实验观察到汗液中药物浓度大致和血浆中相等。不难看出，解表法在外科中应用，不仅在于发汗，更在于调和营卫。运用得法，具有防病于未然，于形症未成之时而解除之的作用。适当的配伍，避免过汗，发挥其舒张血管、抑制病毒与细菌、促进炎症吸收、排出体内毒素的作用。

（二）清热法

即以寒凉的药物，用于泻火解毒，使内蕴之热毒，得以清解的方法，即《素问·至真要大论》"热者寒之"的治法。《素问·至真要大论》又云："诸痛痒疮，皆属于心"，心属火。《医宗金鉴·外科心法要诀·痈疽总论歌》云："痈疽原是火毒生"，盖外邪感受，五令过极皆能生热化火；情志内伤，五志太过亦能生火化毒；醇酒厚味能助火生热，可致火毒内生。故热邪火毒是外科疾患的主要致病因素，因而清热法在外科应用广泛。

1. 具体分类　临床中根据火热之盛衰、邪侵犯之部位、正气之虚实，分为以下几种。

（1）清热解毒法：用于红肿热痛之阳证，如疖、疔、有头疽等。

方剂举例：五味消毒饮等。

常用药物：蒲公英、紫花地丁、大青叶、金银花、野菊花、四季青等。

（2）清气分热法：用于疮疡红肿或皮色不变，灼热疼痛之阳证，或皮肤病之热证。如痈、脓疱疮等。

方剂举例: 黄连解毒汤、白虎汤加味等。

常用药物: 黄连、石膏、知母、山栀、生甘草等。

（3）清血分热法: 用于疔毒走黄、大面积烧伤、烂疔、白疕等血分热毒者。

方剂举例: 犀角地黄汤、清营汤等。

常用药物: 水牛角、鲜生地、赤芍、丹皮、紫草、大青叶、板蓝根等。

（4）清心开窍法: 用于热毒内攻心神。如疔疮走黄、疽毒内陷等。

方剂举例: 安宫牛黄丸(针剂清开灵)、紫雪散、至宝丹等。

常用药物: 水牛角、竹叶卷心、鲜生地、赤芍、丹皮、紫草、羚羊角、磁石、连翘、玄参等。

（5）养阴清热法: 用于急性疮疡后期或慢性外科疾患化脓阶段,出现阴伤有热,阴虚火旺者。

方剂举例: 知柏地黄汤、加减玉女煎等。

常用药物: 鲜生地、玄参、麦冬、石斛、天冬、知母、龟板、黄柏等。

（6）清骨蒸潮热法: 用于流痰、瘰疬等阴虚疾患。

方剂举例: 清骨散、秦艽鳖甲散等。

常用药物: 银柴胡、胡黄连、青蒿、知母、秦艽、鳖甲、地骨皮等。

2.具体运用　上述六法均为清热法,热证概括起来又分为实热与虚热两大类。清热法多用于实火热毒证,虚火的形成不外素体阴虚及外邪伤阴,导致阴虚火旺或骨蒸潮热,治当滋阴降火、清骨蒸潮热。

3.证治方法　现代药理研究从20世纪50年代初开始对清热法的研究逐渐增多,清热法除有抗感染、消炎退热作用外,尚具有兴奋网状内皮系统、增强机体免疫功能的作用,而且有强心、利尿、降压的作用。目前发现,其清热解毒功能在于抑制炎症反应因子。如黄连解毒汤,实验表明能促进吞噬细胞的吞噬功能; 能减轻动物胸腺及脾脏的重量; 促进淋巴细胞转化; 促进抗体形成。对Ⅳ型变态反应的诱导期及移植物抗宿主反应(GVH-R)有明显的抑制作用; 对鼠的接触性皮炎(PD-CD)初次免疫和二次免疫应答的抑制作用都比较强。

（三）通里法

即用泻下的药物,疏通排泄蓄积在脏腑内的毒邪,以除积导滞,逐瘀散结,泄热定痛,消散疮疡的治法。薛己在《外科枢要·论疮疡用汗下药》中说:"其邪在内,当先疏其内以下之。"通里法也属疏通法,分有峻下、寒下、温下、润下等。正如《外科精义·疔疮肿权变通类法》所云:"荡涤邪气,疏通脏腑,令内消也。"

1.具体分类　临床中常用有攻下和润下法。

（1）攻下热结法: 用于疮疡早期而有热毒入里,内结便秘的实热阳证,以达内消,或衰其燎原之势之目的。如痈等。

方剂举例: 内疏黄连汤、凉膈散、承气汤。

常用药物: 大黄、芒硝、枳实、槟榔、厚朴、丹皮、冬瓜仁、生首乌等。

（2）润下法: 用于阴虚肠燥便结之证,如疮疡、肛门病、皮肤病等。

方剂举例: 润肠汤、麻仁润肠丸等。

常用药物: 火麻仁、郁李仁、瓜蒌仁、桃仁、熟大黄、当归、肉苁蓉、蜂蜜等。

2.具体运用　上述二法均属下法,即经所谓"实者泻之"。本法用于外证中热毒入腑的实热阳证,可达表邪内消外通,或衰其燎原之势的目的。因而对于毒蛇咬伤等病,即使并无里结,只要确属内有实热,亦可以本法泻下热毒,以疏其内而绝其源。攻下热结与润肠通里法从作用上有峻缓之别,使用时当视阴津损伤程度而加以选择。否则,当峻而缓,其力不逮,延误治疗;当缓而峻,更伤阴津,内结更甚,甚至引起亡阴亡阳之变证。

(四)温通法

应用温经通络、散寒化痰等药物,驱散阴寒凝滞之邪以治疗寒证的治法。

温通法主要适用于流痰、脱疽、冻疮、雷诺病及风寒湿痹等寒邪阻于经络、骨骼形成的里寒证,或寒痰夹杂证。

方剂举例:阳和汤、独活寄生汤、当归四逆汤等。

常用药物;附子、肉桂、干姜、桂枝、麻黄、青葱管、白芥子、细辛、桂枝、生姜、羌活、独活、秦艽、防风、桑寄生等。

1. 具体运用　使用温通法应注意:证属阴虚有热者,不宜使用本法,以免辛燥温热之品助火劫阴,致生变证。寒邪深着日久,郁而化热,势将酿脓者,此时脉必由迟转数,不宜用本法,而当以扶正托毒论治。

2. 证治方法　现代药理研究药理实验证明,温通法能兴奋中枢神经,兴奋肠胃,促进肠胃蠕动,强心,进而有利于改善全身功能低下的状态,具有较强的镇痛作用,符合中医"通则不痛,不通则痛"的病理机制。具有抗菌消炎作用,有利于慢性炎症的恢复,临床中半阴半阳证,由阳转阴证多属于慢性炎症,运用温通法,可起到抗菌消炎作用。温通法还具有止吐、祛痰、镇静、扩血管等作用。如当归四逆汤对多种神经血管及血液循环障碍,尤其是末梢循环障碍性疾病有良好疗效。末梢循环障碍除与心肌功能、血管本身状态等有关外,还与血液状态密切相关。血小板聚集、高凝及血栓形成等异常状态都是造成末梢循环障碍的重要因素。家兔实验表明,灌服当归四逆汤后,兔耳小血管扩张充血,血管数显著增多,作用维持时间长,表明本方能扩张末梢血管,改善血运。由于偏头痛、雷诺病等有神经血管功能失调,血栓闭塞性脉管炎、冻疮等有局部血凝增高、血栓形成等病因存在,故本方及其组成药增强心肌功能、扩张外周血管、抑制血凝、促进血栓溶解及降低血液黏滞度的作用在治疗上有重要的意义,也可能是本方"温经散寒"功效的药理基础之一。

(五)祛痰法

是用咸寒化痰软坚药消散痰凝肿块的治法。外感六淫或内伤七情,以及体质虚弱等,皆可使气机阻滞,聚湿成痰。

1. 具体分类　临床中,根据痰的不同成因所致外科疾病,而分以下几种祛痰方法。

(1)疏风化痰法:用于风热夹痰之证,疾患多生于头、颈等上部,如颈痈、瘰疬、痰包等病。

方剂举例:牛蒡解肌汤合二陈汤、仙方活命饮等。

常用药物:半夏、僵蚕、贝母、牛蒡子、薄荷、蝉衣、夏枯草、陈皮、杏仁、菊花等。

(2)解郁化痰法:适用于气郁夹痰、肝气不舒之瘰疬、乳癖、肉瘿等病。

方剂举例:逍遥散合二陈汤、开郁散等。

常用药物:柴胡、川楝子、香附、郁金、海藻、昆布、夏枯草、海蛤壳、白芥子等。

(3)燥湿化痰法:用于痰湿阻滞证。

方剂举例;二陈汤加减。

常用药物:半夏、陈皮、胆星、茯苓、瓜蒌、苡仁、苍术、夏枯草、杏仁、白芥子等。

（4）养营化痰法：适用于体虚夹痰之证。

方剂举例：香贝养营汤。

常用药物：当归、白芍、丹参、熟地、首乌、川芎、贝母、陈皮、夏枯草、茯苓、猪苓、桔梗、瓜蒌等。

2.具体运用　上述四法均属祛痰法。其治疗主要侧重在疏理气机和软坚散结两方面。临床主要应用于治疗乳岩、乳癖、流痰、瘰疬、痰包、阴茎痰核等痰凝结块证。由于痰与气滞、火热之邪常易致外科痰证，故当慎用温化之品，以免助生火热，有碍化痰散结。

3.证治方法　现代药理研究中医外科认为，凡人身上、中、下有块，必为痰所致。现代实验表明，中医所谓的"痰"包括许多代谢障碍产生的毒性物质。祛痰法不但具有稀释和排出痰液，镇咳，解除支气管平滑肌痉挛的作用，而且具有镇静、止呕、利尿、通便、降压等综合作用，更具有抗病原微生物及排出体内毒性物质的作用。

（六）理湿法

是用燥湿或淡渗的药物祛除湿邪的治法。由于湿邪黏滞难化，又可生热化火，并多兼夹他邪为病。

1.具体分类　外科常见湿热郁蒸、风湿相侵、寒湿困阻等，常用以下三法。

（1）清热利湿法：用于湿热郁蒸之证，如湿疮、臁疮等。

方剂举例：萆薢渗湿汤、五神汤等。

常用药物；黄柏、萆薢、苍术、茯苓、车前子、木通、牛膝、土茯苓、银花、紫花地丁、天葵子、滑石等。

（2）祛风除湿法：用于风湿相搏之证。

方剂举例：羌活胜湿汤、豨莶丸等。

常用药物：羌活、威灵仙、穿山甲、姜黄、厚朴、苍术、苡仁、泽泻、地肤子、白鲜皮、老鹤草、豨莶草等。

（3）散寒祛湿法：用于寒湿型脱疽、风寒湿痹等寒湿侵犯肌腠、经络、骨骼关节之证。

方剂举例：独活寄生汤等。

常用药物；桑寄生、杜肿、牛膝、独活、茯苓、细辛、防风、豨莶草、威灵仙、当归、人参、川芎等。

2.具体运用　理湿之法，通常按湿邪留滞三焦论治，上焦宜化、中焦宜燥、下焦宜利。《河间六书》中说："治湿之法，不利小便非其治也。"强调通利小便以给邪出路，此皆治湿之大法。因中焦为运化之枢，健脾理湿亦是其关键。湿热久羁，易生热伤阴，应用祛湿之品亦每致伤津、伤阴之弊，故对于体弱阴虚、津液亏损者，本法宜慎用。

3.证治方法现代药理研究　研究发现理湿法具有抗感染、调节机体免疫功能、抗关节炎、镇痛、改善呼吸及消化系统的功能，具有利尿作用，可加强水液的排泄。如八正散具有抑制淋病双球菌作用，排石作用。应用Zeta电位测量技术研究发现，在体外将一尿草酸钙（BDHUK）晶体混悬液与人工尿混合，加入八正散煎剂后能增加BDHUK晶体表面负Zeta电位，具有抑制晶体聚集、防止草酸钙结石形成作用，可预防尿草酸钙结石复发，这一作用在晶体粒度分布测量技术中得到证实。加入相当于16.6mg生药量的八正散药液，对Zeta电位向负方向发展的作用最大。

（七）理气法

是用疏导行气的药物，以宣通气机，调和气血，以发挥行气解郁，止痛消肿的作用。外科疾病的发生,由于气血凝滞者最多,气为血帅,血随气行,气行则血行,气停则血凝,当肿疡初起,理气法的应用,是解决凝滞,使各得其常的主要手段。其属情志内伤所致外证,由于肝气郁结,则气机不利而导致气郁血结,脉络不畅,形成肿块,随喜怒而消长,亦应以理气法疏其肝气,使其条达,则气机流畅而郁结之滞得解。

1. 具体分类 临床常用以下二法。

(1)理气活血法:适用于肿疡初起,因气滞而致血壅结肿证。

方剂举例:舒肝溃坚汤、十全流气饮。

常用药物:柴胡、芍药、夏枯草、陈皮、僵蚕、红花、香附、石决明、姜黄等。

(2)疏肝解郁法:运用于肝胆两经循行部位出现的病证,如乳癖、乳岩等。

方剂举例:逍遥散。

常用药物:柴胡、薄荷、茯苓、半夏、白术、香附、白芍、枳壳等。

2. 具体运用 理气法为外科常用治法之一,一般很少单独应用,而是依据症状及病机变化的表现,适当结合其他治法并用,故不论外科的各个阶段,调理气机升降的正常,是调理气血、经络、脏腑正常活动的不可或缺的措施。在内消、补益、理湿、活血、通络等方剂中,均可加用理气之品,以增强治疗的作用。理气药物大多香而燥,重用或久用,则易耗气伤津,故对血虚阴虚以及火旺等症,须要慎用。

3. 证治方法 现代药理研究研究发现,理气法能调节内分泌功能,调节自主神经功能紊乱的作用,能抑制肠胃运动,使紧张度或振幅下降、痉挛缓解;对蠕动缓慢甚至消失的胃肠平滑肌有兴奋作用,且作用温和而持久。同时有镇静、催眠、抗惊厥、镇吐等作用。

(八)和营法

用调和营血的药物,促使血行流畅,从而达到改善疮疡症状的目的。《素问·生气通天论》中说:"营气不从,逆于肉理,乃生痈肿。"说明营气不和是外科疾病共同的病理机制。《外科心法·真验指掌施治门·内托治法》说:"疮势已成而不起,或硬而赤,或疼而无脓,或破而不敛,总宜调和营卫,再以去毒行滞。"

1. 具体分类 临床中常用以下数法。

(1)和营祛瘀法:适用于疮疡初起,或溃后坚肿未消,体表肿块或腹内瘀积日久不愈者,尤以慢性疾患常用。

方剂举例:桃红四物汤、少腹逐瘀汤。

常用药物:当归、川芎、桃仁、红花、赤芍、丹参、丹皮、玄胡、蒲黄、五灵脂、官桂等。

(2)和营解毒法:用于毒邪阻滞夹有血瘀者,如有头疽、脱疽等。

方剂举例:四妙勇安汤、化斑解毒汤。

常用药物:丹皮、紫草、蚤休、红藤、银花、防风、白芷、当归、川芎、赤芍、皂角刺、生甘草等。

(3)益气和营法:用于疮疡肿势散漫不聚,风寒湿痹,病久肢体麻木等正气已虚,营卫阻滞失调者。

方剂举例;补阳还五汤。

常用药物:生黄芪、炙黄芪、当归、川芎、赤芍、白芍、丹参、人参等。

2. 具体运用 和营法是促使经络疏通,血行流畅,从而达到瘀血散、肿痛消之目的。和营与祛瘀同为调血,前者使其循环流畅,后者使瘀去而肿消散。故和营祛瘀活血在外科中占有重要的位置。外科诸病凡疼痛、麻木、肿胀、化脓、结节、肿块、青紫、瘀斑及皮肤瘙痒、增厚、癥瘕积聚等,均可应用和营法,一般多配合行气之品,对有热毒、寒邪等,可合相应疗法。而祛瘀破血之品,性多属温热而偏燥,故症见阴虚火旺、气血亏损者,宜加佐制,以防伤阴亡血之弊。

3. 证治方法　现代药理研究外科和营法包括了和血、活血、破血之不同程度的活血化瘀法。目前认为,该法具有抑制组织异常增生之作用,既可直接抑制肿瘤细胞,又可抑制良性异常组织增生,抑制胶原合成,促进分解,使增生变性的结缔组织转化、吸收,能够抑制病原体及炎症反应。通过调整机体反应及免疫功能改善局部循环及血管通透性,减少渗出,促进炎症局限化及吸收;也可调节机体免疫功能,镇静止痛,促进组织修复和再生;还可调节微循环及血管通透性,降低血小板表面活性,抑制血小板的聚集,提高纤维蛋白溶酶活性,调节血液流变性等。

（九）内托法

是用透托和补托药扶正透邪,使疮疡毒邪移深就浅,早日液化成脓;使扩散的证候趋于局限,邪盛者脓毒不致旁窜深溃,正虚者不致毒邪内陷,从而达到脓出毒泄,肿痛消退的目的。《外科精义·托里法》说:"脓未成者使脓早成,脓已溃者使新肉早生,气血虚者托里补之,阴阳不和托里调之。"《外科大成·内消内托法》说:"托者,起也。已成之时,不能突起,亦难脓,或疮口不合者,皆气血虚也。主以大补,佐以活血祛毒之品……是为内托也。"

1. 具体分类　临床分以下两种。

（1）透托法:用于脓成未溃,或破而脓出不畅,四周僵肿。毒邪盛而深蕴,正气尚未虚。

方剂举例: 透脓散。

常用药物: 川芎、皂角刺、黄芪、当归、白芷。

（2）补托法:用于肿疡毒势方盛,正气已虚,不能托毒外出者。

方剂举例: 托里消毒散、薏苡附子败酱散。

常用药物: 生黄芪、白术、人参、当归、白芍、川芎、生地、银花、甘草、桔梗、白芷、角刺、茯苓等。

2. 具体运用　透脓法不宜用之过早,肿疡初起未成脓时勿用。补托法在正实毒盛的情况下,不可施用。否则不但无益,反能滋长毒邪,使病势加剧,而犯实实之戒。故透脓药中的黄芪一味,凡湿热炽盛时,皆去而不用。

（十）补益法

遵《素问·至真要大论》"虚者补之""损者益之"之意,用扶正药,补益气血,以消除虚弱,恢复正气,助养新肉生长,使疮口早日愈合的治法。《疡科纲要·论疮疡补益之剂》说:"虚损流痰及腰疽、肾虚流注等症,皆为气血俱衰,运化不健,痹着不行,非得补益之力流动其气机,则留者不行,着者不去,然必非专持参芪数味可以幸中。若脑疽、发背已经腐化,而脓毒不畅,恶肉不脱,无非气血不充,不能托毒外泄,亦非补剂不为功,而老人虚人尤须温补。更有疡毒既溃,脓水较多,而其人顿形羸瘁者,也宜参用补法。"

1. 具体分类　临床常用以下几种。

（1）补气升提法:用气血不固,升举无力者,如痔核脱出、脱肛等。

方剂举例: 补中益气汤。

常用药物: 升麻、柴胡、党参、黄芪、白术、陈皮、枳壳等。

（2）益气养血法：气血两虚者用之。

方剂举例：八珍汤、十全大补汤加减。

常用药物：人参、当归、黄芪、白术、赤芍、川芎、茯苓、甘草等。

（3）养血润燥法：皮肤病风邪郁久，伤营耗血者；痔疮血虚津亏之肛裂者。

方剂举例：养血润肤饮、四物消风饮、当归饮子等。

常用药物：生熟地、当归、芍药、黄芪、天冬、麦冬、天花粉、丹参等。

（4）滋养阴液法：肿疡、溃疡、皮肤病阴液亏损者。

方剂举例：六味地黄丸。

常用药物：熟地、山药、山萸肉、丹皮、泽泻、茯苓等。

（5）补气法：运用于气虚证。

方剂举例：四君子汤。

常用药物：人参、黄芪、茯苓、白术、山药、甘草、天冬、麦冬、沙参等。

（6）补血法：适用于一切血虚之证。

方剂举例：四物汤。

常用药物：当归、白芍、阿胶、鸡血藤、川芎、熟地等。

（7）温补助阳法：适用于肾阳不足证。

方剂举例：金匮肾气丸、右归丸。

常用药物：当归、补骨脂、肉桂、制附子、熟地、山萸肉、泽泻、茯苓、山药、丹皮等。

2. 具体运用　应用补法应当灵活，要根据气血关系、阴阳互根的原则，相互配合。同时补以扶正，为不敛邪为主；余邪不可纯补，进补剂首先要顾护脾胃，补剂多滋腻，如脾胃不能运化，则任何补剂都不能发挥作用。

3. 证治方法　现代药理研究研究发现，补益法具有较强的调节机体免疫功能及神经内分泌功能的作用；同时能够补充微量元素及其他营养物质；对改善心血管系统，调节物质代谢，亦具有良好的作用，还具有抗休克、镇痛、抗癌、抗炎、抗菌等作用。如鹿茸精能提高正常小鼠、免疫抑制状态小鼠和用绵羊红细胞免疫的小鼠血清IgG的含量，表明本药对免疫功能的促进作用。给幼龄雄性大鼠及鸡皮下注射鹿茸精，能使其前列腺和精囊重量增加，说明本方具有雄激素样作用及蛋白质同化作用。

（十一）养胃法

用扶持胃气的药使纳谷旺盛，以壮气血生化之源的治法。外疡溃后脓血大泄，必须靠水谷之营养，以助气血之恢复，加速创口愈合。《疡科纲要·论溃后养胃之剂》说："外疡既溃，脓毒既泄，其势已衰，用药之法，清其余毒，化其余肿而已。其尤要者，则扶持胃气，清养胃阴，使纳谷旺而正气自充，虽有大疡，生新甚速。……无论如何大证，但得胃气一调，转机立见。纵其溃烂綦巨，亦可指日收功。"气血为疮疡之本，若胃纳不振，则生化乏源，气血不充。

1. 具体分类　临床分以下几法调养胃气。

（1）理脾和胃法：用于脾胃虚弱，运化失职。

方剂举例：异功散。

常用药物：党参、白术、茯苓、陈皮、砂仁等。

（2）和胃化浊法：湿浊中阻，胃失和降，溃疡后期、手术后期。

方剂举例：二陈汤。

常用药物:陈皮、茯苓、半夏、竹茹、谷芽、麦芽、炒枇杷叶。

（3）清养胃阴法:胃阴不足,走黄、内陷、烧伤、急腹症术后。

方剂举例:益胃汤。

常用药物:沙参、麦冬、玉竹,细生地、天花粉。

2. 具体运用　理脾和胃、和胃化浊均适用于胃纳不佳症。前者用于脾虚而运化失常,后者用于湿浊中阻而运化失常。区分要点,在于腻苔之厚薄,舌质之淡与不淡,以及有关便溏、胸闷欲恶之症。清养胃阴法的应用,应抓住舌质光红的指征。

3. 证治方法　现代药理研究研究发现益胃法能增强巨噬细胞吞噬功能,调节机体免疫功能,同时能够补充微量元素及其他营养物质。如给予小鼠一贯煎汤药灌胃1周,其腹腔巨噬细胞的吞噬功能显著提高。

第三节　"消、托、补"在中医外科临床的应用与拓展

中医外科在古代主要是包括疮疡。这里我们主要介绍"消、托、补"在疮疡疾病中的临床运用。

在疮疡疾病发展过程中,一般可分为:初期、成脓期、溃后期三个阶段。因此,古人按照这三个阶段立出了消、托、补总的治疗原则。

1. 消法　《外科启玄·明内消法论》说:"消者灭也,……使绝其源而清其内,不令外发,故云内消。"消法,是运用各种治法方药,使肿疡在初起阶段得以消散的治疗方法。《临证指南医案·疮疡》中说:"大凡疡症虽发于表,而病根则在于里,能明阴阳虚实寒热,经络腧穴。大症化小,善于消散者,此为上工。"

消法应用于没有成脓的初期肿疡。外证的形成,是由于营卫不和、气血凝滞、经络阻隔所致,而其致病之因多端,所现症状各异,应审因辨证,灵活地采取不同的治疗方法。总之,内消法之目的在于消散肿疡于初起之际,达到消散于无形,其中审因论治、行气活血、疏通经络、兼顾邪正又需临床中灵活应用。

消法的作用在于消散肿疡于初起之际,即使不能内消,亦可移深居浅,转重就轻。

也有学者认为"消法"不仅在初期适用,在成脓期、溃后期的某些证候,某个阶段,仍可以应用此法。

（1）消法在疮疡成脓期的运用:疮疡成脓期一般表现为:局部疼痛较甚,四周仍硬,中央变软,按之应指,一般适用透脓散、托里消毒散等方剂,常用药物以皂角刺、穿山甲透脓之峻猛药物。古人早已提出,疮疡内已酿脓以消散为主,中虽成脓,仍以急消,如直接透达,令其蒸脓为患。成脓期运用消法与初期运用不同,需配合托剂,一般托剂药量宜小,消剂药量宜大,托剂与消剂配合,才能达到脓透肿消之目的。用托剂透脓散一般也不是单一组方,尤在湿热炽盛之时,多配用银花、连翘等消散的药物才可获良效。

（2）消法在溃后期的运用:疮疡溃后,毒势渐去,元气虚弱,脓水清稀,疮口难敛。其治疗原则以益气养阴、助阳为法。然上法仍需与消法有机结合,对于疮口凹陷难敛者,扶正虽是总的原则,但毒邪未去,脓血不尽,仍当清去余毒,消其余肿。一般可选用八珍汤、补中益气汤,配合解毒、消散之药物。此时以补为主,以消为辅,如邪毒未尽时纯用补药,不仅无益,

且易犯"实实"之戒。

总之,"以消为贵"应视为疮疡治疗之法则,它不仅可在初期应用,同时也适用于成脓、溃后期的某些阶段。成脓、溃后期不可千篇一律单用托法和补法,应注意辨证与辨病相结合,适当配合消法,方可奏效。

2. 托法　《外科启玄·明内托法论》说:"托者,起也,上也。"就是用补益气血透脓的药物,扶助正气,托毒外出,以免毒邪内陷的一种治疗大法。《外科精义·托里法》说:"大抵托里之法,使疮无变坏之证,凡为疮医,不可一日无托里之药。"说明托法在外证中期治疗中的重要性。《外科理例·内托》中论述了托法的用药原则:"须是补药为君,活血驱邪之药为臣,或以芳香之药行其郁滞,或加温热之药御其风寒。"指出本法以补气血、和营卫为主,祛毒邪为辅,相应的气郁者佐以行滞之品,寒凝者酌加温热之药。可见托法适用于气血虚、邪毒盛之中期病变。托法又分为透托与补托两法。

透托法适用于肿疡成脓阶段,正气不虚而邪毒炽盛,不能及时溃脓者。

透托法的作用在于:如脓毒蕴于深部,则透托法可促进移深居浅,透脓外溃;如溃而脓出不畅,肿势扩展的,应用透托可使托毒外泄而肿势收束,防止毒窜旁流之变。

透脓法不宜过早用之,在肿疡初起或未成脓时禁用,临床应用时一般均需酌加败毒之品,以挫邪毒之势。

补托法运用于正虚毒盛,不能托毒外出阶段,局部平塌,肿势散漫,体虚不能托毒外出,致使难溃难腐;或则溃后坚肿不退,脓水清稀,新肉不长,并有身热食呆、神疲乏力、面色㿠白等虚象。

补托法的作用在于:或扶正气聚敛邪毒,以免毒邪内陷,或疏通郁滞,运行气血,滋养疮面,托余邪于外,生肌收口于中。

补托法应用于正虚毒盛不能外达阶段,故邪盛正虚两者兼备者最宜,纯虚无邪,用之不免伤正;毒盛正不虚用之,多有助邪滋长之虞。

托法是外科独有的治法之一,是根据外科疾病必有邪居,祛邪外出才能治愈。托法有扶正聚毒、逼毒外达的作用。肿疡之早期,应用托法有助邪之弊。溃疡脓尽,应用托法,难免胬肉增生。

托法的运用:

(1)毒聚透托行,初溃补托施:凡疮疡之成,无不因于在各种病因作用下致使经络阻隔,气血凝滞,瘀遏不通,郁久化热,热盛肉腐,酝酿液化为脓而发。病处热毒结聚,渐致局部红肿热痛。若热毒初聚,当论内消;若热毒结聚已极,血肉腐败成脓,则不可用消法,需急用透托而使疮溃脓出毒泄,不致热毒深溃旁窜致变。疮疡初溃,脓液排出,是正气载毒外出的佳象。脓泄必致正气伤耗,如果继用透托之法,恐使正气不支,气血亏虚。正气不支,则不能载毒外出;气血亏少,则脓无化生之源。脓液不生,毒邪不出,变证则起,故宜用补托之法。补则正气旺盛,气血充足,托则使余毒继泄。补与托相辅相成,则正复邪除。

(2)阳证透托泄毒,阴证补托起疮:疮疡之阳证,局部红肿焮痛,疮高根束,底盘不深,形证在表,病程较短,有易消、易溃、易敛等特点,预后较好。然而若此证局部热毒极盛,内消不能,不用透托之法,因势利导,使壅聚在表之热毒随脓出毒泄而解,亦可致护场失卫、毒散疮陷,方用透脓散加减。疮疡之阴证,则局部暗红漫肿,平坦下陷,根脚散漫不束,难消、难溃、难敛,系因毒气方盛,正气亏虚,不能托毒外达。此病证情凶险,陷变在即,故当急用补托法,补益气血,扶助正气,坚固护场,托毒于表,使散者收、陷者起,早日溃脓泄毒,正复邪去而向愈。忌用寒凉解毒消散之品,否则必致变证四起,坏证丛生,方用托里消毒散等加减。

(3)疗疮透托防散,疽发补托举陷:疗疮之病,虽外可发,但以颜面手足等阳位居多,其为患疮小根深,坚硬似钉丁之状,为火毒热邪炽盛,结聚不散。且人体正气不弱,正盛邪实,气血凝滞,熏蒸肌肤而成。本病因其火毒盛极,多生阳位,两阳相合,邪毒更烈,虽正气不虚,亦能破坏机体防御功能,致护场失卫,毒邪走散,入于营血,而发生走黄。故治疗时若不能消散,宜急配透托,一使盛极之邪毒,早化为脓,溃泄而解;一使托毒于表,收束防散。方药为在辨证用药的基础上,加用透脓托毒之品。疽发多生在皮肉丰厚而坚韧处,初起皮上即有粟粒样脓头,继则热红肿胀痛,深窜广散脓头增多,状若蜂窝,脓泄不畅,范围较大,甚则大逾盈尺。其发病机制,《证治准绳》云:"肉损为疽者,属五脏毒气深沉。"又云:"疽之邪深,其稽留壅遏,内连五脏而不专攻于外。"说明本病属脏腑蕴毒,凝聚肌表,营卫不和,气血凝滞而发。且其除热毒邪实外,尚有脏腑正气不足之一面,故其不专攻于外,而内连脏腑,易使内陷之变发生。疽发之证,急用补托之法以防内陷发生,实为必须,选药组方,随证为宜。疮疡为患,气血之盛衰强弱,在其整个病变过程中起主导作用,它不仅是疮疡发生的病理基础,而且与脓液之形成、疮势之发展变化、病情之预后转归也密切相关。气血旺盛,则疮疡难以发生,即使发生,也会很快起发,溃破迅速愈合而瘥。反之,若气血虚衰,则疮疡易生,而且难起溃久不愈合,下陷、走散之变常有发生。因此,托法中之补益之品,不外乎为补益气血、扶正固本的药物,常用者如黄芪、党参、当归、白芍、川芎等,其透脓托里之品也不外皂角刺、山甲、白芷、生黄芪、天花粉等。

应当指出的是,托法虽然运用多,范围广,但也不是说凡遇疮疡即可使用的。对于外证初发,毒邪未聚者,透托不宜过早应用,而宜用消法,否则延误病机,为患者造成不必要的痛苦。正实毒盛,补托勿用,用则不但无益,反而能滋长毒邪,使病势加剧,甚则可发生变证。

3. 补法 《外科启玄·明补法论》说:"言补者,治虚之法也。经云:虚者补之。"清·张山雷《疡科纲要·论外疡补益之剂》云:"如虚损流痰及腰疽肾俞流注等证,皆为气血俱衰,运化不健,痹着不行,非得补益之力,流动其气机,则留者不行,着者不去。"补法就是用补养的药物恢复其正气,助养其新生,使疮口早日愈合的治疗大法。

补法运用于溃疡的后期,毒势已去,精神衰疲,元气虚弱,脓水清稀,疮口难敛者。

补法的应用,根据虚证的原因是在气在血,在脏在腑,而有针对地进行补之。气血虚弱者,宜补养气血;脾胃虚弱者,宜健脾和胃;肝肾不足者,宜补养肝肾等。补法应用恰当,使气血渐充,正气得复,助养新肉之生长,而加速疮口的愈合。补法是外证后期的主要治法。

临床中补法的应用,目的在于扶正,但邪毒未尽之时,不可用纯补,以免留邪为患,助邪鸱张,而犯"实实之戒"。疮疡溃后无虚象之表现,则不宜应用补法,易致助邪而影响愈合。余邪未尽,正气已虚者,当祛邪为主,兼以扶正。

(周 青)

参 考 文 献

1. 吴润秋. 中医辨证治疗思想探讨[J]. 湖南中医学院学报,1998,18(3):25.

2. 许洪平. 异病同治之我见[J]. 黑龙江中医药,1999,28(2):4.

3. 王琦. 论现代中医妇科临床体系的建立[J]. 江苏中医,1998,19(7):3.

4. 李致重. 走出中医学术的"百年困惑"[J]. 山东中医药大学学报,1999,23(1):2.

5. 顾伯康. 中医外科学[M]. 上海:上海科学技术出版社,1986.

6. 柯启贤,孔莹. 现代中医辨病的新思路[J]. 广州中医药大学学报,1997,14(3):214-215.

7. 董平. 辨证施治与辨病施治纵横观[J]. 中国医药学报,1995,10(1):8-11.

8. 唐汉钧. 中医外科证治心得[J]. 上海中医大学学报,2008,5(22):1-4,15.

9. 周兴,刘朝圣,何清湖. 谭新华教授治疗前列腺炎学术思想的初探[J]. 湖南中医杂志,2007,23(4):4-5.

第四章 外 治 法

第一节 外治疗法的历史沿革

外治法是中医学治疗方法的重要组成部分。外治法指运用药物、手术、物理方法或配合一定的器械等，直接作用于患者体表某部位或病变部位以达到治疗目的的一种治疗方法。"外治之理，即内治之理"是吴师机(尚先)在《理瀹骈文·略言》中开宗明义提出的观点。中医外治由来已久，博大精深，是中华民族医学实践活动的起源，并随着中医学发展而不断地完善、创新。

中医外治法的起源大约是在距今五千年前或更早一些，是中医学宝库中的一枚瑰宝。据文献资料来看，最早的中医外治疗法是产生于人类生产实践中，人们穴居野处，生产力很低，为了生存，不得不与自然环境和凶禽猛兽等进行艰苦的斗争，在觅食、渔猎、战争中，经常会发生破皮、伤肉、出血、感染等外疡创伤，初始人类用树叶、草茎、灰土等来涂抹伤口以止血止痛，污染伤口进行简单的清洗，可以缓解病情，便产生了原始的治疗方法等，经过无数次的重复，历经时间检验，便发现了一些具有治疗作用的简单外用药以及外科的处理方法，久而久之，积累了更多的外治药物和方法，其中，砭石和火热烘烤的使用开创了外治法的先河。我们总结古代文献资料，将中医外治法的发展阶段分为：

一、夏商周时代

自有人类以来，就有了医疗活动，而最初的医疗活动应是以治疗外疡损伤为主的。随着社会生产力的发展，夏商时代象形文字的发明，医学经验的积累传播有了突破性的发展。殷墟甲骨所遗存文字中有关疾病的卜辞很多，其中便记载了原始社会人们用于治疗疾病的外治疗法。从发掘的甲骨文中发现，此时人类在同疾病的斗争中，已经采用了按摩、针刺、砭法、熨法及简单的外科手术等外治疗法，可以说是中医外治疗法的萌芽阶段。

据文献统计在殷墟卜辞中涉及针灸治病的有2条，按摩治病的有6条，拔牙止痛的有4条，接骨复位的有1条，计22种疾病使用了外治疗法。可见外治法，在殷商时代已得到普遍应用。夏商周时代，据甲骨文记载已有外科病证名及单列专科，分别指鼻病、耳病、齿病、舌病、腹病、足病等；《山海经》中记载有38种疾病，其中外科疾病有痈、疽、瘿、痔、疥等。周代出现了医事分工，标志着中医进入了按门类发展的阶段，如《周礼·天官》有医学分科的记载，并指出"祝药"就是敷药；"劀"就是刮去脓血；"杀"就是腐蚀恶肉或剪去恶肉；"齐"可以理解为疮疮平复,也可认为是治疗方法的改进。据此可知,当时不仅有专职的外科(疡医),而且治疗上已有敷治与"劐杀"(手术)的方法。

二、战国秦汉时代

春秋战国时期的生产力和社会经济发展迅速。在社会生产发展的基础上,春秋战国时期的科学技术也显著进步,在这一时期内,医学开始摆脱巫术的羁绊走上独立发展的道路,形成了具有体系的医学理论,成为我国古代外治法发展的重要时期。

春秋战国时期的名医扁鹊用针熨并用,有立起虢太子于"尸厥"的传说。成书于此时期的中国医学经典著作《黄帝内经》中,不仅全面系统地阐述了阴阳五行、脏腑经络、病因病机、诊断及治疗原则等学说,还详细地论述了中药外治的方法和内容,并已初步奠定中医外治法的基础理论,如《素问·至真要大论》"从内之外者,调其内;从外之内者,治其外;从内之外而盛于外者,先调其内而后治其外;从外之内而盛于内者,先治其外而后调其内;中外不相及,则治主病"。《灵枢·痈疽》依次由头面、项颈、胸腹、四肢等不同部位的痈疽论述,其治疗方法已记载切开引流术。可见当时在外科手术方法、手术适应证的严格规定方面,已达到了很高的水平。《黄帝内经》中介绍了针、砭、敷、摩、截趾术、熏洗等多种外治方法,并用"豕膏"外敷治疗某些外科疾病,开创了现代膏药的先河。

1973年于湖南长沙马王堆汉墓出土的《五十二病方》,为我国现存最早的临床医学文献。全书共载300方,现整理为283方,依次论述了蛀虫咬伤、伤痉、狂犬病、体臭、毒箭伤、蝎伤、毒蛇伤、疣、痔漏、烧伤等共计52种疾病,从现代观点理解几乎全是外科疾病。其中外治方达一半以上,记载了包括敷贴、浸渍、热熨、砭刺、刀圭(手术)、洗溻、蒸气熏或烟熏、角法、割痔法等许多外治方法。

东汉张仲景《伤寒杂病论》不仅记载了许多行之有效的内服方,而且介绍了不少外治法。其中点药烙法、药摩顶法、吹喉法、舌下含药法、灌耳法、坐药法(纳阴道法)、导法(蜜煎导法)、扑粉法等在此之前鲜有记载和运用,并且列举诸法,有证有方,方法齐备。如黄连粉外敷治浸淫疮;以猪胆汁、蜜汁灌肠的方法治疗便秘,流传至今。其抢救自缢的人工呼吸法与现代方法的基本理论大致相同。其中巢塞直者的切除方法与今天的痔疮软木塞痔环切除术如出一辙,可见当时的外科治疗水平是很高的。汉代的外科医家华佗发明"麻沸散",在麻沸散的麻醉作用下施行无痛性腹部外科手术、创伤性肠断裂修复术等。

战国秦汉时期,虽未发现外科乃至外治法的医学专著流传下来,但据现存的史料来看,中医外治法的水平已经发展到了相当高的水平,外治的基本理论已经形成,为后世外治法的发展奠定了坚实的基础。

三、晋隋唐时代

中医外治法在此期间有了很大的发展,明显超过了前代的成就。晋末出现了我国现存最早的外科专著《刘涓子鬼遗方》,全书五卷,收方151首,其中外治方69方,薄贴有6方。在论述金疮等外伤引起肠出腹的治疗时,记载了种种纳肠入腹的医疗技术;气管外伤的急救方法;对脓肿开创性进行低位引流方法;对深部脓肿为了避免出血过多强调用烙法、火针切开等方法和原则;并载有水银膏治疗皮肤病。晋代葛洪的《肘后备急方》中,记载了大量切合临床实用的外治疗法,其中有敷贴法、洗溻法、涂擦法、鼻法、熏法、药浴法、滴耳法、塞法、取嚏法、角法、发泡法、蜡法、水疗等，内容十分丰富，"犬咬疮发以蜡灸熔，灌入疮中。"并最早记载了骨折夹板固定术、下颌关节固定术，有效地普及和促进了外治法的发展。晋代炼丹术得到了很大的发展，在医疗实践活动中，丹药用于外治疮疡取得了良好的效果而被流传下来，为炼制丹药外用提供了广阔的用武之地，晋代外用丹剂配方分为氧化汞类（如红升丹）、氯化汞类（如白降丹）、硫化汞类（如太乙小环丹）以及其他杂类四大类型，在中医外科外治疗法中发挥了重要的作用。

隋朝时期医学名著《诸病源候论》中，记载了肠吻合术、大网膜血管结扎术及坏死大网膜切除术、烧烙止血术等，其中关腹缝合方法与今天完全一致。隋唐名医许胤宗曾用黄芪防风汤熏蒸法为柳太后治疗病风不能言、口噤不能服药，当晚便见效，可见当时对外治法的重视。太医署医学教育的分科中，将角法（拔火罐疗法）为代表纳入独立之学科以培养专科医生。唐代外治法的主要成就收录于《备急千金要方》《千金翼方》和《外台秘要》中。《外台秘要》中收外治方2000余首，内容十分丰富，如治疗丹毒，"用赤小豆为细末，以鸡子白和如泥，涂之"；治疗痔疮，"以葱和须浓煮汤，置中坐浸之"；治疗瘰疬病，"热炒盐熨之"；治疗小儿湿疹，"浓煎地榆洗浴，每日二度"。这一时期针角法又有新的发展，《外台秘要》中记载了两种新的针角法，即"水蒸气拔罐法"和"针刺拔罐法"。孙思邈在其《备急千金要方》中还首先记载了磁石外用治疗耳聋的方法，是将完整的磁石放入病者患处，借助天然磁石的微弱磁场来治病，这对后世产生了很大的影响。《备急千金要方》中还载有以葱管导尿，比1860年法国发明橡皮管导尿早1200多年。

四、宋金元时代

宋金元期，医学大家辈出，各种学术流派不断涌现，极大地丰富了中医学的理论基础，推动了中医学各科的发展。这也为中医外治法的丰富和形成系统的理论体系打下了坚实的基础。

宋代是中国科技文化发展史上的重要阶段，宋代印刷技术的发展，为医学知识的传播、普及提供了技术上的支持。据《宋志》《崇文总目》等记载，已有外科类专著近30种，近五十多卷。其中大都详细地记录了外治疗法。《太平圣惠方》关于化脓性疾病提倡切开引流的思维方法较前代更为积极。该书强调"脓成，即当弃药从针烙也"，"痈薄宜针，疽皮厚宜烙"。并谓针烙之法，"有却痛之功也"，"烙法多差，殊稳妙于针法"。关于切开部位，指出"皆须近下面而烙之，不透即再烙之令透"。对于较大痈疽还强调"即须散烙数处，并令透则气疏达，脓水易出"。《太平圣惠方》还记载了枯痔术，书中详细论述了汞砷剂枯痔方法，如用砒霜等研末炼蜜和丸绵裹纳痔处；或用砒霜、白矾等为末炼黄蜡和丸"用绵裹一丸内下部……以痔头消为度"。至公元1127年，《魏氏家藏方》记载了枯痔散法，较《太平圣惠方》的方法提高了一步，从而减少了对健康肠黏膜的伤害，效果更好。同时发明了用火烧消毒医疗器械，对预防破伤风的发生有很大的贡献。

金元时期，由于连年战乱，外科救治死伤的急救外治法迫切需要提高。《世医得效方·二级书目》载"肚皮开裂者，用麻缕为线，或捶桑白皮为线，亦用花蕊石散傅线上，须用从里重缝肚皮，不可缝外重皮，留外皮开，用药渗待生肉。"其方法、步骤和要求的科学性又比隋代巢元方有所改进和提高。

金元四大家的学术成就，是举世瞩目的，在外治法的运用与研究上，作出了突出贡献。

张子和十分重视刺络泻血在驱邪中的作用,认为泻血除热,攻邪最捷。张氏刺络泻血学说对后世影响很大。

李杲将点刺放血广泛用于临床,并有所突破,他不仅用于实证、热证,而且还应用于某些虚证。在实证中,主要用于经络壅滞之证、大热证、湿热证。他说:"泻其经络之壅者,为血凝而不流,故先去之,而治他病。"在足太阳、足少阴血络中凝血引起的腰痛,李氏采用"去血络之凝乃愈"。又如在胃火盛,出现汗出不止,小便数的时候,刺血以去经络凝结,泄其冲脉之火。又如"治目眶岁久赤烂……当以三棱针刺目眶外,以泻湿热。"某些虚证,李氏也用点刺出血治之。如"脾胃虚弱,感湿成痿",在足三里、气冲穴用三棱针点刺出血,若不愈,可继续在上廉穴点刺出血。

刘完素对《内经》五运六气学说有较深的研究,并用以阐发火热病机,创"火热论",他认为"六气皆能火化",火热为导致多种病变的原因。故《金史》称他"好用凉剂,以降心火、益肾水为主。"后世推崇他是金元四大家中寒凉派的代表。他较多地运用放血疗法,如治疮疡以"砭射之","石而泄之";治太阳中风刺至阴出血;治热无度不可止,于陷谷放血;治腰痛不可忍,刺委中,昆仑放血;治百节疼痛,刺绝骨出血;治金丝疮,"于疮头截经而刺之,以出血"等。

朱震亨在学术上受到刘完素、张从正、李杲等人的影响较大,并对刘完素火热学说有所发展,倡"阳有余阴不足"论,主张保存阴精,勿动相火,善用滋阴降火法。也善用放血疗法,如《丹溪心法》中用三棱针刺委中出血治病风,瘀血腰痛。《脉因证治》中,用三棱针刺气冲出血治吐血,刺少商出血治喉痹。

五、明清时代

明代是中医外科学术全面发展并达到空前繁荣的时期,围绕金元四大家的学术争鸣推动了中医学基础理论的发展。外治法在明代亦得到很大的发明,其中较为著名的有人痘接种术方法,明以后此法流传到阿拉伯、欧洲,为外治法典型代表。明代外科著作显著增加,其中陈实功的《外科正宗》流传最广,对后世影响最深,对当代外科学进行了推陈出新的总结,倡导脓成切开,位置宜下,切口够大,腐肉不脱则割,肉芽过长则剪,善于应用刀针手术及腐蚀药,自唐至明的外科治法,此书大多收录。对脱疽的手术,主张先在患趾上方"拈线缠扎",继用"利刀顺节取患指(趾)";又如手术截除鼻息肉(鼻痔)法,挂线、结扎痔瘘等,描述精详,启迪后世;陈实功进一步发展了枯痔法,现代常用的枯痔钉法、结扎疗法、切除法、挂线法以及针灸、熏洗、按摩等,在陈氏著作中均有了比较系统全面和科学的论述。王肯堂《疡科证治准绳》内容丰富,并转录矫治先天性缺唇及耳部畸形的治疗经验。其他如张景岳《外科钤》、窦梦麟《疮疡经验全书》、申斗垣《外科启玄》等,各具特色。

清代对外治法作出卓越贡献的当首推吴尚先的《理瀹骈文》。吴氏在精心研究医家前贤外治经验和亲验万人的实践基础上,对外治法进行了系统的总结,并做了理论上的探索,书中收录外治方法近百种,载方1500余首,治疗疾病遍及内、外、妇、儿、皮肤、五官等科。吴氏的观点认为:病有内症有外症,治有内治有外治。外者外治,亦需内治,内者内治,亦需外治。尤其阐述外治的基本理论,认为"外治之理,即内治之理,外治之药,亦即内治之药,所异者法耳。医理药性无二,而法则神奇变幻,上可以发泄造化五行之奥蕴,下亦扶危救急,层见叠出不穷。"吴氏首次阐明了外治和内治在机制上统一的原则,并指导着后世医家的临床实践。

该书总结了近百种外治方法,为后世流传应用起到了重要作用。清代医家陈复正著《幼幼集成》,对小儿外治法较有研究,如掩脐、涂囟、搐鼻、针挑、刮痧、刺法、蜜导、熏、洗、胆导、盐汤探吐等法,这些外治法分别用于疏表、清里、解烦,治疗各种小儿疾病颇有效验。

清代外科手术较前已有一定的提高。记载急性阑尾炎、阑尾周围脓肿手术、包茎炎及包茎切开术。顾世澄《疡医大成》中载有唇裂修补术,耳鼻等断落之缝合术等。郑玉坛《外科图形脉证》记有肠损伤缝合、煮针、麻醉及弹丸剔除术。显示清代的外治法和手术水平已发展到了相当的水平。

第二节 近60年中医外治疗法的传承与发展

一、近60年来外治疗法的发展

近六十年来,随着社会的发展、科学技术的进步,中国传统医学获得了巨大的发展,中医外治法也取得了前所未有的发展和提高。中华人民共和国成立后首先对历代外治文献做了总结和整理,先后整理出版外治法著作数十部。近年来,中医外治专著如《中国历代名方集成》所列外治方药100余首,共治内外妇儿科病证240余种;《中国中医独特疗法大全》载有60余种外治方法,共治420余病证。例如冬病夏治选用中药组成膏药在伏天贴敷,防治哮喘、慢性支气管炎、肺气肿等慢性顽固性呼吸系统病证;慢性溃疡性结肠炎选用中药煎剂肛滴;此外,用药兜治疗小儿腹泻;药口罩治疗过敏性哮喘;微创埋线治疗哮喘、气管炎、痤疮等;小儿外治具有特色,小儿推拿、敷脐、浸渍诸法治疗遗尿、哮喘、食积、腹泻、厌食、鹅口疮、疝气等。并已有外治专刊《中医外治杂志》问世,这些著作和杂志为中医外治法的应用发展提高发挥了积极的作用,为外治法的现代临床应用和提高打下了基础。

1. 浸渍湿润疗法 浸渍湿润疗法,使疮面保持湿润而达到祛腐生肌的作用。广泛应用于炎性、渗出性皮肤病、烧伤、冻伤、化脓性疮疡等疾病中。尤其与西医结合治疗烧伤方面取得了很大成果,使我国治疗烧伤的水平居于世界领先水平。在理论研究上,湿润疗法打破了西医学传统的、保持创面干燥成痂的概念。湿润疗法是根据中医外科"创伤、溃疡"论治思想,建立在传统中医外敷治疗烧伤基础上,在烧伤创面上的具体应用。烧伤创面用中药湿润法治疗,不仅具消炎抗感染的作用,而且中药外敷料形成薄膜,可以减少渗出,防止再感染,促进创面愈合,同时具有促进上皮爬生,缩小瘢痕的作用,被广泛应用于慢性溃疡的治疗中。

2. 药线疗法 中医药线疗法在外科临床治疗中多用来引流与祛腐,以治疗病变部位较深、排脓困难的疮疡及瘘管等。除在化脓性淋巴结炎、急性蜂窝组织炎、急性乳腺炎、化脓性骨髓炎以及骨关节结核并发冷脓肿等方面继续发挥治疗优势外,在直肠癌术后会阴部窦道形成,胆囊炎、胆管炎、阑尾炎及心胸外科手术后造成的创口不愈形成窦道等也取得了肯定的疗效。

3. 拖线疗法 拖线疗法由中医传统的药线引流创新发展而来,克服了药线疗法引流不到位的情况,具有组织损伤小,病人痛苦轻,愈后外形改变少等优点。被广泛应用于各类体表复杂性瘘管,如复杂性肛瘘、乳房部复杂瘘管(包括浆细胞性乳腺炎瘘管期)以及各种创伤造成的瘘管治疗中,在临床上取得满意的疗效。

4. **中药灌注法**　中药灌注疗法是将中药(水剂或油剂)注入窦腔的治疗方法。灌注药物大致可以分为两种:一种以清热解毒消肿为主;一种以养血活血生肌为主。由于手术后管道、窦腔复杂,药捻不能到位,用中药药液注入,使不规则窦腔的隐蔽处也能滴入药液。适用于头颅、胸腹外科、妇科、骨科等手术后创口不愈,残留复杂窦瘘的治疗。深部脓肿及手术后形成的窦瘘,大多部位深,情况复杂,应用手术方法如切开、挂线、拖线、药捻等方法都难以使药物直达病所。中药灌注(水剂或油剂)法则可以利用其液体的流动性起到携药物达病所的作用,亦是药捻法、拖线法的传承与发展。

5. **垫棉压迫法**　垫棉压迫法是中医外科的一种传统治疗方法。明代陈实功《外科正宗》"痈疽、对口、大疮内外腐肉已尽,惟结痂脓时,内肉不粘连者,用软棉帛七八层放创上,以绢扎紧,内外之肉自然粘连一片,其肉自平"。现在拓展了应用范围,广泛地应用于脑疽、发背、疔疮、乳痈、粉刺性乳痈、各种窦道瘘管的治疗中。有头疽脓成采用"十、廾"切开扩创,保留皮瓣,待腐祛新生,疮面愈合阶段采用垫棉压迫法,促使保留的皮瓣粘和,可大大缩小瘢痕;脱疽蚕食治疗术后,创面形成"鱼口样空腔",基底部蹠骨外露,局部以垫棉加绷带绑缚,可促使鱼口样空腔闭合;传囊乳痈,溃口在上,脓腔在下,于下方采用垫棉压迫法可防止袋脓而痊愈,避免再作下方辅助切口。

6. **中药熏洗疗法**　熏洗疗法是借助药力和热力,通过皮肤黏膜作用于机体,促使腠理疏通,脉络调和,气血流畅,药液的淋洗又能使疮口洁净,祛除毒邪,从而达到治疗疾病目的。广泛应用于风寒感冒、关节炎、皮肤病、肛肠病、眼科疾病等。

7. **隧道扩置引流法**　隧道扩置引流法是在"中医微创"疗法理论的指导下,借助于中医学"药线引流"和"腐脱新生"的理论发展形成的,结合拖线及垫棉法,避免了传统手术的挂线、切开,能有效地保护肛门括约肌及肛门直肠环的完整性,治愈率高,大大减轻了患者痛苦,且明显缩短了创面愈合时间。近年来在高位复杂性肛瘘的治疗中被广泛应用。

中医外治是中国传统医学中独具特色的一个领域。1993年9月在北京举行首届全国中药外治学术研讨会上指出,中药外治必须坚持发扬中医特色,其发展道路,应与现代高新技术如电、磁、声、光等技术相结合,以促进中药外治现代化,例如中药超声雾化吸入治疗婴幼儿上呼吸道感染、慢性支气管炎;中药离子导入治疗风湿关节炎、骨质增生、慢性盆腔炎;中药敷贴磁疗治疗慢性咽喉炎、乳腺增生病,中药洗浴配合现代化浴池,防治颈肩、腰腿痛等病证。中医外治法临床研究的发展亦不平衡,对于多数疾病目前的研究尚缺乏科学完整系统的整理分析,缺乏客观统一的疗效标准,治疗原则和方法多种多样,多数资料缺乏双盲随机对照。相信随着现代科学技术的进步和发展,将不断拓宽中医外治领域,取得更大的成果。

二、外治疗法的机理研究

(一)经络气血脏腑在外治中的作用

中医学认为,人体体表与内在脏腑是一个不可分割的整体,在功能上有着密切的联系。例如心,其华在面,其充在脉,把脉与心联系在一起,心又开窍于舌,而舌乃心之苗,察舌之候,可知心病之变。其他脏腑也是如此。这表明人体的外在形体组织官窍和脏腑有着若干的内在联系,同时人体作为一个统一的整体,又通过各个脏腑经络血脉相联系,施治于外,即可作用于内。脏腑的病变往往可在体表的某一部位反映出相应的病理征象,例如少阳肝胆疾病,两胁多可出现疼痛;脾胃病变双足三里穴常有压痛点等。相反,体表的病变亦可影响脏腑。外治于体表可达脏腑,治在局部而通达全身,与内治比较并无根本的差异,只是给药的途径不同而已。不仅外病外治而痊愈,且内病外治亦有良效。

外治还可调节全身气机,发挥整体效应。药物皆有四气五味、升降沉浮;治法有温、凉、寒、热;药物外施于表,透达腠理,全赖气载药行,外布于肌表,内达于脏腑。其中包含着三个途径:

1. 由气载药而行卫气不仅循行体表,且散于胸腹,入于脏腑。中医学认为,卫气的功能实际上是人体体表功能的反映。卫气性质慓悍滑疾,见开则出,作用强大,运行迅速,合之即来,但散循脉外,不循经传,凡皮肤、肌肉、四肢、胸腹、头背、关节、腧穴无处不到,昼散循于体表,夜布行于胸腹,而先始于肾经,而后五脏六腑。所以药治于表,卫气载药以行,入于孙脉,再入络脉,继入经脉(血脉),依赖于气的运行,内达于脏腑,散布全身,从而发挥相应的治疗作用,而作用于全身。

2. 药治于表,由孔窍入脏腑如前所述,人之体窍与脏腑之间有着固定的内在联系,如肺与鼻、皮毛汗孔,肾与二阴,肝与目,脾与口,心与舌等。人体一窍还与多个脏腑联系,如目,五脏六腑之精皆注于此;耳,与五脏六腑的经脉相联系。药施治于窍,通过窍—脏途径而作用于相关的脏腑,而后由脏腑之间的联络而作用于全身。如脐疗,药物施于脐部,药之气味随气入血,且又由经穴达于内部,由血脉运行而布于全身,从而改变五脏六腑的病理状态。再如灌肠疗法,药施于大肠,由肠吸收入血,随气血运行全身,这不仅有助于肛门局部疾病如痔、息肉、直肠炎等治疗,而且对于内症亦具治疗作用。现代研究发现,直肠给药是口服给药利用度的15倍。由此可见,窍与脏腑的联系,是外治作用机理之一,经窍给药不仅是专科施治的主要途径,也是全身施治的方法之一。

3. 穴位感应、经络放大效应 体表是人体经络循行的部位,药物施治于体表,可能作用于某一腧穴、某一经络循行部位,某一组穴位,也可能是多个阿是穴,除了药物气味随经脉而布散全身外,还可以通过对局部经穴的刺激作用,调节经络的气血运行盛衰,而发挥治疗效果。经络是一个多层次、多功能、多形态的调控系统,为人体"真气"流通之通道,具有运行气血、濡养全身、抗御外邪、保卫机体的作用。所谓穴位感应放大效应,是指经穴的感传自身存在着一种独特的生理放射效应,即给予经穴小剂量的刺激,可以起到相当大的治疗作用。它与经络系统有关,有学者报道,穴位对药物有特殊的亲和力,药物施用于经穴,通过激发经气,疏通经络、调整气血,同时又弥散全身,发挥药物与穴位的双重作用。穴位和经络作为一种载体不同于血管与血液,穴位的刺激因子转化为一种生物效能,由于经络循行传导,将药物直接运送到相关部位或器官。由此可见,经络的调节作用是外治的主要作用机制之一。

各种不同外治法在局部通过切割、热力、缝扎等作用,产生经脉阻断、组织结构改变等疗效,无疑是最直接而易见的机理。例如体表脓肿的切开排脓,火烙止血,创口缝合,腐肉剔除,肿瘤摘除等。

(二)提脓祛腐,煨脓长肉的研究

中医认为,脓是由皮肉之间热胜肉腐蒸酿而成,也是由气血所化生,薛立斋曰:"大抵疮之起敛,皆血气使然",《外科全生集》更进一步指出:"毒之化必由脓,脓之来必由气血。"疮疡的出脓,是正气载毒外出的正常现象,气血充足,则脓出色黄稠厚,量多,疮口易于愈合,预后良好,反之则预后不良。

"提脓祛腐"是指分别使用含丹不一的药物或不含丹类药物,经疮面对药物的吸收,促进局部已坏死组织液化成脓,使腐肉不脱或脱而缓慢影响新肉生长的疮面内蓄之脓毒得以早日排出,腐肉得以迅速脱落,促进疮面愈合的方法。现存最早的中医外科专著《刘涓子鬼遗方·针烙宜不宜》中首次较为明确提出了"提脓祛腐"的概念、方法及适应证,"痈疽发背……用诸般药贴取脓无滴,当用水银角出脓毒,然后别用药饵",并载有"抽脓散"等提脓祛腐的方药。

汪机在《外科理例》中说:"脓出后,用搜脓化毒药,若脓未尽,便用生肌,务其早愈,则毒气未尽,必再破。"所以"提脓祛腐"是"煨脓长肉"的前提条件,只有腐肉脱尽后应用"煨脓法",才能起到促进创面愈合的作用。

"煨脓长肉"是指在疮面愈合的后期阶段,运用外敷中草药膏散,经皮肤和创面对药物的吸收,促进局部的气血通畅,增强其防御能力,使创口脓液渗出增多,载邪外出,从而达到促进创面生长目的。经云"有土无水,万物不生","脓少清稀口不敛"。溃疡疮面修复需要一个有津液的湿性环境,津液有滋润和濡养皮肤肌肉等作用,津液不足则皮毛、肌肉、骨骼、脏腑等失其濡润之功,一切药物难以到达靶组织,疮面修复难以进行,津液过多而不化,则水湿内生,产生各种病理改变,阻碍疮面修复进行。故疮面必须注意保持湿润不浸渍,才能保持药物持续供给,促进疮面愈合。李秀兰等从创面愈合中毛细血管通透性、巨噬细胞功能与异质性、免疫活性细胞氧化代谢功能和纤维蛋白在创伤愈合中的动态研究等方面深入探讨了外用中药煨脓长肉的机制,结果表明外用中药能够增加创面毛细血管通透性,促进细胞之间和细胞与体液之间的相互调节,增加创面的非特异性免疫能力和组织的修复能力,从而加速创面愈合。

(三)"祛腐生肌"法与"祛瘀补虚生肌"法的研究

李竞认为皮肤溃疡的愈合规律之一是"腐去肌生"(腐即坏死组织,肌即肉芽组织),其意是指任何皮肤溃疡在坏死组织未脱落以前不会有可见的肉芽组织,一旦坏死组织脱净,肉芽组织将很快从创面上长出并逐渐填满缺损;溃疡愈合的另一规律是"肌平皮长",其意是指在肉芽组织与创周皮肤持平时,最有利于上皮组织的生长,此时上皮组织生长最快。因此主张"祛腐生肌"。

唐汉钧认为,局部溃疡的"腐"乃是全身机体五脏气血"瘀"的外在表现。所以本着治病求本的原则,祛"腐"治疗溃疡只是缓急之计,而治"瘀"才是贯穿溃疡治疗的根本方法。并提出"久病必瘀,久病必虚"的学术观点,认为慢性皮肤溃疡由于日久不愈,必然有"虚"和"瘀"的存在,且常常"因瘀致虚,因虚致瘀",互为因果,成为创面难以愈合的两大原因。因此主张急性溃疡"祛腐生肌",慢性溃疡"祛瘀补虚生肌"。阙华发在此基础上结合《医林改错》"元气既虚,必不能达于血管,血虚无力,必停留而瘀",《医学衷中参西录》云"因气血虚者,其经络多瘀滞"等理论,确立了益气化瘀的法则,在治疗慢性下肢溃疡中贯穿疾病始终,形成内外结合的综合治疗方案。

以他们为代表的学者20世纪80年代从提高局部免疫力、直接杀菌和抑菌、抗炎、改善局部血液循环及促进局部组织再生作用等方面,对其促愈机制用了大量的研究;20世纪90年代后期,运用分子生物学的理论和方法进一步探讨了外用中药促进创面愈合的机制,研究表明外用中药对创面组织中的某些生长因子(胰岛素样生长因子、碱性成纤维细胞生长因子、表皮生长因子)具有一定的影响;进入新世纪唐汉钧、李斌等学者进一步从基因水平研究了中药促进创面愈合和减少瘢痕增生的机制。这些研究丰富了中医学愈创理论。回顾过去,中药外治皮肤溃疡的研究已由宏观深入到微观,进入到细胞、分子、基因水平,取得了一些成果。但总的来说,这一方面的整体研究仍然落后于其他领域,基础研究又落后于临床治疗。

(四)透皮吸收研究

中医外用药物的治疗有着悠久的历史,在长沙马王堆汉墓出土的《五十二病方》,已有酒剂外用的最早记载。清代名医徐灵胎曾谓:"用膏贴之,闭塞其气,使药性从毛孔而入其腠理,通经贯络,或提而出之,或攻而散之,较之服药尤有力,此至妙之法也。"这段记述已较明确地阐述了外敷膏贴能取疗效,是与皮肤腠理的吸收,与经络气血的贯通有关的。清代吴师机提出了"外治之理即内治之理",强调了内治与外治原理的一致性。中药的性能、气味、厚薄、归经及药理作用,是内病外治法疗效是否确切的重要环节。内病外治的药物常以性味峻烈之品为猛药,或以新鲜采集未加炮制、气味俱厚者为生药,或以气味芳香、性善透窍走窜者为香药,掺入各种外治药物之中,这些药物含有挥发油成分,能够加强吸收效果,更充分快速地发挥药物的作用。

目前许多学者进行了外用中药透皮吸收的实验研究,寻找和开发出不少新外用药物配方,加入透皮促进剂后,取得了良好的效果。研究表明中药直接作用于体表,可通过皮肤的通透性,直接进入人体内部的体液、血循环、器官而发生治疗作用,它不受胃肠道消化液、消化酶、pH值的影响,作用迅速,疗效可靠。近年来人们还发现,经皮肤给药除了局部作用显著外,还可以透过皮肤进入血循环,周流全身而产生全身治疗作用,且皮肤间层还有贮存作用,使药物的浓度曲线平缓,避免了口服或注射给药中时间—血流曲线上表现出的"峰谷"现象。

药物的透皮吸收包括释放、穿透及吸收进入血循环三个阶段。从皮肤构造来看,有三条途径:①毛囊;②角质层;③汗管。皮肤药物吸收主要通过角质层细胞、细胞间隙或通过毛囊和皮脂腺。其中分子量小的药物,能向角质层中扩散,尽管数量很有限,但扩散速度越往里越大;分子量较大的药物则以毛孔和汗腺途径为主。当达到平衡后,强极性药物主要是以与组织蛋白水合的水等为媒介进行扩散;极性低的药物则通过脂溶性扩散。

人体皮肤对大多数药物形成一道难以渗透的屏障,相当多的药物透皮吸收不够理想,达不到治疗要求。但有些药物可以增加其他药物经皮吸收的浓度,这类药物称为透皮吸收促进剂。按照促透剂作用机理可将其分为亲脂性溶酶类、表面活性剂、二组分系统剂三类。

中药透皮促进剂促渗、治疗双重作用,正受越来越受到国内外研究机构的重视。现在已开发应用的中药透皮吸收剂有:乙醇、醋、薄荷类、精油类如肉桂油、丁香挥发油等、松节油、川芎提取物、豆蔻提取物、杜香萜烯、当归、樟脑、高良姜、土荆芥子油等。中药促渗剂除了单独使用外也可以与其他促渗剂组合应用,如冰片、薄荷类配氮酮、油酸、月桂氮唑酮、丙二醇等合用组成复合促渗剂,也称二元促渗剂或多元促渗剂,因其能从多个方面来促进药物的透皮吸收,相互配合使用,比单一使用的效果好。

超声波可以促进药物透皮吸收。在使用植物药外敷时,配合超声波能增大植物药有效成分的溶出量,促进药物成分的透皮吸收,国际上称超声透入法。此外超声波本身也能对机体产生增加血流、消除炎症,促进骨伤愈合等理疗功效。在用超声波促渗时,最好选用低频超声波做超声导入,此范围在临床使用比较安全。超声促渗作用的机理归纳起来有以下几个方面:①机械作用,也称机械影响、辐射压作用;②致热作用,也称热效应;③对流运输,也称声微流作用;④乳化作用;⑤激化酶。

此外超声波的促渗作用还受声波的频率、强度、应用时间、程序、机体部位、药物性质等多种复杂因素的影响,这需要在今后理论和实践方面去努力研究探索。

第三节   外治疗法的临床应用

中医外治疗法不仅在外科领域内有长足进展,在内、妇、儿各科亦广为开展。《中国历代名方集成》所列外治方药100余首,共治内外妇儿科病证240余种;《中国中医独特疗法大全》载有60余种外治方法,共治420余病证。

近半个世纪来在运用湿润疗法治疗中小面积烧伤;采用切开法、拖线法、药捻、灌注、垫棉法及提脓祛腐、拔毒生肌的综合法治疗血栓闭塞性脉管炎坏疽、外科手术后窦瘘、慢性骨髓炎、浆细胞性乳腺炎等方面有很大的发展,并取得了很好的疗效。

1. 复杂性浆细胞性乳腺炎   浆细胞性乳腺炎是一种以乳腺导管扩张、浆细胞浸润为病变基础的慢性非细菌性感染之乳房疾病,具有反复发作,经久难愈等特点。而复杂性浆细胞性乳腺炎病变范围都超过两个象限,有多个脓灶,手术创伤比较大。上海中医药大学附属龙华医院应用切开加拖线疗法治疗此类疾病,疗效显著,由于采用拖线疗法,具有损伤范围小,痛苦少,复发率低,最大限度保持乳房外形等优点,患者易于接受。

2. 外科手术后窦瘘不愈   近年来随着西医外科、骨科手术的快速开展,各种手术后伤口不愈合并形成窦瘘的病例也逐步增多,其中伤口铜绿假单胞菌、耐药金黄色葡萄球菌感染比例也高,西医对此常束手无策。中医采用切开、灌注、冲洗介入加药捻疗法,取得了显著的疗效。可能总有0.1%~1%的手术后感染率,残留创口成窦道久不愈合,再次清创手术,常会带来更严重的后遗症。中药灌注介入加药捻疗法既继承了传统的药捻法达到祛腐化瘀生肌引流的作用,又创新发展了药捻疗法,使原来药捻法不能治疗的术后窦瘘成为可治之症。上海中医药大学附属龙华医院曾用此法治疗心脏二尖瓣、主动脉瓣置换术、冠状动脉搭桥术、头颅部、胸腹部手术后、脐部瘘、骨髓炎窦道、耳前部瘘术后、乳房部术后形成窦道等百余例。

3. 中轻度烧烫伤   烧烫伤是临床上的常见病,尤其是中轻度烫伤的患者占了80%以上。中药(多选用油剂)外敷湿润疗法治疗中轻度烧烫伤具有操作简便、换药痛苦轻、愈后瘢痕小的特点,已被中西医界肯定。其作用被认为:控制创面感染;促进创面生长愈合;使创面形成薄膜屏障;刺激创面免疫活性,增强创面自身免疫;防止创面再感染;减少渗出,消炎止痛;促进上皮再生,促进创面修复愈合,减少瘢痕等作用。

唐汉钧曾用此法治疗中轻度烧烫伤132例,取得较好的疗效。外治湿润暴露疗法共治疗72例,外治湿润包扎疗法共治疗60例,均获治愈,治疗结果:中轻度烧烫伤经治疗,疼痛多在1~2日减轻,浅Ⅱ度创面感染多在3~5日控制,10~14日治愈,感染严重,面积较大,需3周治愈。少数病例是电灼伤,铁水灼伤,面积虽小,但深着筋骨,需1.5~2个月治愈。

4. 血栓闭塞性脉管炎、动脉闭塞性硬化症及糖尿病足坏疽   这三种疾病均属于中医脱疽范畴,是可引起肢体末端坏死的病证。近年来随着高血压、糖尿病患病率升高,动脉闭塞性硬化症、糖尿病周围血管病变的患者也增多。

中医采用祛腐化瘀生肌法加低位截趾(局部创面施以"蚕食"手术),大大降低了高位截肢率。唐汉钧曾运用此法治疗108例脱疽病例:男性98例(90.7%),女性10例(9.3%)。年龄全部在50岁以上。50~59岁21例,60~69岁53例,70~79岁28例,80岁以上6例,最大84岁。大部分病例有糖尿病、高血压、高血脂史;有糖尿病史,现在血糖超标的有74例(68.5%);有高血压史,现血压高的52例(48.1%);有冠心病、高血脂的78例(72.2%);眼底动脉硬化82例(75.9%)。治疗时间1.5~8.0个月,平均疗程3~5个月;低位截趾、修除坏死组织而治愈100例(92.6%)。高位截肢6例(5.5%),死亡2例(1.9%)。

奚九一主张局部治疗糖尿病足坏疽,应尽早清创,一般沿肌腱走向取纵行切口,清除变性坏死的肌腱筋膜组织,切开潜行的空腔或窦道保持引流通畅为要,认为清创不仅能起到祛腐生新的作用,同时有利于血糖和感染的有效控制。采用此法治疗187例糖尿病足坏疽患者,治愈121例,疮面愈合,血糖稳定。显效34例,疮面缩小2/3以上,血糖基本稳定。好转19例,疮面缩小1/3,血糖趋于稳定。总有效率93%。无效13例,其中截肢10例,死亡3例,死亡原因:2例死于心肌梗死、心力衰竭,1例死于急性肾衰竭。

5. 毒蛇咬伤 毒蛇咬伤是夏秋季常见的危重急症。若救治不当,患者常可出现严重中毒症状,可因脏器功能衰竭而导致死亡。中医药内外综合在毒蛇咬伤的治疗中占有举足轻重的作用。

上海中医药大学附属龙华医院中医外科总结69例毒蛇咬伤病例,运用冲洗、切开扩创、针刺、环形封闭、箍围、贴敷、中药灌肠及祛腐生肌等外治法,综合治疗。结果治愈37例,显效16例,有效15例,死亡1例,总有效率98.5%,痊愈显效率76.8%。

江西省中医院中医外科采用箍围法和灸法(包括隔蒜灸、艾条灸等)治疗毒蛇咬伤取得满意疗效,有效率达到94.28%。箍围药箍束蛇毒的作用;使蛇毒束于局部,不得扩散,能够有效的对抗蝮蛇咬伤之风火二毒。加用艾灸局部治疗,具有宣通毒滞,畅行营卫,拔毒于外的作用,即所谓"散其毒,移重就轻,转深于浅"的作用。此外热灸还具有"令众毒不能行",能有效破坏蛇毒,使之失去毒力的作用,这与蛇毒毒蛋白加热可使其凝固而失去毒力基本一致。此外,通过灸法"宣通气血,畅行营卫"改善毒瘀互结,终止其化热生风,走窜四注的病理变化,即通过灸法调动全身及局部免疫功能,使单核-巨噬细胞系统等加强解毒抗毒的作用。

6. 痤疮 痤疮常具丘疹、结节水疱、脓疱等皮肤损害,并伴有皮肤瘙痒、疼痛。各种外治法的综合运用,可以直接作用病灶,优化给药途径;调节和改善局部血液循环,促进新陈代谢;可以软化角质和栓塞物,形成药物膜,而且简便易行、疗效可靠,一般无禁忌证和副作用。

曾雪、刘瓦利等人将自制中药面膜粉(黄芩、黄柏、大青叶各4g,熟石膏粉6g,淀粉2g,研细,过100目筛,制成药粉)治疗痤疮113例,总有效率为70.8%。龚文用中药超微颗粒面膜(枇杷叶12g,桑白皮、生地、大黄各15g,白芷、黄芩、黄柏、夏枯草、连翘、栀子各9g,甘草3g,将上药筛选、混合、干燥后再粉碎,过120目筛)治疗寻常型痤疮肺经风热43例,总有效率97.7%。

7. 湿疹及渗出性皮肤病 肛周湿疹是一种常见的过敏性皮肤病,其病变多局限于肛门口及其周围皮肤,临床以瘙痒、局部泌物增多、皮疹呈多形性,易复发为主要特点,皮损可呈局部皮肤潮红、丘疹、渗液、糜烂、瘙痒剧烈,或皮损表面粗糙、肥厚、苔藓样变、色素脱失等表现。黄文莉等以黄连膏结合冰石散外敷治疗急性肛周湿疹,方法是将黄连10g,当归10g,黄柏10g,生地30g,姜黄10g,用香油360g,煎枯,去渣,下蜂蜡120g融化,用纱布将油滤净,倒入瓷碗中,以柳枝不时搅动,待其凝结,再取煅石膏30g,梅片0.6g研末制成冰石散。常规消毒清洁创面,将黄连膏均匀涂于纱布,撒上冰石散,覆盖创面包扎,每天换药2次,1周为一个疗程。

结论:结果20例患者均治愈,治愈时间≤3天10例,4~5天5例,6~7天5例,平均治愈时间5.0天。

皮肤炎症在急性阶段,如仅有红斑、丘疹者,用洗剂、粉剂;有大量渗液或红肿,则用溶液湿敷为宜,以减少渗出,消炎收敛,形成清洁疮面;皮肤炎症在亚急性阶段,渗液很少,红肿减轻,有鳞屑和结痂,则用油剂为宜;皮肤炎症在慢性阶段,有浸润肥厚,角化过度时,则用软膏为主;并注意预防调护,避免搔抓,禁食腥发之品,防止复发。

8.急慢性皮肤溃疡 中医治疗皮肤溃疡外治方法众多,除药物敷药外,还常采用的外治方法包括缠缚法、垫棉法、熏洗法、热烘法、温灸法、胶布包扎法等,单一使用或综合运用。

曾国光、周健洪用生肌玉红膏《外科正宗》(当归身、白蜡、轻粉、甘草、紫草、血竭、麻油等组成)治疗Ⅲ期褥疮30例,总有效率为93.3%。

唐汉钧运用复黄生肌膏(大黄、鸡蛋黄、血竭、紫草、珍珠粉等)治疗下肢慢性皮肤溃疡41例。复黄生肌膏组痊愈率优于白玉膏组,每2周作1次疮面分泌物普通细菌培养,结果复黄生肌膏组阳性率为29.4%,白玉膏组阳性率为52.3%。李斌运用复黄生肌膏治疗慢性皮肤溃疡56例,复黄生肌膏组与白玉膏组比较,色泽上有明显的改善;第3周起两组渗液量明显减少,第4周复黄膏组同白玉膏组相比有显著性差异;创缘周围炎症带宽明显缩小;创面愈合时间短;复黄膏组疗效优于白玉膏。

9.溃疡性结肠炎 溃疡性结肠炎病变局限于肠道,但也是一种全身性疾病,治疗上当内服与外治相结合。外治法包括肛滴法、糊剂注入法、栓剂塞入、直肠喷药法、气压药液布散法等。

通过肛滴法,使药液直达病所,提高病变局部的药物浓度,保护肠黏膜及溃疡面,促进溃疡性结肠炎修复。肛滴法与沿用的灌肠法有别,灌肠法在短期内连续灌注较多的药液,对肠壁刺激大,促其短时间内立即排便,不利于药物吸收,达不到治疗目的;肛滴法则使药液缓慢进入肠道以减少刺激,因而使药液能较长时间保留于肠道,充分吸收,发挥治疗作用,提高疗效。

10.肛瘘及肛肠术后局部水肿 肛瘘是临床上常见的肛肠科疾病,手术是治疗肛瘘的主要手段。上海中医药大学附属龙华医院肛肠科采用隧道式拖线术治疗单纯性肛瘘,通过合理处理内外口及隧道式拖线达到治疗目的。隧道式拖线术是在汲取和继承祖国传统医学的基础上,经过不断创新而建立的。该术式不直接切开皮肤,不会切除过多的周围组织特别是肌肉组织,最大限度地避免了肛门周围组织的损伤,有效地保护了肛门直肠的正常形态和功能完整。与传统、公认且应用最广泛的切开或挂线法相比,治愈率无明显差异,但在缩短治愈时间上有明显优势。

（贾 颖）

参 考 文 献

1. 唐汉钧. 中国民间外治独特疗法[M]. 第1版. 上海:上海科学技术出版社,2004.

2. 李竞. 关于中医外科外用药的研究[J]. 中医杂志,1987,59(1):59-60.

3. 王云飞,阙华发,徐杰男,等. 祛腐化瘀补虚生肌外治法治疗慢性下肢溃疡的临床示范性研究"的研究方案[J]. 中西医结合学报,2012,10(2):166-174.

4. 阙华发,徐杰男,张臻,等. 虚瘀互为因果分期辨证治臁疮(下)[N]. 中国中医药报,2013-12-05004.

5. 赵桂福,李雁.中药透皮吸收促进剂的研究进展[J].上海中医药杂志,2009,43(9):82-85.

6. 王淑云,李秀兰,徐尔真.外用中药抗感染作用机理初探[J].中国中西医结合杂志,2001,21(7):556-557.

7. 李秀兰,韩慧,师宜健,等.在创面愈合中毛细血管通透性的动态研究[J].中国骨伤,1994,7(2):5-7.

8. 李秀兰,纪根媛,赵凤缓,等.创面愈合外用中药对免疫活性细胞氧化代谢功能的影响[J].中国骨伤,1995,8(3):9-11.

9. 李秀兰,师宜健,徐尔真,等.纤维结合蛋白在创伤愈合中的动态研究[J].中国骨伤,1995,8(4):10-12.

10. 李斌,唐汉钧.祛瘀生肌法促进创面愈合作用的实验研究与临床观察[J].上海中医药大学学报,1999,13(2):34-35.

11. 曹津晶,魏振东,李竞.祛腐生肌法辨证治疗与不辨证治疗实验性皮肤溃疡的对比观察[J].天津中医,1991,(1):4-5.

12. 李斌,王林扬,唐汉钧,等.唐汉钧治疗慢性皮肤溃疡的经验[J].上海中医药杂志,1997,(5):36-37.

13. 王林扬,唐汉钧.中药外治皮肤溃疡研究的思考[J].中国中西医结合杂志,2001,21(7):556-557.

14. 唐汉钧.外治疗法临床验案选要[J].中医外治杂志,2003,12(1):3-5.

15. 唐汉钧,陈红风,程亦勤,等.合并绿脓杆菌感染的难愈性创面的中医药治疗—附72例临床资料分析[J].上海中医药杂志,2004,38(4):26-28.

16. 唐汉钧,张士云,程亦勤,等.复黄生肌愈创油膏对减少慢性皮肤溃疡瘢痕形成的临床观察[J].上海中医药杂志,2001,35(8):26-28.

17. 唐汉钧,阙华发.切开拖线祛腐生肌法治疗浆细胞性乳腺炎148例[J].中医杂志,2000,41(2):99-100.

18. 唐汉钧,陈红风,阙华发,等.中医药治疗复杂性窦瘘的临床研究[J].上海中医药大学学报,1999,3:29-32.

19. 唐汉钧,李斌.复黄生肌愈创油膏治疗慢性皮肤溃疡临床研究[J].中医外治杂志,1997,6(4):6-7.

20. 唐汉钧,章学林.复黄生肌膏治疗下肢静脉曲张性溃疡[J].辽宁中医杂志,1997,24(1):28.

21. 唐汉钧.烧伤的中医药治疗研究发展[J].国内外中医药科技进展,1992,4.

22. 唐汉钧,汝丽娟.中轻度烫伤的中医药治疗132例分析[J].山东中医学院学报,1991,15(3):37.

23. 曾雪,刘瓦利,赵婷,等.中药面膜综合疗法治疗寻常痤疮的临床研究[J].中国中西医结合杂志,2012,32(5):624-627.

24. 黄文莉.黄连膏与冰石散外敷治疗急性肛周湿疹的效果观察及护理[J].中国临床护理,2011,3(3):202.

25. 刁本恕,周家骧,李小嘉,等.王静安小儿外治学术经验学术思想探析[J].中医外治杂志,2008,17(1):3-5.

26. 阙华发,唐汉钧,邢捷,等.解毒排毒法内外合治毒蛇咬伤的临床研究[J].上海中医药大学学报,2006,20(3):24-26

27. 陆金根,曹永清,何春梅,等.隧道式拖线术治疗单纯性肛瘘的临床研究[J].中西医结合学报,2006,4(2):140-146.

28. 唐汉钧.中医综合治疗铜绿假单胞菌感指染所致的难治性创面[J].世界感染杂志,2004,4(4):364.

第五章　外科常用方剂药物

外科历史悠久,在周代被定为医官,正式设立医疗机构及医疗范围。历经两千多年的发展积累了丰富的经验,除系统理论外,集中在内服与外用的经典名方,是外科先人们与疾病斗争的结果,应当继承、发扬、创新。

第一节　经典内服方剂解析

中医学经历了几千年的临床实践,其中内服方剂数之不尽,就临床经典名方而言也是成千上万。现从中医外科常用经典名方中选出最常用的10首方剂做探索性解析,以期达到抛砖引玉、举一反三的示范效果。

1. 瓜蒌牛蒡汤(出自《医宗金鉴》)

组成:瓜蒌,牛蒡子,天花粉,黄芩,陈皮,生栀子,皂角刺,金银花,青皮,柴胡,甘草,连翘。

功效:疏肝清热,通乳消肿。

适应证:乳痈初起,乳汁不通,肿胀作痛等,因肝气不疏所致者。

解析:本方针对肝郁气滞、乳汁淤积不通之乳痈初起者制方,以柴胡、青皮、陈皮疏肝行气,通乳散结为主,气行则乳通,乳通则结散;辅以金银花、连翘、黄芩、生栀子、皂角刺清热解毒,消肿散结,软坚通乳之功为臣,助君药使乳痈初起者乳通汁出,肿消结散的功效;佐以瓜蒌、牛蒡子、天花粉宣肺通便排毒,生津化痰消肿;甘草调和诸药。全方共奏疏肝行气,清热解毒,通乳散结之功效。

2. 五味消毒饮(出自《医宗金鉴》)

组成:金银花,野菊花,蒲公英,紫花地丁,紫背天葵子。

功效:清热解毒,消散疮痈。

适应证:疔疮痈疖、丹毒、接触性皮炎、痤疮、热疮、烧伤轻症、瘰疬等,因热毒所致者。

解析:本方针对热毒之邪制方,选用具有清热解毒功效的金银花、野菊花、蒲公英、紫花地丁为主药,发挥清热解毒的强大作用,佐以消肿散结的紫背天葵子,以期达到清热解毒,消肿散结的功效。但纵观全方,清热之力强,散结之力弱,活血消肿之药缺,故未针对外科疾病常因气血失和、经络阻隔的病机,其消肿散结之力太弱,临床疗效不满意。若于方中加入赤芍、丹参、陈皮等行气和血之品,全方疗效必将大增,可共奏清热解毒、消肿散结之功效。

3. 阳和汤(出自《外科证治全生集》)

组成: 熟地黄,白芥子,炮姜炭,麻黄,甘草,肉桂,鹿角胶(烊化兑服)。

功效: 温阳补血,散寒通滞。

适应证: 流痰、附骨疽及脱疽虚寒证初期者,肢端青紫厥冷者如雷诺病、冻疮,慢性前列腺增生症腰膝酸冷、小便失禁者,由阳虚寒邪凝滞所致者。

解析: 本方针对阳虚寒痰制方,选肉桂、炮姜炭温散寒湿之邪,引火归原;重用熟地滋阴补肾为君,防姜、桂之辛温香燥伤阴,且滋阴而不腻,使阴阳渐渐协调;鹿角胶性温,乃血肉有情之品,生精补髓,养血助阳,强壮筋骨为辅,力专效宏,使阴霾之气散尽,阳气迅速恢复正常上二药为臣;佐以白芥子祛皮里膜外之痰,使痰去结块散,麻黄通经络且无汗泄之虑,使已复之温气流通于经络之中,邪气何能存留?其病岂有不愈之理?甘草调和诸药。全方法度严谨,寓攻于补,深得补法之妙,犹如离照当空,阴霾自散,可化阴凝而使阳和,故以"阳和"名之。

4. 萆薢渗湿汤(出自《疡科心得集》)

组成: 萆薢,薏苡仁,牡丹皮,黄柏,赤苓,泽泻,通草,滑石。

功效: 清利湿热。

适应证: 湿疮、下肢丹毒、脚癣伴感染、前列腺炎等,因湿热下注所致者。

解析: 本方针对湿热下注以湿重于热为明显者,选萆薢渗湿利水,分清化浊为君;薏苡仁、泽泻、赤苓、黄柏利水渗湿,清利湿热为臣;佐以滑石利水通淋,通草清热利水,使下焦湿热自小便排出,再佐以丹皮清热凉血、活血化瘀,清膀胱湿热,泄肾经相火。全方共奏分清别浊,清热利水,消肿散结之功效。

5. 补阳还五汤(出自《医林改错》)

组成: 生黄芪,当归尾,赤芍,地龙,川芎,红花,桃仁。

功效: 补气养血,活血通络。

适应证: 中风气虚血瘀证、脱疽阳虚者、前列腺增生症等,因气虚血瘀所致者。

解析: 本方针对元气大虚,气虚血滞,血虚脉络瘀阻者制方,重用黄芪大补元气,升阳举陷,独担重任为君;当归尾、赤芍、川芎、桃仁养血活血为臣,得君药之助不仅血生迅速,亦助元气大增,因气得血养则气生渐旺,血得气助则血生渐丰,此即古语:无阳则阴不生,无阴则阳不长,故君臣合力使气血渐旺;佐以地龙、红花活血化瘀,力专善行而通畅经络,使已恢复的气血畅通脉络之中,流于四体,濡养百骸,何有闭阻不通、手足不温、寒冷不除之理?全方共奏大补气血,活血化瘀,疏通经络之功效。

6. 四妙勇安汤(出自《验方新编》)

组成: 玄参,当归,金银花,甘草。

功效: 清热解毒,和营止痛。

适应证: 热毒炽盛之脱疽(血栓闭塞性脉管炎)、游走性静脉炎等,因热毒盛瘀血阻滞经脉所致者。

解析: 本方针对热毒、瘀血合邪阻滞经脉者制方,选重剂玄参养阴增液、软坚除烦,大剂金银花清热解毒为君,起到解热毒、增阴液以达到迅速减轻症状、控制病情的效果;辅以当归养血和血、通畅经脉为臣,君臣合力以奏除热毒、祛瘀滞、止疼痛的功效;甘草调和诸药,缓急止痛。全方共奏清热解毒,养阴除烦,和营止痛,通络消肿之功效。

7. 消风散(出自《外科正宗》)

组成：当归，生地黄，防风，蝉蜕，知母，苦参，胡麻仁，荆芥，苍术，牛蒡子，石膏，甘草，川木通。

功效：疏风清热，除湿止痒。

适应证：瘾疹、湿疹、接触性皮炎、牛皮癣、风瘙痒、桃花癣等，因风热湿邪所致者。

解析：本方针对风热湿邪制方，故选当归、生地黄滋养阴血以息风止痒为主；配以石膏、知母清热泻火，既能清气分之热又清血分之热，佐以胡麻仁养血润燥以利息风，荆芥散血中之风邪，防风驱散风邪，为风药中之润剂，合牛蒡子、蝉蜕开发腠理，透解在表之风邪。湿热相搏，津水流溢，故以苍术散风祛湿，苦参驱风杀虫止痒，川木通利水渗湿。甘草调和诸药，兼能解毒。全方共奏疏风清热，除湿止痒，养阴润燥，之功效。

8. 透脓散(出自《外科正宗》)

组成：生黄芪，穿山甲，川芎，当归，皂角刺。

功效：透脓托毒。

适应证：痈疽疖疔诸毒其势已成，不能消散或已化脓者，助其脓成外溃。

解析：本方针对痈疽诸毒，肿势已成，消之不散或已酿脓时制方，选生黄芪益气扶正，托毒成脓，移深就浅，早日脓熟溃破为君；当归、川芎活血和营，以助正气酿邪毒为脓，脓成则毒不走散，故无坏症发生，二药为臣助君药使脓早日成熟；山甲珠消肿溃坚，透脓外出，皂角刺透脓溃坚，二药为使助君臣药力直达病所，软坚溃破。故有云："疮破如解锁。"全方共奏透脓托毒、移深就浅、溃坚排脓之功效。对毒热盛者，若加清热解毒药如金银花、连翘等，其疗效将会更为显著。大便干燥者，加大黄；气血虚者，重用黄芪托里固表，或加党参、白术；阴虚者，可酌加南北沙参、石斛、元参、麦冬、天冬等。

9. 仙方活命饮(出自《校注妇人良方》)

组成：白芷，贝母，防风，赤芍药，当归尾，甘草，皂角刺，穿山甲，天花粉，乳香，没药，金银花，陈皮。

功效：清热解毒，活血止痛，消肿散结。

适应证：外科阳证痈疽初起及皮肤病结节性红斑初发者，均可消散之。

解析：本方针对阳证疾患初起时制方，凡痈疽肿毒，属于阳证体实者，均可以选用。本方大致由三类药组成：金银花、生甘草为痈疽要药，属于清热解毒类；当归、赤芍活血和营，乳香、没药散瘀定痛，属于活血化瘀类；防风、白芷发散排脓，穿山甲、皂角刺通行经络，软坚散结消肿，浙贝、天花粉化痰散结，陈皮理气行滞，属于消肿散结类。全方共奏清热解毒，行气和血，通行经络，软坚散结的功效。本方是外科消法中针对阳证初起者第一方，体现了外科消法中"初起者，必求其消，虽有大症，亦可消之于无形"的指导思想，影响极其深远。

10. 海藻玉壶汤(出自《外科正宗》)

组成：海藻，贝母，陈皮，昆布，青皮，川芎，当归，半夏，连翘，甘草，独活，海带。

功效：解郁化痰，软坚散结。

适应证：肉瘿、石瘿、乳癖、乳核、乳病等，因气滞痰凝所致者。

解析：本方针对气滞痰滞血瘀病机制方，选陈皮、青皮疏肝行气为君，因气行则血行，血行则肿消；辅以海藻、贝母、昆布、半夏、海带化痰散结破瘀为臣，助君药以行气化痰，正所谓化痰当以疏肝行气为先，气行则痰化；佐川芎、当归养血活血，血脉条达通畅，则有利于软坚消瘰;连翘清热解毒,消肿散结;独活祛风湿而通经络;甘草调和诸药,本经言明十八反,甘草反海藻自古推崇,难越雷池。陈实功乃外科圣手,有真知灼见而创海藻玉壶汤疗效卓著,后世应用无不称快,其理如纲目云:甘草反海藻,相反相激以溃其坚,犹如背水之战耳! 成都中医药大学附属医院中医外科两代人系统研究本方,治疗病人数以万计,非常安全,贵在妙用。全方共奏疏肝解郁,行气化痰,软坚散结,活血化瘀之功效,气滞除、痰浊化、瘀血去,其肿可得留乎?

以上10方为外科名方中沧海一粟,仅作示范而已,虽殚精竭虑不能尽释其奥妙。方义分析,仁者见仁,智者见智,不必拘泥于分析数语,而应识其制方之意,灵活应用才是关键。

第二节　外用制剂——丸、散、膏、丹研究动向

外用制剂虽多,但于临床最实用者莫过丸、散、膏、丹,其内容丰富多彩,可谓外科宝库,其光彩夺目。今每种只选一代表方作一整理介绍,以便进一步发掘推广。丸选紫金锭,散选金黄散,膏选铅硬膏,丹选红升、白降。

一、红升丹与白降丹应用研究进展

红升丹与白降丹是中医外科中常用的疗效奇特之药,极具传奇色彩,需传承下去。其使用方法多为散剂、锭剂或药线(捻)。散剂可直接撒于疮面,锭剂用于插入坏死组织、痔核或肿瘤等组织内,以起到腐蚀、坏死、脱落等作用,而药线(药捻)则用于治疗慢性窦道。目前这两种丹药可用于治疗窦道、瘘管等多种外科疾病。由于丹药的研究已涉及皮肤肿瘤的研究,如天津疮疡研究所用于治疗皮肤鳞状癌,先用白降丹腐蚀,再用红升丹提脓生肌其效甚好;但丹药含汞,考虑安全与环境污染已做了不少改进,如上海中医药大学附属龙华医院唐汉钧不用含汞药物提脓,改引流为拖线,实现了安全、有效的治疗慢性溃疡及瘘管的疗效突破,又达到了丹药的效果,这一成果将会推广应用;丹药生产已改良为不用火炼而为研丹,其效果相近,但更安全,成都中医药大学临床医学院中医外科已成功改良数年。丹药的未来发展必然朝着安全、高效、低副作用方向发展。

(一)白降丹

1. 外科　倪毓生以白降丹制成线香状药条,用以治疗结核性窦道45例,结果治愈:窦道疮口愈合,全身症状消失44例,占97.78%;未愈:窦道及疮口未愈合,全身症状明显改善1例,占2.22%。治疗天数最短30天,最长87天。

2. 肛肠科　文金明采用白降丹纱条(纱条中白降丹与熟石膏的比例为1∶9)结合切开引流术及术后给予规范的全身抗痨药物治疗结核性肛周脓肿52例,结果全部患者治愈,未发现毒、副作用和不良反应;白降丹换药次数最少1次,最多5次,平均(2.1±0.5)次;术后愈合时间最短14天,最长25天,平均(17.5±3.6)天;分别追踪观察半年共47例,复发1例。

3. 皮肤科　欧阳恒等采用常用药物如斑蝥、白砒、硫黄、"外科家当"红升丹、白降丹等,常配制成酊剂如斑蝥碘酒、10%白降丹酒精,用醋浸泡制成的二号癣药水(百部、蛇床子、雄黄、土槿皮、白砒、斑蝥、樟脑、轻粉、食醋)等治疗神经性皮炎、银屑病、疥疮等难治性皮肤病均取得了较好的疗效。

此外应用白降丹治疗结核性肛瘘、耳门(耳前)瘘管、淋巴结结核、海绵状血管瘤、骨结核、偏头痛等疾病均取得较好疗效。徐向阳等采用白降丹割涂疗法治疗腰骶棘间韧带损伤患者107例,结果治愈76例,好转22例,无效9例,有效率91.59%。

(二)红升丹

1. 皮肤科　朱闽等以红升丹点涂尖锐湿疣疣体创面的方法治疗30例患者,并对其血汞及尿汞含量、肝肾功能进行严格的监测。结果发现,所有患者在1~3周中疣体均已脱落,创面愈合;治疗结束后6个月的随访中无复发病例,血汞及尿汞含量、肝肾功能均在正常值范围内。因此红升丹治疗尖锐湿疣有较好的疗效。

2. 肛肠科　文金明采用红升丹药条脱管法配合Hanley术治疗高位马蹄形肛瘘69例,并与单纯Hanley术作对照,结果治疗组和对照组临床治愈率分别为94.20%和82.35%,差异有统计学意义($P<0.05$);治疗组外口分泌物、内口分泌物、残余脓肿、硬结、残腔积血等积分均优于对照组,差异有统计学意义($P<0.05$ 或 $P<0.01$)。因此红升丹药条脱管法配合Hanley术治疗高位马蹄形肛瘘疗效显著,且无明显副作用及不良反应。

另外红升丹治疗高位复杂性肛瘘、皮肤慢性溃疡、术后切口感染等疾病亦可取得较好疗效。

二、紫金锭的应用研究进展

紫金锭源自宋《是斋百一选方》,方名首见于《外科精要》,具化痰开窍、辟秽解毒、消肿止痛之功。紫金锭原为锭剂,口服或醋磨水调外敷患处。近年来已相继研制出了片剂、散剂、胶囊剂3种剂型。临床上被广泛用于外科、皮肤科、男科、内、妇、儿、五官等多科疾病的治疗。

1. 外科　方毅贞等用紫金锭调食醋外敷治疗30例因静脉输液所致静脉炎患者,结果显效16例,总显效率明显高于采用50%硫酸镁湿敷的对照组,两组比较差异有统计学意义($P<0.05$)。

2. 皮肤科　董鹤琏应用紫金锭调醋外涂治疗381例带状疱疹患者,疗效满意。方法:将紫金锭用醋磨成稀糊状,外涂患处,每日3次,剂量视疱疹面积而定,一般以3~7天为一个疗程,部分遗有神经痛患者加用消炎痛、维生素B$_1$。经1个疗程治疗后治愈293例,显效88例。

3. 男科　贺菊乔等在传统名药"紫金锭"的基础上加减药物并改制成"紫金胶囊"(五倍子、山慈菇、麝香、丹参、红藤、赤芍,共研细末,制成胶囊0.3g/粒,每次2粒,每日3次),将其用于治疗慢性前列腺炎湿热夹瘀证患者100例,结果临床控制30例,显效36例,有效24例,无效10例,总有效率90%,疗效优于口服男康片的对照组,差异有统计学意义($P<0.05$)。

此外,内科朱玉明用紫金锭蜂蜜水调外敷痛点缓解肝癌疼痛;儿科廖剑平用醋调敷腮部治流行性腮腺炎;妇科张燕昇用紫金锭装入胶囊塞阴道治霉菌性阴道炎;五官科杨长林等用紫金锭口服治急性扁桃体炎等,应用颇广,疗效好,不一一举列。

三、金黄散的应用研究进展

金黄散出自明·陈实功《外科正宗》,由天花粉、黄柏、大黄、姜黄、白芷、厚朴、苍术、陈皮、生南星、甘草组成,具有清热除湿、散结化痰、止痛消肿之功。目前临床上被广泛应用于外科、骨科、男科、内科、妇科等多科疾病的治疗中。其给药方法多种,现多以清茶水、醋、蜂蜜、金银花露、鸡蛋清、鲜马齿苋或蒲公英汁等调敷,也可内服、直肠给药或熏洗。其实散剂是基础,变化无穷,与油膏配制可作软膏;与霜膏配制可作乳膏;与酒浸可作酊剂;与适量水调制可作灌肠剂;与水浸出可作喷雾剂、湿敷液等,其变化不可枚举。

1. 外科 高淑红、郭洪英等硫酸镁湿敷联合金黄膏外敷治疗Ⅱ、Ⅲ级药物性静脉炎的临床研究比传统的50%硫酸镁单独治疗,具有疗程短、见效快的特点。邵晨东用金黄膏外敷治疗化疗性静脉炎30例,与25%硫酸镁外敷对照,总有效率为96.67%,通过延长外涂时间,可使大部分血管弹性明显改善;经过随访1个月无一例出现远期并发症。

2. 骨科 在治疗骨折及软组织损伤方面中医学认为肢体损伤必伤及气血,气伤则气滞,血伤则血瘀,气滞血瘀则为肿胀,治法当清热散瘀,消肿止痛,周龙恒用金黄散加红花、乳香、冰片等外敷患处,治疗急性软组织损伤1168例,痊愈806例,有效338例,无效24例,总有效率为98%。顾伟锋使用如意金黄膏外敷结合纸板固定治疗踝关节扭伤疗效显著。

3. 皮肤科 兰绍波等用食醋调金黄散外敷治疗132例湿疹患者,每天2次,10天为一个疗程。临床治愈60例,占45.5%;显效:40例,占30.3%。

4. 男科 肖洲南等应用金黄散直肠给药治疗慢性前列腺炎患者96例,每日治疗一次,每次20分钟,12天为一个疗程,经治疗1~3个疗程。痊愈71例,显效15例,好转6例,无效4例,总有效率95.8%。杨玉英等用如意金黄散熏洗治疗慢性前列腺炎患者48例,结果治疗组痊愈27例,显效8例,有效4例,无效9例,总有效率81.25%,而对照组(用氧氟沙星0.2g口服,加温水坐浴治疗)总有效率63.27%,两组比较差异有统计学意义($P<0.05$)。

5. 肛肠科 李理(湖南中医药大学第一附属医院)等用如意金黄膏治疗炎性外痔与马应龙麝香痔疮膏做比较观察60例患者,治疗组给予局部病灶外敷如意金黄膏,2次/天。对照组给予局部病灶外敷马应龙麝香痔疮膏,2次/天。连续用药14天,分别于治疗前第1天,治疗后的第1天、第4天、第7天观察炎性外痔常见临床症状和体征如肛门疼痛、肛门坠胀、痔核大小变化、痔核表面皮肤改变等指标,并进行比较研究。结果:治疗组治愈率为20.00%,总有效率为90.00%。对照组治愈率为6.67%,总有效率为73.33%。用统计学方法处理,两组间的治愈率和总有效率比较均有明显差别($P<0.05$)。

此外,金黄散外敷治疗乳腺增生、痛风性关节肿痛、肌内注射引起的臀部硬结、癌肿疼痛、痤疮、桡骨茎突腱鞘炎、毒蛇咬伤肢肿、流行性腮腺炎、黄水疮、小儿蜂窝组织炎、湿疹等疾病均取得较好疗效。

四、铅硬膏的应用研究进展

铅硬膏由于疗效卓著,曾广为流行,至今仍有北京同仁堂的狗皮膏以治风湿痛而盛行世界各地。清代吴师机著膏药专著《理瀹骈文》一书,赞曰:"外治之理即内治之理,外治之药即内治之药,所异者法耳。医理药性无二,而法则神奇变幻。上可以发泄造化五行之奥蕴,下亦扶危救急层见叠出而不穷。""外治必如内治者,先求其本。……虽治在外,无殊治在内也。外治之学,所以颠扑不破者此也……"硬膏效宏,其制法较讲究,且铅丹与热油反应发生大量浓烟,其膏易污染衣服,诸多因素制约了硬膏的发展。《易经》曰:穷则变,变则通。正当硬膏处于此困境时,橡胶膏的诞生为硬膏发展提供了借鉴的机会,经过艰苦的吸收、消化、发展的过程,橡胶膏品种繁多,使用方便,效果显著成为薄贴的代用品,与硬膏同时并行天下,这是硬膏发展的自然进程。

1. 铅硬膏改为橡皮膏 寒痹膏(主要药物有生马钱子、生白附子、生川乌、生草乌、生南星、乳香、没药、细辛、红花、樟脑)原是一种铅硬膏。张仲源等对其剂型进行改革,制成橡胶膏:①采用多种方法提取膏药中有效成分,即用水蒸气蒸馏法提取挥发性成分,用80%乙醇回流提取生物碱、皂苷、黄酮等成分,用高浓度醇温浸法提取树脂成分,用无水乙醇溶解樟脑;②以橡胶为主要基质,将橡胶切成碎块,用汽油泡12小时后,充分搅拌使溶解,依次加入已经熔化、过滤并经冷却的松香和氧化锌的混合物,搅匀,再加入凡士林,液状石蜡,搅匀成胶浆;③和药,将药材多种有效成分提取物以20%(重量/重量)比例加入胶浆内,搅匀成黏状物;④涂胶,将黏浆状物摊涂于布帛上,每100cm²布上涂1.2~1.5g膏料薄层,切布,切片(8cm×10cm),衬薄膜即得。经以上方法制得的橡皮膏,经化学定性、动物刺激性试验、临床与麝香虎骨膏对照应用实验,证明其含有效成分比较稳定,黏着力强,疗效可靠,对完整和破损皮肤均无明显毒性反应,而且不经预热可直接贴于患部,亦不易产生配伍禁忌,对机体无损害,不污染,携带和使用均方便。

2. 铅硬膏改为无铅膏 陈刚采用天然树脂等为基质制成的无铅树脂型中风偏瘫膏,不含铅丹,长期使用不仅不会产生铅中毒,而且克服了传统橡皮膏易过敏,黑膏药易发生火灾事故、易造成环境污染,巴布膏粘不住皮肤,松樟膏易污染衣物等缺点。其基质黏度适中,黏性持久,可以反复揭贴使用,载药量大,药效迅猛持久,制备过程中无需汽油等化学溶剂,对环境无污染,对皮肤无刺激。尤其适用于老年患者及皮肤娇嫩患者。方药组成: 黄芪,天麻,大黄,丹参,川芎,红花,桃仁,水蛭,白胡椒,麻黄,王不留行,虎杖,赤芍。将上述药物分别压成细粉,过80目~100目筛,称量混合均匀备用。基质组成: 树脂200g,松香45g,蜂蜡20g,远红外陶瓷粉60g,氮酮5ml。将树脂、松香、蜂蜡融化后,加入远红外陶瓷粉、中药粉及氮酮,搅拌均匀,即制成无铅树脂型中风偏瘫膏。使用方法: 采用穴位贴敷治疗,取穴以手、足阳明经和督脉的穴位为主,辅以太阳经、少阳经的穴位。每次可贴8~10个穴位,每次持续贴敷24小时,隔日1次。可重复揭贴使用,洗浴时揭下,之后擦干穴位处皮肤可再贴上,每贴膏药可反复使用3~5次,6~8周为一个疗程。无铅树脂型中风偏瘫膏集经皮药物吸收、经络腧穴调整经脉脏腑、远红外照射三种治疗效应于一体,三者效应同时发挥,可产生协同放大的增效作用,从而提高临床疗效及患者的生活质量。

第三节 常用方药临床运用研究

本节着重选代表名方内服运用的研究情况,单味中药选7个药品的研究情况分别简介如下。

一、内服方的临床运用研究

内服药方的运用已超出了外科的范畴,影响深远,发人深省,其扩展的内容不仅对应床实用,还能引发人的更深层次的思维。

(一) 瓜蒌牛蒡汤的应用概况

目前瓜蒌牛蒡汤主要用于治疗乳腺炎。石妙利等用瓜蒌牛蒡汤加减治疗乳痈初期患者150例。结果: 治愈132例,占80%;有效18例,占12%;无效12例,占8%。王明珠用瓜蒌牛蒡汤配合中药外敷治疗急性乳腺炎35例,结果: 治愈27例,显效6例,无效2例,总有效率94%。

结论:瓜蒌牛蒡汤配合中药外敷治疗乳痈疗效显著。

(二)五味消毒饮临床应用概况

目前临床上五味消毒饮可用于治疗皮肤科、外科、内科、妇科、五官科等多科疾病。

1. 皮肤科　刘桂华等采用GX-Ⅲ型多功能电离子治疗仪并五味消毒饮加味,水煎外洗治疗尖锐湿疣62例;对照组30例,仅用GX-Ⅲ型多功能电离子手术治疗仪电灼治疗。治疗组伤口愈合时间5~8天,短期治愈率100%,随访6个月有12例复发;对照组伤口愈合时间7~12天,短期治愈率100%,随访6个月有9例复发;2组愈合时间及复发率比较均有显著性差异(P<0.05)。

2. 外科　李贺明用五味消毒饮合活络效灵丹化裁为基本方治疗下肢血栓性浅静脉炎24例。1剂/天,水煎2次,取药汁约300ml,分早、晚餐前各服150ml,10天为一个疗程。经服药1~2个疗程,痊愈21例,显效2例。

3. 内科　金颖等用五味消毒饮联合西药治疗胃溃疡50例,本组研究采用五味消毒饮联合奥硝唑、泮托拉唑对治疗组的胃溃疡及幽门螺杆菌感染患者进行治疗之后,获得了满意的疗效。从治疗结果上来看,治疗组的总有效率达98.0%,而对照组的总有效率为82.0%,两组在总有效率、溃疡复发率方面比较差异显著,具有统计学意义(P<0.05)。

4. 五官科　许银智等用五味消毒饮加减治疗76例急性扁桃体炎患者效佳;崔世荣用五味消毒饮加减,治疗小儿急性肾小球肾炎30例效佳;妇科李宝今用五味消毒饮保留灌肠治疗经西药抗炎失败的盆腔积液患者200例效佳。另外,五味消毒饮用于治疗急性葡萄膜炎、丹毒、老年泌尿系感染、皮肤炭疽等疾病亦取得较好疗效。

(三)阳和汤应用概况

目前,阳和汤在骨伤科、皮肤科、乳房疾病、男科、内科、妇科等的治疗中得到广泛的应用。

1. 皮肤科　司在和以阳和汤加减,治疗寒冷性荨麻疹50例。治愈42例,对18例痊愈病例,进行1年的随访,有1例复发,经再次用药治愈。徐保来以加味阳和汤治疗寒冷性多形红斑36例。并随症加减;每日1剂,水煎分2次服,第3煎外洗患处20分钟,1周为一个疗程,连用2个疗程。痊愈30例,显效5例。

2. 乳房疾病　田君等对阳和汤治疗乳腺癌进行了实验研究,通过体内实验——对断乳昆明小鼠的子宫实验来探讨阳和汤有无类雌激素样作用;通过体外实验探讨阳和汤大鼠含药血清对人类乳腺癌雌激素受体阳性细胞MCF-7和人类乳腺癌雌激素受体阴性细胞MDA-MB-231的增殖抑制作用,并通过流式细胞仪检测细胞周期分布和细胞凋亡,进而探讨阳和汤用于治疗乳腺癌的可行性。得出结论阳和汤可以运用于乳腺癌的治疗,但是更适用于ER(－)的乳腺癌患者。

3. 男科　朱建江等以加味阳和汤治疗前列腺增生性癃闭40例,以5周为一个疗程。临床控制12例,显效17例。宣志华以阳和汤为基本方并随症加减治疗阴茎硬结症19例,日1剂,水煎服,20日为一个疗程。治疗2个疗程,痊愈11例,显效4例。

4. 疮疡　阳和汤可单纯外用治愈疮疡。梅艳丽等外用阳和汤治疗糖尿病足。患者随机分为治疗组和对照组各20例,2组综合治疗均包括给予糖尿病饮食,控制体质量,胰岛素控制血糖,选用有效的抗生素控制感染,创面清创消毒。在上述治疗基础上,对照组采用常规换药、无菌纱布填充和弹力绷带加压包扎;治疗组采用阳和汤煎剂浸泡纱布外敷。将无菌纱布放进装有阳和汤煎剂的器皿充分浸润,然后用镊子拧干制成阳和汤煎剂浸泡纱布,2组均每天换药1次,观察2周。结果治疗组疗效明显优于对照组。

5. 其他 李寿庆以阳和汤加减辨治哮喘夏季发作患者40例,有效13例,显效8例。潘琴等以阳和汤随症加减治疗产后偏头痛63例,1周为一个疗程,38例病人服完一个疗程症状消失。刘晓等以加味阳和汤治疗股骨头缺血性坏死54例,治愈18例。郭玉花以阳和汤加减治疗慢性鼻窦炎30例,每天1剂,水煎服,10天为一个疗程。治愈25例。此外,应用本方加减治疗Ⅰ、Ⅱ度局部冻伤、多发性神经病、下肢深静脉血栓综合征等疾病中也取得一定疗效。

（四）萆薢渗湿汤的应用概况

萆薢渗湿汤目前主要用于皮肤科、男科、内科、妇科等疾病的治疗。

1. 皮肤科 陈文山等人以萆薢渗湿汤为主方治疗湿热型湿疹,并与抗组胺药西替利嗪比较,论证萆薢渗湿汤治疗湿热型湿疹的有效性和安全性,通过观察观察55例患者,其中治疗组30例,总有效率83.3%。对照组治疗25例,总有效率72%,经统计学处理,两组总有效率无差异($P>0.05$),并且两组治疗前后的病情评分无差异($P>0.05$)说明中药治疗湿疹与西药的疗效相当,但是治疗4周后,两组治疗前后皮损表现、瘙痒程度及复发率情况比较,中药组均明显优于西药对照组($P<0.05$),差异具有统计学意义。

2. 肛肠科 艾明军等以萆薢渗湿汤加味,水煎服治疗肛门瘙痒症60例。治愈38例,显效12例。吕照文等进行了萆薢渗湿汤加减熏洗促进混合痔术后创面愈合的临床研究,观察了90例患者,随机分为治疗组和两组对照组,均行混合痔外剥内扎术,术后均采用相同的基础治疗,结果示: 外用本方熏洗治疗后,能明显改善术后水肿、创面疼痛及渗液情况,促进肉芽生长,缩短创面愈合时间,是一种安全有效的外用熏洗方剂。

此外,应用本方治疗急性痛风性关节炎、多形性红斑、慢性前列腺炎、淋病、下肢丹毒等疾病亦取得较好疗效。男科高阳等用萆薢渗湿汤加味方治疗ⅢB型(湿热下注气滞血瘀型)前列腺炎40例,结果显示萆薢渗湿汤加味方治疗ⅢB型前列腺炎的临床疗效明显,能明显降低患者前列腺液中IL-6和IL-8水平。

（五）补阳还五汤的应用概况

可广泛用于男科、风湿免疫科、乳腺科、皮肤科、普外科、骨科、脑内科、心内科、神经内科、呼吸科、消化科、内分泌科、肾内科、血液科、妇科、儿科、泌尿外科、眼科等多科疾病的治疗。

1. 男科 董书忠等以补阳还五汤加味,并随症加味治疗前列腺增生症50例,每日1剂,水煎取汁分3次服,15天为一个疗程,经1~4个疗程,显效31例。

2. 周围血管科 侯玉芬、张正广、程志新等以补阳还五汤加减治疗闭塞性动脉硬化症86例,本组临床治愈35例,显效31例,进步13例,无效7例。总有效率为91.86%。

3. 皮肤科 魏静等以补阳还五汤加减治疗斑秃30例,每日1剂,水煎服;1个月为一个疗程,观察2~3疗程,痊愈19例,显效5例,有效4例,无效2例,总有效率为93.3%。

4. 骨科 杨学峰等以补阳还五汤基本方: 生黄芪120g,当归尾10g,赤芍10g,地龙15g,川芎10g,红花5g,桃仁10g。随症加减: 肾虚明显者加杜仲15g,熟地黄20g;痛甚者加秦艽10g,延胡索10g;麻甚者加木瓜10g,防风10g,每天1剂,1周为一个疗程,3个疗程后观察疗效,有效率为96%,JOA评分治疗组与对照组治疗后均明显提高($P<0.05$),治疗组提高更显著($P<0.05$)。

此外尚有,徐志毅等观察补阳还五汤对冠心病患者血液流变性的影响,观察组加用补阳还五汤治疗1个月后临床症状有明显好转($P<0.05$),血液流变学多项指标有明显降低($P<0.05$),效果优于对照组($P<0.05$),证明补阳还五汤可以改善冠心病患者的临床症状和血流变学各项指标。

(六)四妙勇安汤的应用概况

四妙勇安汤最早见于华佗《神医秘传》,收载于《验方新编》中,目前临床上四妙勇安汤被用于治疗外科、皮肤科、内科、五官科、骨科等多科疾病。

1. 外科　张华军、徐海东等将90例下肢动脉闭塞症患者随机分为治疗组和对照组,各45例。治疗组给予加味四妙勇安汤联合前列地尔注射液治疗,加味四妙勇安汤每日1剂,水煎服,连用3周;对照组给予前列地尔注射液治疗。20天为一个疗程,共治疗4个疗程,结果示:治疗组患者总有效率为97.8%,高于对照组的88.9%,通过观测指标总胆固醇、低密度脂蛋白、高密度脂蛋白的比较显示,加味四妙勇安汤联合前列地尔注射液治疗下肢动脉闭塞症临床疗效肯定,可能通过降低患者的血浆血脂而起作用。王喜周等以四妙勇安汤加味,配合常规溶栓、抗凝、降纤治疗及外敷冰硝散5~7天治疗急性下肢深静脉血栓形成(ADVT)30例,对照组30例予以常规溶栓、抗凝、降纤治疗。观察组临床治愈24例,显效4例;对照组临床治愈18例,显效4例。两组总有效率比较,$P<0.05$。

2. 皮肤科　唐书定等用加味四妙勇安汤治疗结节性红斑32例,同时给予芬必得口服和海普林软膏外用治疗结节性皮肤病30例作为对照组,两组患者每日均给药3次,2周为一个疗程,治愈率分别为53%和27%,显效率分别为28%和17%,有效率分别12.5%和23%,认为治疗组疗效显著优于对照组($P<0.05$)。

还有研究报道四妙勇安汤加减治疗扁桃体炎、口腔溃疡、慢性咽部炎症、冠心病及坐骨神经痛等疾病也有良效。

(七)消风散应用概况

消风散被广泛应用于治疗湿疹、皮肤瘙痒症、扁平疣、荨麻疹等多种皮肤病。

魏跃钢教授在长期的临床治疗中总结出以消风散加减方内服合并外用药冷敷治疗面部激素依赖性皮炎取得较为满意的疗效。郑仕琪用消风散加味治疗面部痤疮30例,治愈11例,显效12例,有效5例,无效2例。总有效率达93.3%。

陈垂海等以消风散为基础:荆芥、防风各15g,苦参、苍术各12g,牛蒡子、石膏、知母、生地黄各10g,蝉蜕、木通、当归、胡麻仁、甘草各6g,随症加减:刺痒较重者可酌情加地肤子12g、白鲜皮12g;流泪、畏光较重者可重用蝉蜕,加白芷10g;鼻痒、皮肤过敏者可酌情重用荆芥、防风、苦参、蝉蜕;大便干者可酌情重用胡麻仁,加番泻叶9g,每天1剂,浓煎二汁各120ml,分早、晚温服治疗风热夹湿型过敏性结膜炎35例,治愈33例,好转2例,与对照组远期临床疗效比较,差异有统计学意义($P<0.05$)。

另外,用于治疗药物性皮炎、荨麻疹、糖尿病皮肤瘙痒症、异位性皮炎等均取得一定疗效。

(八)透脓散应用概况

目前透脓散在治疗肛肠科、乳房疾病、男科、妇科及五官科等方面得到较广泛的应用。

1. 肛肠科　祝晓波以透脓散加味,配合1:5000高锰酸钾液坐浴、抗生素及切口冲洗换药治疗肛旁脓肿术后并发症130例,对照组仅用1:5000高锰酸钾液坐浴、抗生素及切口冲洗换药治疗。治疗组在便血停止、疼痛消失、分泌物消失及促进创口愈合方面的疗效均显著优于对照组($P<0.01$或0.05)。

2.乳房疾病 潘立群在中医"托法"理论的指导下,用透脓散加减治疗粉刺性乳痈30例,具有明显的临床疗效,可为手术提供必要的时机,或免于手术,最大限度的保留乳房外形和功能,值得临床推广应用,同时验证托法治疗粉刺性乳痈的目的在于扶助正气,"逼毒外出"与现代作用机理中调节免疫功能,阻断抗原-抗体反应,抗炎、抗菌有关。

3.男科 商建伟、张耀圣等人临床研究发现,用透脓散灌肠治疗慢性非细菌性前列腺炎34例,临床治愈6例,显效10例,有效14例,无效4例,总有效率88.24%。

此外,五官科张爱梅用透脓散加减治疗化脓性扁桃体炎20例效好;妇科徐萍用透脓散加味并随症加减治疗卵巢囊肿81例,效佳;许金珠等用透脓散加味,并随症加减治疗慢性附件炎性包块100例,治愈70例。

(九)仙方活命饮应用概况

目前临床上仙方活命饮被广泛用于治疗外科、肛肠科、男科、皮肤科、乳腺科、五官科、妇科、内科等多科疾病。

1.外科 侯爱军应用仙方活命饮加减内外合治腹腔炎性包块45例,最短5天,最长21天。治愈23例,好转19例,无效3例,其中1例手术治疗,有效率为95.56%。

2.肛肠科 罗芬、原相军等用仙方活命饮合槐花散加减治疗溃疡性结肠炎31例疗效观察,治疗组完全缓解的11例患者中半年复发1例,复发率为9.09%,对照组完全缓解的5例患者中,半年复发1例复发率为20.0%。两组比较,差异有统计学意义($P<0.05$)。

3.男科 韩春等运用仙方活命饮加减治疗慢性附睾炎37例,治愈20例,显效8例,有效3例,无效6例,总有效率83.8%。彭定国以仙方活命饮加减治疗慢性前列腺炎30例,痊愈9例,显效8例,有效9例,无效4例。总有效率86.7%。

4.皮肤科 王燕等采用仙方活命饮治疗中重度痤疮45例配合外用姜黄消痤搽剂,连用12周。结果:治疗痊愈率68.9%,有效率86.7%;停药6月后复发率9.7%,说明仙方活命饮治疗痤疮有着良好的疗效和安全性。

5.乳腺疾病 宫少波、宋爱莉等用加味仙方活命饮治疗乳腺增生病,临床观察治疗组48例中治愈17例,好转27例,未愈4例,总有效率91.7%;对照组46例中治愈13例,好转23例,未愈10例,总有效率78.3%。两组疗效比较有显著性差异($P<0.01$)。

另外,冯达红用仙方活命饮辅助治疗妇科术后感染疗效,观察组术后感染率为0.67%,低于对照组的4.67%,免疫功能、血清指标改善程度优于对照组,患者术后恢复时间显著低于对照组。研究结果表明,加用仙方活命饮显著降低术后感染发生率,缩短了患者恢复时间,显著改善了患者血清指标和免疫功能。

二、单味药物临床运用研究

外科单味药使用都可治疗轻症外科疾病,且为复方中的主要药物,有很多药均担当此重任,今从常用、易得、效佳药物选出数味以作表者。

1.金银花 金银花亦名忍冬花、双花,其名见于《本草纲目》。其性味甘寒,入肺、心、胃经,具有清热解毒,疏散风热之功效,主治痈疽疔疮、喉痹、皮肤感染、丹毒、风热感冒、温病发热、乳痈、痄腮等症,一般用量15~30g。其化学成分富含挥发油(芳樟醇、双花醇等),此外还含有机酸(绿原酸、异绿原酸、咖啡酸、棕榈酸等)、黄酮类、皂苷类、无机元素类(研究分析表明,金银花中含Fe、Mn、Cu、Zn、Ti、Sr、Ca等多种微量元素)等化学成分。药理研究证明其具有抑菌、抗病毒、解热、抗炎、抗生育、利胆止血、抗氧化、抗肿瘤、保肝、免疫调节、中枢兴奋及降血脂等作用。

金银花为治痈疔肿毒等外科疮疡诸证之要药,可单用浓煎内服;亦可鲜品捣烂外敷。临床配皂角刺、穿山甲、白芷、连翘、蒲公英等治一般感染化脓性皮肤疾患如丹毒、痈、疖等;配野菊花、地丁等可治小儿湿疹、汗腺炎等;配丹皮、大青叶、鱼腥草等可治腮腺炎及其他各部感染化脓;配生地炭、白茅根、水牛角可清解血分毒热,治疗疔疮走黄之征。其质轻,气清香,又能宣散风热,清解之中兼能宣透,配连翘、薄荷、淡豆豉可治温病初期,外感风热之症。治温热病在卫可散,在气可清,在营可透,热病后期余热未清亦可用。炒炭还能解毒凉血,止血止痢,为治血痢、便血之常用药。治外感风热和温病初期用量宜轻,治痈疮肿毒及温病发热用量宜重。

金银花有效成分提取物已制成多种剂型应用于临床,如:银翘解毒片、银黄片、银黄注射液、双黄连注射液、脉络宁注射液、金银花注射液、双黄连粉、金银花浸膏等多种形式的制剂。金银花还可与多种药物配伍用来治疗头痛、呼吸道感染、咽喉肿痛、急性扁桃体炎、各种皮肤病、小儿肺炎、腮腺炎、小儿风疹、咽炎、急性泌尿性疾病、阑尾炎、急性结膜炎、乳腺炎、急性肾盂、肾炎、胆汁反流性胃炎、肝炎、急性肠炎、急、慢性骨髓炎、肿瘤放疗、化疗口干症等40种病症。

2. 连翘　连翘亦名旱莲子、大翘子,始载于《神农本草经》。连翘性味苦寒,入心肝胆经,功能清热解毒,散结消肿,善清心而散上焦之热,散诸经血结气聚,有排脓的作用;功效偏治血分,又可透肌表,清热逐风,托毒外出;连翘心可清心火解毒,为疮家要药。一般用量10~15g。现代研究表明本品含连翘酚、黄酮醇苷、青连翘皂苷、连翘酯苷等,其中连翘酯苷对金黄色葡萄球菌等11种致病菌均有极强的抑制作用,而青连翘皂苷比老连翘皂苷的抗菌作用强,临床把连翘作为广谱抗菌药,对多种革兰阳性及阴性细菌有抑制作用,尤其对大肠杆菌、葡萄球菌、链球菌等有抑制作用;此外还有抗炎、抗病毒、抑制弹性蛋白酶、抑制血小板活化因子活性、降血脂、解热、镇吐、抗肝损、抗氧化、利尿强心、镇痛、抑制cAMP磷酸二酯酶活力的作用、抗内毒素、降血压、抑制肿瘤细胞转移和血管源生成等方面的作用。连翘心有兴奋中枢神经作用。

外科临床常配金银花与其用途相仿,善治疮痈肿毒,被称为"疮家圣药",其配黄连、黄芩消炎作用强;配蒲公英、贝母、夏枯草可软坚散结治疗淋巴结结核、皮肤结核(寻常性狼疮)、结节性红斑等病;配黄柏、生甘草可治口舌生疮。治血小板减少性紫癜、过敏性紫癜:连翘18g加水用文火煎取150ml,分3次食前服;治呃逆:连翘心60g,炒焦煎水服。或炒焦研末服,每次10g,每天3次;治便秘:连翘适量,去梗洗净,曝干,装罐备用,每次用15~30g,开水冲泡或煎沸当茶饮,连服1~2周;治疮痈瘰疬,取连翘9~12g,菊花9~15g,水煎服,专治瘰疬可加黑芝麻。

3. 蒲公英　蒲公英亦名蒲公草、黄花地丁、婆婆丁,本草记载始见于唐《新修本草》。性味苦甘寒,入肝胃经。具有清热解毒、消痈散结、利尿通淋的功能,为消痈之圣药;又见《本草纲目》谓其能"乌须发、壮筋骨"因此该药具有补肾益精、强筋壮骨作用。主治临床主要用于乳痈,肺痈,肠痈,痄腮,瘰疬,疔毒疮肿,目赤肿痛,咽痛,肝炎,痢疾,胆囊炎,湿热黄疸,胃炎、热淋涩痛，感冒发热，咳嗽、蛇虫咬伤等症。一般用量15~30g。现代药理学研究本品化学成分有黄酮类、倍半萜内酯类、香豆素类、三萜类、植物甾醇类、绿原酸、咖啡酸、酚酸类、胡萝卜素类、色素类、挥发油类，此外还含有多种脂肪酸、糖、胆酸、维生素、矿物质、果胶、蛋白质等。现代药理研究表明，蒲公英具有抑菌、抗肿瘤、抗氧化、抗炎、抗内毒素，利尿、抗过敏、抗血栓、降血糖、降血脂、保肝利胆、健胃、免疫促进等作用，对金黄色葡萄球菌耐药菌株及溶血性链球菌较强的杀菌作用。

新鲜蒲公英捣烂外敷可治多发性毛囊炎、小儿龟头炎、流行性腮腺炎、乳腺炎、甲沟炎、丹毒、急性静脉炎等。

外科可用来治疗胃癌如用蒲公英、白花蛇舌草、生薏苡仁各30g，当归、党参、炒苍术、炒建曲、醋郁金各20g，炒枳实、广木香、醋青皮各10g。每日1剂，水煎，分早、晚2次，饭后1小时温服。在临床应用中可随症加减，例如有呕恶感可加姜半夏、竹茹；痛甚加徐长卿、醋延胡索。用蒲公英60g，配丝瓜络20g，赤芍30g，每日1剂，水煎服，一般3天可愈。

皮肤科临床配金银花、连翘，解毒之功更著，可治疗一切感染化脓性皮肤病。配夏枯草、生牡蛎、连翘、黄药子、天花粉能解毒软坚可治皮肤结核、淋巴结结核等；配赤芍、丹皮、大黄可治皮肤丹毒等；配青葙子、谷精草可治目赤肿痛；配茵陈可治由湿热引起的皮肤病、湿疹继发感染、臁疮等。

4. 白芷　白芷又名芳香芷、泽芬等，始载于《神农本草经》。其性温，味辛；归肺、脾、胃三经；具有解表、散风除湿，通窍止痛，消肿排脓的功效。主治风寒感冒、风寒湿痹、带下、鼻渊头痛、疮疡肿毒、皮肤燥痒、疥癣等疾病。

现代研究发现其化学成分有：①香豆素类，如白当归素、珊瑚菜素、佛手柑内酯、白当归脑、氧化前胡素、白芷灵、白芷素等；②挥发油类，如甲基环癸烷、壬基环丙烷、β-月桂稀、月桂酸乙酯、α-萜品油稀、丁香酚等；③微量元素，如铁、铜、锌、镁、钠、钙、磷等；多糖类等。其现代药理作用有：抗菌、抗真菌、解热、镇痛与消炎，抗肿瘤作用，光敏作用，抑制人淋巴细胞的DNA合成，降血压，兴奋中枢，抗过敏作用等。

临床上通过不同的配伍，白芷可被用于治疗多种疾病，如配羌活、细辛治风寒头痛；配苍耳子、辛夷花治感冒鼻塞；配辛夷、防风治鼻渊；配乌头、全蝎，治顽固性头痛；配黄芩治眉棱骨痛；配细辛、石膏治偏头痛；配石膏、知母治牙齿痛；配芍药根治女人崩带；配当归、川芎治神经衰弱；配白芥子、川芎，外敷治疗跟骨骨刺；配干品紫草、白蜡、忍冬藤、冰片及香油制成白芷油可治烧伤；配金银花、乳香、没药治疮疡初期，红肿热痛；配金银花、牛蒡子、穿山甲治脓已成而未溃；配金银花、黄芪、当归治体虚毒不外达或脓成而不破；配桔梗、鱼腥草治肺痈；配瓜蒌、牛蒡子治乳痈；配夏枯草、山慈菇，用于乳腺增生；配丹皮、冬瓜仁治肠痈；配川乌、肉桂治痈疽发背，痰核流注；配木香、穿山甲治跌打损伤；配雄黄、乳香、没药治毒虫咬伤；配蝉蜕，水煎熏洗，治疗睾丸鞘膜积液。

白芷在治疗皮肤病时得到广泛应用：涂中华运用白芷为君药15~30g，人参叶、老君须、淫羊藿、苦参各5~10g，治疗痤疮患者84例，破溃者加连翘、蒲公英等，用药期停服其他各种内服外用药，用药长短和病程有关，最短3天痊愈，最长疗程达月余，总有效率100%，结果说明大剂量使用白芷对痤疮患者有效。周典等实验研究发现白芷中活性成分（白芷挥发油）增加酪氨酸酶活性，促进黑色素的生成，不会加快黑色素代谢，可以用于白癜风的治疗，而白芷的水提物可以抑制黑色素生成，加速代谢，醇提物无明显作用，这两种制剂不适合用于治疗白癜风。白芷配冰片、滑石粉研成细末涂撒于腋窝,对腋臭有效;白芷配地肤子、蝉蜕治疗周身发红疹,皮肤红肿瘙痒;配升麻、葛根,治疗湿疹痒甚,搔后皮肤流黄水;配雄黄、蛤粉,布包加热熨擦患处,治一切干湿痒疹及疥疮,有立能止痒之奇功;配乌梢蛇、蝉蜕治疗顽固性皮肤瘙痒症;配僵蚕、何首乌治疗神经性皮炎、慢性湿疹、牛皮癣引起的皮肤瘙痒症;配蒲公英对黑头粉刺有松动作用,对角质层有软化作用;白芷配伍王不留行治头皮屑过多。

5. 薏苡仁　薏苡仁亦名薏米、米仁,始载于《神农本草经》。性凉,味甘淡,入脾、肺、胃经。功能健脾利湿,清热排脓,舒筋除痹,止泻;传统主要用于治疗水肿、脚气、淋病、脾虚泄泻、湿痹拘挛、肺痈、肠痈、小便不利、扁平疣等证,一般用量10~30g。现代研究表明本品主要活性成分包括酯类、不饱和脂肪酸类、糖类及内酰胺类等,其中,酯类是首先被发现的具有抗肿瘤活性的成分。药理研究表明薏苡仁有解热、镇静、镇痛、抗肿瘤、提高免疫力、降血糖血钙降压、抗病毒及抑制胰蛋白酶、诱发排卵等方面的药理活性。

薏苡仁具有祛湿健脾,清热解毒,增强免疫功能的作用,临床用该药治疗病毒感染性皮肤病,直接外用于疣体有杀毒祛疣散结的作用,并能增加外周血T淋巴细胞活性。配伍玄参、贝母可以治疗急性化脓性扁桃体炎;配伍苍术、牛膝、穿山甲等对下肢静脉炎有较好的疗效;配伍黄芪、山药等改善血糖、血脂。配伍陈皮、半夏、大青叶、茯苓皮、冬瓜皮可治疗天疱疮、急性湿疹、接触性皮炎等;配防己、川木通可治湿热下注、下肢红斑、结节肿胀疼痛;配紫草、大青叶、板蓝根、赤芍、穿山甲可治扁平疣、传染性软疣;配黄柏、滑石、芡实、赤石脂可治女阴溃疡、女阴湿痒等;配黄芪、乳香、没药、三七粉、何首乌等临床上于乳腺癌手术、放疗后辅助治疗;配人参、甘草、白术、当归、熟地黄、肉苁蓉、紫石英、菟丝子等药以益气养血,补肾调经,治疗性功能减退、不排卵妇女,可诱发排卵以助孕育。

6. 全蝎　全蝎亦名全虫、钳蝎、蝎子、茯背虫等,见于《蜀本草》。性味辛咸平,有毒,入肝经,全蝎具有息风镇痉、攻毒散结、通络止痛的功效,本品为治风痛之要药,息风作用可靠,凡抽搐痉挛属实者皆可用之。如小儿惊风,抽搐痉挛,中风口㖞眼斜,半身不遂,破伤风,癫痫均可用之。煎服3~6g,研末吞服0.6~1g,外用适量。本品有毒,用量不宜过大,孕妇禁用。本品含有蝎毒、三甲胺、甜菜碱、硫磺酸、棕榈酸、软硬脂酸、胆甾醇及铵盐、卵磷脂等成分。现代中药药理研究进展表明全蝎具有抗惊厥、抗癫痫、镇痛、抗炎、抗肿瘤、抗凝、抗血栓、促纤溶、可明显减轻大鼠原位性肾炎肾脏病理变化、抗真菌、免疫作用。

临床用于风邪入络引起的皮肤瘙痒、拘急痉挛、骨节疼痛、瘰疬疮疡等有效,故可用于荨麻疹、皮肤瘙痒症、神经性皮炎、慢性湿疹造成的顽固瘙痒。配白附子可治头顶部顽固疮疡瘙痒;配地龙、蜈蚣、䗪虫各等份可治脉管炎、淋巴结结核、丹毒、癫痫、坐骨神经痛;配皂角刺、猪牙皂、苦参可治神经性皮炎。配瓜蒌可治乳癖。全蝎治疗癌症报道很多,主要用于消化道、呼吸道、头颈部的恶性肿瘤,对乳腺癌、肝癌、子宫颈癌、肺癌、食管癌、喉癌、直肠癌、鼻咽癌及白血病具有确切抑制作用,癌症根据辨证论治配合其他药物可收到一定疗效。

单味研末内服可治带状疱疹后遗神经痛、乳痈、痹痛、面瘫等。

全蝎外用可治疖肿、烧伤、幼儿急性颌下淋巴结炎等。

全蝎的毒副作用:致呼吸抑制、心血管兴奋、全身剥脱性皮炎,大疱性表皮坏死松解症,腹痛等。

7. 黄芪　又名黄耆,始载于《神农本草经》,在外科被誉为"疮家圣药"。其性微温,味甘,入肺、脾经。生用,具有补气升阳、益卫固表、利尿消肿、托毒生肌、活血化瘀之功效。用于外科主治托毒、生肌、固表、止汗，治风水浮肿等。如《神农本草经》中曰：黄芪主治痈疽，久败疮，排脓止痛，大风癫疾，五痔，鼠瘘，补虚，小儿百病等证。《汤液本草》谓黄芪"柔脾胃，是谓中州药也"。

其主要化学成分为黄芪皂苷、黄芪多糖、黄酮、γ-氨基丁酸、微量元素（硒、锰、铁、钙等），大量的药理研究证实，黄芪具有抗炎、抗缺氧、提高抗御自由基攻击的能力、调节细胞代谢、核酸代谢、改善毛细血管通透性、扩张血管、抗衰老、抗肿瘤、增强机体免疫力、抗风湿、抗病毒等功效。

生黄芪用于外科疾病量常重用，由于生黄芪的一些有效的血管活性成分，如黄芪苷等的含量较低，故临床应用须加大用量，一般在30g以上，配养阴及凉血清热之品可治疔毒内陷；配伍养血活血、祛风止痒的当归、生地、白蒺藜治疗银屑病；配补肾填精、血肉有情之品可治乳腺癌术后补虚；配活血化瘀药丹参、当归等治疗脱疽、慢性溃疡；配阿胶治疗皮肌炎；配八珍汤治疗重症肌无力、皮肤溃疡；配白术、防风、浮小麦治疗气虚多汗症以益气固表；配清热凉血、止血药白茅根、紫草、茜草等可治过敏性紫癜；与大剂养阴润燥药配伍也可用于老年性皮肤瘙痒症；与人参配伍，在提升非特异性免疫功能，增强特异性免疫功能和对免疫缺陷病的治疗中能较好的增强机体的免疫功能和抗病能力。补阳还五汤中重用生黄芪可治带状疱疹后遗神经痛。总之，生黄芪是一味临床上中医外科常用有效的良药，具有补益、助阳、固涩、托毒、透脓、消肿、生肌、固表、通经络活血、补肝肾涩精气等功效，故为外科圣药。

（贾　颖）

参 考 文 献

1. 刘忠恕，王锐. 升、降丹药的研究近况[J]. 中成药研究，1986,（2）：33-35.

2. 倪毓生，倪毅，方勇. 升、降二丹为主外治结核性窦道45例[J]. 中医外治杂志，2010,2（6）：28-29.

3. 文金明. 白降丹结合切开引流术治疗结核性肛周脓肿52例[J]. 中国中医急症，2007,16（5）：617.

4. 欧阳恒，杨志波. 皮肤疮疡科的以毒攻毒法[J]. 中国中西医结合外治杂志，1997,3（2）：142-145.

6. 方毅贞，林少珍，方少意. 紫金锭外敷治疗输液致静脉炎的疗效观察[J]. 护理学杂志，2005,20（5）：19.

7. 董鹤琏. 紫金锭治疗带状疱疹381例[J]. 广西中医药，1996：19（6）15.

8. 贺菊乔，周亮，席建元. 紫金胶囊治疗慢性前列腺炎湿热挟瘀证100例临床观察[J]. 湖南中医药导报，2003,9（6）：39-40.

9. 高淑红，郭洪英，刘永梅，等. 硫酸镁湿敷联合金黄膏外敷治疗Ⅱ、Ⅲ级药物性静脉炎的临床研究[J]. 光明中医，2010,25（8）：1400-1401.

10. 邵晨东. 金黄膏外敷治疗化疗性静脉炎30例[J]. 陕西中医学院学报，2011,34（1）：49-50.

11. 周龙恒. 加味金黄散外敷治疗急性软组织损伤[J]. 中医正骨，2008,20（10）：68.

12. 顾伟锋，朱利民，徐甄理. 金黄膏外敷结合纸板固定治疗踝关节扭伤71例[J]. 河南中医，2012,32（2）：198.

13. 兰绍波，宋修亭. 如意金黄散外治湿疹132例[J]. 辽宁中医杂志，2006,33（4）：482.

14. 肖洲南，高包初. 金黄散治疗慢性前列腺炎96例[J]. 辽宁中医杂志，1996,23（6）：266-267.

15. 张仲源，郭雪申，李言华. 寒痹膏剂型改革探析[J]. 中医外治杂志，1995,4（5）：43-44.

16. 陈刚. 无铅树脂型中风偏瘫膏的制作工艺及临床应用[J]. 中医外治杂志，2006,15（1）：25.

17. 石妙利. 瓜蒌牛蒡汤加减治疗乳痈初期150例[J]. 现代中医药,2007,27(3): 33.

18. 王明珠. 瓜蒌牛蒡汤配合中药外敷治疗乳痈35例[J]. 中医临床研究,2014,6(2): 113-114.

19. 刘桂华,曲长芬,张丽芹. 电灼并五味消毒饮加味治疗尖锐湿疣疗效观察[J]. 现代中西医结合杂志,
    2007,16(21): 2991.

20. 司在和. 变通阳和汤治疗寒冷性荨麻疹50例[J]. 广西中医药,1991,14(1): 16.

21. 梅艳丽,屠春风,吴画梦. 阳和汤外敷治疗糖尿病足临床观察[J]. 中西医结合研究,2013,5(5): 246-247.

22. 艾明军,吴玉秀. 萆薢渗湿汤治疗肛门瘙痒症[J]. 山东中医杂志,2005,24(6): 374.

23. 高阳,高华,王万春,等. 萆薢渗湿汤加味方治疗ⅢB型(湿热下注气滞血瘀型)前列腺炎40例[J]. 江西中
    医学院学报,2013,25(6): 10-12.

24. 董书忠,刘晓艳,李勇. 补阳还五汤加味治疗前列腺增生症50例[J]. 中华今日医学杂志,2003,3(24):
    69-70.

25. 侯玉芬,张正广,程志新,等. 补阳还五汤加减治疗闭塞性动脉硬化症86例[J]. 中国中西医结合外科杂,
    2010,16(3): 385-386.

26. 徐志毅,雷凯君,徐慧妍. 补阳还五汤对冠心病患者血液流变性的影响[J]. 中国实验方剂学杂志,2013,
    19(11): 305-307.

27. 张华军,徐海东. 加味四妙勇安汤联合前列地尔注射液治疗下肢动脉闭塞90例临床研究[J]. 辽宁中医杂
    志,2014,41(11): 2352-2354.

28. 王喜周,王彬,李霞. 中西医结合治疗急性下肢深静脉血栓形成30例[J]. 山东医药,2006,46(11): 58.

29. 郑仕琪. 加味消风散治疗面部痤疮30例分析[J]. 中医临床研究,2011,3(17): 27-28.

30. 陈垂海. 消风散加减治疗风热挟湿型过敏性结膜炎的疗效观察[J]. 广西中医药大学学报,2014,17(4):
    53-54.

31. 祝晓波. 透脓散治疗肛旁脓肿术后并发症疗效观察[J]. 临床医学,2006,26(6): 25-26.

32. 侯爱军. 仙方活命饮内服外灌治疗腹腔炎性包块临床观察[J]. 辽宁中医药大学学报,2010,12(10): 128-129.

33. 罗芬,原相军,占煌,等. 仙方活命饮合槐花散加减治疗溃疡性结肠炎31例疗效观察[J]. 湖南中医杂志,
    2014,30(1): 39-41.

34. 王燕,胡晗峰,俞辅军. 仙方活命饮治疗中重度痤疮45例临床观察[J]. 中国皮肤性病学杂志,2006,20(4):
    240,244.

35. 宫少波,宋爱莉. 加味仙方活命饮治疗乳腺增生病临床观察[J]. 辽宁中医药大学学报,2008,10(10):
    83-84.

36. 刘明. 中药连翘药理作用的研究近况[J]. 现代医药卫生,2007,23(16): 2438-2439.

37. 于立恒. 蒲公英药理作用研究进展[J]. 实用中医药杂志,2012,28(7): 617-620.

38. 涂中华. 重用白芷愈痤疮[J]. 中医杂志,2000,41(3): 137.

39. 周典. 白芷不同提取物对黑色素影响的比较研究[J]. 上海中医药大学学报,2007,9(5): 72-73.

40. 吴岩,原永芳. 薏苡仁的化学成分和药理活性研究进展[J]. 华西药学杂志,2010,25(1): 111-113.

41. 张玉军. 苦参的近代药理及临床研究进展[J]. 中华医学实践杂志,2005,4(7): 697-698.

42. 张荒生,王进军. 中药全蝎的药理研究进展[J]. 中国中医急症,2007,16(2): 224-226.

43. 刘自力,刘海静. 全蝎临床运用研究新进展[J]. 云南中医中药杂志,2009,30(6): 66-67.

44. 唐汉钧. 重用生黄芪治外科病[J]. 上海中医药杂志. 2001,35(9): 12-13.

45. 袁红霞,陈艳春. 黄芪的现代药理研究及其临床应用[J]. 山东中医药大学学报,2000,24(5): 397-400.

第二篇 疮 疡

第一章 痈疽疖疔和丹毒

疮疡是各种致病因素侵袭人体后引起的体表化脓性疾患,是中医外科范围中最普遍最常见的疾病。包括急性和慢性两大类。而痈疽疖疔丹毒则是疮疡中最常见的疾病,相当于西医的体表急性化脓性疾病。

痈,是气血被毒邪壅塞而不通之意,是一种发生于体表皮肉之间的急性化脓性疾患。痈有"内痈"和"外痈"之分,外痈生于体表,而内痈生于脏腑,虽同属痈的范畴,但在辨证论治上多有不同,本章所述之痈指外痈,相当于西医的皮肤浅表脓肿和急性化脓性淋巴结炎等疾病。痈的特点:局部光软无头,红肿疼痛,结块范围多在6~9cm,发病迅速,易肿,易脓,易溃,易敛;或伴有恶寒、发热口渴等全身症状;一般不会损筋伤骨,也不会造成内陷之证。痈发无定处,随处可生,因发病部位不同有不同的病名。生于颈部的称为颈痈,生于腋下的称为腋痈,生于胯腹部的称为胯腹痈,生于腘部的称为委中毒等。其形成的病因病机和治疗也不同,颈痈多因外感风温风热,夹痰蕴结少阳阳明之络,故治宜散风清热,化痰消肿,以牛蒡解肌汤或银翘散加减;腋痈多因肝郁痰火结聚,故治宜清肝解郁,消肿化毒,以柴胡清肝汤加减;胯腹痈多由湿热内蕴,气滞夹痰凝结而成,故治宜清热利湿解毒,以五神汤合萆薢渗湿汤加减;委中毒多因湿热蕴阻,气血凝滞而成,治宜和营祛瘀,清热利湿,五神汤合活血散瘀汤加减。

疽,疮面深而恶者为疽。是气血为毒邪所阻滞,发于肌肉筋骨间的疮肿。分为有头疽和无头疽。此章所论指有头疽。有头疽是发生在肌肤之间的急性化脓性疾病。相当于西医的痈,指多个相邻的毛囊及其附属皮脂腺和周围组织的化脓性感染。其特点是初起皮肤上即有粟粒样脓头,焮热红肿疼痛,易向深部及周围扩散,脓头相继增多,范围逐渐增大,溃烂之后,状如莲蓬蜂窝。以中老年患者尤其是消渴病患者多见,易出现内陷之证。病因多由外感风温、湿热邪毒,侵入肌肤;内有脏腑蕴毒,凝聚肌表,以致经络阻隔,营卫不和,气血凝滞而成。临床好发于皮肤厚韧处,以项后、背部最多见;发病一开始即伴有发热、恶寒等全身症状。局部症状分为四候表现:一候成形;二候化脓;三候脱腐;四候生新。有头疽的治疗分虚、实两大类型论治。火毒凝结证,治宜清热泻火,和营托毒,以黄连解毒汤合仙方活命饮加减;湿热壅滞证,治宜清热化湿,和营托毒,以仙方活命饮加减;阴虚火炽证,治宜滋阴生津,清热托毒,以竹叶黄芪汤加减;气虚毒滞证,治宜扶正托毒,以托里消毒散加减。

疖，是指肌肤浅表部位感受火毒，致局部红肿热痛为主要表现的急性化脓性疾病。相当于西医的疖、皮肤脓肿、头皮穿凿性脓肿、疖病。其特点是色红、灼热、疼痛，突起根浅，肿势局限，范围在3cm左右，易脓，易溃，易敛。常因外感风邪，内郁湿火，两邪搏结，蕴阻肌肤，或因夏秋季节感受暑湿，或复经搔抓，破伤染毒而成。患疖后处理不当，脓毒潴留旁窜，头皮窦空形成蝼蛄疖；体质虚弱易染毒发病，反复发作形成疖病。临床上将其分为热毒蕴结、暑热浸淫和体虚毒恋三个证型进行辨治。热毒蕴结证，治宜清热解毒，以五味消毒饮加减；暑热浸淫证，治宜清暑化湿解毒，以清暑汤加减；体虚毒恋证，治宜扶正祛邪，以防风通圣散加减。

疔，是指形小发病迅速而且危险性较大的急性感染性疾病，是中医外科特有的命名，包括西医的疖、痈、瘭疽、坏疽的一部分以及皮肤炭疽和急性淋巴管炎等疾病。其特点是多发于颜面和手足等处，疮形如粟，坚硬根深，如钉丁之状，全身热毒症状明显，病情变化迅速，发生在颜面者容易走黄而危及生命，发于手足者则可以损筋伤骨而影响功能。疔疮是疮中之王，古代用"此证百中难保一二"来形容其凶险。陈实功亦用"朝发夕死，随发随死"来比喻其变化发展之迅速。疔的范围很广，名称很多，原因亦殊，临床多以其发病部位、局部形态及颜色名之。发于颜面部者证治大致相同，故统以颜面部疔疮类之；发于手足部名之为手足部疔疮。主要为热毒蕴结，治宜清热解毒，以五味消毒饮、黄连解毒汤加减。另有红丝疔、烂疔、疫疔因其性质不同，证治各异。红丝疔是发于四肢呈红丝显露，迅速向上走窜的急性感染性疾病。相当于西医的急性淋巴管炎，多由火毒之邪，走窜经络，气血凝滞而成，治宜清热解毒凉血，以犀角地黄汤合黄连解毒汤、五味消毒饮加减。烂疔是发生于皮肉之间容易腐烂，病势暴急的急性化脓性疾病。相当于西医的气性坏疽。其临床特点是起病急骤，局部焮热肿胀，疼痛剧烈，范围甚大，皮肉迅速腐烂，易并发走黄，危及生命。多因破损染毒，湿热火毒炽盛，以致气血凝滞，热胜肉腐而成。治宜清热泻火，凉血解毒，以犀角地黄汤、黄连解毒汤合三妙丸加减，并需中西医结合救治。疫疔是接触疫畜之毒所致的急性传染性疾病。相当于西医的皮肤炭疽。其临床特点是多发于头面、颈、前臂等暴露部位，初起如虫叮水疱，疮头色黑，很快干枯坏死如脐凹，全身症状明显，有传染性，可并发走黄。治宜清热解毒，和营消肿，以仙方活命饮合黄连解毒汤加减。

丹毒，是皮肤突然发红、色如涂丹的一种急性感染性疾病。西医也称丹毒，又称急性网状淋巴管炎。其临床特点是病起突然，恶寒壮热，局部皮肤忽然变赤，色如丹涂脂染，焮热肿胀，迅速扩大，边界清楚，发无定处，数日内可逐渐痊愈，每多复发。本病发无定处，好发于颜面、腿足。总由血热火毒攻发肌腠为患。凡发于头面部者，多夹有风热；发于胸腹腰胯部者，多夹有肝脾湿火；发于下肢者，多夹有湿热；发于新生儿者，多由胎热火毒所致。治疗以凉血清热、解毒化瘀为原则，本病危急，应当妥善处理。发于头面者，需兼散风清火，以普济消毒饮加减治疗；发于胸腹腰胯者，需兼清肝泻脾，以柴胡清肝汤加减治疗；发于下肢者，需兼利湿清热，以五神汤合萆薢渗湿汤加减治疗，新生儿丹毒，需清热凉血解毒，以黄连解毒汤合犀角地黄汤加减治疗。在内服药物的同时应结合外敷、熏洗、砭镰等外治法，提高疗效。

痈疽疖疔丹毒均为肌肤浅表疮疡，临床都表现出红、肿、热、痛等特性，在疾病演变及治疗上也有很多共同之处，故一并论述。

第一节 痈疽疖疔和丹毒的经典论述

"痈"作为病名,最早出现于《五十二病方》中,但未作进一步解释。至《黄帝内经》对痈的特点、病因病机、预后等已有较系统的论述,《灵枢·痈疽》中说:"……热胜则肉腐,肉腐则为脓。然不能陷,骨髓不为燋枯,五脏不为伤,故命曰痈。""痈者,其皮上薄以泽。此其候也。"《金匮要略·疮痈肠痈浸淫病》对痈的病脉、判断有脓无脓有了较详细的描述:"诸浮数脉,应当发热,而反洒淅恶寒,若有痛处,当发其痈。"晋·龚庆宣《刘涓子鬼遗方》论述了痈和疽的鉴别,并载鉴别脓熟之法:"候手按之,若随手起,便是熟。"隋·巢元方《诸病源候论·痈疽病诸候上》曰:"痈者,由六腑不和所生也。……腑气浮行主表,故痈浮浅皮薄以泽。"唐·孙思邈《备急千金要方·痈疽第二》:"凡痈,高而光大者,不大热,其肉正平无尖而紫者,不须攻之,……"元·齐德之《外科精义·辨疮疽疖肿证候法》:"六腑积热,腾出于外,肌肉之间,其发暴甚,肿皮光软,侵展广大者,痈也,"皆形象地描述了痈的证候特点。明·汪机《外科理例·疮名有三》说:"痈者,初生红肿,突起,阔三四寸,发热恶寒,烦渴,或不热,抽掣疼痛,四五日后按之微软。"明·张介宾《景岳全书》说:"痈者热壅于外,阳毒之气也,其肿高,其色赤,其痛甚,其皮薄而泽,其脓易化,其口易敛,其来速者其愈亦速,……"明·陈实功《外科正宗·痈疽原委论》:"痈者,壅也,……其发暴而所患浮浅,……浮故易肿、易脓、易腐、易敛,不伤筋骨而易治。"上述文献扼要论述了痈的病机、症状和转归。清·张山雷《疡科纲要》中说:"痈者壅也,疽者沮也,阻也,皆为气血壅闭,遏止不行之意。"点明了痈疽的形成有相同之处,都由各种致病因素导致了局部的气血凝滞,经络阻塞而引起。

"疽"最早在《五十二病方》中就记载:"肉疽倍黄芪"。《黄帝内经》中以痈发浅而轻、疽发深而重,并以痈为阳证、疽为阴证来区分。如《灵枢·痈疽》曰:"何谓疽?……热气淳盛,下陷肌肤筋髓枯,内连五脏,血气竭,当其痈下,筋骨良肉皆无余,故命曰疽。疽者,上之皮夭以坚,上如牛领之皮。痈者,其皮上薄以泽,此其候也。"明·汪机《外科理例·疮名有三》中论有头疽说:"疽者,初生白粒如粟米,便觉痒痛,……此疽始发之兆,……便觉微赤肿痛,三四日后,根脚赤晕展开,浑身壮热微渴,疮上亦热……疽顶白粒如椒者数十,间有大如连子蜂房者,指捺有脓不流……"说明了疽的症状表现。清·吴谦《医宗金鉴·外科心法要诀·脑疽偏脑疽》中曰:"此疽有正有偏,正属督脉经,入发际名为脑疽,俗名对口;偏属太阳膀胱经,名为偏脑疽,俗名偏对口。正脑疽系阳亢热极而生,其证多焮赤肿痛……"进一步说明了有头疽发生的部位不同,其名称不同,其证治特点和预后也各异。清·高秉钧《疡科心得集·辨脑疽对口论》详细描述了疽毒内陷,将内陷与七恶证联系起来。"初起形色俱不正,寒热不加重,身虽发热,面白形寒,疡不高肿,根盘平塌,散漫不收,过候不透,脓稀不腐,正气内亏,不能使毒外泄,而显陷里之象。""……犹有三陷变局,谓火陷、干陷、虚陷也。"首次提出了"三陷变局"说,继承和总结了前人治疗有头疽变证的经验,对后世疽毒内陷的辨证具有重要的指导意义。

"疖"之名首出于《肘后备急方》。隋·巢元方《诸病源候论》首次指出了疖肿出脓即愈的特点,有别于痈疽。并阐述了疖发生的原因。《诸病源候论·小儿杂病诸候六·疖候》:"肿结长一寸至二寸,名之为疖。亦如痈热痛,久则脓溃,捻脓血尽便瘥。亦是风热之气客于皮肤,血气壅结所成。"明·汪机《外科理例·疮名有三》："疖者,初生突起,浮赤,无根脚,肿见于皮肤,止阔一二寸,有少疼痛,数日后微软,薄皮剥起,始出青水,后自破脓出……"描述了疖的表现特点。清·吴谦等《医宗金鉴·外科心法要诀》详细论述了疖病的证候特点、发病部位和形成原因。"发际疮……生项后发际,形如黍豆,顶白肉赤坚硬,痛如锥刺,痒如火燎,破津脓水……此由内郁湿热,外兼受风相搏而成也。""惟胖人项后发际,肉厚而多折纹,其发反刺疮内,因循日久,不瘥,又兼受风寒凝结,形如卧瓜,破烂津水,时破时敛,俗名谓之龟肉。经年不愈,亦无伤害……""坐板疮……一名风疳,生于臀腿之间,形如黍豆,色红作痒,甚则焮痛,延及谷道,势如火燎。由暑令坐日晒几凳,或久坐阴湿之地,以致暑湿热毒凝滞肌肉而成。"

"丁"首见于《素问·生气通天论》："膏粱之变,足生大丁。""丁"泛指体表的一切外疡。丁作为一个病名,出现在汉·华佗《中藏经·论五丁状候第四十》,书中始将面部的疮疡定名为丁,并以白、赤、黄、黑、青五种颜色命名,对病因、病理、预后均有阐明。如:"五丁者,皆由喜怒忧思,冲寒冒热,恣饮醇酒,多嗜甘肥,毒鱼醋酱,色欲过度之所为也。蓄其毒邪,浸渍脏腑,久不摅散,始变为丁。"并指出它的危险性:"五丁之候,最为巨疾……"隋·巢元方《诸病源候论·丁疮病诸候》叙述了丁的定义和特点:"初作时突起如丁盖,故谓之丁疮。"并把丁疮的证候按颜色及形态概括为10种。唐·孙思邈《备急千金要方·疔肿第一》对烂疔的局部症状描写的较为详尽:"烂丁,其状色稍黑,有白斑,疮中溃溃有脓水流出,疮形大小如匙面……"宋·窦汉卿《疮疡经验全书·疔疮总论》首次启用"疔"字,书中载:"初生时突起如钉,故名疔疮。"后世沿用至今。该书中并提出了"走黄"之名:"疔疮初生时,红软温和,忽然顶陷黑,谓之'癀走',此症危矣。"明·陈实功《外科正宗·疔疮论》:"夫疔疮者,乃外科迅速之病也。有朝发夕死,随发随死……"故民间有"走马看疔疮"之说,以喻治疗疔疮须速不可误。清·吴谦等《医宗金鉴·外科心法要诀·疔疮》中说:"盖疔者,如丁钉之状,其形小,其根深,随处可生。由恣食厚味,或中蛇蛊之毒,或中疫死牛、马、猪、羊之毒,或受四时不正疫气,致生是证。"概括了疔的特点和发病原因。

"丹毒"早在《素问·至真要大论》中就有相关论述:"少阳司天,客胜则丹胗外发,乃为丹熛、疮疡……"这便是本病最早的中医文献记载。隋·巢元方《诸病源候论·丹毒病诸候》明确提出了"丹毒"这一病名,对本病的临床症状和失治的预后描述较详,并提出了风热恶毒致病观。其中曰:"丹者,人身体忽然焮赤,如丹涂之状,故谓之丹。或发手足,或发腹上,如手掌大,皆风热恶毒所为。重者,亦有疽之类,不急治,则痛不可堪,久乃坏烂……"《诸病源候论·小儿杂病诸候五·丹候》:"风热毒气,客于腠理,热毒搏于血气,蒸发于外,其皮上热而赤,如丹之涂,故谓之丹也。"唐·孙思邈《备急千金要方·丹毒第四》指出丹毒又名天火:"丹毒一名天火,肉中忽有赤如丹涂之色……"明·陈实功《外科正宗·火丹》全面而系统地阐述了丹毒的脉因证治,"火丹者,心火妄动,三焦风热乘之,故发于肌肤之表,有干湿不同,红白之异。干者……此属心肝二经之火,治以凉心泻肝,化斑解毒汤是也。湿者……此属脾肺二经湿热,宜清肺泻脾,除湿胃苓汤是也。"清·吴谦《医宗金鉴·外科心法要诀·丹毒》较为详尽地论述了丹毒的病因、辨证治疗及赤游丹的顺逆预后。"丹毒一名天火,肉中忽有赤色,如丹涂之状,其大如掌,甚者遍身,有痒有痛,而无定处。丹名虽多,其理则一也。形如鸡冠,名鸡冠丹;若皮涩起如麻豆粒者,名茱萸丹。亦有水丹,遍身起疱,遇水湿搏之,透露黄色,恍如有水在皮中,此虽小疾,能令人死,须当速治,不可忽也。色赤者,诸书谓之赤游丹;色白者,为水丹,小儿多生之。但有干、湿、痒、痛之殊,有夹湿、夹风、夹寒之别。诸丹总属心火、三焦风邪而成。如色赤而干,发热作痒,形如云片者,即名赤游丹,属血分有火而受风也。毒盛者,服蓝叶散;毒轻者,宜导赤汤加薄荷叶、独活服之。如初起白癜,渐透黄色,光亮胀坠,破流黄水,湿烂多痛者,名水丹,又名风丹。多生腿膝,属脾肺有热而夹湿也,宜防己散主之。亦有起白癜,无热无痛,游走不定者,由火毒未发,肌肤外受寒郁,名为冷瘼,宜服乌药顺气散,外用姜擦。凡丹形初见,即用牛、羊精肉片贴之,甚则用砭法,令出紫血;色重不散者,以柏叶散敷之。又方:芸苔叶研末,靛青调敷甚效。诸丹本于火邪,其势暴速,自胸腹走于四肢者顺;从四肢攻于胸腹者逆。"清·高秉钧《疡科心得集》对丹毒的认识更为明确,按其常见的发病部位分篇论述,辨证论治更详细具体。如《疡科心得集·辨小儿赤游丹游火论》论述了游火的证候特点和治疗:"游火者,或头面,或腿上,红赤肿热,流散无定,以碱水扫上,旋起白霜者是也。其色光亮,其热如火。治宜疏风清热,凉血解毒……"《疡科心得集·辨大头瘟抱头火丹毒论》对抱头火丹进行了较详细的论述:"抱头火丹毒者,亦中于天行热毒而发,较大头瘟证为稍轻。初起身发寒热,口渴舌干,脉洪数,头面焮赤有晕,治以犀角地黄汤,或羚羊角、地丁、银花、黄芩、山栀、石斛、元参、丹皮、知母、连翘之属,若舌腻有白苔者,宜黄连解毒汤;外以如意金黄散,蜜水调涂即愈……"

第二节 中医药治疗重症有头疽的研究

有头疽,相当于西医的痈,是发生在皮肤的多个相邻毛囊及其附属皮脂腺的急性化脓性疾病。近年来,随着糖尿病患病率的不断升高,重症有头疽患病人数有不断上升之趋势。重症有头疽为外科急症危症,其起病急,变化快,处理不当,极易造成内陷变证,危及生命。

一、重症有头疽特点及三陷变症

重症有头疽为中医外科"四大绝症"之一,俗称"砍头疮"。病变部位多在项后、背部,疮肿大,肿势容易扩散。初起在皮肤仅有粟米样小脓头,四周焮热,红肿疼痛,迅速向深部和周围扩散,肿势范围常超过手掌,甚至大如覆盘,中央脓头相继增多,溃破状如莲蓬蜂窝,伴有头痛、怕冷发热等明显的全身症状。年迈体弱,气血不足,或阴虚内热伴有消渴者罹患本病,常因邪盛正虚,不能托毒外泄,而出现邪陷入里之逆象,称疽毒内陷。疽毒内陷可发生在重症有头疽的毒盛期、溃脓期、收口期三个阶段,而分列为火陷症、干陷症、虚陷症,统称"三陷变症"。火陷症发生于有头疽的1候~2候,属邪盛热极,症见局部疮顶不高,根盘散漫,疮色紫滞,疮口干枯无脓,灼热剧痛,全身出现壮热口渴,便秘溲赤,烦躁不安,神昏谵语,或胁肋隐痛,舌质红绛,舌苔黄腻或黄糙,脉洪数、滑数或弦数。干陷症多见于有头疽的2候~3候,属正虚邪盛,症见局部脓腐不适,疮口中央糜烂,脓少而薄,疮色灰暗,肿势平塌,散漫不聚,闷胀疼痛或微痛。全身出现发热或恶寒,神疲,食少,自汗胁痛,神昏谵语,气息粗促,舌质淡红,舌苔黄腻或灰腻,脉象虚数;或体温反而不高,肢冷,大便溏薄,小便频数,舌质淡,舌苔灰腻,脉沉细等。虚陷症多见于有头疽的4候,属脾肾阳衰,症见局部肿势已退,疮口腐肉已尽,而脓水稀薄色灰,或偶带绿色,新肉不生,状如镜面,光白板亮,不知疼痛。全身出现虚热不退,形神萎顿,纳食日减,或有腹痛便泄,自汗肢冷,气息低促,舌质淡红,舌苔薄白或无苔,脉沉细或虚大无力等,旋即陷入昏迷厥脱。或属阴伤胃败,伴见口舌生糜,纳少口干。舌质红绛,舌光如镜,脉象细数等。如不积极救治,可导致死亡。

二、辨证分型论治重症有头疽

辨证论治是中医治疗疾病的基础,临床根据重症有头疽的形成原因及表现特点常将其分为以下几个证型进行论治。①火毒凝结证,多见于壮年正实邪盛者。局部红肿高突,灼热疼痛,根脚收束,脓液稠黄,能迅速化脓脱腐。伴发热,口渴,尿赤。舌苔黄,脉数有力。治宜清热泻火,和营托毒。方用黄连解毒汤加减。②湿热壅滞证,局部症状与火毒凝结相同。伴全身壮热,朝轻暮重,胸闷呕恶。舌苔白腻或黄腻,脉濡数。治宜清热化湿,和营托毒。方用仙方活命饮加减。③阴虚火炽证,多见于消渴病患者。肿势平塌,根脚散漫,皮色紫滞,脓腐难化,脓水稀少或带血水,疼痛剧烈。伴全身发热烦躁,口渴多饮,饮食少思,大便燥结,小便短赤。舌质红,舌苔黄燥,脉细弦数。治宜滋阴生津,清热托毒。方用竹叶黄芪汤加减。④气虚毒滞证,多见于年迈体虚、气血不足患者。肿势平塌,根脚散漫。皮色灰暗不泽,化脓迟缓,腐肉难脱,脓液稀少,色带灰绿,闷肿胀痛,易成空腔。伴高热,或身热不扬,小便频数,口渴喜热饮,精神萎靡,面色少华。舌质淡红,舌苔白或微黄,脉数无力。治宜扶正托毒。方用托里消毒散加减。⑤气血两虚证,溃后疮面愈合迟缓,新肌不生,色淡红而不鲜或暗红,脓出稀薄。伴面色无华,神疲乏力,纳少。舌质淡胖,舌苔少,脉细。治宜益气养血,托里生肌。方用八珍汤加减。

凌云鹏根据有头疽的不同阶段进行辨证论治,认为本病初起治从清热解毒为主,以三星汤(银花、蒲公英、生甘草)加味;若正气渐虚,毒邪蕴结,治宜消补兼施,以羌蒌四妙汤加减;若正气虚衰,阴液干枯,治以温阳托毒为先,自制鹿角托里汤主之;成脓腐溃阶段,若正虚不能托毒,治宜益气托毒,排脓去腐,用自拟黄芪托毒汤治疗。王东将消渴病合并本病分为三期进行辨证论治:初期:毒热炽盛,壅遏经络,化腐成脓,当"以消为贵",以清热解毒消肿为主,兼以益气活血化瘀,以达到热毒祛,血脉和,疮肿消的疗效。方用仙方活命饮加减;中期:以托里透脓,清热解毒,化瘀祛痰之法,方用透脓散加减;后期:当以益气养血,清解余毒为主,方用八珍汤和四妙勇安汤。唐汉钧将重症有头疽227例分成三型,其中热毒型100例,正虚型74例,阴虚型53例,分别以仙方活命饮合犀角地黄汤、八珍汤、知柏地黄汤加减治疗。黄礼等报道252例,分成热毒型178例,阳虚型31例,阴虚型43例,分别以清热托毒法、温阳托毒法、养阴清解法治疗。以上医家虽用药各有特点,但都突出了辨证论治的特点。

三、托法在重症有头疽中的应用

"托法"是中医外科特有的治法,对于重症有头疽的治疗应扶正托毒,早在西汉马王堆古墓中出土的医书《五十二病方》中即有"肉疽倍黄芪"的记载,《外科正宗》论疽的治疗时也提出:"外不起者,内加托药"。说明历代医家素来重视疽疾之托法,并根据本病的病程发展阶段,提出初宜用疏托,中宜用透托,后宜用补托。很多学者专家在具体应用托法治疗重症有头疽时,积累了丰富的经验。

1. 清热托毒　重症有头疽多因脏腑蕴毒炽盛,外感风温湿热之毒,内外合邪聚于皮肉之间,且以内因为主。《外科秘录·疮疡内外》中云:"伤于外者轻,伤于内者重。"痈疽原是火毒生,多属阳证,故易发于项后、腰背、臀部、下肢外侧等督脉、膀胱经所循行之处,气血充盛,一旦正不敌邪,易助长热势,病情进展迅速。故对于有头疽重症顾伯华教授认为治疗应"清热托毒"。尤其适用于中壮年正实邪盛者,主张以仙方活命饮为代表方加减。唐汉钧也认为有头疽初期治宜散风透表,清热化湿托毒,选用荆芥、牛蒡子、桑叶等祛风透表,紫花地丁、银花、连翘、野菊花、蒲公英、黄连、黄芩、山栀子等清热解毒,以达邪外出。对于发生于青壮年正气较实的毒热炽盛患者,宜仙方活命饮合犀角地黄汤以清热凉血托毒。

2. 和营托毒 孙中伟认为本病多由素体气虚,卫外不固,复感外邪,邪毒客于肌表,以致营卫不和,气血凝滞,经络阻塞所致。故在内治法中以补益气血,和营托毒为主。方用乳香黄芪散加减,由当归、白芍、党参、黄芪、川芎、熟地、乳香、没药、陈皮、罂粟壳、甘草组成。有寒热者加荆芥、防风;脓腐多者加金银花、连翘、桔梗;局部根盘坚硬者加白芷、皂角刺;痛甚者,重用乳香、没药。唐汉钧认为有头疽中期宜和营托毒,选用桃仁、当归、赤芍、丹参、泽兰、穿山甲和营,从而达到疮疡肿消痛止的目的,促其瘀散腐脓,载毒外泄。刘天骥认为治疗有头疽化瘀止痛用郁金,郁金既行气解郁,祛瘀止痛,又清热凉血,对有头疽气血凝滞,郁久化热之疼痛最为相宜,临床上常用郁金30g。

3. 扶正托毒 唐汉钧认为重症有头疽,其辨证多为正虚邪盛,无论有无内陷,其治疗多采用扶正托毒法。强调"脾胃是气血生化之源,气血是疮疡化毒之本",临床上善用生黄芪、太子参、白术、茯苓益气健脾、扶正托毒,尤喜重用生黄芪为托毒主药,认为"生黄芪功能补气托疮生肌,必须重用生黄芪30~60g以扶正托毒",对发生于年老体弱、气血不足的正虚患者,宜加用四君、四物等益气养荣扶正。并强调重症有头疽患者,应全程服用扶正托毒中药,促使毒邪移深就浅,疮毒顶透高突,易于溃脓,使毒随脓泄,不致向外扩散,或走窜入里,才能化逆为顺。临证不论阴阳、寒热、虚实,均应以扶正托毒,透脓达邪外出为宗旨,并宜根据其症状,审其病程,划分阶段。同时结合发病部位及其热毒的轻重,气血的盛衰,年龄大小等情况而异,来处方遣药。

4. 养阴托毒 随着人们生活水平的提高,饮食结构发生变化,消渴病人逐年上升,此类病人素体阴亏,卫外功能减弱,成为造成痈疽重证的主要因素。顾伯华认为年迈阴液不足或有消渴证的重症有头疽患者,应养阴清热托毒,以六味地黄合仙方活命饮加减。唐汉钧也认为对发生于消渴的阴虚重症有头疽患者,治以养阴托毒,宜加生地、玄参、麦冬、石斛、天花粉、黄精、山药等养阴生津。

中医药治疗重证有头疽疗效显著。随着抗生素耐药菌株的增多和副作用增加,扶正托毒中药治疗感染性疾病倍受重视。研究发现扶正祛邪、清热解毒方药能抑菌、抗病毒,清除毒素,有调动机体抗病能力及免疫功能,调节代谢,促进创面愈合等多种作用。扶正托毒中药的抗感染和扶正作用机制的探讨,成为研究的一个重要课题。

第三节 多发性疖的临床治疗特色

多发性疖又称"疖病",是指多个疖在一定部位或散在身体各处反复发作的一种疾患。多见于青壮年,尤其是皮脂分泌旺盛、消渴病及体质虚弱之人,好发于头面、项后、背部、臀部等处,几个到数十个,此愈彼起,反复发作,经年累月,缠绵不愈。中医治疗主张内外结合,标本兼顾。

一、名医经验

（一）姜兆俊——补气养阴、清热利湿治疗疖病

姜兆俊认为疖病病机表现"以湿热蕴蒸为标，气阴两虚为本。"气阴两虚是疖病反复发作的内在根源，气虚责之脾肺，阴虚责之肝肾。脾气虚则失于健运，导致水湿内停，化生痰湿，湿郁化热，所生湿热为致病的内邪；肺气虚可致卫表不固，易于感受外邪，反复发作，肝肾阴虚，阴津匮乏，肌肤失于濡养，易于感受邪气，阴虚无以制阳，易生内热，与湿邪相合为患。另一方面，由于外感湿热火毒，火热为阳邪，长期反复发作，日久势必耗气伤阴，而且患消渴、肾病等慢性消耗性疾病，气阴多有不足。治病求本，治疗应以补气养阴为主，重用生黄芪、党参、山药、麦冬等益气养阴之品，以达扶正祛邪的目的，另外健脾利湿，清热解毒，以参苓白术散、防风通圣散加减。此外，由于疖病特点为缠绵日久，反复发作，姜兆俊治疗除补气养阴、清热利湿解毒之外，注意应用活血化瘀、祛痰散结之品。活血药常用当归、赤芍、生地黄、天花粉、穿山甲珠等凉血活血，既可活血化瘀通络，又可防止助热伤津；化痰药常用制胆南星、浙贝母、土贝母、夏枯草等以化痰通络散结。

（二）陆德铭——扶正清泄治疗疖病

陆德铭在疖病辨证施治过程中，发现疖病病初多因正气不足，气阴两虚之体，皮毛不固，易于感受邪热之毒；病中又可因邪热耗气伤阴，加重气阴亏损；久病又因正虚邪恋，湿热火毒不易清除，而致疖病反复发作，终致气阴亦虚。因此，认为气阴两虚为疖病最根本、最关键的病机。然而疖病临床表现主要为局部红、肿、热、痛、脓等热毒蕴结之象，故认为疖病以正虚为本，以热毒蕴结为标。治疗原则首推益气养阴，扶正培本。尝谓，疖病清热解毒仅是一时之计，益气养阴方为收功之本。常用生黄芪、太子参、党参、白术、茯苓、山药等益气培本，生地、玄参、天冬、麦冬、女贞子、枸杞子、天花粉、何首乌、沙参、黄精、山萸肉等养阴培本。根据疖病的标本缓急，急则治标及审因论治的原则，认为祛邪治标着重清热解毒，以清其源，洁其流，使内蕴之火热之毒不再蕴结外泛肌肤。常用黄连、黄芩、蒲公英、紫花地丁、野菊花、金银花、连翘、白花蛇舌草等清热泻火解毒，生地、赤芍、丹皮等凉血清热、散瘀消肿。主张整体与局部兼顾，治标与治本结合。针对气阴两虚及热毒蕴结的相反病理过程，用扶正清泄的双向性复方调治。病之初，益气养阴与清热解毒并重；病之中，疖肿渐消，当清热解毒之品渐减，益气养阴之品渐增；病之末，疖肿消退，予益气养阴之品扶正培本，杜绝复发之虑。

（三）凌云鹏——固本清源分部论治疖病

凌云鹏指出多发性疖肿在临床上有两种类型，一为固定患生于颈后发际或臀部，常有数个或更多反复发生，一为患生于全身各处，无一定部位，此愈彼起，不断发生，可持续数年不愈。均属热毒结聚窜发于皮腠之间，临床辨证每多病同因异，故治疗也多同中有异，如颈部疖肿为火毒或风热蕴结所致，下部疖肿则为湿热内蕴而成，其发无定处的疖肿，有属火毒炽盛而流窜于皮腠，有则因患生日久，正气受伤而卫表不固，所以疖虽小疡，其病多变，治疗则在清热解毒的总则下，适当配用散结、祛风、渗湿、固表之品，从清源着手，则可杜绝本症的窜发不止。

（四）朱仁康——清热理湿解毒治疗疖病

朱仁康将多发性疖肿分为两型：续发型，在不定部位，陆续发生疖肿，个数不定，新旧交替，可多年不愈。复发型，常在一定部位，尤以项部、臀部反复发生。皆由湿热内蕴，化为火

毒而成。凡发于上半身、头部者,火毒为重,治以清热解毒,方用消炎方加减;发于下半身臀部者,湿热为重,治以理湿清热,方用除湿胃苓汤加减。疖肿日久,肿坚不溃,宜托毒消肿,用消痈汤加减。病久体虚毒胜,经常复发,宜四妙汤补正托毒。

(五)龚去非——内清外透治疗疖病

龚去非认为疖病多因湿郁毒火自内外发,若只在局部涂敷用药是无法解除体内毒火的,必须着眼于清泻体内之火毒才能控制其再发。所以,紫花地丁、蒲公英便是其主要或首选药,黄芩、连翘以内清外透,因多发性疖肿常见于青壮年,且久延不愈,以致毒火伤阴,使热更张,故其在前述用药基础上又常选配旱莲草、大蓟、槐米、玄参、生地、麦冬之属以养阴凉血,佐以姜黄消散痈肿,用麻黄以"破癥积",自拟验方"旱莲槐蓟合剂"临床应用疗效显著。

二、辨证论治

临床上根据病人的具体情况辨证论治常常能收到很好的效果。周永坤根据病人的临床表现,辨证分为4型。卫气不固型:治宜调和营卫、补气固表,以玉屏风散加减。湿热蕴结型:治宜清热利湿、消肿止痛,以防风通圣散加减。痰浊内盛型:治宜健脾化痰,兼清热活血,以二陈汤加味。气阴两虚型:治宜益气养阴、清热解毒,以生脉散加味。徐志奔根据疖病发生的不同阶段来辨证用药。发作期用疖病甲方:蒲公英、金银花、野菊花、连翘、黄芩、天花粉、玄参、生地、木通、生大黄、陈皮、甘草。红肿期加当归尾、赤芍、丹皮;溃脓期加黄芪、皂角刺;溃后期加黄芪、全当归。间歇期改服疖病乙方:黄芪、当归、连翘、玄参、生地、麦冬、金银花、黄连、陈皮、生大黄、甘草,取得了很好的疗效。王晓媛治疗疖病,根据疖肿发生的部位不同来辨证用药。发于项后发际部,方药用连翘、防风、荆芥、薄荷、川芎、当归、白芍、栀子、大黄、黄芩、皂角刺;发于背部,方药用连翘、柴胡、防风、白芍、当归、川芎、生地、栀子、黄芩、天花粉;发于臀部,方药用连翘、白芍、当归、川芎、栀子、丹皮、大黄、泽泻、车前子、牛膝。临床上有很多治疗疖病的单方验方。林寿江应用槟附透湿汤:黄芪、皂角刺、泽泻、车前子、碧玉散、槟榔、当归、川芎、黄芩、山栀、甲片、制附子、龙胆草、柴胡。治疗疖病总有效率100%。王丽霞等应用消疖汤治疗疖病疗效显著,方剂组成:黄芪、土茯苓、地龙、银花、皂角刺、山慈菇。张翠月自拟养血活血通络解毒汤治疗疖病,方组:当归、赤芍、山甲、金银花、皂角刺、熟地、丝瓜络、生黄芪。大便燥结者加大黄;小便赤涩者加木通;心烦急躁者加焦栀子;舌苔白腻明显者加生薏米。刘学文认为白花蛇舌草是治疗疖肿之良药。

三、外用药物

根据疖病的不同阶段来选择外用药物疗效较突出。姜兆俊在疖病初期,用芫花洗方外洗(芫花、川花椒、黄柏)。如意金黄散加蜂蜜适量调膏外敷;或用紫金锭外涂。如疖肿顶白红肿热痛,或破溃脓水浸淫者,用马菊洗方(马齿苋、野菊花、生甘草,水煎熏洗),化毒散软膏外敷(乳香粉、没药粉、黄连粉、赤芍粉、花粉、生大黄粉、生甘草粉、珍珠粉、牛黄粉、冰片粉、雄黄粉、凡士林)。若疖肿散发,其色暗红,脓水稀少,多伴有低热、口渴、乏力肢软、舌质红、舌苔薄、脉细数。治宜益气解毒排脓。可用蓖麻仁、大枣,将大枣洗净,放锅内煮熟去核,蓖麻仁去皮,然后两药混合放铁臼内捣成糊状,按疖肿大小,摊在病灶上。

自制膏药、酊剂、糊剂、溶液剂等外用药治疗疖肿也取得了很好的疗效。唐顺英应用疗疖膏治疗疖病,方药组成:麻油、制松香、松节油、黄蜡、川白蜡、制没药、铜绿、百草霜、制乳香。制成膏外贴患处。沈红以三黄膏治疗多发性毛囊炎,药物组成:黄连、黄柏、黄芩、蓖麻仁、樟丹、冰片。敷于患处。唐德智应用加味金黄膏治疗疖肿,组成:大黄、黄柏、姜黄、白芷、南星、陈皮、苍术、厚朴、天花粉、芙蓉叶、冰片、川连、甘草。疗效显著。蔡琦应用六合丹:主要成分为大黄、黄柏、薄荷、白芷、白及和乌梅治疗疖病有效率达89.3%。王燕利用蟑螂红糖外敷治疗疖肿,疗程短,见效快。

四、其他疗法

针灸疗法是治疗疖肿常用而有效的方法,尤其对于一些顽固性疖病患者,有时能取得意想不到的效果。其中包括毫针、灸法、截根疗法、火针疗法等。部之平从脾胃失调立论针治顽固性疖病,取手足阳明与足太阴经穴为主,用毫针针刺。主穴:合谷、曲池。配穴:足三里、丰隆、阴陵泉。营卫不和型:治则为调和营卫,疏风解表。处方:泻曲池,补足三里,阴陵泉平补平泻。湿热蕴结型:治则为清利湿热,活血消肿。处方:合谷、曲池、丰隆、阴陵泉均用泻法。痰浊外泛型:治则为运脾化痰,清热活血。处方:泻合谷、曲池、丰隆,补阴陵泉。气阴两虚型:治则为补气养阴,清热生肌。处方:合谷、曲池均先泻后补,补大于泻,以泻余邪;补足三里、阴陵泉。马清平祖传截根法治愈老年疖病。詹光宗以火针治疗疖肿,取穴身柱、合谷、委中、病灶局部。随症加减:多发性疖肿,经久不愈加足三里、中脘、气海。用细火针在烧红至发白亮,直刺0.5~1分,速入速出,疗效显著。拔罐疗法可以用于疖肿的成脓和未成脓阶段,成脓阶段可以拔脓,未脓阶段可以消肿。也可药物和拔罐结合应用,提高疗效。王跃新拔罐治疗多发性疖肿,多发性疖肿未形成脓肿时,在疖肿病灶部及周围皮肤拔罐,留罐10分钟左右,如已形成脓肿拔罐可起到排脓作用。于新杰用拔罐疗法排脓消毒取得较好的效果。高茂盛等应用药罐治疗多发性毛囊炎,中号传统火罐,取大柱穴,用三棱针刺0.3cm,出血用闪火法拔罐。

总之,疖病的特点为多发而难治,易于复发,初作多为实证,然体虚者易得,往往虚实夹杂。因此治疗重视整体调节,攻补兼施,内外结合,且据不同病期不同部位进行辨治。并注意调节饮食,有消渴、习惯性便秘、营养不良等病史者,应注意治疗原发病,酌情进行血糖、免疫功能等方面的检测和调节。

第四节　丹毒的中医特色治疗

丹毒是一种皮肤突然鲜红成片,色如涂丹,迅速蔓延的急性感染性疾病。中医学认为该病的发生主要为素有血热,加之外邪乘隙入侵,内外合邪而致病,发于头面部的多夹风热,发于胸腹的多夹肝火,发于下肢的则多夹湿热。急性期以实热为主,治以清热解毒或清热利湿为大法。反复发作的慢性丹毒以血瘀湿滞为主,治疗应以活血化瘀或健脾利湿立法。

一、名医经验

(一)赵炳南——以解毒清热汤治疗丹毒

赵炳南以解毒清热汤(地丁、野菊花、蒲公英、大青叶、蚤休、丹皮、赤芍、板蓝根)治疗丹毒,发于颜面者加牛蒡子、薄荷、菊花,取其辛凉清上;发于下肢者加黄柏、猪苓、草薢、牛膝,以清利湿热,引药下行;缠绵不愈,反复发作者加路路通、鸡血藤、防己、黄柏以利湿解毒,活血通络。并强调治疗复发性丹毒急性期以清热解毒为主,急性期后加入活血透托药物,如用穿山甲、皂角刺、乳香、没药、紫草根、贝母、白芷、天花粉等。

(二)朱仁康——辨部位论治丹毒

朱仁康根据丹毒发于头面、腰胁、下肢、新生儿丹毒,以及丹毒毒邪内走的重笃变证归纳为以下证型论治:①风热化火型,散风清热解毒,普济消毒饮加减;②肝脾湿火型,清肝泻热利湿,柴胡清肝汤或化斑解毒汤加减;③湿热化火型,利湿清热解毒,五神汤合萆薢渗湿汤加减;④胎火胎毒型,凉营清热解毒,犀角地黄汤合黄连解毒汤加减;⑤毒邪内攻型,清营凉血解毒,清瘟败毒饮加减。

(三)顾筱岩——清热合营兼顾论治下肢丹毒

顾筱岩指出下肢丹毒病因特点为湿热下注和火毒阻络,二者互为因果,治疗时和营活血与清热利湿需权衡兼顾,不能偏执一方。如仅以清热之剂强清其热,则湿遏热伏,极易引起复发。下肢丹毒反复发作,血行淤滞,毒邪易于停滞,治疗强调活血化瘀、和营通络应贯穿治疗本病的始终。为了防止复发性丹毒的发生,初起红肿之际即以生地、丹皮、赤芍之类凉血活血;热退瘀肿胀痛时,以归尾、泽兰、丹参、桃仁之类活血化瘀;患肢浮肿,以防己、茯苓皮、车前子、薏苡仁、冬瓜皮等利水除湿退肿。

(四)房芝萱——分水丹、湿丹、火丹论治丹毒

关于丹毒的治疗,房芝萱认为总的法则是清热解毒.活血利湿。根据病情的不同,用药也应各有所侧重。水丹多位于头面及下肢,乃脾胃积热夹湿,以致湿毒凝滞,而且水胜于湿。故在治疗时除清热解毒外,尚需运用利水药物。方用银花、公英、连翘、黄芩、猪苓、云苓、大黄、生地、归尾、赤芍、红花、牛膝、生薏米、车前子。水疱较多而且药后不消者,选加泽泻、木瓜、土茯苓、六一散。其中配合活血药的目的,不仅能够提高清热解毒药物的效能,同时还能增强利水药物的作用,发热不退者,选加丹皮、生栀子、薄荷、石斛。湿丹多位于腰胯及下肢,多因寒湿凝滞,逆于腠理,兼见气血两虚。治疗法则为温化寒湿,活血益气。方用麻黄、桂心、杏仁、黄芪、当归、云苓皮、赤芍、红花、冬瓜皮、猪苓、泽泻、苍白术、龙胆草、甘草、车前草。火丹发无定处,发病迅速,易于出现全身毒热证候。治疗的要点是清解诸经之火。方用银花、蒲公英、连翘、地丁、大黄、野菊花、当归、赤芍、红花、猪苓、陈皮、车前草、甘草。

房芝萱认为丹毒复发的根本原因是治疗不彻底,内热重者,在恢复期可间断服用清热解毒之剂。反复发作形成大脚风者,治以温经通络、益气活血、健脾利湿,方用肉桂、桂枝、牛膝、桃仁、红花、鸡血藤、当归、赤芍、黄芪、党参、茯苓、白术、甘草。

(五)戴裕光——分期论治丹毒

戴裕光认为丹毒急性期以火毒论治,兼顾湿热:火毒为根本,泻火解毒为治疗中心,此时须以泻火解毒为首要之法,以防火毒蔓延,变生他证。临床上如果表证不明显,主要用犀角地黄汤、黄连解毒汤清解气血之热毒。如果表证兼见较为明显,则用普济消毒饮、牛蒡解肌汤等在清热解毒的基础上配合疏散卫分之温热。湿热多兼见,清热利湿为常配之法,选用甘露消毒丹利湿化浊、清热解毒,龙胆泻肝丸清肝胆实火、清下焦湿热,三妙丸清热燥湿,三仁汤清利湿热、宣畅气机等。缓解期以治痰为主:丹毒发病尽管以火毒为主要病邪,但气血不畅、经络不通也是导致邪气在肌表瘀滞的重要原因。加之初期的治疗过程中多为苦寒之剂,寒性收引,既不利于局部气血经络的疏通,导致气血津液停滞后受热邪熏蒸而炼化凝结为

痰;也可以妨碍脾胃之健运,聚湿生痰。临床常见的急性期后转为慢性丹毒的病例大多有这样的热痰作祟。所以此时清化热痰就显得非常的必要。治疗上均可以二陈汤为基础;对于一些体质虚寒的丹毒患者,在急性期过后,很快表现出了其体质的倾向性,也有一些患者因前期过用寒凉而出现虚寒性的征象,此时应大胆使用温通经脉的方药。常以阳和汤为主方。后期以补虚为主,重在肝肾之阴:认为该病以热毒为主要病邪,不论是单纯热毒还是夹痰热或湿热,均有伤津耗液之弊。而且许多患者在初期均经历了数天甚至更长时间的高热,更加蒸炼津液。常用六味地黄丸、二至丸、南北沙参、桑椹子、桑寄生、何首乌、白芍、当归等调理。

(六)张庚杨——辨病邪之轻重论治丹毒

张庚杨对于急性丹毒的治疗重视辨病邪之轻重。若患者以皮肤发红、疼痛为主,而肿胀不甚,多为火毒为重,而湿邪次之。火毒为阳邪,易于耗伤阴液,此时宜以清热利湿、凉血解毒为主,当用萆薢渗湿汤治疗。若患者以下肢肿胀为主,而皮肤不甚红,则应从湿论治,当以健脾利湿为要。并强调湿邪黏滞,往往贯穿于疾病的始终,应适当加入祛湿药,如茯苓、车前子等。慢性丹毒的治疗当以益气利湿、化瘀通脉为主,用黄芪、川芎、桃仁、红花、穿山甲等,因丹毒患者多素体血热,故还应当配伍清热凉血之品,如赤芍、牡丹皮之类。热邪郁久多暗耗阴血,导致血虚致瘀,因此在生血补血药中加入当归可补血活血。慢性丹毒时重用虫类药如水蛭、壁虎、地龙、土鳖虫等以加强通络作用。

(七)赵永昌——辨治下肢丹毒

下肢丹毒是丹毒最为常见的一种,突出表现为游走性。赵永昌认为,丹毒不仅由热毒邪气瘀滞于经络皮肤之间,并有湿热阻滞,壅聚经络,尤其还因气血不畅,营气郁滞,邪毒入血而成重症,见高热、皮肤坏死等。而下肢丹毒主要是湿热毒邪相合,湿性重浊下行蕴结肌肤,加之血被热劫,气血瘀滞不通,故局部壅肿疼痛;若反复发作不愈,致余邪留恋血分不去,久则热盛肉腐,故渐变紫黑,甚则破溃;病至晚期,瘀血不去,血化为水,不归水道,泛溢肌肤,可见局部水肿。急性期属湿热下注,兼血分有风热之毒,湿与热合,互相搏结,如油入面,清热则易寒凉助湿,利湿则易燥助火势,一旦血分热毒留恋不去,极易发展为慢性期。此时的关键在于鉴别湿重于热,或热重于湿,或湿热并重,或湿热化燥,同时考虑血分毒热之邪,宜凉血活血,兼疏散风热。主方选二妙丸,可加龙胆泻肝丸清下焦湿热。用药上强调大黄与牛膝的合用。大黄有良好的清热解毒、活血散瘀作用;牛膝一方面可引无法清解之郁热向下,从小便和大便而出,使邪有出路,另一方面对于下肢丹毒,可引药向下,使其直达病所。同时须加清热凉血之品,如牡丹皮、赤芍清除血分毒热;以及发散风热之品,如薄荷、菊花、葛根疏散风热。

二、辨证论治

丹毒的辨证分型主要根据丹毒的发病部位和病程阶段来分析。丹毒发生于头面者,辨为风热上扰证,治以散风凉血、清热解毒,用普济消毒饮加减;发于腰胁部,为火郁气滞证,治以泻肝火、清湿热,方用龙胆泻肝汤、柴胡清肝汤化裁;发于下肢者,为火毒夹湿,湿热下注证,治以和营利湿、清热解毒,方用萆薢渗湿汤、五神汤、萆薢化毒汤等加减。如万春发以分部论治的方法治疗丹毒。发于头面部者从风论治,以普济消毒饮合牛蒡解肌汤加减治疗;发于下肢者从湿论治,以五神汤加味,发于胁下腰胯者从火论治,以柴胡清肝汤化裁,总有效率达100%。

陈柏楠主张分期辨证论治,治疗总以清热利湿解毒、活血祛瘀为大法。认为急性活动期多以火毒为甚,而湿邪次之,因此应以清热解毒为主要治疗原则,重用清热解毒的药物,配合以活血、利湿药物;缓解期热毒大部分已解或已得到控制,以湿邪为主,故治疗上则偏重健脾利湿;慢性迁延期丹毒因火毒日久,易耗伤气血,而血虚至瘀,因此在治疗上应注重益气利湿、补血活血散瘀。此外,丹毒患者多素体血热,因此治疗上应增加清热凉血药物,如赤芍、牡丹皮之类。

另外,临床上常以一方为主辨证加减治疗丹毒。解发良临床上本病分为风热火炽型、肝经郁火型、湿热毒蕴型3型,方剂以犀角地黄汤合五味消毒饮加减,其中风热火炽型加钩藤、升麻、薄荷;肝经郁火型配以柴胡、炒栀子、龙胆草;湿热毒蕴型加玄参、牛膝、苍术。孙英以清热解毒、凉血化瘀为原则用药,配以辨证加药治疗丹毒,主方金银花、赤芍、黄芩、连翘、荆芥、栀子、枳实、生地黄。风热火炽型加薄荷、黄连、升麻,肝经郁火型加柴胡、龙胆草、知母;湿热火盛型加玄参、板蓝根、牛膝;毒热入营型加紫花地丁、野菊花、苍术、茯苓等,取得满意疗效。

三、单方验方

单方验方治疗丹毒发挥着很重要的作用,很多单验方疗效显著。林皆鹏以七味消毒饮(银花、连翘、蒲公英、紫花地丁、野菊花、生地、生甘草)治疗丹毒总有效率96.67%。钮晓红应用清火解毒法治疗丹毒经验,发现能明显减轻局部的水肿,降低血清NO、TNF-α、IL-1β含量。李玉姣以萆薢胜湿汤为主方辨证施治丹毒。主方:萆薢、牡丹皮、泽泻、牛膝、薏苡仁、黄柏、茯苓、甘草。急性期治以清热利湿、凉血解毒,主方基础上酌加连翘、白花蛇舌草、赤芍、川芎、当归;赤红较重者加生地黄;热重者加金银花、紫花地丁、败酱草;肿甚者加赤小豆;痛重者加鸡血藤、桃仁、红花。恢复肿胀期治以益气利湿、化瘀通脉,主方基础上酌加当归、川芎、红花、桃仁、丹参、地龙,疗效显著。赵永良应用加味凉血利湿汤:金银花、蒲公英、紫花地丁、赤芍、生地、大青叶、黄柏、牛膝、生石膏治疗丹毒也获得了满意的疗效。

慢性复发性丹毒多发生在下肢,由于反复发作,皮肤粗糙增厚,下肢肿胀而形成大脚风,中医中药治疗复发性丹毒优势突出。许履和认为湿热未净,留于经络是下肢丹毒反复发作的主要原因,治疗应化湿热、通经络,自拟萆薢消肿汤(萆薢、刘寄奴、马鞭草、穿山甲、牛膝),并长期服用二妙丸。童洪亮应用温通法治疗下肢丹毒,方药组成为炮附子、当归、木香、丁香、生姜、赤芍等,局部暗红肿胀疼痛,或反复发作,皮肤较韧,凝滞较重者可加桂枝、细辛、通草、鸡血藤增强通络之功。有湿者可加茯苓、白术、苍术、健脾利湿;能明显减少其复发。

四、中药外治及其他治疗

"外治之理即内治之理,外治之药即内治之药"。中药外洗湿敷是治疗丹毒的有效方法,常用于丹毒的急性期,药物以清热解毒、利湿活血等为主。石世华以五味消毒饮加减:金银花、蒲公英、紫花地丁、野菊花、紫背天葵、苦参、马齿苋、芒硝、板蓝根,水煎湿敷患处治疗丹毒疗效显著。张敏采用中药煎剂:金银花、黄柏、紫花地丁、虎杖、连翘、牡丹皮、赤芍、土茯苓,局部湿敷治疗下肢丹毒,获得满意效果。另外,以中药掺药、膏剂及新鲜的中草药外敷治疗丹毒也有较好的疗效。邓薇以金黄散外敷下肢丹毒疗效突出。李萍以复方南瓜藤软膏药物组成:南瓜藤(炭)、芒硝、苦楝子(炭)、面粉、饴糖,局部外涂治疗丹毒,红肿范围和疼痛程度迅速减轻。

砭镰法能促使内蕴热毒之邪外泄,是治疗中医丹毒的一大特色。如万志杰等用三棱针局部点刺法治疗下肢丹毒11例。局部常规消毒后,用三棱针快速刺入肿胀处,尤其是暗紫色小血管怒张处为好,慢出针,待黑血及组织液自行溢出,每次4~5针,总有效率100%。刺络拔罐法能促进局部的炎症消散,毒邪外泄。张晓兰在病变局部刺络拔罐和神灯照射治疗丹毒,能够使邪有出路,瘀毒外出,同时行气活血,达到舒经活络,破血祛瘀,推陈致新,改善局部症状的目的。火针疗法也是中医外科的一种常用疗法。张盼等先用三棱针刺络放血,后用粗火针散刺放血治疗丹毒,症状很快减轻。在临床上常结合微波、紫外线及离子导入等方法治疗丹毒提高治疗效果。

中医药治疗丹毒在改善临床症状、控制病情发展等方面有独特的优势。临床上根据丹毒的发生部位和病期特点辨证论治,并结合局部治疗确能收到良好的效果,毒性和不良反应较少。目前对于预防丹毒复发的研究较少,未引起临床足够的重视,今后应着重加强对预防下肢丹毒复发的研究,以进一步巩固中医药治疗丹毒的疗效。

(成秀梅)

参 考 文 献

1. 宋月晗,李峰,杨毅玲,等.关于"中医诊断学"教材中痈、疽之定义及阴阳属性的看法[J].中国中医药现代远程教育,2014,12(1):1-3.

2. 阙华发,唐汉钧,邢捷,等.扶正托毒清热活血法治疗糖尿病合并有头疽62例[J].中西医结合学报,2008,6(10):1065-1067.

3. 陈宏伟.浅谈王东教授治疗消渴合并有头疽的临床经验[D].辽宁中医学院硕士学位论文,2012,4:18-19.

4. 宫少波.体质辨证治疗有头疽验案三则[J].实用中医药杂志,2013,29(5):383-384.

5. 阙华发,刘晓鸫,向寰宇,等.唐汉钧教授治疗重症有头疽的经验[J].陕西中医,2004,25(3):245-247.

6. 程亦勤.唐汉钧治疗重症痈疽的经验[J].辽宁中医杂志,2003,30(9):696-697.

7. 凌云鹏.临诊一得录[M].北京:人民卫生出版社,1982:69-115.

8. 唐汉钧.重用生黄芪治外科病[J].上海中医药杂志,2001,35(9):12-13.

9. 唐汉钧.重症有头疽227例临床观察[J].中国医药学报,1990,5(1):38.

10. 黄礼,包广勤,方致和.辨证分型治疗重症有头疽252例临床小结[J].江苏中医,1991,(7):13-14.

11. 唐汉钧,潘群.疽毒内陷证治探析[J].上海中医药杂志,1987,(9):4.

12. 唐汉钧.著名老中医顾伯华治疗重症有头疽的经验[J].上海中医药杂志,1983,(9):8-9.

13. 叶林.姜兆俊治疗疖病经验[J].山东中医杂志,2004,23(1):4850.

14. 阙华发,吴娟飞.陆德铭教授治疗疖病的经验[J].吉林中医药,1999,(1):6-7.

15. 刘胜.陆德铭治疗疖病经验[J].辽宁中医杂志,1995,22(2):58-59.

16. 中国中研究院广安门医院.朱任康临床经验集[M].北京:人民卫生出版社,2005:52-58.

17. 谭工.龚去非治疗多发性疖肿经验[J].中国中医基础医学杂志,2013,19(6):666-667.

18. 周永坤.辨证论治疖病51例[J].山东中医药大学学报,2000,24(6):434-435.

19. 徐志奔.中西医结合治疗疖和疖病64例疗效观察[J].浙江中西医结合杂志,1998,8(4):260.

20. 王晓媛,李佩琴,张稚兰.中药治疗疖病临床体会[J].河北中西医结合杂志,1999,8(3):431.

21. 林寿江. 槟附透湿汤合刺五加片治臀部疖病[J]. 四川中医,2000,19(3):67.

22. 王丽霞,王梅,高志银. 消疖汤治疗疖病27例报告[J]. 中国中西医结合外科杂志,2000,6(1):60.

23. 张翠月. 自拟养血活血通络解毒汤治疗疖病36例[J]. 四川中医,2003,21(8):76-77.

24. 刘学文. 白花蛇舌草是治疖肿良药[J]. 中医杂志,2008,49(5):443.

25. 唐顺英. 疗疖膏治疗疖病120例观察[J]. 湖南中医药导报,1998,4(12):22.

26. 沈红. 三黄膏治疗多发性毛囊炎150例观察[J]. 湖南中医药导报,1996,2(2):41.

27. 唐德智. 加味金黄膏外敷治疗阳性疖肿150例[J]. 中医外治杂志,2010,19(2):18-19.

28. 蔡琦,刘友娟. 六合丹联合百多邦软膏治疗疖肿病56例[J]. 中医药导报,2013,19(8):107-108.

29. 王燕. 蟑螂红糖外敷配合超短波治疗疖肿45例疗效观察[J]. 重庆医学,2013,42(12):1408-1409.

30. 部之平. 从脾胃失调立论针治顽固性疖病的临床观察[J]. 中国针灸,2003,23(3):138-139.

31. 于新杰. 拔罐疗法用于疖肿治疗的体会[J]. 中医杂志,2010,51(2增刊):239-240.

32. 北京中医医院. 赵炳南临床经验集[M]. 北京:人民卫生出版社,1975:51-56.

33. 朱林. 朱仁康学术经验初探[J]. 中医杂志,1981,(10):18-21.

34. 朱仁康. 中医外科学[M]. 北京:人民卫生出版社,1987:689-695.

35. 上海中医学院中医文献研究所. 外科名家顾筱岩学术经验集[M]. 上海:上海中医学院出版社,1987:81-83.

36. 北京中医医院. 房芝萱外科经验[M]. 北京:北京出版社,1980:30-45.

37. 贾煜,晋献春. 戴裕光教授治疗丹毒经验[J]. 中国中医急症,2008,17(6):798-799.

38. 李军. 赵永昌治疗下肢丹毒经验[J]. 中国中医药信息杂志,2013,20(10):82-83.

39. 杨振华,张庚扬. 张庚扬治疗下肢急慢性丹毒经验[J]. 山东中医杂志,2012,31(9):678-679.

40. 万春发. 分部论治丹毒63例[J]. 辽宁中医杂志,1994,21(9):414-415.

41. 刘子毓,王宗玉,温小凤,等. 解发良治疗糖尿病合并丹毒经验[J]. 湖南中医杂志,2015,31(3):19-20.

42. 李涵泊,贾蔷,陈柏楠. 陈柏楠教授治疗下肢丹毒验案2则[J]. 光明中医,2014,29(12):2633-2634.

43. 孙英,黄玮宏,涂静宜. 丹毒中医证型和施治规律的临床研究[J]. 河南中医,2013,33(10):1699-1670.

44. 林皆鹏. 七味消毒饮和退癀散治疗丹毒疗效观察[J]. 皮肤病与性病,2014,36(3):164-165.

45. 钮晓红,陆春红,张晓洁,等. 清火解毒法对大鼠下肢丹毒模型的影响[J]. 中华中医药学刊,2014,32(8):1940-1943.

46. 李玉姣,王军. 中西医结合治疗下肢丹毒临床观察[J]. 陕西中医,2015,36(3):328-329.

47. 赵永良. 中西医结合治疗急性下肢丹毒体会[J]. 浙江中西医结合杂志,2014,24(11):1020-1021.

48. 徐福松,许履和外科医案医话集[M]. 江苏:科学技术出版社,1980:331-332.

49. 童洪亮. 中医外科范畴中"寒热"争议的理论解读及温通法治疗下肢丹毒的临床疗效研究[D]. 首都医科大学硕士学位论文,2014:29.

50. 石世华,周必胜,崔纬,等. 中药溻渍疗法对下肢丹毒的临床疗效观察[J]. 北京中医药,2013,32(7):509-511.

51. 张敏,姜热热. 中药煎剂湿敷治疗湿热下注型下肢丹毒患者的效果观察[J]. 光明中医,2015,30(1):78-79.

52. 邓薇. 金黄散外敷下肢丹毒26例[J]. 中医外治杂志,2015,24(1):43.

53. 李萍,李龙振,吴林辉,等. 复方南瓜藤软膏治疗急性期下肢丹毒的临床观察[J]. 陕西中医,2015,36(2):173-176.

54. 万志杰,王晶. 三棱针点刺治疗丹毒11例[J]. 中国中医药科技,2001,8(6):370.

55. 王盛隆,张晓兰.张晓兰治疗急性期丹毒经验[J].吉林中医药,2013,33(10):1006-1007.

56. 张盼,王遵来,黄朋涛,等.火针刺络放血治疗下肢复发性丹毒临床疗效[J].吉林中医药,2015,35(2):206-207,211.

57. 韩永珍.紫外线治疗丹毒36例分析[J].安徽医科大学学报,1997,32(1):88.

58. 梁春梅,张学义,徐秀芳.中药离子导入治疗丹毒[J].中医外治杂志,1995,(6):39.

第二章　慢性皮肤溃疡及窦瘘

皮肤溃疡是由于各种原因引起体表皮肤缺损形成疮面。根据疮面愈合时间长短分为急性和慢性皮肤溃疡。一般认为,疮面愈合时间超过2周即属于慢性皮肤溃疡,超过4周属于慢性难愈性皮肤溃疡。慢性皮肤溃疡属中医"顽疮""臁疮""席疮"范畴,相当于西医慢性难愈性创面。本病可分为血管性溃疡(动脉闭塞硬化性、静脉曲张性)、化学性溃疡、放射性溃疡、压迫性溃疡、神经营养不良性溃疡、糖尿病性溃疡、毒蛇咬伤性溃疡、烧伤后瘢痕上溃疡等。

窦道是一个有外口而无内口与空腔脏器相通的病理性盲管,多见于某种疾病在发生、发展或治疗过程中,出现的由深部组织通向体表的管道,但当管道有支管时,可有多个外口。瘘管是指连接体表与脏腔或脏腔和脏腔之间的一种病理性管道。复杂性窦道或瘘管主要指窦道或瘘管邻近重要脏器或骨骼而不宜手术扩创,或与脏器相通,而且管道或弯曲或外端狭窄内端膨大成腔,或长度长,或病程长,经多次治疗未愈等。窦道和瘘管属于中医"漏"的范畴。本病可分为先天性和后天性两种。

慢性皮肤溃疡和窦瘘的发生,其内因多为机体阴阳失调,脏腑失和,正气亏虚,气血经络凝滞,外邪容易入侵;外因多因六淫邪毒和特殊之毒(各种动物咬伤、药物、射线、严重烧伤等)的侵犯,疮疡久治不愈,或痈疽失治误治,或术后疮内残留余毒异物,引起阴阳脏腑功能失和,营卫气血阻滞,壅滞于经脉,存在致病因素"虚、瘀、腐"的相互作用为患。其中"虚、瘀"为本,"腐"为标。在慢性皮肤溃疡和窦瘘形成和发展过程中,"虚、瘀、腐"既是致病因素,又是病理产物,虽然在病理过程中所处地位不同,但是在某一阶段均可能成为主要矛盾,也可能贯穿于疾病发展的全过程。一般来讲,"腐"在本病形成的早期起主要作用,而"虚"往往决定了"瘀、腐"发展的程度,同时又是慢性皮肤溃疡和窦瘘后期的必然结果和主要矛盾,而"瘀"则往往贯穿于疾病发展的始终。

传统中医治疗皮肤溃疡在治法上注重"提脓祛腐","煨脓长肉","祛腐生肌",以李竞为代表的学者认为"腐去即可肌生",不仅适用于急性皮肤溃疡,也适用于慢性皮肤溃疡;以唐汉钧为代表的学者认为急性皮肤溃疡病程短、病情急运用"祛腐生肌"治法即可,但慢性皮肤溃疡,病程迁延,存在着"久病必虚,久病必瘀"的状况,若仅用提脓祛腐后新鲜肌肉并不能很快生长,因此在"祛腐"法的基础上需要运用"补虚与祛瘀"的治法,使新肌迅速生长且色泽鲜红。

慢性皮肤溃疡及窦瘘严重影响患者的生活和工作质量,并且容易复发,慢性皮肤溃疡久治不愈存在癌变的风险,本章不讨论癌性溃疡。

第一节　慢性皮肤溃疡及窦瘘的历史沿革

中医药治疗慢性皮肤溃疡和窦瘘历史悠久,形成了许多独具特色的方法,早在《山海经·中山经》中就有"食者不痈,可以为瘘"的病名,《周礼》中也有"溃疡"的病名记载。

先秦时期,《周礼》"疡医掌肿疡、溃疡、金疡、折疡之祝药、劀、杀之剂","凡疗疡以五毒攻之"的记载,说明当时已经出现专门治疗皮肤溃疡等的疡医,用祝药(外敷药),劀、杀之剂(拔除脓血的销蚀腐肉的药剂)和五毒之药(石胆、丹砂、雄黄、矾石、磁石炼治的外用药)外治溃疡。

秦汉时期,我国最早的医籍《五十二病方》记载了多种洗涤污染伤口及防治瘢痕形成的方法和药物。《黄帝内经》对皮肤溃疡和窦瘘的病因有了初步的阐述,如《素问·生气通天论》:"营气不从,逆于肉里,乃生痈肿。"说明营卫气血是否瘀滞与疾病发生密切相关;《素问·至真要大论》曰:"诸痛痒疮,皆属于心。"表明古人已认识到脏腑失调是疾病发生的病理基础;《素问·生气通天论》"陷脉为瘘,留连肉腠",《素问·著至教论》:"三阳独至者,是三阳并至,并至如风雨,上为巅疾,下为漏病。"对于窦瘘的病因也有了论述。在饮食调护方面,《素问·生气通天论》曰:"膏粱之变,足生大疔,受如持虚。"说明本病需禁忌厚味,恐引起宿火之热。

两晋南北朝时期,葛洪《肘后备急方》提出创面感染由外来"毒气"引起,及早期处理开放性创伤的重要性,并首先提出薄贴的制作方法。我国现存最早的外科专著《刘涓子鬼遗方》广泛应用止血、止痛、祛腐、生肌等外用药治疗皮肤溃疡,在《在刘涓子鬼遗方·针烙宜不宜》中首次较为明确提出了"提脓祛腐"的概念、方法及适应证,"痈疽发背……用诸般药贴取脓无滴,当用水银角出脓毒,然后别用药饵",并载有"抽脓散"等提脓祛腐的方药。

隋唐时期,《诸病源候论·痈疽病诸候·痈肿久不愈汁不绝候》与《诸病源候论·痈瘘后重发候》中分别对皮肤溃疡久治不愈和愈后复发的原因有所阐述,此外《诸病源候论·诸瘘候》曰:"脓血不止,谓之漏也,是皆五脏六腑之气不和,致血气不足,而受寒热邪气"也论述了窦瘘的特点。孙思邈《备急千金要方》中提出:"夫痈坏后,有恶肉者,宜猪蹄汤洗去秽,次敷蚀肉膏散,恶肉尽后,敷生肌散,及摩四边令好肉速生"介绍了药物清创(祛腐)和生肌的方法。

宋金元时期,东轩居士《卫济宝书》:"凡痈疽已溃,多有瘀肉坏在四旁,遂令疮深寝至断筋蚀骨。法须去瘀肉,用速急生肉煎,庶几不令伤风,日久不愈。"说明创面周围瘀滞是久治不愈的原因;陈自明著《外科精要》则认为气血虚弱是本病迁延不愈的重要原因;元代齐德之撰《外科精义》曰:"若至脓溃之后,即贴温肌生肉膏药,要在逐臭腐,排恶汁,取死肌,生良肉,全藉温热膏剂之力也,切勿用寒凉之药水调贴之。夫血脉喜温而恶寒,若着冷气过理,即血滞难瘥矣。"亦说明了温阳活血的重要性。

明清时期,外科专著众多,理论日益成熟。对疾病病因病机论述更为详尽,如《外科正宗·臁疮论第七十四》:"臁疮者,风热湿毒相聚而成,有新久之别,内外之殊";《外科启玄》中说:"席疮,乃久病着床之人,挨擦磨破而成。"《景岳全书·外科钤·生肌收口》:"凡疮疡成漏,皆因元气不足,营气不从。阳气虚寒,则寒气逆于肉里,稽留血脉,腐溃既久,即成是患"。认为正气不足是发病的重要基础。《外科全生集》指出："毒之化必由脓,脓之来必由气血。"进一步阐述气血与"脓"的关系。《外科理例》中说:"脓出后,用搜脓化毒药,若脓未尽,便用生肌,务其早愈,则毒气未尽,必再破。"说明余毒未清是本病复发的重要原因。关于治疗,亦有阐发,陈实功在《外科正宗》中,详述升丹制剂的炼制,将红丹、三仙丹用于溃疡创面以提脓祛腐。《洞天奥旨》谓:"疮疡内散,第一善法,至疮口已溃,内不能散,须外治,外治之法最多,大约敷法为佳"。《理瀹骈文》指出:"外治之理,即内治之理,外治之法即内治之法,所异者法耳",明确了药物外治的理论依据。《医宗金鉴》谓:"腐不去则新肉不生,盖以腐能浸淫好肉也;若遇气虚之人,则惟恃药物以化之,盖去腐之药,乃疡科之要药也",重视溃疡早期祛腐。《外科启玄》谓:"疮毒已平,脓水未少,开烂已定,或少有疼痛,肌肉未生,若不贴其膏药,赤肉无其遮护,风冷难以抵挡,故将太乙膏等贴之则煨脓长肉",重视溃疡后期"煨脓"等。《景岳全书·外科钤·生肌收口》中详细说明了药线法和敷贴法结合治疗窦瘘的方法。对于调摄脏腑,认为补益脾胃较为重要,如《疡医大全》谓"脾胃之气无所伤,而后能滋元气。"《外科大成》亦云"肌肉者脾胃之所主,收敛迟速,由气血之盛衰,惟补脾胃"。

第二节　慢性皮肤溃疡及窦瘘的临床研究进展

慢性皮肤溃疡及窦瘘是临床常见病,传统中医治疗遵循整体施治、辨证论治的原则,注重调摄机体脏腑、气血、经络,使阴阳平衡,从整体到局部形成了一系列疗效确切的方法和药物。现代诊疗设备在临床广泛使用,拓展了中医微观辨证,对疾病的认识更加具体可控。虽然现代社会由于一些新的致病因素出现,出现了一些新的疾病种类,比如化疗药物渗漏引起的化学性溃疡,放疗引起的放射性溃疡,结缔组织疾病患者长期服用激素引起的慢性皮肤溃疡,外科手术引起的皮瓣坏死、复杂性窦瘘等,但临床医家仍然能够不断根据治疗需要,在继承中有所创新、发展,使得中医治疗范围有所扩大,并且取得了良好的疗效。

一、名医经验

(一)赵炳南

赵炳南认为下肢慢性皮肤溃疡属阴证、虚证、寒证,是由于湿热下注,经络阻隔,气血凝滞,脉道不通日久耗气伤阴,营卫失和,肌肤失于濡养所致。因此,气滞、寒凝、血瘀成为溃疡久不愈合的主要因素,其经久不愈,如同伤口被锁住。引血疗法治疗下肢慢性皮肤溃疡,通过刺其局部瘀积之留血以"通其经脉、调其血气",激活慢性溃疡的僵化状态,变静为动,变瘀为通,从而达到"经脉流行,营复阴阳"回阳化腐,生肌长肉固皮的治疗目的。

赵炳南还擅用回阳熏药卷治疗慢性皮肤溃疡和窦道,以此达到回阳生肌,益气养血的功效。特别是对于支管较多的窦道,由于烟可以顺着管道流动,因此有效避免了药捻法因长度、弯度受限的缺点。

(二)段馥亭

段馥亭治疗下肢慢性皮肤溃疡注重补虚,赞同汪机"下部生疮虽属湿热,未有不因脾肾虚而得之",临证常用四君子汤加黄芪、鹿角胶治疗。治疗窦瘘,认为气血虚弱,热毒凝结,或兼有脾胃湿热形成本病。治疗原则为拔管、提毒、化腐生肌为主。内治通常用解毒补气之品,四妙汤加减；如里热重用黄连解毒汤加减，久病体虚可长期服黄芪膏。外治通常使用药捻法拔管提毒，待脓尽时用滴凤雏油的方法直至痊愈。如果窦道过深或屈曲时，则不用药线，改用二黄（黄柏、黄连）煎剂注入，每天一次，清热解毒为治。

（三）吴介诚

吴介诚认为本病形成主要是痈疽余毒，日久不愈；寒湿流注，脓水渗流；火热之气侵袭或痰火诱发；先天余毒或后天各种手术感染化脓所致。将瘘管按损害表现由轻到重分为脓—腐—绵—管—附骨。若伤口只蓄积脓液为最轻，称"脓"；以指压在伤面或瘘管排出味臭稀薄如豆浆样液体，称为"腐"；排出棉花样或豆渣状疏松腐坏组织物，称为"绵"；腐坏组织呈黄白色有韧性紧附于伤口基底，不易剥离者，称为"管"；深达骨膜，坏死物紧附于骨膜称为"附骨"。"绵、管、附骨"时瘘管口皮肤大多为紫黯色。治疗上内治以扶正与清热解毒排脓药品化裁。外治根据损害程度使用不同的化腐药，"绵、管、附骨"时用药捻法，注意使瘘管口扩大，易于排脓。

（四）顾伯华

顾伯华认为治疗瘘管要根据瘘管部位、性质，采用不同的方法和药物。对肛门、乳房、耳前部等的瘘管，如生于浅部，采用手术切除；生于深部，采用橡皮筋挂线；性质复杂的采用手术切开配合橡皮筋挂线。对结核性或胁肋部或因腹腔手术后所引起的瘘管，则以药线法为主蚀管，先用千金散或五五丹蘸在药捻上按瘘管深浅插入管中，每日1~2次，等到脓液减少而稠厚时，改用二宝丹或九一丹药捻引流，约2周后，伤口内先有少量脓液排出，接着流出黏稠黄色液体如刨花水样、用棉花蘸之可以拉成一条丝状，再改用生肌散收口（腹部瘘管要用垫压法）。一般化脓性瘘管，切开或挂线后用七三丹或二宝丹提脓祛腐。对异物所致瘘管，先取出异物（如死骨、线头等），如用蚀管法，需用含升丹较多的五五丹。

（五）李竞

李竞认为凡覆盖有坏死组织的溃疡创面，在这些坏死组织脱掉以前，就没有肉眼可见的肉芽组织。他认为皮肤溃疡的愈合规律之一是"腐去肌生"（腐即坏死组织，肌即肉芽组织），其意是指任何皮肤溃疡在坏死组织未脱落以前不会有可见的肉芽组织，一旦坏死组织脱净，肉芽组织将很快从创面上长出来并逐渐填满缺损；溃疡愈合的另一规律是"肌平皮长"，其意是指在肉芽组织与创周皮肤持平时，最有利于上皮组织的生长，此时上皮组织生长最快。对655例患者回顾性研究，治疗组335例，用去腐生肌散1~5号方序贯治疗，对照组220例，用凡士林纱布治疗。统计平均愈合天数，治疗组为18.3天，对照组为22.6天，统计学有显著差异（$P<0.01$）。

（六）唐汉钧

唐汉钧认为慢性皮肤溃疡由于日久不愈，必然有"虚"和"瘀"的存在，且常常"因瘀致虚，因虚致瘀"，互为因果，成为创面难以愈合的两大创新认识。根据"腐""瘀""虚"的主次不同，相应选择"清""通""补"的内治方药；外治则综合运用敷药、熏洗、热烘、缠缚等法治疗。

唐汉钧在继承传统药线法的基础上，结合现代X造影、螺旋CT三维成像技术对头颅、内脏（心脏瓣膜置换、肝胆、阑尾、子宫）、骨骼手术后遗症而久治不愈之窦瘘进行诊断与治疗研究，认为复杂性窦瘘的病机气血亏虚是其本，余毒瘀滞是其标，气血经络与痰浊瘀滞则是重要病理过程。治疗上内治分三阶段清热解毒、化瘀和营、养血生肌，外治分为拔毒蚀管、提脓祛腐、化瘀生肌三个阶段进行。深层的脓灶或是传统的药线疗法不能使深部的脓灶引流到位,若用挂线或手术将多处脓腔挂开或切开,恐对组织的破坏较大。除使用药捻、垫棉法外,还使用:①中药灌注法:用于深部脓肿及手术后形成的复杂支管、弯曲的窦瘘冲洗。灌注药物大致可以分为两种:一种以清热解毒消肿为主;一种以养血活血生肌为主。②拖线疗法结合冲洗和药线疗法,加强了拔毒蚀管,提脓祛腐,做到除恶务尽。

(七)奚九一

奚九一对于本病发病原因,尤其重视真菌的感染,认为真菌属湿毒之邪,其存在是本病发生或经久不愈的重要原因,患者多有干性或湿性甲癣、足癣以及皲裂等。认为本病病机由于郁血生湿,湿郁化热,热甚生风,湿热损络致局部溃疡。风湿热胶结不解,加之病久正虚,导致本病缠绵难愈。治疗上主张分期治疗,急性期治疗以祛邪为先,清热利湿祛风。清热解毒不忌苦寒,以遏制病势;好转缓解期治疗当辨正、虚的偏重,而制定相应的治疗方法,重点在化瘀与扶正相结合,邪已渐去,故祛邪药必须中病即止,不可长期使用,否则可能伐正;恢复稳定期,治疗以补气为主,络脉遗留的陈瘀宿滞,药力难以尽除,活血药不宜长期应用,以免动血伤正。

二、辨证施治

慢性皮肤溃疡及窦瘘辨证分型一般可分为气滞血瘀型、气虚血瘀型、热毒蕴结型、湿热下注型、脾虚湿盛型、气血两虚型。临床证候可以表现为一型为主,或几种证型夹杂,根据情况选择有行气活血,益气活血,清热解毒,清利湿热,健脾化湿,益气养血等功效的相应方药予以治疗。

复杂性窦瘘:阙华发等认为复杂性窦瘘的病机是病久伤正,气血不足,无力托毒外出,难以生肌敛疮为其本,局部湿热余毒未尽,气血不通,瘀血凝滞为其标,而疮面引流不畅,或医治不当或手术中异物留滞为其诱发原因。临床分祛腐和生肌2个阶段论治,治疗以补虚化瘀生肌,清热利湿解毒为治疗大法。内外结合,内治分余毒未尽型和气血两虚型,治以清热利湿,和营托毒、补益气血;外治使用多种方法如外敷法、祛腐生肌法、药线引流、扩创引流、滴管疗法、拖线法等,取得了较好的疗效。

动脉硬化闭塞症坏疽溃疡:汝丽娟治疗108例患者分为三型:痰浊瘀阻型,治以化痰散瘀,活血清络;热盛伤阴型,治以养血清热,活血清络;气阴两亏型,治以益气养阴,祛瘀通络。同时配合西医抗感染、控制血糖、血脂等。局部用中药换药配合蚕食法清创。结果治愈100例,无效8例(其中高位截肢6例,死亡2例),平均疗程3.5个月。

下肢慢性皮肤溃疡:吕培文认为正气盛衰在该病中至关重要,因此以肾精虚衰为主治疗,将下肢慢性皮肤溃疡分为湿毒热盛证,治以清热利湿、化腐生肌,常用药物野菊花、蒲公英、土茯苓、白茅根、苍术、黄柏、丝瓜络、甘草等;血瘀阻络证,治以益气活血、托里生肌,常用药物桃仁、红花、赤芍、玄参、连翘、忍冬藤、鸡血藤、黄芪、川牛膝等;寒瘀凝滞证,治以健脾益肾、回阳生肌,常用药物党参、茯苓、白术、鸡血藤、山药、肉桂、鹿角霜、女贞子、枸杞子等。

糖尿病足溃疡:王军将178例糖尿病足溃疡患者分为气阴两虚型,治以益气养阴、和营解毒,应用脱疽1号;气血两虚型,治以补益气血、和营解毒,应用脱疽2号;热毒湿盛型,治以清利湿毒、和营解毒,应用脱疽3号。以上三型兼有瘀血阻塞者可加全蝎、蜈蚣、山甲等,配合外治,结果:对于足坏疽的临床治疗总有效率为85.39%。其中显效46.06%,有效39.33%,无效14.61%。阙华发治疗糖尿病皮肤溃疡气滞血瘀型,内服益气化瘀方(生黄芪、太子参、黄精、桃仁、丹参、地龙等)结合外治法治疗糖尿病皮肤溃疡38例,临床痊愈34例,显效3例,有效1例。痊愈率89.5%,痊愈时间14~23天,平均(62±45.3)天。

放射性皮肤溃疡:祝柏芳整体与局部结合分期辨证治疗34例,初期以解毒养阴为主,四妙勇安汤化裁;中期治以活血祛瘀、解毒透脓,仙方活命饮加减;后期宜补益气阴,清解余毒,自拟解毒气阴煎加味。同时分期配合局部换药治疗。与单纯西药对照组比较,治疗组总疗效(94.1%)明显优于对照组(52.9%),治疗组平均止痛时间62.18天,平均疮面液化时间80.16天,平均有效时间107.55天,均较对照组短(P<0.01),可加速放射性溃疡的愈合。

三、外治法

慢性皮肤溃疡及窦瘘外治药物及剂型众多,概括起来主要是提脓、祛腐、祛瘀、生肌治则。常用药物主要可以分为含铅药物(如黄丹、密陀僧、铅粉等),含汞药物(如三仙丹、白降丹、轻粉、银珠等),含铜药物(如铜绿等)以及具有活血祛瘀功效的药物(如大黄、血竭、乳香、没药等),养血生肌功效药物(如当归、生地、鸡子黄、紫草、白芷等),收敛生肌功效药物(如煅石膏、龙骨、乌贼骨、五倍子等)。剂型有膏(硬膏、油膏)剂、散剂、熏洗剂、丹剂等。除了九一丹、生肌散、生肌玉红膏等经典方药外,各地医家均有不少验方。中医外治方法众多,可以分为药物疗法和非药物疗法如针灸疗法、放血疗法等,其中除药物敷药外,还常采用的外治方法包括缠缚法、垫棉法、熏洗法、热烘法、胶布包扎法、药捻法、灌注法、挂线法、拖线法等,单一使用或综合运用。

文琢之教授认为"毒、腐、瘀、虚"是慢性皮肤溃疡形成的基本病机,提出了"解毒化腐、祛瘀生肌"理论,创制了促愈秘方皮粘散(主要由炉甘石、朱砂、玻拍、黄连、冰片、硼砂等中药组成)。陈明岭应用皮粘散观察73例慢性皮肤溃疡患者,治疗1个月后统计,治愈率为61.6%,显效率为80.8%,总有效率为97.3%。吕培文治疗43例慢性溃疡患者治疗组外用朱红膏创面换药;对照组龙珠膏换药;空白对照组外用白凡士林纱条换药。结果治疗组有效率为84.2%,对照组有效率为73.3%,空白对照组为22.2%。治疗组与空白对照组有显著性差异(P<0.01)。认为朱红膏具有较强的化腐生肌、改善创面微循环及抑菌作用,可促进创面角朊细胞和内皮细胞增殖迁移。

唐汉钧运用复黄生肌膏(大黄、鸡蛋黄、血竭、紫草、珍珠粉等)治疗下肢慢性皮肤溃疡41例。复黄生肌膏组痊愈率高于白玉膏组,每2周作1次疮面分泌物普通细菌培养,结果复黄生肌膏组阳性率低于白玉膏组,经统计学检测均有显著性意义(P<0.05)。

兰海梅等用荆芥连翘汤(荆芥、连翘、白芷、生地、白芍、当归、川芎、甘草、柴胡、桔梗、防风、枳壳、薄荷、黄连、黄柏、栀子、黄芩等)湿敷观察急性放射性皮肤溃疡愈合的治疗作用,具有显著的抗菌效果,并能促进皮肤组织毛细血管内皮细胞、淋巴细胞、浆细胞和纤维细胞的增生,促进肉芽组织生长,改善微循环。

曹永志等论述了中医"药线疗法"的临床概况,其中杨界辉采用大黄、大戟、连翘、巴豆、花蜘蛛等22味中药与细双股生丝线反复熬制而成的药线挂线治疗32例婴幼儿肛周脓肿,结果显示:所有患儿均一次性治愈,无任何并发症。

第三节　慢性皮肤溃疡及窦瘘的实验研究进展

现代社会老龄化的趋势,各种慢性病的增加,手术数量的增加使得慢性皮肤溃疡及窦瘘的发病率呈现上升趋势,因此在提高中医临床疗效的同时,各地的学者也积极地开展对中医药治疗慢性皮肤溃疡及窦瘘的实验研究,寻求中医药的促愈机制及抗瘢痕的机理。

一、动物模型的建立

(一)感染慢性皮肤溃疡及窦瘘动物模型

主要采取金黄色葡萄球菌及链球菌引起伤口感染以及大鼠背部埋入硅胶管异物刺激引起感染造成慢性皮肤溃疡模型。两种方法都具有模型稳定,便于操作的特点。

根据感染的致病因素和瘘管的形态进行设计,采用金黄色葡萄球菌和大肠杆菌混合菌液注入埋置的弹簧纱条内造模建立的大鼠模型与临床瘘管的病理相符。方法简便、易重复、稳定性好,可以提供临床可靠的瘘管动物模型。

(二)糖尿病慢性皮肤溃疡动物模型

利用四氧嘧啶可选择性破坏胰岛B细胞而致高血糖,先复制糖尿病模型最常用的方法,再在糖尿病模型上制造创面。根据缺血-再灌注原理,运用埋植磁片循环压迫的方法,在大鼠身上诱导了糖尿病溃疡,病理改变与人极为相似,是一种很好的用于糖尿病溃疡发病机制和治疗研究的动物模型。目前有大鼠、猪、狗制成的模型。大鼠模型为糖尿病慢性皮肤溃疡作用的常用方法之一,复制时要:①高血糖水平的控制;②注意创面处理;③选择创面大小。猪动物模型可根据实验需要复制出从皮肤到皮下组织、肌肉组织至骨表面等不同损伤程度的溃疡模型,能够较好地模拟临床糖尿病足溃疡0~Ⅱ度的情况。

(三)激素引起慢性皮肤溃疡动物模型

醋酸氢化可的松致大鼠慢性皮肤溃疡,一般认为肾上腺皮质类固醇是延迟组织修复的药物,其主要机制是抑制炎症反应、抑制胶原合成和促进蛋白分解等,醋酸氢化可的松是血管生成的拮抗剂,有明显的抑制血管再生作用。氢化可的松抑制创面愈合的模型,符合临床辨证的实际,体现慢性创面的愈合过程,具备证候研究价值。

(四)压迫性皮肤溃疡动物模型

模拟垂直压力和时间致病因素制成模型,包括大鼠压迫性皮肤溃疡模型,猪压迫性皮肤溃疡模型。虽然考虑到长时间保持对皮肤软组织的压力是压疮的致病因素之一,方法简单,易于操作,但没有考虑摩擦力、剪切力因素。猪模型尚处于研究阶段,与临床上的褥疮存在一些差别,但与国外相似的致伤模型比较,还是具有可重复性好,实验操作及装置简单安全等优点,而且与临床相关疾病从临床表现、病理表现、愈合方式等方面具有一定相似性,能够部分模拟临床上压力溃疡的发生特点。

(五)放射性皮肤溃疡模型

采用局部大剂量射线照射可引起急性放射性皮肤溃疡,制成大鼠放射性皮肤溃疡模型。是常用放射性溃疡模型,操作简单可行。

（六）化学性皮肤溃疡模型

包括丝裂霉素C渗漏溃疡模型，长春新碱渗漏家兔模型。丝裂霉素C为阻断细胞DNA复制的抗癌药，可以导致皮肤软组织坏死溃疡，实验性丝裂霉素C血管外漏会导致小鼠皮肤溃疡，它与药物外渗量密切相关，当药物漏出≥0.08mg时，小鼠第10日前后出现溃疡；当药漏量＞0.2~0.4mg时，小鼠出现毒性反应，厌食，排不成形便，数日后死亡。因此选用0.1mg丝裂霉素C剂量比较合适；长春新碱是新一代长春碱类抗癌药，其渗透性高，渗入皮下间隙后，导致局部组织增生，破坏了细胞内外的渗透压平衡，同时使局部pH值改变，引起静脉或毛细血管痉挛，局部组织缺血、缺氧，严重者导致局部组织坏死。按化疗药物渗漏性损伤诊断标准进行Ⅰ、Ⅱ、Ⅲ期分期。可以作为评价干预化学性渗漏的动物模型，分期明确。

阿霉素致大鼠慢性皮肤溃疡模型，阿霉素为细胞毒性药物，有明显抑制髓系细胞和成纤维细胞增殖的作用，从而抑制了伤口的炎症反应，导致创面愈合迟缓。阿霉素可以形成模型气滞血瘀证候，对于创面证候研究有益。

二、中医药促进慢性皮肤溃疡愈合机制进展

近二三十年来的研究，探索中医药促进慢性皮肤溃疡愈合的作用机制，20世纪80年代从提高局部免疫力、直接杀菌和抑菌、抗炎、改善局部血液循环及促进局部组织再生作用等方面，对促愈机制进行大量的研究；20世纪90年代后期，运用分子生物学的理论和方法进一步探讨了外用中药促进创面愈合的机制，研究表明外用中药对创面组织中的某些生长因子（胰岛素样生长因子、碱性成纤维细胞生长因子、表皮生长因子）具有一定的影响；进入新世纪后进一步从基因水平研究了中药促进创面愈合和减少瘢痕增生的机制。

（一）促进血液循环作用

生肌中药能改善剖面的血渡循环，加速创面的新陈代谢。伤口新生毛细血管数目增多，管腔扩大，血运旺盛，形成小动脉与小静脉。这些再生血管为伤口修复提供了丰富的氧与必需的营养物质也为伤口肉芽组织迅速生长，或纤维细胞增殖分化提供了必要条件。但外用中药对全身毛细管通透性并无影响，而只具有局部调节作用，促进纤维细胞的增长新生毛细血管与成纤维细胞构成肉芽组织，可填充缺损。

（二）促进纤维细胞、纤维连接蛋白（Fn）、创面收缩物质的增长

新生毛细血管与成纤维细胞构成肉芽组织，可填充缺损的创面，利于上皮细胞的爬行，促进创面愈合。应用促进愈合中药后的创面肉芽生长快，毛细血管和成纤维细胞数量多，炎细胞减少，创缘上皮细胞向中心生长快，成纤维细胞体积大，核形态规则，胞浆中粗面内质网亢盈发达呈扩张状，这是细胞合成分泌性蛋白质的重要征象。也可见核糖体丰富间质中胶原纤维明显增多。这是创面愈合时间缩短的重要物质基础。

通过观察纤维连接蛋白在血浆和创面中的动态变化，结果表明，血浆Fn与愈合时间呈显著性正相关，创面Fn与愈合时间呈显著性负相关。提示中药是创面Fn的良好调节剂，创面愈合中可提高创面Fn含量，进而增强局部抗感染和损伤修复能力，而达到加速创伤修复。

（三）调节创面免疫功能、氨基酸、微量元素、pH值

中药可激活创面细胞提高细胞内酶活性，从而增强局部抗感染与修复能力，加速创面愈合；通过观察外用中药对创面愈合中中性粒细胞（PMNO）、淋巴细胞（Ly）、创面渗出细胞的氧化代谢的影响，发现外用中药在创面愈合中先活化PMNO后激活Ly直至创面愈合，同时中

药组创面渗出液对PMNO和Ly是较强的激活因子。李应全等应用生肌愈皮膏作用豚鼠创面,发现可增加腹腔巨噬细胞的吞噬率和吞噬指数,并提高豚鼠淋巴细胞转化百分率,从而增强创面的免疫功能。罗宇慧等观察祛腐生肌软膏对大鼠疮疡模型作用,发现可增加补体C、IgA及IgM的含量,增加脓性分泌物中溶菌酶含量,并增加胸腺指数及脾脏指数的作用,从而增强创面免疫力,促进愈合。

李竞等在溃疡形成的第15天对脓液中的氨基酸含量进行测定,结果提示中药组水解氨基酸的总量(包括氨)及游离氨基酸的总量(不包括氨)均明显高于对照组,比较两种中性及必需氨基酸的含量,中药组9种中性氨基酸,6种必需氨基酸的含量均高于对照组,其中胱氨酸和赖氨酸的含量最高。正是因为外用中药组脓液中有利于组织修复的氨基酸增多,为创面"生肌"提供了物质基础。

李斌对大鼠创面组织中微量元素Zn、Cu进行测定,结果发现祛瘀生肌法(复黄膏)对Zn创面趋化性影响是其促进创面愈合的机理之一。开放性创口内的CO_2可逸到空气中,使创面pH值达到8左右。同时,伤口内的腐肉和微生物经尿素酶分解产生的氨在碱性环境下,形成组织毒而影响伤口的愈合,但pH值低时氨则不产生过样的毒性。另外,碱中毒还可使组织呈低氧状态,不利于伤口愈合。研究表明外用中药可以使创面pH值由8降低到7.5左右,与对照组创面8.14的pH值相比,有明显愈创作用。

(四)调控生长因子

史文宇等将家兔造模后随机分为3组,治疗组外敷玉红膏(冰片、乳香、没药、儿茶、龙骨、海螵蛸、赤石脂)并包扎,清洁换药组常规清洁换药,空白组仅换敷料。结果3组创面中bFGF蛋白表达在创伤后6天存在差异,TGF-β蛋白表达在创伤后10、14天存在差异。WU Xiao-bo等将SD大鼠分成空白组、虎杖提取液组和烧烫伤膏组,背部全层切开后,每天涂药,免疫组化检测发现在1、3、7天虎杖提取液组的创缘皮肤组织中的TGF-β表达高于其他两组。李令根等证明壳聚糖中药复合药膜(含有紫草、当归、白芷、血竭、珍珠等中药有效成分及基质壳聚糖)可以促进大鼠体表溃疡创面的血管内皮生长因子(VEGF)水平升高。阚华发选用复黄生肌膏研究表明益气化瘀中药能明显促进糖尿病溃疡大鼠的创面愈合,下调Smad3、Smad4的表达水平可能是其作用机制之一。

(五)对创面瘢痕的抑制作用

研究表明,成纤维细胞所产生的胶原是细胞外基质的主要组分,Ⅰ、Ⅲ型胶原含量的比值关系到最终的修复结果,即创面瘢痕的情况。张士云研究复黄膏可明显提高HA含量(并维持一个较高水平)和Ⅲ/Ⅰ型胶原比例,对TGF-β1mRNA表达有良好的调控作用,认为是其减少创面瘢痕形成的部分机制和重要机理。李斌研究表明祛瘀生肌法在创面修复早期具有促进血管新生、细胞增殖的作用,在修复后期实验组出现胶原排列整齐的特点,为祛瘀生肌法促进创面修复,减少瘢痕形成的作用提供形态学依据。董莉等采用体外培养创面肉芽组织成纤维细胞,以乳鼠皮肤成纤维细胞作对照,加入生肌方、化瘀方及生肌化瘀方大、小剂量药物血清,检测成纤维细胞Ⅰ、Ⅲ型胶原的含量,结果表明生肌化瘀方可能的作用机理是通过调节Ⅰ、Ⅲ型胶原的比值来调控相应胶原代谢,达到抑制瘢痕生长的目的。王振宜研究表明补益生肌法对实验性创面新生肉芽组织的影响可能是在创面愈合的过程中,通过抑制金属蛋白酶MMP-1的分泌,从而使创面Ⅰ、Ⅲ型胶原的分泌增加,起到促进创面愈合、抑制瘢痕生长的作用。

第四节　中医药治疗慢性皮肤溃疡及窦瘘的思考

大量的临床实践表明,中医药促进慢性皮肤溃疡和窦瘘的愈合,并且改善创面瘢痕的质量作用是肯定的,在基础研究方面,中医界的学者们以临床疗效为基础,由宏观深入到微观,在细胞、分子、基因水平做了卓有成效的研究,虽然目前较多从外用药物的药效验证着手,但是已经为中医治疗慢性皮肤溃疡和窦瘘奠定了比较厚实的基础,但是传统的治疗方法仍然起到了主导作用。

(一)"提脓祛腐"与"煨脓长肉"

"提脓祛腐"是指疮面早期分别使用含丹量不一的药物或不含丹类药物,经疮面对药物的吸收,促进局部已坏死组织液化成脓,使腐肉不脱或脱而缓慢影响新肉生长的疮面内蓄之脓毒得以早日排出,腐肉得以迅速脱落,促进疮面愈合的方法。"提脓祛腐"从其本质上而言,属于药物清创的范畴。大多数的提脓祛腐药含有丹类药物(包括汞、铅等元素),并且是中医外科临床常规使用的药物,因此目前研究的热点除了其促进创面愈合的机制外,对外用含汞、铅的丹类药物的安全性也有初步的评价。

"煨脓长肉"是指在疮面愈合的后期阶段,运用外敷中草药膏散,经皮肤和创面对药物的吸收,促进局部的气血通畅,增强其防御能力,使创口脓液渗出增多,载邪外出,从而达到促进创面生长目的。实验研究表明"煨脓长肉"可以促进血液循环、调节创面免疫等,从而促进创面愈合,目前研究侧重于外用药物"煨脓长肉"的作用,对机制的研究尚未深入到分子、基因水平。

(二)"祛腐生肌"法与"祛腐祛瘀补虚生肌"法的研究

对于慢性皮肤溃疡的愈合规律,业界的学者做了有益的探索和研究,以李竞为代表的学者总结对生肌玉红膏、去腐生肌散等外用药物的作用机制和临床研究,认为慢性皮肤溃疡的愈合规律是"腐去肌生""肌平皮长";唐汉钧为代表的学者总结复黄生肌膏外用、生肌化瘀方内服的作用机制和临床研究,认为"祛腐祛瘀补虚生肌"法不仅可以促进创面的愈合,而且可以抑制创面瘢痕,提高创面修复质量。

(三)干燥疗法与湿润疗法

传统西医换药主张保持创面干燥,但近三、四十年来,"湿润伤口"的概念取代"干燥伤口"成为新的伤口愈合理念。有研究表明:上皮细胞必须在湿润环境下才能快速增生,以达到伤口快速愈合的目的。此理论推动了湿性伤口敷料的研制和临床运用。中医湿润疗法的概念源远流长,历史上就有用"猪蹄汤"治疗的实例,不仅用于慢性皮肤溃疡,也用于烧伤。经云"有土无水,万物不生",溃疡疮面修复需要一个有津液的湿性环境,津液有滋润和濡养皮肤肌肉等作用,津液不足则皮毛、肌肉、骨骼、脏腑等失其濡润之功,一切药物难以到达靶组织,疮面修复难以进行。目前湿润疗法治疗慢性皮肤溃疡的机制和临床研究不足。另一方面津液过多不化,则水湿内生,产生各种病理改变,阻碍疮面修复进行,因此如何辨证合理运用干燥和湿润疗法也是临床研究的方向之一。

(四)窦瘘外治方法的演进

传统中医治疗窦瘘大多由于感染、结核引起,窦瘘深度有限,但近年来由于西医手术大量增加,手术后引起的复杂性窦瘘逐渐增多,仅依靠传统的药线法治疗,不能适应临床需要,在传统药线法、挂线法基础上发展创新灌注法、拖线法,不仅提高疗效,也为中医外科传统技术的发展创新开拓了思路。综合外治诸法治疗复杂性窦瘘,不仅拓展了治疗范围,而且弥补了一些窦瘘西医无法手术的缺憾。

虽然中医治疗慢性皮肤溃疡和窦瘘已经取得了不小的成绩,但是为了更好地发挥中医药治疗的优势,我们仍然有必要:①利用现代手段(如用计算机建立数据库等)全面完整挖掘古人留下的创面修复方面的经验和理论,做到真正意义上的继承;广泛收集民间确有疗效的单验方,为进一步的研究做好文献工作。②从临床实际出发,制定疾病诊断和疗效标准,可以采取大范围的集体攻关协作,以难治病(如糖尿病足溃疡、复杂性窦瘘)为重点进行研究。③结合现代科技成果,运用先进设备和方法,建立符合中医特点的证型模型,要注意学习借鉴西医的研究方法和手段。④以中医理论为指导,开发符合国际标准的外用药物和中医伤口敷料。⑤加强外病内治研究,要充分研究中医药激发人体潜能促进创面愈合的机理,发挥中医整体施治的优势。

(贾　颖)

参 考 文 献

1. 单玮,唐汉钧,张崇裕,等. 唐汉钧教授治疗外科手术后遗留窦瘘的临床经验[J]. 中西医结合学报,2005,3(3):235-237.

2. 王永灵,黄纲,阙华发,等. 中医外治疗法治疗体表窦道及漏管[J]. 中医外治杂志,2011,20(6):41-43.

3. 陈凯. 著名中医皮外科专家赵炳南教授临床经验及特色疗法[J]. 中国中西医结合皮肤性病学杂志,2004,3(3):129-132.

4. 段馥亭讲授,中医研究院内外科研究所外科研究小组整理. 中医外科诊治经验. 第2版. 北京:人民卫生出版社,2008.

5. 吴介诚编述,周国雄整理. 疮疡经验录[M]. 第1版. 北京:人民卫生出版社,1980.

6. 顾伯华. 外科经验选[M]. 第1版. 上海:上海人民出版社,1977.

7. 李兰青,王建平,刘华一,等. 李竞疡科学术思想集萃[J]. 中国中西医结合外科杂志,2008,14(1):65-67.

8. 王建平,李蓝青. 李竞"疮疡外治法"学术思想浅析之一:"腐去肌生"[J]. 中国中西医结合外科杂志,1998,4(5):314-317.

9. 李蓝青,王建平. 李竞疮疡外治法学术思想浅析之二——"给邪出路"的探讨[J]. 中国中西医结合外科杂志,2000,6(2):134-135.

10. 李竞. 疮疡外治法[M]. 第1版. 北京:中国医药科技出版社. 1998.

11. 向寰宇,唐汉钧,阙华发,等. 运用祛腐生肌法为主治疗复杂性窦瘘103例[J]. 上海中医药杂志,2005,39(4):34-36.

12. 王林扬,唐汉钧. 唐汉钧教授祛瘀生肌学术思想浅识[J]. 中国中医药信息杂志,2000,7(7):69-70.

13. 王振宜,李斌,章云. 唐汉钧教授运用祛瘀生肌法治疗慢性溃疡经验拾零[J]. 新中医,2002,34(6):13-14.

14. 唐汉钧,陈红风,阙华发,等. 中医药治疗复杂性窦瘘的临床研究[J]. 上海中医药大学学报,1999,13(3):29-32.

15. 代红雨,李巍,马智勇. 唐汉钧治疗慢性窦瘘经验[J]. 中医杂志,2003,44(12):904-905.

16. 闫少庆. 奚九一教授治疗下肢静脉郁血性溃疡经验[J]. 实用中医内科杂志,2006;20(6):593-594.

17. 孙劲松. 奚九一治疗下肢静脉曲张溃疡经验[J]. 中医杂志,2002;43(9):593-594.

18. 汝丽娟,唐汉钧. 闭塞性动脉硬化症坏疽期的辨证论治:附108例临床观察[J]. 上海中医药杂志,1995,29(6):36-38.

19. 朱艳萍. 吕培文治疗下肢慢性溃疡经验总结[J]. 北京中医药,2014,33(9):660-662.

20. 王军,张庚扬,张学勇. 中药辨治感染性糖尿病足坏疽附178例临床报告[J]. 中国中西医结合外科杂志. 2003,9(4):268-270.

21. 阙华发,唐汉钧,向寰宇,等. 益气化瘀生肌法治疗糖尿病皮肤溃疡38例临床观察[J]. 中西医结合学报,2004,2(1):63-64.

22. 祝柏芳. 中西医结合治疗放射性溃疡17例[J]. 中国中西医结合杂志,1994,14(2):89-91.

23. 陈明岭,谢德娟,周继福. 皮粘散治疗慢性皮肤溃疡73例临床观察[J]. 时珍国医国药. 2009,20(3):728-729.

24. 吕培文,张苍,宋孝瑜,等. 朱红膏治疗慢性溃疡的临床研究[J]. 中国中西医结合外科杂志,2003,9(5):364-366.

25. 唐汉钧,章学林,李斌. 复黄生肌膏治疗下肢静脉曲张性溃疡[J]. 辽宁中医杂志,1997,24(1):28.

26. 李斌. 祛瘀生肌法促进创面愈合作用的实验研究和临床观察[J]. 上海中医药大学学报,1999,13(2):34-37.

27. 兰海梅,种树彬,赖梅生,等. 荆芥连翘汤湿敷对急性放射性皮肤溃疡愈合的影响[J]. 南方医科大学学报. 2010,30(7):1600-1603.

28. 曹永志,何春梅,姚一博,等. 中医"药线疗法"临床应用概况[J]. 上海中医药杂志,2012,46(5):95-96.

29. 杨界辉. 挂线疗法治疗婴幼儿肛周脓肿[J]. 中外健康文摘,2007,4(11):24.

30. 罗宇慧,韩晓明,常复蓉. 祛腐生肌软膏对疮疡模型大鼠治疗作用的实验研究[J]. 中国中医药科技,2002,9(5):283-284.

31. 葛良鹏,魏泓. 大鼠糖尿病溃疡动物模型的初步研究[J]. 中国实验动物学报,2005,13(2):88-90.

32. 宋绍华,何黎升,金岩. 猪糖尿病皮肤溃疡模型建立的实验研究[J]. 中国临床康复,2004,8(36):8217-8219.

33. 姜丽萍,蔡福满,杨晔琴等. 局部皮肤持续受压致压疮的实验研究[J]. 解放军护理杂,2007,24(12):4-5,8.

34. 邓天政,金岩,向黎升. 皮肤压力溃疡动物模型的建立[J]. 中华实验外科杂志,2005,22(1):104-105.

35. 曹卫红,杨志祥,谷庆阳,等. 急性放射性皮肤溃疡伤口收缩迟缓的机制[J]. 中国临床康复,2002,6(12):1754-1755.

36. 张钰,周健洪. 关于丝裂霉素制备急性皮肤溃疡模型的研究[J]. 中国中医急症,2012,21(11):1774-1775.

37. 李立新. 化疗药物渗漏性损伤治疗新方法的实验研究[J]. 中国实用护理杂志:上旬版,2004,20(5):2-4.

38. 曹永清,何春梅,陆金根. 温肾健脾方对大鼠慢性创面愈合的影响[J]. 中西医结合学报,2005,3(3):220-224.

39. 王琛,曹永清,郭修田,等. 体表瘘管大鼠模型的建立[J]. 上海中医药大学学报,2007,21(6):62-65.

40. 李秀兰,韩慧,师宜健,等. 在创面愈合中毛细血管通透性的动态研究"偎脓长肉"作用机制研究之一[J]. 中国骨伤,1994,7(2):5-7.

41. 章学林,唐汉钧,黄灶华. 复黄生肌膏促进伤口愈合作用的实验研究[J]. 天津中医,1997,14(2):75-77.

42. 史文宇,赵道洲,安福. 玉红膏促进软组织损伤修复过程中相关因子表达的实验研究[J]. 中国中医骨伤科杂志,2010,18(7):8-10.

43. WU Xiao-bo, LUO Xian-qin, GUA Shu-ying, etal. The effects of Polygonum cuspidatum extract on wound

healing in rats[J]. Journal of Ethnopharmacology, 2012, 141（3）: 934-937.

44. 李国栋. 生肌玉红膏促进创伤修复的组织学研究[J]. 中医杂志, 1999, 40（2）: 109-111.

45. 李秀兰, 师宜健, 徐尔真. 纤维结合蛋白在创伤愈合中的动态研究——"偎脓长肉"作用机制研究之四[J]. 中国骨伤, 1995, 8（4）: 10-12.

46. 黄灶华, 葛志英, 章学林, 等. 复黄生肌膏对创伤大鼠纤维结合蛋白含量的影响[J]. 安徽中医学院学报, 1998, 17（3）: 49-51.

47. 付小兵. 生长因子与创伤修复[M]. 第1版. 北京: 人民军医出版社, 1991.

48. 陈明, 李爱媛. 肌动蛋白、肌动蛋白结合蛋白和细胞运动的研究进展[J]. 生命科学, 1997, 9（1）: 1-5.

49. 李秀兰, 纪根媛, 赵凤仪, 等. 创伤愈合中外用中药对免疫活性性细胞氧化代谢功能的影响——偎脓长肉作用机理研究三[J]. 中国骨伤, 1995, 8（3）: 9-11.

50. 李应全, 张萍. 生肌愈皮膏的实验与临床研究[J]. 中国现代应用药学杂志, 1998, 15（2）: 3.

51. 罗宇慧, 韩晓明, 常复蓉. 祛腐生肌软膏对疮疡模型大鼠治疗作用的实验研究[J]. 中国中医药科技, 2002, 9（5）: 283-284.

52. 李斌, 唐汉钧. 祛瘀生肌法对创面微量元素Zn、Cu的影响[J]. 新中医, 2001, 33（1）: 75-76.

53. 李令根, 赵钢, 吴明远, 等. 壳聚糖中药复合药膜治疗大鼠体表溃疡的机理研究. 中国中西医结合外科杂志, 2002, 8（2）: 80-83.

54. 阙华发, 张臻, 王云飞, 等. 益气化瘀方对糖尿病溃疡大鼠Smad3、Smad4表达的影响[J]. 上海中医药杂志, 2007, 41（2）: 24-27.

55. 张士云, 唐汉钧, 崔全起, 等. 复黄生肌愈创油膏减少皮肤创面瘢痕形成的作用机理研究[J]. 上海中医药大学学报, 2001, 15（2）: 52-55.

56. 董莉, 李斌, 章云等. 生肌化瘀方及其拆方对大鼠创面成纤维细胞Ⅰ、Ⅲ型胶原合成的影响[J]. 中国中西医结合杂志, 2002, 22（3）: 200-203.

57. 王振宜, 李斌, 章云, 等. 补益生肌法对创面肉芽组织中Ⅰ型和Ⅲ型胶原及胶原金属蛋白酶-1mRNA表达的动态影响[J]. 中国临床康复, 2004, 8（26）: 5603-5605.

58. 代红雨, 唐汉钧. "提脓祛腐法" 浅析[J]. 上海中医药大学学报, 2002, 16（1）: 35-36.

59. 袁全兴. 浅谈中医对脓的认识[J]. 天津中医学院学报, 2003, 22（3）: 6.

60. 刘胜, 唐汉钧, 陆德铭. "偎脓长肉" 法在中医外科中的应用[J]. 中医杂志, 2000, 41（7）: 443.

61. 艾儒棣. 文琢之中医外科经验论集[M]. 第1版, 重庆: 北京科技文献出版社重庆分社, 1981.

第三章 附 骨 疽

　　附骨疽是一种毒气深居,附筋着骨的化脓性疾病,属于中医无头疽的范畴。相当于西医的化脓性骨髓炎。多为体虚之人,或外感风邪寒湿,或病后余邪湿热内盛,或跌打损伤筋骨,毒邪深袭,阻于筋骨,以致营卫不和,气血凝滞,热胜肉腐而成本病。

　　好发于儿童,尤以10岁以下男孩常见。多见于四肢长骨骭骺端,尤以下肢多见,以胫骨最多,股骨、肱骨、桡骨次之。病前常有明显化脓性病灶存在,或有外伤及骨科手术史。起病急骤,初起患肢局部持续剧痛,疼痛彻骨,而后出现皮肤微红、微热,胖肿骨胀明显,病变的骨端有深压痛和叩击痛。伴寒战,高热达39~40℃,全身不适,口干溲赤等症状。在病后3~4周,局部焮红胖肿,骨胀明显。伴全身高热持续不退。溃后脓出初多稠厚,渐转稀薄,淋漓不尽,不易收口而形成窦道。患处可触及骨骼粗大,高低不平,以药线或探针探之,常可触到粗糙的朽骨,此时即转为慢性。本病贵在早期诊断,早期正确治疗,治疗以清热解毒、化湿和营为大法,内治与外治并重,必要时配合西医治疗。

第一节　附骨疽的历史沿革

　　本病早在《内经》中即有描述,如《灵枢·痈疽》曰:"热气淳盛,下陷肌肤,筋髓枯,内连五脏,血气竭,当其痈下,筋骨良肉皆无余,故命曰疽。疽者,上之皮夭以坚,上如牛领之皮。"《灵枢·刺节真邪》曰:"虚邪之久于身也深,寒与热相搏,久留而内著,寒胜其热,则骨疼肉枯;热胜其寒,则烂肉腐肌为脓,内伤骨为骨蚀。"阐述了附骨疽的形成原因。

　　唐·孙思邈《备急千金要方》阐明了附骨疽病名的涵义、发病部位和和证候特点。如《备急千金要方·疔肿痈疽·瘭疽第六》曰:"凡附骨疽者,以其无破,附骨成脓,故名附骨疽。喜著大节解中,丈夫、产妇喜著髀中,小儿亦著脊背。大人急著者,先觉痛,不得动摇,按之应骨痛,经日便觉皮肉渐急,洪肿如肥状是也……"

　　明·陈实功《外科正宗》对附骨疽病因病机和表现特点论述更加详细。《外科正宗·附骨疽论》曰:"夫附骨疽者,乃阴寒入骨之病也。人之气血壮实,虽遇寒冷则邪不入骨。凡入者,皆由体虚之人,夏秋露卧,寒湿内袭;或房欲之后,盖覆单薄,寒气乘虚入里,遂成斯疾。"强调了体虚是本病发生的基础。

　　清·高秉钧《疡科心得集·辨附骨疽附骨痰肾俞虚痰论》曰:"附骨疽者,俗呼为贴骨痈,生大腿外侧骨上,此阴寒之证也。凡人环跳穴处,无故酸痛,久而不愈者,便是此证之兆。盖由元气素亏,风邪寒湿乘虚入里,络脉被阻失和,致血凝气滞而发。始时臀腿间筋骨酸疼,甚者曲伸不能转侧,不红不热,皮毛不变,身体乍寒乍热,而不能作汗,积日累月,渐觉微微肿起,阴变为阳,寒化为热,热甚则腐肉为脓,此疽已成也。"详细描述了附骨疽发生的部位、发病先兆症状和病程演变过程。

第二节 附骨疽的中医特色治疗

附骨疽多发于长骨骨干,其病程缠绵并易反复发作,长期不愈。总由素体阳虚,营血不足,寒凝湿滞,痹阻于肌肉、筋骨、血脉所致。急性期热毒炽盛,治疗以凉血解毒,清热化痰为主。慢性期以温经散寒,补益肝肾,扶正祛邪,托里排脓法等立法。中西医结合治疗急慢性骨髓炎提高了治愈率,有非常广阔的前景。

一、名医经验

(一)唐汉钧——健脾利湿、活血化瘀、补肾壮骨论治附骨疽

唐汉钧认为本病具有湿邪为患的特征,提出治疗上应注重健脾益气,化湿托毒,方用生黄芪、丹参、苍术、白术、茯苓、萆薢、薏苡仁、泽泻、木瓜、忍冬藤、陈皮、半夏、川牛膝、防己、生甘草。日久不愈则"久病必瘀",唐汉钧认为当以祛瘀生新之法治疗,只有祛除局部瘀滞才能断绝生腐之源,方能生肌长骨,重用活血化瘀之品,如当归、川芎、赤芍、穿山甲、桃仁、地鳖虫等。并指出久病及肾,肾主骨生髓,髓失所养,骨何能安?治疗中应以补肾为法,可选用杜仲、狗脊、桑寄生、肉苁蓉、菟丝子等,另用血肉有情之品鹿角、龟板等以填精壮骨,每于病程后期服用,多有良效。

(二)陈兴之——清热解毒、保津养阴、益气健脾论治附骨疽

陈兴之认为清热解毒,保津养阴,益气健脾为治疗骨髓炎的三大法则。指出火毒始终是本病的主要矛盾,"水能生万物,火能克万物,百病由火而生。"骨朽因肾亏,肾亏由津伤,津伤于热,热由毒生,毒由邪发,如能斩断其"连锁反应"第一环,则毒无以发,热无由生,津无由亏。故治疗首要清热解毒,以五味消毒饮加减,常用药有金银花、连翘、蒲公英、紫花地丁、半枝莲、草河车、野菊花,并酌加当归、桃仁、牛膝等活血化瘀。另外陈兴之认为痈疽本为火毒生,易于灼伤津液,加疮口经久不愈,脓水淋漓不净,亦耗伤体液故强调保津养阴,贯彻始终,保津养阴以甘寒为主,以补肾为要,故加玉竹、生地、黄精、首乌等甘寒之品,此方质轻味薄,轻清达表,既无伐正劫阴之虞,又有清热养阴之妙,颇具克邪制毒之功。此外,认为"气者,人之根本也。"主张补气以健脾为宗。借助党参之类,以健中州,培育生生之气。

(三)刘柏龄——急则治标,缓则治本论治附骨疽

刘柏龄治疗骨髓炎本着急则治标,缓则治本的原则,对于急性期患者,宜清热解毒,活血通络,方以金银花、野菊花、蒲公英、紫花地丁、紫背天葵、炮山甲、天花粉、防风、没药、皂角刺、陈皮等;若脓已成而未溃者,宜托里透脓,方以炒白术、人参、穿山甲、白芷、升麻、甘草、当归、生黄芪、皂角刺、青皮;对窦道形成,无死骨残留者,多是转为慢性期,治以补气补血为主,方用党参、白术、茯苓、甘草、当归、川芎、白芍、黄芪、肉桂、玄参、薏苡仁。

（四）凌云鹏——调和营卫，拔毒排脓，补肾健骨论治附骨疽

凌云鹏认为附骨疽反复发作，在化脓切开时，宜适当应用调和营卫与清热解毒之品，待急性炎症消失后，则以拔毒排脓佐以散结之品，此时如无碎死骨排出，而坚肿消退，脓腐稠厚的，则短期可愈，部分坚肿不消的，每有死骨痼结，虽愈合一时，势必复溃，应以补肾健骨之品，以助修复损坏之骨质，常选用骨碎补、枸骨根、狗脊、虎骨、豹骨等品。

（五）王玉辉——内外辨证施药，扶正祛邪论治附骨疽

王玉辉治疗附骨疽主张内外辨证施药，重在扶正以祛邪。在最初治疗本病时，中药多采用番木鳖、穿山甲、僵蚕，祛风化痰，通经络，消肿止痛，临床上能取得良好的疗效，但慢性骨髓炎需以补肾、固肾为主用药，方中重用熟地、鹿角胶、菟丝子以滋阴补肾强筋壮骨，佐以白芥子、肉桂、麻黄、炮姜炭、乳香、没药、白芷、皂角刺等温经通络活血止痛之品，共达滋阴补肾温经活血之功效，使得正气充，邪自去。

（六）杨文水——中西医结合治疗附骨疽

杨文水作为附骨疽的治疗专家，主张中西医结合治疗附骨疽，他强调要从整体观出发，局部与全身兼顾，治标与治本结合，外治与内治并举，祛邪与扶正兼施。附骨疽急性期，多为邪实正盛，治疗应以祛邪为主，据毒热、血瘀、脓腐与气血的盛衰，相应采取清热解毒、活血化瘀、托里排脓、补益气血等。同时还可以根据病情给予抗生素和补液支持疗法。附骨疽的慢性期，患者全身抗病功能降低，局部长期溢脓，窦道经久不愈，细菌残存或继发感染，这一阶段虽然局部症状表现突出，但决不能忽视全身情况，在治疗上必须局部与全身结合起来，采取有力的扶正治本措施。气血双补用八珍汤、十全大补汤；温阳补虚用阳和汤加减；滋阴补肾用六味地黄汤加减；健脾和胃用健脾汤、香砂六君子汤等。杨文水将附骨疽的治疗原则简单概括为消、提、托、补、消、攻、排、收八个字。即脓未成则消，脓已成宜提，脓排不畅宜托，体弱者宜补，热甚者宜清，毒盛者宜攻，有死骨者宜排，毒尽者宜收。

二、辨证论治

根据附骨疽不同病程阶段辨证论治常常能收到很好的疗效。李亚成根据附骨疽病理过程分为初期、成脓和溃后三个阶段，其治疗原则亦相应分为消、托、补三个基本法则。消法适用于急性附骨疽或慢性附骨疽的急性发作。主要药物用当归、赤芍、天花粉、皂角刺、金银花、连翘、陈皮、甘草、白芷、防风、生薏苡仁，托法又分消托法和透托法，消托法用于脓将成而未成熟时期，常用药有玄参、天花粉、皂角刺、陈皮、白芷、桔梗、当归、赤芍、金银花、连翘、甘草。透托法用于脓已成，局部已溃的阶段，在溃破或术后初期，常用方药为增液汤加减：生地黄、玄参、麦门冬、金银花、连翘、黄芪、天花粉、生薏苡仁、骨碎补、当归、甘草。补法用于疮疡后期腐肉脱净，脓液已尽，毒邪已除，此时已进入生肌长皮和恢复骨质阶段，可根据患者情况，选用八珍汤、六味地黄汤、人参养荣汤等。

尹新生辨证论治慢性骨髓炎，分为气虚血瘀型，补气活血，消肿止痛，方药用补气活血逐瘀汤：黄芪、党参、丹参、生乳香、生没药、透骨草、甘草；阳虚寒凝型，方药用阳和汤加减：熟地、炒白芥子、鹿角胶、姜炭、麻黄、肉桂、甘草；脾胃虚弱型，健脾和胃，方药用香砂六君子汤加减；肾虚型。肾阴虚者，滋肾益精，用六味地黄汤，肾阳虚者用右归丸加减。

三、单方验方

史巧英等治以地黄双花汤加减治疗本病,方中以生地黄、金银花、连翘清热解毒为主,当归、赤芍、透骨草活血止痛为辅,佐陈皮理气散结,使清热而不瘀滞。张沂等以五味消毒饮治疗慢性跟骨骨髓炎术后,结果患者平均撤管时间提前,疼痛评分显著降低,复查白细胞、C反应蛋白、中性粒细胞均降至正常参考值范围内,随访无1病例复发。张晓刚认为本病的一个重要病机是阳气不足和血虚寒凝。因肾主骨,肾阳虚则温煦生发之功不足,必致血滞寒凝,血运不畅则长骨困难,治宜温阳补血、散寒通滞,为此选用经典方剂阳和汤加减。方中重用熟地黄滋阴补血、填精益髓;鹿角胶补肾助阳、强壮筋骨;姜炭、肉桂温通血脉;麻黄宣通经络;白芥子祛寒痰湿滞;甘草调和诸药,如皮温高、疼痛则减去白芥子、姜炭,加入生地黄、赤芍、金银花、连翘;脓液清稀、肉芽不新鲜、面色白者加入黄芪、当归、山药、川续断,取得很好的效果。

四、外治疗法

局部中药外用可直接作用于患部,药力相对集中,有利于坏死组织的祛除、脓液的引流,促进疮口的愈合,在附骨疽治疗中占重要的地位。王羿等应用骨髓散:生黄芪、乳香、没药、赤芍、金银花、紫花地丁、连翘、黄柏、淫羊藿、熟地、甘草,治疗骨髓炎89例,有效率87%。肖智青以黄板树根水煎剂冲洗患部治疗慢性骨髓炎,通过观察发现黄板树根能显著改善患肢的血液供应,促进肉芽生长,对慢性骨髓炎的治疗具有较好的辅助作用。

王力群应用解毒洗髓汤治疗手足慢性骨髓炎窦道,组成:野菊花、蒲公英、黄柏、枯矾、川椒、白芷、黄芪、牛膝、红花水煎外洗浸泡患处,后用无菌敷料包扎。药液经窦道直达病所,起到清热解毒、祛腐生肌、滋养骨骼、促进伤口愈合的作用,治疗手足慢性骨髓炎窦道疗效确切。另外,拔罐疗法用于慢性骨髓炎能够直接排毒;又能够改善血液循环,促进骨与软组织的修复。标本兼治,简便廉验,值得推广。中药微波照射治疗慢性骨髓炎,可使局部组织温度升高,引起血管扩张,加强药物的吸收,提高疗效。

中医治疗附骨疽,整体治疗和局部用药统一,内治和外治结合,能够恢复脏腑功能,提高人体自身正气,改善局部的血液循环,促进创面愈合,且中药验方有着广谱抗菌作用,不易形成菌株的耐药性,确实有明显的优势。但目前对该病的研究尚停留在对临床资料的报道,缺乏完整、系统的整理和分析,没有统一的诊效标准,辨证分型尚不统一,以后应拟定统一的诊断、疗效、辨证分型分期标准。并加强实验研究,对现有资料中的有效方剂、外用膏、丹、丸、散进行筛选,运用西医学进行药理研究,以期找到有效、长效、速效的内外方药。

(成秀梅)

参 考 文 献

1. 王益周.陈兴之老中医治疗骨髓炎的经验[J].辽宁中医杂志,1983,(12):4-6.

2. 王皋,陈诗吟.陈氏外科治疗附骨疽经验拾粹[J].新中医,2014,46(8):237-238.

3. 刘晓鹈,赵津平,唐汉钧.唐汉钧教授治疗慢性骨髓炎经验[J].新中医,2001,3(2):12-13.

4. 赵文海.刘柏龄教授治疗骨髓炎的经验[J].吉林中医药,1993,(4):1-3.

5. 凌云鹏. 临诊一得录[M]. 北京: 人民卫生出版社,1982:98-103.

6. 静蔼晨. 王玉辉治疗慢性骨髓炎的经验[J]. 辽宁中医杂志,2003,30(12): 957-959.

7. 杨文水. 杨文水治疗骨髓炎经验[M]. 北京: 人民卫生出版社,1987:40-59.

8. 李亚成. "消"、"托"、"补" 三法在治疗化脓性骨髓炎中的应用[J]. 中国民间疗法,2008,16(5): 53-54.

9. 尹新生. 辨证治疗慢性骨髓炎40例[J]. 湖南中医杂志,2011,27(1): 46-47.

10. 史巧英,赵兴无,许迎霞. 中医药治疗急慢性骨髓炎的体会[J]. 中医正骨,2000,12(8): 8.

11. 张沂,胡柏松,王国平. 五味消毒饮配合抗生素在慢性跟骨骨髓炎手术治疗后的应用[J]. 中医正骨, 2014,26(2): 54-55,57.

12. 杨小锋. 张晓刚教授治疗慢性难治性骨髓炎经验拾粹[J]. 甘肃中医学院学报,2012,29(5): 11-14.

13. 王羿,苏军,贺叶彬,等. 骨髓散治疗慢性骨髓炎96例临床疗效观察[J]. 时珍国医国药,2007,18(9): 2236-2237

14. 肖智青,张雄辉,朱锦忠,等. 黄板树根治疗慢性骨髓炎的疗效观察[J]. 中国中医骨伤科杂志,2011,19 (11): 17-18.

15. 王力群. 解毒洗髓汤治疗手足慢性骨髓炎窦道临床效果及与治疗时间相关性研究[J]. 中国中医基础医学杂志,2013,19(12): 1449-1450.

16. 董晓俊,李跃京,张朝阳,等. 拔罐疗法在治疗慢性骨髓炎中的应用[J]. 中国中医骨伤科杂志,2006,14 (4): 26-27.

17. 李大为. 中药微波照射治疗慢性骨髓炎[J]. 河南中医,2002,22(5): 38-39.

第四章　流痰、瘰疬

流痰、瘰疬皆属于慢性化脓性疾病,具有起病迟缓,发展缓慢,局部不红不热,脓水清稀,易成窦道,经久难敛等特点。流痰瘰疬病变部位不同,其病变性质相近,故一并论述。

流痰是一种发于骨与关节间的慢性化脓性疾病。因其可随痰流窜于骨节之间,壅阻而形成脓肿,破损后脓液稀薄如痰,故名曰流痰,相当于西医的骨与关节结核。内虚是发病的基本原因,外邪和损伤常为本病的诱因。先天不足、后天失调、肾亏骼空是病之本,风寒侵袭,痰浊凝聚是病之标。本病好发于儿童和青少年,常有肺痨病史或接触史、卡介苗接种史。病变部位以脊椎最多,其次为下肢髋、膝、踝,再次为上肢肩、肘、腕、指等骨关节间。起病缓慢,初期患处不红不热,仅觉隐隐酸痛,继则关节活动障碍,动则疼痛加剧,休息后减轻,全身反应不明显,渐见关节肿胀,在病变附近或较远处形成脓肿。伴发热,朝轻暮重。溃后疮内时流稀脓,或夹有败絮样物质,久则疮口凹陷.周围皮色紫暗,形成漏管,不易收口。X线摄片、CT、MRI等检查对于早期诊断和指导治疗有重要价值。流痰是阴证、虚证、寒证、里证。临证以扶正祛邪为治疗总则,常辨为阳虚痰凝证、阴虚内热证、肝肾亏虚证、气血两虚证进行论治。并结合西医抗结核药物治疗。

瘰疬是一种发生于颈项部的慢性化脓性疾病。因其结核成串,累累如贯珠状,故名瘰疬。相当于西医的颈部淋巴结结核。多由忧思恚怒,情志不畅,肝气郁结,气郁伤脾,脾失健运,痰湿内生,结于颈项;或肺肾阴亏,阴虚火旺,灼津为痰,痰火凝结而形成本病。本病起病缓慢,发病前常有虚痨病史。初起颈部一侧或双侧出现结块,皮色不变,按之坚实;推之能动,多无全身症状。日久结核增大,皮核相连,融合成块,推之不动,渐感疼痛。如皮色渐转暗红,按之微热有波动感者为脓已成,伴发热,食欲不振,全身乏力等。溃后脓水清稀,夹有败絮样物,疮口呈潜行性空腔,疮面肉色灰白,四周皮肤紫暗,形成窦道,此愈彼溃,经久难敛,愈合后形成凹陷性瘢痕。治疗以扶正祛邪为治疗大法。临床应根据疾病发展不同阶段辨为气血两虚证、阴虚火旺证、气滞痰凝证进行论治。病情严重者配合抗结核药物治疗。

第一节　流痰、瘰疬的历史沿革

流痰,在古代文献中大多混在阴疽、流注、骨疽瘘等疾病中论述。《灵枢·刺节真邪论》:"有所结,深中骨,气因于骨,骨与气并,日以益大,则为骨疽。"为有关本病的最早记载。隋·巢元方《诸病源候论·骨疽瘘候》:"初肿后乃破,破而还合,边旁更生,如是或六七度,中有脓血,至日西痛发,如有针刺。"基本描述了本病的特征。清代开始把流痰列专名为"附骨痰",高秉钧的《疡科心得集》首创鉴别诊断,列专篇记载了"附骨痰",认为此证属阴寒,并首立"肾俞虚痰"病名单独论述,将其与其他骨部疾患区别开来,是中医外科的一大发展。《疡科心得集·辨附骨疽附骨痰肾俞虚痰论》:"附骨痰者,亦生于大腿之侧骨上,为纯阴无阳之证。小儿三岁五岁时,先天不足,三阴亏损,又或因有所伤,致使气不得升,血不得行,凝滞经络,隐隐彻痛,遂发此疡……"清·余听鸿《外证医案汇编》强调了正虚是流痰形成的主要条件,外邪、损伤是诱因,溃后治疗应注意调整阴阳。《外证医案汇编·流痰》:"人之津液,灌溉肌肉、经络、筋骨之间,如天地之水,无微不及,遇隙即入,遇壑即归。一有壅滞,阻而不行,经脉涩而不通,卫气归之,不得复反。肌肉、脉络、骨节、骨空等处,一有空隙之处,津液乘虚渗入……蓄则凝结为痰,气渐阻、血渐瘀,流痰成矣。……痰凝于肌肉筋骨骨空之处,无形可徵,有血肉可以成脓,即为流痰、附骨阴痰等症。"

"瘰疬"之名,首见于《灵枢·寒热》:"寒热瘰疬在于颈腋者,皆何气使生?……此皆鼠瘘寒热之毒气也,留于脉而不去者也。"隋·巢元方等《诸病源候论·瘰候》"此由风邪毒气,客于肌肉,随虚处而停,结为瘰疬,或如梅、李、枣核等大小,两三相连在皮间,而时发寒热是也。久则变脓,溃成瘘也。"描述了本病成串并列的症状特点及其形成的原因。明·张介宾《景岳全书·瘰疬》认为:"瘰疬之病,属三焦肝胆等经风热血燥,或肝肾二经精血亏损,虚火内动,或恚怒忧思,气逆于肝胆二经。二经常多气少血,故怒伤肝,则木火动而血燥,肾阴虚则水不生木而血燥。血燥则筋病,肝主筋也,故累累然结若贯珠。"对瘰疬的病机认识比较深刻,阐述了肝胆风热血燥或肝肾阴亏致病的机理。清·祁坤《外科大成·颈项部》中说:"瘰疬结核于颈前项侧之间,小者为瘰,大者为疬,连续如贯珠者为瘰疬。……"形象地描述了不同部位各种瘰疬的症状特征。陈士铎《洞天奥旨》制定了从调理脏腑入手,解郁为先,补虚为主的"治法三要"。《洞天奥旨·瘰疬疮》提出:"瘰疬之病甚多,名状不一。……然病虽有九,而治法止有三也:其一治在肝胆,其二治在脾胃,其三治在心肾。"程国彭《医学心悟·瘰疬》:"其初起即宜消瘰丸清散之,不可用刀针及敷溃烂之药,若病久已经溃烂者,外贴普救万全膏,内服消瘰丸并逍遥散,自无不愈。"阐述了其具体的治疗方法和药物。

第二节　流痰的中医特色治疗

流痰起病缓慢,化脓亦迟,溃后不易收口,因病变在骨与关节,多数损伤筋骨,是一种致残率很高的疑难病。虽然现在有抗痨药物治疗,但因发病部位特殊、结核菌对抗痨药的耐药性及毒副反应等因素影响,治疗效果不理想。中医学认为本病是本虚标实之证,先天不足,肾亏髓空为病之本;痰浊凝聚,风寒侵袭乃病之标。扶正祛邪治疗本病疗效显著。

一、名医经验

(一)顾伯华——"虚""寒""痰""络"四字为纲论治流痰

顾伯华认为流痰之症多由先天不足,肾脏虚损,骨骼空虚,虚邪乘隙而入,肾阳虚衰,脾土失于温煦,津液留滞化湿生痰,寒痰互结,注于骨空,阻塞经络,耗损气血而成本症。诊治流痰,抓住"虚""寒""痰""络"四字为纲,认为本病初期辨证属阴寒伏结、阳气失系,多采取温补肝肾,和阳散寒化痰之法,首推阳和汤,当脓之将成,以益气和营,内托透脓为宜,重用生黄芪、党参,同用山甲、皂角刺。溃后则以培补气血为主,阴虚火旺者,取清骨散、大补阴丸清养为法。

(二)房芝萱——分期论治流痰

房芝萱认为流痰病程长,进展慢,化脓迟、愈合难。初期多属肾虚血亏、寒湿凝结之证。治宜补肾养血,温化寒湿,益气健脾。阳和汤加减,药用肉桂、炮姜、白芥子、黄芪、当归、赤白芍、扁豆、云苓、白术、泽泻、桂枝、鹿角胶、熟地、杜仲、陈皮。中期多形成寒性脓肿,治宜育阴清热,托里透脓,令其速溃,以免脓毒流窜,耗伤气血。方药用黄芪、党参、当归、赤芍、云苓、枸杞子、陈皮、甘草、穿山甲、皂角刺、元参、白芥子、白术。后期多见气血双虚。治宜气血双补,托里排脓。方药用人参、黄芪、当归、白芍、白术、茯苓、生地、陈皮、桔梗、白芷、川芎、甘草。

(三)凌云鹏——分阶段、辨部位论治流痰

凌云鹏认为应根据流痰的不同阶段进行论治。流痰早期,多为阴寒凝滞,投以阳和汤开腠解凝,或大防风汤散寒邪伏结,外以温煦祛寒膏药敷贴,使凝滞之邪化解,可得内消。寒郁化火成脓时,以阳和汤为主,酌加黄柏、功劳叶等滋阴清火之品,或投六味地黄加小金丹内服,外敷青军膏清热散结。溃后初期,每多寒凝稽留不尽,须温煦祛寒,补益托毒兼施;迁延日久,多属气血不足之象,以补益气血为治。并认为不同部位的流痰各有特点,患于脊椎部的流痰以阳虚火衰为多,治疗以鹿角胶温补肾阳为主,适当配以大补气血,壮筋养骨善后。患于四肢关节的流痰,初溃为阴寒凝滞现象,宜阳和通腠、煦解寒凝为先,再补益气血。

(四)史济柱——补肾健脾,化湿祛痰论治流痰

史济柱认为流痰的生成最根本的原因是肾亏髓空。治疗时最注重补益肝肾,以促进骨髓的充盛和骨质的修复。常用药有熟地、川断、补骨脂、骨碎补、牛膝、鹿角类药、杜仲、功劳叶、龟板。并认为流痰生成的另一病因为气血不和,在治疗流痰溃后注意气血的调养,给予大剂量的黄芪、党参、当归、黄精等补养气血。并注意顾护胃气,在处方中酌情的给予健脾和胃药,如白术、茯苓、佛手、陈皮。另外认为本病的形成原因之一是寒痰注于筋骨关节之间,因此化湿祛痰药必不可少。常选用白芥子、白芷、胆星、白僵蚕、薏苡仁、茯苓等。

(五)卜宝云——扶正抗痨为本,活血壮骨为标论治流痰

卜宝云认为本病属骨痨,揆其发病之由,皆因于肾,源于菌,导于虚。常是肾亏骨松,菌栓沉聚椎体,正气受损而引起,三者为其病形成之本。故滋肾扶正复其源,抗痨杀虫绝其根是为治疗根本大法。自拟滋骨扶正汤:生地、田鸡粉、麦冬、沙参、玉竹、黄芪。并主张骨折初期,以活血祛瘀法,消除瘀凝,通畅经脉,流通气血,祛瘀生新而续其骨,瘀去脓消后,以强筋壮骨法,补血填精,养筋充骨,加速骨痂生长。常用消脓续骨汤、壮筋续骨汤。

二、辨证论治

分期分阶段辨证论治本病。王文红将本病分三期进行论治,初期益肾温经,散寒化痰。用阳和二陈汤加味。中期扶正托毒,用透脓散加味。后期气血两虚,宜调补气血,托里透脓,滋阴助肾,健骨为主,方用龟鹿二仙汤:黄芪、鹿角胶、龟板胶、骨碎补、山药、茯苓、砂仁、生

姜、大枣。朱永红将流痰分为四个阶段进行论治。初起阶段：补气血，益肝肾，活血定痛，散寒解凝。基本方：人参、茯苓、黄芪、熟地、丹参、银花、白术、杜仲、当归、连翘、炮姜、马钱子。成脓阶段：补益气血，行气疏风，活血散瘀，消肿定痛。用上述基本方加陈皮、乳香、没药、柴胡。溃后阶段：和胃化浊，补益胃气。基本方加糯米草、鸡矢藤、淮山药、炒谷麦芽。生肌阶段：补养气血，解毒生肌。基本方加龙骨、牡蛎、土茯苓、夏枯草。

王蓓等在寒性脓肿破溃前给予加减阳和汤：鹿茸、肉桂、麻黄、炮姜、熟地黄、白芥子、甘草等，脓肿破溃后给予内补黄芪汤：黄芪、麦冬、熟地黄、人参、茯苓、甘草、白芍、远志、川芎、肉桂、当归，治疗椎体结核取得了很好的效果。杨金录辨证分为痨毒内攻型：宜调和阴阳，通经活络兼顾脾胃，用自拟阳和解痨汤；寒凝瘀热型：应滋阴清热，软坚散瘀，托脓解毒，用自拟滋阴解毒排痨汤；阴阳俱虚型：宜益气养血，扶阳滋阴，佐健脾补肾，用人参养荣汤加减，配合中成药消核丸及外治法，获得很好的疗效。

三、单方验方治疗

中药单方验方治疗本病有很好的疗效，基本上以补肾壮骨、活血通络、抗痨杀虫、补益气血为处方的原则。王新卫应用骨痨丸：鹿角胶、蜈蚣、骨碎补、生黄芪、党参、熟地、牡蛎、制乳没、三七、黄连、鳖甲、龟板、女贞子、泽漆、全蝎、赤芍，诸药制备成水丸，治疗骨关节结核76例，总有效率为90.8%。孙国栋等自拟骨痨汤：乳香、没药、骨碎补、黄芪、三七、党参、生甘草，治疗脊柱结核的临床疗效显著。王殿荣以补肾壮骨、温经散寒、化痰散结之阳和汤加减：熟地、鹿角胶、白芥子、肉桂、麻黄、炮姜炭、生甘草、杜仲、川断。诸药共为细末，炼蜜为丸，每丸重6g，每次1丸，每日3次，治疗流痰有效率96.87%。

四、外治法

外用药局部应用直达病所，疗效显著。朱永红根据流痰的不同阶段选择不同的外用药。肿疡阶段：温经活血，散寒化痰，活血定痛。药用白及、白蔹、白术、紫荆皮、菖蒲、细辛，诸药打粉装缸备用，用时加少许葱头或白酒，加油后外敷。脓疡阶段：清热止痛，缩毒疮根，迅速穿溃。药用白及、雄黄、生半夏、枯矾。诸药打成粉末，装瓶备用，用时加葱水调敷。溃疡阶段：腐蚀管壁，清热止痛，祛除死骨。用三仙丹药捻提脓祛腐。收肌阶段：活血祛瘀，拔毒生肌。局部伤口清洗干净后，用生肌粉撒入疮面，再盖以生肌玉红膏。陈其义以中药为主治疗骨结核术后窦道，内服骨痨片：蜈蚣、天龙、地鳖虫、制乳、三七粉、红花、炮山甲。同时选择合适的中药外用，窦道表浅、分支少或窦口窄小、胬肉外翻水肿者，用五五丹、九一丹掺入凡士林纱条，探针置入窦道底部。窦道深长分支迂回或对丹剂过敏者，用窦愈灵（以大蒜液、麻油为主要成分制成）灌注治疗。引流不畅或有线结、小死骨等异物可用刮匙搔扒。后期窦道分泌物减少、窦口凹陷，用生肌散换药收口。汤琢成对脊柱结核脓肿较小先抽出脓液，脓腔内注入银连液（银花、黄连、黄柏）。脓肿较大切开引流，用银连纱布换药。有瘘管，先用银连纱布蘸五五丹填塞剔除瘘管壁后，视疮口情况，依次选用提毒生肌散、生肌散。

流痰是一种较为棘手的顽固难治疾病，西医学虽有抗结核专药，但易于产生耐药性，尤其是术后窦道更是不易治愈，中医历代医家在临床实践中，总结了治疗流痰的有效药物，无论对流痰的消肿止痛、消散吸收，还是窦道的祛腐拔毒都有较好的疗效，应进一步发掘和整理。

第三节　瘰疬的中医特色治疗

瘰疬主因正气不足、气血阴阳亏损,感染痨虫所致。中医治疗有明显的特色,采取内外同治,针药并举,攻补兼施,扶正祛邪之法。病之初期采用中药内服、外敷和针刺截根法使之消散;病之中期结核肿块不消者则用拔核疗法;已破溃者,治疗首重祛腐拔毒,再以提脓生肌,毒去腐尽而收口。

一、名医经验

(一)房芝萱——消、托、补、防四法论治瘰疬

慢性瘰疬的治疗,房芝萱根据病程将其分为四期,即硬结期、脓肿期、破溃期、愈合期,治疗上相应地采用消、托、补、防四法。在硬结期,应用消法,以疏肝解郁治本为主,软坚散结治标为辅。在脓肿期,应用托法,分透托法和补托法两种。透托法适用于脓肿已成而正气未衰者,常用药物如炒山甲、炒皂角刺、白芷、桔梗、生甘草等。补托法用于脓肿已成而正气已衰者,常用药物如生黄芪、党参、当归、赤芍等,以调理肝脾、补益气血。破溃期,脓肿破溃则成鼠疮,此时治疗,宜用补法,补益气血,托里生肌,常用八珍汤加味,并重用黄芪。愈合期,强调要用防法,以巩固疗效,防止复发,基本原则是扶正,扶正即是治本。

(二)王寿康——辨证分期论治瘰疬

王寿康认为瘰疬早期,邪盛正实,属肝胆气滞火郁。此时治疗宜疏肝理气,清热化痰。常用柴胡、郁金、黄芩、山栀、夏枯草、金银花、陈皮、制半夏、浙贝母、猫爪草、紫背天葵。瘰疬日久,痰湿化热,或肝郁化火,下烁肾阴,肺肾阴虚,此时治疗宜滋阴降火,化痰软坚。常用生地、麦冬、玄参、煅牡蛎、地骨皮、夏枯草、浙贝母、山慈菇、金银花、猫爪草。瘰疬溃后,脓水淋漓,耗伤气血,邪却正虚或余邪留恋而气血两亏,治疗应注重调补气血,健脾养胃。常用党参、炙黄芪、炒白术、茯苓、当归、金银花、生地、石斛、香谷芽、甘草。

(三)徐学春——因人而异论治瘰疬

徐学春治疗瘰疬强调因人而异,对于小儿瘰疬,强调要"崇尚脾胃"。治疗之本,调理脾胃。自拟消疬膏:羊乳、党参、白术、茯苓、莲子、淮山药、芋艿、红枣等调理脾胃,以资生气血为主;昆布、海藻、玄参、大贝母、煅牡蛎等化痰散结,以助脾健运为辅。认为妇人瘰疬,重在疏肝。妇人瘰疬,每因七情而诱发,治疗妇人瘰疬,从肝入手,自拟疏肝理气汤:青皮、香附、枳壳、柴胡、郁金、绿萼梅等条达肝气,消散肿核;当归、白芍、丹参养血柔肝;茯苓、白术、炙甘草健脾助运。

(四)凌云鹏——详审病因,明辨虚实论治瘰疬

凌云鹏认为瘰疬病因有二,一为痰湿结聚,邪毒凝结;二为肝肾阴虚痰火凝结。临床上本病有虚实之分,初起属实者多,正气不虚,则应详审病因,从坚者削之,留者攻之,及时投治。病久属虚,但亦有虚中夹实,应视临床见证,适当的以祛邪固正,使病气衰去而正安,常用蝎桃膏滋补肝肾,消疮散结并治。瘰疬日久,每多阴虚见证,但有属阴虚火旺,有为气阴两伤,当细辨之。

(五)姜兆俊——消散祛邪,益气扶正,滋阴降火论治瘰疬

姜兆俊认为瘰疬为有形肿块,应以消法为主,以祛毒、化痰、活血为治疗之要法,使毒去

正安,痰瘀消散,肿块消退,常用猫眼草、猫爪草、百部、夏枯草等祛瘰疬特殊之毒邪;半夏、陈皮、浙贝母、土贝母、僵蚕化痰散结;当归、丹皮、香附、生地、山甲珠等活血化瘀。并指出本病常缠绵难愈,久病必有虚羸,瘰疬之虚,当责之于气阴,故益气扶正,滋阴降火为治疗之根本。并非常重视外治法的应用。

二、辨证论治

徐羽将此病中医辨证分为四型,硬结型:多属肝胆有热,木火刑金,气阴两虚,痰浊阻滞。治宜疏肝解郁,化痰散结。基本方为逍遥散或四逆散合消瘰丸加减。脓肿期:正气未衰,毒邪亦盛者,治以托里透脓,防止毒邪内陷,基本方为透脓散合桂枝茯苓丸。正虚邪实者,宜扶正托毒,基本方为托里透脓汤。破溃期:乃毒邪内陷,肝肾阴虚。主张先外科手术将肉腐部位切除,并服用汤药扶正托透,祛除余邪,药用四君子汤或六味地黄丸合清热解毒之金银花、连翘、牡丹皮等。李永刚对于硬结型瘰疬治予疏肝解郁、化痰散结,基本方为夏枯草、柴胡、玄参、牡蛎、连翘、茯苓、陈皮、知母、贝母。脓肿型瘰疬治以清热化痰、托里排脓,基本方为夏枯草、连翘、猫爪草、赤芍、白芍、玄参、桔梗、白芷、生黄芪、甘草。破溃型瘰疬治以益气养血、托里排脓,基本方为生黄芪、当归、白术、茯苓、党参、白芷、桂枝、赤芍、白芍、甘草。

除辨证治疗外很多学者在上述原则的指导下应用单方、验方治疗瘰疬取得了很好的疗效。钮晓红应用瘰疬宁(主要药物梓木草、夏枯草)治疗瘰疬取得了较好的疗效,并认为瘰疬宁通过提高机体的细胞免疫功能并在一定程度上抑制结核杆菌的生长而达到治疗目的。既可调整机体的功能状态,又可延缓抗痨药耐药性。高金辉应用消瘰合剂:黄芪、玄参、黄精、猫爪草、百部等,治疗瘰疬,患者症状较对照组明显改善。杨芬以内消瘰疬丸联合抗结核药物治疗颈淋巴结结核,能有效地缩短疗程,减少抗痨药的副作用。

三、外治法

(一)外用药

中药外用治疗瘰疬,一般依据疾病的不同阶段和局部表现特点来辨证选药。徐学春认为外治贵辨证,初期肿核如豆如珠,加味玉露膏外敷,清热化痰;中期以拔瘰丹外敷,拔核消肿;后期溃后腐肉难脱者,加味一号丹腐蚀祛腐;疮口难愈者,二号丹煨脓生肌;创面肉芽红活,生肌散生肌收口。林修森应用中药药线治疗瘰疬溃疡,认为中药药线有蚀管、祛腐、提脓、生肌的功效,对于久溃疮疡的预后转归均起到关键的作用。药线不仅有引流之功,同时可使药力直达病所。并根据不同阶段选取不同作用的药线。傅良杰认为瘰疬早期辨证为气滞痰凝型,选用中药化痰解凝膏外敷肿块和肘尖穴。化痰解凝膏由大黄、木香、赤芍、丹参、玄参、饴糖等制成,共奏疏肝理气、消肿止痛之功。中期瘰疬辨证为阴虚火旺型,选用滋阴降火膏外敷患处和尺泽穴。滋阴降火膏由肉桂、黄柏、知母、地骨皮等制成。。后期肿块溃破,证属气血亏虚型,选用益气养血膏外敷肘尖穴和足三里穴。益气养血膏由黄精、首乌、黄芪、蜂蜜。

王建忠应用红升丹外治顽固性瘰疬,认为瘰疬复发的原因,从外治角度上来说,重要的一点就是祛邪不尽。用红升丹制成棒状或条状,置于创口,能有效地搜脓拔毒,提吊力强,能腐蚀坏死组织,改善变性组织,能够引导寻找潜行性结核脓腔,或消除不易发现的感染病灶,拔除瘘管,生肌活血。

（二）针灸疗法

挑治截根疗法治疗瘰疬有很好的疗效。谷瑞甫用挑治法治疗颈淋巴结炎,寻找阳性反应点:上平大椎穴,脊柱旁开3寸,下至肩胛区内缘,靠脊柱越近上者疗效较佳,在相应之处,以褐色略发红的小点为是。如找不到阳性反应点,也可寻找与肤色不同的斑点挑治,起到疏调经气,调和气血,化痰散结的作用。彭静山主张应用针灸在其坚硬未溃时治之,一法用火针,将瘰疬用两指捏紧,以火针烧一下即刺入包块上,不要把针烧红,以致烫伤皮肉,数次即愈。另一种是截根疗法:选肝俞、胆俞,皮肤消毒后,用粗圆利针捏起皮肉由上向下,针尖稍斜向脊椎,快速刺入皮下组织中,刺入1.5寸,病者脊背有酸麻感觉,是谓得气,效果更佳。留针20分钟,每周1次,至少要隔4天,以病愈为度。林正国运用火针治疗瘰疬积累了较丰富的经验,对于单个或多个可活动的结核处于硬结期者,适于火针烙法。并指出瘰疬属寒性疮疡,施以火针疗法,乃取"寒者热之"之意。火针借助火力灼烧及针刺穿透之力,达到温通经络、行气散结的目的。

瘰疬属中医阴证,服用中药扶正祛邪、化痰散结,或局部中药外用,或施以火针、灸法等,能改善局部组织及周围血运,祛除阴寒之邪,使阳气得出,血气得化,从阴转阳,达到治愈目的。但关于其药物的作用途径和机制尚不很清楚,今后需深入探讨扶正祛邪、化痰散结抗痨中药的机理,进行中医外治法治疗瘰疬的规范化研究,为中药防治瘰疬开辟新的途径。

（成秀梅）

参 考 文 献

1. 顾乃强. 顾伯华论治流注与流痰的经验[J]. 中医文献杂志,1996,（3）:29-31.

2. 北京中医医院. 房芝萱外科经验[M]. 北京:北京出版社,1980:63-71.

3. 凌云鹏. 临诊一得录[M]. 北京:人民卫生出版社,1982:104-111.

4. 徐倍倍. 史济柱治疗骨关节结核经验[J]. 中医文献杂志,1999,（4）:28-29.

5. 卜宝云,卜德艳. 椎体结核辨治心法[J]. 云南中医学院学报,1996,19（2）:18-21.

6. 王文红,李红菊,刘莎莎. 中医药治疗骨结核的经验总结[J]. 中国民间疗法,2012,20（7）:57.

7. 朱永红. 骨关节结核的中医证治探讨[J]. 四川中医,1999,17（8）:11-12.

8. 王蓓,崔延昌. 加减阳和汤合内补黄芪汤治疗椎体结核疗效观察[J]. 中国中医药信息杂志,2012,17（5）:80.

9. 杨金录,杨帆. 中医药治疗骨与关节结核[J]. 中国骨伤,1995,8（3）:32-33.

10. 王新卫. 骨痨丸治疗骨关节结核76例报告[J]. 四川中医,2004,22（12）:74-75.

11. 孙国栋,李志忠,焦根龙. 手术配合自拟骨痨汤治疗脊柱结核的临床疗效观察[J]. 辽宁中医药大学学报,2009,11（11）:134-135.

12. 王殿荣,王玉辉. 中药内外兼治疗骨结核32例临床观察[J]. 四川中医,2008,26（1）:104-105.

13. 陈其义,孔晓海. 中药为主治疗骨结核术后窦道62例[J]. 江苏中医药,2008,40（11）:31.

14. 童经陆. 王寿康治疗瘰疬经验[J]. 江苏中医,1999,20（2）:13.

15. 徐大成. 徐学春治疗瘰疬特色初探[J]. 南京中医药大学学报,2003,19（1）:53-55.

16. 凌云鹏. 临诊一得录[M]. 北京:人民卫生出版社:1982.122-129.

17. 姜兆俊. 中医外科经验集[M]. 北京:人民卫生出版社,2006:94-101.

18. 徐羽,车文生,洪素兰. 中医药辨证治疗瘰疬临床经验[J]. 医学学报,2010,25（6）:1092-1093.

19. 李永刚. 中医辨治颈淋巴结核[J]. 湖北中医杂志,2004,26(2): 43.

20. 钮晓红,黄子慧,杨春睿. 瘰疬宁治疗淋巴结核临床研究[J]. 中医学报,2014,29(3): 399-401.

21. 高金辉,钮晓红. 消瘰合剂治疗淋巴结核30例[J]. 吉林中医药,2013,33(12): 1245-1247.

22. 杨芬. 内消瘰疬丸联合抗结核药物治疗颈淋巴结结核40例疗效观察[J]. 中医药导报,2012,18(8): 103-104.

23. 林修森,孙凡. 中药药线治疗瘰疬溃疡87例疗效观察[J]. 湖北中医杂志,2010,32(9): 57-58.

24. 傅良杰. 淋巴结结核外治法[J]. 中医外治杂志,2007,16(3): 46-47.

25. 王建忠,朱荣华. 红升丹外治顽固性颈淋巴结核的体会[J]. 中国中医药现代远程教育,2010,8(17): 73.

26. 谷瑞甫,谷霁萍. 挑法治疗颈淋巴结炎47例[J]. 新疆中医药,2003,21(2): 28-29. 5(9): 570.

27. 彭静山. 瘰疬治萃[J]. 辽宁中医杂志,1994,21(1): 18.

28. 李芳. 林正国运用火针治疗瘰疬经验[J]. 湖北中医杂志,2008,30(7): 26-27.

第三篇 乳 房 病

第一章 乳 痈

乳痈是发生在乳房的最常见的急性化脓性疾病。相当于西医的急性化脓性乳腺炎。发生于哺乳期的称"外吹乳痈",占到全部病例的90%以上;发生于妊娠期的称"内吹乳痈";不分性别年龄,并在非哺乳期和非妊娠期发病的称为"不乳儿乳痈",临床均较为少见。

外吹乳痈总因内有肝郁胃热,或夹风热毒邪侵袭,引起乳汁郁积,乳络闭阻,气血瘀滞,热盛肉腐而成脓。

其临床特点是乳房结块,红肿热痛,溃后脓出稠厚,伴恶寒发热等全身症状。好发于产后1个月以内的哺乳妇女,尤以初产妇为多见。初起乳房局部肿胀疼痛,乳汁排出不畅,或有结块,或皮肤微红、微热。伴恶寒发热,纳少泛恶,大便干结等。成脓期乳房结块逐渐增大,疼痛加重,或焮红灼热,同侧腋窝淋巴结肿大压痛。伴壮热不退,口渴喜饮,便秘溲赤。约7~10天,或有鸡啄样疼痛,结块中央变软,或按之应指,或乳窍有脓液流出。溃后脓出通畅,肿消痛减,身热渐退,疮口逐渐愈合。

若初起大量使用抗生素或过用寒凉中药,导致乳房局部结块质硬,迁延数月难消。部分僵块也可再次染毒酿脓。若邪热鸱张则可发展为乳发、乳疽,甚至出现热毒内攻脏腑的危象。若脓出不畅,肿痛不减,身热不退,可能形成袋脓,或脓液旁侵形成传囊乳痈。若乳汁从疮口溢出,或疮口脓水淋漓,久难收口,可形成乳漏。

本病应与粉刺性乳痈和炎性乳腺癌相鉴别。

乳痈的治疗强调及早处理,以消为贵。注重通络下乳,避免过用寒凉药物。内治常辨证为气滞热壅、热毒炽盛、正虚毒恋和气血凝滞证,分别选用瓜蒌牛蒡汤、五味消毒饮、透脓散、托里消毒散、四逆散等加减。外治法初起因乳汁淤积而局部肿痛者可应用按摩法排出宿乳。并根据皮肤红热明显或微红、不红,酌选金黄膏、玉露膏或冲和膏等外敷。成脓期宜切开排脓。溃后用药线蘸八二丹、九一丹引流或红油膏纱布填塞,外敷金黄膏。待脓净改用生肌散,红油膏或白玉膏盖贴。有袋脓或乳汁从疮口溢出者,可加用垫棉法。传囊者,若红肿疼痛明显则按初起处理;若局部已成脓,宜再作一辅助切口或拖线引流。出现热毒内攻脏腑危象时可以加用抗生素;必要时,可用麦芽、山楂、生枇杷叶等煎汤代茶饮、外敷皮硝或口服溴隐亭回乳。

第一节　乳痈的历史沿革

乳痈,亦称"妒乳""吹弥""吹乳""乳毒"等。

晋·葛洪《肘后备急方·卷五·治痈疽妒乳诸毒肿方第三十六》:"凡乳汁不得泄,内结名妒乳,乃急于痈。"皇甫谧《针灸甲乙经·卷十二·妇人杂病第十》称:"乳痈有热,三里主之。"

隋·巢元方《诸病源候论·卷四十乳痈候》认为乳痈的病机是"阳明之经脉,有从缺盆下于乳者,劳伤血气,其脉虚,腠理虚,寒客于经络,寒搏于血,则血涩不通,其血又归之,气积不散,故结聚成痈。痈气不宣,与血相搏,则生热,热盛乘于血,血化成脓;亦有因乳汁蓄积,与血相搏,蕴积生热",故"结聚而生乳痈者。"

唐·孙思邈《备急千金要方·痈疽第二》记载:"发乳,……在乳宜令极熟,候手按之,随手即起者,疮熟也,须针之,针法要得着脓,以意消息。"指出乳痈须脓熟方针。

宋《圣济总录·痈疽门》:"气血流行,则上为乳汁,下为月水,上下通达,不失常度,是为平人。宜通而塞则为痛,热气复乘之则为肿。向之流行者壅遏矣。倘失调治,则结硬成核,身体壮热,甚则憎风,遂为乳痈。世传气结乳痈,亦为妒乳者此也。"宋·王怀隐《太平圣惠方·卷七十一·治妇人乳痈诸方》:"妇人乳汁不下,内结成肿,名为乳毒。"宋·陈自明《妇人大全良方·卷之二十三·产后妒乳方论第十四》:"吹奶,妒乳,乳痈,其实则一,只分轻重而已。轻者为吹奶,妒乳,重者为痈。"可见乳痈的病名有妒乳、乳毒、吹奶、乳痈等多个,并有轻重之分。

元·朱丹溪《丹溪心法·卷五·乳痈》记载:"乳房阳明所经,乳头厥阴所属。乳子之母,不知调养,怒忿所逆,郁闷所遏,厚味所酿,以致厥阴之气不行,故窍不得通,而汁不得出,阳明之血沸腾,故热盛而化脓。"故治疗当"疏厥阴之滞,以青皮清阳明之热,细研石膏行污浊之血以生甘草之节,消肿导毒,以瓜蒌子,或加没药、青橘叶、皂角刺、金银花、当归,或汤或散,或加减,随意消息,然须以少酒佐之,若加以艾火两三壮于肿处,其效尤捷。"指出乳痈因厥阴气滞、阳明热盛所致,并予相应治疗。

明代医家在总结前人经验基础上,对乳痈的辨治较为详细。陈实功《外科正宗·乳痈论第二十六》指出乳痈的治疗宜分期论治:"初起发热恶寒,头眩体倦,六脉浮数,邪在表,宜散之。发热无寒,恶心呕吐,口干作渴,胸膈不利者,宜清之。忧郁伤肝,思虑伤脾,结肿坚硬微痛者,宜疏肝行气。已成焮肿发热,疼痛有时,已欲作脓者,宜托里消毒。脓已成而胀痛者,宜急开之。又脾胃虚弱,更兼补托。溃而不敛,脓水清稀,肿痛不消,疼痛不止,大补气血"。汪机《外科理例·卷四·乳痈》认为:"暴怒或儿口气所吹肿痛者,疏肝行气;肿焮痛甚者,清肝消毒;焮痛发寒热者,发散表邪;未成脓者,疏肝行气;不作脓或不溃,托里为主;溃而不敛,或脓清者,大补气血。"薛己在《外科发挥·卷八·乳痈》中提到乳痈有传囊之变:"夫乳之为物,各有囊,若有一脓,即针之,否则遍溃诸囊矣。"

清代医家对乳痈病因病机、证治的认识与历代医家基本一致,论述更为全面,方药更加丰富。吴谦《医宗金鉴·妇科心法要诀·卷四十九》认为"乳痈乃阳明、厥阴二经,风热壅盛"所致,"妇人乳房忽然红肿坚硬疼痛,憎寒壮热头痛者,此欲成乳痈也"。"初起宜服消毒饮,即青皮、白芷、当归、柴胡、浙贝母、僵蚕、花粉、金银花、甘草节也。若兼憎寒壮热者,加荆芥、防风、羌活、独活,以解散之;若服后不消,其脓已成者,宜加皂角刺、穿山甲,以穿发之;若溃后气血虚者,宜益气养荣汤培补之。他如溃久脓清不敛,又须急服大剂参、芪、桂、附矣"。"若乳儿之时,乳被儿口中气吹,以致乳管不通结核者,名曰吹乳"。指出"吹乳结核不散者,当早消之,久则成痈。宜用栝蒌散,即栝蒌实、乳香、没药、当归、甘草,酒熬服也。若服后不散者,加皂角刺,名立效散,脓成者溃,未成者消。外用南星、半夏、僵蚕、白芷、皂角刺、草乌为末,用葱汁合蜜调敷"。在《医宗金鉴·外科心法要诀·卷六十六》中进一步总结"此证总由肝气郁结,胃热壅滞而成",并将乳痈分为内吹乳痈和外吹乳痈:"内吹者,怀胎六、七月,胸满气上,乳房结肿疼痛,若色红者,因多热也;不红者,既因气郁,且兼胎旺也","多热者,宜服柴胡清肝汤;气郁者,宜服逍遥散,外俱敷冲和膏必消。或初肿失于调治,或本人复伤气怒,以致大肿大痛,其势必欲成脓,宜用逍遥散加黄芪、白芷、连翘以养血排脓治之。脓溃之后,宜调养血气,待生产后,按溃疡治法,方得收口"。"外吹者,由乳母肝、胃气浊,更兼子吮乳睡熟,鼻孔凉气,袭入乳房,与热乳凝结肿痛,令人寒热往来,烦躁口渴"。"初宜服荆防牛蒡汤,外用隔蒜灸法;俟寒热退仍肿者,服橘叶栝蒌散,外敷冲和膏消之。其肿消之不应者,将欲作脓,即用透脓散。其余内服、外敷之法,俱按痈疽肿疡、溃疡门"。

陈士铎《洞天奥旨·卷七乳痈》指出乳痈治疗当别先后虚实,认为"乳痈初起多邪实,久经溃烂为正虚","补中散邪","乃万全之道"。王维德《外科证治全生集·乳痈治法》进一步补充了乳痈的治疗:"以紫河车草、浙贝各三钱为末,黄糖拌陈酒服,醉盖取汗。或用炒白芷、乳香、没药各制净,浙贝、归身等分为末,每服五钱酒送。专治乳痈乳疖,一服全消。如溃,以醒消丸,酒送一服,以止其痛,外贴洞天膏自愈。如患色白者,应以流注治法。倘溃烂不堪者,以洞天救苦丹,按法与服。七日后,接以大枣丸,日服收功。"

高秉钧《疡科心得集·辨乳痈乳疽论》提到内吹乳痈的证治,"孕妇二三月,或至八九个月,乳中有核成痈,是胎气旺而上冲,致阳明乳房结肿疼痛。宜服石膏散清之可消;若溃后,虽脓出腐脱肌生,必俟分娩后始能收口。"还介绍了"湿火乳痈"的病因病机及证治,"湿火加肝阳逆络,或时疫、或伏邪聚结而成者,起时乳头肿硬,乳房焮红漫肿,恶寒身热,毛孔深陷,二三日后皮即湿烂,隔宿焦黑已腐,再数日后身热退而黑腐尽脱,其生新肉如榴子象。掺以珍珠散,以白玉膏盖之,内服疏肝清湿热之剂以收功,此湿火乳痈也。"以及传囊乳痈的证治,"再妇人乳头有数孔,一孔又有一络,络于乳房。其始生痈也,只患一络,迨其脓血出尽,又患一络,逐络递及,遂至满乳,则危而不救者多矣。初起每早服元寿丹,可保不传余络。"

第二节　乳痈的临床研究

乳痈是由热毒侵入乳房所引起的一种急性化脓性疾病。中医药内外结合治疗,疗效卓著,优势突出,治疗关键在于早期发现和早期治疗。乳腺以通为顺,以堵为逆,以塞为因,治疗上以消为贵。近代医家大都推崇历代医家的理论观点,在本病的治疗方面有许多新的发展。

一、内治法

根据辨证施治原则,郁滞期以疏肝解郁、消肿通乳为治;成脓期以清热解毒、托里排脓为治;溃后期以益气健脾、和营托毒为治;并发脓毒血症时,以清热降火、凉血解毒为治。随着对本病的病因病机的认识和治疗法则的发展和提高,逐渐形成分期论治、分型论治、分经络论治、以"通"为用、从"温"论治等不同的流派和特色。

(一)分期论治

分期论治是根据本病的发病时期不同,而选用不同的治则和方药进行治疗。历代医家往往将乳痈分为初期(郁滞期),成脓期和溃后期,现代医家则在此基础上进一步发展。

房芝萱、马栓全按三期论治乳痈。初期均注重消散,以疏络通乳为要。成脓期则在清热解毒之余分别以理气托脓和消肿为主要治法。溃后期前者多选用黄芪、党参、白术、茯苓益气健脾;当归、玄参、赤白芍养阴补血;陈皮调胃和中;金银花清解余毒。后者认为乳痈晚期脓肿形成,应及时切开引流,但不宜过早,对于一部分脓成但未成熟的肿块,服用乳痈3号方(金银花、蒲公英、连翘、皂角刺、穿山甲、白芷、天花粉、赤芍、生甘草),可使其完全吸收消散,或移深居浅,肿块局限,缩短病程。

姜兆俊将乳痈分为6个阶段。将初期细分为瘀滞期和化热期。乳房胀痛,排乳不畅时称为瘀滞期,贵在治之于早,消散于无形,治宜疏肝解郁,通乳和营,解毒消肿;当乳房局部红肿,按之硬,伴有发热恶寒,口渴纳呆等症状,属肝郁日久化火,胃热壅滞,称为化热期,治疗方面重在清热解毒. 通乳消肿。将成脓期分为脓始成期和脓成熟期。认为脓始成期虽然脓已成,但脓液较少,仍有消散之希望。但此期的消散与肿疡初期的消散不同,需与托药如白芷、桔梗、浙贝母、天花粉、穿山甲、皂角刺合用,才能促进脓液吸收,故治宜清热解毒,托脓消散;而脓成熟期急需透脓外出,以防毒邪内陷或传囊之变。故内治宜清热解毒,排脓消肿。溃后期正虚余毒未尽,此时脓液外出,毒邪外泄,正气亦虚,故治宜扶正清热解毒。当红肿热痛已消,乳房遗留硬块时称为硬块期,气行血行则瘀滞方可消散,治宜疏肝行气,活血散结。

(二)分型论治

历代医家多认为肝郁和胃热是乳痈发病的主要病机,因此辨证分型也以肝郁胃热为主,治疗亦多从肝胃论治。沈楚翘认为肝郁偏重应以理气疏肝为主,佐以清热解毒,常用瓜蒌牛蒡汤加减。若胃热蕴盛,则以清热解毒为主,佐以理气通络之品,常用瓜蒌牛蒡汤加三黄泻心汤之类。张瑞丰认为重视清泻阳明积热是提高乳痈治疗效果的重要途径。清解阳明积热最佳药物首选瓜蒌。土壅木郁,清胃佐以疏肝,常用青陈皮和郁金。酌加漏芦、花粉、皂角刺之类,以加强化瘀散结功能,提高疗效。顾乃强将乳痈分为肝郁气滞型,胃热壅盛型和痰瘀互结型。肝郁气滞型多以乳汁郁积为主,治拟通乳散结,方选橘叶散或瓜蒌牛蒡汤加减。胃热壅盛型多见乳头破碎,风邪结毒,乳汁与邪毒蕴结,治宜清热解毒,和营消肿,方选瓜蒌牛蒡汤合五味消毒饮。痰瘀互结型实为治疗中因用抗生素或寒凉过重的中药后,转化为亚急性或慢性迁延性乳腺炎。治以活血化瘀,软坚散结,方用桃红四物汤或复元活血汤加减。朱仁康则将本病按肝郁气滞、胃热壅盛、毒邪外侵等分别论治。

(三)分经络论治

乳房为阳明所经,乳头乃厥阴所属。阳明为多气多血之经。大凡血多者破其血,气多者则行其气。龚志贤宗《医宗金鉴》治痈分经脉依气血多寡立法之意,用仙方活命饮治乳痈,以行气活血、溃坚破结为主，无论已溃未溃，取效显著。

刘光国提出三阳经辨证治疗乳痈。乳痈初起，往往见恶寒发热、脉浮紧等太阳表证，局部则乳房初现结肿，边缘不清或仅局部板滞轻痛，皮色不红。治宜辛温之剂疏散太阳。乳痈早期未得汗解，3~5日不消散，此时乳房结肿边缘渐清，皮色泛红，此为乳痈酿脓阶段。若此时出现寒热往来见症，则为邪阻少阳，少阳为枢，故仍有消散之机。可用小柴胡汤加减治疗。乳房为阳明经循行之处，产后过食炙煿厚味，加之活动消耗较少，阳明胃经积热，则表邪易于化热转属阳明；或乳痈早期误治失治，也可渐次传入阳明。阳明胃热壅盛，与乳汁搏结，局部见色红灼热，疼痛较剧，全身则见口干苦，发热，大便闭结，苔黄腻、舌质红，脉象滑数等阳明胃热证。治宜清胃泄热，常用瓜蒌牛蒡汤加减。

（四）以通为用

顾伯华指出，"乳痈论治，贵在于通，通者，疏表邪以通卫气，通乳络以去积乳是通，和营血以散瘀滞，行气滞以消气结，通腑实以泄胃热，也均属通。在"瓜蒌牛蒡汤"基础上，自拟"乳痈消散方"。取柴胡、苏梗互同荆防、牛蒡疏散卫气以通；当归、赤芍和营血使通，丝瓜络、路路通宣乳络助通；鹿角霜、王不留行温散行血消肿使通；蒲公英活血之功寓于清热之中，清中有通。使全方贯穿于"通"。

阙华发等进一步阐发"通"的含义：其一为疏通乳络以消积乳，常用忍冬藤、丝瓜络、路路通等疏通乳络。其二为疏通表邪以通卫气，应用牛蒡子、银花、连翘等既解表又可解毒，尚可冀毒邪从表、从外而解，使邪有出路而消痈败毒。其三为疏通肝气以消气结，常用柴胡、青皮、苏梗等疏肝理气，通达乳络之郁，使肝气条达，乳络通畅而避免乳汁郁积。其四为通利血脉，以消淤滞。气血壅滞为乳痈发生重要环节。常用当归、赤芍、丹参、皂角刺、炮甲片等。其五为通腑实以泄胃热。常用生石膏、知母、黄连、蒲公英清阳明经热，全瓜蒌、枳实、大黄泄阳明腑实。其六为温通辛散以消肿。可用半夏、白芥子、鹿角片、皂角刺辛散温通之品以鼓舞气血，理气活血，避免早用或过用寒凉之品，以致气血凝滞，痈肿欲消不消，欲脓不脓。

包玉花以"通"为用治疗早期乳痈，在开通乳络的基础上，辨证施治，侧重于疏肝、清胃、散寒，治其初起，防其演变，使患者免受更大的痛苦。庞保珍泄阳明腑热，釜底抽薪，用大承气汤加减而成通腑康乳汤有截断病机发展的作用。乳痈初期的手法按摩也是"通"乳的有效手段，吴晶晶等用通乳法（耳穴贴压+手法排乳+金黄膏外敷+瓜蒌牛蒡汤加减内服）治疗53例早期外吹乳痈，治疗2天的综合疗效总有效率为90.57%，积分疗效总有效率为88.68%。鲍亦嘉等用手法按摩结合中药内服治疗早期乳痈，均取得了良好疗效。

（五）从"温"论治

乳痈的治疗也非一味的清热解毒，从"温"论治在临床应用中占有重要地位。叶金芳等认为若是偏气郁为主，全身症状不明显者，在乳痈初期可用阳和汤加减治疗。功能通血脉、祛郁滞，起到温通散结的作用，使乳汁得以疏通，痰瘀互结之块得以软化消散。另还可加用路路通、漏芦、王不留行、木通等药物疏通乳络、排乳散结，防止乳房炎性僵块的形成。陈英等也认为产妇正虚，外邪易侵，产后用药宜温，早期乳腺炎用温通法最合时宜。吴佩衡则认为乳痈由乳房感受风寒所致，习用麻黄附子细辛汤加通草、香附、桂枝、生姜；或用白通汤加通草、香附等品；临证者切勿泥于痈疡属阳属热之说。乳痈由于热毒壅滞者属多数，寒邪凝滞者颇少见。后者辨识时要注意患处虽红肿焮痛，必兼见憎恶风寒，头身疼痛，舌淡不红，苔白滑润，溲清不黄，便溏不结等风寒病象。

除乳痈初起宜用温法,若患者素体虚弱或产后气血不足,排乳不畅,使乳络瘀阻而形成硬结;或治疗不当,乳腺炎初期使用抗生素不当,或中药过于苦寒,致气血凝聚,形成不红不热的坚硬肿块的慢性乳腺炎也可用温法。李云霞等认为治宜疏肝理气、温阳消肿,方用四逆散加减,经随访半年,发现疗效稳定、持久。蔺璐采用加味阳和汤治疗68例急性乳腺炎失治形成的乳房僵块,游约章用阳和汤治疗慢性乳腺炎均取得较好的疗效。

此外,张庆玲提出乳痈是由热毒与瘀滞互结而成,所以主张清热解毒合活血化瘀治法。刘永寿提出乳痈是属于"痈"的范畴,营气不从是病机的根本,所以主张重用活血化瘀才能除气血化腐成脓之弊。

二、外治法

乳痈的外治法随病症的变化而异,郁滞期宜消,大多采用药物外敷法;成脓期宜溃,手术为主要治疗手段;溃后宜敛,和其他"痈"的治法相似,在拔除脓毒后,采用生肌散等药物促进生肌收口。此外,还有按摩法、针灸法、刺血拔罐法、塞鼻法等治疗方法。

(一)分期外治法

1. 郁滞期 乳痈属于阳证,大多是选用药性清凉的金黄膏或玉露膏之类药物外敷,可以使药物直达病所,起到活血定痛,消肿散结的功效。

顾伯华认为,乳痈既有属于阳证痈的一般共性,同时又具病在乳络,内有积乳的个性。乳汁为气血所化,血乳同源,根据气血特性,得温则行,得寒则凝,故外敷也应忌寒凉,不然亦会引起局部炎性僵块,造成迁延性乳腺炎的流弊。所以主张寒温并用,注重和营消肿,常在金黄膏和玉露膏上掺以红灵丹。刘爱民治疗乳痈初期常用如意金黄散蜜调成膏,掺冲和散外敷,不仅增强了消肿散结之功用,而且有效地避免了寒凝之弊端。

2. 成脓期 乳痈宜脓熟再切开,乳痈过生切开可致肿痛不减,并可并发传囊乳痈,这一观点为众多医家所推崇。根据乳房的解剖结构和脓肿位置来选择切开方向,如乳腺内脓肿形成,切开创口呈放射状,且需注意分离间隔,使引流通畅;乳晕部脓肿形成,沿乳晕与皮肤的交界线、于波动感最明显处作弧形切口,避免伤及乳头下的大导管;乳腺后脓肿形成,切口应选择在压痛最剧、水肿最明显及脓腔的最低位,一般在距乳房下反折部1~2cm处作弧形切开后进入脓腔。

林毅认为采用火针洞式烙口引流法,具有烙口小,不出血,痛苦小,瘢痕小,疗程短的特点,不影响日后哺乳,患者易接受。烙口内壁产生焦痂附着,形成一个内壁光滑的圆形通道,不留死腔引流通畅,排脓效果好。"洞式切口"是受中医传统的火针决脓启迪,演变而成的一种切排术式,它避免或减少了通常线型切口的一些弊端。刘爱民"洞式切口"的操作方法是,局部常规消毒麻醉后,用手术刀作一圆形切口,直径约0.5~0.8cm,直达脓腔,排出脓液,用胶管或橡皮条或药捻引流。

3. 溃后期 乳痈脓肿切开术后或刺烙排脓后,可用八二丹药捻拔毒引流,外敷金黄膏,脓尽后改用生肌散收口。然而乳痈脓肿位于乳络,一旦脓成切开排脓,每易损伤乳络,疮口可以经久不断地漏乳,而致疮口不愈。顾伯华将垫棉法用于治疗乳痈疮口漏乳和疮口下方袋脓。即用几层纱布棉垫覆盖于疮口,绷缚扎紧,借助加压的作用,使破损的乳络自然粘合,同时嘱患者用胸罩或毛巾端托乳房,以利乳汁从乳腺管畅通地由乳头溢出。如切口在上、脓腔在下的袋脓者,可用纱布折叠成小块直接垫压于袋脓处再用胶布拉紧。

（二）按摩法

手法按摩排出蕴积宿乳,简便而起效快速,对早期乳痈往往有立竿见影的消肿止痛效果。顾伯华十分重视手法排乳:在手法前嘱患者在乳头部宿乳结块的肿痛处作热敷,然后用拇指和食指搓捻乳头,并将乳头轻轻向外牵引。此手法对乳头的乳孔堵塞或开口于乳头的乳腺大导管堵塞尤为必要。对宿乳肿块的局部手法是用手掌进行按摩,由上至下顺势按摩,在搓揉乳房结块的同时,端托乳房并挤排郁结乳汁,挤乳的时间需稍长些,乳汁排出会由少至多,当排乳通畅后,乳汁郁积的乳房肿块可柔软变小,疼痛也会随之减轻或消失。

胡慧明治疗初期乳痈的按摩手法为一手托起乳房,另一只手呈分散状从乳房周围向乳晕部按摩10余次,后用拇指、食指、中指挤捏乳头,因势利导将乳管内的乳汁挤压至乳头外,反复操作,直至乳汁呈喷射状射出,将乳汁排空。黄秀波采用木梳梳理疗法辅以蒲公英调醋外敷治疗乳痈。先以棉签醮取麻油涂于患乳4周,选木梳一把,左手将患乳托起。右手持木梳由乳房四周沿乳腺管分布轻轻向乳头方向梳去,10~15分钟/次,同时牵拉乳头数次,以扩张乳头部乳腺管,使乳汁分泌通畅。凌文津等用揉推排乳手法治疗郁滞期急性乳腺炎120例,每天2次,每次20分钟,连用3天,总有效率达97.5%。楚云杰等用全身取穴配合乳房局部推拿治疗急性乳腺炎60例,总有效率亦达98.33%。

（三）其他疗法

除药物外治、手术和手法按摩外,针灸、刺络拔罐及塞鼻等疗法治疗乳痈也有较好的疗效。针灸治疗多以局部取穴配以远道取穴,部分配合三棱针点刺放血。或以肩井、乳根局部取穴为主,配合远道取穴艾灸;或配合天宗穴拔罐;也有用抽气罐加压拔罐,结合三棱针点刺后拔罐;或沿督脉刮痧并配合刺血拔罐;单纯药包塞鼻治疗急性乳腺炎均有良效。

三、乳痈的变证及治疗

乳痈未能及时治疗或治疗不当,可出现僵块、传囊、乳漏、袋脓,甚者热毒内陷,危及生命,日久不愈还可造成乳漏。僵块和传囊是乳痈较为常见的变证。僵块的形成多因乳痈早期未能及时使肿块消散,过用清热解毒的寒凉中药或抗生素,造成肿块僵滞难消,形成僵块,日久难消。治疗当以温阳通络,通乳散结为主,配合冲和膏外敷。有的乳痈患者其脓肿病灶可有多枚,浅至乳晕皮下,深可直达乳房后壁胸大肌筋膜前,几个脓肿之间仅有一小孔相通,手术切开易遗漏深部的脓肿,致使病情缠绵,反复难愈,这样的乳痈被称为传囊乳痈。传囊乳痈在治疗过程中应仔细检查,并借助B超、磁共振等影像学检查来明确病灶范围,避免遗漏。在治疗上除手术外,还需酌情选用冲洗、灌注、拖线、垫棉等外治法,选用适当的外用药物,以促进脓腐脱清及疮面愈合。如乳痈日久不愈,则可形成乳漏,导致乳汁滴沥不尽,此时除内服益气养血中药助其生肌长肉外,还可应用垫棉法等外治方法帮助残腔愈合。当乳痈病灶范围较大,热毒过盛,又或遭受外力挤压则会导致热毒内攻,造成内陷变证,此时当中西医结合,重用凉血清热解毒药,防止热毒内陷,必要时给予敏感抗生素治疗,同时予支持治疗,纠正水电解质紊乱。

（陈红风）

参 考 文 献

1. 顾乃强,顾乃芬. 顾伯华治疗外吹乳痈的经验[J]. 上海中医药杂志,1992,(10):28-30.

2. 阙华发,王荣初. "以通为用"论治乳痈研究探讨[J]. 中医研究,2000,13(5):10-11.

3. 包玉花. 以"通"为用治疗早期乳痈的体会[J]. 甘肃中医,2001,14(6):52.

4. 吴晶晶,陈红风,郑蔚,等. 通乳法治疗早期外吹乳痈53例疗效观察[J]. 上海中医药大学学报,2012,26(2):36-38.

5. 鲍以嘉,田超颖,郑蔚. 乳痈方结合手法按摩治疗乳痈76例[J]. 上海中医药杂志,2014,48(8):65-66.

6. 北京中医医院. 房芝萱外科经验[M]. 北京:北京出版社,1980:46-49.

7. 李春鸟,朱璐. 马栓全主任医师治疗乳痈经验总结[J]. 广西中医药,2007,30(6):30.

8. 张梦侬. 临证会要[M]. 北京:人民卫生出版社,1981:211-213.

9. 孙贻安,宋爱莉. 姜兆俊治疗哺乳期乳痈经验[J]. 山东中医药大学学报,1999,23(4):208-209.

10. 陈则霖,宋组愍. 名医特色经验精华[M]. 上海:上海中医学院出版社,1997:274-275.

11. 马廷高. 张瑞丰外科学术经验述要[J]. 山东中医杂志,1993,12(6):2-5.

12. 唐汉钧. 现代中医药应用与研究大系[M]. 上海:上海中医药大学出版社,1996:75.

13. 刘强选辑. 名老中医医话[M]. 重庆:科学技术文献出版社重庆分社,1985:532-534.

14. 刘光国. 三阳经辨证治疗乳痈[J]. 中医研究,1998,11(1):39-40.

15. 叶金芳,张理梅. 浅论"乳痈"炎性僵块[J]. 浙江中医学院学报,1998,22(4):32-33.

16. 李云霞,梁冬升. 四逆散加味治疗慢性乳腺炎23例[J]. 河南中医,2007,27(5):78.

17. 蔺璐. 加味阳和汤治疗慢性乳腺炎68例[J]. 国医论坛,2000,15(6):34.

18. 游约章. 阳和汤加减治疗慢性乳腺炎[J]. 甘肃中医,2006,19(9):29.

19. 胡承晓. 胡慧明主任诊治乳痈经验[J]. 天津中医药,2004,21(5):360-361.

20. 赵莉萍,王久明. 手法排乳配合通乳方治疗外吹乳痈127例[J]. 中国民间疗法,2007,15(2):53-54.

21. 黄秀波. 外治乳痈的临床观察[J]. 中华实用医学,2001,3(11):25.

22. 楚云杰,安蕊,孙绍骞,等. 推拿治疗急性乳腺炎早期60例临床观察[J]. 中国妇幼保健,2013,28(35):5812-5813.

23. 凌文津,丘平. 揉推排乳手法治疗郁滞期急性乳腺炎120例[J]. 华夏医学,2013,26(2):356-358.

24. 周友龙. 针刺治疗急性乳腺炎88例临床观察[J]. 中国针灸,2000,20(7):409

25. 李杰. 针刺列缺穴治疗乳痈[J]. 中国针灸,2008,28(3):162.

26. 袁菲. 艾灸治疗急性乳腺炎[J]. 山东中医杂志,2006,25(8):509.

27. 侯桂英. 灸治乳痈30例[J]. 中医外治杂志,2001,10(5):42.

28. 肖璐. 围刺结合拔罐治疗乳痈52例[J]. 针灸临床杂志,2010,26(12):27-28.

29. 刘在亮. 刺血拔罐法治疗急性乳腺炎92例[J]. 中华临床新医学,2005,5(9):844.

30. 王凤荣. 督脉刮痧配合刺络拔罐治疗急性乳腺炎89例[J]. 河北中医,2005,27(7):541.

31. 王庆华. 点刺至阳穴治乳痈[J]. 中医外治杂志,2005,14(2):38.

32. 张时礼. 中药塞鼻治疗哺乳期急性乳腺炎[J]. 中国中西医结合外科杂志,2003,9(1):45-46.

第二章　粉刺性乳痈

粉刺性乳痈是发生在非哺乳期或非妊娠期的乳房慢性化脓性疾病。涵盖了西医的浆细胞性乳腺炎、乳腺导管扩张症、非哺乳期乳腺炎、肉芽肿性乳腺炎等多种疾病。因其溃后脓液中夹有粉刺样物质,顾伯华主编的《实用中医外科学》首次将本病命名为"粉刺性乳痈"。

本病素有乳头凹陷畸形,乳络不畅。因情志抑郁,肝气失疏,气血瘀滞,经络阻塞,聚结成块,郁蒸腐肉酿脓而成,溃后容易成瘘。若气郁化火,迫血妄行,可致乳头溢血。

其临床特点是常有乳头凹陷或溢液,初起肿块多位于乳晕部,化脓溃破后脓液中夹有粉刺样物质,易反复发作,形成瘘管,经久难愈,全身症状较轻。多在非哺乳期或非妊娠期发病。多见单侧乳房发病,少数病人可双侧乳房先后或同时发病。病变呈亚急性或慢性经过,病程可长达数月或数年,临床表现复杂多样。间歇性、自发性的乳头溢液是本病早期的一种表现,可持续较长时间,溢液多为浆液样,也有乳汁样、脓血性或血性,数量或多或少。乳房肿块是本病初期最为常见的表现。往往起病突然,发展迅速。肿块多位于乳晕区,可向某一象限伸展。肿块大小不等,形状不规则,质地硬韧,表面可呈结节样,边界欠清,常与皮肤粘连。继则肿块局部可出现红肿,范围逐渐扩大而形成脓肿,有的乳房皮肤水肿,呈橘皮样变。可伴患侧腋下淋巴结肿大、压痛。乳房局部疼痛不适,一般无发热等全身症状。部分患者的乳房肿块可持续数年而无明显的红肿疼痛。脓肿自溃或切开后,脓液夹有粉刺样物,常形成与乳头孔相通的瘘管,周围僵块反复肿痛或化脓,经久不愈。严重者病变范围超出乳晕区,波及乳房一个或数个象限,深度可达乳腺全层。

本病应与乳腺癌、乳腺结核等相鉴别。乳腺磁共振、B超、乳腺肿块空心针穿刺细胞学检查和血清催乳素水平的检测有助于明确诊断及了解病情。

本病注重内治与外治相结合,未溃偏重内治,已溃偏重外治,而且药物外治、手术切开排脓或扩创或拖线法及垫棉压迫等方法根据具体情况配合使用。内治常分肝经蕴热和余毒未清两型,分别用柴胡清肝汤和托里消毒散加减。外治法初起用金黄膏外敷。成脓宜切开或扩创引流以彻底清除坏死组织,脓腔大或多个者加用拖线法。溃后创口用八二丹、九一丹药线或红油膏纱条引流,红油膏或金黄膏盖贴。创面脓腐脱尽后,改用生肌散、红油膏或白玉膏盖贴,加用垫棉绑缚法促进愈合。

第一节　粉刺性乳痈的历史沿革

一、病名

粉刺性乳痈是根据本病疾病特点命名的,在历代中医学文献中,至今尚未查阅到有与本病相类似的病证的记载。1958年顾伯华老中医在国内首先对本病形成瘘管时命名为"慢性复发性伴有乳头内缩的乳晕部瘘管"。至20世纪80年代,顾伯华、陆德铭等因其常从乳头孔排出或脓液中夹杂有粉渣样物的特点将本病命名为"粉刺性乳痈",并对病因病机、临床表现及治疗方法等作了较详细的阐述。普通高等教育中医药类规划教材《中医外科学》自第6版起也收录本病,并沿用"粉刺性乳痈"的中医病名。本病涵盖了浆细胞性乳腺炎、乳腺导管扩张综合征、肉芽肿性乳腺炎等多种非妊娠哺乳期的乳腺炎。其中以浆细胞性乳腺炎对应粉刺性乳痈应用最为广泛。

浆细胞性乳腺炎在文献中曾有多种名称。1923年Bloodgood因在乳晕区皮下常可触及扩张的乳腺导管呈条索状,类似面条样的虫状物或呈棕红色管状肿物,而称为"静脉扩张肿"。1925年由病理学家J. Ewing首次提出命名为"浆细胞性乳腺炎"。当时E. F. Adair大夫为一名临床诊断为"乳腺癌"的女病人施行了乳房根治术,这位病人的乳房肿块质地坚硬,边缘不清,乳头凹陷,乳房皮肤有典型的橘皮样改变,但术后病理诊断排除了乳腺癌,为此,J. Ewing被邀会诊,他在镜下检查发现病灶中有大量浆细胞浸润,遂把这一病变起名为"浆细胞性乳腺炎"。1933年Adair对本病作了较详细的报道,认为本病发展到后阶段,乳腺导管分泌物不仅刺激导管扩张,而且可以溢出管外,引起管周以浆细胞浸润为主的炎症反应,故定名为"浆细胞性乳腺炎"。以后文献中曾用过病名有"粉刺性乳腺炎""闭塞性乳腺炎""化学性乳腺炎""乳腺导管瘘"等。1956年C. D. Haagensen和Stout根据其病理特点称为"乳腺导管扩张症",认为浆细胞浸润仅出现于本病后期的一个病理阶段,其始发病变及病理特征是以乳腺导管扩张为其基本病变。1959年芦于原在国内首次报道"浆细胞性乳腺炎"。"浆细胞性乳腺炎"是目前比较通用的病名。

二、病因

西医学对本病的病因尚未阐明。一般认为与导管排泄障碍、异常激素刺激导管上皮分泌及厌氧菌感染等有关。

(一)导管排泄障碍

各种原因引起的乳腺导管排泄障碍致分泌物积聚,导管扩张都可引起本病,导管排泄障碍的原因:中青年可见于乳头发育不良,先天性畸形,凹陷,既往乳腺炎史,外伤史,使该区导管中断闭塞所致;中老年多由于卵巢功能减退,导管退行性变,肌上皮细胞收缩功能减弱所致。

(二)异常激素刺激导管上皮分泌

有学者发现本病患者血中性激素水平异常,如排卵前期雌二醇及黄体生成素水平低于正常,而催乳素水平增高。动物实验也发现外源性雌激素刺激能使兔乳腺导管上皮产生异常分泌、导管明显扩张。

（三）厌氧菌感染

少数学者发现本病患者乳腺病灶局部有厌氧菌存在，认为使用甲硝唑可减少术后再发脓肿及切口感染等并发症。

（四）其他

Birkett提出浆细胞性乳腺炎实质上是一种自身免疫性疾病。Hadfield认为是一种退行性变，其病因与内分泌紊乱有关，哺乳和妊娠可促进本病发展。吸烟是本病复发和加重的危险因素。

三、病理

本病主要病理学特点是乳腺导管扩张；病灶周围大量浆细胞浸润；脂肪坏死。镜下观察：

（一）导管周围组织内出现小的脂肪坏死灶及大片炎性反应，乳腺小叶结构被破坏。

（二）坏死组织周围有大量浆细胞、淋巴细胞，及少量组织细胞、中性粒细胞、多核巨细胞浸润，尤以浆细胞浸润为主。

（三）组织细胞吞噬大量脂质，胞质丰富，形成泡沫细胞，并出现多核巨细胞及上皮样细胞形成的结核样肉芽肿。

四、诊断

多数学者认为本病是一种较为少见的乳腺良性疾患。据报道Parson在1500例乳腺疾病中发现5例；Harrington在12000例乳腺疾病中发现24例；王永恒1988年曾作统计，在1959—1988年间国内共报道本病499例。而引起临床重视的原因是其误诊率高达60%~90%，常被误诊为乳腺癌、乳腺结核等，而施以不恰当的治疗。

陆德铭、唐汉钧等指出掌握本病的特征有利术前明确诊断，其特征为：①绝大部分病人有先天性乳头全部凹陷或呈线状凹陷畸形，乳头孔常有臭味粉刺样物或油脂样液体排出；②发病并非在哺乳期或怀孕期；③肿块开始时位于乳晕部；④急性期起病急骤，乳晕部红肿并向某一象限伸展，形成不规则硬韧肿块，大部分患者无明显全身症状，个别患者可出现高热，四肢结节性红斑等。脓肿溃破后创口经常反复发作、流脓，并形成通向乳头孔的瘘管，进入慢性瘘管期；⑤必要时作钼靶X线乳腺摄片，所显示的乳腺区致密阴影，密度不均，边界模糊，外形不规则，肿块阴影与触诊大小相似，有时临床上触到肿块，X线只表现出区段性腺体密度增粗，又乳头溢液者或瘘管形成者，可行乳腺导管造影，显示扩张乳腺管。

宋思奇指出仅根据临床症状与体征较难作出确切的诊断，应借X线摄影和造影。局部穿刺往往因针吸的组织少，难以作为诊断的肯定依据，不能作为诊断主要手段，区段切除或全乳切除可提供病理检查的标本，又是本病的治疗措施，应予采用。

傅红认为详细询问病史，全面分析并结合以下特点，可作出诊断：①本病多有急性期或类似急性发作史，自觉症状重；②乳房肿块常为首发症状，且肿块多位于乳晕下方或附近；③虽有乳头溢液，但以淡黄色或白色为多，血性者为少；④继急性期之后，常有肿块渐渐缩小变硬的过程，而乳腺癌的肿块不具此特点；⑤病程中多数病人同侧腋下淋巴结肿大有压痛；⑥部分病人有哺乳不畅的历史。杨维良等又补充三点：①本病多见于31~50岁非哺乳期或绝经期妇女;②乳腺X线摄影特征为乳晕下区均匀致密的肿块阴影,边缘不规整,与乳腺实质融合,可见小钙化斑,管内钙化呈管柱状,小叶内呈珠状。导管造影可清楚地显示导管扩张和囊肿以及病变范围;③细针穿刺抽吸细胞学检查可查到坏死物及大量浆细胞、淋巴细胞及细胞残核。

五、中医病因病机

中医认为本病的病因病机是患者素有乳头凹陷畸形,外感邪热,或七情内伤,肝郁气滞,营血不从,气血瘀滞,结聚成块;郁久化热,蒸酿肉腐而成脓肿,溃后成瘘。亦有因气郁化火,迫血妄行,而现乳衄。

六、中医诊断、辨证及疗效评定标准

本病临床少见,为了规范临床诊治和研究,2002年上海中医药大学附属龙华医院乳腺科将几经修订的粉刺性乳痈(浆细胞性乳腺炎)的诊断、辨证及疗效评价标准(草案)提交第八届全国中医暨中西医结合乳腺病专业委员会讨论并通过。在此基础上,补充治疗方案,被2003年《上海市中医病证诊疗常规(第2版)》收录。2008年作为"国家中医药管理局"十一五"重点专科协作组主攻病种临床诊疗方案"之一上报。2012年重新修订的粉刺性乳痈的诊疗指南,被收录在《外科常见疾病诊疗指南》由中华中医药学会颁布。

(一)诊断参考标准

1. 多发生在非哺乳期或非妊娠期的女性。单侧乳房发病多见。

2. 大多伴有先天性乳头全部或部分凹陷,并有白色带臭味的粉渣样分泌物。

3. 临床表现复杂多样,常分溢液期、肿块期、化脓期、瘘管期。初起肿块位于乳晕部,常可发生红肿疼痛,化脓。溃破后,脓中夹杂粉渣样物质,久不收口。或反复红肿溃破,形成瘘管,常与输乳孔相通。若反复发作,形成瘢痕,残留僵块,则乳头凹陷更明显。

4. 红肿化脓时可伴轻度恶寒发热等症状。

5. 应与乳岩(乳腺癌)、乳衄(乳腺导管内乳头状瘤)、乳痨(乳房结核)、乳痈(急性乳腺炎)等鉴别。

6. 乳房B超、磁共振和病理学检查等有助于诊断和鉴别诊断。

(二)中医辨证参考标准

1. 肝经郁热证　乳头溢液或乳头凹陷处有粉刺样物溢出,乳房部结块红肿疼痛,或伴有溃破出脓;伴有发热、头痛,舌质红,舌苔黄腻,脉滑数。

2. 余毒未清证　脓肿自溃或切开后脓水淋漓,久不收口,时发时敛,局部可有僵硬肿块;舌质淡或红,舌苔薄黄,脉弦。

(三)疗效评价参考标准

1. 治愈　乳房红肿疼痛消失,瘘管愈合,全身症状消失。

2. 好转　瘘管大部分愈合,有浅在疮口未愈,或僵块未消。

3. 未愈　乳房仍有红肿热痛,瘘管未愈合,甚至病变范围有扩大。

第二节 西医治疗浆细胞性乳腺炎的常用方法

一、手术治疗

（一）西医治疗本病以手术治疗为主,根据疾病的不同分期及其临床表现采用相应的手术方式:

1. 溢液期 乳管切除术: 适用于乳头溢液伴有乳晕下大导管普遍扩张者; 在血性溢液与乳腺癌难区别时。

2. 肿块期

（1）乳管切除术: 适用于乳晕下肿块,采用放射状切口,切除全部大导管及楔形切除乳晕下乳腺组织。

（2）肿块局部切除术并部分乳腺组织切除术: 适用于肿块较小者。

（3）乳腺区段切除术: 适用于肿块位于乳晕外并较为局限者、导管扩张伴有乳管周围炎症及绝大多数所属大导管伴有病理改变者,可自乳头根部连同周围组织的乳腺部分做区段切除。

（4）单纯乳房切除术: 适用于肿块较大,病变占据整个乳房或大部分乳房,乳房严重变形者,或年龄较大者,或有其他全身性疾病易致本病反复发作者,可行单纯乳房切除或皮下全乳腺组织切除术。

3. 脓肿期 及时切开引流。

4. 瘘管期

（1）单纯瘘管切除术。

（2）乳腺区段切除术。

（3）单纯乳房切除术: 适用于病变反复发作、病变范围广而成瘘者。

（二）手术治疗的疗效评价

部分患者经西医手术治疗而痊愈,但存在易复发、创伤较大、乳房外形损伤大等问题。若行单纯乳房切除术,对于大部分患者较难接受,且对于部分病变范围广泛、炎症反应明显、皮肤破损较多者也可能不具备行单纯乳房切除术的条件。

Thomas认为以乳头凹陷、溢液或肿块为主要表现的手术治疗效果满意,以乳晕下炎症、脓肿或瘘管为主要表现的外科治疗疗程长,脓肿切开引流后再行大导管切除不能很快愈合或完全愈合。早期引流是必要的,但较广泛地切除也许更重要。乳头瘘管中由于细菌生长,瘘管切除后缝合效果不满意。围手术期应用抗生素有利于伤口愈合。

Hartley认为围手术期应用抗生素并不增加手术治愈率,对于乳晕区脓肿行乳晕下手术切除,容易复发,乳头可能丧失分泌功能及出现较少见的乳头坏死。

吴诚义认为有瘘管形成者,单纯瘘管切除通常伤口不愈。

郭建升认为对以炎症为主要表现,病程短暂者又非哺乳期,可先试用甲硝脞等抗厌氧菌治疗。对于炎症反复发作者,也可行局部切除,但病变仍有可能在切除部位或其他部位发作,因此可考虑行单纯乳房切除。对于病变反复发作已形成瘘者,最好行单纯乳房切除,但少数病例也可能术后在对侧也发病。脓肿形成者,可试行脓肿切开引流,并用抗厌氧菌治疗,但此种病人痊愈较困难,最终也有可能需行单纯乳房切除。

钟少文等认为脓肿自行破溃或切开引流后,经抗炎治疗可获得暂时愈合,但由于坏死病灶未予清除,常反复发作经久不愈。一般脓肿切开引流术无法根治,亦因脓肿范围广泛,反复多次行乳房手术,导致乳房明显变形。手术治疗的原则是必须完整充分地切除病灶,特别是必须清除乳晕下大导管内的病灶,否则极易复发,但病变范围较广泛的难治性浆细胞性乳腺炎,经手术广泛切除后,可导致乳房严重变形。

二、抗感染治疗

除手术治疗外,西医也采用抗感染治疗。浆细胞性乳腺炎是一种乳腺非细菌性炎症,往往抗感染治疗无效,当继发感染时可选用抗生素辅助治疗。张淑群、李宏江、耿翠芝等均认为有明显红、肿、痛的急性期患者,可给予静脉用抗生素(主要为抗厌氧菌)治疗,可取得一定疗效,但无法痊愈,待炎症控制后仍应行病灶切除。

三、其他治疗

也有采用皮质激素、抗过敏药物和理疗等治疗方法的报道。周光认为本病有自愈倾向,对于无肿块型,可暂行抗生素、皮质激素治疗和理疗,以观察疗效。范健认为本病是绝经期妇女普遍存在的病理改变,其临床症状大多与自身变态反应发生发展有关,对仅有乳头溢液者,可在密切观察下口服强的松,认为皮质甾体族化合物激素、抗过敏药物可作为治疗早期或隐匿型病人的一种辅助治疗。对于这些治疗方法,目前仍缺乏客观的疗效评价报道。

第三节 中医药综合性治疗粉刺性乳痈的探索

中医药治疗浆细胞性乳腺炎近五十年来,经历了从不认识到认识,从知之不多到知之较多,从单一瘘管期手术治疗到疾病不同阶段综合治疗的不断发展的过程。中医药治疗本病具有临床疗效好、损伤范围小、痛苦少、乳房外形改变小、复发率低等优点,取得了一系列令人瞩目的成果。

一、摸索阶段

中医历代文献中,至今尚未查阅到与本病相类似病证的记载。1958年顾伯华在国内首次报道12例,根据其临床表现而命名为"慢性复发性乳腺漏管伴有乳头内缩"。当时这些病人被沪上西医医院诊断为乳腺癌。国内西医最先报道本病是在1959年。顾伯华为了解除病人痛苦,敢为人先,借鉴体表其他部位漏管的治疗经验,试用挂线法挂开乳腺漏管,外用八二丹等提脓祛腐药换药,治愈了一例又一例类似的病例,使她们避免了因误诊为乳腺癌而准备施行的乳房切除术。以后逐渐积累病例,到1964年报道30例"慢性复发性伴有乳头内缩的乳晕部漏管",经中医挂线手术治疗均取得满意疗效。

二、发展阶段

1978—1986年陆德铭、唐汉钧等查阅了大量国内外文献,认识到这种"慢性复发性伴有乳头内缩的乳晕部漏管"其实是浆细胞性乳腺炎瘘管形成。在继承顾伯华经验基础上,根据临床患者的病情变化,不断探索、改进手术方法,逐步归纳出必须切开所有脓腔、尤其是切开通向乳头孔的瘘管、充分刮除坏死组织、务必使创面从基底部长起等手术治疗要点,同时所有临床病例手术标本均做病理检查来证实。至1986年共总结了116例,取得痊愈114例、好转2例的满意疗效。顾伯华、陆德铭等也首次将本病收录《实用中医外科学》,命名为"粉刺性乳痈",并对其病因病机、临床表现、治疗方法及其要点等作了较详细的阐述。

李道坊等用雌性新西兰兔进行模拟实验以探讨浆细胞性乳腺炎的发病机理。实验分为单纯丝线结扎兔乳头后导管汇集部、单用雌性激素刺激、结扎加激素刺激等几组,分别观察其乳腺导管在光镜和电镜下的组织形态学表现。结果认为异常激素刺激能使导管上皮产生异常分泌、导管明显扩张,这是本病发生的主要因素;单有阻塞存在而无异常激素刺激不致于发生导管扩张;导管排泄不畅是本病由溢液期发展到肿块期的主要因素。研究发现中药"溢液方"组病变程度明显轻于模型组。

三、广泛研究阶段

1987年以后上海中医药大学附属龙华医院先后举办两期全国性成果推广班和数届高校中医外科专业师资进修班,推广中医药治疗浆细胞性乳腺炎形成瘘管的经验,全国各地的患者纷纷前来诊治,也引发了全国范围的中医药诊治浆细胞性乳腺炎的临床研究。

顾乃强辨证分期治疗本病22例,其中男性1例,静止期表现为乳头有粉刺样分泌物,辨证为肝火湿热,常用中药为龙胆草、黄芩、山栀、白花蛇舌草等清热解毒,薏苡仁、皂角刺、败酱草等排秽托毒,生山楂、冬瓜子等祛脂化瘀,该组药物有降低泌乳素的功效,对抑制乳腺导管的异常分泌有治本作用。在急性发作期多伴有杂菌感染,方药中加用半枝莲、连翘、等清热解毒药,并配合中药制剂静脉滴注。慢性迁延期表现硬结肿块,重用化瘀软坚散结方药,常用当归、丹参、桃仁、三棱等。复杂性瘘管术后表现气血两虚,常用炙黄芪、生晒参等。同时采用导管切开法治疗单纯性的乳晕部瘘管或乳晕部肿块伴有乳头溢液者,对复杂性瘘管,先做脓腔切开术,打开瘘管管壁,修剪切除瘘管管壁,创面开放,采用祛腐药腐蚀残留管壁及坏死组织,直至创口愈合。宋爱莉报道20例全部采用切开加中药治疗。认为切除术对组织损伤大,乳房外形破坏重,病人难于接受;挂线术疼痛严重,且愈合时间长;切开加中药治疗,具有对组织损伤少,痛苦小,愈合时间短,复发率低,能保持乳房外形等优点,病人乐于接受。樊凤英以内服阳和汤加减治疗本病23例。药用熟地黄、鹿角片、白芥子等。炎症期加蒲公英、丹皮。成脓期加穿山甲、皂角刺、生黄芪。并配合负压吸引、切开引流、九一丹油纱布填塞等外治法。周忠介治疗本病98例,采用中药内服外敷,加挂线、切开引流等法,治愈率100%。内治急性炎症阶段以清热解毒、化瘀散结为主、收口期以扶正益气养血为主;外治主要为手术,术后分阶段应用化腐拔毒之八二丹、九一丹;生肌收口之白玉膏或太乙膏。张丹丹用阳和汤加减,并配以箍围、引流、手术、乳头矫形术等外治法30例浆细胞性乳腺炎,治愈率为96.67%,复发率为3.33%。王鹏以青鹏膏外敷,五香流气饮加减内服治疗粉刺性乳痈30例,取得了良好疗效。程亦勤总结了中医扩创引流术及药物外治在粉刺性乳痈脓肿、瘘管期的应用,指出结块红肿期以贴敷、箍围为法,成脓期以切排或切扩引流为法,成漏期以切开扩创为法,术后祛腐期以提脓生新为法,腐祛新生收口期以熏洗、垫棉为法。

单项报道病例数虽不多,但治疗方法日益丰富,有一方加减治疗、辨证分型论治、配合药物外敷、手术治疗、乳头拔出法等。上海中医药大学附属龙华医院也在实践中不断发展,创用拖线法治疗本病,既能通过拖拉排净脓腐而优于药线引流,又无须切开或挂开管道以减少组织损伤,尽可能保持乳房外形。

期间有关乳腺疾病的专著也都编写专门章节叙述浆细胞性乳腺炎的诊治,进一步补充完善了对浆细胞性乳腺炎的认识。1997年出版的普通高等教育中医药类规划教材《中医外科学》收录了中医药治疗浆细胞性乳腺炎的成果。

四、综合治疗阶段

针对临床上本病患者的病情较以往复杂、病变范围也较前扩大的情况,对本病的治疗范围已从瘘管期扩展到各个不同时期,治疗方法也从单纯外治、内治发展到多种方法综合治疗。在辨证论治的基础上,未溃偏重内治,已溃偏重外治,而且药物外治法和切开、挂线、拖线等手术外治法,及垫棉、绑缚等其他外治方法根据具体情况选择使用,对本病复杂病例尤有优势。2000年唐汉钧、陈红风等报道内外合治本病148例,在外治方面全部病例均采用切开法和祛腐生肌法,还采用挂线法16例,拖线法58例,乳头契形切开法107例,垫棉法98例;内治分为肝经郁热、余毒未清、痰瘀凝滞三型辨证治疗。结果治愈140例(95.2%),好转8例(4.8%),随访6~12个月,复发12例(8.1%),经再次治疗而愈,平均疗程48天。并总结临床诊治体会,即把握本病的临床特点,配合辅助检查尤其是病理检查以明确诊断,重视临床辨证分期,强调中医药综合治疗等。2005年报道采用中医药内外综合治疗本病149例,痊愈126例,好转20例,未愈3例,痊愈率达84.6%,平均住院天数54.3天,其中好转病例均在门诊继续治疗,3例未愈病人均为自动出院,认为溢液期和肿块期一般以内治为主、中药外敷为辅,脓肿期和瘘管期则当以手术、外治为主,中医药内治为辅。多种手术方法(如切开、乳头锲形切开、乳头矫形等)配合使用是清除本病病灶的关键,术后不同阶段选用相适应的外治法(如拖线、冲洗、敷贴、药捻、垫棉、祛腐和生肌外用药等),每天细心处理是对手术的有力保证,其中乳头矫形法、拖线法的采用,大大减轻了乳房的外形损伤。内治方面术前及术后祛腐阶段,当以疏肝清热为主,术后腐祛新生阶段当以益气健脾、活血祛脂为主。内外结合、各有侧重才能取得痊愈率高、乳房损伤小的良好疗效。

随着对浆细胞性乳腺炎的认识的不断深入,临床分型、分期、辨证分型日益细化,2002年上海中医药大学附属龙华医院乳腺科将几经修订的浆细胞性乳腺炎的诊断、辨证及疗效评价标准提交全国中医乳腺病专业委员会讨论通过。2008年作为国家中医药管理局“十一五”重点专科协作组主攻病种之一上报“粉刺性乳痈临床诊疗方案”。2012年列入中华中医药学会外科常见病诊疗指南。

五、展望

回顾近五十年来有关浆细胞性乳腺炎的诊治经历,面对目前临床现状,即发病原因和发病机理尚未明了,而本病临床表现复杂多变,对于部分病变范围较大或发展快或病程长的病例,乳房变形较为明显,临床诊治颇感棘手,治疗时间和费用也随之增加等,进一步的研究应考虑从以下几方面着手：

1. 积极引用先进的科研手段和方法,注重内分泌-免疫功能变化与本病发病的关系,研究本病发病的原因和发病机理,以探索新的、有针对性的治疗方法和药物。

2. 遵循循证医学研究原则,设计合理的临床观察表,对本病的主要的症状体征分类分项按病情等级予以计分,观察其治疗前后的积分变化,为客观地判断病情和评价不同治疗方法的疗效提供依据。

3. 充分发挥中医外科特色,辨病与辨证相结合,全身辨证和局部辨证相结合,在把握本病临床特点的同时抓住具体病例在疾病发展过程中的主要矛盾,灵活运用内治和外治方法,尤其是多种具体治疗方法的有序配合使用,并不断优化组合,建立、完善从溢液期、肿块期、脓肿期到瘘管期的规范化的中医诊治方案,从祛腐阶段外用药的选用,到拖线疗法、垫棉绑缚法的应用。如何准确地掌握升丹类传统提脓祛腐药物每次使用量及总量,探索其治疗量和中毒量之间的关系,拖线材料的改进和垫棉绑缚法垫压方向、加压的力度的规范均须形成规范化的诊疗方案,以进一步提高临床疗效,在保证疗效同时有效地控制副作用、并方便使用。

4. 开展综合治疗,建立合理的临床诊疗路径。严格定期随访制度,客观记录复发情况,分析并总结复发的原因及再处理的疗效,以寻求能有效地预防发病,控制病情发展,并减少复发的一系列的治疗方法和手段等。

（陈红风）

参 考 文 献

1. 顾伯华. 采用挂线疗法治愈慢性复发性乳腺漏管伴有乳头内缩12例病例报告[J]. 上海中医药杂志,1958,（9）：18.

2. 芦于原. 浆细胞性乳腺炎[J]. 中华外科杂志,1959,（7）：1170.

3. 陆德铭. 实用中医乳房病学[M]. 上海：上海中医药大学出版社,1993：142.

4. 顾伯华. 实用中医外科学[M]. 上海：上海科技出版社,1985：135.

5. 陆德铭,唐汉钧. 顾伯华治疗浆细胞性乳腺炎形成瘘管的经验(附116例病例)[J]. 上海中医药杂志,1986,（9）：9.

6. 宋思奇. 浆细胞性乳腺炎[J]. 南昌医药,1980,1：21.

7. 果永海,李新功,杨维良. 乳腺导管扩张症[J]. 中医外科杂志,1983,21（2）：77.

8. 傅红. 乳腺导管扩张症[J]. 青海医药杂志,1985,（6）：3-24.

9. 王永恒. 乳腺导管扩张症[J]. 普外临床,1988,3（2）：120.

10. 杨维良,张浩民. 乳腺导管扩张症(附71例报告)[J]. 哈尔滨医科大学学报,1990,25（2）：94.

11. Thomas W G, Williamson R C N, Davies J D, et al. The clinical syndrome of mammary duct ectasia[J]. British Journal of Surgery,1982,69（7）：423.

12. Hartley M N, Stewart J, Benson E A. Subareolar dissection for duct ectasia and periareolar sepsis[J]. British Journal of Surgery,1991,78（10）：1187-8.

13. 吴诚义,姚榛祥. 乳腺导管扩张症的临床特点与治疗[J]. 临床外科杂志,1994,2（3）：145-147.

14. 郭建升. 70例乳腺导管扩张症临床特点及治疗[J]. 长治医学院学报,1999,13（1）：20-21.

15. 钟少文,王一安,江慧玲,等. 中西医结合治疗难治性浆细胞性乳腺炎54例[J]. 中国中医基础医学杂志, 2007,13(8): 608-611.

16. 李宏江,赵扬冰. 浆细胞性乳腺炎临床分析[J]. 重庆医学,2002,31(3): 205-206.

17. 张淑群,纪宗正,薛兴欢,等. 浆细胞性乳腺炎的诊断和治疗[J]. 临床外科杂志,2007,15(6): 378-380.

18. 耿翠芝,吴祥德. 浆细胞性乳腺炎的诊断与治疗[J]. 临床外科杂志,2007,15(6): 376-377.

19. 周光,黄陆强. 33例浆细胞性乳腺炎临床分析[J]. 安徽医学,1985,6(1): 28-29.

20. 范健. 乳腺导管扩张症96例分析[J]. 实用外科杂志,1986,6(11): 581-582.

21. 顾伯华,陆德铭. 治愈30例慢性复发性伴有乳头内缩的乳晕部漏管临床分析[J]. 中医杂志,1964,(9): 4.

22. 陆德铭. 著名中医外科专家顾伯华治疗浆细胞性乳腺炎[J]. 上海中医药杂志,1982,(2): 15.

23. 李道坊. 乳腺导管扩张综合征的中医治疗和病理机制的研究[J]. 上海中医学院、上海市中医药研究院学报,1987,1(1): 7.

24. 宋爱莉. 非哺乳期乳晕部瘘管29例诊治体会[J]. 山东中医学院学报,1991,15(2): 26.

25. 周忠介. 浆细胞性乳腺炎治验98例[J]. 辽宁中医杂志,1995,22(10): 457.

26. 张丹丹. 中西医结合治疗浆细胞性乳腺炎30例[J]. 辽宁中医药大学学报,2010,12(5): 194-195.

27. 王鹏,朱永康. 高国宇中药内外合治浆细胞性乳腺炎疗效观察[J]. 实用中医药杂志,2009,25(3): 143-144.

28. 程亦勤. 中医扩创引流术及药物外治在粉刺性乳痈脓肿、瘘管期的应用[J]. 中医外治杂志,2013,22(1): 3-4.

29. 顾乃强. 22例乳腺导管扩张症的临床分析[J]. 上海中医药杂志,1996,5: 16-17.

30. 樊风英. 中西医结合治疗乳腺导管扩张综合征23例[J]. 中医药研究,1997,13(5): 37.

31. 谭新华,陆德铭. 中医外科学[M]. 北京: 人民卫生出版社,1999: 253.

32. 唐汉钧,阙华发,陈红风,等. 切开拖线祛腐生肌法治疗浆细胞性乳腺炎148例[J]. 中医杂志,2000,41(2): 99.

33. 陈红风,程亦勤,郑勇,等. 中医药治疗浆细胞性乳腺炎的临床体会[J]. 中医杂志,2002,增刊: 48.

34. 林毅,唐汉钧. 现代中医乳房病学[M]. 北京: 人民卫生出版社,2003: 182.

35. 陈红风,唐汉钧,陆德铭. 中医药治疗浆细胞性乳腺炎四十五年回顾[J]. 上海中医药大学学报,2004,18(1): 59.

36. 程亦勤,陈红风,刘胜,等.149例浆细胞性乳腺炎的中医药治疗及临床病情分析[J]. 浙江中医杂志,2005,40(3): 114.

37. 王鹏,朱永康,高国宇. 中药内外合治浆细胞性乳腺炎疗效观察[J]. 实用中医药杂志,2009,25(3): 143-144.

第三章　乳　癖

乳癖是因情志内伤,冲任失调,痰瘀凝结所致,以乳房有形状不一的肿块、疼痛,与月经周期相关为主要表现的乳房疾病。相当于西医的乳腺增生病。是临床上最常见的乳房疾病,具有一定的癌变倾向。历代文献中有"乳癖""乳中结核""乳痞"等病名,且与乳腺纤维腺瘤等疾病相混。

主要病因病机是由于情志不遂,恼怒伤肝,肝气郁结,气滞血运不畅;或肝气郁久化热,热灼津液为痰;或素体肝肾不足,冲任失调,气血瘀滞经脉;或脾肾阳虚,运化失职,痰湿内结。从而导致气滞、痰凝、血瘀阻塞乳房经脉,形成乳房疼痛、结块等。

多发生于25~45岁妇女,城市妇女的发病率高于农村。并具有与乳腺癌相似的发病危险因素,如社会经济地位高或受教育程度高、月经初潮年龄早、生育少、初次怀孕年龄较大、未授乳及绝经迟等。临床表现为乳房疼痛,以胀痛为主,或刺痛或牵拉痛,以乳房肿块为中心常涉及胸胁部或肩背部,或伴乳头疼痛或瘙痒。疼痛常在月经前加剧,月经后减轻,或随情绪波动而变化,痛甚者不可触碰,影响行走或活动。乳房肿块常多发,可发生于单侧或双侧乳房,肿块的质地柔软或中等,表面光滑或颗粒状,推之活动,大多伴有压痛。肿块的大小不一,肿块的形态常可分为片块型、结节型、混合型、弥漫型等数种。乳房肿块可于月经前增大变硬,经后稍见缩小变软。部分患者挤压乳头可有多孔溢出浆液样或乳汁样液体。常可伴有心烦易怒,月经失调等。

本病绝大部分患者较长时间内均属良性病变,预后好。部分年轻病人有可能在乳腺增生病变基础上形成乳腺纤维腺瘤。少部分病变则要警惕有恶变的可能。因本病缺少特异性诊断依据,须结合乳房钼靶X线摄片、超声波等影像学检查排除其他乳腺良恶性疾病,应与乳岩、乳核、粉刺性乳痈等进行鉴别,乳腺组织病理学检查有助于明确诊断。

临证从肝、脾、肾及冲任失调着手进行辨证论治,达到痛止块消的目的。常见证型有肝郁痰凝证,治宜疏肝解郁、健脾化痰;冲任失调证,治宜调摄冲任、理气活血。也可用阳和解凝膏掺黑退消或桂麝散外敷于肿块处。对于经治疗肿块不消反而增大,或质地较硬,或疑有恶变者,可考虑手术切除肿块送病理检查。对发病高危人群要重视定期检查。中医药治疗乳癖的临床研究和作用机制研究等有助于进一步规范临床诊疗并提高疗效。

第一节   乳癖的历史沿革

中医病名中的"癖"多有隐僻、偏僻之意。如隋·巢元方《诸病源候论·卷二十·癖病诸候》："癖者,谓僻侧在于两胁之间,有时而痛是也。"清·冯兆张《医宗必读·卷之七·积聚》："癖者僻也,内结于隐僻,外不可见也"。

时至唐宋,乳癖仍未被作为一个独立的病种来论述。宋·赵佶敕撰,清·程林原纂辑《圣济总录·卷二十·痈疽门·乳痈》："妇人以冲任为本,若失之将理,冲任不和,阳明经热,或风邪所客,则气壅不散,结聚乳间,或硬或肿,疼痛有核"的论述,虽未明确提出"乳癖"一名,但将其病因病机及症状做了具体描述。明代对乳癖有了进一步的认识,龚居中在《外科活人定本·卷之二·图形五十症》中指出"乳癖,此症生于正乳之上,乃厥阴,阳明经之所属也……何谓之癖,若硬而不痛,如顽核之类",首次将乳癖定义为乳房肿块。《疡科心得集·卷中·辨乳癖乳痰乳岩论》中详细地描述了本病的症状和体征,"乳癖乃乳中结核,形如丸卵,或坠重作痛或不痛,皮色不变,其核随喜怒消长",阐述了乳癖的主要表现为乳房的疼痛和肿块,与情志变化有相关性,这些临床表现与现今乳腺增生病颇为一致。

到了清代,对乳癖的认识逐渐深入而全面,关于乳癖的论述也更为详尽。清·顾世澄《疡医大全》中设立了乳痞门,收录了多名医家关于乳癖的论述及治疗经验。《疡医大全》引薛立斋言:"多由思虑伤脾,怒恼伤肝,郁结而成也"。清·高锦庭《疡科心得集·卷中·辨乳癖乳痰乳岩论》:"良由肝气不舒郁积而成","夫乳属阳明,乳中有核,何以不责阳明而责肝。以阳明胃土最畏肝木,肝气有所不舒,胃见木之郁,惟恐来克,伏而不扬,气不敢舒;肝气不舒,而肿硬之形成;胃气不敢舒,而畏惧之色现。不疼不赤,正见其畏惧也"。阐述了乳癖的病因病机。

清·顾世澄《疡医大全·卷二十·乳痞门主论》:"盖以瓜蒌、半夏专治胸中积痰,痰去肿尤易消也。"清·高锦庭《疡科心得集·卷中·辨乳癖乳痰乳岩论》:"治法不必治胃,但治肝而肿自消矣。逍遥散去姜、薄,加瓜蒌、半夏、人参主之"。清·余听鸿《外证医案汇编·卷三·乳胁腋肋部》:"鄙见治乳症,不出一气字定之矣……气凝结为癖、为核、为痞……若治乳从一气字着笔,无论虚实新久,温凉攻补,各方之中挟理气疏络之品,使其乳络疏通……气行则血行……自然壅者易通,郁者易达,结者易散,坚者易软。"清·吴谦《医宗金鉴·外科心法要诀·卷六十六》称之为乳中结核:"初起气实者宜清肝解郁汤,气虚者宜香贝养荣汤。若郁结伤脾,食少不寐者,服归脾汤,外俱用木香饼灸法消之甚效",阐述了其辨证论治。

清·邹岳《外科真诠·卷上·胸乳部·乳癖》:"年少气盛,患一二载者内服和乳汤加附子七分、煨姜一片即可消散","若老年气衰,患经数载者不治,宜节饮食,息恼怒,庶免乳岩之变"。指出乳癖日久可能恶变。

第二节   乳癖的临床研究进展

乳癖相当于西医的乳腺增生病,是乳腺组织的一种既非炎症也非肿瘤的良性增生性疾病,是乳腺疾病中的常见病、多发病。有关中医药治疗乳腺增生病的临床研究,主要表现在中医药疗效显著,毒副作用少,适用面广;在继承古人经验基础上,中医药辨证论治的理论渐趋完善;治法方药日益丰富,提出周期疗法、内服同时配合外治方法等;近年还开展了辨证客观化等研究。

一、名医经验

近代中医外科学名家对乳癖的认识有从实立论,注重疏肝解郁的,如许履和;也有从虚立论的,如文琢之以调补气血为主,姜兆俊则偏重"阳和通腠,温补气血";顾伯华循从脏腑经络学说,注重整体治疗,虚实并治,主张从肝脾肾论治乳癖。

(一)许履和——从肝论治

许履和认为,乳癖病机侧重在"肝"。因为乳癖患者均有多怒善郁等精神因素,肝气郁结,所以肿块常随喜怒而消长。亦有月经来潮时乳房胀痛明显,经行则症状减轻者,此亦与肝气郁结有关。因冲为血海,隶于肝肾,肝气不舒,冲亦失调,经水一行,肝气得舒,故症状暂减,两者见证虽有不同,而其根源则一。治疗悉以疏肝解郁为主,和胃化痰为辅,用逍遥散合二陈汤化裁,常用药物如柴胡、当归、白芍、青陈皮、茯苓、制香附、制半夏、橘叶、夏枯草、全瓜蒌;大便溏薄者去瓜蒌,加白术;乳房痛甚者加金铃子、延胡索;乳房胀痛时自感灼热或伴有低烧者加丹皮、炒山栀。

(二)文琢之——调补气血

文琢之用加减八珍汤主治乳癖气血两虚型,症见气短乏力,少气懒言,面色㿠白,胃纳不香,少数下肢浮肿。病久过用凉药可致气血两虚,月经量少或经闭,舌质淡苔薄白,脉细弱或沉细。局部包块质中硬,活动,边界不清,无粘连,包块皮色不变,不溃破,少数患者在经前或经后可见下肢轻度浮肿。组成为黄芪、党参、当归、鸡血藤、茯苓、白术、瓜蒌壳、陈皮、郁金、夏枯草、黄药子、甘草。气短乏力倍参芪,加麦冬;纳差加淮山药,五香藤,谷、麦芽;下肢轻度浮肿加大腹皮、茯苓、生姜皮;过用寒凉药加炮姜、鹿角霜;经少或经闭加鹿角胶(烊冲)、阿胶(烊冲);经前浮肿倍参芪、可加红参;经后浮肿倍参芪,加阿胶(烊冲)、丹参;便溏加砂仁、淮山药;易感冒加玉屏风散;腰痛加杜仲、桑寄生、续断;食后腹胀加九香虫、淮山药、厚朴。

(三)姜兆俊——阳和通腠、温补气血

姜兆俊认为乳癖患者有因体虚,阴毒内结,临床表现为乳房疼痛遇寒加重,冬天多发,乳房肿块或软或硬,单发或散在,呈条索状、块状或扁平状,日久难消。由于肿块位于皮里肉外,且因气血不足,阴毒凝滞而发,故采用阳和汤加减治疗。运用时强调开腠以通阳,温补气血以扶正,两者应并行不悖;开腠可运用于本病的各个阶段,但与温补并行的时候,应根据气血虚弱程度和毒邪凝结轻重灵活掌握。温补药多采用熟地黄、仙茅、淫羊藿、巴戟天、肉苁蓉、何首乌、锁阳、肉桂、炮姜、鹿角霜、菟丝子、党参、黄芪等;开腠理药除用麻黄、白芥子、桂枝外,还可酌情应用露蜂房、威灵仙和虫类药如全蝎、蜈蚣、僵蚕、穿山甲等。特别强调熟地黄宜重用,目的在于补养阴血;麻黄宜轻用,意在通阳散结以开腠理。大量熟地黄配伍少量麻黄,则补血而不腻,少量麻黄得大量熟地黄则通络而不发表,一守一走,相反相成。另外,化痰散结之品如夏枯草、土贝母、王不留行、皂角刺、瓜蒌、橘核、荔枝核、牡蛎、昆布、海藻、山慈菇、浙贝母等亦应选加,可显著提高疗效。

(四)顾伯华——从肝脾肾论治

1. 治癖先治肝,气调癖自平　乳头乳房是足厥阴肝经循行之处,由于肝失条达,肝郁气

滞,肝气结于乳络则结块胀痛,肝失疏泄,气机横逆则胸闷胁痛,气逆于下则小腹胀满,肝气失于条达则任脉失畅,任主胞胎,胞胎受累则不孕,所以乳癖患者常见性情抑郁,忧思多虑,尚伴见经血减少,经行不畅的证候,乳房肿块大小和疼痛的变化和情志及月经周期均相关,已婚妇女伴发不孕。顾伯华认为治疗乳癖离不开理"气",条达气机是治疗乳癖的核心和枢纽。

2. 治癖调冲任,冲任隶肝肾　乳癖之症虽发于外而实根于内,肾气不足,冲任失调是病之本。20世纪50年代,顾伯华教授首次提出调和冲任治疗乳腺增生病,认为肾气不足,冲任失调是乳癖之本,以治病求本为原则,重视温补肝肾,调摄冲任。青年女子发生乳癖,常伴月经提前、月经量少色淡,这是先天肾气不足,天癸未充,胞宫、乳房同时受累的缘故。中年妇女乳癖结块胀痛不甚,但每多伴有经期紊乱,月行二次,腰膝酸软,耳鸣目眩等,则由于后天肾气虚衰,下不能充实胞宫,上不能濡养乳房,肾气冲任俱衰,肾虚不能温煦冲任,冲为血海,藏血失司,所以会出现月经淋漓不尽,任脉虚损不能滋养乳房则结块胀痛。治疗常用仙茅、淫羊藿、肉苁蓉、锁阳、鹿角等温补肝肾、调摄冲任之品以治本,佐以理气养血之品。

3. 癖由痰瘀凝,化瘀软坚实　乳癖之症是由肝脾二伤,肝郁气滞,脾虚生痰,痰瘀互结留阻经络而成。顾伯华认为:"治标可以顾本,祛邪却是安正"。所以在治疗中十分重视活血化瘀,化痰软坚法在治疗乳癖消块止痛的积极作用。常用桃红四物汤合三棱、莪术、益母草等活血化瘀软坚之品,作为乳癖治疗的一大常法,对肿块质坚,经久不消,则取用"坚者消之",在化瘀散结中加用虫类药物如僵蚕、地鳖虫、蜈蚣、水蛭等起到搜剔深在经络之中的瘀结。在化瘀的同时又常参合化痰软坚之品如土贝母、土茯苓、夏枯草、牡蛎、海藻等。

4. 阴虚肝火升,火胜血离经　乳癖见乳头血性溢液者,顾伯华认为是由肝阴不足,水不涵木,木火亢盛,肝火逼血妄行,血不循经而见乳衄。治疗上主张用养血柔肝,养阴清热的治则方药。常用当归、生地黄、赤芍、旱莲草、白花蛇舌草、鹿衔草、鳖甲、知母、黄芩、地骨皮、仙鹤草等,并结合半枝莲、七叶一枝花、山慈菇等清热解毒药,防治兼顾。

陆德铭、唐汉钧等继承了顾伯华从肝脾肾调治乳癖的学术观点,强调冲任失调是发生乳癖的主要病机,治肾、治肝、治脾、调气血均与调摄冲任密切相关,是乳癖的治本之法。同时应标本兼顾,重视理气化瘀、软坚散结的治标之法。应用调摄冲任、疏肝活血等法治疗乳癖,不仅取得良好的临床疗效,研究证明还能纠正患者多种激素失调、调整神经内分泌紊乱。

二、目前常用治法方剂

中医学认为本病的发生因情志、饮食、劳倦失常,而致肝气郁滞,脾失健运,肾气不足,冲任失调,脏腑阴阳失衡,气血津液输布失常,气滞痰凝血瘀结聚于乳房,作肿为痛。肾气不足,冲任失调为发病之本,肝郁气滞、痰凝血瘀则为发病之标。病位在肝、脾、肾。目前应用广泛的治法主要有疏肝理气、调摄冲任、活血祛瘀、化痰散结四类,临床多两法或数法合用。

(一)疏肝理气

此类治法的报道最多,常用的古方主要有柴胡疏肝散、逍遥散、四逆散、化肝煎、金铃子散、越鞠丸、龙胆泻肝汤、当归芍药散等。童彩玲等将100例肝气郁滞型乳腺增生病患者随机分为两组:治疗组60例,服用四逆散加味并配合心理疏导,对照组40例,服用乳癖消胶囊,1个月经周期为一个疗程,共3个疗程。治疗组的治愈率和总有效率均高于对照组($P<0.01$)。石菜叶用柴胡疏肝散加味,张宝红、张宇等采用逍遥散加减,治疗乳癖均有较好的疗效。除

经典方剂外,根据疏肝理气治法拟定的自拟方也取得了较好的疗效,如柴芍乳癖汤、柴胡牡蛎汤、丹芩逍遥合剂、瓜蒌散加味、乳结方、乳癖汤、舒乳消增汤;还有同类的中成药,如香甲丸、逍遥丸等。

(二)调摄冲任

调摄冲任常用二仙汤、阳和汤、定经汤等。胡永春用阳和消癖汤,张青山用阳和汤随症加减,王惠萍用定经汤加味治疗乳癖均取得良好疗效。陈红风治疗乳癖立足于冲任二脉,临症用巴戟天、续断、肉苁蓉、淫羊藿、鹿角片等药物以温肾助阳,往往能收到事半功倍的效果。赖海燕等用二仙汤加味治疗乳癖,林毅将二仙汤化裁加减治疗乳癖肾阳虚者均取得较好疗效。

除经典方剂外,乳宁冲剂、乳痛消口服液、乳癖消1号方等以调摄冲任、滋养肝肾为主要治法的中成药也有较好的疗效。

(三)活血祛瘀

临证运用血府逐瘀汤、桃红四物汤、复元活血汤等。此类古方虽以活血化瘀为主,但多兼有疏肝通络之功,其中报道最多的为血府逐瘀汤。吴刚等以该方治疗乳腺增生气滞血瘀证,其疗效及远期疗效优于乳癖散结胶囊。另有王娟用血府逐瘀胶囊,叶亚莲以桂枝茯苓丸,张艳、王虎良等用复元活血汤加减治疗乳癖亦奏良效。

(四)化痰散结

有海藻玉壶汤、二陈汤、苍附导痰汤等。或清热、或燥湿,俱以化痰为主,佐以软坚散结之品。宋爱莉以化痰散结为基本治疗原则,拟定开郁散结颗粒,收到良好疗效。李英华习用浙贝母、橘核、半夏、三棱、海藻等,化痰散结之力雄厚,使气郁得解,瘀血得散,痰凝得开,充分体现了以散为法,以通为用的治疗原则。许芝银治疗乳癖,责于痰凝者,选法半夏、陈皮、茯苓等,以化痰散结,或配伍生牡蛎,以软坚散结。王传利以化痰散结丸治疗180例乳腺增生,疼痛改善、肿块缩小方面优于乳癖消组(90例)($P<0.05$)。

宗此治则的中成药有穿牡合剂、乳癖安片、消癖散结胶囊等。

三、周期疗法

中医学认为"肾气-天癸-冲任"相互影响,构成了女子独特的"生理生殖性腺轴",成为妇女月经乳房周期性变化的调节中心。西医学认为,随着下丘脑-垂体-卵巢轴促性腺激素水平的周期节律的变化,在月经周期的不同阶段乳腺也出现相应的增殖和复旧的周期性变化。中医药周期疗法治疗乳癖始于20世纪80年代,即根据月经前后乳腺组织生理病理的不同变化和临床表现而分别遣方用药以达治疗目的。经前(黄体期、月经前期)疏肝活血、消滞散结,经后(卵泡期、排卵期)调摄冲任、养血柔肝,在辨证的基础上,随症加减运用。

陈红风等以"乳块消"(红、白包方)按月经周期的不同阶段治疗乳腺增生病80例,红包方主要益肾温阳,顺冲任应充盈之时而益之,在月经的前半周期服用;白包方主要疏肝理气,适血海应疏泄之时而导之,在月经的后半周期服用。治疗总有效率93.75%,止痛痊愈率61.25%,消块痊愈率40%,并有调节多种激素分泌失常的作用。

林毅等把148例乳腺增生病患者随机分为中药周期组、消癖1组、消癖2组、三苯氧胺组。中药周期组根据月经周期,经前疏肝活血予消癖1号,经后温肾调冲予消癖2号,治疗3个月。结果中药周期组疗效优于对照组。中药周期组于治疗后3个月卵泡期催乳素(PRL)水平较治疗前明显降低。

王群等运用多元统计方法建立乳腺增生病月经期前后临床辨证分型的初始模型,结果发现冲任失调型、肝气郁结型、肾阴虚兼血虚型、肝气夹痰型四类中肝气夹痰型的分布在月经期前显著多于月经期后,肾阴虚兼血虚型的分布在月经期后多于月经期前。冲任失调型患者所占比例虽然不多,但其分布在月经期前后无差异。认为本病经前采取疏肝解郁化痰,经后补血滋肾、兼顾疏肝理气,在整个月经周期中都需要注意调摄冲任。但周期治疗不是一种机械固定的治疗模式,在应用周期疗法治疗乳腺增生病时应注意辨证论治。

苏群善等采用Meta分析评价中药周期疗法治疗乳腺增生病的临床疗效,纳入9个随机对照试验900例乳腺增生病患者,与一方通治的中药治疗方法比较,结果表明中药周期疗法治疗可提高有效率。

四、内外合治

在口服中药的基础上,辅以中药外敷、针刺、电针、拔火罐、艾灸、推拿、电子膜、微波、理疗、药磁乳罩、刮痧等不同的外治疗法,使药物及物理因素直接快捷地作用于病变部位,通过皮肤渗透、穴位刺激等产生疗效。有单纯采用外治法,也常常相互联合使用,如针刺配合艾灸疗法、埋线加耳穴等,这样不仅可使上述疗法的功效相互补充、增强,也能弥补单一疗法功效上的不足。也有学者结合现代的电子仪器如电子膜法治疗乳腺增生病,对缓解疼痛和消块有较好的疗效。

五、辨证客观化研究

中医药治疗乳腺增生病有独特的优势,但辨证标准缺少临床流行病学依据,存在主观性、经验性、可重复性差等因素;反映中医治疗优势的疗效评价标准不完善、不统一,评价仅停留改善乳腺疼痛和肿块两项指标上,缺乏相对客观、规范、量化的疗效评价标准。随着诊疗技术的发展,高频彩超、乳管内视镜、乳腺钼靶摄影及X线立体定位、血流动力学、血液激素水平检测等新设备和新技术,不断应用在中医辨证中,开展了乳腺增生病的辨证客观化研究。

辨证论治是中医学的精髓,中医证候规范化、标准化是中医现代化的基础,但应该指出的是:①中医药治疗乳癖,仍然停留在个人经验上,辨证分型上有较多的争议,分型不统一,无标准化、规范化的证候分类方法,随意性较强,缺乏系统化、理论化与规范化,可操作性、可重复性较差,导致科研成果往往缺乏可比性和可重复性,对治疗效果无法进行科学的评价,严重制约了中医及中西医结合科研水平的提高与对外交流。②中医药治疗乳癖疗效评价体系有待完善,一直没有完整的权威的中医药治疗乳癖的疗效评价体系。③中医药或中西医结合治疗乳癖方面尚缺乏大样本、多中心的随机、对照试验,其疗效仍难以得到国际上的认可和推广,目前的文献资料样本含量小,观察结果以短期疗效较多,缺乏对终末疗效的观察和长期生存质量的随访。

通过对乳癖分期辨证的研究规范化、定量化、标准化研究,建立统一的证候诊断标准已成为乳癖中医学术发展的一个必然趋势。这些问题的提出,一方面要求我们在临床研究中注意方法学的应用和操作的规范化;另一方面,也提示了现有的方法学在某些方面仍无法满足或契合中医临床研究的需要,寻找新的、更适合的研究方法将是今后研究工作的重点之一。

第三节　乳腺增生病的实验研究进展

目前中医药治疗乳腺增生病的实验研究逐步深入,无论在造模方法、实验指标选择及检测还是机理研究方面都渐趋成熟。

一、乳腺增生病的动物模型的建立

乳腺增生病动物模型的要求与临床病理变化相近。首先,实验动物要选择与人体结构、功能、代谢及疾病特征相似的动物。雌性未孕家兔和大鼠通常被用于此模型。相较于家兔而言,大鼠的操作简单易行、成功率高、重复性好、饲养成本较低,因而大多实验采用大鼠建模。而家兔优点是其乳腺组织较大鼠明显,有利于形态学的观察,但操作复杂,仅限于需要检测某些特定指标或需要长时间进行实验研究时采用。

雌、孕激素联合复制模型法是公认的乳腺增生病复制模型方法。该法通过扰乱动物体内的性激素分泌,诱导动物的乳腺组织增生。其中,雌激素可刺激乳腺上皮细胞和间质细胞增生,孕激素在一定程度上可对抗雌激素作用,促进腺泡增生。因此,先给予一定剂量的雌激素以刺激乳腺组织增生,随后给予孕激素以进一步促进乳腺腺泡的发育,两者的协同作用可使大鼠的乳腺出现增生。该法有两种方案:一是手术摘除卵巢后给予雌、孕激素;二是保留卵巢,直接给予雌、孕激素。摘除卵巢可避免内源性雌、孕激素的影响,且可控制雌、孕激素在体内的含量,但手术复杂,对动物有一定的创伤,易诱发感染,也有可能带入外源性干扰因素,因此现在常选择直接给予雌、孕激素的方法。具体给药方法则为:肌内注射苯甲酸雌二醇0.5mg/(kg·d),注射25天;之后再注射黄体酮5mg/(kg·d),注射5天;复制模型时间共30天。

王学魁等选用雄性Wistar大鼠,建立类似男性乳腺增生模型,腹腔注射苯甲酸雌二醇0.5mg/100g,1次/天,连续20天,病理显示乳腺组织轻度增生,部分切片可见腺泡,导管扩张,个别乳腺小叶体积增大。

更多的是苯甲酸雌二醇和黄体酮序贯给药造模,一般先肌注或腹腔注射苯甲酸雌二醇0.5mg/(kg·d),给药20天或25天后,改为肌注或腹腔注射黄体酮4~5mg/(kg·d),连续给药5天。如黄月玲等采用肌注苯甲酸雌二醇0.5mg/(kg·d)连续20天,随后肌内注射黄体酮5mg/(kg·d)连续5天,观察大鼠乳头高度、乳腺组织结构、测定体内生殖激素水平。结果实验组动物血液中的垂体促乳素促卵泡生成素和雌二醇的浓度均高于对照组,促黄体素和孕酮则明显降低;实验组动物的第2、3对乳头高度明显增高。用此法复制乳腺增生模型,成功率达100%。

陈红风首先报道新西兰兔乳腺增生病理模型:选用雌性未孕新西兰兔,5~6月龄,除空白对照组外,先摘除兔的双侧卵巢,1周后给予苯甲酸雌二醇和黄体酮肌注,1次/天,连续3周。章建民等手术摘除雌性未孕日本大耳白兔的双侧卵巢,自术后第4天始给予苯甲酸雌二醇0.5mg/kg,肌内注射,隔日1次,共15次,兔乳头高度明显增加血清雌二醇水平明显升高,孕酮水平明显降低,全血高中低切变率的提高,腺小叶数和腺泡数明显升高,乳腺导管上皮呈单层高柱状、复层或假层排列。

小鼠和豚鼠的乳腺增生病模型较为少见,有报道以苯甲酸雌二醇和黄体酮序贯给药造模,方法同大鼠模型。或单用苯甲酸雌二醇0.5mg/(kg·d)腹腔注射,隔日1次,连续给药15次造成小鼠乳腺增生病理模型。

除应用雌、孕激素造模外,陈红风等选用清洁级成年未孕SD大鼠,用胃复安溶液(浓度10mg/ml)灌胃,剂量按成人[50(kg/d)×20(倍)×鼠体质量(kg)]计算,每天1次,连续20天造成高催乳素血症的乳腺增生病病理模型。也有学者运用己烯雌酚肌注造成乳腺增生病模型。

目前乳腺增生病的疾病模型较为成熟,但病证结合模型仍需进一步深入研究。宋爱莉等在疾病造模的基础上用夹尾法激惹大鼠,建立肝郁脾虚证型乳腺增生病模型。吴曙光等在造模过程中隔日将大鼠装入束缚笼固定过夜,共15次,末次注射黄体酮次日测量大鼠乳头直径,进行旷场实验。结果模型组大鼠较正常组乳头肿胀,旷场实验中格停留时间延长,大鼠穿行格数和站立修饰次数减少,站立修饰时间缩短。模型组大鼠血清泌乳素(PRL)、雌二醇(E2)升高,孕醇(P)降低,乳腺腺泡数量增多,体积增大,腺泡腔扩张,充满嗜碱性分泌物,模型大鼠各项指标3周内未恢复至正常。此外,对于病证结合模型,研究的较多的是肝郁证和血瘀证。用夹尾法可很好地复制传统中医所描述的肝郁证,而测量乳房局部血流量的变化则可发现中医血瘀证的改变。病证结合模型的发展为中医药治疗乳腺增生病的实验研究开辟了新道路。

二、实验指标的选择和检测

乳腺增生病动物模型复制成功后,常选用以下药效学评价指标观察药物对乳腺增生的治疗作用。首先,通过肉眼观察或标卡尺测量模型组和药物组实验动物乳腺的大小及高度,初步判断药物对乳腺增生的影响。然后,从病理组织形态学观察、血清生化指标、血液流变学和分子生物学水平等方面评价药物的疗效。

动物乳腺组织做病理切片并进行苏木精-伊红染色(HE染色),则可观察乳腺增生组织病理变化:乳腺小叶数量增多,体积增大;小叶内腺泡和导管扩张,管腔内有分泌物;腺上皮细胞肥大,细胞浆透亮。同时,乳头高度、乳头及乳房直径的检测也是形态学观察的常见指标。也有报道观察乳腺组织的超微结构。

激素内分泌失调是乳腺增生发病的主要原因。导致内分泌紊乱的因素很多,主要是雌、孕激素平衡失调。通过测定血清中雌二醇、孕酮、睾酮以及催乳素的含量水平,可反映乳腺增生中药对血清中激素水平的影响,通常用放射免疫双抗法进行检测;乳腺组织ER、PR,以及ER的不同亚型ERα、ERβ蛋白的表达常用免疫组化法进行检测,也有报道用免疫组化法检测了PCNA、Bcl-2、C-erbB-2、GNRH-R等蛋白的表达。

其他如全血黏度、血浆黏度、血沉等血液流变学指标,脾脏指数、胸腺指数,血清超氧化物歧化酶活性和丙二醛含量的测定等都可用于中医药治疗乳腺增生病的研究。

近年来,分子生物学技术的发展为中医药防治乳腺增生病的作用机制研究提供了有力工具,蛋白免疫印迹法、流式细胞术、细胞凋亡检测、RT-qPCR等可以在分子水平观察一步探索药物的作用机制。

三、中医药治疗乳腺增生病的机制研究

中医药治疗乳腺增生病主要有药物治疗和非药物治疗两部分。其中药物治疗多用中药复方,也有中药单体和中成药。非药物治疗以针刺为主。作用机制是调节神经内分泌免疫

网络,使雌、孕激素达到平衡,增强机体免疫力,改善血液流变学等,多从组织形态学、雌孕激素及其受体表达、神经内分泌免疫功能、血液流变学以及疼痛、血管生成、氧自由基、有关基因和蛋白表达等方面展开。

(一)对乳腺组织形态的影响

药物对乳腺组织形态的影响最为直观,许多学者都从病理组织形态学角度描述药物及针刺对乳腺组织增生的影响。

(二)对雌孕激素及其受体表达的影响

在激素水平方面,雌二醇(E2)、孕酮(P)、睾酮(T)、促卵泡刺激素(FSH)、促黄体生成素(LH)、催乳素(PRL)等指标最常用。

(三)对神经内分泌免疫功能的影响

一般认为,乳腺增生病发生与内分泌激素失调密切相关,加之机体自身免疫调节网络系统呈现免疫抑制状态及免疫调节功能紊乱,可见乳腺增生病发生是以神经内分泌免疫网络功能失调为中心的多因素共同作用。

(四)对血液流变学的影响

研究发现乳腺增生模型组大鼠与空白对照组大鼠比较,不同切变率、全血黏度及血浆黏度均明显增高,而药物治疗可改变模型组的血液流变性,增加乳房的微循环灌注量,是其治疗和预防乳腺增生病的机理之一。

(五)其他

除了上述几方面的影响之外,中医药治疗能增加血清SOD活性,减弱大鼠乳腺组织中的PCNA表达,降低Bcl-2基因表达;使大鼠增生的乳腺组织内VEGF表达减弱,MVD计数明显减少;降低大鼠乳腺组织p16、p53的表达;下调凋亡抑制因子Survivin、上调含半胱氨酸的天冬氨酸蛋白水解酶Caspase8的表达等。

综上所述,目前普遍采用雌性未育大鼠(保留卵巢)给予苯甲酸雌二醇和黄体酮成功建立大鼠乳腺增生模型,通过乳腺的大小及高度以初步判断药物对增生的影响,检测血清中激素的水平以判断药物对雌-孕激素平衡的调节作用;而血液流变学改变可反映药物对乳腺微循环的作用;病理组织形态学和分子水平研究可进一步阐明药物干预乳腺增生的作用机制。因此,通过以上指标的测定,可更加客观地评价中医药对乳腺增生动物模型的作用。乳腺增生病的动物模型已经十分成熟,应进一步加强研究建立符合中医辨证证型的乳腺增生病动物模型,进行病证有机结合的深入研究。

第四节 热 点 问 题

一、乳癖等同于乳腺增生病?

《医宗必读·卷七·积聚》称:"癖者僻也,内结于隐僻,外不可见也。"明代《外科正宗》对乳癖描述颇详:"乳癖乃乳中结核,形如丸卵,或坠垂作痛,或不作痛,皮色不变,其核随喜怒消长。"说明乳癖是患于乳中隐僻之处的结核或痞块,多由气机不畅,导致胀满疼痛。清代《疡科心得集》曰:"乳房属足阳明胃经,乳头属足厥阴肝经。男子房劳恚怒,伤于肝肾;妇人思虑忧郁,损于肝脾,皆能致病。第乳之为病有不同。有乳中结核,形如丸卵,不疼痛,不发寒热,皮色不变,其核随喜怒为消长,此名乳癖"。

乳腺增生病是中青年妇女的常见病、多发病,其发病率居乳腺疾病首位,约占60%~70%。主要表现为乳房胀痛和乳房结块,并多随月经周期或情志改变而变化。因其病理形态复杂多样,是一种既非炎症,也非肿瘤的乳腺结构不良:乳腺主质和间质不同程度增生与复旧不完全,导致的乳腺结构在数量和形态上的异常变化。从生理变化到生理、病理互更,到病理变化,致使该病名称多样,如乳腺增生病、乳腺囊性增生症、乳腺纤维囊性病、乳腺结构不良症等,1978年中国肿瘤防治研究办公室将本病定名为"乳腺增生病",其后国内大多沿用此名,国家、地方以及行业学会又相继拟定了辨证、诊断、疗效评价标准,业界认为乳腺增生病属中医"乳癖""乳中结核"范畴。在《外科正宗》《疡科心得集》等中医外科经典著作中,对乳癖的描述"乳中结核,形如丸卵,不疼痛,不发寒热,皮色不变"和西医学中"乳腺纤维腺瘤"的临床特点非常一致,但"或坠垂作痛,或不作痛,皮色不变,其核随喜怒消长"的描述和西医学中"乳腺增生病"的临床特点较为一致,因此,在《中医外科学》第5版教材中以"乳腺增生病"直接命名,并认为本病属中医学"乳癖"范畴,同时单列乳癖一节,但其描述乳癖的临床特点:"乳中结核,形如鸡卵,表面光滑,推之移动,一般多为单发。好发于20~25岁的青年妇女,其发病率约占乳房肿块的10%",相当于西医学中的"乳腺纤维腺瘤""乳腺囊肿"等。而第6版教材中则明确指出"乳腺增生病"属中医学"乳癖"范畴,而将"乳腺纤维瘤"划归为"乳核"范畴,此后的教材均将"乳腺增生病"列入"乳癖"范畴。这样的划分使中西医病名之间一一对应,方便于临床应用。因此,将"乳腺增生病"列入"乳癖"范畴较为恰当,但"乳癖"并不等同于"乳腺增生病"。

二、乳腺增生病就是乳腺癌癌前病变?

乳腺增生病与乳腺癌的发病关系密切。通过对乳腺癌和乳腺增生病高危因素的研究,对于乳腺增生病是否属于乳腺癌癌前病变以及乳腺增生病是否和乳腺癌的发生有关,业内有诸多争议。20世纪末,人们对于乳腺癌发生的机制提出了"多阶段发展模式"的假说,认为癌变过程是谱带式的连续过程,即正常→增生→不典型增生→原位癌→浸润癌,其中不典型增生是癌变过程中一个必经阶段。乳腺癌癌前病变包括一部分不伴或伴有不典型增生的乳腺增生性疾病、管内乳头状病、硬化性腺病、小叶原位癌等,均为在组织形态学上有一定程度异型或增生活跃,经随访有一部分发展成癌的乳腺病变。目前一般认为确切的癌前病变包括不典型导管上皮增生、不典型小叶增生及乳腺导管内乳头状瘤病,癌前病变在某些因素持续作用下可以转化为恶性肿瘤,而在另外情况下则是可逆的。乳腺癌癌前病变是一组形态学和遗传学方面均有改变的疾病,在此阶段针对高危乳腺癌癌前病变患者,采取有效的预防措施可以逆转癌变进程或延缓癌变进展。所以针对乳腺癌癌前病变病人高危因素普查的研究对乳腺癌早期预防至关重要。

(一)乳腺增生病与乳腺癌癌前病变

中医古代文献中无乳腺癌癌前病变记载,其相关认识散见于对乳癖的描述中。《外科活人定本·卷之二·图形五十症》曰:"此症生于正乳之上,乃厥阴、阳明经之所属……何谓之癖,硬而不痛,如顽核之类,过久则成毒"。《外科真诠·卷上·乳癖》:"年少气盛,患一二载者内服和乳汤加附子七分、煨姜一片即可消散","若老年气衰,患经数载者不治,宜节饮食,息恼怒,庶免乳岩之变"。均指出本病有恶变倾向。而余听鸿在《外证医案汇编·卷三·乳胁腋肋部》中亦提及"乳中癖核,乃肝脾二经气凝血滞而成",且"乳房为少阳行经之地,气血皆少,加以情怀失畅,气血瘀郁,有形而痛,治当在络……,恐年齿助,必成岩证",阐明了乳癖岩变的病因病机。流行病学研究发现,乳腺增生病的发生与雌激素的过度暴露有较大的关系,其患病危险因素与乳腺癌有许多相似之处。如社会经济地位较高、低孕次、未曾授乳、未生育、自然绝经迟及母系家族乳腺癌史。Page等根据发生乳腺癌危险的程度将乳腺增生分为4类:①不增加患乳腺癌危险:包括导管扩张、轻微的上皮增生或腺病;②轻度危险(1.5~2倍):上皮增生性疾病(一般性增生);③中度危险(4~5倍):导管或小叶上皮不典型增生;④高度危险(8~10倍):导管或小叶原位癌。与正常对照人群相比,普通增生发展成乳腺癌的危险是1.5~2倍,而不典型增生是5倍。Amy Degnim等共对331名于1967—1991年通过活检证实存在乳腺不典型增生的女性进行了随访研究。在平均随访了13.7年后,有66人进展为乳腺癌,与普通人群相比,风险比为3.88(95%CI为3.0~4.94)。

(二)乳腺癌癌前病变的诊断

对于乳腺癌癌前病变的诊断,组织病理学检测一直是公认的金标准。但是由于病理检测毕竟是一种创伤性检查,很难做到所有乳腺癌癌前病变的高危人群都能接受病理活检。因此,寻找一种安全、快捷又有较高特异性的检测指标和方法成为乳腺癌癌前病变防治工作的一大热点。很多学者借助分子生物学等研究手段,开展相应的研究。研究发现癌前病变很多分子标记物的异常表达与乳腺癌癌前病变有关,如FAK、p27、β-catenin、p21-ras、p53、C-erbB-2、nm23、Skp2、Survivin、Caspase-8、EGFR、Tenascin、H-ras、BRCA1、BRCA2、PTEN、Rb等,为乳腺癌癌前病变的诊断开辟了新途径。为乳腺癌癌前病变的早期诊断带来了新希望。但是目前的研究也存在较多不足,比如这些指标的检测大多采用免疫组化的方法,难以精确定量;这些指标的表达差异随癌变的谱带式过程表现出一定的趋势,但就癌前病变高危人群的筛选指标来说,指标的特异性不够;指标间的相互联系等也需进一步研究。乳腺癌癌前病变非典型增生细胞癌变是一个有多种癌基因参与的多步骤进行的过程,是癌基因活化及抑癌基因失活的最终结果,但是各相关癌基因在癌变过程中的相互作用机制尚有待于进一步研究。尽管这些基因的生物学功能以及其相互作用与乳腺癌癌前病变癌变发生的关系尚未完全阐明,但这些研究在乳腺癌癌前病变的诊断、基因治疗和预后预测方面都有非常显著的意义,同时也为指导临床诊治提供了坚实的理论基础。

(三)中医药防治乳腺癌前病变的探索

中医学早在明代就提出乳癖有恶变的倾向,在防治上亦有独到的见解。与西医学提倡的化学预防相比,中医药防治乳腺癌癌前病变毒副作用小。良好的乳腺癌癌前病变动物模型,需要在动物身上制造出与人体发生乳腺癌极为相似的过程。有关乳腺癌癌前病变动物模型目前主要有三种:①通过转基因工程造成;②用化学诱癌剂诱导而成;③用MCF10AT细胞株移植造成的癌前病变动物模型。目前开展最多、历史最久的还是以化学诱癌剂诱导而成的癌前病变动物模型,如二甲基苯蒽(DMBA)。而以MCF10AT细胞株移植造成的癌前病变动物模型较为符合人乳腺组织从单纯增生到不典型增生再到癌变的过程。

乳腺癌癌前病变研究和治疗正在为乳腺癌的防治开辟一个新的领域。有关中医药防治乳腺癌前病变的临床研究刚刚起步,由于对临床患者乳腺癌癌前病变的界定和观察难度较大,缺少客观合理的疗效评价指标。实验研究方面,借助分子生物学技术和方法,对中医药在癌前病变干预治疗的价值和机理进行评估。中医药干预乳腺癌癌前病变可以从多个靶点发挥综合效应,其可以调节激素的分泌或激素受体的表达、血管生成减少、诱导细胞凋亡、抑制细胞增殖等。相信随着时代科技的进步,中医学对乳腺癌癌前病变的防治也将更加发挥出其相应的作用。

三、乳腺增生病（乳癖）诊断辨证标准的探讨

2002年中华中医药学会乳腺病专业委员会经过一年多的几番讨论,通过了"乳腺增生病（乳癖）的诊断和辨证标准",这是中华人民共和国成立以来首次在全国范围确定的有关乳腺增生病的诊断和辨证标准。与1996年上海市中医诊疗常规中有关乳腺增生病（乳癖）的标准以及2012年的学会指南相比,2002年版学会标准在诊断标准中增加了临床分型与分级、临床病理分级和鉴别诊断;辨证标准也较以往标准更为精确。

（一）诊断标准的解读

2002年版学会标准对症状和体征的描述从对乳房疼痛、乳房肿块和局部伴随症状的描述几方面展开,对疼痛的性质、部位、持续时间及影响疼痛的相关因素,肿块的分布、形态、界限、与皮肤及周围组织的粘连、活动、触痛及影响消长的因素,乳头部的溢液或瘙痒分别作了详细的界定。

2002年版学会标准较以往标准增加了排除标准,将小儿乳房发育症和男性乳房发育症以及乳房良恶性肿瘤排除在外。除原先的辅助检查基础上,2002年版学会标准增加了B超、乳腺纤维导管镜、穿刺细胞学等检查手段。新增的还有通过组织病理学结果对乳腺增生病进行临床分型和分级,将乳腺增生病分为乳腺组织增生、乳腺腺病和乳腺囊肿病三型。并按照组织病理学结果,根据增生的不同程度,将乳腺增生病分为单纯上皮增生、轻度非典型增生和中重度非典型增生三级。引用、吸收了西医的知识,提高了临床实用性。

在鉴别诊断方面,从临床表现的特点、体征和辅助检查的结果几方面对乳腺增生病和乳腺纤维腺瘤、乳腺叶状囊肉瘤、积乳囊肿和乳腺癌进行鉴别诊断。

（二）辨证标准的解读

以往的行业标准、国家标准及历版教材中,乳腺增生病的辨证分型多分为肝郁痰凝和冲任失调两型,2002年版学会标准将乳腺增生病辨证分为肝郁气凝、痰瘀互结和冲任失调三型。并根据每一证型的病机特点和证候表现,列出其主症和次症,使辨证更为客观。

其中肝郁气滞证的主症4项:①乳房胀痛、窜痛;②乳房疼痛和（或）肿块与月经、情绪变化相关;③烦躁易怒;④两胁胀满。次症4项:①肿块呈单一片状,质软,触痛明显;②青年女性;③月经失调,或痛经;④舌质淡红,苔薄白或薄黄,脉弦。辨证标准为具有3项主症或2项主症+2项次症。

痰瘀互结证的主症3项:①乳房刺痛;②肿块呈多样性,边界不清,质韧;③舌暗红或青紫或舌边尖有瘀斑,或舌下脉络粗胀、青紫。次症3项:①乳房胀痛和（或）肿块与月经、情绪不甚相关;②月经愆期,行经不畅或伴有瘀块;③舌苔腻,脉涩、弦或滑。辨证标准为具3项主症或2项主症+2项次症。

冲任失调证有主症3项:①乳房疼痛症状较轻,或无疼痛;②腰膝酸软或伴足跟疼痛;③月经周期紊乱,量少或行经天数短暂或淋漓不尽,或闭经。次症3项:①中年以上女性;②头晕耳鸣;③舌质淡,舌苔薄白,脉细。辨证标准为具2项主症+2项次症。

与以往的辨证标准相比,2002年版学会标准的辨证标准更为客观,为临床应用提供了良好的可操作性。

(叶媚娜)

参 考 文 献

1. 童彩玲,杨海燕,黄梅,等. 四逆散加味配合心理疏导治疗肝气郁滞型乳腺增生病60例[J]. 中医药信息, 2009,26(3)50-51.

2. 石菜叶. 加味柴胡疏肝散治疗肝郁痰凝型乳癖95例疗效观察[J]. 云南中医中药杂志,2011,32(1):36.

3. 张宇,刘晓虹,陶鑫焱,等. 加味逍遥散治疗乳腺增生症236例疗效观察[J]. 新中医,2013,45(7):91-92.

4. 张宝红. 逍遥散加减治疗乳腺增生症92例[J]. 甘肃中医,2009,22(6):37.

5. 王月,刘丽芳. 柴芍乳癖汤治疗乳腺增生病疗效观察[J]. 广西中医药,2012,35(1):15.

6. 李良. 林毅教授论治乳腺增生病经验拾萃[J]. 时珍国医国药,2015,26(4):980-982.

7. 胡永春,雷秋模,莫小勤. 阳和消癖汤治疗乳腺增生病56例[J]. 河南中医,2010,30(6):579-580.

8. 尹剑云. 陈红风教授运用调摄冲任法治疗乳癖的经验[J]. 广西中医药,2014,37(6):50-51.

9. 张青山. 阳和汤加减治疗乳腺囊性增生病45例[J]. 中医药临床杂志,2010,22(5):457.

10. 王惠萍,杨小凤. 定经汤加减治疗乳腺增生病50例观察[J]. 陕西中医学院学报,2000,23(2):31.

11. 赖海燕,宋羲,杜鹃,等. 二仙汤加味治疗乳腺增生临床疗效观察[J]. 山东中医杂志,2014,33(4):280-281.

12. 朱华宇,李玉洁,司徒红林. 林毅运用加减二仙汤结合基础体温监测治疗乳腺增生病经验[J]. 新中医, 2014,46(7):21-22.

13. 王娟. 血府逐瘀胶囊治疗乳腺增生病120例临床观察[J]. 北京中医药,2009,28(10):808.

14. 叶亚莲,柴素萍. 桂枝茯苓丸治疗瘀血阻络型乳腺增生合并痛经的疗效观察[J]. 上海预防医学,2011,25 (5):275-276.

15. 张艳,崔致然. 复元活血汤加味治疗乳腺增生病80例[J]. 陕西中医,1994,15(2):52.

16. 王虎良. 复元活血汤加减治疗乳腺增生病53例疗效观察[J]. 浙江临床医学,2001,3(12):900.

17. 赵迎春,宋爱莉. 从痰瘀互结论治乳腺增生病经验[J]. 山东中医药大学学报,2012,36(3):213-214.

18. 罗志昂. 许芝银辨治乳腺增生病经验[J]. 辽宁中医杂志,2013,40(5):883-884.

19. 杨昆蓉. 赵利华治疗乳腺增生症经验[J]. 中国中医基础医学杂志,2013,19(8):963.

20. 王传利,郭春玲,马春亮. 化痰散结丸治疗女性乳腺增生病180例[J]. 中国中医药信息杂志,2006,13 (7):77-78.

21. 李亚玲,楼丽华. 乳腺增生病辨证分型与雌孕激素受体的相关性分析[J]. 河南中医,2009,29(4):361-363.

22. 陈红风. 乳块消冲剂治疗乳腺增生病80例临床观察[J]. 浙江中医杂志,1993,28(9):404.

23. 刘晓雁,林毅,司徒红林,等. 中药周期疗法治疗乳腺增生症的临床研究[J]. 广东医学,2002,23(9): 995-996.

24. 王群,刘胜,吴菊生. 乳腺增生病周期治疗的辨证依据初探[J]. 中华实用中西医杂志,2007,17(20): 1554-1559.

25. 林毅,司徒红林,陈前军. 乳腺增生病与中医药周期疗法[J]. 中医药信息,2003,20(1):7.

26. 苏群善,刘晓雁,钟少文. 中药周期疗法治疗乳腺增生病的系统评价[J]. 中国中医药信息杂志,2011,18 (11):31-33.

27. 罗雪冰. 中药内外合治乳腺增生病临床观察[J]. 第四军医大学学报,2005,26(23): 2206-2207.

28. 王长菊,付正英. 中医外敷内服综合疗法治疗气滞血瘀型乳腺增生临床观察[J]. 辽宁中医药大学学报, 2014,16(11): 171-173.

29. 熊伟. 加味逍遥散配合针刺治疗乳腺增生73例总结[J]. 湖南中医杂志,2012,28(1): 8-9.

30. 李幸运. 中药辨证论治结合推拿治疗乳腺囊性增生病疗效观察[J]. 中国民间疗法,2013,21(5): 45-46.

31. 罗小光,曾涛,刘凯,等. 通络刮痧和中药治疗乳腺增生病的临床研究[J]. 中华中医药杂志,2011,26(1): 201-203.

32. 王宇坤,倪毅,郭佳,等. 乳腺康胶囊配合乳腺病专用电子膜治疗乳腺增生病临床观察[J]. 辽宁中医杂志,2007,34(9): 1284-1285.

33. 邹淑丽,宋爱莉,焦健,等. 不同中医辨证分型乳腺增生病患者的彩色多普勒超声表现及分析[J]. 山东医药,2011,51(19): 89-90.

34. 徐春红,张晓菲. 乳腺增生病中医辨证与钼靶影像学相关性的研究[J]. 中国医药指南,2014,12(20): 311-312

35. 杨萍,张鹏天. 乳腺增生症的中医辨证分型与影像学表现临床研究[J]. 现代医用影像学,2014,23(6): 623-628.

36. 胡升芳,陈红风,戎倩雯. 钼靶X线评价不同证型乳腺增生患者患癌危险[J]. 中西医结合学报,2007,5 (2): 195-197

37. 李亚玲,楼丽华. 乳腺增生病辨证分型与雌孕激素受体的相关性分析[J]. 河南中医,2009,29(4): 361-363

38. 郭琪,裴晓华. 利用德尔菲法确立乳癖辨证分型标准的研究[J]. 中华中医药杂志,2012,27(7): 1760-1763.

39. 李泉. 性激素与VEGF、bFGF水平在乳腺增生病辨证分型中的意义[J]. 国际检验医学杂志,2013,34(17): 2250-2253.

40. 向骏马,张蓉,邢茂,等. 中药治疗乳腺增生动物模型评价指标的研究进展[J]. 中国药房,2015,26(4): 550-552.

41. 王学魁,张敏,续哲莉. 雄性大鼠乳腺增生模型的建立[J]. 中国实验诊断学,2010,14(12): 1896-1897.

42. 黄月玲,文端成,韦永芳,等. 大鼠乳腺增生模型的建立[J]. 广东医学,2002,23(4): 362-363.

43. 龙思敏,王群,王小平,等. 大鼠乳腺增生病模型的建立[J]. 大连医科大学学报,2013,35(5): 434-437.

44. 陈红风. "乳块消"治疗乳腺增生病的实验研究[J]. 上海市中医药研究院学报,1993,7(2): 48.

45. 章建民,陈宇,杨明艳,等. 乳腺增生兔模型的制备及初步评价消癖健乳巴布膏的药效[J]. 中华中医药学刊,2013,10(10): 2166-2168.

46. 赵文静,旺建伟,常惟智,等. 仙鹿消癖胶囊对乳腺增生模型小鼠血管生因子VEGF、bFGF、MVD表达的影响[J]. 上海中医药杂志,2014,48(3): 74-78.

47. 黄利,李利民,刘之恒,等. 乳癖2号汤对乳腺增生豚鼠雌孕激素水平及病理形态的影响[J]. 四川中医, 2013,31(1): 61-63.

48. 宋爱莉,叶林,孙贻安,等. 抗增汤对肝郁脾虚型乳腺增生大鼠乳腺组织BcL-2、PCNA、VEGF、MVD表达的影响[J]. 山东中医药大学学报,2003,27(5): 377-379.

49. 吴曙光,吴培新,王明镇,等. 经产大鼠肝郁气滞型乳腺增生病模型的建立[J]. 实验动物科学,2011,28 (4): 21-23.

50. 陈红风. 调摄冲任法抑制大鼠乳腺增生的实验研究[J]. 江苏中医,1999,20(3): 178-179.

51. 宋易华,马云龙,葛建立. 乳康方对乳腺增生大鼠雌孕激素紊乱的作用[J]. 中国中西医结合外科杂志,

2012,18(3):258.

52. 姜云云,叶光明,沐韦,等. 乳癖消减方抗实验性大鼠乳腺增生作用[J]. 中国实验方剂学杂志,2013,19(12):269-272.

53. 陆春红,许惠琴,刘凯,等. 消癥丸精制剂抗乳腺小叶增生的作用研究[J]. 中药药理与临床,2014,30(3):119-121.

54. 王灿,苗明三. 乳络通胶囊对大鼠乳腺增生模型的影响[J]. 中药药理与临床,2014,30(2):128-131.

55. 宋婷,童钟,李中平,等. 四逆散、二仙汤及其合剂对慢性应激合并乳腺增生模型大鼠的影响[J]. 南京中医药大学学报,2014,30(1):57-60.

56. 肖红玲,张拴成,畲延芬,等. 围刺配合电针对乳腺增生大鼠的治疗作用及其机理研究[J]. 时珍国医国药,2013,24(3):752-754.

57. 刘丽军,杜惠兰,靳亚慈,等. 针药结合对乳腺增生大鼠乳腺组织及雌激素受体亚型表达的影响[J]. 中国针灸,2007,27(4):279-283.

58. 夏仲元,潘琳,李鸿,等. 疏肝通络方干预乳腺增生大鼠的实验研究[J]. 北京中医药大学学报,2009,32(12):834-838.

59. 郭新荣,张卫华,李树兰. 针刺对乳腺增生模型大鼠卵巢垂体轴性激素调节作用的影响[J]. 山东中医杂志,2013,32(7):485-486.

60. 尚立芝,季书,王琦,等. 柴胡疏肝散对肝郁性乳腺增生模型大鼠的保护作用[J]. 中国药房,2015,26(7):908-911.

61. 王非,吴开明,郑杨,等. 助阳通络方治疗大鼠乳腺增生病的实验研究[J]. 中医药信息,2010,27(6):55-57.

62. 陈壮威,陈华. 乳消颗粒对乳腺增生模型大鼠雌激素的相关实验研究[J]. 福建中医药,2009,40(4):45-46.

63. 周晓云,邵玉国,王莉,等. 活血散节中成药对乳腺增生雌性大鼠乳腺形态结构的影响[J]. 中国临床医学,2009,16(2):318-320.

64. 畲延芬,马小顺,王彦田,等. 乳增康对乳腺增生模型大鼠内分泌-免疫系统的影响[J]. 上海中医药杂志,2005,39(1):45-46.

65. 李海华,江涛,唐春萍,等. 乳癖安胶囊对实验性乳腺增生大鼠的作用及其机制研究[J]. 广东药学院学报,2012,28(3):307.

66. 赵艳威,高欣,李玲,等. 乳痛消浸膏对实验性乳腺增生的作用[J]. 中药药理与临床,2013,29(1):147.

67. 宋爱莉,任旋磊,李湘奇,等. 乳宁霜对乳腺增生病大鼠血清性激素影响的实验研究[J]. 中医药学刊,2006,24(12):2179-2181.

68. 陈树花,孙贻安. 乳块消汤对大鼠乳腺增生病survivin与caspase-8水平的影响[J]. 陕西中医,2013,29(5):48-50.

69. 刘慧,刘丽芳,姚菲. 乳痛软坚片对大鼠乳腺组织VEGF、MVD表达研究[J]. 中成药,2014,36(10):2199-2202.

70. 胡一迪,胡孝渠,李权,等. Survivin,caspase-8在人体乳腺增生、乳腺癌癌前病变和乳腺癌中的表达程度分析[J]. 中国生化药物杂志,2015,35(1):100-102.

71. 徐国华,刘存. p27,13-catenin,p21-ras在乳腺导管上皮良、恶性病变中的表达及意义[J]. 新疆医科大学学报,2007,30(7):673-675.

72. 李静蔚,宋爱莉,刘晓菲,等. DMBA诱导大鼠乳腺癌癌前病变动物模型研究概况[J]. 中华肿瘤防治杂志, 2009,16(3): 234-237.

73. 殷玉琨,宋爱莉,李静蔚,等. 莪术油对大鼠乳腺癌癌前病变组织中C-erbB-2、P53表达的影响[J]. 中华中医药学刊,2012,30(6): 1219-1221

74. 宋爱莉,梁栋,殷玉琨,等. 大鼠乳腺癌癌前病变肝郁证造模的研究[J]. 中华中医药学刊,2010,28 (1): 5-7.

75. Page DL, Dupont WD. Benign breast disease: indicators of increased breast cancer risk. Cancer Detect Prev, 1992,16(2): 93-97.

76. Amy C, Degnim, Daniel W. Stratification of Breast Cancer Risk in Women With Atypia: A Mayo Cohort Study. Journal of Clinical Oncology,2007,19(1): 2671-2677.

77. 洪日,陈红风,邓樱. 复方仙蓉颗粒抑制MCF-10AT乳腺癌癌前病变的研究[J]. 中华中医药学刊,2010,28 (3): 567-570.

78. 卞卫和,李琳,任晓梅,等. 乳腺癌前病变中BRCA1基因突变率及与中医证型的相关性研究[J]. 南京中医药大学学报,2009,25(3): 176-177.

79. 马婷,梁栋. 乳腺癌前病变血管生成及调控因子VEGF、FLK表达与中医辨证相关性研究[J]. 山东中医药大学学报,2011,35(3): 226-227.

80. 宋爱莉. 乳腺癌癌前病变诊疗进展[J]. 中国中西医结合杂志,2006,26(2): 188-190.

81. 司徒红林. 消癖1~6号口服液十预治疗乳腺癌癌前病变的研究[J]. 肿瘤防治杂志,2002,9(2): 176-178.

第四章 乳疬

乳疬是指男女儿童或中老年男性在乳晕部出现疼痛性结块。亦称乳核、乳节、奶疬。相当于西医的乳房异常发育症。好发于50~70岁的中老年男性、10岁以前的女孩和13~17岁男孩。

本病的发生男子由于肾气不充,肝失所养;女子因冲任失调,气滞痰凝所致。中老年男性发病多因年高肾亏,或房劳伤肾,虚火自炎,或情志不畅,气郁化火,皆能灼津炼液成痰,导致痰火互结而成。

其临床特点是乳晕中央有扁圆形肿块,质地中等或稍硬,边缘清楚,活动良好,有轻压痛。肿块一般发生于一侧,也可见于双侧,少数患者乳头有白色乳汁样分泌物,部分男性患者伴有女性化征象,老年人或可有睾丸萎缩、前列腺肿瘤或肝硬化等。有些患者有长期使用雌性激素类药物史。部分病人的肿块会自行消失。

本病应与男性乳岩相鉴别,后者乳晕下有质硬、无痛性肿块,并迅速增大,与皮肤及周围组织粘连固定,乳头内缩或破溃,乳头溢液呈血性,可有腋下淋巴结肿大质硬。针对可能病因进行肝功能、性激素等检测,卵巢、睾丸、前列腺等B超检查,必要时做组织病理检查以明确诊断。

由其他疾病而引起乳房肥大者,应积极治疗原发病。如因服用某些药物而致乳房肥大者,停药后即逐渐消退。有疼痛或其他兼症者,则应辨证治疗。内治辨证分肝气郁结和肾气亏虚两型,方用逍遥蒌贝散加减、右归丸加小金丹或左归丸加小金丹。外治用阳和解凝膏掺黑退消或桂麝散敷贴。男性患者如乳房明显肥大影响外观者,可考虑手术治疗。

第一节 乳疬的历史沿革

有关乳疬的描述,主要集中在明清时期。明·陈实功在《外科正宗·卷之三·乳痈论》中提出"男子乳疾与妇人微异,女损肝胃,男损肝肾。盖怒火房欲过度,以此肝虚血燥,肾虚精怯,血脉不得上行,肝经无以荣养,遂结肿痛。"阐述了乳疬的病因病机,而明·汪机在《外科理例·卷四·乳痈》中记载了乳疬的临床表现和治疗:"一后生作劳风寒,夜发热,左乳痛,有核如掌,脉细涩而数,此阴滞于阳也,询之已得久,遂以瓜蒌子、石膏、干葛、川芎、白芷、蜂房、生姜同研,入酒饮之,四帖而安。"

清·梁希曾在《疬科全书·证治》中将本病称"童子疬",认为"自襁褓中而至成童,旋起旋消,或凝结久而不化,或时大时小,此多由先天虚损所致。或在其母腹内,因饮食不谨而来。此名童子病,又称乳病"。林佩琴《类证治裁·乳症》指出"类有凝痰,男妇皆有。"陈士铎《洞天奥旨》中提到:"男子乳房忽然壅肿如妇人之状,扪之疼痛欲死,经年累月不愈者,乃阳明之毒气结于乳房之间也。然此毒非疮毒,乃痰毒也。"而沈金鳌在《杂病源流犀烛·乳病源流》中指出本病多因"怒火房劳过多,以致肝燥血虚,亦如女子结核肿痛者,此男女所以异而同,同而异也,当分别治之。"

余听鸿在《外证医案汇编·乳胁腋肋部》重点论述了男子乳病的病因病机、临床表现及其辨证特点,"男子之乳房属肾,何也? 男以气为主,女以血为先,足少阴肾之脉,络膀胱,其直者从肾上贯肝脾,入肺中,水中一点真阳,直透三阴之上。水不涵木,木气不舒,真阳不能上达。乳中结核,气郁,无血液化脓,比女子更甚。虽云肝病,其本在肾。"秦伯未《中医临证备要》中也指出:"男子肾虚肝燥,忧思怒火郁结,乳部亦能生核,久则隐痛,用一味青皮或橘叶煎服。"

第二节　乳病的临床和实验研究

中医药治疗乳病的研究以临床研究为主,注重肝肾,强调辨证治疗。相关的实验研究较少。

一、乳病的临床研究

(一)乳病的病因病机

中医学认为男子乳头属肝,乳房属肾,故乳病的发生与肝肾有关,肝气郁结,肾脏亏损是发生本病的病因病机。或情志不调; 或年老体虚,久病及肾; 或先天禀赋不足,冲任失调; 或外邪伤肝,肝失柔养、疏泄,皆可导致经络失养,气血不畅,从而出现瘀血、痰浊阻滞经脉而成乳病。

西医学按照本病的不同病因及病理,将本病分为生理性、病理性、药物性、特发性及家族性。其中生理性的多见于新生儿、青春发育期、中年后的男性乳房发育。病理性可分为内分泌性、肿瘤性、代谢性。多因相应的内分泌、肿瘤及代谢性疾病引起的乳腺异常发育。药物性可见于性激素、促性腺激素、肾上腺类固醇、洋地黄、甲基多巴、酚噻嗪、利血平、异烟肼、螺内酯、大麻、化疗制剂等药物应用所致。特发性是指不明原因突然发生的乳腺异常发育,多见于青春期前女孩,是由于终末器官对正常浓度的雌激素敏感程度增加所致。而家族性患者有明显的家族史,可能与遗传基因有关。

(二)乳病的治疗

1. 名医经验　许履和与陆德铭对乳病的病因病机和治疗有不同的认识。前者认为肝气郁结是本病的主要病机,而后者认为当责肝肾不足,冲任失调。

许履和经过临床观察体会到,多数乳病患者都有性躁易怒,病后情绪紧张、胸闷胁痛等症,可能系肝气郁结、气郁化火、炼液成痰、气滞痰凝、痰气互结、脉络失和而成。治疗上取叶天士的"男妇乳病方"(香附、青皮、橘叶、夏枯草),再合入二陈汤以和胃化痰,加牡蛎软坚,组成"加味乳病方",配合外贴八将膏,取得了较为满意的效果。

陆德铭根据男子乳头属肝,乳房属肾,而冲任隶属于肝肾,冲任之本在肾。认为乳病发病当责肝肾不足,冲任失调,其标在肝,其本在肾。治本以补益肝肾,调摄冲任为大法:用仙茅、仙灵脾、肉苁蓉、鹿角片、锁阳、菟丝子、巴戟肉、补骨脂、蛇床子补肾阳;佐以女贞子、枸杞、萸肉、生地、熟地、首乌、当归、白芍、元参等滋阴,以达阴生阳长,阴阳平补。

2. 辨证治疗　临床主要分肝郁痰凝、肾阳亏虚、肝肾阴虚和气滞血瘀四型进行辨证治疗。

(1)肝郁痰凝型:多见于小儿,辨证治疗疗效较好,临床报道治愈率多在70%以上。若情志不畅或者湿热疫毒伤肝,思虑过度,肝郁脾虚,气结痰郁,而发为本病。临床表现:多见情志抑郁,胸胁闷胀,善太息或流窜作痛,或少腹胀痛窜痛,乳房作胀,单侧或双侧乳部结块,触之疼痛,或纳呆失眠,心烦呕逆,或咽中如有异物,吞吐不能,舌苔薄白,脉沉弦。治以疏肝行气,化痰散结为主。

(2)肾阳亏虚型:先天禀赋不足、素体阳虚,或房劳过度、后天失养,肾阳虚衰可累及肝阳,肝肾阳虚,阳不制阴,阴寒内盛,经脉失于温煦,寒凝阻滞,聚为乳病。临床表现:多见于老年人,乳晕结块隆起,按之软,微痛,伴腰膝酸软,畏寒肢冷,不耐劳作,或面部少须,睾丸细小,舌淡脉细。治以温补肾阳为主。

(3)肝肾阴虚型:肝藏血,肾藏精,精血同源。若素体肾虚,肾精不足,或者房劳过度,肾精亏耗,不能上荣肝木,导致肝肾不足,疏泄失常,虚火上炎,炼津为痰,痰火互结于乳络而成乳病。临床表现:乳房结块如妇人状,伴头昏目弦,腰膝酸软,口燥咽干,五心烦热,舌红少苔,脉细而数。治以补益肝肾,滋阴潜阳为主,佐以消癖散结。

(4)气滞血瘀型:肝气郁结不解,气滞日久,则经脉不利,气机失调,导致血瘀,瘀血阻于乳络而致本病。临床表现:乳房肿块偏硬,刺痛不移,偶感乳胀,心胸烦闷,舌质暗紫,有瘀斑,舌苔薄白,脉弦或细涩。治以活血化瘀,行气散结为主。

3. 成药、单味药治疗　报道应用乳癖散结胶囊、他莫昔芬、乳癖消、逍遥丸、知柏地黄丸、大补阴丸、桂枝茯苓软胶囊等治疗乳病均有一定的疗效。

4. 内外合治　临床有内服外敷合用的报道,但与单用相比,疗效未见明显优势。

5. 中西医结合治疗　男性乳腺发育症目前认为是由于体内雌激素和雄性激素水平失衡所致,血清中的雌激素水平增高可能是导致乳腺肿块形成的原因。他莫昔芬是一类非类固醇类抗雌激素制剂,通过阻断雌激素受体达到抑制内源性雌激素的作用,进而阻止乳腺上皮细胞增生。多见中医药联合他莫昔芬治疗本病的报道。

6. 针刺治疗　已有研究均在内服或内服外敷基础上加用针灸治疗,也取得一定的疗效。

二、乳病的实验研究

乳病的实验研究开展得较少。俞建等研究滋阴泻火方(生地黄、知母、牡丹皮、泽泻、黄柏、龟板)小、中、大剂量治疗儿童性早熟的机理,其中中剂量相当于临床常用剂量。并且设立阴性对照组(生理盐水)和阳性药物达菲林(GnRH-a),探讨滋阴泻火中药对性腺轴相关基因的调控作用。用药4周和8周后,下丘脑GnRH基因的表达、垂体GnRH受体基因的表达、卵巢受体基因的表达,中药大、中剂量均明显下降,且其下降的幅度与西药GnRH-a相似。表明一定剂量的滋阴泻火中药对于青春发育期大鼠的性发育的中枢启动因子GnRH有显著的抑制作用,同时对垂体的GnRH受体基因有降调节作用,这可能是中药治疗性早熟的机理之一。

目前,关于该病的动物及大样本的临床、药物试验研究较少,可以尝试将中医的辨证论治和西医的实验研究紧密结合起来,对药物作用机制及对该病的认识能够进一步深入,以便更好地指导临床。随着社会的发展,人们的饮食习惯、生活方式的改变,乳病的发病率也有所上升。因此,开展预防乳病的宣教工作,具有十分重要的意义。

（叶媚娜）

参 考 文 献

1. 林毅,唐汉钧. 现代中医乳房病学[M]. 北京: 人民卫生出版社,2003:230.

2. 鲁立宪,孟安琪. 少儿乳房异常发育症的认识与防治[J]. 中华中医药学刊,2011,29(5): 968.

3. 徐福松. 许履和外科医案医话集[M]. 江苏: 江苏科学技术出版社,1980:141-144.

4. 阙华发. 陆德铭治疗男性乳房发育症经验[J]. 中医杂志,1995,4(36): 214.

5. 张晓琳,徐丽娟. 针药结合治疗肾虚痰凝型乳病40例[J]. 针灸临床杂志,2012,28(9): 21-22.

6. 张海生. 右归丸治疗老年男性乳房发育症疗效观察[J]. 河北中医,2012,34(8): 1202-1203.

7. 王琪雁. 调理冲任法在治疗老年男性乳房发育症中的应用[J]. 中国医药指南,2013,11(35): 193-194.

8. 李茂林. 温肾疏肝散结汤治疗男性乳房异常发育症100例[J]. 陕西中医,2014,35(2): 196.

9. 周丽琼. 消乳汤治疗小儿乳病186例[J]. 实用中医药杂志. 2011,27(1): 22-23.

10. 郭映君. 自拟瓜蒌荔枝汤合了哥王片治疗小儿乳房异常发育35例[J]. 浙江中医杂志,2006,41(3): 137.

11. 吕晶. 乳癖散结胶囊治疗老年男性乳腺发育的疗效评价[J]. 中国现代药物应用,2009,3(4): 138 139.

12. 刘云,黄峰,严靖,等. 中成药治疗儿童单纯性乳房早发育疗效分析[J]. 中医儿科杂志,2010,6(4): 32-35.

13. 鲁立宪,孟安琪,张莹. 中药水调散治疗少儿乳房异常发育症的临床体会[J]. 中国中西医结合儿科学,2011,3(3): 261-262.

14. 周静芹. 中医治疗男子乳房发育症45例[J]. 河北医学,2011,17(5): 666-667.

15. 孟庆榆,刘淑杰,代春梅,等. 乳块消颗粒联合散结乳癖膏治疗男性乳腺发育症50例的临床体会[J]. 中国伤残医学,2012,20(7): 91-92.

16. 张卫红. 清肝利湿化痰散结法治疗男性乳房异常发育症30例[J]. 新中医,2005,37(12): 65.

17. 张金华,金彩凤. 自拟"合皮硝"外敷治疗乳病35例[J]. 中医外治杂志,2012,21(2): 33.

18. 于峰,于首元. 乳癖散结胶囊配合西药治疗男性乳房发育症60例[J]. 中外医疗,2009,28(9): 73.

19. 李俊. 他莫昔芬联合夏枯草胶囊治疗男性乳腺发育症54例分析[J]. 中国临床研究,2012,24(2): 159.

20. 郦红英. 中草药外用内服治疗儿童乳房异常发育症36例[J]. 陕西中医,2010,31(7): 838.

21. 张凯. 中药与针刺结合治疗男性乳腺发育症11例报告[J]. 中国中西医结合外科杂志,2003,9(2): 128.

22. 张晓琳,徐丽娟. 针药结合治疗肾虚痰凝型乳病40例[J]. 针灸临床杂志,2012,28(9): 21-22.

23. 张玉丽,张晓琳. 消补汤治疗男性乳病48例[J]. 观察实用中医药杂志,2014,30(3): 190-191.

24. 俞建,吴家敏,杨毅,等. 滋阴泻火方对青春期大鼠性腺轴相关基因的影响[J]. 上海中医药杂志,2003,37(6): 48-49.

第五章 乳 岩

乳岩是发生在乳房部的恶性肿瘤。相当于西医的乳腺恶性肿瘤,包括乳腺癌、乳腺肉瘤等,最常见的是乳腺癌。目前已成为女性最常见的恶性肿瘤之一。多见于40~60岁女性,男性少见。

本病多因忧思郁怒,七情内伤,则肝脾气逆。肝郁则气血瘀滞,脾伤则痰浊内生,痰瘀互结,经络阻塞,结滞于乳房而成。或肝肾不足,冲任失调,脏腑及乳房的气血失和,气滞、痰凝、血瘀互结而发病。或六淫邪毒乘虚入侵,与痰、瘀互结,蕴阻于乳络而成。或肝肾阴虚,阴虚则火旺,火旺则灼津炼痰,痰毒瘀血互结乳房而成。手术或放化疗在治疗疾病的同时,也会耗伤气血、影响脏腑功能,导致痰浊瘀血内生。若正气亏虚,引动"伏邪",或邪毒炽盛,四处旁窜,可产生多种变证。

其临床特点是乳房肿块,质地坚硬,凹凸不平,边界不清,推之不移,按之不痛,或乳窍溢血,晚期溃烂则凸如泛莲或菜花。患者多由体检发现或偶然自己发现乳房内有无痛性肿块,个别可伴乳头血性或水样溢液。后期随着肿块逐渐增大,可产生不同程度疼痛,皮肤可呈橘皮样改变;乳头内缩或抬高。晚期,乳房肿块色红高突,溃烂后疮口形似岩穴,或外翻似菜花,时渗紫红血水,疼痛明显。病变周围可出现散在的小肿块,状如堆栗;若转移至腋下及锁骨上淋巴结时,可触及散在、质硬无痛的肿物,逐渐增大,互相粘连,融合成团,继而出现形体消瘦,面色苍白,神疲乏力等。虽经手术和(或)放化疗后,仍有可能出现邪毒入骨、入肺、入肝、入脑或侵及局部皮肤等各种变证。

本病应与乳癖、乳核及乳痨相鉴别。钼靶X线摄片、B超、MRI及CT检查有助于明确诊断,病理切片检查可作为确诊的依据。

本病宜中西医结合综合治疗,可根据患者的具体情况选用手术治疗、化疗、放疗、内分泌治疗等,同时中医药治疗对本病患者有良好的调治作用。中医药治疗对放、化疗有减毒增效作用,可提高病人生命质量,有助于控制转移或复发,或延长生存期。内治辨证分肝郁痰凝、冲任失调、正虚毒炽、气血两亏、脾胃虚弱、气阴两虚和邪毒旁窜七型。方用神效瓜蒌散合开郁散、二仙汤合开郁散、八珍汤、香贝养荣汤、参苓白术散、四君子汤合知柏地黄汤或调元肾气丸加减。外治初起用阿魏消痞膏外贴;溃后用海浮散、红油膏外敷;坏死组织脱落后,改用生肌散、生肌玉红膏外敷。适用于有手术禁忌证,或已有远处转移而不适宜手术者。

第一节 乳岩的历史沿革

乳岩在中医文献中又称为"石痈""妒乳""乳中结核"等。

最早描述本病的记载见于东晋葛洪所著《肘后备急方·卷五·治痈疽妒乳诸毒肿方》第三十六中有"痈结肿坚如石,或如大核,色不变,或做石痈不消","若发肿至坚而有根者,名曰石痈"的描写。隋·巢元方《诸病源候论·卷二十三·石痈候》道:"石痈者,亦是寒气客于肌肉,折于血气,结聚所成。其肿结确实,至牢有根,核皮相亲,不甚热,微痛,热时自歇,此寒多热少,革卯如石,故谓之石痈。"并云"有下于乳者,其经虚,为风寒气客之,则血涩结成痈肿,而寒多热少者,则无大热,但结核如石"。唐·孙思邈的《备急千金要方·卷二十三·痔漏》中说:"妇人女子乳头生小浅热疮,痒搔之黄汁出,浸淫为长,百种治不差者,动经年月,名为妒乳。"

宋·窦汉卿在《疮疡经验全书·乳痈证治》提到因"捻之内如山岩,故名之"为"乳岩"。元·朱震亨《丹溪心法·卷五·痈疽八十五》言:"若不得于夫,不得于舅姑,忧怒郁闷,昕夕积累,脾气消阻,肝气横逆,遂成隐核如大棋子,不痛不痒,数十年后方为疮陷,名曰奶岩,以其疮形嵌凹似岩穴也。"

明·薛己《女科撮要·乳痈乳岩》中描述为:"乳岩属肝脾二脏郁怒,气血亏损,故初起小核,结于乳内,肉色如故,其人内热夜热,五心发热,肢体倦瘦,月经不调,用加味归脾汤、加味逍遥散、神效瓜蒌散,多自消散。若荏苒日月渐大,集岩色赤,出水腐溃深洞,用前归脾汤等药,可延岁月,若误用攻伐,危殆迫矣。"王肯堂在《证治准绳·疡医证治准绳》也类似论述:"若夫不得于夫,不得于舅姑,忧怒部遇,时日积累,脾气消沮,肝气横逆,遂成隐核如鳖棋子,不痛不痒,十年之后,方成疮陷,名曰奶岩。"并指出男子亦会患本病且不易发现,"夫男子患乳堵者少矣,其起又甚微渺,而几为盲医所误。"汪机《外科理例·乳痈》指出以补气血,解郁结论治:"一妇久郁,右乳内结三核,年余不消,朝寒暮热,饮食不甘。此乳岩也,乃七情所伤,肝经血气枯槁之症。宜。遂以益气养荣汤百余剂,血气渐复,更以木香饼炙之,嘉其谨疾而消"。

陈实功《外科正宗·乳痈论》的论述较为全面,指出乳岩的病因乃"忧郁伤肝,思虑伤脾,积想在心,所愿不得志者,致经络痞涩"。描述其症状为"聚结成核,初如豆大,渐若棋子;半年一年,二载三载,不疼不痒,渐渐而大,始生疼痛,痛则无解,日后肿如堆粟,或如覆碗,紫色气秽,渐渐溃烂,深者如岩穴,凸者若泛莲,疼痛连心,出血则臭,其时五脏俱衰,四大不救,名曰乳岩"。对于治疗,"如此症知觉若早,只可清肝解郁汤或益气养荣汤,患者再加清心静养,无挂无碍,服药调理只可苟延岁月"。"结核如桃不知疼痛,久而渐大,破后惟流污水,养血清肝"。《外科正宗·失荣症》提出外敷治疗,"飞龙阿魏化坚膏治失荣症及瘰瘤、乳岩、瘰疬、结毒,初起坚硬如石,皮色不红,日久渐大,或疼不疼,但未破者,俱用此贴。用蟾酥丸药末一料,加金头蜈蚣五条,炙黄去头足研末,同入熬就,乾坤一气膏二十四两化开搅和,重汤内顿化,红缎摊贴,半月一换,轻者渐消,重者亦可停止,常贴保后无虞矣。"祁坤《外科大成·分治部上》也提出外治方法,"初起时宜艾灸核顶。次日起泡挑破,用铍针针入四五分,插去腐灵药捻子,纸封之,至十余日。其核自落。用绛珠膏愈久口,耳当保养,庶不可发,惜乎初时,必不肯如是治也,按乳头属足厥阴肝经,乳房属足阳明胃经,外属足少阳胆经,是症也。女子多发于乳,盖由胎产忧思损于肝脾,中年无夫者多有不治。"

清·吴谦《医宗金鉴·外科心法要诀》较详细地论述了乳岩的治疗:"自乳中结核起,初如枣栗,渐如棋子,无红无热,有时隐痛。速宜外用灸法,内服养血之剂,以免内攻。若年深日久,即潮热恶寒,始觉大痛,牵引胸腋,肿如覆碗坚硬,形如堆粟,高凸如岩,顶透紫色光亮,肉含血丝,先腐后溃,污水时津,有时涌冒臭血,腐烂深如岩壑,翻花突如泛莲,疼痛连心"。"初宜服神效栝蒌散,次宜清肝解郁汤,外贴季芝鲫鱼膏,其核或可望消。若反复不应者,疮势已成,不可过用克伐峻剂,致损胃气,即用香贝养荣汤。或心烦不寐者,宜服归脾汤;潮热恶寒者,宜服逍遥散,稍可苟延岁月。如得此证者,于肿核初起,即加医治,宜用豆粒大艾壮,当顶灸七壮,次日起疱,挑破,用三棱针刺入五、六分,插入冰螺散捻子,外用纸封糊,至十余日其核自落,外贴绛珠膏、生肌玉红膏,内服疏肝、养血、理脾之剂,生肌敛口自愈。"

第二节 乳腺癌术后的中医辨证特点

多数学者认为乳腺癌(乳岩)主要是由于正气不足、外邪入侵、七情内伤等导致脏腑功能紊乱、冲任气血失调,以致气滞血瘀、邪毒内蕴、结滞乳络而成。正气不足是发病的关键,邪毒侵袭是致病的重要条件。正气亏虚,癌毒迅速扩散,导致乳腺癌发生转移复发。因此,乳腺癌为虚实夹杂之证,其本在肝、脾、肾功能失调,其标在于气滞、痰浊、血瘀三者交结。而不同的患者其病变的脏腑有所偏属,邪气有所偏盛。

西医治疗乳腺癌,一般首选手术切除,同时结合放疗、化疗、内分泌治疗及免疫疗法等,临床根据不同的病期病情进行选择。乳腺癌手术后,由于手术本身耗气伤血;术后不同的阶段,随着放化疗、内分泌治疗及免疫疗法等的开展,机体"邪气"与"正气","虚"与"实"的对比关系发生变化,出现不同的病机变化。因此在每个阶段都应辨证论治,进行全身或局部的综合调理;以减少手术并发症及后遗症,缩短术后恢复时间;有助于降低复发转移率,延长生存期限,提高生存质量。

临床上不少患者由于体质虚弱或病情较重,以及对放化疗之耐受性较差,在接受放化疗时常出现各种不同程度的毒副反应。而在术后内分泌治疗期间,也会由于服用内分泌治疗药物出现不同相关的不良反应。部分患者由于余毒未清,邪毒四窜造成复发转移,则由于转移部位的不同出现不同的临床表现。

中医药治疗乳腺癌手术后患者,辨证以气阴两虚型为主,患者表现为神疲乏力、懒言气短、口干欲饮、大便干结、五心烦热,脉细,苔薄白,舌质红,舌边齿痕;气阴两虚伴冲任失调型所占比例亦较高,患者除气阴两虚型主证外伴月经不调,烘热汗出,面红,对侧乳房有乳腺增生等;还有少部分表现为气血两虚的证候,患者神疲乏力、面色萎黄、头晕目眩、心悸,脉濡,苔薄白,舌质淡,舌体胖有齿痕。治疗总以益气养阴、调摄冲任及益气养血为主。若在治疗过程中出现以下变证,可辨证加减施治。

1. 化疗及内分泌治疗后出现神疲乏力、腰膝酸软 多属肾虚血亏。血常规检查提示白细胞下降者加鹿角片、补骨脂、苦参片、黄精等,红细胞下降者加全当归、大白芍、熟地、川芎等,血小板下降者加花生衣等。

2. 化疗期间出现胃肠功能紊乱　多属肝胃不和。胃脘作胀者加川朴、小川连、九香虫、枳壳等;泛酸者加乌贼骨、煅瓦楞子等;胃脘嘈杂者加小川连、淡吴萸、知母等;胃脘隐痛者加刺猬皮等;泛恶者加姜半夏等;食欲不振者加砂仁、陈皮、炒谷芽、神曲等;腹泻者加生米仁、淮山药、焦山楂、芡实等。

3. 放疗后　多属气阴两虚。出现胸闷气短,咳嗽痰多,考虑为放射性肺炎,加北沙参、天冬、麦冬、玄参等养阴润肺之品;如出现咽喉肿痛,口腔黏膜溃疡,考虑为放射性口腔炎,加生地、天冬、麦冬、知母、龟板、蜈蚣等。

4. 内分泌治疗期间　多属阴虚内热,或冲任失调。出现烘热汗出、心烦易怒等更年期症状时,加仙茅、当归、知母、黄柏等;若出现子宫内膜增厚、月经不来加当归、益母草、水蛭、红花等;若出现对侧乳房小叶增生,加鹿角片、仙茅、海藻、桃仁、丹参等。

5. 出现转移或复发　属邪毒炽盛。局部复发,加干蟾皮、蛇六谷、山慈菇、制南星、蜈蚣等;若出现肺与胸膜转移、胸腔积液,为邪毒壅肺,患者咳嗽气急,胸痛,加白芥子、葶苈子、制南星、蛇六谷等泻肺平喘,解毒散结;若出现骨转移,患者持续骨痛,加补骨脂、延胡索、炙乳没、徐长卿、蛇六谷等;若出现肝转移,为邪毒伤肝,患者肝区疼痛,甚则出现黄疸,加蛇六谷、虎杖、岩柏等。

第三节　扶正祛邪法在乳腺癌治疗中的运用

乳岩的发生与正气不足和外邪入侵有比较密切的关系。患者由于情志异常,饮食失调,可致气血运行失常,脏腑功能失调,或者先天不足,脏腑虚损,六淫之邪乘虚入内,结聚于乳络,阻塞经络,气血运行不畅,瘀血内停,痰浊内生,乃生乳岩。手术或放疗、化疗,耗伤气血,影响脏腑功能而导致痰浊瘀血内生,或正气亏虚,或邪毒炽盛,四处旁窜,可产生多种变证。总之,本病属本虚标实之证,正虚邪实为其病机特点,临证治疗有以毒攻毒、扶正为主和扶正祛邪等不同治法,自20世纪80年代以来,以毒攻毒法渐渐被扶正祛邪法所代替,目前临证多以扶正祛邪为治疗大法。

一、扶正祛邪法的含义

扶正与祛邪是两大类治则。扶正即是调动机体的抗病能力,提高机体的免疫功能,增加免疫系统的作用,达到防止疾病的目的。祛邪就是抑制、排出、消灭致病因素。疾病的发生、发展及其变化过程,就邪正关系而言,是正气与邪气相互斗争的过程。邪正相争的胜负,不仅决定着疾病的发生,而且影响着疾病的进退。因而任何疾病的治疗都是为了扶助正气,祛除邪气,改变邪正双方的力量对比,从而有利于疾病向痊愈的方向转化。

运用扶正与祛邪治则的主次、先后,历代有不同的观点和做法。一种主张以祛邪为先,认为“邪能伤正”,“邪去则正安”。如张子和认为补虚扶正要有一个过程,缓不济急,故主张急攻其邪,邪去正复。另一种主张扶正为主,所谓“养正积自除”。这在历代文献中较为多见,对晚期乳岩多采用“补益气血,调理阴阳脏腑”的治法,以减轻痛苦,延长生存时间。

二、扶正祛邪法在乳腺癌治疗中的具体应用

乳岩的病机特点在于正虚邪实,其发生、发展是一个因虚致实、因实而虚、虚实夹杂的过程,是正与邪之间相互消长、不断变化的过程。所以,在治疗上应把扶正与祛邪辨证地结合起来,依据乳岩各个阶段的特点,正确认识扶正与祛邪的辩证关系。根据客观实际病情虚实而决定攻补,既要看到祛除病邪的积极意义,又要看到扶助正气也是祛邪的重要保证。单纯补虚扶正是难以消除肿瘤的,片面强调扶正有时会贻误病机。但若只强调祛邪抗癌,亦会伤正,从而造成病情恶化。因此,临床应用扶正与祛邪治则时,应根据病情的具体表现、患者的体质状况而区别对待,认真细致地观察和分析邪正双方力量对比情况、邪盛与正衰之间轻重缓急,分清虚实主次,辨别邪正盛衰,慎重权衡,然后决定扶正与祛邪两者的主次和先后,或以扶正为主,或以祛邪为主,或攻补兼施。

一般而言,早期正气尚未衰,治疗重在祛邪,同时考虑到补益,采用大攻小补,攻中有补的原则。中期,癌肿发展到一定程度,机体正气日渐耗损,宜攻补兼施。晚期,正气不支,已不任攻伐,治疗宜大补小攻,补虚扶正为主,祛邪抗癌为辅,借大补以增强病人体质,提高抗癌能力,小攻阻止肿瘤发展。对于经手术、放化疗后的患者,肿瘤已控制或去除,由于大病、久病、手术、放化疗等而致气血亏虚,临床更应,并贯穿整个治疗过程始终,以增强机体抗癌作用,又为祛邪抗癌创造必要条件。

陆德铭认为早、中期乳腺癌应以手术、放疗、化疗为主,配合中药以减毒增效;对于晚期乳腺癌应以扶正法为主,佐以祛邪治疗原则,才能获得最佳效果。而对于乳腺癌术后患者,侧重扶正培本,分期选用有抗癌活性药物。晚期乳腺癌及其术后3年内患者,应扶正祛邪并重;乳腺癌术后3~5年患者以扶正为主,佐以祛邪;术后5年之后则应扶正培本。唐汉钧认为中医治疗乳腺癌的优势在于整体施治,一方面补益不足之正气,另一方面祛除残留的邪毒和新感之时邪。临床上通过培补脾肾为主,使乳腺癌患者的免疫功能得到加强,降低了放化疗的副作用和复发转移的概率。"扶正祛邪"可调节机体阴阳、气血、脏腑、经络的功能平衡,增强机体抗癌、抑癌作用,并可改善患者症状,稳定患者病情,延长生存期,提高生存质量。他们的观点代表了当今临床医家辨证治疗乳腺癌及乳腺癌手术后患者的主流。

第四节 中医药治疗乳腺癌的临床研究进展

中医药治疗乳腺癌有悠久的历史,对减轻乳腺癌辅助化疗、放疗及内分泌治疗所致的毒副反应有着积极的意义;对乳腺癌术后并发症的治疗疗效明显,并能促进乳腺癌患者术后恢复;通过调整机体功能,增强抗肿瘤的免疫力,在改善病人的生存质量、提高生存率等方面都具有重要的临床意义和广泛的应用前景。

一、名家经验

中医名家结合多年的临床经验,对本病诊治持有不同的见解,代表性的观点有以下几种:

(一)早期疏肝健脾化瘀,晚期重在调补肝肾

王沛认为乳腺癌的发生与脾胃、肝肾、冲任等脏腑经脉失调关系密切,早期应注意疏肝

健脾、化瘀散结,晚期则重在调补肝肾。认为乳腺癌多以气滞血瘀为病理基础,故其在乳腺癌的治疗中善用理气药柴胡、陈皮、香附、瓜蒌、丝瓜络等。同时,王沛亦强调辨病与辨证有机结合,在辨证治疗基础上选用具有较强针对性和抗癌活性的药物,如山慈菇、夏枯草、露蜂房等。

(二)扶正祛邪并施,注重阴阳平衡

陆德铭、唐汉钧认为乳腺癌的发生与正气不足、邪毒留滞有关,宜采用扶正培本为主、祛邪抗癌为辅的治则。临证每选用黄芪、白术、党参等益气健脾,生地、天花粉、玄参等滋阴生津,半枝莲、石见穿、露蜂房等祛邪抗癌。

认为术后放疗、化疗之热毒易伤津耗气而致气阴两亏,常加用养阴生津之品。对乳腺癌术后患者未转移者,随证加用蛇舌草、龙葵等植物类抗癌药;有转移者,还可加用蜈蚣、全蝎等虫类药。乳腺癌术后出现恶心、呕吐、泄泻、腹胀之脾虚湿盛之候,治疗中始终坚持健脾益气化湿,不妄用苦寒之品,补益而不滋腻。一般补中益气用黄芪、太子参、白术、白扁豆、山药、红枣;调中用木香、苏梗、砂仁、白豆蔻;化湿用厚朴、苍术、陈皮、半夏、茯苓、生薏苡仁、佛手片。同时补肾填精是扶正祛邪的重要环节。治疗上注意阴阳平衡,补阳常在滋阴的基础上进行,温而不燥,滋而不腻。滋肾养阴药用生地黄、熟地黄、山茱萸、黄精、龟甲、枸杞子、女贞子等;温肾扶阳多用鹿角片、仙茅、淫羊藿、肉苁蓉、巴戟天、益智仁、蚕茧等;潮热骨蒸用地骨皮、青蒿、银柴胡;骨骼酸痛用杜仲、续断、补骨脂、骨碎补;肾功能异常用六月雪、玉米须、薏苡仁根等。

(三)疏肝解郁,消肿散结

钱伯文认为忧郁愁遏是乳腺癌的基本病因,治疗重在疏肝散结。从乳腺癌的病因分析,诸多医家认为情志抑郁乃为致病的重要因素。根据长期的临床观察认为,乳腺癌以及其他乳房肿块的患者,在其肿块形成或被发现之前,多有相当一个时期的情志抑郁过程。从乳腺癌的临床表现看,肝气郁结之象往往显而易见,早期患者尤其如是。由于长期肝气郁结不舒,在肝经循行之处,肿块渐成,故临床可见乳房肿块,质硬不痛,表面凹凸不平,边缘界限不清,推之不动,局部皮肤收缩凹陷,表现为"橘皮样改变",并伴有胸闷不适,精神抑郁,胃纳不佳,脉弦细或细涩等一派气郁之象。因此对这一时期的乳腺癌患者,当治以疏肝解郁,理气散结。用逍遥散、清肝解郁汤、柴胡疏肝散、神效瓜蒌散以及小金丹、牛黄醒消丹、西黄丸加减。

谷铭三也持类似的观点,认为肝脾郁怒,乳腺癌乃成。肝胆郁怒是导致乳房部位凝结成核的病因。在治疗乳腺癌的全过程中,首先应坚持疏肝为主的疗法。同时,因为长期的肝气郁结,经络痞涩,逐渐形成乳房肿块,所以在疏肝的基础上还要加上消肿散结的药物,才能获得良好效果。

(四)顾护脾胃,不过攻伐

王玉章认为乳腺癌属于阴毒之证,乳房属阳明胃经,乳头属厥阴肝经,肝胃二经失调,郁久化热,有形之痰与无形之气相互交炽,积久成核,兼以肝肾不足,冲任失调,气运失常,气滞血瘀,阻于乳络。临证应抓住早期以消为贵的原则,分为肝郁脾虚型、冲任失调型、气血两亏型论治。强调在治疗方面,要始终自护脾胃,不宜攻伐太过,损耗正气,常选用陈皮、山药、云苓、白术之品。乳腺癌术后因淋巴回流受阻,气血流通不畅,血瘀阻络,而出现上肢肿胀麻木,疼痛沉重,活动受限,属术后气血两亏,经络受阻,施以调补气血、温经通络之法,常选用木

瓜、丝瓜络、独活、路路通温经通络；川芎、红花养血活血化瘀；当归、熟地、元参、白芍调补气血。对于手术后伤口感染，久不愈合者，选用生黄芪、北沙参、云苓、白术、银花、白花蛇舌草等，养阴益气，扶正祛邪而达到治愈的目的。

（五）柔肝养阴，软坚通络

王渭川认为本病病机以肝肾阴虚证为主，临床治疗以柔肝养阴，软坚通络为主，应用一贯通窍活血汤加减治疗乳腺癌，方中重用沙参120g，紫草60g，生地黄、枸杞子、川楝子、女贞子、旱莲草、蜈蚣、乌梢蛇、地鳖虫、生蒲黄、土红花、地骨皮、知母。

二、辨证论治

顾乃强针对不同类型的乳腺癌提出了不同的治则。他指出单纯性乳腺癌由于气郁痰浊结滞乳中而成，治疗上注重疏肝理气、解郁化痰；炎性乳腺癌因肝火瘀毒互结所致，以清热解毒为主，辅以活血软坚。对于晚期乳腺癌，将扶正固本放在首位，常用益气健脾、养阴生津及益精养血的药物。

单敬文将乳腺癌分为肝气郁结型、气滞痰凝型、热毒内攻型及气阴两虚型，治疗分别用疏肝理气、化痰软坚、清热解毒、益气养阴等法。刘艳虹等对乳腺癌术后放、化疗后患者的辨证分型与其相似，分肝气郁结型、脾虚痰湿型、瘀热型和气阴两虚型，分别以四逆散加减、四君子汤加减、自拟方及生脉散加减治疗。倪爱娣等将乳腺癌术后情志异常患者分为肝郁气滞型、肝郁化火型和冲任失调型，分别予疏肝理气、健脾和胃（肝郁气滞型），疏肝解郁、清热解毒、养血柔肝（肝郁化火型），调摄冲任、疏肝解郁（冲任失调型）等方法治疗。甘明芹等将乳腺癌根治术后血行扩散患者分为肝郁气滞、脾虚痰湿和气血双亏三型，分别以柴胡疏肝散、香砂六君子汤及八珍汤加味治疗。

三、专方验方

也有学者善用专方验方，一方为主，随证加减，也取得了一定的疗效。

四、乳腺癌局部疮面的外治疗法

晚期乳腺癌出现疮面溃破、乳腺癌术后出现皮瓣坏死、或出现化疗性溃疡，疮面难于愈合，单靠内服药物往往难以奏效，应用中医外科传统外治法具有独到的疗效。

五、中西医结合治疗

中西医结合在乳腺癌的治疗中是切实可行的。如放化疗、内分泌治疗与中医药治疗的结合，可起到减毒增效的作用。

第五节　中医药干预乳腺癌的实验研究进展

中医药在防治乳腺癌的临床研究方面取得了一些进展，中医药治疗已经成为乳腺癌术后有效的辅助疗法之一，与西医治疗形成互补。同时，国内外对中药干预乳腺癌的实验研究也呈现出增长态势。

中医治疗乳腺癌多以扶正祛邪为大法,因而实验研究选择的干预药物主要有补益药、清热解毒药、活血化瘀药以及化痰散结药等。中医药抗肿瘤的作用是多途径、多效应的,作用机制比较复杂。有对中药中某一化学成分进行研究的,以明确化学成分各自的生物学效应,为整体研究奠定基础。也有从中药复方着手,寻找发挥作用的化学成分、中药复方组成配伍的关系及不同配伍对肿瘤生长凋亡的影响,来探讨中药的作用机制。

一、中药对乳腺癌细胞增殖与凋亡的影响

正常细胞一旦转化为癌细胞就获得了强大的生命力,并具有独特的生物学特征和行为,而中药可影响乳腺癌细胞的增殖,产生细胞毒性作用和诱导凋亡等作用。

(一)对乳腺癌细胞增殖的影响

抑制癌细胞增殖是抗癌的作用途径之一。中药及其有效成分通过调节相关基因表达以及调节某些信号传导作用而发挥其抑制乳腺癌细胞增殖的作用。

对于单味中药及其提取物的研究开展得较早,目前仍是研究的热点之一。补虚药淫羊藿的乙醇提取物、人参皂苷Rg3、灵芝,清热解毒药银胶菊内酯和野甘菊提取物、黄芩素、黄芩苷、丹参提取物SM-470、山茶提取物Cam-300、黄连提取物、龙葵提取物、白藜芦醇,活血化瘀药姜黄素、丹参酮ⅡA以及蒺藜皂苷、金雀异黄素等均有抑制乳腺癌细胞增殖的作用。

上海中医药大学附属龙华医院研发的乳宁冲剂(仙灵脾、鹿角片、莪术、郁金等)是近年来研究得较多的一个复方,动物实验表明,乳宁冲剂对实验性兔和大鼠乳腺增生病理模型有明显的改善作用;对DMBA诱导的大鼠乳腺癌模型无论是启动期还是促癌期均有抑制作用。而在进一步对乳宁冲剂及其拆方温肾组和疏肝活血组做的研究中发现,全方抑瘤抗转移作用优于拆方,而拆方组中温肾组抗转移作用及调整细胞周期作用优于疏肝活血组。乳宁Ⅱ号(生黄芪、白术、南沙参、仙灵脾、山萸肉、石见穿等)能抑制MDA-MB-435裸鼠移植瘤模型实体瘤生长及肺转移。

(二)对乳腺癌细胞凋亡的影响

细胞凋亡是能量依赖的细胞内死亡程序活化而致的细胞自杀,由基因控制的细胞自主有序的主动死亡过程。在细胞癌变过程中,许多凋亡活化基因功能受阻,而凋亡抑制基因的功能得到增强。中药可通过调节凋亡相关因子、线粒体依赖途径、细胞周期阻滞等方式诱导细胞凋亡。

二、中药对乳腺癌细胞多药耐药的影响

肿瘤多药耐药(multidrug resistance, MDR)是指肿瘤细胞对结构、细胞靶点和作用机理迥然不同的抗癌药物同时产生耐药的现象,是肿瘤化疗失败的主要原因。近年来对中药及其提取物的研究已经显示其在逆转乳腺癌MDR方面有较好的结果和应用前景。其主要机制为调节P-糖蛋白(P-gp)的表达、升高细胞内化疗药物的浓度,以及抑制多药耐药相关蛋白(MRP)的表达等。

研究发现一些中药复方也有抑制多药耐药的作用。由川芎、莪术、鸡血藤等活血化瘀药组成的中药方剂提取液R1,能增加ADM多药耐药细胞MCF-7/ADM的毒性,克服其对ADM的耐受;R1能使耐药细胞摄取药物量增加,减慢药物外溢,延长药物在细胞内的滞留时间;R1从蛋白质和mRNA水平使耐药细胞P-gp表达下降,完全逆转人乳腺癌MCF-7/ADM细胞对ADM的耐受。

三、中药对乳腺癌的其他作用

（一）中药的雌激素样作用

大量的流行病学调查发现经常摄入植物雌激素会降低乳腺癌发病率，据统计具有雌激素活性的中药主要集中在植物药，其中以补益药所占比例最大。

我国的传统中药中也有不少具有植物雌激素的性质，如野葛根中含有染料木黄酮和大豆苷元等异黄酮成分，细胞实验显示野葛根提取物可以特异性激动雌激素受体β（ER/β），提示其植物雌激素特性。其他含黄酮类成分的药物如黄芩、山豆根、黄芪、半枝莲、银杏叶、野菊花、前胡及连翘等，均显示良好的研究前景。给neu过表达自发性乳腺癌小鼠自7周龄开始喂食染料木黄酮、大豆苷元，均能明显抑制肿瘤发生，延长肿瘤发生的潜伏期。其原因可能与乳腺结构的分化有关。青春期前异黄酮摄入可增多乳腺小叶数量，而乳腺小叶是末梢导管结构，对化学致癌剂不敏感，植物雌激素所致乳腺形态学改变在一定程度上解释了青春期前摄入雌激素可以预防成年后乳腺癌的形成的原因。此外，甘草提取物对人乳腺癌细胞株MCF-7表现出类似于17β-雌二醇（E2）的雌激素作用；以相同的剂量有诱导细胞凋亡，抑癌基因P53和Bax上调、P21上调、cdk2和细胞周期蛋白E下调，最显著的是诱导G1期细胞周期停滞。当归水提物可能依靠其弱的雌激素对抗活性刺激MCF-7细胞的生长，且不依赖雌激素受体介导途径增加BT-20的细胞增殖。

（二）中药对乳腺癌血管生成和微管形成的影响

目前已经证实由肿瘤细胞合成和分泌的一些血管生长因子如VEGF，bFGF，TGF-1等在肿瘤新生血管形成中有着重要作用。其中以血管内皮生长因子（VEGF）为最主要的促血管生长因子，其诱导肿瘤血管形成最强、特异性最高。多项研究也证实了中药可通过抗血管生成而抑制乳腺肿瘤的生长和转移。

红景天对高表达VEGF的乳腺癌细胞具有下调表达的作用，并可抑制裸鼠乳腺癌移植瘤内VEGF的表达。在恶性程度较高的乳腺癌细胞株MDA-MB-435中，红景天提取物可上调裸鼠乳腺癌移植瘤内抑制肿瘤血管新生的达菲抗原（Duffy抗原）/趋化因子受体的表达。金雀黄素可明显减少MCF-7细胞胞质中的VEGF-mRNA及VEGF阳性颗粒。下调MDA-MB-231细胞的VEGF-mRNA转录及其蛋白表达。乳宁Ⅱ号可下调TA2小鼠乳腺癌MA-891移植瘤中VEGF mRNA的表达情况，下调BALB/c裸鼠人乳腺癌MDA-MB-435移植瘤和津白Ⅱ号小鼠MA-891移植瘤肿瘤组织VEGF蛋白的表达。

有些中药可进入肿瘤组织内，促进微管蛋白的装配，抑制其解聚，从而抑制癌细胞的有丝分裂和增殖，诱导癌细胞凋亡。广木香内酯和银胶菊内酯在与紫杉醇结合后，通过诱导MCF-7细胞微管网络和核形态学改变，诱导组装完备的微管聚合物形成，发挥其微管刺激和微管干扰活性作用，并提高了紫杉醇的功效。

（三）中医药对乳腺癌的免疫调节作用

体外实验显示，中低浓度的云芝丹参药液对健康成人外周血淋巴细胞有促增殖作用，高浓度时则产生抑制作用；而临床试验中，服药后乳腺癌患者血浆sIL-2R浓度、CD8细胞百分率均显著降低，而B淋巴细胞数量及百分率、CIM/CD8比值和Th细胞的百分率都明显升高。针灸对移植性乳腺癌小鼠白细胞介素2（IL-2）活性和癌组织中DNA、RNA含量的影响的研究显示，针灸组和针灸加环磷酰胺组中IL-2的活性高于环磷酰胺组和阴性对照组。

四、存在的问题及展望

从目前研究文献看,在中药干预乳腺癌的实验研究中体内实验明显多于体外实验。体外实验通过直接作用于肿瘤细胞,观察应用中药后各种变量及指标的变化,实验更为快捷、直观。而体内实验更接近或模拟临床过程,有利于证实中药干预乳腺癌的效果,但影响因素较多,既有乳腺癌细胞生长受到宿主及环境影响的因素,又有体内的代谢变化等因素。而且,不同类型乳腺癌的生物学特性差异很大,研究应考虑实验中药的特点选用合适的细胞株或动物模型。

现有的研究多借助西医的研究思路和方法来探讨中药及其成分干预乳腺癌的作用和机理,而且以中药单体或单味药的研究为多,用中药复方的较少。但中药复方的成分比较复杂,如何突出中医药理论的特色与优势,如中药复方的配伍特色,又能阐明其所起的多途径、多效应的作用,是有待于今后进一步探讨研究的重要课题。

从东晋葛洪的《肘后备急方》到目前在世界范围内中医药防治乳腺癌研究的开展,中医药治疗在乳腺癌综合治疗中的地位因其确切的临床疗效得到业界的广泛关注。作为手术治疗、放化疗、内分泌治疗等乳腺癌主要治疗手段的重要补充,中医药治疗对减轻乳腺癌辅助化疗、放疗及内分泌治疗所致的毒副反应,增强其治疗效果,降低乳腺癌术后的复发转移率,防治乳腺癌术后患肢水肿等并发症,促进乳腺癌患者术后恢复,改善患者的生存质量、提高生存率等方面均有较好的疗效。如何进一步增强中医药治疗乳腺癌的临床疗效,实行辨证客观化,建立更为客观,更能体现患者生活质量的疗效评价标准,深入研究中医药治疗乳腺癌的作用机制,将是我们今后研究的方向。

（叶媚娜）

参 考 文 献

1. 李忠. 临床中医肿瘤学[M]. 第1版. 辽宁: 辽宁科学技术出版社, 2002: 23.

2. 唐新. 顾乃强诊治乳腺癌经验谈[J]. 上海中医药杂志, 1997, 31(8): 28.

3. 单敬文. 辨证治疗乳腺癌的体会[J]. 浙江中医杂志, 1997, 32(3): 114.

4. 刘燕珠, 王泳, 吴丹红, 等. 中西医结合治疗乳腺癌68例[J]. 福建中医药, 2000, 31(3): 30-31.

5. 贾喜花. 唐汉钧调治乳腺癌术后的经验[J]. 浙江中医杂志, 2001, (10): 420-421.

6. 甘明芹, 迟廷玺. 中药配合治疗乳腺癌根治术后血行扩散60例疗效观察[J]. 中国乡村医药, 1999, 6(7): 4.

7. 刘艳虹, 李定夷. 乳腺术后放疗化疗后的中医辨证治疗[J]. 广州医药, 2000, 31(1): 24.

8. 倪爱娣, 吴丽英. 辨证分型治疗乳腺癌术后情志异常100例[J]. 上海中医药杂志, 1999, (11): 23.

9. 洪宋贞, 林毅, 司徒红林, 等. 龟鹿二仙丹加味治疗乳腺癌化疗后骨髓抑制的临床研究[J]. 新中医, 2005, 37(1): 32-33.

10. 林军梅. 补阳还五汤治疗乳腺癌术后上肢肿胀36例[J]. 浙江中医学院学报, 1997, 21(5): 38.

11. 郭俊骐, 郭卉艳, 李兵. 名老中医石玉林治疗乳腺癌骨转移30例[J]. 吉林中医药, 1998, (2): 3-4.

12. 陈艳, 毋光明. 滋水清肝饮改善乳腺癌三苯氧胺治疗副反应84例分析[J]. 中国中西医结合杂志, 2007, 27(5): 469.

13. 魏开健, 林芬. 消肿汤治疗乳腺癌术后患肢水肿68例观察[J]. 实用中医药杂志, 1999, 15(5): 20-21.

14. 肖军,马廷行,姜立喜,等. 中药消增合剂对28例乳腺癌患者伴发的消化道症状的治疗作用[J]. 肿瘤防治杂志,2004,11(2):186-187.

15. 李增战,陈捷,苗文江,等. 鹿仙散结汤治疗晚期乳腺癌30例[J]. 陕西中医,2007,28(5):526-527.

16. 王荣. 辨证用药外治乳腺癌根治手术后感染10例[J]. 山西中医,1996,12(5):34.

17. 蔡炳勤,郭智涛,黄学阳. 生肌玉红膏对乳腺癌术后皮瓣坏死溃疡的疗效观察[J]. 中医外治杂志,1997,(5):11.

18. 温建余,李铁,鲁明,等. 自拟玉桂膏治疗乳腺癌手术后皮瓣坏死72例[J]. 陕西中医,2002,23(3):199-200.

19. 周明,吴勇华,刘永达. 中西医结合治疗晚期乳腺癌14例分析[J]. 中国中西医结合杂志,1995,15(4):237.

20. 张清媛,赵文辉,来玉娟,等. 平消胶囊联合内分泌药物治疗或化疗对晚期乳腺癌的影响[J]. 中国中西医结合杂志,2005,25(12):1074-1076.

21. 孙鲁. 复方丹参注射液静滴防治乳腺癌术后并发症的临床观察[J]. 山东医药,1999,39(24):55.

22. 欧阳华强,黄雯霞,刘鲁明,等. 消瘕方治疗乳腺癌术后110例的临床观察[J]. 上海中医杂志,2006,40(6):50-51.

23. 卓睿,蒋笑怡. 刺血拔罐法治疗乳腺癌术后上肢水肿[J]. 中国民间疗法,2008,16(2):11-12.

24. 金哲秀. 隔黄土饼灸的操作方法及其治疗乳腺癌的临床观察[J]. 北京中医药大学学报,2003,10(1):33-34.

25. 吴建军,戚玲娟. 针灸足三里治疗乳腺癌放化疗后白细胞减少21例[J]. 浙江中医杂志,2008,43(1):46.

26. 陈晓蕾,汤立建,李庆林,等. 淫羊藿、秦皮醇提取物体外抗乳腺癌细胞增殖的研究[J]. 中国药房,2007,18(15):1124-1127.

27. 朱君荣,孙建国,谢海棠,等. 人参皂苷-Rh2对人乳腺癌T47D细胞的生长抑制作用及对Caspase-3表达的影响[J]. 中国临床药理学与治疗学,2007,12(6):630-634.

28. 陈俊霞,夏俊,刘基巍,等. 人参皂貳Rg3诱导乳腺癌细胞系MCF-7凋亡的实验研究[J]. 癌变. 畸变. 突变,2005,17(4):213-216.

29. Jiang J, Slivova V, Sliva D. Ganoderma lucidum inhibits prolifelation of human breast cancer cells by down-regulation of estrogen receptor and NF-kappaB signaling[J]. Int J Oncol,2006,29(3):695.

30. Yap SP, Shen P, Li J, et al. Molecular and pharmacodynamic properties of estrogenic extracts from the traditional Chinese medicinal herb, Epimedium[J]. J Ethnopharmacol,2007,113(2):218-224.

31. 陆平成,张旭. 人参皂貳联合TNF对肿瘤的作用[J]. 南京中医药大学学报,1995,11(4):27.

32. Wu C, Chen F, Rushing J W, et al. Antiproliferative activities of parthenolide and golden feverfew extract against three human cancer cell lines[J]. J Med Food,2006,9(1):5.

33. Kang Jx, Liu J, Wang J, et al. The extract of huanglian, a medicinal herb, induces cell growth arrest and apoptosis by upregulation of interferon-beta and TNF-alpha in human breast cancer Cells[J]. Carcinogenesis,2005,26(11):1934.

34. Shiu LY, Liang CH, Huang YS, et al. Downregulation of HER2/neu receptor by solamargine enhances anticancer drug-mediated cytotoxicity in breast cancer cells with high-expressing HER2/neu[J]. Cell Biol Toxicol,2008,24(1):1-10.

35. 狄根红,李鹤成,沈镇宙,等. 姜黄素对人乳腺癌细胞增殖的抑制效应及机制[J]. 中华医学杂志,2003,83(20):176.

36. 敬静,王修杰,郑鸿,等. 丹参酮ⅡA对人ER阴性乳腺癌细胞的生长抑制和多耐药逆转作用[J]. 四川大学学报(医学版),2007,38(3):391-395.

37. Pozo-GuisadoE, Merino JM, Mulem-Navarro S, et al. Resveatrol-induced apoptosis in MCF-7 human breast cancer cells involves a caspase—independent mechanism with downregulation of Bcl-2 and NF-kappaB[J]. Int J Cancer. 2005,115(1):7.

38. 孙斌,翟伟菁. 蒺藜皂苷对乳腺癌细胞Bcap-37的体外抑制作用[J]. 中药材,2003,26(2):104-106.

39. 河福金,王健. 金雀异黄素对人乳腺癌细胞体外生长的抑制作用[J]. 中国中药杂志,2002,27(12):936-939.

40. 包海鹰,李玉. 桔黄裸伞提取物对人乳腺癌细胞(MCF-7)抑制作用的研究[J]. 吉林农业大学学报,2002,24(2):56-58.

41. 薛晓红,刘胜,杨新伟,等. 乳宁冲剂及拆方对裸鼠移植瘤生长及肺转移的影响[J]. 上海中医药杂志,2005,39(7):45-47.

42. 阙华发,高尚璞,陈红风,等. 乳宁Ⅱ号对人乳腺癌MDA-MB-435细胞株生长转移的影响[J]. 中国中医基础医学杂志,2002,8(7):32-34.

43. 章平,孙斌,杨煌建,等. 沙棘籽渣黄酮类化合物诱导人乳腺癌Bcap-37细胞凋亡的研究[J]. 华东师范大学学报(自然科学版),2004,22(4):91-96.

44. 周炳刚,苏刚,范玉琢,等. 氧化苦参碱诱导人乳腺癌细胞MCF-7凋亡的实验研究[J]. 中国药理学通报,2002,18(6):689-691.

45. 侯丽,高志捷,陈信义,等. 薯蓣皂苷对乳腺癌细胞周期影响研究[J]. 中国中医基础医学杂志,2005,11(11):831-832.

46. Jo E H, Hong H D, Ahn N C, et al. Modulations of the Bcl-2/Bax family were involved in the chemopreventive effects of licorice root(Glycyrrhiza uralensis Fisch)in MCF-7 human breast cancer cell[J]. J Agric Food Chem,2004,52(6):1715-1719.

47. Lau F Y, Chui CH, Gambari R, et al. Antiproliferative and apoptosis-inducing activity of Brucea javanica extract on human carcinoma cell[J]. Int J Mol Med,2005,16(6):1157-1162.

48. Hsieh TC, Wijeratne EK, Liang JY, et al. Differential control of growth, cell cycle progression, and expression of NF-kappaB in human breast cancer cells MCF-7, MCF-10A and MDA-MB-231 by ponicidin and oridonin, diterpenoids from the Chinese herb Rabdosia rubescens[J]. Biochem Biophys Res Commun,2005,337(1):224-231.

49. 梁文波,张学梅,宋旦旨. 西黄丸含药血清对人乳腺癌细胞生长的影响[J]. 时珍国医国药,2007,18(6):1371-1372.

50. 魏玲,王兴武,左文述,等. 三氧化二砷抑制人乳腺癌细胞生长及其作用机制的初步研究[J]. 中华医学杂志,2005,85(17):1209.

51. 汤涛,陈陵际,蒙凌华,等. 鸦胆子油乳具有多药耐药逆转和拓扑异构酶Ⅱ抑制作用[J]. 中国药理学通报,2001,17(5):534.

52. 唐小卿,曹建国,冯鉴强,等. 甲基莲心碱对耐阿霉素人乳腺癌细胞凋亡抗性的影响[J]. 中国药理学通报,2003,19(4):462-466.

53. 王金华,叶祖光,孙爱续,等. 粉防己碱逆转人乳腺癌MCF-7多药耐药细胞的抗凋亡作用[J]. 中国中药杂志,2002,27(1):46-50.

54. 胡凯文,侯丽,陈信义,等. 大黄酸/大黄素抗多药耐药肿瘤细胞研究[J]. 中国中医基础医学杂志,1998,4(11):19.

55. 姜晓峰,甄永苏. 大黄素逆转肿瘤细胞多药抗药性的作用[J]. 药学学报,1999,4(11):164.

56. 于丽君,孔力. 蝎毒对MCF-7/ADM细胞GST-π表达的研究[J]. 中医药学刊,2003,7(7):110.

57. 于丽君,孔力. 蝎毒逆转人乳腺癌细胞株耐药性研究[J]. 吉林大学学报,2004,30(2):23.

58. 罗玲,吴凯南,吴晓健. 槲皮素对乳腺癌细胞MCF-7增殖及凋亡的影响[J]. 中草药,2004,35(1):71.

59. 王玲,刘世坤,周于禄,等. 华蟾素对人乳腺癌细胞阿霉素多药耐药性的逆转作用[J]. 中国药理学通报,2007,23(5):677-680.

60. Limtrakul P,Chearwae W,Shukla S,et al. Modulation of function of three ABC drug transporters,P-glycoprotein (ABCB1),mitoxantrone resistance protein(ABCG2) and multidrug resistance protein 1(ABCC1)by tetrahydrocurcumin, a major metabolite of curcumin[J]. Mol Cell Biochem,2007,296(1-2):85-95.

61. 张文卿,刘叙仪,刘海英,等. 中药R1对耐阿霉素人乳腺癌细胞系(MCF7/Adr)多药耐药的逆转作用[J]. 中国药理与临床,1994,(5):16.

62. 张文卿,刘叙仪,韩复生,等. 中药方剂R1对耐阿霉素人乳腺癌细胞P糖蛋白表达的影响[J]. 中药药理与临床,1996,12(1):18.

63. 河福金,王健,王继峰,等. 金雀黄素和大豆黄酮对人乳腺癌细胞系体外增殖作用的影响[J]. 北京中医药大学学报,2002,25(1):22.

64. Jorgensen M,Vendelbo B,Skakkebaek NE,et al. Assaying estrogenicity by quantitating the expression levels of endogenous estrogen-regulated genes[J]. Environ Health Perspect,2000,108(5):403.

65. 戚玮琳,李勇,陆洪芬,等. 红景天抑制乳腺癌血管新生的作用及其机制[J]. 上海中医药杂志,2007,41(7):62-65.

66. 牛建昭,河福金,李彧,等. 金雀黄素对人乳腺癌细胞血管内皮生长因子表达的影响[J]. 中国药理学通报,2006,22(7):873-875.

67. 吴雪卿,高尚璞,牟明春,等. 乳宁Ⅱ号对TA2小鼠乳腺癌MA-891移植瘤中血管内皮生长因子表达的影响[J]. 中国中西医结合杂志,2004,24(3):251-253.

68. 刘胜,花永强,杨新伟,等. 乳移平对不同乳腺癌肺转移动物模型VEGF蛋白表达和MVD计数影响的研究[J]. 上海中医药杂志,2007,41(3):11-13.

69. Bocea C,Gabriel L,Bozzo F,et al. A sesquiterpene lactone, costunolide, interacts with microtubule protein and inhibits the growth of MCF-7 cells[J]. Chem Biol Interact,2004,147(1):79.

70. Miglietta A,Bozzo F,Gabriel L,et al. Mierotubule-interfering activity of parthenolide[J]. Chem Biol Interact,2004,149(2-3):165.

71. 鲍依稀,黄振国,李进,等. 云芝丹参的体外促增殖试验及其临床应用研究[J]. 免疫学杂志,2007,23(1):77-80.

72. 张卫华,郭诚杰,郭英民,等. 针灸对移植性乳腺癌小鼠IL-2和核酸的影响[J]. 陕西中医学院学报,1995,18(1):38-40.

73. 刘丽军,郭诚杰,焦新民,等. 针灸对移植性乳腺癌小鼠免疫功能及病理组织学的影响[J]. 中国中西医结合杂志,1995,15(10):615-617.

74. Aung HH,Mehendale SR,Wang CZ,et al. Cisplatin's tumoricidal effect on human breast carcinoma MCF-7 cells was not attenuated by American ginseng[J]. Cancer Chemother Pharmacol. 2007,59(3):369-374.

75. Rockwell S,Liu Y,Higgins SA. Alteration of the effects of cancer therapy agents on breast cancer cells by the herbal medicine black cohosh[J]. Breast Cancer Res Treat,2005,90(3):233-239.

第四篇　瘿、瘤、岩

第一章　瘿、瘤

瘿是指发生在颈前结喉部的肿块,又名瘿病,相当于西医的甲状腺疾病。历代文献有五瘿之分,如气瘿、肉瘿、石瘿、血瘿、筋瘿,以配合五脏。近代医著中对气瘿、肉瘿、石瘿的论述较详,而疏于筋瘿、血瘿。筋瘿、血瘿多为瘿病合并症。亦有属于现代颈部血管瘤、动脉瘤者。赤脉交结为血瘿,指瘿病压迫浅经脉而成;经脉显露为筋瘿,指瘿病压迫深部经脉而成。瘤,留滞不去义。凡瘀血、痰滞、浊气停留于人体组织之中所形成的赘生物称为瘤。文献中有六瘤之分,如气瘤、血瘤、筋瘤、肉瘤、脂瘤、骨瘤等。由于瘿与瘤病因病机类似,常合称"瘿瘤"。

瘿病的主要病因病机多为气滞、痰凝、血瘀及冲任失调。有居边远山区,外受山瘴邪气,内饮沙水,邪浊随气入脉,搏结于颈下而成者;有因情志内伤,肝郁气滞,气聚血结,逐渐结块于颈者;有因冲任失调,肾水不足,肝木失养引起者。

瘿病发病部位在颈前结喉两侧,或为结块,或为漫肿,多数皮色不变,能随吞咽动作而上下移动。亦可伴有其他症状。实验室检查及辅助检查有助于诊断。

瘿病一般以内治为主。历代医家通常应用含碘丰富的植物药,如海藻、昆布、黄药子等,以及含甲状腺素的动物类药,如猪靥、羊靥等。这与现代非手术治疗甲状腺疾病的观点较接近。结合瘿病的发病因素,临床上常以理气解郁、活血化瘀、化痰软坚、调摄冲任等为治则,常用逍遥散、桃红四物汤、海藻玉壶汤、四海舒郁丸等方加减治疗。

第一节　瘿、瘤的历史沿革

瘿之病名首出《尔雅》。《说文解字》称:"瘿,颈瘤也,从病,婴声",指出瘿为颈部疾患。

早在战国时期《吕氏春秋·尽数》已有"轻水所多秃与瘿人"的记载。晋·张华《博物志》中说:"山居多瘿"。说明瘿的发病跟居住的地域有关。

隋·巢元方《诸病源候论·瘿候》指出:"瘿者由忧恚气结所生,亦曰饮沙水,沙随气入于脉,搏颈下而成之。"又云"有三种瘿,有血瘿,可破之;有息肉瘿,可割之;有气瘿,可具针之。"《诸病源候论·妇人杂病诸候·瘿候》:"瘿病者,是气结所成,其状颈下及皮宽腮腮然,忧恚思虑,动于肾气,肾气逆结宕所生。"较全面地论述了瘿为颈部的肿块,其病因主要为水土瘴气和七情内伤，并提出了瘿病的分类和最早的外治法。

宋·陈无择《三因极一病证方论·瘿瘤证治》中分为五瘿，为石瘿、肉瘿、筋瘿、血瘿、气瘿，并作详细论述："瘿多着于肩项，瘤则随气凝结，此等皆年数深远。浸大浸长，坚硬不可移者，名曰石瘿。皮色不变者，即名肉瘿。筋脉露结者，名筋瘿。赤脉交络者，名血瘿。随忧愁消长者，名气瘿。五瘿皆不可妄决破，决破则脓血崩溃，多致夭枉。"申甫等辑《圣济总录·瘿瘤门》："忧恚劳气，郁而不散。……又此疾，妇人多有之，缘忧恚有甚于男子也。"首次提出了瘿病常以妇女多见，主要与情志不畅有关。

明·陈实功在《外科正宗·瘿瘤论第二十三》称："夫人生瘿瘤之症，非阴阳正气结肿，乃五脏瘀血、浊气痰滞而成。"提出了瘀血、痰浊的病因，为后世治疗瘿病扩展了思路。朱橚《普济方·瘿瘤门》详细论述了瘿的病因病机，书中还提出了"石瘿难愈，气瘿易治"的观点，具体介绍了灸法治疗瘿病的方法。

清·沈金鳌在《杂病源流犀烛·颈项病源流·瘿瘤》指出："皮色不变曰肉瘿，宜人参化瘿丹；海带、海藻、海蛤、昆布四味俱焙，泽泻(炒)，连翘，猪靥，羊靥，人参。""坚硬不可移曰石瘿，宜破结散：神曲、海藻、昆布、龙胆草、蛤粉、通草、贝母、枯矾、松萝茶、半夏、蜜丸。"提到了各种不同的瘿病的具体治疗用药。

清·吴谦《医宗金鉴·外科心法要诀·瘿瘤》：记载，"瘿瘤二证，发于皮肤血肉筋骨之处。瘿者，如缨络之状；瘤者，随气留住，故有是名也。多外因六邪，荣卫气血凝郁；内因七情，忧恚怒气，湿痰瘀滞，山岚水气而成，皆不痛痒。瘿证属阳，色红而高突，皮宽不急，蒂小而下垂；瘤证属阴，色白而漫肿，皮嫩而光亮，顶小而根大。瘿有五种：肉色不变者为肉瘿；其筋脉现露者，名筋瘿；若赤脉交络者，名血瘿；随喜怒消长者，名气瘿；坚硬推之不移者，名石瘿。五瘿皆不可破，破则脓血崩溃，多致伤生。""凡瘿多生于肩项两颐，瘤则随处有之，夫肝统筋，怒气动肝，则火盛血燥，致生筋瘿、筋瘤，宜清肝解郁，养血舒筋，清肝芦荟丸主之。心主血，暴戾太甚，则火旺逼血沸腾，复被外邪所搏，致生血瘿、血瘤，宜养血凉血、抑火滋阴、安敛心神、调和血脉，芩连二母丸主之。脾主肌肉，郁结伤脾，肌肉浅薄，土气不行，逆于肉里，致生肉瘿、肉瘤，宜理脾宽中，疏通戊土，开郁行痰，调理饮食，加味归脾丸主之。肺主气，劳伤元气，腠理不密，外寒搏之，致生气瘿、气瘤，宜清肺气、调经脉、理劳伤、和荣卫，通气散坚丸主之。肾主骨，恣欲伤肾，肾火郁遏，骨无荣养，致生石瘿、骨瘤，石瘿海藻玉壶汤主之，骨瘤尤宜补肾散坚，行瘀利窍，调元肾气丸主之。"明确而详细地阐述了瘿瘤的证治异同。

第二节　瘿病的辨治方略

瘿病古代治疗方药诸多，尤以含碘类软坚散结药物最为常用。早在晋代《肘后备急方》就有海藻酒治瘿的记载；《千金方》有治瘿十三法。现代医家在临证中更有发挥，普遍认为肝郁脾虚、气滞痰凝血瘀等是瘿病的主要病机。治则包括疏肝健脾、行气化痰、活血软坚等。

一、从气论治

历代众多医家认为肝气郁滞与瘿病的病因、病位、病证特点均有着密切的关系。瘿病位居颈部，为肝经所经之处。肝主疏泄，若因情志不遂，忧思恼怒等情志变化，致肝木疏泄失常，木不疏土则脾不健运,痰湿内聚,气机不畅,血滞为瘀,肝气夹痰,聚结于颈,则成瘿病。从临床发病特点上看,瘿病好发于女性,常伴有急躁、郁闷等症。现代社会,情志因素对瘿病的影响更为突出。因此,瘿病治法应立足于疏肝健脾、调畅气血、化痰软坚。

二、从痰论治

卞卫和从病因及症状分析了瘿病与痰凝的关系。肝脾失调,水湿内聚可成痰;肝郁化火,或阴虚火旺,灼津而成痰;正气不足,脏腑功能失调,气机阻滞,津液积聚成痰;居处饮水不宜,机体运化失常,水湿凝聚成痰。从其症状分析,甲状腺肿大、肿块,且皮色不变,不红不热,按之坚实或有囊性感,局部有形之痰显然存在。所以其治疗多离不开化痰散结消瘿。历代文献中所记载的消瘿方药,多以化痰软坚为主,如海藻、昆布、海蛤壳等药物,并经常使用贝母、半夏、夏枯草、白芥子、桔梗等化痰之品。具体治法有理气化痰、破瘀化痰或化痰软坚等,如伴甲状腺功能亢进则宜清肝化痰或养阴化痰;甲状腺功能减退则宜健脾化痰或温阳化痰。

三、从瘀论治

瘿病气滞痰凝日久必致血瘀故祛瘀散结消瘿也是常用治则,尤其对瘿肿质地较硬者更为常用。选方用药中三棱、莪术常配伍应用,破血行气消积;穿山甲与王不留行配伍,活血行瘀通络。对石瘿,蜈蚣、全蝎、地龙等虫类药也可选择应用。

程益春认为,本病病因病机不外乎气、瘀、痰、火四端。化痰散结常采用浙贝、海藻、昆布等药物;活血散结常采用川芎、红花、莪术等药物;解毒散结常采用连翘、山栀子、夏枯草、白花蛇舌草、猫眼草等药物;养阴散结常采用鳖甲、牡蛎等药物;益气散结常采用黄芪和鸡内金配伍。

瘿病气滞、痰凝、血瘀往往兼夹为患,各有偏重,有时难以截然分开,行气、化痰、活血常联合并用,共消瘿肿。

四、从脾论治

唐汉钧治疗甲状腺疾病,始终贯穿了李东垣“内伤脾胃,百病由生”的学术观点,治疗重视扶助正气。如以健脾理气、化痰散结治疗结节性甲状腺肿,用四君子汤加减,以温运脾阳,助化痰湿;理气则以柴胡、郁金、八月札疏肝解郁,抑木扶土;佐以陈皮、半夏以理气化痰,浙贝母、海藻、莪术以破解痰结。以健脾益气、扶正清瘿治疗桥本甲状腺炎,方用柴胡、郁金、香附、浙贝母开郁散结消肿,黄芩、玄参、板蓝根以清热泻火解毒,生黄芪、党参、白术、茯苓、红枣等健脾益气,山茱萸、淫羊藿等扶助正气,调和阴阳。以健脾养血、扶正解毒治疗甲状腺癌手术后患者,并善用膏方调理。

五、温补阳气

许芝银认为瘿病颈部肿块,不红不痛,不脓不溃,起病缓慢或迁延日久不愈者,属于中医外科辨证中阴证范畴,温阳法治疗是正治之法,旨在振奋人体阳气以化寒邪从而达到散结消块的功能。温阳法又是标本兼治之法,既可调理全身偏盛偏衰,使甲状腺功能得以纠正,又可以借其温散的作用,配合行气、活血、化痰诸法,使甲状腺结节消散。在许多甲状腺疾病发展过程中都有温阳法的适应证阶段,临证常用于甲状腺结节久治不愈、亚急性甲状腺炎中后期、桥本甲状腺炎中后期,特别是甲状腺病合并甲减时十分常用。在阳和汤基础上加用健脾益气药如黄芪、党参、白术等,化痰散结药如茯苓、半夏、陈皮等,活血药如牡丹皮、赤芍等,使阳气得复,阴寒得散,结肿得消。

六、辨病辨证论治

陆德铭治疗甲状腺疾病强调辨病辨证相结合,甲状腺腺瘤、甲状腺囊肿及亚急性甲状腺炎后期,以疏肝理气、化痰活血法,处方用柴胡、当归、赤芍、山慈菇、桃仁、丹参、象贝母、三棱、莪术、制半夏、海藻等。亚急性甲状腺炎早期,以养阴清热、疏肝化痰法,处方用生地黄、玄参、天冬、麦冬、黄芩、大青叶、银花、紫草、牛蒡子、夏枯草等。亚急性甲状腺炎中期,以益气养阴、疏气化痰法,处方用生黄芪、党参、生地黄、玄参、麦冬、女贞子、天花粉、夏枯草、制半夏、柴胡、广郁金等。久病或手术、放、化疗后气阴两亏,治以益气养阴、软坚活血佐以解毒,处方用生黄芪、党参、白术、茯苓、南沙参、枸杞子、龟板、鳖甲、石斛、石见穿、莪术、三棱、白花蛇舌草、蛇莓、蛇六谷、山慈菇、海藻。

汝丽娟按辨证和辨病结合论治的原则,将甲状腺病的治疗归纳成五种法则,其中理气化痰软坚消瘿法适于甲状腺腺瘤、囊肿及结节性甲状腺肿等无明显自觉症状者,药用柴胡、郁金、香附、八月札、瓜蒌、夏枯草、海藻、海浮石、牡蛎、莪术、黄药子、芋芨丸等;疏肝理气调摄冲任法适于单纯性甲状腺肿、青春期甲状腺肿、更年期月经不调的甲状腺肿块等,药用柴胡、香附、郁金、当归、川芎、仙茅、仙灵脾、益母草、瓜蒌、海藻、昆布等;养阴清热化痰软坚法适于甲状腺肿、甲状腺腺瘤伴有甲亢症状者,药用生地、玄参、黄芩、知母、生石膏、天花粉、珍珠母、牡蛎、龙骨、枣仁、钩藤等;清热消肿理气化痰法适于急性甲状腺炎,局部肿痛明显,发病急骤,药用大青叶、紫草、银花、连翘、玄参、瓜蒌、陈皮、制半夏、大贝母、炙僵蚕等;和营活血软坚散结法适于甲状腺腺瘤、甲状腺囊肿、结节性甲状腺肿,质较硬久治不愈的患者,药用当归、赤芍、三棱、丹参、夏枯草、炙山甲、石见穿、婆婆针、制南星、海浮石、蛇六谷等。

结节性甲状腺肿及甲状腺腺瘤的辨证论治。廖世煌对甲状腺腺瘤在分型辨证论治内服药基础上,外敷自拟消瘿膏治疗。艾儒棣分四型治疗,气滞痰凝型,治则疏肝行气,化痰散结,方用四逆散合二陈汤加减。肝阳上亢型,治则疏肝泻火,化痰散结,方用丹栀逍遥散合二陈汤加减。气滞夹瘀型,治则疏肝行气,活血散结,方用逍遥蒌贝散加减。血瘀毒聚型,治则活血化瘀,解毒散结,方用海藻玉壶汤加减。曾洁等用由黄芪、白术、夏枯草、香附、连翘组成的扶正疏肝复方治疗甲状腺结节,显示疗效优于等待观察不用药者。李丽等对小金丸治疗甲状腺结节78例回顾性研究显示,用药后结节缩小亦明显优于未服药者。

亚急性甲状腺炎(简称亚甲炎)辨证论治。多针对亚甲炎的不同阶段辨证论证。初期甲亢阶段症状明显,是治疗的关键时期,临床以疏风清热化痰散结为主,常用银翘散、牛蒡解肌汤等;后期出现甲减时从气阴两虚和阳虚痰凝论治为主。《中医外科常见病诊疗指南》将本病分为风热痰凝证、气滞痰凝证、肝郁化火证和阳虚痰凝证。由于本病局部肿痛明显,配合中药外敷能提高疗效。对本病使用糖皮质激素时减药或停药复发,中医药治疗具有独特优势。陈如泉认为,亚甲炎激素依赖型的中医病机多属肝经郁热、痰血阻滞,治疗大法为清肝活血,化瘀止痛,用柴胡、黄芩、香附、玄胡、天葵、夏枯草、赤芍、猫爪草为基本方加减;治疗变法为温阳化痰,活血止痛,以阳和汤为基本方加减。王镁等用清肝泻火法治疗激素依赖型亚甲炎取得良好疗效。亚甲炎是中医药治疗特色优势病种,单用中药治疗即能治愈。一项关于中药治疗亚甲炎随机对照试验的Meta分析，系统评价了中医药及中西医结合治疗亚甲炎的临床疗效。

桥本甲状腺炎辨证论治。本病多属虚实夹杂、本虚标实，与肝、脾、肾脏腑相关，治疗以扶正消瘿为主。陈如泉分气郁痰阻型、痰结血瘀型、气阴两虚型、脾肾阳虚型四型。气郁痰阻型治以疏肝理气化痰，方以柴胡疏肝散和四海舒郁丸化裁；痰结血瘀型治以活血化痰，方以自拟活血消瘿汤化裁；气阴两虚型治以益气养阴，方以生脉散和二至丸化裁；脾肾阳虚型治以温补脾肾，方以右归丸化裁。本病多导致甲减，从益气温阳、健脾补肾论为有效途径，常用补中益气汤、阳和汤等加减。王素美用扶正愈瘿合剂配合优甲乐治疗本病合并甲减60例，用黄芪、人参、仙茅、仙灵脾、柴胡、浙贝母、山甲、熟地、银花、夏枯草、白芍等，疗效优于单用西药。陈思兰等用自拟补肾健脾疏肝方配合小剂量优甲乐治疗本病合并亚临床甲减。对本病伴有甲亢者，则多从肝气郁滞、阴虚火旺论治，治疗重在疏肝解郁、滋阴清热、益气养阴等。除中药外，针灸治疗亦有助提高疗效。夏勇等用隔附子饼灸中脘、大椎、肾俞、关元等，发现其降低抗甲状腺抗体作用优于单用甲状腺激素。从早期对雷公藤、温肾方治疗桥本甲状腺炎的实验研究到现在许多临床研究均显示，中药有一定降低桥本甲状腺炎抗甲状腺抗体的作用。部分临床研究说明中药可以纠正本病的亚临床甲减，但单用中药尚难以替代甲状腺激素治疗。

七、含碘中药的应用

含碘中药治疗瘿病历史悠久，四海舒郁丸、海藻玉壶汤一直作为中医治疗瘿病的代表方剂沿用至今。昆布、海藻等具有软坚消痰、利水的功效，促使肿大的甲状腺缩小，对碘缺乏导致的甲状腺肿大和结节有良好治疗作用。近30余年来，随着碘盐推广使用，缺碘导致的甲状腺疾病基本得到控制，高碘也成为甲状腺疾病的新病因。随着西医学对甲状腺病理、生理研究的深入，以及临床经验的积累，中医治疗瘿病已打破习用含碘中药的传统，甚至有人提出摒弃含碘中药。现代对含碘中药的研究主要集中在以下几方面：①消瘿散结药物碘含量测定；②含碘中药对甲亢的影响；③含碘中药在甲状腺结节及其他甲状腺疾病中的运用。

通过对消瘿散结药物碘含量的测定，大致可分为二类：一类是含碘量较多者如海藻、昆布、海带等；另一类则含碘量较少如夏枯草、浙贝母、黄药子、牡蛎、玄参等。各种药物的含碘量因实验方法不同结果略有差异。

碘是合成甲状腺激素的主要原料，在一定量的限度内，甲状腺激素的合成量随碘的剂量增加而增加，西医学认为，大量服碘早期可以急性抑制甲状腺激素的合成和释放，还可使甲亢短暂好转。若持续使用，甲状腺激素的合成会从碘的抑制下逸脱，使甲状腺内甲状腺激素的积存与日俱增，反而加重甲亢。据此也可解释为何甲亢患者服用海藻、昆布等中药能短暂有效而长期不利的原因。碘的摄入量增加会诱发和加重甲亢，还有可能导致甲亢复发。因此，甲亢时不宜运用富碘中药现在已基本形成共识。但也有研究认为，富碘中药除含碘外，还有人体必需的其他微量元素，中药含碘复方可通过不同药物配伍产生多种作用机制对甲亢发挥治疗作用。

一般认为，治疗甲状腺疾病含碘中药应选用含碘较少的中药夏枯草、牡蛎等，昆布、海藻等含碘量高的中药，则仅在没有功能亢进表现的甲状腺肿大、腺瘤或肿瘤中使用。如临床报道海藻玉壶汤等治疗甲状腺瘤、缺碘性甲状腺肿等具有较好疗效。在桥本甲状腺炎中则使用含碘较少的中药。有人统计了近10年中医药治疗桥本甲状腺炎的70篇文献,其中有62篇(占88.57%)使用的含碘中药依次为夏枯草、浙贝母、当归、香附、生牡蛎、玄参、海藻、昆布、黄药子等,富碘中药使用较少。

总体来说,中医治疗瘿病方法较多,疗效较好,特别是在亚甲炎、桥本甲状腺炎等方面优势突出。

第三节　甲状腺病术后的辨治

临床上"瘿病"若中药治疗效果不佳,或肿块较大,或出现压迫症状,或为恶性肿瘤,需要进行手术治疗。在手术后运用中医药治疗对于减少甲状腺结节复发、改善甲减等均有一定疗效,对术后并发症的治疗尚处于探索阶段。

一、甲状腺术后并发症的治疗

1. 术后甲状腺旁腺功能低下　术中甲状腺旁腺受损会导致甲状腺旁腺功能低下,其主要临床表现为低钙血症等。西医治疗主要补充钙剂和维生素D等。

中医辨证多为正气亏虚、津血虚少、血不荣筋、血虚生风等,治宜扶正气,调气血,补益肝肾,养血息风,方选十全大补汤加味,药物如黄芪、熟地黄、当归、白芍、人参、白术、茯苓、川芎、天麻、白附子、秦艽、全蝎、僵蚕、龙骨、牡蛎、阿胶、炙甘草等。

伍锐敏认为,术后甲状旁腺功能减退症,患者常有手足抽搐、全身麻木、记忆力减退、头晕胸闷、心悸易惊、夜寐不安、听力下降等。辨证属肝肾两虚,肝风内动。治宜补益肝肾、平肝息风。多选用当归、何首乌、阿胶珠、龙眼肉、龟板、僵蚕、川芎、蝉衣、天麻、赤芍、菖蒲、远志、生龙牡等。中药治疗后可减少抽搐发作,缓解四肢麻木,这可能与中药天麻、蝉衣、僵蚕、生龙牡等的镇静、解痉作用有关。李茂怀认为本病多由于手术后耗损阴血,筋脉失养,肝肾阴亏,肝阳升动无制,化火生风,风邪内动,而致筋脉拘挛、肢体麻木、抽搐等症。故填补肾精、平肝息风为治疗本病的基本大法。采用《丹溪心法》虎潜丸加减为基本方,手足麻木者加鸡血藤、丹参;抽搐严重者加地龙、全虫;影响呼吸者加前胡、桔梗。

2. 术后甲减　甲状腺手术时,由于切除了部分或全部的甲状腺组织,患者常有不同程度的甲减发生。临床表现为全身乏力,形寒怕冷,不思饮食,神疲气短,肢体肿胀,毛发疏落,皮肤干燥,性情淡漠,反应迟钝,腹胀便秘等。给予甲状腺制剂进行替代治疗同时,配合中药治疗能更好地改善症状。

中医辨证多为脾肾阳虚和气阴两虚,治宜温补脾肾、益气养阴为主,方用补中益气汤、生脉饮、右归丸、金匮肾气丸加减等。用药如黄芪、党参、当归、白术、茯苓、白芍、肉苁蓉、熟地黄、炙甘草、肉桂、大枣等。李光善等用生陷汤加减联合左甲状腺素钠片治疗甲状腺癌术后甲减,效果优于单用西药。

3. 术后喉返神经损伤　术后声音嘶哑多因手术损坏喉返神经或喉上神经损伤所致。虽属喉咙声道的局部疾患,实与肺肾有密切关系。"肺为声音之门,肾为声音之根"。治宜从肺肾入手。张小玲认为声音嘶哑乃因气血损伤较重,阴液虚耗,声带失其濡养,形成气阴两虚的病理改变。治疗应益气养阴、佐以化瘀通络,用沙参麦冬汤加减,麦冬、沙参、天冬、清半夏、丹参、蝉蜕、桔梗、生黄芪。王晓晨应用延胡索、胖大海、木蝴蝶、山豆根、丹参、鱼腥草、菊花、薄荷等中药配合雾化吸入疗法,治疗甲状腺术后咽痛呛咳,使局部水肿充血消失,脉络通畅,疗效更佳。刘云霞等采用薄氏腹针治疗甲状腺癌术后失音取得良好疗效,取穴中脘、下脘、气海、关元、气旁、气穴、滑肉门、大横、商曲、中脘。

4.其他术后并发症 甲状腺术后并发恶心、呕吐,是由于手术中各种原因致使膈神经受到刺激而产生的膈肌痉挛所致。中医认为乃由气机紊乱,胃失和降,胃气上逆所致,应以疏理气机、降逆和胃为治疗原则。吕冬等认为恶心、呕吐与脾、胃、肝、胆、肺三焦等脏腑经络之气血功能失调有关,胃气上逆动膈而成。选取按压内关穴具有调理肝、胆、脾、胃、三焦等脏腑的气血之功能,可起到疏通气机、降逆和胃的治疗作用。王兰等选取耳穴压豆治疗,常用穴位如神门穴、交感穴、脾胃穴。另外,针刺治疗也可达到较好缓解术后恶心、呕吐的效果,可选用合谷、内关、中脘、膻中等。

此外,甲状腺术后还可合并创口血肿和感染,临床治宜活血化瘀,清热解毒、解凝消肿,可选用血府逐瘀汤、消疮饮(银花、当归、白芷、蒲公英、连翘、赤芍、山甲珠、皂角刺、防风、甘草、制军)等治疗。

二、术后甲状腺结节复发

甲状腺结节术后容易复发,中药治疗有一定疗效。临床上常用中药治疗。马伟琳等以理气化痰、活血化瘀、消瘿散结为原则治疗,方用海藻玉壶汤加减治疗瘿瘤,可明显降低其复发率。

张玉珍研制理气祛痰、化瘀软坚、清热散结的甲腺平汤,柴胡、桔梗、姜半夏、胆南星、夏枯草、三棱、莪术、鳖甲、牡蛎、山豆根、射干、海藻、板蓝根、丝瓜络,治疗56例甲状腺瘤患者,效果良好,不但甲状腺瘤消失,而且追访6~22年未复发。刘晓鸫采用唐汉钧的瘿瘤方加减,柴胡、香附、广郁金、夏枯草、当归、白术、青皮、生地黄、象贝母、白芍、连翘、茯苓等,治疗甲状腺结节术后复发83例,服用2个月,83例中治愈12例,好转51例,无效20例,总有效率为75.90%。

第四节 甲状腺癌术后中医药治疗

甲状腺癌相当于中医石瘿,近年来发病率增长迅速。虽然本病大多数预后良好,但仍有复发、转移风险,而且少数恶性程度高的甲状腺癌缺乏有效治疗手段,TSH抑制治疗和术后[131]I治疗有一定不良反应等。中医药干预在术后康复和防治复发、调节内分泌失调等具有优势,成为甲状腺癌术后综合治疗的重要方面。

1.甲状腺癌术后辨治思路 甲状腺癌术前多从"痰""瘀"论治;而术后往往虚实夹杂,以虚为主。中医证型可见气阴两虚证、脾肾阳虚证、瘀热伤阴证、阴虚火旺证、瘀毒互结证等。

手术耗伤正气和阴津,加上术后TSH抑制治疗造成的亚临床甲亢状态等,容易出现气阴两虚证治疗以滋阴益气为法,方药用生脉饮合补中益气汤等加减,药物党参、麦冬、五味子、生黄芪、沙参、生地、茯苓、白术、当归、白芍、丹参、夏枯草等。术后甲减,或素体阳虚之人,容易表现脾肾阳虚证候,治疗宜益气温阳,补肾健脾,方选补中益气汤、阳和汤、肾气丸等。术后[131]I治疗及放疗患者,可导致涎腺分泌减少,造成津液损伤,表现为阴津亏损证候,方选生脉饮、沙参麦冬汤等滋阴益气,生津止渴。甲状腺癌术后残留病灶和复发转移等则多从瘀毒论治。夏枯草和黄药子是历代治疗瘿病的主要药物,实验研究显示其具有抑制甲状腺癌细胞生长的作用。但黄药子有肝脏毒副作用,用药时应定期检测肝功能。

2. 名家论治经验　唐汉钧认为甲状腺癌总的病机是正气不足,邪毒内生。因此在治疗上,注重扶助正气,健脾养血、养阴生精,同时辨病选用解毒排毒抗癌的中药。临证每选用生黄芪、党参、茯苓、白术等益气健脾和胃;黄精、生地黄、何首乌等养阴生精;山茱萸、淫羊藿等扶助正气;夏枯草、白花蛇舌草、石见穿、冰球子、龙葵、婆婆针等解毒排毒抗癌祛邪。陆德铭预防甲状腺癌手术后复发及对于放射治疗后体质虚弱者,处方予生黄芪、党参、白术、茯苓、南沙参、枸杞子、龟板、鳖甲、石斛、石见穿、莪术、三棱、白花蛇舌草、蛇莓、蛇六谷、山慈菇、海藻,疗效显著。

陈如泉针对甲状腺癌术后癌毒残留、气阴两虚的病机,以益气养阴、软坚散结、扶正解毒的基本治则,在沙参麦冬汤或者二至丸的基础上加减化裁,斟酌加用香附、郁金疏肝理气、龙葵、半枝莲抗癌解毒。刘尚全采用中药益气养血、软坚散结兼以活血化瘀的方法治疗甲状腺癌术后患者,认为甲状腺癌的早期,癌毒虽盛,但正气未损,以手术切除和放化疗,同时配合中药治疗,以软坚散结,活血化瘀为基础,予海元汤加减。随着肿瘤的进展,患者多出现胸闷咳嗽多痰等症,舌质多暗灰,苔多薄白,而脉多弦滑。此期病机以癌毒炽盛,灼液成痰为特点。治疗予以海莲汤理气消瘿,化痰解凝为主。后期由于癌毒耗损气血,癌毒虽炽,而正气已亏,故予芪菊汤益气养血,扶正祛邪;予星布汤及菊元汤加减以清肝泻火,化毒散结。

3. 甲状腺癌术后中医临床研究　李树峰等使用中药方剂海藻玉壶汤联合L-T4治疗甲状腺乳头状癌术后患者17例,取得良好疗效。

大部分甲状腺癌进展缓慢,恶性程度较低,术后长期随访,提高远期疗效很关键。中西医结合治疗在这些方面也具有综合优势。叶新民对于甲状腺癌术后以中药昆布、三棱、紫草、夏枯草、黄药子等适量,浸于烧酒之中,7日后取药酒内服。每次10~15ml,每日3次。全部病例均未行放疗及化疗。32例患者治疗后均达5年以上,最长者12年,明显减少复发。刘晟等用消痰散结方,南星、半夏、山慈菇、浙贝母、佛手、香橼皮、土茯苓、黄连、藿香、佩兰、绿豆衣等,加L-T4治疗甲状腺乳头状癌术后患者193例,术后第一年服中药6个月,第二年起每年至少服中药3个月,随访5年,与单用L-T4组病例进行对照,在抑制残余甲状腺肿大、甲状腺结节新发和淋巴结肿大以及卡式评分等方面,中西药联合效果更佳。

方兆风对于甲状腺癌术后颈部凸起性瘢痕给予中药治疗,辨证分为三型:Ⅰ型:阴虚火旺型,治疗以养阴清热为主,处方选沙参麦冬汤,知柏地黄丸。Ⅱ型:瘀阻型,治以活血化瘀为主,处方选桃红四物汤。Ⅲ型:气阴两虚型,治以益气养血为主,处方补中益气汤,八珍汤。在辨证分型基础上酌情加入动物类中药,如穿山甲、地龙、僵蚕、龟板、鳖甲,对于瘢痕软化取得良好效果。

周敏等采用数据软件对唐汉钧治疗甲状腺癌术后的88个医案进行挖掘整理,总结出其核心用药为黄芪、党参、白术、茯苓、玄参、板蓝根、灵芝、仙灵脾、莪术、黄芩、红枣、甘草;常用药对有谷芽与麦芽,半夏与海藻,生地与川芎,郁金与香附,玄参与板蓝根,党参、白术与茯苓,甘草与红枣。吴宇采用当归六黄汤等治疗包括甲状腺癌在内的头颈部放射性口咽炎,疗效明确。

甲状腺癌术后中医药辨治是中医治疗瘿病的新课题,今后应加强其辨证规律研究以及有效方药的研究,开展长期疗效的随访等。

(夏仲元)

参 考 文 献

1. 卞卫和,任晓梅. 从痰论治甲状腺疾病体会[J]. 湖南中医杂志,2001,17(5):27-29.

2. 马金鹏,程益春. 程益春教授治疗甲状腺肿结节肿瘤经验选萃. 中医药学刊[J],2004,22(6):988-989.

3. 唐汉钧,刘晓鸫,赵幸平. 运用东垣学说治疗甲状腺疾病经验[J]. 中医杂志,2000,41(5):273-274.

4. 李琳,倪毅. 许芝银应用温阳法治疗甲状腺疾病经验[J]. 山东中医杂志,2003,22(5):306-307.

5. 万华. 陆德铭教授治疗甲状腺疾病的经验[J]. 上海中医药杂志,2001,35(1):19-20.

6. 汝丽娟,唐汉钧. 甲状腺肿块内服治疗五法——180例临床观察[J]. 上海中医药杂志,1986,(8):13-14.

7. 许少辉,练志明. 廖世煌教授治疗甲状腺腺瘤临床经验[J]. 中国中医药信息杂志,2002,9(1):59-60.

8. 刘邦民,陶春蓉,肖敏. 艾儒棣教授治疗甲状腺腺瘤经验[J]. 四川中医,2006,24(12):7-9.

9. 曾洁,郑敏,邢丽婧. 扶正疏肝复方干预甲状腺结节临床研究[J]. 中国中医药信息,2013,20(2):21-23.

10. 李丽,陈琢,贾志强,等. 小金丸治疗甲状腺功能正常的甲状腺结节160例[J]. 中国药业,2013,22(22):84-85.

11. 中华中医药学会. 中医外科常见病诊疗指南[M]. 中国中医药报社,2012:43-45.

12. 张玉娥,陈继东,向楠. 陈如泉治疗复发性亚急性甲状腺炎临床经验[J]. 四川中医,2014,32(10):1-4.

13. 王镁,王丽娜,郝明. 清肝泻火消瘿法治疗激素依赖型亚急性甲状腺炎12例[J]. 世界中医药,2011,6(6):483-484.

14. H Luo, M Lü, X Pei, et al. Chinese herbal medicine for subacute thyroiditis: a systematic review of randomized controlled trials. Journal Traditional Chinese Medicine,2014,34(3):243-253.

15. 王素美. 扶正愈瘿合剂配合左甲状腺素钠治疗桥本氏甲状腺炎合并甲状腺机能减退疗效评价[J]. 中国中医药信息杂志,2011,18(12):11-13.

16. 陈思兰,李桂芹,高冬梅. 补肾健脾疏肝方治疗桥本氏甲状腺炎的临床研究[J]. 环球中医药杂志,2013,6(4):245-249.

17. 夏勇,夏鸣喆,李艺,等. 艾药合用对桥本甲状腺炎患者TPOAb和TGAb的调节[J]. 上海针灸,2011,30(12):807-809.

18. 周国坚,谌剑飞. 中西药物对降低甲状腺自身抗体的治疗作用[J]. 放射免疫学杂志,2011,21(3):274-276.

19. 张颖,张兰. 应用含碘中药治疗慢性淋巴细胞性甲型炎探讨[J]. 辽宁中医药大学学报,2013,15(7):185-186.

20. 伍锐敏,焦明铭,郎琳娜,等. 难治性甲状腺病的中医治疗[J]. 中医杂志,1988,(19):33-34.

21. 李茂怀,贾东强. 虎潜丸加减治疗甲亢术后低钙性抽搐15例[J]. 浙江中医杂志,1995,(11):495.

22. 张玛仁. 妇女甲状腺疾病手术后甲状腺功能减退症状治疗的临床研究[D]. 辽宁中医药大学,2007.

23. 李光善,任志雄,郑亚琳,等. 生陷汤加减联合左甲状腺素钠片对甲状腺癌术后甲状腺功能减退的影响[J]. 国际中医中药杂志,2013,35(8):692-694.

24. 张小玲. 甲状腺疾病术后并发证的辨证治疗[J]. 黑龙江中医药,1997,(3):14-15.

25. 刘云霞,杨媛. 薄氏腹针治愈甲状腺癌术后失音[J]. 中医杂志,2013,54(7):630.

26. 吕冬,唐四元,谢萍. 穴位按压在减轻甲状腺功能亢进症病人术后恶心、呕吐中的应用[J]. 护理研究,

2008,22（5）：1255.

27. 王兰,黄静,刘冠冕.耳穴压豆缓解甲状腺癌根治术后恶心呕吐的效果观察[J].护理与康复,2013,12（10）：988-989.

28. 马伟琳,郭长娥.中药治疗甲状腺腺瘤疗效及复发率的临床观察[J].四川中医,2002,20（7）：42-43.

29. 张玉珍.甲腺平汤治疗甲状腺瘤56例[J].山东中医杂志,1995,14（6）：251.

30. 刘晓鸥,唐汉钧.瘿瘤方加减治疗甲状腺结节术后复发83例临床观察[J].湖北中医杂志,2011,45（7）：53-54.

31. 张王峰,付强,赵华栋,等.中药夏枯草对甲状腺癌细胞NIS基因表达及摄碘率的影响[J].第四军医大学学报,2008,29（9）：826-828.

32. 赵摇艳,褚晓杰,朴宏鹰,等.黄药子对甲状腺癌细胞株SW579 Survivin基因和蛋白表达的影响[J].中国中医药科技,2012,1（4）：320-321.

33. 赵勇,徐文华,陈如泉.陈如泉运用益气养阴扶正法治疗甲状腺癌术后经验[J].湖北中医杂志,2013,35（11）：24-25.

34. 刘尚全.中医药对甲状腺癌术后患者症状改善的作用[J].现代肿瘤医学,2003,11（2）：112-113.

35. 李树锋,王玉文,任意.中西医结合治疗甲状腺乳头状癌17例[J].中医学报.2014,29（1）：17-18.

36. 叶新民,游爱珠.甲状腺癌切除术后辅以药酒治疗32例观察[J].中国中医药信杂志,1998,5（12）：57.

37. 刘晟,矫健鹏,郭军.消痰散结方对甲状腺乳头状癌术后远期疗效的影响[J].中国中医药信息杂志,2014,21（10）：92-93.

38. 方兆凤.甲状腺癌术后颈部凸起性瘢痕的中药治疗[J].中国临床康复,2002,9（18）：2765.

39. 周敏,陆叶,刘鑫,等.唐汉钧治疗甲状腺癌术后医案的数据挖掘[J].湖北中医杂志,2015,37（5）：20-23.

40. 吴宇.中西医结合治疗放射性口咽炎临床观察[J].中国中西医结合耳鼻咽喉科杂志,2013,21（4）：278-280.

第二章 岩

岩是发生于体表的恶性肿物的统称,为外科疾病中最凶险者。因其质地坚硬,表面凸凹不平,形如岩石而得名。古代的"癌""岩""嵒""巗"等字义相同且通用。其临床特点是多发于中老年人,局部肿块坚硬,高低不平,皮色不变,推之不移,溃烂后如翻花石榴,色紫恶臭,疼痛剧烈,难于治愈,预后不良。古代有"绝症"之称。

岩的发病原因较为复杂,但归纳起来不外乎外因和内因两个方面。外因为六淫之邪,内因是七情内伤和正气不足,导致机体阴阳失调,脏腑功能障碍,经络阻塞,气血瘀滞,痰凝邪毒等相互交结而造成肿瘤的发生。其病机要点不外乎痰、毒、瘀、虚。

岩的治疗原则可以概括为两点:一祛邪,选用攻坚破积、活血化瘀、虫类搜剔、清热解毒等药物,以达到抑制和消除岩肿的目的。二是扶正,是应用补益药物,以扶助正气,提高机体抗病力,改善患者生活和生存质量等,以利于扶正而祛邪抑瘤,这也是中医药治疗恶性肿瘤的关键所在。在治疗时,必须权衡扶正与祛邪的时机,一般来说,早期以祛邪为先,中期以攻补兼施,晚期重在扶正。总之,如何确定扶正与祛邪的主次,应根据患者体质强弱,病程长短,肿瘤大小,以及早期、晚期等具体情况,全面考虑而决定。

石疽、失荣是常见的恶性肿瘤。石疽是指发生于颈项、腰胯、膝间等处的恶性肿瘤,因其状如桃核,皮色不变,肿块坚硬有弹性或坚硬如石,难消难溃,不痒不痛而得名,相当于西医的恶性淋巴瘤。失荣相当于西医的颈部淋巴结原发性或转移性恶性肿瘤,因其晚期伴面容憔悴,形体消瘦,状如树木枝枯皮焦,失去荣华而名。多因先天不足或后天调摄不慎,而致肝肾亏损,精血不足。体虚则易感寒湿邪毒,使气机郁滞,痰浊内生;肝肾亏虚则虚火内炽,炼液成痰。若兼有情志内伤或饮食伤脾致肝脾气郁,产生郁气、郁火,郁久气滞血瘀痰凝。痰浊痰火凝聚,结于颈项、腰胯、膝间等处而成。病久耗气,邪实而正虚,气血两亏,终成败证。寒痰凝聚证,治拟温化寒痰,散结消肿。方用阳和汤加减。痰结难化者可选加二陈汤等。气郁痰凝证,治拟疏肝解郁,化痰软坚。方用舒肝溃坚汤加减。痰热瘀阻证,治拟清热化痰,解毒消肿。方用清肝芦荟丸加减。气血亏损证,方用香贝养荣汤加减。中医药治疗肿瘤在延长患者生存期、提高患者生活质量,以及减少肿瘤复发转移等方面具有一定的优势。

第一节 石疽及失荣的历史沿革

石疽,隋·巢元方《诸病源候论·石痈候》中称为石痈,"石痈者,亦是寒气客于肌肉,折于血气,结聚所成。其肿结确实至牢有根,核皮相亲。不甚热,微痛,热时自歇,此寒多热少。

靳如石,故谓之石痈也。"清·吴谦《医宗金鉴·外科心法要诀》论述了石疽有上、中、下之分,名为上石疽、中石疽、下石疽。并对三种石疽的证候特点、具体治疗方法作了详细描述。上石疽"生于颈项两旁,形如桃李,皮色如常、坚硬如石,臖痛不热。有肝经郁结,以致气血凝滞经络而成。此证初小渐大,难消难溃,既溃难敛,疲顽之证也。初起气实者,宜服舒肝溃坚汤;气虚者,宜服香贝养荣汤,外用葱白、蜂蜜,捣泥敷贴。日久不消者,以阳燧锭每日灸之,以或消、或软、或将溃为度"中石疽"生于腰胯之间,缠绵难以收功。其疽时觉木痛,难消难溃,坚硬如石,皮色不变。初宜内服没药丸,外用鲜商陆捣烂,贴于患处治之,随用艾状当顶灸之,以软为度。溃后按痈疽溃疡治法。"下石疽"生于膝间,无论膝盖及左右,俱可以生。"说明石疽可生于身体上、中、下部。清·顾世澄《疡医大全》曰:"石疽生腰胯之间,肉色不变,坚硬如石,经月不溃者,此系属少阳、阳明二经积热所致,邪毒固结,元气不足,故不能起发,若黑陷不起,麻木不痛,呕哕不食,精神昏乱,脉散或代者死。""石疽乃寒气所作,深伏于骨髓之间,腿肢有肿,与皮肉相似,若疼而坚硬如石,故谓之石疽,治拟温补。"阐述了石疽形成原因、表现特点和证治预后不同。

失荣,相关记载最早见于《素问·疏五过论》,"尝贵后贱,虽不中邪,病从内生,血脉虚减,名曰脱营,尝富后贫,名曰失精……"仅叙述了脱营、失精的成因,依据《外科正宗》失荣症之所述,实为同一疾病。《外科正宗·失荣症第一百三十四》:"失荣者,先得后失,始富终贫,亦有虽居富贵,其心或因六欲不遂,损伤中气,郁火所凝,隧痰失道,停结而成。"认为失荣之发病,与精神抑郁有关。并对本病的症状特点和预后进行了详细的阐述,"其患多生面项之间,初起微肿,皮色不变,日久渐大,坚硬如石,推之不移,按之不动,半载一年,方生隐痛,气血渐衰,形容瘦削,破烂紫斑,渗流血水,或肿泛如莲,秽气熏蒸,昼夜不歇,平生疙瘩,愈久愈大,越溃越坚,犯此俱为不治。"《医宗金鉴·外科心法要诀》:"失荣证,……古今虽有治法,终属败证,但不可弃而不治,初宜服和荣散坚丸,外贴阿魏化坚膏,然亦不过苟延岁月而已。"明确指出本病为恶症,预后不佳。

第二节　石疽及失荣的辨治方略

"石疽""失荣"包括了西医学的恶性淋巴瘤及恶性肿瘤的颈部淋巴结转移等疾病。古代属于中医外科的"绝症",恶性淋巴瘤大体分为霍奇金氏病和非霍奇金氏病,我国主要为非霍奇金氏病,临床上以慢性、无痛性、进行性淋巴结肿大为典型表现,肝脾肿大较常见,因淋巴结外组织和器官受侵部位不同临床表现又复杂多样。本病治疗以化疗为主,配合放疗、手术和生物调节治疗等。虽然现在本病的疗效有了明显提高,甚至部分能治愈,但仍存在放、化疗副作用明显,容易复发,甚则引起严重并发症等问题。中药配合化放疗可增效减毒、预防复发,提高患者生存质量,特别是对老年人不能化放疗、惰性B淋巴细胞瘤和多效耐药患者更有优势。

一、明察病机

本病的形成当责之于正虚和邪盛两个方面。以肝郁脾虚肾亏为本;痰瘀热毒互结为标。《外科正宗·乳痈论》曰:"忧郁伤肝,思虑伤脾,积想在心,所愿不得志者,致经络痞涩,聚结成核……"；《景岳全书·积聚》云"凡脾肾不足及虚弱失调之人多有积聚之病，盖脾虚则中焦不运，肾虚则下焦不化，正气不行则邪滞得以居之"。脾肾两亏亦是本病反复发作和缠绵不愈的根本原因。除此之外，因先天不足或后天调摄不慎，致肝肾亏损，精血不足，虚火内炽，炼液成痰，痰火结聚也成本病。历代医家均认为"百病多由痰作祟"，"诸般怪证皆属于痰"。朱丹溪更明确指出："凡人身上中下有块者多是痰。"临床上，本病或表现为寒痰凝滞，或表现为痰热蕴结，或表现为痰瘀互结，都离不开"痰"邪。同时"痰之为物，随气升降，无处不到"，或留着肌肤，走窜筋骨，或内陷脏腑，故累及范围广，容易播散蔓延。

总之，本病为脏腑功能障碍，阴阳失调，痰、瘀、热毒结于肌腠、脏腑而成。局部属实，全身为虚。实以痰、瘀、毒互结为主，虚以肝、脾、肾三脏亏损多见，晚期多气血衰败。

二、细辨证候

本病中医辨证重点在于"虚""瘀""痰"。据此病机特点，贾玫将本病分成：①寒痰凝滞证：多见于早期，症见颈项、腋下或腹股沟等处肿核，渐渐增大，质地坚硬，不痒不痛。无发热及盗汗，面色苍白，或见形寒肢冷、体倦乏力，小便清，大便或软或溏，舌质淡红，苔薄白或白腻，脉沉细。②气郁痰结证：症见胸闷不舒，两胁作胀，脘腹痞块，颈项、腋下或腹股沟等处肿核累累或局部肿胀，或伴低热、盗汗，舌质淡红，苔薄白或薄黄，脉弦滑。③痰热蕴结证：症见颈部或腹股沟等处肿核，或见脘腹痞块。发热较甚，常有盗汗，口干口渴，心烦失眠，或见皮肤瘙痒，或身目发黄，大便干结或见便血，小便短少，舌质红或红绛无苔，脉细数。④肝肾阴虚证：多见于晚期或多程放化疗后，症见颈部或腹股沟等处肿核或大或小，或见脘腹痞块，午后潮热，五心烦热，失眠盗汗，口干咽燥，腰酸耳鸣，头晕目眩，舌红少苔或无苔，脉弦细或沉细数。⑤气血两虚证：症见全身淋巴结肿大剧增，时有低热，身疲乏力，面色无华，舌淡红苔薄白，脉细数。

三、谨论治疗

（一）名医经验

1. 陈锐深——健脾化痰，理气活血 陈锐深认为本病治疗首要健脾化痰。并根据其成因分别采用健脾温阳化痰，软坚散结；健脾清热化痰，软坚散结；健脾化痰祛瘀，软坚散结等治法。针对临床上多痰瘀互结，结合理气活血治法，常用药物有青皮、枳实、三七、乳香、没药、丹参、三棱、莪术等。并重视辨证与辨病相结合，选择一些已证实有抗癌效果的药物，干蟾皮、海藻、猫爪草、夏枯草、穿山甲、皂角刺、黄药子、生牡蛎等。

2. 高萍——滋补脾肾，化痰通络 高萍认为恶性淋巴瘤基本病机是脾肾两亏，痰阻脉络，治疗当以滋补脾肾，化痰通络为主，培补脾肾固本药有人参、黄芪、茯苓、仙灵脾、淮山药、菟丝子、杜仲、黄精等。消痰散结药有黄药子、半夏、天南星、穿山甲、浙贝母、夏枯草、牡蛎、山慈菇、天葵子、海藻、昆布等；活血通络药有桃仁、莪术、三棱、穿山甲、僵蚕、地龙、全蝎、皂角刺等。并提出要兼顾脾胃之气，加用炒谷芽、六曲、鸡内金以助生化之源。

3. 刘嘉湘——从虚、痰、毒、瘀论治 刘嘉湘认为本病以脾肾亏虚为发病之本，以痰毒瘀结为发病之标，病理因素可以归结为虚、痰、毒、瘀，以虚为本，痰毒为重，若有瘀结，则病已深重。治疗以益肾健脾，软坚化痰，清热解毒为法，用药重用生黄芪益气健脾，托毒外出；北沙参、天冬、地黄、山茱萸、鳖甲等滋养肺肾之阴；仙灵脾、肉苁蓉和菟丝子等温补肾阳，既能充养先天以助脾气,又能阳中求阴以资肾阴;再以夏枯草、海藻、蛇六谷化痰软坚,穿山甲、蜂房、石见穿等化瘀解毒。全方扶正祛邪,寒温并举。始终立足于扶助正气,以健脾温肾为根本之法,以化痰解毒为辅佐之术。

4. 赵树珍——中西并重　赵树珍主张应以中西医综合治疗为原则,优势互补。如化疗中出现的食欲减退,脘腹饱满,恶心呕吐,便溏腹泻,为脾胃虚弱,胃失和降所致,宜健脾行气,和胃降逆,以香砂六君子、旋覆代赭汤化裁;血象三系减少,乃脾肾受累,化生乏源之故,宜补脾益肾,填精补血,药用黄芪、孩儿参、黄精、熟地黄、补骨脂、淫羊藿、枸杞子、菟丝子、仙鹤草等;放疗热毒灼津伤络,宜养阴清热、凉血活血,以增液汤加减;手术后,元气损伤,气血未复,则宜补气养血为主,八珍汤或大补元煎化裁。并主张康复阶段健脾益气扶正为主,兼顾祛邪抗癌。

（二）辨证论治

虽然本病的主要中医病机不外乎正虚痰凝,但淋巴瘤类型较多,表现复杂,根据患者的症状特点分多种证型辨证论治是本病中医治疗的主要方法。曹志成将本病分为4型,气郁痰结者治宜疏肝解郁,化痰散结,选用逍遥散或舒肝溃坚汤加减;寒痰凝滞者,治宜温化寒凝,化痰散结,选用阳和汤加减;血燥风热者,治宜养血润燥,疏风清热散结,选用防风通圣散或清肝芦荟丸加减;肝肾阴虚者,治宜滋补肝肾,解毒散结,选用和荣散坚丸加减。董茂芝中医辨证治疗本病105例患者:①痰郁互结型:多以开郁散合阳和汤加减;②毒聚血瘀型:多以和营软坚丸、消瘰丸加减;③气阴两虚型:多以香贝养荣汤、八珍汤加减。

（三）辨病治疗

恶性淋巴瘤因病理类型、临床分期、病变侵袭部位、恶性程度不同等,西医治疗方法不同,预后差异很大。中医药治疗本病也更加关注和针对不同类型的辨病细化治疗。

关洁珊认为,根据淋巴瘤的病理分类,对低度、中度、高度恶性淋巴瘤可采取不同的中西医结合治疗方案。对低度恶性淋巴瘤病情进展时给予适当的化疗,配合中医益气健脾、降逆止呕中药减轻化疗期间副反应,以香砂六君子汤为基本方加减。待肿瘤缓解时给予扶正固本中药提高患者免疫功能,使病情保持稳定,延长缓解期。对于中度、高度恶性淋巴瘤给予足够疗程的化疗基础上再配合中医药治疗。对于多数Ⅰ、Ⅱ期B细胞淋巴瘤和Ⅰ期细胞淋巴瘤患者可考虑采用手术或放疗。放疗期间同时给予养肝肾中药治疗。

王昊以中药配合化疗治疗高危类非霍奇金淋巴瘤,认为化疗中运用中药,具有对化疗药物增效、解毒、减少副反应的作用,特别是在改善患者食欲、减轻骨髓抑制等方面有较好的效果。化疗结束后运用中药,能消除或减轻并发症,增强免疫力,促进骨髓复苏,减少肿瘤复发几率,提高患者生存质量,延长其生存时间。

郁仁存提出根据病人放疗部位和方案的不同来选择用药。膈上病变的斗蓬野放疗主要影响头、颈及肺部,中药以益气活血养阴生津为主(沙参、麦冬、石斛、天花粉、五味子、女贞子、鸡血藤、丹参、生黄芪、西洋参等);如病变在膈下行倒Y野照射时,主要影响腹腔盆腔及腹股沟,中药即以调理脾胃,益气活血为主(生黄芪、太子参、白术、茯苓、赤白芍等)。在化疗的同时及结束后的一段时间内,可用益气养血、调和脾胃、滋补肝肾中药治疗。曹志成认为中药可协同放化疗抗癌,气阴两虚者,可选用贞芪扶正汤加减,有益气养阴,补肾的功效提高机体免疫力达到抗癌作用;痰凝血瘀者,可选用二陈汤加川芎、穿山甲、黄药子、生大黄、桃仁等,通过祛痰活血起协同抗癌作用。

惰性B淋巴细胞瘤是近年来发病率较高的一种淋巴瘤亚型。其临床特点有：①生长速度缓慢；②部分类型早期无明显化疗指征，处于观察期；③常于化疗后残留淋巴结，难于达到完全缓解；④治疗后易复发。不少学者认为，中医药治疗本类型淋巴瘤特别是晚期和老年人患者有独特优势。甘欣锦提出可采用分层辨证基础上，配合中成药抗瘤，外敷独角莲、山慈菇、夏枯草、制南星、肉桂等外敷肿块。

四、慎调饮食

中医学自古就有"医食同源，药食同宗"的说法，淋巴瘤的食疗原则为除痰祛瘀，疏肝散结。常用药膳有夏枯草川贝煲兔肉、雪耳苡米田鸡汤、田七炖老鸭、海星瘦肉汤、鲨鱼骨田七煲老鸡、鲨鱼肉丝汤、竹笋银耳羹、杏仁雪蛤膏、猫爪草煲乳鸽、木耳腐竹焖兔肉、胡桃雪耳炖海参及夏枯草海带鸽肉汤等。放疗耗气伤阴，治疗期间宜多吃清热养阴、补肝益肾之品，如核桃、枸杞子、桑椹、黑芝麻等。化疗期间骨髓抑制严重，应多服益气养血、补骨生髓之品，如元鱼、猪牛骨髓、紫河车、核桃、红枣、罗汉果、木耳和枸杞子等。

中医药在恶性淋巴瘤的治疗中即可单独应用特定类型，又可与放疗、化疗联合运用，显示了其特色所在。近年来，中药治疗恶性淋巴瘤机制的研究也在展开，仍有望取得新的进展。

（夏仲元）

参 考 文 献

1. 贾玫,李忠. 恶性淋巴瘤的中西医结合诊治[J]. 中国临床医生,2007,35(5):24-27.

2. 曹洋,罗定新. 陈锐深治疗恶性淋巴瘤的经验[J]. 中国医药学报,2002,17(6):363.

3. 王大鹏,彭涛. 高萍主任医师辨治恶性淋巴瘤经验[J]. 时珍国医国药,2008,19(1):246-247.

4. 李春杰. 刘嘉湘治疗恶性淋巴瘤验案1则[J]. 江苏中医药,2005,26(5):33.

5. 孙大兴,裘维焰. 赵树珍主任医师诊治恶性淋巴瘤经验[J]. 浙江中医学院学报,1999,23(3):45-46.

6. 曹志成. 淋巴瘤中西医理论的进展[J]. 肿瘤防治杂志,2005,14(3):175-177.

7. 董茂芝,韩雪华. 中西医结合治疗恶性淋巴瘤105例[J]. 辽宁中医杂志,2003,30(2):135.

8. 罗秀素,林圣云,康荣喜,等. 非何杰金淋巴瘤41例临床观察[J]. 中国中西医杂志,1997,17(6):368.

9. 关洁珊,叶小卫,陈玉现. 浅谈中西医结合辨治恶性淋巴瘤[J]. 新中医,2007,39(1):87-88.

10. 王昊. 中药配合化疗治疗高危类非霍奇金淋巴瘤38例[J]. 湖南中医杂志,2007,23(3):55-56.

11. 程剑华. 中医药治疗恶性淋巴瘤的切入点和优势[J]. 按摩与康复医学,2015,6(3):1-3.

12. 甘欣锦,傅华,沈伟,等. 中医药分层辨治惰性B淋巴细胞瘤[J]. 湖北中医药杂志,2014,36(7):45.

第五篇 皮 肤 病

第一章 病毒性皮肤病

病毒性皮肤病是由病毒感染引起的以皮肤黏膜病变为主的一系列疾病的总称,本章主要讨论单纯疱疹病毒感染性皮肤病热疮、阴疮(单纯疱疹、生殖器疱疹)、蛇串疮(带状疱疹)和扁瘊(扁平疣)的相关问题。中医古籍早已对多种病毒性疾病作出了记载,如热疮最早见于《刘涓子鬼遗方》;蛇串疮最早见于《诸病源候论》,其病因病机总由人体正气不足,病毒之邪乘机侵袭,蕴于肌表;或肌肤破损,外染毒邪;或外感风热时邪,热毒蕴于肌肤所致。西医学证明是由多种病毒体如单纯疱疹病毒、水痘-带状疱疹病毒、人类乳头瘤病毒等感染所致。

一、热疮

热疮是发热后或高热过程中在皮肤黏膜交界处所发生的急性疱疹性皮肤病。其特点是皮损为成群的水疱,有的互相融合,多在1周后痊愈,易于复发。本病多见于高热患者的发病过程中。好发于口唇、鼻孔周围、面颊、外阴等皮肤黏膜交界处。发生在口唇、鼻孔周围、面颊的西医称"单纯疱疹",发生在外阴的称"生殖器疱疹"。

单纯疱疹,可发任何年龄,多在感冒、猩红热、疟疾等过程中发生,劳累、受凉、日晒、月经来潮、妊娠、肠胃功能紊乱等常为诱发因素。主要发于口唇、鼻孔周围、面颊等皮肤黏膜交界处,临床表现为皮损初起为丘疹、红斑,继而形成针头大小簇集成群的内含透明浆液的水疱,伴灼热而痒,破后有糜烂面,以后干燥、结痂脱落而愈,一般无全身症状,病程1~2周,但易反复发作。大多由单纯疱疹Ⅰ型病毒引起。

生殖器疱疹是一种性传播疾病,分原发和复发。原发性生殖器疱疹有潜伏期,约2~7天。原发损害为1个或多个小而瘙痒的红斑、丘疹,迅速变成小水疱,3~5天后可形成脓疱,破溃后表面糜烂、溃疡、结痂,伴有疼痛。男性好发于阴茎、包皮、龟头、冠状沟、偶可见于尿道,女性发于外阴、大小阴唇、阴蒂、阴道、宫颈。皮损单发或成簇,可旧的皮损消退,新的皮损又发生。可伴有发热、或腹股沟淋巴结肿大。复发性生殖器疱疹多在原发皮疹后1年内复发,间歇期3~4周至3~4个月。发热、受凉、早产、精神因素、消化不良、慢性病、疲劳等常成为诱发的因素。其临床表现类似原发性生殖器疱疹,局部和全身症状都较轻。50%的患者在复发部位出现局部瘙痒、烧灼感及刺痛等前驱症状,一般7~10天皮损可消退愈合,大多由单纯疱疹Ⅱ型病毒引起。

单纯疱疹、生殖器疱疹根据皮损和发病特点均不难诊断,也可通过疱疹基底部刮取物、活检组织标本固定后染色镜检可初步判定为疱疹病毒感染,单纯疱疹应与带状疱疹、脓疱疮相鉴别;生殖器疱疹应与硬下疳、软下疳、接触性皮炎相鉴别。

临证治疗分初发和复发。初发宜清热解毒;反复发作者,宜扶正祛邪并治。常见证型有肺胃热盛证,治宜疏风清热解毒;湿热下注证,治宜清热利湿解毒;阴虚内热证,治宜养阴清热解毒。外治初起者局部可用三棱针点刺放出疱液或局部外用紫金锭磨水外搽或青吹口散或黄连膏外涂,水疱已破而糜烂者可用金黄散蜜调外敷或地榆草油膏外搽,皮疹干燥结痂者可外用黄芩膏,同时,亦可辅助体针、艾灸、耳穴等外治疗法。

单纯疱疹、生殖器疱疹均可反复发作,而尤其生殖器疱疹反复发作危害大,可引起生殖系统恶性肿瘤,并可引发一些并发症,如脑膜炎、脑炎、骶神经根炎及脊髓脊膜炎、疱疹性指头炎以及泌尿生殖系统广泛感染等,所以如何解决单纯疱疹和生殖器疱疹的复发问题是中医药治疗单纯疱疹的热点。

二、蛇串疮

蛇串疮是皮肤上出现成簇水疱,痛如火燎的一种急性疱疹性皮肤病。其特点是身体一侧的皮肤出现红斑、水疱,累累如串珠,呈带状排列,局部灼热、刺痛或伴同侧淋巴结肿大。相当于西医的带状疱疹。历代文献中有"火带疮""缠腰火丹","蜘蛛疮"等名称,至清代《外科大成》始称为"蛇串疮"。

本病一年四季均可发病,尤以春秋发病最多,成年患者多见。病程约2周左右。多数患者愈后不复发,极少数病人复发。老年人病程要长,约3~4周,甚至疱疹消退后仍然疼痛不止而产生遗留痛。

本病临床表现是皮肤上出现带状的红色斑丘疹,继而出现簇集成群的水疱,累累如串珠,初起疱液澄清,数日后混浊,重者有血疱或脓疱。轻者稍潮红,无典型的水疱或无皮损,仅有刺痛感。皮损好发于腰胁部、胸部或头面部,也可发于下肢,位于身体一侧,一般不超过正中线,沿单侧皮神经分布。发于头面部者中,尤以发于眼部和耳部者病情较重,疼痛剧烈,伴附近淋巴结肿痛,可影响视力和听觉。发病前患部皮肤常觉敏感,皮肤灼热刺痛,伴全身不适、轻度发热等前驱症状,疼痛有的出现在皮疹之前的3~4天或更长时间,有的伴随皮疹同时出现,皮肤刺痛轻重不等,儿童疼痛轻微,年老体弱者疼痛剧烈,常扩大到皮损范围之外,部分中、老年患者皮损消退后可遗留顽固性神经痛,常持续数月,甚至更长时间。临床根据典型皮疹和伴随症状不难诊断,也可在疱疹基底部刮取物、活检组织并以荧光标记抗体特异染色检测病变细胞内水痘-带状疱疹病毒(VZV)抗原以区别单纯疱疹病毒。

临证初期以清热利湿为主;后期以活血通络止痛为主;体虚者,以扶正祛邪与通络止痛并用。肝经郁热证,治宜清泄肝火,解毒止痛;脾虚湿蕴证,治宜健脾利湿,解毒止痛;气滞血瘀证,治宜理气活血,通络止痛。外用可用二味拔毒散,疱大用三棱针或注射针刺破使疱液流出,以减轻胀痛不适感。同时,亦可辅助体针、围针、火针、耳针、拔罐等疗法,尤其是火针疗法因方法简便、疗效显著,近年来在临床上开展的十分普遍。除眼部和耳部的带状疱疹应尤其引起高度重视外,带状疱疹的后遗神经痛一直是临床研究的难点,而中医药对带状疱疹的后遗神经痛的辨证治疗具有一定的优势。

三、扁瘊

扁瘊是一种发生于颜面或手背的扁平的良性赘生物,因其皮损形态光滑扁平而得名,相当于西医的扁平疣。其特点是:皮损扁平孤立或融合,境界清楚,多发于青年男女,故又称青年扁平疣。有时可自行消退,但也可复发。

本病的临床表现为颜面或手背皮肤出现表面光滑的扁平丘疹,针头、米粒到黄豆大小,呈淡红色、褐色或正常皮肤颜色。数目很多,散在分布,或簇集成群,有的互相融合,常因搔抓沿表皮剥蚀处发生,而形成一串新的损害。一般无自觉症状,偶有瘙痒感。

治疗多采用内治外治相结合,临床初期多为风热蕴结证,治宜疏风清热,解毒散结;日久多为热瘀互结证,治宜活血化瘀,清热散结。外治可选用木贼草、板蓝根、马齿苋、香附、苦参、白鲜皮、薏苡仁等中药,煎汤趁热洗涤患处;亦可用海螵蛸蘸药汁轻轻擦洗疣体至微红;在治疗散在扁平疣时,可用鸦胆子仁油外搽疣体,不以损害正常皮肤为度;火针疗法在治疗扁平疣方面,通过快速点刺的方法使疣体炭化萎缩,大大缩短了疾病的治疗周期,优势显著,疗效卓越。

本病病程长短不一,有的可达数年之久而不退。临床应避免搔抓以防自身接种传染。扁平疣也是影响青年男女美容的一种皮肤病,中医药对扁平疣的辨证治疗和一些外治法研究有助于进一步提高疗效。

第一节 单纯疱疹和生殖器疱疹的复发问题研究

一、中医对单纯疱疹和生殖器疱疹复发的研究

(一)病因病机研究

该病反复发作的病因病机很多学者均有论述,大部分医者认为其多属于本虚标实之证,归纳起来一般认为湿、毒、虚为其发病的主要方面,若病程较长则损耗肝、脾、肾等,造成气阴两伤,正虚邪恋。

禤国维认为,本病是由不洁性交后阴户感受湿热淫毒,湿热邪毒搏结于阴部,并循经蛰伏。初起湿毒蕴结,日久易耗气伤阴,加之复感湿热邪毒,灼津伤液,肝肾阴津亏耗,"最虚之处,便是容邪之地",正虚邪伏,故反复发作,缠绵难愈。

谭新华等认为,不洁性交感受湿热秽毒,蕴结于阴部而成疱疹,由于日久热伤于阴,正气不足,邪气缠绵,经久难愈,因而反复发作。

欧阳恒等认为,本病是由不洁性交,感受湿热邪毒,下注阴部所致,反复者因热灼阴精,肝肾阴虚,邪毒留肤,遇热而发。

范瑞强认为,本病多因风热和湿热毒邪侵袭所致,反复发作者,耗伤气阴,则多为脾肾亏虚、湿毒内困的虚实夹杂证。总之,复发性生殖器疱疹的病机在于湿热、毒邪、正虚。

(二)治疗进展研究

1. 名家经验

(1)禤国维——扶正祛邪,标本兼顾:禤国维认为非发作期及反复发作者以正虚邪恋为

主,其根本原因为本虚标实,即气阴两虚为本,湿热邪毒为标,应在清热利湿解毒基础上兼以益气养阴。若此时单纯应用清热利湿解毒之品,虽可逐热毒以治标,但难免苦寒之剂耗气伤阴而犯虚虚之弊。因此防治复发性生殖器疱疹的关键在于扶正祛邪。治宜益气养阴、清热祛湿,方用知柏地黄汤加减。方为黄芪、太子参、生地、薏苡仁、知母、黄柏、土茯苓、柴胡、山茱肉、泽泻、丹皮、赤芍、淮山药、茯苓、沙参、甘草。

（2）金起凤——益气阴、清虚火、解余毒:金起凤认为反复发作的热疱患者多由于气阴两虚、虚火内扰所致。初发者及形盛体实者多起于实火,而反复发作者及年老体弱者多起于虚火,治宜养阴清虚火、扶正解余毒,治疗方剂主要以增液汤加减。常用药物有:生地、丹参、元参、丹皮、紫草、黄柏、生薏苡仁、马齿苋、地骨皮、金银花、连翘、板蓝根等,年老体弱者可加黄芪、山药。

从以上治疗可以看出,名家经验都从扶正祛邪入手,益气养阴,或清虚火,同时兼清余毒,标本兼治。

2. 辨证论治

（1）分期论治:反复发作者用养阴清热法;非发作期补脾益气、解毒利湿。范瑞强通过广泛临床实践认为,生殖器疱疹反复发作者,多耗气伤阴,导致肝肾阴虚,脾虚湿困,正虚邪恋,遇劳遇热即发,从肝肾、从脾论治。自拟养阴清热方用于治疗反复发作型的生殖器疱疹,药物组成为:柴胡、黄芪、土茯苓、知母、黄柏、熟地、泽泻、赤芍、生薏米、虎杖、甘草,临床疗效比较满意。发作期给予抗病毒1号胶囊口服(主要由板蓝根、虎杖、紫草、茵陈、甘草等中药制成),连服15天后改为抗病毒2号胶囊(主要由板蓝根、西洋参、黄芪、知母、黄柏、白术等制成)口服。对非发作期口服抗病毒2号胶囊,临床观察治疗结果表明,中药治疗复发性生殖器疱疹的疗效基本等同于目前公认的西药阿昔洛韦,且在改善和减轻发作时症状方面优于阿昔洛韦。

（2）分型论治:徐宜厚将本病分两型论治:肺胃蕴热证,治以清宣肺热,解毒止痛,方用解毒清热汤加减:蒲公英、野菊花、大青叶、紫花地丁、蚤休、天花粉、青蒿、生地黄、黄芩、焦山栀、泽泻、柴胡、莲子心、灯心;气阴两虚证,治以益气养阴,扶正固本,方用四妙汤加减治疗。陈达灿等将本病分为两型治疗:湿热毒盛型,治宜清热解毒利湿,方用解毒祛湿汤加减:板蓝根、牛蒡子、诃子、蒲公英、虎杖、重楼、生地黄、牡丹皮、赤芍、柴胡、乌梅、紫草、泽泻、甘草;正虚邪恋型,治宜益气养阴,清热祛湿,方用知柏地黄汤加减。由此可见,医家对于本病的治疗对于实证者多采用清泻之法,对于虚证者则应用益气养阴,补虚扶正之法,且多先实而后虚,在治疗上遵循疾病的发展规律。

二、西医对单纯疱疹病毒复发的研究

（一）发病机制的研究

单纯疱疹感染分初发感染、潜伏感染和复发感染。单纯疱疹病毒侵袭嗜感觉神经节,从而形成潜伏感染状态的特性,确切机理尚不明确。潜伏感染的再复活是单纯疱疹复发的根本原因,再复活的机理尚不完全清楚。再复活触发因素有:免疫因素,如艾滋病毒感染者所患单纯疱疹感染,因免疫功能低下,常反复复发;非免疫因素,即内分泌、物理因素等,如感觉神经损伤、神经功能障碍、紫外线照射、月经、精神紧张等。其中精神因素在本病复发中起重要作用。有研究表明是上述因素影响了宿主神经节细胞和病毒之间相互作用,导致细胞免疫功能低下而致单纯疱疹病毒再复活。

尽管单纯疱疹病毒潜伏和复发的确切分子机制尚不明确,但是近年来已取得了长足的研究进展。主要与以下因素相关:感染细胞蛋白的作用、单纯疱疹潜伏相关转录体的作用、胸苷激酶(TK)的作用、神经细胞及神经因子的作用等。

(二)单纯疱疹病毒反复发作的危害

单纯疱疹Ⅱ型的感染与皮肤癌、宫颈癌前期、宫颈癌、女阴原位癌有关,据统计,反复发生生殖器疱疹的女性患宫颈癌的危险性比其他女性要高出5~10倍,且宫颈癌患者的抗单纯疱疹Ⅱ型抗体阳性率远远高于无宫颈癌妇女;男性可引起非淋球菌性尿道炎;可以降低机体免疫力,其中主要引起细胞免疫的功能低下;早孕女性患生殖器疱疹容易导致流产、早产、婴儿先天畸形及各种新生儿疾病;产妇有外阴-阴道单纯疱疹者,经阴道产新生儿感染疱疹病毒的危险性极大,剖宫产是手术适应证,且新生儿需考虑阿昔洛韦治疗。

(三)单纯疱疹病毒复发的防治

对于复发型单纯疱疹的治疗,目前多建议在出现前驱症状时或皮疹出现一天内用药,比较常用的药物有:阿昔洛韦、伐昔洛韦、泛昔洛韦等开环核苷类抗病毒药,也可以试用干扰素、转移因子、卡介菌、胸腺肽、左旋咪唑等免疫调节剂,或使用丙种免疫球蛋白,同时,在药物治疗的同时,应注重心理疏导,消除患者的恐慌,增加其安全感,提高依从性,从而进一步提高疗效。

近年来治疗复发性生殖器疱疹国内推荐使用《性传播疾病临床诊疗指南》治疗方案:阿昔洛韦200mg,口服,5次/天,共5天;或阿昔洛韦400mg,口服,3次/天,共5天;或伐昔洛韦300mg,口服,2次/天,共5天;或泛昔洛韦125~250mg,口服,3次/天,共5天。对于频繁复发者(每年复发超过6次)可采用长期抑制疗法推荐方案:阿昔洛韦400mg,口服,2次/天;或伐昔洛韦300mg,口服,1次/天;或泛昔洛韦125~250mg,口服,2次/天,需长期持续给药,疗程一般4个月~1年,本法虽然可减少75%的复发次数,但不能阻断病毒的无表现排毒。

(四)中西医结合治疗

大量临床研究表明,口服抗病毒药同时辨证加服中药或中医外治法可显著提高疗效。谢素华在治疗复发性生殖器疱疹疾病中通过临床对比研究,分别对治疗组32例患者给予口服泛昔洛韦片联合中药知柏地黄汤加味(知母、黄柏、板蓝根、熟地黄、山茱萸、怀山药、茯苓、泽泻、金银花、丹皮、太子参、黄芪、赤芍、薏苡仁等);而对于对照组32例患者仅予口服泛昔洛韦片治疗,经45天的观察周期,结果显示,治疗组总有效率达90.63%,仅复发1例。

综上所述,单纯疱疹的复发在于单纯疱疹病毒长期潜伏于患者的局部神经根,待机体免疫力低下时便乘机发作。这与中医所谓的"邪之所凑,其气必虚"理论相合,是由于人体正气不足所致。因此,要防止单纯疱疹的复发首先应恢复正气,御邪于外,只有提升人体正气,才能防御病邪侵犯人体,这符合中医"正气存内,邪不可干"理论。因此除注意解除和避免诱发因素外,根据患者体质情况应当适当采用中药辨证治疗来可恢复正气。常用中草药有:黄芪、白术、山药、熟地、淫羊藿、泽泻、太子参、虎杖、茵陈、茯苓、知母、薏苡仁等。现代药理实验证明丹皮、虎杖、玉竹、金银花、黄芪、蒲公英、败酱草、土茯苓、虎杖、柴胡、赤芍等中药均有很好的抗单纯疱疹病毒的作用,同时调节机体的免疫力,从两方面来防止单纯疱疹的复发。

单纯疱疹病毒复发预示着机体免疫功能的低下,对其发病机理的研究以及探讨临床有效的治疗方案,并进一步研究中医药治疗的机理,将更有助于提高临床疗效。

第二节 带状疱疹后遗神经痛的辨证论治

带状疱疹后遗神经痛是指带状疱疹经过治疗后,皮疹已经消退,只局部留有神经痛长期不愈。有关带状疱疹后遗神经痛的定义一直无统一的意见。一种定义是:皮肤带状疱疹急性炎症期后持续3个月以上的局限性疼痛;另一种定义是:急性带状疱疹治愈后的疼痛,持续时间1~6个月。一种新的分类方法将带状疱疹的疼痛分为三期:急性期(出疹最初30天内的疼痛);亚急性期(急性期后疼痛持续未超过3个月);慢性期(急性期后超过3个月)。此证多见于老年人和体质较弱或患有慢性疾病的患者,也有部分患者一开始就表现为局部神经痛而没有皮疹,且这种神经痛可因年岁大而加重。

中医对后遗神经痛的认识大体分虚、实两型。实者,多因湿热之邪日久余毒未清,气血瘀阻而留滞不化,治宜活血化瘀与清热解毒并重,可重用行气活血破瘀之品;虚者,多见气阴两虚或气虚血瘀,重用益气养阴、养血活血之品。

一、名医经验

(一)赵炳南以活血破瘀、通经活络为主论治

赵炳南认为带状疱疹后遗神经痛是由余毒未清,阻隔经络,气血凝滞而成。治以活血破瘀,通经活络,兼清余毒。常用药物为:鬼箭羽、大黄、赤芍、杜仲、蒲公英、白芷、天花粉、伸筋草、元胡、乳香、没药、陈皮。体弱者可去大黄,加黄芪、党参。

(二)张志礼分虚实论治

张志礼将带状疱疹后遗神经痛分为虚实两型,实者多由于湿热毒邪过重,虽经治疗仍有残余毒热潜伏体内灼伤阴血,致气滞血瘀,表现为疼痛拒按、脉实,治疗上以活血化瘀与清热解毒并重;虚者多为年老体弱,气血两虚,兼以气滞血瘀,表现为疼痛麻木、脉沉细无力,治疗上以行气活血化瘀为主,同时重用黄芪、党参、当归等益气养血之品以扶正祛邪。

(三)陆德铭以活血通络论治

陆德铭认为"久病必瘀""久病入络",除重用活血行血、通络止痛之品外,必用三棱、莪术、石见穿等破血之品及全蝎、蜈蚣、水蛭、地龙等虫类搜剔之品,以开结导滞,直达病所;并加磁石、珍珠母、牡蛎等重镇安神之品及芍药、甘草等缓急止痛之品。疼痛剧烈者,常佐以乳香、没药、细辛、延胡索、徐长卿、马钱子等经西医学证实有止痛作用的中药,常可收到较好的止痛效果。

(四)王玉玺以扶正祛邪法分虚实论治

王玉玺认为不论邪毒阻滞(实证)造成经络气血流通受阻,还是气血不足(虚证)造成的血行不畅,最终造成患病局部肌肤气血失养而导致疼痛。并认为本病属于"虚中夹实,以虚为主"之证。在治疗上应从改善患者的体质入手,或补其阴、或温其阳、或益其气、或养其血,这就是治病求"本",同时配合活血化瘀,通络止痛之法,治疗疾病的"标"。

从以上名家经验可以看出,带状疱疹后遗神经痛的发生离不开实虚,在脏腑中与中医之肝则较为密切,治疗上多以活血化瘀等法泻实与补益扶正法补虚相结合,而且主张早期应用中医中药干预治疗,对后遗神经痛的发生及疗程具有显著的临床意义。

二、辨证施治

(一)行气活血

代表方剂桃红四物汤、血府逐瘀汤、复元活血汤、逍遥散等。

桃红四物汤能养血活血,临证多加用行气之品。张少波用加味桃红四物汤治疗带状疱疹后遗神经痛,总有效率为95.24%。

血府逐瘀汤有活血祛瘀,行气止痛的功效。张壤之等采用血府逐瘀汤加减(当归、生地、桃仁、红花、枳壳、赤芍、柴胡、甘草、桔梗、川芎、牛膝)治疗带状疱疹后遗神经痛,经4周治疗后总有效率达93.3%。

同时,复元活血汤能活血祛瘀,疏肝通络;逍遥散有疏肝解郁,养血健脾之功,临床对于本病证均有一定的疗效。

(二)清热活血

代表方剂有龙胆泻肝汤、仙方活命饮等。

龙胆泻肝汤有泻肝胆实火,清肝经湿热之功。刘莹等选用龙胆泻肝汤加减(龙胆草、山栀子、黄芩、大青叶、柴胡、生地黄、泽泻、茵陈、三七粉、甘草)治疗后遗神经痛患者30例,总有效率90%。

仙方活命饮能清热解毒,消肿溃坚,活血止痛。郭青海运用仙方活命饮(金银花、白芷、浙贝母、防风、赤芍、当归、皂角刺、穿山甲、天花粉、乳香、没药、陈皮、延胡索、桃仁、丹参、甘草)加减治疗带状疱疹后遗神经痛87例,疗效显著。

(三)益气活血

代表方剂有补阳还五汤等。

补阳还五汤有补气活血通络之功。王丽霞等选用补阳还五汤(黄芪、赤芍、当归、川芎、红花、桃仁、地龙)为基础,经过3周的治疗,总有效率为96%。

(四)养阴活血

代表方剂有一贯煎、芍药甘草汤等。

一贯煎能养阴疏肝。常智玲用一贯煎加味治疗带状疱疹后遗神经痛40例,经统计,总有效率为85%。

芍药甘草汤有缓急止痛,敛阴养血之功。肖卫棉等以芍药甘草汤为主,在白芍、甘草、延胡索、丹参为基础药味之上随症加减,结果临床愈显率为88.89%。

(五)扶阳补气

代表方剂有黄芪桂枝五物汤、补中益气汤等。

黄芪桂枝五物有益气温经,活血通络之功。谢有权等用黄芪桂枝五物汤加大剂量附片治疗带状疱疹后遗神经痛属肝肾虚衰而无实热者,3个月为一个疗程,疗效显著。

补中益气汤有补中益气,升阳举陷之功。张青等用补中益气汤为主方化裁,方药组成为黄芪、党参、当归、白术、地龙、赤芍、桃仁、红花、陈皮、炙甘草、升麻、柴胡,同时根据皮损及临床症状随证加减,最终临床痊愈40例,占95%;有效2例,占4.5%;总有效率100%。

此外,该病早期为肝肾阴虚多兼有湿热余毒,而后期部分患者疼痛超过3个月以上可见阳气阴精俱损,阳气化生阴精不足而不能濡养筋脉而症见疼痛不止,伴神色萎靡、困倦肢冷等。治宜扶阳补气法能扶阳化阴,益气柔筋,通经止痛。此种治法源于以清代郑钦安为开山鼻祖的火神派学术思想，其推崇扶阳，重视姜附，治疗许多中医疑难杂症，因附子用量比较大，也引发一系列争议和探讨。

三、外治疗法

中医学外治疗法十分丰富，如外敷、熏蒸、针灸、拔罐、刮痧、埋线等对治疗带状疱疹后遗神经痛都有一定的疗效，择述如下：

（一）中药外敷、熏洗

有行气活血，疏经通络，镇痛的功效。

李占国用乌头外敷加音频电疗治疗带状疱疹后遗神经痛42例，方法为川乌草乌各半，共研为末，陈醋调匀外敷于患处；两铜板电极（8cm×5cm）外衬湿纱布放置在疼痛分布区域的神经两端，电流调至患者可以忍受的程度（约30~50mA），30分钟/次，每日1次，10次为一个疗程，对照组47例仅用音频电疗。结果显示：治疗组痊愈率与有效率分别为80.95%和92.86%，对照组分别为51.06%和70.21%，两组的痊愈率与有效率比较均有明显的统计学意义。

（二）针灸

针灸在止痛方面具有独特的疗效，可分为体针、头针、围针、耳针、电针、梅花针、三棱针、火针、艾灸等，尤其是火针疗法近年来在临床上的扩展与应用，取得了显著的临床效果。

朱天兵以循经远取为主针刺治疗带状疱疹后遗神经痛32例，病变在头部取患侧的风池、攒竹、四白、下关、颊车、曲池、合谷、外关；病变在胸胁脊部取肋间同侧的夹脊穴，患侧曲池、支沟、合谷、阳陵泉、太冲，疼痛甚者取阿是穴，并在疼痛区域围刺；病变在腰腹部取同侧相应夹脊穴，并取患侧的阳陵泉、足三里、血海、三阴交，疼痛甚者取阿是穴，并在疼痛区域围刺，留针45~60分钟，1个月为一个疗程。结果总有效率为96.9%。

佟波采用中医火针疗法治疗带状疱疹后遗神经痛30例。具体方法为患者皮肤常规消毒后，先用毫针在点燃的酒精棉球外焰中烧至白亮，快速多次点刺阿是穴，进针部位间隔10毫米左右；然后火针点刺患侧相应的夹脊穴，深度为2~3mm，进出针宜垂直而快，点刺完毕后，常规消毒针孔及周围皮肤。隔日治疗1次，2周为一个疗程，连续治疗3个疗程。结果经疼痛视觉模拟评分评价，疗效显著。

王万春等采用腧穴热敏化艾灸疗法治疗带状疱疹后遗症神经痛。每次选取两个热敏化腧穴（背俞穴、至阳、手三里、阳陵泉等），分别依序进行回旋、雀啄、往返、温和灸四步法。每次的施灸时间以热敏化腧穴灸感传消失所需时间为度，每天1次，热敏化腧穴消失后再换其他部位的热敏化腧穴艾灸。临床有效率100%。

（三）拔罐

拔罐疗法是中医传统疗法，又可分为火罐、走罐、闪罐等，其多与三棱针点刺或七星针叩刺联合应用。

杨系华等用三棱针点刺阿是穴加拔罐法治疗带状疱疹后遗神经痛48例。方法为选择最痛点，用三棱针点刺1~3下，再用火罐法拔患处5~10分钟，一般出血2~5ml，每日1次，5次为一个疗程。48例患者第一个疗程治愈20例，第二个疗程治愈24例，第三疗程治愈4例，治愈率达100%。

齐凤琴用七星针叩刺联合应用拔罐法治疗带状疱疹后遗神经痛。患者仰卧或侧卧位，用75%酒精消毒叩刺部位皮肤，七星针叩刺病变部位皮肤，以局部皮肤潮红为度。用闪火法拔火罐于病变部位皮肤,留罐15~20分钟。5~7天为一个疗程,病程长而顽固不愈者间隔3天再进行下一个疗程,可根据患者病情治疗2~3个疗程。

(四)刮痧

刮痧疗法是中医外治法的一种,能改善人体气血流通,疏通经络,行气活血。

高玉萍等运用刮痧疗法治疗带状疱疹后遗症神经痛,结果显示在68例患者中治疗2次痊愈者17例,3次痊愈者42例,4次痊愈者6例,2例未坚持治疗,1例无效。总有效率为96.6%。

(五)埋线

埋线疗法一般多采用羊肠线等进行治疗,通过其在机体穴位上的局部埋植,可以起到长久、持续的良性刺激,从而发挥活血通络的功效。

韦玲等采用埋线疗法治疗带状疱疹后遗神经痛50例,在穴位选择上以阿是穴为主。对于肝气郁结者,选太冲、曲池;脾失健运者,选血海、地机;气虚血瘀者,选足三里、三阴交。采用0~1号羊肠线在消毒后的局部穴位上用止血钳置入进行一次性包埋,进针方向成45°角斜刺向患区中心,然后覆盖创可贴保持局部干燥即可,3~4周左右重复埋线治疗。疗程结束后经评价得出,总有效率达96%,且未出现不良事件。

中医药的外治法比较丰富,临床报道颇多,大多是大量的临床资料总结的丰富的临床经验。目前有关带状疱疹后遗症神经痛的研究还存在以下难点,为今后的临床研究提供一定的思路:一是关于临床统一诊断标准并不统一,这给临床研究以及疗效判断带来一定困难;二是临床报道的多数疗法缺乏大样本的翔实资料和统一的规范化研究,尤其在技术操作上缺乏规范化的标准;三是有关其发病机理和不同阶段的疼痛病机、不同体质及少数顽固性疼痛的辨治等都有待于进一步的深入探究。

第三节 中医药治疗扁平疣的临床研究进展

历代医家和学者对扁平疣的病因病机认识都相对一致。早期外感风热之邪,内有热毒凝结,扰动肝风;后期则气血失和,肝阳浮动,痰、瘀、湿互结而成。在治法上早期提倡疏风清热、平肝息风;后期重视清热除湿、化痰活血、平肝重镇。同时多加用外治疗法,内外治相结合。

一、辨证论治

(一)分期论治、内外兼治

顾伯华认为扁平疣的发生早期多为外感热毒而内动肝火,后期则营血失和、肝阳浮动。早期:清热平肝。一般皮疹的数目较多且颜色微红,患者自觉轻度瘙痒,其发病部位主要为前额及面颊部,部分丘疹因抓痕而连接呈线状分布,舌质红,苔薄黄,脉弦细。药用大青叶、蒲公英、板蓝根、白花蛇舌草、土茯苓、黄芩、制大黄、牡蛎(先煎)、磁石(先煎)、鲜生地。若服后扁平疣增多,潮红、瘙痒,则为向愈的征兆。后期:清热解毒、和营活血、平肝重镇。待疣体脱落,留有瘀点,前法加和营之品。药用当归、赤芍、杜红花、鸡血藤、大青叶、紫草、黄芩、生薏苡仁、牡蛎(先煎)。另外,嘱患者本方煎汤内服同时加外洗为最好。

(二)辨证治疗、随症加减

朱仁康根据扁平疣的临床表现及性状,一般将本病分为风热证和湿热证两种进行分而辨治,其中前者以解毒去疣为法,后者以清解疣毒为要,在药味的选择上,对于风热证者采用自拟方去疣二号(又名马齿苋合剂二方),具体组成为蜂房、马齿苋、紫草、生薏米;对于湿热证者采用去疣三号方(又名马齿苋合剂三方),组成为马齿苋、紫草、大青叶、败酱草。

王玉玺认为扁平疣的发生为外感风热之邪,内有热毒凝结,扰动肝风,气血失和,痰、瘀、湿互结而成。采用祛疣汤内服兼外擦治疗扁平疣疗效显著。药用马齿苋、板蓝根、大青叶、紫草、白芷、蜂房、红花、薏苡仁、磁石、生牡蛎、木贼。本方内服外敷,疗效显著。

二、外治疗法

扁平疣的外治疗法临床报道颇多,中药外洗、面膜外敷及针刺拔罐等疗法均较为常用,临床疗效较好。

(一)中药外擦

外擦疗法是外科疾病中最为常见的治疗手段之一,其以药物直接接触皮损的特性,使得治疗更加具有针对性,直观确定,疗效肯定。马建国等采用板苦酊外擦治疗103例扁平疣的患者,具体方法为以中药苦参、板蓝根、白鲜皮、白芷、贯众、三棱、莪术、赤芍、蛇床子等为基础,加入75%酒精2400ml中浸泡,而后滤出药渣进行分装备用,使用时再加入5ml甘油即可。通过涂抹疣体的应用方法,每日3次,在疗效比较上,治疗组103例患者,总有效率达到95.15%。

(二)面膜疗法

扁平疣多发于人体的颜面部位,引起一定的局部色素沉着,严重影响患者的形象美观,而中医针对于此,采用面膜疗法增强药物的透皮作用,使得药物通过皮肤、腧穴、孔窍吸收于血脉经络当中,增加皮肤的代谢功能,使药物直达病所。周球律以中药香附、川芎、木贼草、薏苡仁、红花、丹参、板蓝根、硫黄等磨粉后用温水调成糊状,每次以药物均匀涂抹于颜面部位行面膜疗法,经治疗及疗后随访发现,总有效率为94.83%。

(三)针刺疗法

中医经络学说在中医药的治疗中占有重要的地位,其中通过对于经络、腧穴的刺激可以调控其所对应的脏腑、调畅气血功能、恢复正气御邪等作用,从而达到治疗疾病的目的。任昶等采用针刺治疗扁平疣,其在治疗中除了采用阿是穴外,主穴还选择足三里、中渚、合谷、血海、曲池等进行加减,在针刺时强调得气,以轻中度手法进行刺激,平补平泻施针。结果治疗组有效率为80.65%。

(四)拔罐疗法

拔罐疗法即通过罐内的负压作用于人体肌表,通过留罐刺激,可以达到活血化瘀、疏通经络、泻火解毒等功效。史红斐采用背部大椎、身柱、肝俞、肺俞、脾俞、膈俞等穴位进行拔罐疗法治疗本病,效果良好。

(五)火针疗法

火针疗法时近年来新兴的治疗方法之一。徐俊涛等即采用火针疗法治疗难治性扁平疣30例,在火针器具上采用盘龙细火针,经在酒精灯上烧至发白后对疣体顶部进行垂直点刺,根据疣体大小选择针刺次数,若疣体较大亦可进行局部围刺,但施针不宜过深,以不超过皮损基底部为度。经过30天的治疗后观察临床疗效,结果治疗组30例患者,总有效率达90%。此种方法明显缩短了疣体的治疗周期,操作简单,经济廉价,不良反应少,非常值得在临床上进行推广。

此外，中药熏洗、放血疗法、梅花针疗法、艾灸疗法、穴位注射及耳穴疗法在临床上应用的均十分广泛，亦收效显著。同时，目前常用的物理疗法诸如CO_2激光疗法、光动力学疗法、液氮冷冻、微波电灼、自体免疫疗法等，分别适合于不同症状的扁平疣患者，在临床中应根据实际情况进行选择治疗。

同时，目前心理暗示疗法在治疗扁平疣中越来越引起重视，虽然归属中医临床心理学范围，但也是研究扁平疣治疗的一个新思路和新方法。

（杨素清）

参 考 文 献

1. 禤国维，范瑞强. 皮肤性病中医治疗全书[M]. 第1版. 广州：广东科学技术出版社，1996.

2. 陈红风. 中医外科学[M]. 第2版. 北京：人民卫生出版社，2012.

3. 李曰庆，何清湖. 中医外科学[M]. 第9版. 北京；中国中医药出版社，2012.

4. 谭新华，何清湖. 中医外科学[M]. 第2版. 北京：人民卫生出版社，2011.

5. 欧阳恒，杨志波. 新编中医皮肤病学[M]. 第1版. 北京：人民军医出版社，2000.

6. 范瑞强. 常见病毒性皮肤病中医诊治[J]. 中国中西医结合皮肤性病学杂志，2008，7（4）：251-254.

7. 朱慧婷，张达坤，范瑞强. 范瑞强治疗复发性生殖器疱疹经验[J]. 中医杂志，2011，52（9）：793-794.

8. 金起凤，周德瑛. 中医皮肤病学[M]. 第1版. 北京：中国医药科技出版社，2000.

9. 范瑞强. 抗病毒胶囊治疗复发性生殖器疱疹35例疗效观察[J]. 新中医，2000，32（11）：16.

10. 范瑞强，池凤好，陈永锋，等. 中药抗病毒胶囊治疗复发性生殖器疱疹139例临床观察[J]. 中医杂志，2002，43（9）：679-680.

11. 徐宜厚. 徐宜厚皮肤病临床经验辑要[M]. 第1版. 北京：中国医药科技出版社，1998.

12. 陈达灿，禤国维. 皮肤性病专科专病·中医临床诊治丛书[M]. 第2版. 北京：人民卫生出版社，2005.

13. 张学军. 皮肤性病学[M]. 第8版. 北京：人民卫生出版社，2013.

14. 赵辨. 中国临床皮肤病学[M]. 第1版. 南京：江苏科学技术出版社，2010.

15. 樊建勇，赵阳，杨慧兰. 单纯疱疹病毒的生物学特点及其潜伏复发机制研究进展[J]. 皮肤性病诊疗学杂志，2015，22（1）：82-84.

16. 黄晓. 复发性生殖器疱疹的预防及治疗进展[J]. 右江民族医学院学报，2011，33（3）：345-346.

17. 于海秋，于洪钧. 生殖器疱疹研究和治疗进展[J]. 中国中西医结合皮肤性病学杂志，2014，13（2）：130-133.

18. 贺冬云. 泛昔洛韦联合转移因子治疗复发性生殖器疱疹疗效观察[J]. 中国性科学，2012，21（10）：7-8.

19. 韩庆东，张建平，胡佳圆，等. 卡介菌多糖核酸联合盐酸伐昔洛韦治疗复发性生殖器疱疹疗效分析[J]. 中国中西医结合皮肤性病学杂志，2013，12（5）：315-316.

20. 刘若缨，李顺民，杨曙东，等. 中医心理治疗对复发性生殖器疱疹患者细胞免疫功能的影响[J]. 中华中医药学刊，2008，26（9）：2001-2003.

21. 谢素华. 知柏地黄汤加味联合泛昔洛韦治疗复发性生殖器疱疹疗效观察[J]. 湖北中医杂志，2011，33（2）：25-26.

22. 陈达灿，禤国维. 皮肤性病科专病中医临症诊治[M]. 第1版. 北京：人民卫生出版社，2002.

23. 北京中医医院. 赵炳南临床经验集[M]. 第1版. 北京: 人民卫生出版社, 2006.

24. 张志礼. 张志礼医话验案精选[M]. 第1版. 北京: 人民军医出版社, 2009.

25. 钱江, 杨柳. 当代名医论治带状疱疹经验荟萃[J]. 时珍国医国药, 2005, 16(9): 932-933.

26. 杨素清, 杨茜, 王松岩, 等. 王玉玺治疗老年性带状疱疹后遗神经痛经验浅析[J]. 中国中医药信息杂志, 2015, 22(2): 107-108.

27. 张少波. 加味桃红四物汤治疗带状疱疹后遗神经痛84例临床观察[J]. 中国中西医结合皮肤性病学杂志, 2006, 5(3): 169.

28. 张壤之, 张翠兰. 血府逐瘀汤治疗带状疱疹后遗神经痛疗效观察[J]. 中国临床医生杂志, 2007, 35(5): 60-61.

29. 刘莹, 杨素清. 龙胆泻肝汤治疗带状疱疹后遗神经痛30例临床观察[J]. 中医药信息, 2009, 26(6): 92.

30. 郭青海. 仙方活命饮治疗带状疱疹后遗神经痛87例[J]. 中医研究, 2006, 19(10): 32.

31. 王丽霞, 任志勇, 卢云飞. 补阳还五汤治疗带状疱疹后遗神经痛50例[J]. 陕西中医, 2009, 30(11): 1495-1496.

32. 常智玲. 一贯煎加味治疗带状疱疹后遗神经痛40例报告[J]. 贵阳中医学院学报, 2007, 29(5): 33.

33. 肖卫棉, 何翠英. 芍药甘草汤加味治疗带状疱疹后遗神经痛疗效观察[J]. 新中医, 2013, 45(7): 76-77.

34. 谢有权, 罗启年. 扶阳法治疗老年顽固性带状疱疹后遗神经痛12例[J]. 临床与实践医学杂志, 2007, 6(6): 144.

35. 张青, 张成虎, 王素萍. 补中益气汤加减治疗带状疱疹后遗神经痛疗效观察[J]. 陕西中医, 2012, 33(8): 1053-1054.

36. 李占国. 乌头外敷加音频电疗治疗带状疱疹后遗神经痛[J]. 中国临床医生, 2001, 8(1): 134.

37. 朱天兵. 针刺治疗带状疱疹后遗神经痛临床观察[J]. 河北中医, 2004, 26(5): 364-365.

38. 佟波. 中医火针疗法治疗带状疱疹后遗神经痛30例[J]. 首都医药, 2014, (16): 68.

39. 王万春. 腧穴热敏化艾灸等综合治疗带状疱疹后遗神经痛20例[J]. 时珍国医国药, 2007, 18(12): 3109.

40. 杨系华, 刘俊红. 三棱针点刺拔罐治疗带状疱疹后神经痛[J]. 河北医药, 2000, 22(10): 765.

41. 齐凤琴. 七星针叩刺加拔火罐治疗带状疱疹后遗神经痛58例[J]. 时珍国医国药, 2007, 18(12): 3112.

42. 高玉萍, 陈郅春. 刮痧疗法治疗带状疱疹后遗症神经痛68例[J]. 中国社区医师, 2003, 19(7): 36.

43. 韦玲, 李蕾, 高山, 等. 埋线疗法治疗带状疱疹后遗神经痛50例[J]. 山西中医, 2011, 27(8): 34, 39.

44. 上海中医药大学中医文献研究所. 外科名家顾伯华学术经验集[M]. 第1版. 上海: 上海中医药大学出版社, 2002.

45. 中国中医研究院广安门医院. 朱仁康临床经验集[M]. 第1版. 北京: 人民卫生出版社, 2005.

46. 赵书锋, 寇吉友, 卫彦, 等. 王玉玺教授治疗扁平疣经验[J]. 中国民间疗法, 2008, 16(3): 9.

47. 马建国, 张向峰. 板苦酊治疗扁平疣103例临床疗效观察[J]. 世界中西医结合杂志, 2011, 6(10): 857-858.

48. 周球律. 中药面膜治疗扁平疣的疗效观察[J]. 中国医药指南, 2011, 9(22): 135-136.

49. 任昶, 高永辉. 针刺治疗扁平疣临床观察[J]. 针刺研究, 2005, 30(2): 113-114.

50. 史红斐. 耳体针结合拔罐治疗扁平疣14例[J]. 上海针灸杂志, 2001, 20(2): 30-31.

51. 徐俊涛, 王莹, 李庆娟. 火针治疗难治性扁平疣30例临床观察[J]. 中医临床研究, 2015, 30(6): 122-123.

52. 胡忠诚, 邱晨. 中药熏洗治疗扁平疣疗效观察[J]. 中国医学文摘——皮肤科学, 2010, 27(1): 6-7.

53. 孙文倩, 曹碧兰, 颜廷凯, 等. 耳背静脉放血治疗扁平疣及对外周血T淋巴细胞亚群的影响[J]. 中国美容医学, 2013, 22(9): 950-952.

54. 张建平. 梅花针加拔罐治疗扁平疣疗效观察[J]. 上海针灸杂志, 2011, 30(3): 173-174.

55. 何兴俊. 聚肌胞配合穴位艾灸治疗扁平疣32例[J]. 临床军医杂志, 2012, 40(6): 1361.

56. 郑海彦, 李尊凡, 刘桂梅, 等. 运用火针疗法联合乌体林斯注射液穴位注射治疗扁平疣的应用研究[J]. 中国现代医生, 2010, 48(27): 43-47.

57. 刘建磊. 耳穴疗法联合中药汤剂治疗扁平疣的疗效体会[J]. 临床合理用药, 2014, 7(2): 135-136.

58. 董勤. 耳穴疗法治疗扁平疣的作用特点探析[J]. 上海针灸杂志, 2008, 27(5): 44-46.

第二章　湿疹皮炎

湿疹皮炎实际上包括了两部分内容,即湿疹和特异性皮炎。湿疹包括了泛发皮疹及局限特定部位湿疹;特应性皮炎也称特应性湿疹、婴儿湿疹、屈侧湿疹、播散性神经性皮炎及素质性痒疹。特应性皮炎表示对食物和吸入性物质产生变态反应的遗传倾向,其主症是湿疹、哮喘、鼻炎并发,交替加重或减轻。以上二者不能完全区分故合并讨论。

第一节　湿疹的历史沿革

湿疹是西医学病名,英文Eczema,来源于希腊文字Ekzein。湿疹皮损多样,形态各异,但总有糜烂流滋潮湿之征,故定名为湿疹。古代中医对湿疹早有认识和记载,只是未用此名,而是依据其发病部位、皮损特点而有不同的名称,如以疮命名、以癣命名、以风命名、以部位命名等。

本病最早记载见于东汉张仲景所著的《金匮要略·疮痈肠痈浸淫病脉证并治第十八》中曰:"浸淫疮,从口起流向四肢者可治,从四肢流来入口者不可治。"而浸淫一词则可追溯到更早的《素问·玉机真藏论》曰:"夏脉太过与不及,其病皆何如? ……太过则令人身热而肤痛,为浸淫……"

隋·巢元方《诸病源候论·浸淫疮候》详细描述了浸淫疮的症状,指出"初生甚小,先痒后痛而成疮,汁出,侵溃肌肉;浸淫渐阔,乃遍体……以其渐渐增长,因名浸淫也"。《诸病源候论·燥病疮候》对疾病病机阐述曰:"肤腠虚,风湿搏于血气,则生病疮。……其病则干燥但痒,搔之白屑出,干枯坼痛。此虫毒气浅在皮肤,故名燥病疮也"。《诸病源候论·月食疮候》对发病特点也有论述:"月食疮,生于两耳及鼻面间,并下部诸孔窍侧,侵食乃至筋骨。月初则疮盛,月末则疮衰,以其随月生,因名之为月食疮也。

唐朝孙思邈《千金方》也记载了浸淫疮的表现"浸淫疮者,浅搔之蔓延长不止,搔痒者,初如疥,搔之转生,汁相连著是也。"

宋代赵佶《圣济总录·浸淫疮》云:"其状初生甚微,痒痛汁出,渐以周体,若水之浸渍,淫泆不止,故曰浸淫"。

明朝医家对本病论述较多。陈实功《外科正宗》曰:"肾囊风,乃肝经风湿而成。其患作痒,喜浴热汤;甚者疙瘩顽麻,破流脂水"。首次论述了阴囊湿疹。还对病机有所阐述:"血风疮,乃风湿、湿热、血热三者交感而生。发则搔痒无度,破流脂水,日渐沿开"。申斗垣《外科启玄·胎毒疮恋眉疮》曰:"在腹胎之中。其母过食五辛酒肉厚味。遗毒于胎。则生子故有是疮。"认为本病有遗传因素;对症状也有描述:"血风疮,此疮多在两小腿里外臁,上至膝,下至踝骨,乃血受风邪而生也。多痒,抓破出黄水成疮,况内有虫,延及十数,……"

清代外科专著也有较多阐述。祁坤《外科大成·四弯风》曰:"四弯风,生于腿弯脚弯。一月一发,痒不可忍,形如风癣,搔破成疮"。描述了发于肘膝关节的屈侧的湿疹。"瘑疮,生于手足,形如茱萸,相对痒痛,破流黄汁浸淫,时瘥时发,由风湿客于肌肤也"。描述了手足发病的症状。且又论述了发于耳部的湿疹,"耳镟者生耳后缝间,延及上下,如刀裂之头,随月之盈虚,故名月蚀疮,宜穿粉散捺之。"对躯体的描述如"风疿形如风癣,破流黄水,遍体浸淫"。吴谦《医宗金鉴·外科心法要诀》曰:"浸淫疮发火湿风,黄水浸淫似疥形,蔓延成片痒不止,治宜清热并消风"。"四弯风,形如风癣,其痒无度,搔破津水形如湿癣"。"血风疮……致遍身生疮,形如粟米,搔痒无度,抓破时,津脂水浸淫成片,令人烦躁、口渴、搔痒,日轻夜甚"。许克昌《外科证治全书》曰:"瘑疮生于指掌之中,形如茱萸,两手相对而生,亦有成攒者,起黄白脓疱,痒痛无时,破津黄汁水,时好时发,极其疲顽"。都说明了湿疹对称发作、瘙痒、难治、易反复的特点。

第二节 湿疹的辨证施治及进展

一、中医辨证

现代中医外科将湿疹称为"湿疮",当代医家延续前人认识,多认为风、湿、热是湿疹发病外在因素,内因则与心、肝、脾有关,并与禀赋、饮食、情志等密切相关。其发病机理为脾失健运,湿热内蕴,外因复感风、热、湿邪,内外相搏,充于腠理,故发本病,后期则多由血伤阴燥,燥痒不已,皮损肥厚,反复发作。

目前,临床上对湿疹的辨证分型多种多样,刘辅仁等将本病分为湿热并重、脾虚湿盛和脾虚血燥三型,此种分法被奉为经典一直沿用至今;朱仁康根据风湿热病理变化演变的特点,分湿热、血热、脾湿、阴伤四型论治;赵纯修将本病分为风热蕴结、湿热俱盛、风湿热瘀和血虚风燥4型;瞿幸将本病分为血热湿盛、肝胆湿热、肝风湿热、脾虚湿蕴、血燥夹湿、湿瘀互结6型;刘铭锐等提出了中西医结合分型法,具体为:①风热型,相当于丘疹性湿疹;②湿热型,相当于急性渗出性或合并感染性湿疹;③脾虚型,相当于亚急性湿疹;④血燥型,相当于慢性湿疹,这种分型与临床实际情况基本符合,对指导科研也有一定实用价值,因而为大多数医家所接受;张作舟认为慢性湿疹多见于久病体虚者,故其辨证增加气阴两虚型,适于皮肤干燥、肥厚、角化皲裂、瘙痒难眠,伴纳少口干、便秘者。

此外在辨证方面很多医家有独家的见解:瞿幸认为某些特殊部位的湿疹,如耳部、乳房、外阴、手部湿疹,病程为慢性,皮损肥厚,属慢性湿疹,但只要颜色较正常肤色红,表面有鳞屑,仍当辨为湿热,并结合经脉循行,以清肝利湿止痒法为宜;高体三认为顽固性湿疹性质属于寒湿,实为卫气内陷而营血寒湿不能外透为病,可治以温肾健脾利湿,补气充卫透表,以真武汤、五苓散、黄芪桂枝五物汤合用;李林提出从皮损和瘙痒两个方面着手,据皮损大小、多少、色泽深浅来分辨其湿热证是属热重于湿或湿重于热,另据皮损部位,如在头面及上半身多属风热、风湿或风湿热，而在手足及下半身多由湿热下注所致，而辨痒则有心痒、风痒、湿痒、热痒和燥痒之别。

杨武民提出湿疹当从"三焦郁"论治，认为其病因病机是由邪郁三焦，三焦气化失司，外发皮表肌腠而成。故常从"郁"着手，将本病分为以下几个类型：①外感风、湿、热之邪，使玄府郁闭，水、火、气宣达受阻而成邪阻内郁型，包括风湿型和湿热型两类。②七情内伤或其他疾病致肝胆疏泄不利，使三焦气机不畅，升降失司，若气郁津液不行，而见气滞湿郁型；若气郁日久，阳热不得输布，而见气滞火郁型；若气虚水湿不化而见气虚湿郁型。③饮食不慎，过食肥甘厚味或辛辣之品，伤及脾胃，使湿热内蕴，郁蒸气分，弥漫三焦，浸淫肌肤而成湿热型，临床又可分为热重于湿和湿重于热型。

二、辨证分型论治及进展

尽管目前对湿疹的分型方法很多，但众医家多认为风、湿、热是导致湿疹发病的主要因素，故辨证分型也主要集中在风热蕴结、湿热浸淫、脾虚湿盛和血虚风燥四型上。

辨证论治是中医的一大特色。近年来各地医家广泛采用了辨证论治方法治疗湿疹，疗效较满意。当然由于各个医家所处情况不同，故具体辨证分型也不同。

朱仁康将本病分为四型：湿热型治以利湿清热，药用生地、龙胆草、丹皮、赤芍、黄芩、山栀、茯苓皮、泽泻、木通、车前子、六一散；脾湿型治以健脾除湿，药用苍术、陈皮、川朴、猪苓、茯苓、泽泻、六一散、白鲜皮、地肤子；血热型治以凉血清热、祛风除湿，药用生地、丹皮、赤芍、海桐皮、苦参、白鲜皮、地肤子、六一散；阴伤型治以滋阴除湿，药用生地、玄参、当归、丹参、茯苓、泽泻、白鲜皮、蛇床子。

张志礼将湿疹分三型：湿热内蕴，热盛于湿（热盛型）治以清热凉血、除湿解毒、祛风止痒，药用生石膏、板蓝根、龙胆草、车前草、黄芩、干生地、丹皮、赤芍、马齿苋、六一散；湿热内蕴，湿重于热（湿盛型）治以清脾除湿，佐以清热，药用生白术、生枳壳、生薏米、生芡实、生扁豆、生黄柏、干生地、黄芩、茵陈、车前子、泽泻、白鲜皮、苦参，与此型相近也多见于亚急性湿疹的为脾虚湿困，湿邪蕴肤型，治以健脾除湿、养血润肤，药用白术、枳壳、薏米、扁豆、厚朴、干生地、车前子、泽泻、冬瓜皮、赤苓皮、马齿苋、白鲜皮、苦参、当归、丹参、地肤子；脾虚血燥型治以健脾燥湿、养血润肤，药用党参、茯苓、白术、当归、赤芍、白芍、熟地、丹参、鸡血藤、白鲜皮、苦参、首乌藤、刺蒺藜、地肤子、陈皮、枳壳。

瞿幸根据湿疹皮损特点和临床表现辨证分为六型：血热湿盛型治以清热凉血、除湿止痒，药用生石膏、知母、黄芩、生地、丹皮、蚤休、白茅根、大青叶、苦参、白鲜皮、车前草、六一散；肝胆湿热型治以清肝利湿止痒，药用龙胆草、黄芩、栀子、茵陈、马齿苋、生地、丹皮、苦参、地肤子、大腹皮；肝经湿热型治以平肝息风、除湿止痒，药用生龙骨、生牡蛎、灵磁石、珍珠母、白蒺藜、钩藤、黄芩、丹皮、白鲜皮、苦参、生甘草；脾虚湿蕴型治以健脾燥湿止痒，药用苍术、白术、厚朴、云苓、砂仁、炒苡仁、黄柏、车前子、白鲜皮、地肤子、大腹皮；血燥夹湿型治以养血息风、除湿止痒，药用当归、生地、首乌、丹参、鸡血藤、红花、黄柏、苍术、白鲜皮、白蒺藜、全蝎；湿瘀互结型治以清利湿热化瘀通络，药用萆薢、黄柏、茯苓皮、牛膝、地肤子、防己、鸡血藤、赤芍、桃仁、红花、银花藤。

郭建英等将42例湿疹分为五型：①风邪为患，治以辛凉散风为主，方用消风散加减（僵蚕、地龙、蝉蜕、牛蒡子、菊花、薄荷、苍耳子、荆芥、防风、蛇床子、五味子、绿豆衣、甘草）。

②湿邪为患,治疗以芳香化湿为主(藿香、佩兰、青蒿、滑石、羌活、萆薢、苦参、地肤子、龙胆草、黄柏、甘草)。③热邪为患,治以清热解毒为主,以犀角地黄汤加减(水蛭、蝉蜕、水牛角、生地、丹皮、绿豆衣、生石膏、野菊花、蒲公英、黄连、知母、玄参、甘草)。④脾湿蕴蒸,治以通腑清肺、健脾利湿,以凉膈散加减(地龙、土鳖、水蛭、乌梢蛇、连翘、黄芩、制大黄、栀子、桑白皮、白茅根、薄荷、通草、甘草)。⑤血燥生风,治以养血祛风,方用养血定风汤加减(乌梢蛇、水蛭、僵蚕、地龙、玄参、川牛膝、丹参、红花、甘草)。治疗1个疗程皮肤损害完全消失,无其他不适,随访1年未复发者33例。

刘佳彬辨证治疗慢性湿疹32例分四型:肝胆湿热型治以清热利湿止痒,药用龙胆草、黄芩、栀子、泽泻、木通、车前子、生地、白鲜皮、地肤子;脾虚湿盛型治以健脾燥湿止痒,药用苍术、白术、厚朴、云苓、苡仁、炒麦芽、陈皮、藿香、佩兰、白鲜皮、地肤子;伤阴耗血型治以滋阴养血止痒,药用生地、熟地、白芍、当归、首乌、玄参、麦冬、百合、丹参、桃仁、白蒺藜;湿瘀互结型治以利湿化瘀止痒,药用萆薢、黄柏、防己、茯苓、丹皮、泽泻、当归、丹参、泽兰、桃仁、红花、白鲜皮、蛇床子。总有效率为93.8%。

张月桂将104例湿疹分为三型:湿热浸淫型治以清热利湿,佐以凉血,方用清热除湿汤加减(龙胆草、黄芩、白茅根、车前草、生石膏、六一散、生地、大青叶、白鲜皮、马齿苋),配合中药湿敷每日2次,敷毕外用祛湿散,以达除湿止痒之疗效;脾虚湿蕴型治以健脾利湿,佐以清热燥湿,方用除湿止痒汤加减(赤苓皮、生白术、黄芩、栀子、生甘草、泽泻、茵陈、枳壳、竹叶、生地、灯心草、苦参),外用马齿苋、黄柏等煎剂湿敷,敷毕外用祛湿散,有感染者外用消炎散,以达祛湿解毒止痒之效力;血虚风燥型治以养血润肤、祛风止痒,佐以健脾利湿,方药用健脾润肤汤加减或当归饮子加减(党参、云苓、苍白术、猪茯苓、当归、丹参、鸡血藤、赤白芍、刺蒺藜、首乌、陈皮),外用养血润肤、活血祛风止痒之中药药浴,然后外擦普连膏、氧化锌软膏。结果有效率72.4%。

刘爱明提出了用加减麻黄连翘赤小豆汤治疗湿疹的新思路与临床体会,方用:麻黄、防风、炒杏仁、连翘、赤小豆、生桑白皮、苍术、生薏苡仁、厚朴、黄柏、白鲜皮。此方去掉原方中的生姜、甘草、大枣,嫌其甘温,与肌肤湿热不宜(生姜虽有解表发汗之功,但因其还具温中作用,且加有防风,祛风胜湿,故去之),加防风,以加强麻、杏的宣肺除湿之功,加苍术、薏苡仁、黄柏,以燥湿清热,厚朴芳香化湿行气,白鲜皮走表,除肌肤之湿热,全方辛温解表宣肺与肃肺清热燥湿并举,一宣一肃,使肺气宣降复常,水湿自然排出体外,苍术、薏苡仁、连翘、赤小豆、黄柏、厚朴、白鲜皮等清除既成之湿热,则湿疹痊愈。最佳适应证:风寒束肺、湿热蕴肤。

第三节 特应性皮炎(四弯风、奶癣)的辨治特点

特应性皮炎(atopic dermatitis, AD)亦称变态反应性皮炎,是一种与特应性体质有关的慢性、复发性、炎症性、瘙痒性皮肤病。其症状与中医学文献中提及的"四弯风""奶癣""浸淫疮""顽湿"等相似。近年来,中医辨证治疗是临床治疗AD的重要措施。一般认为本病的发生与遗传、免疫以及多种炎症介质有关。

一、病因病机

多由禀赋不耐,胎毒遗热,外感淫邪,饮食失调,致心火过胜,脾虚失运而发病。婴儿期以心火为主,因胎毒遗热,郁而化火,火郁肌肤而致。儿童期以心火脾虚交织互见为主,因心火扰神,脾虚失运,湿热蕴结肌肤而致。青少年和成人期,因久病心火耗伤元气,脾虚气血生化乏源,血虚风燥,肌肤失养而致。

西医病因目前认为由个体遗传多基因与环境因素相互作用而引发。环境因素主要包括过敏原(如室尘螨、动物毛皮、花粉)、微生物(如金黄色葡萄球菌)、环境污染物、气候及精神压力因素。

二、辨证论治

特应性皮炎的辨证论治,应强调整体观念并与局部之色泽、形态、部位相结合。各种疾患的临床表现,既有共同之处,又各自有其特点,故临床应审证求因,辨证分型,既可同病异治,又可异病同治。

(1)心脾积热证

主证:脸部红斑、丘疹、脱屑或头皮黄色痂皮,伴糜烂渗液,有时蔓延到躯干和四肢,哭闹不安,可伴有大便干结,小便短赤,指纹呈紫色达气关或脉数。本型常见于婴儿期。

治法:清心导赤。

方剂:三心导赤饮加减。

常用药:连翘、栀子、莲子心、玄参、生地黄、车前子、蝉蜕、灯心草、甘草、茯苓。面部红斑明显酌加黄芩、白茅根、水牛角(先煎);瘙痒明显酌加白鲜皮;大便干结酌加火麻仁、莱菔子;哭闹不安酌加钩藤、牡蛎。药物用量可参照年龄和体重酌情增减。

(2)心火脾虚证

主证:面部、颈部、肘窝、腘窝或躯干等部位反复发作的红斑、丘疹,或丘疱疹、水疱、或有渗液,瘙痒明显,烦躁不安,眠差,纳呆,舌尖红,脉偏数。本型常见于儿童反复发作的急性期。

治法:清心培土。

方剂:清心培土方加减。

常用药:淡竹叶、连翘、灯心草、生地、白术、山药、薏苡仁、钩藤、牡蛎(先煎)、防风、甘草。皮损鲜红酌加水牛角(先煎)、栀子、牡丹皮;瘙痒明显酌加苦参、白鲜皮、地肤子;眠差酌加龙齿(先煎)、珍珠母(先煎)、合欢皮。药物用量可参照年龄和体重酌情增减。

(3)脾虚湿蕴证

主证:四肢或其他部位散在的丘疹、丘疱疹、水疱,倦怠乏力,食欲不振,大便溏稀,舌质淡,苔白腻,脉缓或指纹色淡。本型常见于婴儿和儿童反复发作的稳定期。

治法:健脾利湿。

方剂:小儿化湿汤加减。

常用药:苍术、茯苓、炒麦芽、陈皮、泽泻、滑石,甘草、炒白术、炒薏苡仁。皮损渗出酌加萆薢、茵陈、马齿苋;纳差酌加鸡内金、谷芽、山药;腹泻酌加伏龙肝、炒黄连。药物用量可参照年龄和体重酌情加减。

（4）血虚风燥证

主证：皮肤干燥，肘窝、腘窝常见苔藓样变，躯干、四肢可见结节性痒疹，继发抓痕，瘙痒剧烈，面色苍白，形体偏瘦，眠差，大便干，舌质偏淡，脉弦细。本型常见于青少年和成人期反复发作的稳定期。

治法：养血祛风。

方剂：当归饮子加减。

常用药：黄芪、生地、熟地、白芍、当归、川芎、何首乌、白蒺藜、荆芥、防风。皮肤干燥明显酌加沙参、麦冬、石斛；情绪急躁酌加钩藤、牡蛎（先煎）；眠差酌加龙齿（先煎）、珍珠末（冲服）、百合。药物用量可参照年龄和体重酌情加减。

外治：

（1）溶液剂或洗剂：皮损潮红、丘疹、或散在水疱而无渗液时，可选用黄精30g，金银花30g，甘草30g加水2000ml，水煎至1500ml，待冷却后取适量外洗。若皮肤潮红、渗出时，金银花改为50g；若皮肤干燥明显时黄精改为50g。水疱糜烂、渗出明显时，可选用清热解毒收敛的中药黄柏、生地榆、马齿苋、野菊花等水煎作间歇性开放性冷湿敷。

（2）油剂：有少量糜烂渗液者外搽5%~10%甘草油、紫草油或青黛油。

（3）膏剂：皮肤干燥、脱屑、干燥肥厚苔藓样皮损可选用5%~10%黄连软膏、复方蛇脂软膏或其他润肤膏外搽。每天2~3次。

（4）基础润肤治疗：充分的润肤治疗是必要的。使用润肤剂可改善干燥、瘙痒，尤其是提高皮肤屏障功能，如果能耐受，每天通常至少需要外用两次润肤剂。

目前西医治疗特应性皮炎没有特效的方法，以抗组胺降低其过敏反应强度，外用皮质激素类药物，减轻其瘙痒反应。脱敏治疗则是通过小量的特异性抗原、注射，使病人逐渐改变体质，增强对过敏原的耐受，逐渐达到治疗目的。但因脱敏治疗一般起效慢，需要一个相当长的治疗过程。其他外治方法包括使用保湿剂和润肤剂；封包治疗；窄波UVB照射等。

中华中医药学会皮肤科专业委员会组织国内10多位中西医皮肤科专家经过多次讨论，由陈达灿教授执笔制定特应性皮炎中医诊疗方案专家共识，本共识的目的是为临床医生诊治特应性皮炎提供指导性意见，并希望在今后的应用中不断完善。

第四节 特殊部位（手足、肛周及阴囊、外阴湿疹、脐周）湿疹治疗方法的选择

湿疹可由于病因和性质的不同而好发某些特殊部位，其临床表现有一定的特异性，常见的包括有：手足部湿疹，肛周湿疹及阴囊、外阴湿疹，脐周湿疹等。而对于这些特殊部位的湿疹，我们可以各自选择不同的治疗方法。

一、中医治疗

手足部湿疹好发于手足背及指端掌面，可蔓延至手足背和手脚腕部，皮损形态多样，边界不清，表现为潮红、糜烂、流滋、结痂。至慢性时，皮肤肥厚粗糙。因手指经常活

动而皲裂,病程较长,顽固难愈。中医治疗多是采用辨证论治的方法,对手足部湿疹的治疗以清热利湿止痒为主。但由于部位的特殊性,也可采用中药外洗法配合外用中药药膏。

邹忠瑾应用中药熏蒸为主治疗手足部湿疹50例,结果总有效率为82%。中医认为本病常因饮食失节或过食腥发动风之品,伤及脾胃,脾失健运,致使湿热内蕴,复感风、湿、热邪,内外两邪相搏,充于腠理,浸淫肌肤,发为本病。而组方中荆芥、防风、白鲜皮、白蒺藜,银花祛风止痒,清热解毒;生地、赤芍、黄柏、土茯苓清热凉血,健脾燥湿;三棱、莪术、红花活血通经;甘草调和诸药,共同达到清热祛风、燥湿健脾、活血通经作用。熏蒸时产生大量的中药蒸汽分子使有效的药物成分通过皮肤吸收直达病所,增加了局部药物浓度,使药物成分发挥最大效能而产生疗效。

肛周湿疹及阴囊、外阴湿疹在临床上是常见病,多继发于痔疮、肛瘘、直肠脱垂等疾病,常潮湿,局部皮肤浸润肥厚,奇痒难忍,可见糜烂抓痕,病情缠绵难愈中药内服法也是根据辨证论治的原则施治。但中医治疗这一部位湿疹的特点在于外用药物治疗,目前常见的有:中药外用,中药内服配合外洗,中药外洗配合外用激素软膏,中药外洗配合物理治疗等。

熊国华等应用苍龙洗剂(苍耳子、地肤子、苦参、白鲜皮、蛇床子、马齿苋、龙胆草。肛门皮肤潮红加黄连,渗液多者加苍术、土茯苓,肛门皮肤粗糙、肥厚加当归)熏洗坐浴治疗肛周湿疹20例,总有效率95%。严建等将符合诊断的64例肛周湿疹患者随机分为治疗组32例和对照组32例,对照组予常规西医治疗,治疗组予以中药内服外洗治疗,结果总有效率为90.6%,对照组为71.9%。两组综合疗效及总有效率比较均有显著差异($P<0.05$)。牛立军等采用中药熏洗配合派瑞松霜外涂治疗肛周湿疹63例,并与单纯采用派瑞松霜外涂治疗57例对照观察,结果治疗组疗效明显优于对照组。季顺祥将79例肛周湿疹患者随机分为两组,治疗组采用中药坐浴配合微波理疗治疗;对照组采用尤卓尔外用治疗。结果治疗组痊愈和显效的例数明显高于对照组($P<0.05$)。

脐周湿疹的治疗可参照肛周湿疹的治疗。

二、西医治疗

西医治疗目前经常采用的有抗组胺治疗,激素治疗,免疫疗法及物理疗法。

近年也有研究认为湿疹的发生与免疫相关,故也有报道湿疹的免疫疗法。蒋建华应用胸腺肽针剂联合他扎罗丁凝胶外用治疗手部慢性湿疹取得较好疗效。胸腺肽能促进T细胞分化成熟,并能增强成熟T细胞对抗原或其他刺激的反应,因而具有细胞免疫增强作用。

目前认为手部湿疹的主要病因是接触刺激物或变应原,王晓霞等将就诊手部湿疹患者随机分为PUVA治疗组,长波紫外线治疗组及非光疗对照组,结果显示PUVA治疗组治疗前、后各项症状评分比较,差异有统计学意义($P<0.01$),PUVA治疗组起效时间为2周,4~8周疗效最佳。且3组比较,PUVA治疗组疗效最好。PUVA治疗手部湿疹的原理尚不明确,目前认为是由于紫外线直接作用于皮肤免疫细胞及通过改变表皮的尿刊酸含量而引起的免疫抑制反应。

第五节 变态反应的现代研究思考

一、变态反应病的中医学发生机制

中医学认为变态反应病的发生是一个复杂的过程、多因素的结果。导致变态反应病的因素主要有五脏虚损、阴阳失调、气血失衡,以及禀性不耐、情志失节和不良生活习惯等,其中又以气血失衡及肺脾肾两脏虚损与变态反应病的发生关系尤为密切。

二、变态反应病的中医治疗

中医药理论强调机体的整体性,中药药理作用广泛,不同于一般的单一化学成分。有的中药作用可随机体功能状态不同而异,如多效作用,双向调节等,因而具有得天独厚的优势。中医防治变态反应病的思路主要有辨证论治、专病专方、单味中药、各种外治法等。

实验证明,能降低效价的药物有甘草、柴胡、桑寄生、泽泻、大枣、桃仁、龙胆草、砂仁、人参等。

抑制IgE形成的中药甘草和地龙的药理作用已被证明,日本乌居等发现甘草中提取的糖蛋白成分,对大鼠嗜同种细胞抗体的产生有抑制作用,对豚鼠实验性过敏性哮喘有较强的平喘作用,其作用是由于甘草糖蛋白抑制体产生所致。

地龙提取液中含有琥珀酸,能增加白细胞数及其吞噬作用,还能抑制动物被动和主动皮肤过敏反应,并可减少动物血清中抗体的形成。

另外,实验证明抑制变态反应介质作用的中药有:黄芩、细辛、牛膝、桂枝、麻黄、辛夷、牡丹皮、枳实、防己、雷公藤等。以黄芩为例,日本的研究表明黄芩抑制化学介质游离的成分是黄芩苷、黄芩黄素和作用更强大的黄芩新素,黄芩黄素具有脱颗粒抑制作用,其机制是:阻断分解磷酸二酯酶的活性;阻断前列腺素E分解酶。国内有学者对黄芩的抑制肥大细胞脱颗粒作用作了进一步实验,表明黄芩苷能抑制回肠和支气管平滑肌的收缩反应,有抗组织胺和血管紧张素的作用,对实验性哮喘的治疗有一定的效果。它的作用原理,可能是抑制肥大细胞的类胰蛋白酶,阻断了过敏介质的释放。除黄芩外,许多实验表明黄连、乌梅、牡丹皮、甘草、附子、桂枝等均有不同程度的抑制肥大细胞脱颗粒的作用。

三、中药降低皮肤敏感性的研究

(一)单味中药

1. 苦参(有效成分苦参生物碱类) 苦参总碱注射液、苦参片等临床治疗湿疹、荨麻疹有较好疗效。北京医学院(现北京大学医学部)证明氧化苦参碱能抑制同种细胞介导的肥大细胞脱颗粒,经同位素氚标记测定,苦参总碱及氧化苦参碱均能抑制磷酸二酯酶活性从而提高细胞内cAMP水平,阻止肥大细胞脱颗粒;氧化苦参碱对小鼠脾脏T及B淋巴细胞的分化,增殖及淋巴因子的产生有明显调节作用,能明显抑制 I 型及 III 型变态反应,氧化苦参碱近来证明能减轻DNCB诱发的变态性接触性皮炎,从此种模型鼠皮损内的血三烯C4水平可降低来看,它具有非甾体类抗炎作用,可成为一种副作用较少的抗炎抗过敏制剂。

2. 黄芩(有效成分黄芩苷元) 黄芩苷元内服治疗慢性湿疹、荨麻疹、异位性皮炎；5%黄芩甙软膏外用治疗婴儿湿疹、乳晕湿疹，接触性皮炎，黄芩能抗花生四烯酸代谢，对Ⅰ型变态反应PCA模型有明显抑制作用。日本观察到黄芩苷元能使致敏豚鼠离体肺灌流，总过敏介质、组胺、SRS-A的释放减少为对照组的50%，证明其作用环节是抑制肥大细胞脱颗粒释放过敏介质所需的类胰蛋白酶的活化。

3. 青蒿(有效成分青蒿素及衍生物青蒿虎酯) 青蒿素、青蒿蜜丸临床治疗光敏性皮炎、DLE有效。实验证明能抑制小鼠由DNCB诱导的变态性接触性皮炎，于致敏前及激发后12小时作用最明显，青蒿虎酯还能抑制小鼠的光变态反应，分别用盐酸氯丙嗪及氯苯磺胺为致敏剂，加UVA及UVB-UVA照射，建立小鼠接触光变态反应及全身光变态反应两种模型，青蒿虎酯对两种模型均有显著抑制作用，证明对Ⅳ型变态反应有抑制作用。青蒿虎酯对小鼠体内、外巨噬细胞分泌白介素、活性均有抑制作用，提示青蒿素是很有前途的免疫调节剂。

4. 雷公藤(有效成分多苷类、内酯酮等) 临床上用雷公藤等治疗Ⅱ、Ⅲ、Ⅳ型变态反应性皮肤病及自身免疫疾病有效，包括变应性接触性皮炎、湿疹、药疹、多形红斑、变应性血管炎、结节性红斑、部分天疱疮，各型麻风反应，光敏性皮炎、白塞氏病等。实验室内雷公藤内酯酮能明显抑制二硝基氟苯诱导的小鼠变应性皮炎，而对脾细胞IL2分泌活性无显著影响；体外试验能抑制刀豆素A及脂多糖诱导的T及B淋巴细胞增殖反应，认为此即抑制变应性接触性皮炎的重要机制，是一种有前途的中药免疫抑制单体；实验还证明雷公藤多苷能抑制小鼠牛血清蛋白肾炎，此属免疫复合物肾炎，早期给药能抑制免疫复合物生成，并使免疫球蛋白及补体沉积减少。

5. 牡丹皮(有效成分丹皮酚) 丹皮酚注射液肌注治疗湿疹、荨麻疹有效；5%的丹皮酚霜外用治疗局限性渗出不显的皮炎，湿疹止痒抗炎效果作用好。实验室内丹皮酚对DNFB诱导的小鼠接触性皮炎有明显的抑制作用，丹皮酚还对鸡蛋白质所致的豚鼠过敏反应和接种卡介苗豚鼠结核菌素的阳性率均有抑制作用，能保护实验动物免于过敏性休克死亡。

6. 葛根 具有解肌退热、发表透疹、生津止渴之功效。现代药理实验证实，葛根具有较强的解痉成分及作用，此解痉成分能对抗和抑制组织胺。通过临床应用观察，证实葛根治疗变态反应性皮肤病疗效确切。由于西药抗组胺药(扑尔敏、苯海拉明、赛庚啶等)具有嗜睡、头昏、恶心、口干等副作用，影响患者工作、生活。而葛根无以上毒副作用，患者乐于接受。葛根本为解表药，故用于兼有表证的过敏性疾患，效果更佳。葛根还具有较强的降糖作用，亦适用于糖尿病患者的过敏性皮肤疾患。

7. 徐长卿 对多种变态反应性皮肤病均有效，其有效成分丹皮酚对鸡蛋白所致豚鼠过敏反应有抑制作用。

（二）中药复方

1. 石蓝草煎剂 此为北京中医院张志礼等拟定的治疗急性湿疹、皮炎方剂。由生石膏、板蓝根、龙胆草、黄芩、车前草、六一散、马齿苋、生地、丹皮、赤芍组成。经临床对照观察，疗效优于龙胆泻肝汤。此方在实验室内能抑制DNCB诱发的小鼠迟发型变态反应，直接对抗组胺、5-羟色胺引起的回肠平滑肌收缩作用，作用程度与强的松龙对照组相似，与生理盐水对照组有显著差异。

2. 抗敏口服液 由白芍、赤芍、甘草、地龙、苍耳子等组成，临床治疗荨麻疹有效。实验研究表明此方对组胺所致局部皮肤反应及肠肌收缩反应均有抑制作用，对抗血清所致之被动皮肤过敏反应（PCA）鸡白蛋白所致过敏性休克有明显对抗作用。

3. 过敏煎 此为祝湛子拟定的治疗荨麻疹等过敏性疾患效方，由乌梅、防风、五味、甘草、柴胡等组成。证明此方能降低小鼠过敏性休克，认为系非特异脱敏作用。给药组较对照组产生更多游离抗体，抗原进入体内先被游离抗体中和，从而减少了和细胞上抗体的接触机会。

4. 消风散 治疗过敏性皮肤病风热夹湿证的消风散，实验证明能显著抑制小鼠抗鸡红细胞抗体-溶血素生成及DNCB诱导的迟发超敏反应，对免疫器官的重量无影响。

5. 麻杏石甘汤 有报告用麻杏石甘汤治疗荨麻疹，风热型重用石膏，风寒型重用麻黄，服3~6剂即见显效。用SE-HWART氏法进行大鼠腹腔肥大细胞脱颗粒试验，经麻杏石甘汤保护后再用抗原制激，仅少数肥大细胞脱颗粒，与对照组平均脱颗粒率31%相比，有显著差异（$P<0.001$），经对照观察本方抑制肥大细胞脱颗粒细胞效果可与色甘酸钠相比。

6. 温清饮 本方为四物汤与黄连解毒汤之合方，治疗白塞氏病的口腔及外阴溃疡有效。实验证明该方对苦基氨诱导的小鼠接触性皮炎有抑制作用。

7. 参归煎剂 药物为当归、茯苓、玄参、生地、熟地黄、首乌藤、白鲜皮、白蒺藜，此方对血虚风燥患者先天禀赋不足，腠理失养之病机，采用养血祛风润燥治法效果良好。参归煎剂中当归为君，养血活血，血行风灭而痒止，玄参、生地、熟地黄、首乌藤为臣，助君药滋阴润燥、通络养血，茯苓健脾，调补后天之本，白鲜皮、白蒺藜祛风止痒，均为佐药，诸药合用，共奏养血祛风润燥之效。

8. 地黄皮炎口服液 药物组成生地、石膏、白茅根、赤芍、丹皮、黄芩、苦参、银花、连翘、知母、蝉衣、生甘草、法半夏。地黄皮炎口服液是根据现代中医名家朱仁康所拟皮炎汤处方略作调整，经现代制剂学工艺加工而成的浓缩口服液。其对4种过敏性皮肤病均具有良好疗效。现代药理研究表明，生地、丹皮、赤芍、甘草、银花、连翘、蝉蜕有抗IV型变态反应的作用，石膏、黄芩、苦参、甘草有抗I型变态反应及抗炎、解毒等作用，从一定程度上说明了地黄皮炎口服液治疗4种变态反应性皮肤病的现代药理学机制。

9. 霍香正气水 霍香正气水出于《太平惠民和剂局方》，以疏解表邪、理气和中、芳香化湿为其主要功效，是临床治疗外感风寒，内伤湿滞以及一切山岚瘴疟的重要方剂，疏散之功可祛皮毛淫邪，芳香之气可驱山岚瘴疟，理气和中既可调理脾胃而除湿，又可助肌腠疏泄，实可内调致敏状态，外御致敏之源。霍香正气水与息斯敏对某些I型变态反应性疾病都具有良好的临床效果，说明霍香正气水具有变态反应介质阻释的作用，对某些I型变态反应性疾病有良好的防治作用。

10. 健脾止痒颗粒 该方出自明·陈实功《外科正宗》中"当归饮子"经加味而成。方中黄芪、白术益气健脾；当归、何首乌养血活血益肝肾，四药相合使脾胃运化正常，气血生化有源，皮肤得以濡润；生地黄、白芍凉血清热、敛阴，使气血平和并能佐制当归之温燥；川芎、白蒺藜、荆芥、防风、钩藤、甘草诸药相合，能活血祛风止痒、解毒。共奏健脾养血、清热润肤止痒之功，对特应性皮炎的长期瘙痒有着独特的疗效。现代药理研究表明：黄芪、白术、何首乌、当归、白芍、钩藤有抗炎、抗组胺、镇静、双向调节免疫等作用，与诸药相合能促进皮损修复、减轻瘙痒症状、缩短病程等。健脾止痒颗粒治疗AD疗效显著并能降低AD患者IgE水平及EOS计数，其有效机制可能是通过降低IgE的生物利用度以及参与调节由Th2细胞介导的IV型超敏反应而发挥作用，相关机理有待深入研究。

11. 四物汤 四物汤以滋阴养血,行气活血为主,辅以大黄泻血分以降火,并蝉蜕、僵蚕祛风除湿止痒,甘草调合诸药,有抗炎、抗变态反应作用,合为滋阴养血而扶正(提高机体免疫功能),行气活血(改善血行,降低毛细血管通透性和改善其脆性)而驱邪,祛风除湿,互相协同,起到抗变态反应的效果。

12. 抗过敏汤 方药组成荆芥、防风、苍术、黄柏、玄参、丹皮、蒲公英、白鲜皮、地肤子、白蒺藜、苦参、紫草、浮萍、土茯苓、甘草。应用方法:上药为一日量,先煎服,煎服后再加水适量烧开后,待温度适当时温洗全身或擦洗,再次30分钟左右,每日外洗1~2次,在用中药期间停用激素、钙剂、抗组织胺类药物。本方的组成多采用清热、凉血、祛风、除湿止痒的方法进行治疗,本方的组成基本上注意了上述组方原则。从西医学观点出发,主要是脱敏治疗,从现代中药药理研究看,方中的丹皮、白蒺藜、浮萍、苍术等药物都具有一定的抗过敏作用。从临床效果看,用本方治疗,病人症状改善快,多数病人用药后有立即止痒的效果。同时先内服后外洗,具有内外同治,因此能较快,较直接发挥药物作用,加快进入体内药物代谢排泄,阻止过敏反应发生,起到脱敏,止痒、消疹效果。

(三)外用药

1. 湿毒膏 主要成分为青黛、黄柏等,对干燥肥厚瘙痒性皮损效果良好,药性温和,毒副作用小。

2. 九华粉 主要成分滑石粉、黄柏、白芷、硼砂、生甘草、龙骨、川贝母、冰片、银珠。药方中川贝母收敛解毒,白芷、甘草消炎抗过敏;龙骨、硼砂、冰片清热祛风、消肿止痛;滑石粉、银珠凉爽祛火、防腐燥湿。诸药合用,对皮肤过敏性皮炎有奇效,无任何副作用。如在外敷中药或离子导入治疗后,每次在施治局部即用此药粉外擦,经临床观察100例,无一例发生皮肤过敏。经验证明:此药粉能够消炎、抗过敏,除其治疗功能外,其早期预防也有极其重要的临床意义。

3. 珍珠母方 主要成分珍珠母粉,冰片共研细末。对有渗液的创面可直接将药粉撒上,对干燥的创面,可加甘油调匀,涂在皮损表面,每日2~3次,3~5天可以治愈。无不良反应。珍珠母有镇静安神、清肝明目、收敛生肌作用,因其含大量钙剂(碳酸钙)故可增加患处毛细血管的致密度,减少渗出,保持干燥;同时可促使病灶中的纤维渗出,血细胞活跃,为上皮再生创造良好环境;它又有抑制脂褐素和清除自由基的作用,故对皮疹治疗效果明显。冰片所含的龙脑、异龙脑对局部液体渗出和组织水肿等炎性过程有抑制作用,且能抑制炎性介质的释放,利于炎症的消除。临床观察表明,上二药相配,用于治疗过敏性皮炎效果较好。

第六节 中医药治疗激素依赖性皮炎的研究

激素依赖性皮炎全称皮质类固醇激素依赖性皮炎,是由于长期反复不当的外用激素引起的,如适应证选择错误、药物品种选择不当、用药时间过长、美容市场的混乱与美容化妆品滥用。男女均发病,尤以女性多见。近年来,因发病呈逐年上升趋势,且又顽固难愈,已成为医学专家们关注的焦点。面部激素依赖性皮炎,中医属"药毒"或"粉花疮"范畴。

临床特点是:①同一部位外用高效皮质类固醇激素3周以上,皮肤出现红斑、丘疹、干燥脱屑、萎缩、萎缩纹、毛细血管扩张、紫癜、痤疮、色素沉着异常、酒渣鼻样皮炎、口周皮炎、光过敏、多毛、不易辨认的癣，鱼鳞病样变化等继发症状等。②应用激素药物后，原发病病情虽可得到迅速改善；一旦停药，1~2日内，用药部位皮肤发生显著红斑、丘疹、皲裂、脱屑、小脓疱、瘙痒和触痛等症状。当再用该药，上述症状和体征会很快减退，如再停用，皮炎症状又迅速再次发作，而且逐渐加重，对激素的依赖性较为明显，尤其以面部、外阴部多见。③局部有明显自觉瘙痒或灼热感。

西医一般采用抗过敏、止痒的方法对症治疗，效果不甚理想。中医治疗有内治、外治及内外兼治，同时强调要逐渐停用外用激素，树立患者治疗本病的信心，方可取得好的疗效。并提出了本病防重于治，积极推广安全、正确使用外用激素，以减少其发病。

一、中医病因病机

本病西医发病机理尚未完全明确，可能与皮质激素所致的皮肤萎缩有关，皮肤萎缩导致角层变薄，真皮乳头退变，皮肤失去了防止水分丧失的屏障，迅速引起干燥、发炎。皮肤脱水可能是使正常或已有病变的皮肤产生炎症的主要原因。

中医认为本病内因为先天禀赋不足，腠理疏松，或平素血燥，过食辛辣厚味，以致湿热内蕴。外因为外毒侵袭，皮质类固醇激素乃助阳生热之品，久用伤阴耗血，损伤脉络，影响津液的输布运行和毒素排泄。

本病的发生或是外毒长期侵袭而致病，或内外因相合而发病。其病机主要是：毒邪侵袭，郁久化热生风，以皮肤瘙痒、干燥、脱屑为主；毒邪侵袭营血，化湿蕴毒，且气血受阻，以皮肤红肿、渗液、毛细血管扩张等为主；热毒灼伤营血日久，阴血不足，血虚风燥生风，肌肤失于濡养，而以皮肤潮红、干燥、有紧绷感和灼热感为主。该病病机虽然大致分为3类，但在临床上不是固定不变的。由于个体的差异或疾病在发生发展、逐渐恢复的过程中，会出现相互夹杂的病机。

张玉芳等认为激素性皮炎在其发病之初是由于感受各种邪毒，邪郁于经络肌腠之间，局部经络气机郁滞，邪毒难以消散，之后由于激素应用不当导致局部经络腠理更加郁闭，邪毒胶结，愈加难愈。皮疹长期迁延不退，邪毒郁久化火生燥，局部阴津损伤，经络郁闭，津液不能输布于患处，患处肌肤失于濡养，皮肤损害进一步加重，大多数患者虽皮损严重，局部热毒炽盛，但并没有明显的脏腑失衡和全身热见证。因此，这类患者出现了局部皮损热毒炽盛而全身脏腑大致正常的现象，目前对本病的治疗，主要通过清热凉血、解毒养阴等方法，这种治法为局部病变而投全身疗法，针对性不强。如果长期使用可能损伤根本未受邪的脏腑阳气，出现不良反应；另一方面，单纯寒凉直折未给邪气以出路，有闭门留寇之弊，症状缓解后在一定条件下可能复发，因此我们必须以中医学理论，从治疗思想上转变思路，创立新的治疗激素性皮炎的治法，避免简单辨证。局部病变采用全身病变的治法，克服忽视气机运行，闭门留寇，疾病易复发等诸多治疗弊端，笔者提出了调畅气机、散火解毒法及核心方剂升清散毒饮。

二、中医药治疗研究

1. 内治法　主要治则为疏风清热止痒，化湿解毒，滋阴凉血润燥，活血化瘀。本病在治疗时需辨证论治，在不同阶段采用不同的治法，随症加减，以取得较好的疗效。

马利斌辨证为风热毒邪蕴肤。治宜疏风清热,凉血解毒。药用荆芥、防风、蝉衣、僵蚕、牛蒡子、石膏、知母、野菊花、蒲公英、生甘草、苦参、白鲜皮、丹皮、生地、当归。

吴妍静拟凉血地黄汤加减以凉血清热,解毒护阴:石膏、知母,二药相须为用清热泻火,加生地、丹皮凉血滋阴除烦,清热中兼顾养阴,有效缓解潮红瘙痒症状,并安抚患者烦躁不安的情绪;配合消风散加减治疗瘙痒效果更好。

崔丁章采用滋阴润燥凉血饮治疗:生地、麦冬、元参、丹皮、赤芍、槐花、菊花、生石膏、黄芩、甘草、桑白皮、蝉衣。痒重者加白鲜皮、苦参,毛细血管扩张者加紫草,瘀斑重者加丹参、红花,脓疮多者加银花、蒲公英、败酱草,便秘者加大黄。

刘俐伶等采用滋阴润燥、凉血活血中药生地、白鲜皮、玄参、天花粉、白芍、小胡麻、丹皮、赤芍、桃仁、红花、当归、菊花、凌霄花、地骨皮。丛慧等以生地、元参、海浮石、枸杞、夏枯草、黄芩、双花、公英、地丁、槐花、生草组方,瘙痒重加白鲜皮,肿胀重加木通,毛细血管扩张加槐花。

龚一云以加味三白汤为基础方:桑白皮、白芷、玄参、白花蛇舌草、黄芩、生地黄、茵陈蒿、蒲公英、益母草、甘草。加减:风热甚伴头昏、头痛者酌加防风、牛蒡子疏风清热;面部潮红、肿胀明显、胃纳不佳、舌苔黄腻者加藿香、薏苡仁以清热化湿;血热甚见面部潮红、红肿明显者可加丹皮、紫草、生地榆以清热凉血;伴面部油腻者可加生山楂、生薏苡仁以清热消脂;痒痛甚者可加徐长卿、苍耳子活血止痒止痛;渗出明显者加车前子、土茯苓;夜寐欠安者可加夜交藤、酸枣仁养血安神。

2. 外治法 治则以清热解毒燥湿、凉血滋阴、祛风止痒为主,随症加减用药,且强调冷湿敷效果较好。中药外治法治疗激素依赖性皮炎效果较为显著,但尚未归纳出统一的病因病机及明确有效的治则和用药。

周玲等用肤光粉(蒲公英、野菊花、桉树叶、苦参、白鲜皮、千里光各等份)湿敷患处,56例患者,愈显率85.71%。肖曼莉用中药(菊花、黄芩、生大黄、板蓝根、白鲜皮,红斑明显加双花,有脓疱加黄连,皲裂加白及,皮肤萎缩加川芎)煎剂湿敷,总有效率97.3%。石新荣用中药(生地粉、当归粉、黄芩粉、黄柏粉、苦参粉各等份)煎液湿敷,有效率100%。

戴丽用甘草煎剂(甘草60g)冷湿敷,有效率达93.3%,且未见不良反应。张美芳等用黄柏地榆溶液(黄柏、地榆、白鲜皮、甘草)冷湿敷,总有效率100%。赵延海等用中药(桑叶、枇杷叶、丹皮、生地榆,皮疹以炎性结节为主加蒲公英、紫花地丁,渗出明显加黄柏、马齿苋)煎剂冷湿敷,总有效率83.33%。

白爱萍用中药(野菊花、蒲公英、蛇床子、葛根、当归、地肤子、白芷、白鲜皮、花椒、明矾)煎剂外洗治疗,总有效率86%。

3. 内外兼治 刘汉波运用中药内服外敷治疗70例面部激素依赖性皮炎,总有效率为92.8%。内服采用自拟银芩消疹汤,功能清热凉血、燥湿止痒、活血化瘀。方中以金银花、连翘、黄芩清热解毒,栀子泻火除烦,凌霄花清扬宣达,薏苡仁利尿祛湿,生地凉血清热,紫草、丹皮凉血活血,益母草和血顺气、调理肝经,丹参活血化瘀。外用方用制大黄、冰片、当归、黄芩、黄柏、白鲜皮有清热活血、凉血止痒功能。冷湿敷能起到散热、补充水分、降低皮肤的敏感性、收缩血管的作用,有助于皮炎的尽早恢复。

冯健清拟断瘾汤基本方:生地、牡丹皮、赤芍、生石膏(先煎)、知母、生槐花、地骨皮、玄参、紫草、桑白皮、枇杷叶、甘草。加减:以红丘疹、脓疱为主者加土茯苓、白花蛇舌草;以皮肤潮红,忽隐忽现伴毛细血管扩张为主者加青蒿、秦艽;以皮肤色素沉着伴萎缩为主者加丹参、红花、白芷。配合药渣煎液局部冷敷则疗效更佳。

（魏跃钢）

参 考 文 献

1. 刘辅仁. 实用皮肤科学[M]. 第2版. 北京: 人民卫生出版社,1997.

2. 朱仁康. 湿疹证治[J]. 中医杂志,1986,27(8):10.

3. 唐志坤,伏圣祥. 赵纯修教授治疗湿疹经验拾零[J]. 新中医,2000,32(10):13-14.

4. 瞿幸. 中医辨证治疗湿疹85例[J]. 中医杂志,1995,36(10):615-616.

5. 李可. 李林教授谈湿疹的辨病与辨证[J]. 北京中医,1999,(3):14.

6. 刘爱民,胡秀云. 加减麻黄连翘赤小豆汤治疗湿疹的新思路与临床体会[J]. 中国中西医结合皮肤性病学杂志,2014,13(4):239-241.

7. 中国中医研究院广安门医院. 朱仁康临床经验集[M]. 第1版. 北京: 人民卫生出版社,1979.

8. 张志礼. 张志礼皮肤病临床经验辑要[M]. 第1版. 北京: 中国医药科技出版社,1997.

9. 叶之龙,叶飞. 变态反应性皮肤病的辨证治疗探讨[J]. 云南中医学院学报,2000,23(1):24-27.

10. 陈保疆,张玉环. 特应性皮炎中医辨证分型与血清总IgE及白介素4关系研究[J]. 甘肃中医,2007,20(4):8-9.

11. 郭雯. 中医药治疗特应性皮炎研究进展[J]. 河南中医,2007,27(4):83-85.

12. 陈达灿. 特应性皮炎中医诊疗方案专家共识[J]. 中国中西医结合皮肤性病学杂志,2013,12(1):60-61.

13. 刘瓦利. 变态反应性皮肤病的中医治疗[J]. 中国临床医生,2002,30(10):51-52.

14. 柯丹,刁庆春,朱小娟,等. 三种药物治疗手部慢性湿疹成本—疗效综合分析[J]. 中国麻风皮肤病杂志,2007,23(10):928-929.

15. 张晓红. 中医药治疗遗传过敏性皮炎近况(综述)[J]. 北京中医药大学学报,2001,24(4):72-74.

16. 马利斌. 激素依赖性皮炎的中医辨治体会[J]. 四川中医,2004,22(7):23.

17. 吴妍静. 凉血地黄汤加减治疗风热血热型激素依赖性皮炎40例临床观察[J]. 浙江中医药大学学报2012,36(5):513-515.

18. 张理梅,劳静. 颜面部激素依赖性皮炎的中医辨证治疗探析[J]. 中国医药学报,2003,18(4):250-251.

19. 冯健清. 自拟断瘾汤治疗激素依赖性皮炎[J]. 吉林中医药,2002,22(3):26.

20. 刘汉波. 中药内服外敷治疗面部激素依赖性皮炎的疗效观察[J]. 湖北中医杂志,2008,30(4):47.

第三章 药　　毒

药疹是指药物通过口服、注射或皮肤黏膜直接用药等各种途径进入人体后所引起的皮肤、黏膜的急性炎症反应，中医称之为"药毒""中药毒"。本病是皮肤科的常见疾病之一，发病前往往有明确的用药史，有一定的潜伏期，发病突然，进展较快，伴有剧烈瘙痒或疼痛；皮疹呈多形性，多对称分布；停用致敏药物后皮疹逐渐消退；部分患者伴有发热和全身症状，少数伴脏器损害。引起药疹的药物主要为抗生素类、解热镇痛类、安眠镇静类、生物制剂类和中草药制剂类等药物；中药引起的药疹有增加趋势。临床常见类型有固定型、荨麻疹样型、麻疹或猩红热样型、湿疹型、多形红斑型、大疱性表皮松解型、剥脱性皮炎型等多种类型，其中将重症多形红斑型、大疱性表皮松解型及剥脱性皮炎型三种病情严重类型药疹称为重症药疹。

目前没有明确判断药疹及其致敏药物的金标准，药物再暴露试验对患者而言有一定的风险，诊断的依据主要依靠临床表现和服药史。临床上评估致敏药物主要依靠详细病史的采集，包括接触药物的准确时间、首次发疹时间、停药后皮疹的变化过程、既往类似的服药史以及有无皮疹发生情况等。

有研究证实，除单一用药致敏外，混合用药致敏占比例更高。混合用药中，最常见的用药形式包括两种或两种以上抗生素的同时应用，及抗生素与解热镇痛药的联合治疗，诱发这些患者发生药疹的原因可能是不同药物间的相互作用。另一方面，中药单方诱发的药疹也值得引起我们重视。中药运用在中国有着几千年的历史，而且常被认为是天然而安全的。然而，曾有报道中药诱发重症药疹患者，在发病前仅有单一中药或中成药服药史。亦有报道，中药与许多常见药物间能够产生相互作用，并导致药疹的发生，比如中药与西药合用的感冒药。由于中药成分的复杂性，确定中药中的真正致敏成分十分困难。

轻症药疹一般在病因去除后即可痊愈，而中医中药在轻症药疹的治疗中具有较好的疗效，可作为一个重要的治疗手段。

对于重症药疹，由于同时伴有多个系统的损害，治疗上较为困难，部分患者预后较差，有报道中毒性表皮松解型药疹死亡率高达30%~35%。治疗要点有：①迅速正确的诊断，并及时停用可疑药物是治疗的前提。②用药应力求简单化。③激素在用药中是重中之重。④临床护理和支持疗法是影响病程及治疗效果的一个要素。⑤加强支持疗法、防治并发症发生可以明显缩短病程。

此外，亦有文献报道重症药疹的预后与以下因素相关：①患者年龄：年长者病死率高，预后差。②皮疹的类型：大疱性表皮松解型起病急骤，病情进展迅速，应尽早足量激素治疗,病情控制后可较快速度减量。剥脱性皮炎型患者潜伏期长,减药过程中病情易反复,撤减激素速度宜慢。③内脏受累程度:受累内脏程度越重,受累的脏器越多,患者预后越差。④皮损及黏膜累及的范围:有资料显示,糜烂剥脱面积>50%的患者病情控制时间明显长于<50%的患者。⑤基础疾病状态:文献报道重症药疹伴肾功能严重受累者,预后往往较差。

中医学认为本病的病因病机总由禀赋不耐,毒邪内侵所致,或由于风热之邪侵袭肌腠;或由于湿热蕴蒸,郁于肌肤;或由于外邪郁久化热,血热妄行,溢于肌表;或由于火毒炽盛,燔灼营血,外发皮肤,内攻脏腑。久病则耗伤津液,导致气阴两伤,形成气阴两伤、脾胃虚弱之证;重则阴竭阳脱,浮越于外,病重危殆。在治疗方面首先应停用一切可疑的药物。内治有风热侵袭证,治宜疏风清热解毒,方用消风散加减;湿毒蕴肤证,治宜清热利湿解毒,方用萆薢渗湿汤加减;热毒入营证,治宜清营凉血解毒,方用清营汤加减;气阴两虚证,治宜益气养阴清热,方用增液汤合益胃汤加减。

第一节　重症药毒的辨证论治

重症药毒是指起病急骤、皮损广泛、全身中毒症状重、伴多腔口黏膜及多脏器受累的药疹,主要包括重症多形红斑型,大疱性表皮坏死松解型和剥脱性皮炎型。患者病情严重,易出现各种并发症,死亡率较高,应及时抢救。近年来其死亡率较前下降明显,可能与治疗及时及治疗手段改进等相关。临床治疗以综合疗法为主,即对症治疗与支持治疗相结合。及时发现停用可疑药物,尽早足量、规范使用糖皮质激素、加强营养支持疗法、加强护理和局部治疗,发挥中医药辨证论治的优势,扶正兼祛邪,能很好地控制病情,改善症状、降低死亡率。

一、名医经验

(一)赵炳南分期治疗重症药毒

赵炳南提出早期和后期的不同治疗方法。①早期:来势急,发展快,多伴有高热、口干口渴、烦躁不宁等;又因热扰神明而出现神昏谵语等症;皮损弥漫潮红或深紫色、或糜烂、渗液、大疱;或大片脱皮,舌红绛,脉数,乃热入营血的征象。法宜清热解毒、凉血利湿。处方:大青叶、生石膏、金银花、生槐花、鲜生地、丹皮、黄芩、花粉、车前草、六一散(包)。热极盛,加生玳瑁或人工牛黄。②后期:由于热毒炽盛、燔灼阴液、热入阴血、津枯液燥、肌肤失养所致,证见口干口渴、午后低烧、大量脱屑等,当及时养阴,法以清热凉血、解毒养阴,又因脾湿不化是其内因,故注意调理脾胃功能以顾其本。常用药物有南北沙参、丹参、玄参、天冬、麦冬、生地、莲子心、槐花、蒲公英、金银花、天花粉、白术、白扁豆、枳壳、薏苡仁、土茯苓、黄柏等。

(二)朱仁康分毒热型和阴伤型论治重症药毒

朱仁康认为,药毒的发生是由于人体内中药毒,毒入营血所致,将重症药疹分为毒热型和阴伤型。其中毒热型多为早期,治以清营败毒,以皮炎汤加减,常用药物有:生地、丹皮、赤芍、知母、生石膏、竹叶、金银花、连翘、生甘草等;阴伤型多为晚期,治以滋阴增液、清热解毒,用其自拟增液解毒汤加减,常用药物有:生地、丹参、赤芍、玄参、麦冬、沙参、石斛、天花粉、金银花、连翘、生甘草等。

（三）张志礼以清营凉血、解毒利湿为主论治重症药毒

张志礼认为，药毒主要由于禀赋不耐，食入禁忌，蕴热成毒；或脾湿不运，蕴湿化热，外感毒邪，发于肌肤；严重者毒热入营，可致气血两燔，将重症药疹分为三型。其中，早期湿热染毒，蕴结肌肤，治宜清热解毒，凉血除湿，方用石兰草方加减，药物有龙胆草、黄芩、生地、白茅根、金银花、连翘、紫草、板蓝根、车前草、泽泻、生石膏、六一散等；早期毒入营血、气血两燔型，治宜清营凉血、解毒利水，多以清瘟败毒饮或犀角地黄汤加减，或用解毒凉血汤，药物有生玳瑁、地榆炭、双花炭、莲子心、生栀子、连翘、黄连、板蓝根、白茅根、天花粉、紫花地丁、生石膏等；晚期毒热伤阴、气阴两伤型，治宜养阴益气、健脾除湿、兼清余毒，常用药物有：南北沙参、玄参、石斛、黄芪、党参、白术、枳壳、薏苡仁、白扁豆、黄柏、丹参等。同时认为药毒不仅有皮肤损伤，内脏亦常被涉及，必要时要及时配合糖皮质激素和脱敏药进行中西医结合治疗。

上述医家对重症药疹病因病机的认识较为一致，以朱仁康为代表，认为禀赋不耐，或久病体虚，内中药毒，毒入营血化热，与风、湿相结，郁于肌肤而发疹，重则内传脏腑。目前临床上主要偏重于对药疹疗效的观察，对其病因病机研究还有待进一步深入，这也是今后研究工作的一个方面。对药疹的治疗原则主要有：清热凉血，祛风除湿，解毒泻火，散热清心，活血散瘀行气等。

总之，中医药治疗重症药疹多宗法于温病学派的卫气营血辨证和三焦辨证法，临床常用的方剂为黄连解毒汤、化斑解毒汤、清瘟败毒饮、清营汤等。但由于对重症药疹的发病机制认识不一，因此临床辨证论治尚未统一化、系统化，择方用药还有很大的随意性，这些都有待于今后进一步研究。

二、辨证施治

（一）分期论治

徐磊等分期论治重症药毒35例，其治愈率为100%。①初期辨证为邪毒入里化热、气血两燔、热盛动风，为热毒炽盛期，治以清热解毒、凉血化斑、消风止痒，以清瘟败毒饮加减，药物有水牛角、元参、生石膏、升麻、金银花、槐花、生地、大青叶、防风、蝉衣、丹皮、黄连、栀子、白花蛇舌草、大黄等；②中期辨证为邪毒内伤脾胃、水湿内停，或由邪毒引发体内素盛之湿、湿毒相合、搏结于肌肤，为湿毒相搏期，治以解毒利湿之法，药物有白花蛇舌草、土茯苓、防己、薏苡仁、龙胆草、苍术、茯苓、防风、丹参、丹皮、六一散、蝉衣、竹叶等；③末期辨证为邪毒伤阴耗气、毒邪留连，为余邪留恋期，治以益气养阴为主，佐以凉血疏风止痒之法，药物有沙参、石斛、元参、薏苡仁、白花蛇舌草、白扁豆、土茯苓、黄柏、麦冬、丹皮、防风、蝉衣、太子参、灯心草等。

单立真等将重型药毒按进展分为：①药毒内陷、湿热伤营型：治以清热解毒、除湿消肿，药物有金银花、连翘、大青叶、川黄连、栀子、生地、丹皮、当归、赤芍、茯苓、车前子、木通等，并以松花粉散、雷凡诺尔、氧化锌油、龙胆紫液等外用以预防感染；②湿热炽盛、热重伤阴型：治以滋阴清营、凉血解毒，药物有生玳瑁、生地、金银花、连翘、丹皮、赤芍、白茅根、天花粉、甘草等，配以羚羊粉，每日2次冲服；③余毒未清、气阴两虚型：治以滋阴清营、健脾利湿，药物有金银花、天花粉、槐花、赤芍、丹皮、当归、生地、茯苓、白术等；④疾病后期，病情好转，则滋阴养血、健脾利湿，以"扶正祛邪"，药物有当归、泽泻、生地、白术、茯苓、山药、白扁豆、薏苡

仁、甘草等。

(二)西医治疗

重症药疹病情变化快,皮疹广泛,全身症状严重,可伴有高热、空腔脏器的损害,甚至累及各系统(心、肝、肾),继发感染导致败血症而死亡。所以重症药疹的早期、规范、合理治疗显得尤其重要。

1. 抢救　重症药疹须及时采取有效的治疗措施一旦延误治疗,会造成严重的不良后果。所有患者入院后应给予及时抢救治疗,及时停用一切可能致敏药物,用药尽量简单,防止多元性过敏。对于休克患者,必须就地争取时间进行抢救。

2. 及时停用可疑或致敏的药物　有报道,对203例重症药疹的可疑药物及停用情况所作的10年回顾性研究发现,及早停用可疑或致敏的药物对病人的预后起到积极的作用。

3. 关于糖皮质激素的应用　20世纪80年代曾有一些报道不主张应用大量糖皮质激素,但90年代有很多报道推荐使用糖皮质激素以迅速控制病情,降低病死率。许多临床研究证实,及早、足量使用糖皮质激素进行治疗是控制病情的关键。成人可给予注射地塞米松10~20mg/d或氢化可的松300~400mg/d,分两次静脉滴注,尽量在24小时内均衡给药,病情应在3~5天控制。如未满意控制,则应加大剂量(增加原剂量的1/3~1/2),待病情稳定,各种症状明显好转时,开始撤药,撤药不宜过快,应逐渐减量,后改为泼尼松口服至停药。

4. 免疫球蛋白静脉注射　近些年来,临床研究发现在糖皮质激素治疗的同时部分患者合并使用大剂量高效丙种球蛋白静脉滴注,可以减少激素的用量,快速控制症状,减少并发症。

5. 关于抗生素的应用　一般不主张常规应用抗生素预防感染,仅在出现感染征象时根据药物敏感试验采用适当的抗生素。重症药疹易继发细菌感染,口腔、眼睛、消化道、生殖系统等部位尤其易合并真菌感染,可适当谨慎应用广谱、高效、抗原性小的抗生素进行预防,必要时可用两种抗生素联合使用。

6. 加强局部皮肤治疗和护理　由于体表受损面积大,适当的制剂治疗和护理对患者病情的控制及预防恶化起重要作用。眼睛治疗和护理需要放在首位。重症药疹几乎100%波及眼睛,患眼常有的表现是眼结膜充血、水肿,角膜溃疡,分泌物增多,眼睑粘连等。更甚者可致视力下降和失明,给患者的身心健康造成极大的影响,应及时松解患者上下眼睑粘连、睑球结膜粘连。

7. 加强支持疗法　应给予高蛋白饮食,重症药疹患者因口腔黏膜和消化道平滑肌侵犯可出现进食困难,食欲不振,应鼓励患者积极进食,也可经鼻饲管注入食物,保证营养供应,增强免疫力。必要时可多次输新鲜血液、血浆或白蛋白予以支持。注意酸碱、水、电解质平衡,重症药疹患者皮损广泛,高热、进食有限会导致机体脱水、丢失盐分过多,皮损渗出多,导致大量的水分和蛋白的丢失,使有效循环血量减少,易造成循环衰竭。

第二节　中药过敏反应的临床现状及思考

近年来随着中药的广泛应用,出现中药过敏的情况也越来越多。中药所致药疹除引起各种皮疹外还伴有全身症状,如药物热、心悸、胸闷、恶心、关节痛、过敏性休克等,应予关注。

国家近年出台的《药物不良反应监测管理办法》不断对某些重点药物进行监测。由于中药汤剂复方成分复杂,辨证用药灵活,出现过敏很难监测出与哪种成分相关,目前临床报道和国家监测出现过敏的中药主要以中成药和中药注射制剂为主。有研究中药所致药疹的文献认为中成药所致药疹主要为轻型药疹,占99.4%;中药注射剂是诱发药疹的主要剂型,占53.7%;联合用药者见多,占65.4%;首次发生药疹确诊者占8.6%。所以,提高中成药所致药疹的认识,合理使用中药注射剂,减少联合用药,详细询问用药史,预防药疹发生的发生显得尤为重要。同时提示临床医师在使用中药制剂前应对该药的成分、性能、适应证、禁忌证、毒副作用及配伍禁忌有充分的了解,同时要详细询问病史,对既往有药物过敏史,尤其是对中药制剂过敏的患者应提高警惕。应尽量避免联合用药,最大限度降低不良反应发生率。

一、常见的出现过敏反应的中药

1. 中成药　中成药出现过敏临床以出现皮疹的较多见。但由于临床出现药物过敏来就诊的病人有时自行服用多种药物,因此很难判断其过敏就与其中某种药物有关,加之目前特异体质的人增多,人们饮食结构的改变,因其他原因出现过敏的往往也可能发生在服药期间,故过敏的发生与服用药物的必然性有待进一步证实,因此口服药物报道的不是很多,另外临床缺乏与所服药物有必然性联系相关检测。

2. 中药注射制剂　中药注射剂为诱发药疹的主要剂型,出现不同程度的皮肤红斑、丘疹,有的为荨麻疹样皮疹、有的为多形性红斑样皮疹,严重的出现剥脱性皮炎或大疱表皮松解症,甚至过敏性休克而危及生命。中药注射剂成分复杂,各成分间相互作用不明,并且许多有效成分本身就是大分子,具有较强的抗原性。静脉用注射剂中某些杂质可作为半抗原,更易与血浆蛋白结合形成高致敏原而诱发药疹。中药注射剂中普遍含有绿原酸成分,其具有抗菌、抗病毒等活性,尤其在金银花、忍冬藤、茵陈、鱼腥草、栀子等清热解毒类中药中含量较高,具有较强的致敏性;此外中药注射剂中的动植物蛋白、鞣质等也极易引起过敏反应;另外在制备过程中混杂的微量不纯成分及一些添加剂、增溶剂、稳定剂等所形成的杂质、存放过程中发生的变化等均可引起过敏反应,发生药疹。

3. 单味中药口服　如金钱草内服引起红色斑疹;垂盆草泡服引起多形性红斑;番泻叶内服引起周身丘疹红斑;三七内服引起皮肤丘疹;此外,还有黄芩、紫草、鱼腥草、板蓝根、大青叶、丹参、红花、大黄、西洋参、川贝母、乌贼骨、仙鹤草等引起皮肤过敏等个案报道。

4. 中西药联合使用　联合用药者药疹发生率较高,某些成分易受中、西药酸碱度变化的影响,出现溶解度下降或产生聚合物出现沉淀,使致敏物质增多,诱发药疹发生;也可由于过度稀释影响助溶剂或稳定剂而改变药物的溶解度,导致药物分解或沉淀;阳离子活性药物与阴离子活性药物配伍,药物有效成分被氧化或还原;药物的溶解状态或溶胶状态被破坏等。一般来说药物配伍品种越多,配伍禁忌发生概率越高,输液中微粒数量也越多,增加了药疹发生概率。

二、中药引起过敏反应原因

药物的过敏反应与其他不良反应不同,其发生主要与病人异常体质有关,除与药物本身成分有关外,还与药物的代谢产物、制药过程中的赋形剂、添加剂、增溶剂等有关。

1. 与个体差异有关　病人体质差异是药物引起过敏的主要内因。先天差异主要由遗传因素决定,高敏性体质患者即使应用较小剂量药物也会产生明显的药理作用,而耐受性体质患者有时超剂量服用药物也可能不会出现不良反应；药物的过敏反应也属于此类。后天性差异与患者的生活环境、饮食习惯、精神状态等因素有关。

2. 与药物浓度有关 理论上药物过敏与药物的剂量关系不大，但药物引起血细胞破坏、抗体滴度、内生致热原的释放等，仍与药物浓度密切相关。因此某些药物在滴速过快时也易诱发过敏反应，尤其在静脉滴注的最初20分钟内。

3. 与药物成分有关 据报道，双黄连注射液中的金银花含绿原酸和异绿原酸，具有抗细菌、抗病毒的作用，但可引起过敏，也有报道说与黄芩苷有关。从国家药品不良反应监测中心数据库收到使用鱼腥草注射液等注射剂的不良反应病例报告来看，主要严重不良反应为过敏性休克、全身过敏反应和呼吸困难。

4. 与药物制备工艺、提纯有关 中药注射剂引起过敏反应还与药物的制剂工艺不良有关。注射剂往往由多种中草药的有效成分提取物制成的复方制剂，成分复杂，原药材质量及制备工艺对药物影响也很大，同一产品不同厂家差别也很大，这可能混入制剂中的蛋白质或者生物大分子物质有关，再加上中药制剂成分不够纯净、有些品种制剂质量也存在问题，尤其中药注射剂直接进入血液循环，因此发生过敏的情况就更多、更为严重。

三、应对中药过敏反应的策略

1. 转变观念，正确认识中药 由于中药过敏的检测还不能成为普遍性，而且有些目前还无法检测，因此中药过敏就格外具有隐秘性与危险性。临床医生应针对个体差异，用药前详细了解病人的病史、既往史、过敏史、家族史。对中药注射剂静脉滴注时注意滴速，将滴速放慢，并密切观察患者的反应，发现异常情况立即停止输注，并积极对症治疗。

2. 规范药源、炮制、储存条件，提高药品质量 药物产地不同所含有效药物成分不同，不正确的炮制不能起到减毒增效的作用，药物储存条件不当造成药物霉变、虫蚀，所有这些都可降低药效，甚至引起不良反应。通过制定相应的法规、制度和措施，加强中药产地、炮制、流通及保存条件等各方面的监督和管理，规范和提高中药质量。改善中药注射剂的制备工艺，提高其纯度，先进、合理的生产工艺是产品质量的保证。

3. 加强临床合理用药 这是控制药品不良反应的重要环节。临床用药要以患者的个体情况和医生的辨证为前提和依据，强调合乎配伍规律，药味精当，避免同类药物大量罗列，与西药联合服用之前要对西药的药理药性有明确的了解，并错开服用时间；除特殊情况外，每日用量必须使用药典规定的用药剂量，尤其是有毒中药，同时避免服药时间过长、药物总量过大而产生药物蓄积中毒。合理用药的另一面是要避免中药滥用，无病用药、无病滥补是造成中药滥用的主要原因，要加强科学宣传，提高人们对中草药的正确认识，规范药品市场管理和药品宣传。

4. 建立完善的药物不良反应监测系统，重视中药不良反应的回顾研究 良好的监测能够及时地将药品的不良反应反馈给临床和社会，及时控制不良反应的发生，避免更多更大的不良反应出现；进行中药不良反应的回顾研究能够系统的了解中药的不良反应情况，掌握不良反应的发生规律及防治办法，有利于今后更加系统的研究。

5. 出现过敏反应及时救治 首先立即停用可疑药物，积极采取对症治疗措施。严重患者在对症治疗的基础上还应系统治疗。

（曹 毅）

参 考 文 献

1. 徐磊,苏玲,戚刚. 分期辨证治疗重症药疹35例[J]. 山东医药,1999,39(9): 52.

2. 单立真,高影,武祥芬. 中西医结合治疗重症药疹57例临床分析[J]. 中医药研究,1994,(4): 17.

3. Roujeau JC. Immune mechanisms in drug allergy. Allergology Internatinal,2006,55(1): 27-33.

4. 姜海燕,陈连军,方栩. 大量丙种球蛋白静脉滴注联合甲泼尼龙治疗重症多形性红斑药疹1例[J]. 临床皮肤科杂志,2004,33(2): 121-122.

5. 刘矗,谭开明,李伟权,等. 大剂量免疫球蛋白静脉滴注联合皮质激素治疗重症药疹[J]. 中国皮肤性病学杂志,2004,18(6): 343.

6. 陈黎,王侠生. 药源性重症多形性红斑18例临床分析[J]. 临床皮肤科杂志,2006,35(2): 79-80.

7. 朱国兴,陆春,赖维,等. 大剂量静脉注射免疫球蛋白治疗25例重症皮肤病的临床分析[J]. 中华皮肤科杂志,2006,39(1): 41-43.

8. 王爱民. 36例重症药疹患者的观察与护理[J]. 中华护理杂志,2003,38(11): 895-897.

9. 王侠生. 重症大疱型药疹研究进展[J]. 临床皮肤科杂志,2004,33(4): 254-256.

10. 梁建梅. 中成药所致药疹162例临床分析[J]. 中国中西医结合杂志,2007,27(7): 665-668.

11. 张鞍灵,马琼,高锦明,等. 绿原酸及其类似物与生物活性[J]. 中草药,2001,32(2): 173-176.

12. 杜国安,付志荣,陈世明,等. 中药注射剂不良反应的原因及预防对策[J]. 时珍国医国药,2005,16(9): 928-929.

13. 张晶,周富荣,土宝琴. 中药注射剂质量标准及有关问题评述[J]. 中药新药与临床药理,2001,12(2): 67-73.

14. 赵永新,徐乃焕,吴碧桃. 常用中药注射剂与其他针剂的配伍[J]. 中国医院药学杂志,2001,2(9),550-551.

15. 袁惠南,谭德讲. 牛黄解毒丸(片)所引起的不良反应[J]. 中医药研究,1990,5(4): 26.

16. 董胜山. 正天丸致药疹[J]. 药物不良反应杂志,2002,4(4): 270.

17. 刘瑞霞,杜守鹏. 云南白药的不良反应及用药护理[J]. 时珍国医国药,1998,9(5): 479.

18. 李淑文. 藿香正气水的不良反应[J]. 中成药,1995,17(6): 23.

19. 卢秀华. 洁尔阴洗液引起药疹5例[J]. 中国医院药学杂志,1994,14(4): 180.

20. 李敏,蔡念宁,张广中,等. 中药注射剂致皮肤过敏反应概述[J]. 辽宁中医药大学学报,2008,10(6): 80.

21. 吕金胜. 中药不良反应概况[J]. 中药药理与临床,2000,16(6): 48.

22. 王瑞华,徐冰,米宏杰. 几种中药注射剂的不良反应[J]. 中华临床医学研究杂志,2006,12(12): 1666.

23. 欧阳春华. 鱼腥草注射液引起不良反应的机理探讨[J]. 中国药事,2008,22(5): 435.

24. 龙显武,马君兴. 双黄连注射液致过敏64例临床分析[J]. 中国中医药信息杂志,2008,15(1): 112.

25. 刘磊,林洁. 鱼腥草注射液不良反应综述[J]. 世界中西医结合杂志,2008,3(4): 239.

26. 孙西征,卢熙,贺鲁川,等. 中草药的过敏反应[J]. 医药导报,2003,22(6): 141.

第四章　荨　麻　疹

荨麻疹是一种以皮肤出现红色或苍白色风团，时隐时现为特征的瘙痒性、过敏性皮肤病。中医称为瘾疹，俗称"风疹块"。其特点是骤然发病，风团发无定处，伴剧烈瘙痒，可迅速消退，不留任何痕迹。如发生在眼睑、口唇等组织疏松部位，水肿特别明显，则称"游风"。

该病的病因病机总由禀赋不耐，机体对某些物质敏感所致。本病可发生于任何年龄和任何季节。男女皆可发病。临床表现为突然发病，皮肤出现大小不等的红色或白色的风团，形态不一，亦可相互融合成地图状或环行，境界清楚，一般迅速消退，不留任何痕迹。以后成批出现，时隐时现。皮损可发生任何部位，发生在眼睑、口唇、阴部的可出现水肿，一般经2~3天消退，也有持续更长的时间者，消退后亦不留痕迹。自觉灼热、剧烈瘙痒。部分患者可有怕冷、发热等症状；如侵犯消化道黏膜者，可伴有恶心、呕吐、腹痛、腹泻等症状；发生咽喉和支气管黏膜时可导致喉头水肿及呼吸困难，有明显气闷窒息感，甚至发生晕厥。

临床可见皮肤划痕试验阳性，血常规可有嗜酸性粒细胞升高。本病应与丘疹性荨麻疹、药疹的荨麻疹型相鉴别。一般急性发作者可数天痊愈；对伴有呼吸道和消化道症状的应引起高度重视，积极对症治疗。慢性者反复发作，迁延数月，多年难愈。

治疗上首先积极寻找病因并予去除。对于风寒束表证，治宜疏风散寒止痒，方用麻黄桂枝各半汤加减；风热犯表证，治宜疏风清热止痒，方用消风散加减；肠胃湿热证，治宜疏风解表、通腑泄热，方用防风通圣散合茵陈蒿汤加减；气血两虚证，治宜调补气血、息风潜阳，方用八珍汤加减；冲任不调证，治宜调摄冲任，方用四物汤合二仙汤加减。外治可用炉甘石洗剂等外擦止痒，对顽固不愈反复发作的患者可采用针灸疗法等中医特色治疗。

西医在治疗上对于急性期者可选用抗组胺制剂、钙剂、硫代硫酸钠等。病情严重者，尤其是并发喉头水肿或晕厥者需在短期内应用皮质类固醇激素。窒息严重者，必要时可行气管切开术。该病应注意预防与调护，禁用或禁食某些对机体过敏的药物或食物，避免接触致敏物品。

第一节　慢性荨麻疹的辨证论治

荨麻疹于短期内痊愈者称为急性荨麻疹。若反复发作并持续6周以上者称为慢性荨麻疹。多数急性荨麻疹的病因可以找到，但大多数慢性荨麻疹的病因很难找到，且其发病机制复杂，症状缠绵难愈，因此能有效控制病情、减少复发、尽早达到痊愈一直是临床治疗一大难题。而中医历代医家和学者利用中医药理论,采用辨证施治方法,从不同的层面来治疗慢性荨麻疹,并积累了丰富的临床经验。

一、名医经验

(一)赵炳南从"风"论治荨麻疹

赵炳南认为慢性荨麻疹的患者多是由于素来体弱,阴血不足,阴虚则生内热,血虚则易生风动风;或者由于该病的反复发作,气血被邪气耗伤,风邪侵袭而导致。总之,赵炳南认为风邪是荨麻疹发病的主要条件,并将荨麻疹分为风热型、风寒型、滞热受风型及血虚受风型四类。其中风热型、滞热受风型多为急性荨麻疹,而风寒型及血虚受风型多见于慢性荨麻疹。

(二)朱仁康从内外二因论治慢性荨麻疹

朱仁康认为慢性荨麻疹的发生有外因,更有内因,有的内外因相互影响,并且每多顽固难愈,必须仔细审证求因,方能得治。尤其提出用活血逐瘀法治疗慢性荨麻疹。①风热型:一般见于急性荨麻疹。用自拟乌蛇驱风汤治之。②风寒型:相当于冷激性荨麻疹。以固卫御风汤加熟附子治之。③脾胃型:相当于肠胃型荨麻疹。以健脾祛风汤或搜风流气饮加减。④血热型:相当于人工荨麻疹(皮肤划痕症)。方用凉血消风散加减。⑤血瘀型:相当于压力性荨麻疹。方用活血祛风汤或通经逐瘀汤加减。

(三)顾伯华以"补"论治慢性荨麻疹

顾伯华认为慢性荨麻疹反复发作,经年累月,很难根除,可因多种因素诱发。虽然风邪为主要的致病因素,但冲任不调及气血虚弱也是导致该病不可忽视的重要因素。因此在治疗慢性荨麻疹时,不但应用了传统的祛风止痒,益气固表治法,有的患者还通过辨证给予调理冲任或大补气血方可奏效。

(四)王玉玺从"寒"论治荨麻疹

王玉玺认为北方地区全年无霜期短,与南方相比,气候寒冷、冬季漫长,邪而多从寒化。在治疗的同时,散寒辅佐温阳,使寒祛阳煦卫充,则邪气无以干扰,病者无从复迁。如对于外感风寒束表,内伤痰饮的外寒引动内饮之证,多采用小青龙汤;外受风寒湿之邪,内伤蕴热者,多拟用九味羌活汤;太少两感致病而以寒象明显者,多选用麻黄附子细辛汤;而其他如桂枝麻黄各半汤等亦多有应用。

二、辨证施治

(一)祛风散寒法

由于寒冷型慢性荨麻疹在临床最为常见,所以祛风散寒治法应用的也最为广泛。如韩国昌用黄芪桂枝五物汤治疗慢性荨麻疹,以扶正祛邪、调和营卫、祛风散寒。

(二)益气养血法

中医认为慢性荨麻疹的病因病机种类繁多,或由于情志因素,导致肝疏泻失调,或素体虚弱,阴血不足,血虚则生风化燥,或因皮损反复发作缠绵不愈,导致气血损耗,加之外有风寒风热之邪侵袭,以致内不得疏泄,外不得宣散,郁于皮肤腠理之间,而发为本病。针对上述的病因病机,刘运生自拟祛风汤(黄芪、白术、当归、阿胶、首乌、川芎、蝉蜕、牛蒡子、荆芥、白蒺藜)治疗慢性荨麻疹,效果显著。

（三）化湿祛风法

素体脾虚湿蕴的患者，在夏秋季节偶遇风热之邪，内外合邪，郁于皮肤腠理之间而发为本病。刘爱民等自拟散风化湿汤（浮萍、蝉蜕、防风、川朴、茵陈、黄芩、栀子、赤芍、益母草、白鲜皮、地肤子、木通）。共治疗慢性荨麻疹患者128例，治愈81例，显效25例，有效14例，无效8例，效果显著。

（四）活血化瘀法

"久病入络、久病必瘀"，慢性荨麻疹一般病情迁延、病程较长，部分患者伴有血瘀之征，在临床上治宜活血化瘀、祛风消斑。周海虹应用桂枝二麻黄一汤合桃红四物汤加减治疗血瘀型的慢性荨麻疹。治疗患者32例，其中治愈19例，有效10例，无效3例，总有效率为90.6%。

（五）益卫固表法

肺主一身之气，肺气虚则卫表不固，外邪易袭而发为风团、丘疹。肖经芮应用《丹溪心法》之玉屏风散加味配合西药治疗慢性荨麻疹30例。治愈22例，好转8例，无效2例，总有效率93.80%。

三、外治疗法

在荨麻疹的治疗中，常用的外治疗法及特色疗法包括有中药外搽、中药熏蒸、中药外洗、自血疗法、针刺疗法、拔罐疗法、穴位注射、穴位埋线、耳穴疗法、敷脐疗法、刮痧疗法等十分丰富。

（一）中药外搽

中药外搽以含有中药成分的剂型直接作用于皮肤表面，用法简便易行，往往较易为患者所接受。刘怀玲应用中药酊剂治疗慢性荨麻疹60例，其以中药配伍的酊剂（主要成分为：雄黄、黄连、冰片、75%酒精）浸泡24小时后，以酊液外搽患处，每日3次，结果显示，临床治愈46例，好转13例，无效1例，总有效率达98.3%，且经过3个月的随访，均无复发，疗效肯定。

（二）中药熏蒸

中药熏蒸主要是利用药物在煎煮过程中的蒸汽，使其直达肌表皮肤，通过热气的激发作用，开泄腠理，有利于内外的相互交通，以增加局部的透皮作用和药物的表皮吸收，从而增强疗效。

（三）中药外洗

中药外洗属较为传统的中医外治疗法，此法主要是将药物煎煮后的汁液以洗浴的方式直接作用于肌表，通过皮肤的自然吸收作用，使药物中的治疗成分作用于病患之处，从而达到局部治疗的目的。唐令等采用中药外洗方（丹皮、生地、当归、赤芍、川芎、当归、防风、蝉蜕、地肤子、蛇床子、乌梢蛇、甘草）清洗全身，总有效率达到90%。

（四）自血疗法

自血疗法是抽取自身的静脉血后再注射到皮下，属于一种非特异性刺激疗法，其可产生一种非特异性脱敏功效，从而促进白细胞吞噬作用，增强机体免疫力。陈云龙等应用10ml注射器抽取荨麻疹患者自身静脉血4ml，摇匀后迅速进行自体注射，每3日1次，10次为一个疗程，共治疗1个疗程，通过与口服氯雷他定患者的对照研究，结果表明，总有效率达80%，高于对照组的70%。

此外，针对体表腧穴的针刺疗法、拔罐疗法、穴位注射、穴位埋线及耳穴疗法，以及在神阙穴外用药物的敷脐疗法,传统的刮痧疗法等,均充分体现了中医经络理论在荨麻疹疾病中的应用。

中医外治及特色疗法理论深远、内容丰富、方法巧妙,其通过人体内外相连,表里相通的原理,将机体这一有机的整理相互贯通,往往在内治的同时配合外治疗法,对于丰富治疗手段、缩短疾病疗程、增强患者信心等诸多方面收益良多。

第二节 荨麻疹发病机制的研究进展及常见临床分类

一、荨麻疹发病机制的研究进展

目前认为荨麻疹的发病机理主要有免疫性和非免疫性两类。

（一）与免疫有关的荨麻疹

1. 与Ⅰ型变态反应有关 多数荨麻疹都是免疫性的,是与IgE介导的Ⅰ型变态反应有关。IgE抗体在正常人血清中含量甚微,但在Ⅰ型变态反应中血清IgE含量明显增高。引起荨麻疹的抗原性物质很多,如食物、尘土、真菌、人与动物的皮屑、羽毛、昆虫、寄生虫、药物及其他化学物质等,它们通过吸入、食入、注射或接触使机体致敏。当抗原侵入机体后刺激机体产生IgE抗体,IgE抗体与肥大细胞（MC）结合,当抗原再次侵入时,即与结合在肥大细胞表面的IgE结合,产生抗原抗体反应,使MC脱颗粒,释放一系列化学介质,使机体毛细血管扩张、通透性增加、血浆外渗、组织水肿、平滑肌收缩、腺体分泌增加,从而产生皮肤黏膜、呼吸道和消化道等一系列的临床症状。

2. 与Ⅱ、Ⅲ型变态反应有关 Ⅱ、Ⅲ型变态反应也可引起荨麻疹,但为数较少,所以临床中有的荨麻疹患者血清IgE浓度并不升高。Ⅱ型变态反应又称细胞毒型变态反应或溶细胞型变态反应。本型反应多见于选择性IgA缺乏患者。当这些病人接受A型输血后,产生IgA抗体,当再输入A型血液后,形成免疫复合物,激活补体产生过敏毒素及各种炎性介质,引起红细胞溶解破碎及过敏性休克和荨麻疹。Ⅲ型变态反应又称抗原抗体复合物型,由本型引起的荨麻疹样损害称为荨麻疹样血管炎。

（二）非免疫机理的荨麻疹

由肥大细胞及嗜碱性粒细胞脱颗粒释放组胺等血管活性递质而引起。慢性特发性荨麻疹（Chronic idiopathic urticaria, CIU）是指病程大于6周,除荨麻疹性血管炎、明显的物理性荨麻疹以及已知的由食物或药物引起的荨麻疹,很多慢性荨麻疹都是原因不明的荨麻疹,其发病机理尚未完全清楚,但临床研究认为与一些相关因子有关。

1. 介质和细胞因子 由激活的肥大细胞和嗜碱性粒细胞释放的组胺被认为是主要引起CIU的介质,除组胺外,其他参与CIU的活性介质还包括缓激肽（BK）、神经肽（NP）、白介素（IL-2、IL-4、IL-10、IL-13、IL-15、IL-18、IL-21、IL-35等）、前列腺素（PG）、白三烯（LT）、黏附分子（CAM）、肿瘤坏死因子（TNF）、干扰素（IFN）及中性粒细胞趋化因子（CINC）等。参与CIU发病的炎细胞包括肥大细胞、嗜酸性粒细胞、嗜碱性粒细胞、T细胞、B细胞、NK细胞等。

2. 蛋白酶抑制物 某些特发性荨麻疹或血管性水肿（遗传性血管神经性水肿）亦被认为可能是某些致荨麻疹生成或致血管通透性增加物的抑制物有缺陷。主要与C1酯酶抑制物有关,或C1酯酶抑制物合成障碍,或C1酯酶抑制物功能障碍所致。

3.感染因素 临床中常有一些荨麻疹顽固难愈,患者体内往往有慢性炎性病灶。较为常见的细菌病原菌包括金黄色葡萄球菌、幽门螺杆菌(Hp)等。此外,荨麻疹的发病与某些病毒的感染与入侵亦存在着密切的关系,这其中最为密切的就要属乙型肝炎病毒(HBV)、丙型肝炎病毒(HCV)最为显著。同时,须癣毛癣菌、红色毛癣菌等毛癣菌在皮肤真菌感染诱导荨麻疹的发病方面已被证实。

(三)其他因素

1.精神神经因素 慢性荨麻疹患者的病情有昼夜节律性,经常在夜间和清晨较重,部分患者往往有相对比较固定的发作时间,提示其发生与神经精神因素关系密切。

2.遗传及环境因素 遗传背景是自身免疫性疾病的相关因素,最近对大量慢性荨麻疹患者的研究显示,该病在患者直系亲属中明显增加,提示其发病与遗传因素有关。许多自身免疫性疾病的人类白细胞抗原(HLA)分型显示在特定的疾病,一些HLA等位基因出现的频率远远高于正常人。

总之,慢性荨麻疹的发病机理和诱因是多方面的,这就给临床治疗带来了一定的困难,探明其发病机理,有针对性的治疗才是治愈慢性荨麻疹的根本。

二、荨麻疹的常见临床分类

荨麻疹临床除了按照疾病的急慢性,一般以6周为界限分为急性荨麻疹(AU)和慢性荨麻疹(CU)之外,其还有很多如下特殊的类型:

(一)蛋白胨性荨麻疹

蛋白胨性荨麻疹的发生主要因为当一次性食用过多的猪肉、海鲜等含蛋白量丰富的食物后,因食物蛋白会分解为蛋白胨类,不能够及时被吸收入血,从而以肠黏膜吸收的形式入血而致病,此反应多属于抗炎抗体反应,以组胺为介导,病情一般持续1~2天,且可在1~4小时内缓解或消失。

(二)皮肤划痕症(人工性荨麻疹)

皮肤划痕症又多被称之为人工性荨麻疹,此多属于皮肤血管的变态反应,以血清中的IgE免疫球蛋白为介导,通过此种免疫球蛋白与过敏物质的相互结合,导致血管周围肥大细胞的聚集并释放组胺,引起皮肤血管扩张,渗透性增加,组织液渗出,在搔抓后增强以上反应从而形成条索样的皮肤划痕。

(三)接触性荨麻疹

接触性荨麻疹是指当皮肤触碰到某种过敏原后所产生红斑或风团的一种反应,此种反应常常分为免疫性和非免疫性两种,而以后者较为常见。非免疫性者无需致敏,当自然人群接触到某些虫类、植物、防腐剂等时而引起;免疫性者主要是因各种过敏原致敏所致,但一般发病较为局限,没有系统症状。

(四)血清病性荨麻疹

血清病性荨麻疹主要是由于人群口服、吸入、注射某些药物、血清、疫苗等而引起。其中较为常见的药物包括青霉素、呋喃唑酮、保泰松、苯妥英钠、链霉素、磺胺类、水杨酸盐等,这些药物进入人体后会与体内的某些蛋白成分相互结合,从而形成特异性的抗原性复合蛋白,产生的抗体会沉积于血管壁上,继而激活补体系统,导致中性粒细胞及血管活性物质的趋化,发生Ⅲ型变态反应,形成局限性的组织充血和水肿。

(五)胆碱能性荨麻疹

胆碱能性荨麻疹是临床上较为特殊且常见的一种荨麻疹类型,此类患者往往当受到温度刺激、精神紧张后诱发荨麻疹疾病,为胆碱能性神经兴奋释放出乙酰胆碱,从而诱导过敏反应。

此外,还有日光性荨麻疹、压力性荨麻疹、寒冷性荨麻疹、热性荨麻疹、水源性荨麻疹、震颤性荨麻疹、运动性荨麻疹、肾上腺素能性荨麻疹、电流性荨麻疹、自身免疫性黄体酮性荨麻疹、遗传性家族性荨麻疹综合征等,临床中应加以区分,明确病因,对症治疗。

第三节　血管性水肿的认识及治疗

血管性水肿也称巨大性荨麻疹、血管神经性水肿或Quincke水肿。目前,临床上将本病分为三类,即特发性血管性水肿、遗传性血管性水肿(HAE)及获得性血管性水肿(AAE)。

一、病因与发病机理

(一)特发性血管性水肿

特发性血管性水肿的病因同荨麻疹,主要由药物、食物及吸入物等引起,上述因素通过免疫或非免疫机制作用于机体肥大细胞,使之脱颗粒释放组织胺及其他活性物质,或直接作用于真皮深部及皮下血管,引起血管扩张、通透性增加,继之形成疏松组织水肿而发病。

(二)遗传性血管性水肿(HAE)

HAE系与C1抑制物(C1-INH)有关的血管性水肿。HAE分两型:Ⅰ型系机体C1-INH合成障碍所致;Ⅱ型系机体C1-INH功能障碍所致。HAE属常染色体显性遗传性疾病,其发病与11号染色体上编码C1-INH的一个等位基因DNA顺序异常有关,Ⅰ型HAE占HAE患者的85%,其血浆中C1-INH蛋白水平明显降低,仅为正常人的5%~30%。Ⅱ型HAE占HAE患者的15%,其C1-INH量正常或增加,但功能显著降低。

(三)获得性血管性水肿(AAE)

AAE也是与C1抑制物(C1-INH)有关的血管性水肿,临床一般也分两型:Ⅰ型系机体抗独特型抗体所致;Ⅱ型系抗C1-INH自身抗体所致。AAE患者的C1-INH基因正常,无阳性家族史,血清中C1-INH量正常且功能完整,但其C1q水平降低。Ⅰ型AAE与淋巴细胞增生性疾病相关。Ⅱ型AAE患者体内可测到抗C1-INH抗体,为IgG或IgA类。

二、临床表现

(一)特发性血管性水肿

特发性血管性水肿为急性局限性水肿,除真皮外,皮下组织也可发生水肿。水肿多限于某一部位,表现为大片浮肿性斑块,非凹陷性,皮肤紧张发亮,淡红色或正常肤色,边缘多不清,自觉有不同程度的瘙痒或麻木、紧张感。水肿好发于组织松软处,如眼睑、唇、外阴、肢端、头皮、舌、喉等部位亦可发生。病变多于发生后2~3天自行消退,消退后不留痕迹,但亦可反复发作。发生于咽喉部者可引起咽部不适、声音嘶哑、憋气甚至窒息,应密切注意,及时处理。本病多合并荨麻疹,一般无全身症状。

（二）遗传性血管性水肿（HAE）

HAE好发于儿童或少年，皮损表现为局限性水肿性斑块，具有发作性、反复性、非凹陷性的特点，多不伴荨麻疹，一般无痒感，发作间隔时间不一，短者几天，长者可达数年。每次发作时间一般为2~3天。全身均可累及，但以四肢、面部多见。累及胃肠道时可出现腹部绞痛、胀满、恶心、呕吐等症状，严重时可出现脱水、血压降低等，查体可发现腹部压痛明显，但无肌紧张及反跳痛、肠鸣音减弱。累及咽喉部时可出现憋气、声音嘶哑等。据统计，因窒息死亡的HAE占喉水肿病例的26%。HAE用糖皮质激素及抗组胺药治疗无效。轻微外伤刺激可诱发本病发生。

（三）获得性血管性水肿（AAE）

AAE的临床表现与HAE类似。

（四）实验室检查

组织病理学检查可见真皮及皮下组织水肿，毛细血管和小静脉扩张，发作时毛细血管内皮可有间隙。补体变化情况见下表：

遗传性、获得性、特发性血管性水肿的补体变化情况

	C1-INH功能	C1-INH浓度	C1浓度	C4浓度	C2浓度
HAE（Ⅰ型）	下降	下降	正常	下降	下降或正常
HAE（Ⅱ型）	下降	正常	正常	下降	下降或正常
AAE	下降	下降	下降	下降	下降
特发性血管性水肿	正常	正常	正常	正常	正常

三、临床治疗

（一）特发性血管性水肿

特发性血管性水肿的治疗同荨麻疹，可采用以下药物：①抗组胺类药物：可一种或两种联合应用。②糖皮质激素：多用于皮疹范围大且症状明显者。③其他：如菌苗、蜂毒、组胺球蛋白等均可应用。④出现喉头水肿时应及时给予0.1%肾上腺素0.5~1ml皮下注射，必要时可重复应用（有心血管疾病者慎用），同时吸氧、静脉应用糖皮质激素等，若症状改善不明显可行气管插管或气管切开。

（二）遗传性血管性水肿（HAE）

HAE的治疗分长期和短期治疗两种，视具体病情而定。长期治疗适用于频繁发作的病例，尤其是反复发生喉头水肿者，常用药物有：①同化激素：常用丹那唑、司坦唑醇等。②抗纤溶药物：常用6-氨基己酸、止血环酸等。

短期治疗常用于某些可能诱发水肿的手术（如拔牙）前。可于术前1~2天输入血浆，以提高C1-INH水平，也可用6-氨基己酸或同化激素纠正C1-INH异常。出现呼吸道梗阻时应及时施行气管插管，必要时行气管切开，肾上腺素、糖皮质激素及抗组织胺药常不能有效地缓解呼吸道梗阻症状。腹痛剧烈者可应用止痛剂。

（三）获得性血管性水肿（AAE）

AAE的治疗可试用糖皮质激素及抗组织胺药物。

总之,血管性水肿与荨麻疹相比较,无论在发病机制、临床表现及治疗等方面,既有相关性,又有其不同的机制及诊治方法,其与一般荨麻疹疾病相比症状更为严重及紧迫,因此,在实践中应综合临症及相应实验室手段进行辨别与分析,及时采用有效的治疗方法控制病情。

（杨素清）

参 考 文 献

1. 赵辨. 中国临床皮肤病学[M]. 第1版. 江苏: 江苏科学技术出版社,2010.

2. 陈红风. 中医外科学[M]. 第2版. 北京: 人民卫生出版社,2011.

3. 北京中医医院. 赵炳南临床经验集[M]. 第1版. 北京: 人民卫生出版社,2006.

4. 中国中医研究院广安门医院. 朱仁康临床经验集[M]. 第1版. 北京: 人民卫生出版社,2005.

5. 上海中医药大学中医文献研究所. 外科名家顾伯华学术经验集[M]. 第1版. 上海: 上海中医药大学出版社,2002.

6. 刘贵军,王玉玺. 王玉玺教授治疗荨麻疹经验[J]. 中医药学报,2005,33(2): 64.

7. 韩国昌. 黄芪桂枝五物汤加味治愈顽固性荨麻疹三则[J]. 天津中医,1998,15(5): 234.

8. 刘运生. 祛风汤治疗慢性荨麻疹45例临床分析[J]. 安徽中医临床杂志,1998,10(4): 212.

9. 刘爱民,余秋生. 散风化湿汤治疗顽固性荨麻疹128例[J]. 实用中西医结合杂志,1997,10(18): 1835.

10. 周海虹. 桂枝二麻黄一汤合桃红四物汤治疗慢性荨麻疹32例疗效观察[J]. 辽宁中医杂志,2004,36(5): 47.

11. 肖经芮. 玉屏风散加味为主治疗慢性荨麻疹临床观察[J]. 河北中医,2000,22(8): 608.

12. 刘怀玲. 中药酊剂治疗荨麻疹60例. 实用中医药杂志[J]. 2011,27(2): 112-113.

13. 唐令,黄文权. 中药内服外洗治疗荨麻疹30例[J]. 实用中医药杂志,2013,29(1): 15-16.

14. 陈云龙,陈文峰,林阿丰,等. 自血疗法治疗慢性荨麻疹疗效观察及对B淋巴细胞的影响[J]. 甘肃中医学院学报,2012,29(3): 61-62.

15. 张冷,黄丽萍,唐春蕾. 针刺治疗慢性荨麻疹的疗效及其对组胺和IgE的影响[J]. 临床军医杂志,2007,35(2): 251-252.

16. 罗小军,孕丽娜,郭菲,等. 背俞穴拔罐对慢性荨麻疹血清总IgE的影响及疗效观察[J]. 辽宁中医杂志,2013,40(3): 542-544.

17. 赵囤琪,刘璇. 神阙穴拔罐结合背俞穴埋线治疗慢性荨麻疹80例[J]. 中国针灸,2012,32(7): 634.

18. 付有春,曾扬,胡娅. 当归注射液穴位注射治疗急、慢性荨麻疹100例临床观察[C]. 中国针灸学会学术年会论文集,2009:825-827.

19. 刘俐伶,麻继臣,王宪灵,等. 穴位埋线治疗慢性荨麻疹对血清总IgE的影响及疗效分析[J]. 中国中西医结合皮肤性病学杂志,2012,11(5): 297-299.

20. 白东艳,慕丹,官坤祥,等. 耳穴贴压治疗慢性荨麻疹疗效观察[J]. 新中医,2009,41(8): 96-97.

21. 宋修亭,高敬之,王春梅. 吴茱萸散敷脐治疗慢性过敏性荨麻疹136例[J]. 四川中医,2006,24(6): 83.

22. 祁桂丽,陈大荣. 砭石刮痧疗法治疗过敏性荨麻疹经验总结[C]. 中国针灸学会学术年会论文集,2009:175-176.

23. 刘金耀. 荨麻疹的病因、发病机制及临床分型[J]. 山东医药,1999,39(15): 37-38.

24. 郝飞. 慢性荨麻疹病因及处理原则[J]. 皮肤病与性病,2015,37(1): 12-13.

25. 刘河,董永胜,王培中,等. 慢性荨麻疹病因及机制[J]. 包头医学,2013,37(3):132-135.

26. 谭志建,陈静,李家文. 慢性荨麻疹的发病机制研究进展[J]. 中国麻风皮肤病杂志,2006,22(3):221-222.

27. 朱慧兰,李润祥,郭庆,等. T、B、NK细胞亚型与慢性荨麻疹发病机制的关系[J]. 中华皮肤科杂志,2008,41(6):391-393.

28. 张敏,李春阳. Th1-Th2失衡与慢性荨麻疹[J]. 临床皮肤科杂志,2005,34(5):336-337.

29. 党情丽,陆学东. 慢性荨麻疹患者血清IL-4、IFN-γ及IgE水平观察[J]. 临床皮肤科杂志,2000,29(4):208-209.

30. 邹循辉,石丽君,李利豪. Th17细胞和IL-17在慢性荨麻疹患者发病中的作用[J]. 中国热带医学,2013,13(2):201-203.

31. 林中方,陈宝田,曾抗,等. 消风散对慢性荨麻疹患者血嗜酸粒细胞计数的影响[J]. 云南中医中药杂志,2009,30(7):7-8.

32. 朱慧兰,李润祥,李嘉彦,等. NK细胞与荨麻疹发病机制[J]. 中华临床免疫和变态反应杂志,2007,1(2):185-188.

33. 严军,黄晓中,李涛. 慢性特发性荨麻疹患者血清IL-2、IL-4和TNF-α水平检测[J]. 岭南皮肤性病科杂志,2007,14(3):141-142.

34. 杨庆镗,陈云龙,张永平,等. 慢性荨麻疹患者外周血IgE、IL-4与IFN-γ检测的意义[J]. 实用中西医结合临床,2011,11(4):82-83.

35. 刘金花,李庆祥,陈俊钊,等. 慢性荨麻疹儿童血清IFN-γ、IL-10水平检测[J]. 现代诊断与治疗,2013,24(6):1201-1202.

36. 董萍云,王莹莹,李立红,等. 特异性免疫治疗对慢性荨麻疹患者血清IFN-γ和IL-13水平的影响[J]. 中国麻风皮肤病杂志,2007,23(12):1068-1069.

37. 李润祥,朱慧兰,梁碧华,等. 荨麻疹患者外周血淋巴细胞亚群和IL-15、IL-21、IgE检测[J]. 中国皮肤性病学杂志,2010,24(8):708-711.

38. 毕超,梁艳华,朱慧兰,等. 慢性荨麻疹患者血清IL-35水平检测分析[J]. 国际检验医学杂志,2013,34(7):786-788.

39. 雷素珍. 血浆TNF-α浓度对慢性荨麻疹的诊断价值[J]. 放射免疫学杂志,2012,25(5):567-569.

40. 刘金花,李庆祥,陈俊钊,等. 慢性荨麻疹儿童血清IFN-γ、IL-10水平检测[J]. 现代诊断与治疗,2013,24(6):1201-1202.

41. 董萍云,魏春波,王莹莹,等. 特异性免疫治疗对慢性荨麻疹患者临床及外周血IL-4和Svcam-1水平的影响[J]. 中国皮肤性病学杂志,2005,19(11):674-675.

42. 蔺莉莉,李英. 慢性荨麻疹与细菌感染相关性研究[J]. 中国医药指南,2011,9(32):304-305.

43. 于睿利,董霞. 金黄色葡萄球菌肠毒素B对人鼻黏膜上皮细胞的促炎作用[J]. 中华耳鼻咽喉头颈外科杂志,2007,42(3):202-206.

44. 林立,陈惠勇,张红娟. 幽门螺杆菌和慢性荨麻疹的相关分析[J]. 中国实用医药,2013,8(5):27-28.

45. 黄樱樱,陈明春. 慢性荨麻疹和肝炎病毒感染的相关性研究进展[J]. 热带医学杂志,2007,7(3):296-298.

46. 袁伟,瓦庆彪,晏文,等. 真菌感染在过敏性皮炎发病机制中的作用[J]. 贵州医药,2005,29(3):211-212.

47. 吴易,蒙金秋,曹存巍,等. HLA-DRB1基因与慢性荨麻疹的相关性[J]. 中国皮肤性病学杂志,2011,25(11):839-841.

48. 孙志坚. 血管性水肿[J]. 山东医药,1999,39(15):44-45.

49. 高宁. C1抑制物缺乏的分子生物学[J]. 国外医学分子生物学分册,1995,17(3):97-102.

50. 吴绍熙. 遗传性血管性水肿诊断治疗的进展[J]. 国外医学皮肤病学分册,1992,(3):97-151.

51. 江建雄,郑敏. 遗传性血管性水肿的研究进展[J]. 国际皮肤性病学杂志,2006,32(3):198-200.

52. 吴合,何新芳,李小玲,等. 血管性水肿的免疫治疗[J]. 右江民族医学院学报,1998,20(72):209-210.

53. 徐迎阳,支玉香. 遗传性血管性水肿发病机制[J]. 中华临床免疫和变态反应杂志,2012,6(2):125-130.

第五章 银 屑 病

银屑病是一种常见的易复发的慢性炎症性皮肤病。属于中医"白疕"范畴,本病任何年龄皆可发病,但以青壮年为多。初发者有明显的季节性,多冬季发病或加重,夏季自行痊愈或缓解,部分患者季节性不明显。

本病总由素体营血亏虚,化燥生风,肌肤失养而成。急性期以血热生风为主,慢性期以血虚生风为主,导致肌肤失于濡养发病。

根据银屑病的临床特征,可分为寻常型、关节型、脓疱型和红皮病型,其中寻常型占90%以上,其他类型占少数。

本病应与风热疮、慢性湿疮、面游风等进行鉴别。

银屑病的治疗:①血热证:治宜清热凉血,解毒消斑,用犀角地黄汤或凉血地黄汤加减。②湿热蕴积证:治宜清热利湿,和营通络,用萆薢渗湿汤加减。③血虚风燥证:治宜养血祛风润燥,用四物汤合消风散加减或当归饮子加减。④瘀滞肌肤证:治宜活血化瘀,解毒通络,用桃红四物汤加减。⑤火毒炽盛证:治宜清热泻火,凉血解毒,用清瘟败毒饮加减。

外治应根据皮损情况选用药物,宜选低浓度、温和药物。

预防与调护:预防感染和外伤,要特别注意预防感冒、咽炎、扁桃体炎;忌食辛辣腥膻发物,戒烟酒,多食新鲜蔬菜和水果;避免过度紧张劳累,生活要有规律,保持情绪稳定。过度熬夜会加重病情,常常会于次年春天发病。

第一节 银屑病的历史沿革

银屑病相当于中医的"白疕",根据其发病特点,中医文献有"松皮癣""干癣""白壳疮""蛇虱""蛇风""顽癣""疕风""风癣"等病名。《诸病源候论·卷三十五·干癣候》曰:"干癣,但有匡廓,皮枯索痒,搔之白屑出是也。"又指出:"干癣,皆是风湿邪气,客于腠理,复值寒湿,与血气相搏所生。若其风毒气多,湿气少,故风沉入深,故无汁,为干癣也。其中亦生虫。"为最早有关银屑病的病名及发病机理的描述。

明·李梴《医学入门·卷五·外科》曰:"疥癣皆血分热燥,以致风毒客于皮肤,浮浅者为疥,深沉者为癣;疥多挟热,癣多挟湿"。又说:"清热杀虫祛风湿,久则补肾自然收。诸风湿虫癣,初起有可下者,打脓散去黄连、金银花、穿山甲、芒硝,加赤芍、白芍、水、酒各半煎,临熟入大黄,露一宿,五更服;有可汗者,四物汤加荆芥、麻黄各五钱,浮萍一两,葱、豉煎服取汗。经久不敢汗下者，只用防风通圣散去硝、黄，加浮萍、皂刺，水煎服。久年不愈，体盛者，兼吞顽癣丸，或古龙虎丹，用何首乌、白芷、苏木等分，入猪油及盐少许，浸酒送下。体虚者，不可妄用风药。气虚者，何首乌散、消风散；血燥者，四圣不老丹，或肾气丸，久服自效；有虫者，俱宜间服蜡矾丸。外治：干癣，用狼毒、草乌各二钱半，斑蝥七枚，生为末，津唾调搽。……通用麻油二两，入巴豆、蓖麻子各十四粒，斑蝥七粒，熬煎三味枯黑去渣，却入白蜡五钱，芦荟末三钱，搅匀，磁罐收贮，括破涂之；或用川槿皮、浙剪草、木鳖子等分为末，醋调敷。洗药：用紫苏、樟脑、苍耳、浮萍煎汤。"明·李梴从热毒、风毒论述白疕的成因，内治从清热、杀虫、祛风、补肾治疗，外治以油、醋、洗、散治之。

《外科启玄·卷之七》载："白壳疮者即癣也……皆因毛孔受风湿之邪所生"。《外科正宗·卷之四·顽癣第七十六》曰："顽癣，乃风、热、湿、虫四者为患。……总皆血燥风毒克于脾、肺二经"。指出："初起用消风散加浮萍一两，葱、豉作引，取汁发散。久者服首乌丸、蜡矾丸，外擦土大黄膏、川槿皮散选而用之，亦可渐效"。清代祁坤首论"白疕"，在《外科大成·卷之四》曰："白疕……由风邪客于皮肤，血燥不能荣养所致。"治疗"白疕……宜搜风顺气丸、神应养真丹加白蛇之类"。《洞天奥旨·卷九》曰："此等之疮，非一二剂补气补血可以速愈也，故必须外治为妙。……大约白壳疮，俱用治顽癣方多效。顽癣方：羊蹄根、枯白矾，捣汁，入米醋少许调，搽之，一二次效。"又载："白壳疮……如风癣、花癣、牛皮癣、杨梅癣，皆因毛窍受风湿之邪，而皮肤无气血之润，毒乃附之而生癣矣"。《医宗金鉴·外科心法要诀·卷七十四》曰："固由风邪客皮肤，亦由血燥难荣外。……白疕……初服防风通圣散，次服搜风顺气丸，以猪脂、苦杏仁等分共捣，绢包擦之俱效"。以上诸家多从外邪入侵致病论治。

《外科证治全书·卷四》曰："白疕，因岁金太过，至秋深燥金用事，乃得此证。多患于血虚体瘦之人"。又说："白疕，生血润肤饮主之，用生猪脂搽之"。《外科真诠·发无定位部》"白疕，初起宜内服搜风顺气汤，外用猪脂、杏仁等分共捣，绢包擦之；继服神应养真丹，自愈。"以上二家从血虚风燥论治。

第二节　中医药治疗银屑病的临床研究进展

银屑病是皮肤科的常见病、多发病，其发病机制目前尚未明确，且无特效疗法。近年来中医药治疗银屑病取得了较显著成绩。

一、名医经验

（一）赵炳南从血热、血燥治白疕

认为血热为发病的主要原因，而血热的形成与多种因素有关，如风邪、燥邪、热邪、阴血亏虚、血燥生风等方面都可致病，将其分为血热证和血燥证，也是本病互为因果的两个阶段。若血热炽盛或外受毒热刺激，蒸灼皮肤，即可形成红皮症。

（二）朱仁康从血热风燥、血虚风燥治白疕

强调"血分有热"是银屑病的主要发病原因，"血热"病机贯穿银屑病治疗的始终。临床以血热风燥证、血虚风燥证最为多见，亦可见到风湿阻络证、湿热化毒证、燔灼营血证。

（三）顾伯华从血虚风燥治白疕

认为白疕总由营血亏损,生燥生风,肌肤失养而成。以血虚风燥型为主,治以养血祛风,常用药物:生地、熟地、当归、白芍、赤芍、红花、鸡血藤、小胡麻、肥玉竹、白鲜皮、豨莶草、炙僵蚕、乌梢蛇(研粉冲服),外用疯油膏涂抹。兼顾风寒型、风热血热型、湿热蕴积型、血瘀型、肝肾不足型、火毒炽盛型。

（四）周鸣岐从血热、风、燥、瘀治白疕

认为"血热"是银屑病之主因,证候上表现出风、燥、瘀之象是血热之果。本病总属阳、热、实证,其病机重点是热壅血络。在临床上,将本病辨证分为风盛血热及风热血燥二证,其所创"银屑汤"组成为:生地、白茅根、双花、连翘、土茯苓、苦参、地肤子、白鲜皮、防风、丹参、鸡血藤、当归。

（五）赵纯修从热毒治白疕

认为热毒是本病的主要发病原因,血热、血虚、血瘀是热毒致病在不同发病阶段的病理变化。贯穿银屑病始终的症状是瘙痒,在辨证上将此病分为热毒风盛证、血瘀风热证、血虚风燥证,在治则上以解毒凉血为主,在用药上以金银花土茯苓饮加减变化,疗效显著。(金银花土茯苓饮组成:金银花、土茯苓、板蓝根、槐米、丹皮、紫草。)

（六）丁世铭从风、热、湿、毒治白疕

认为本病是由风、热、湿、毒四邪杂至,泛发于外而成。将银屑病分为风盛血燥、风湿血热、风气血淤,风湿热毒,方用自拟"乌蛇搜风饮"方药:乌蛇、荆芥、防风、黄芩、黄柏、苦参、土茯苓、白花蛇舌草、白鲜皮、当归、甘草加减治疗。

（七）禤国维从血论治寻常型银屑病

认为寻常型银屑病病因虽有风、热、寒、湿、燥及七情内伤、饮食失节等因素,但根本是机体阳热偏盛。禤教授从血分论治银屑病,辨证分为血热、血虚、血瘀治疗。其中血热证多见于疾病进行期,血瘀证、血燥证多见于静止或消退期。常用基本方:土茯苓、白花蛇舌草、板蓝根、大青叶、地肤子、半边莲、白鲜皮、露蜂房、川芎、泽泻、车前草、甘草。

（八）秦万章

认为银屑病皮疹血瘀指征为皮损色黯、紫红或出现瘀点、瘀斑、肥厚、鳞屑、色素沉着等,治疗时宜结合辨证论治,采用凉血、活血、养血等法。根据"血虚生风,风盛则痒""血燥风犯,白屑为患""治风先治血,血行风自灭"等观点,将银屑病之"血证"分为血热、血燥、血虚、血瘀、血寒、血毒6型,并提出相应的治法和用药。

（九）张志礼

认为银屑病发病的根本原因是血热,血热可因七情内郁,气滞化热,心火亢盛,热伏营血;或过食辛辣,脾胃失和,气郁化热,复感风热而发病;或外感风热,风热燥盛,肌肤失养,气血失和,久之阴血内耗。夺津烁液,血枯风燥:或风湿毒热、寒邪痹阻经络,则关节肿痛变形。其博览众家之长既从血治,也将风寒、湿热、热毒综合考虑临床分为血热证、血燥证、血瘀证、湿热证、寒湿证、热毒证、风湿毒证、脓毒证、毒热入营证进行治疗。

（十）李博鑑

认为素体血热内蕴是银屑病发病的根本原因,加之过食辛辣发物,或七情内伤、过度劳累,或感受六淫之邪郁而化热,影响脏腑气血功能,致使机体内失疏泄,外失宣透,郁滞肌肤而致。临床上分为血热风盛、血虚风燥及瘀血阻络三型论治。

（十一）刘复兴

在治疗银屑病方面，主要分为血热证、毒热证、血瘀证、血燥证四个证型论治，临床擅用虫类药，如乌梢蛇、蜈蚣、全蝎、僵蚕、水蛭等，同时结合云南当地中药，如小红参（云南茜草根）、掉毛草（昆明山海棠）、滇重楼、绞股蓝等，对银屑病的治疗有较好的疗效。

（十二）王玉玺

认为营卫郁滞，风盛血燥为银屑病的基本病机，发病初期多为"外风"为患，但随着疾病的发展，尚会出现因血热、血燥、血虚、血瘀等所生之"内风"，后期久病入络，尚有"经络之风"。因此，在应用祛风法时，应注意外风宜散，内风宜熄，经络之风宜搜剔。故风药亦可分为针对外风的疏风药与针对内风的搜风药、息风药。临床中内风与外风又常相兼为病，且大部分病例皆是外风引动内风，而致皮肤瘙痒、发展迅速、变化多端等症状，王老临床常将疏风药与息风、搜风药同用，效果甚佳。

（十三）王莒生

在赵老从血论治的基础上亦注重肺与皮肤的同源关系，用宣发肺气及清肺解毒方药治疗肺热炽盛证和风热闭肺证的方法，即宣肺清肺法在临床上应用颇有疗效。宣肺清肺法即用宣发肺气及清肺解毒方药治疗肺热炽盛证和风热闭肺证的方法。王莒生结合赵炳南从血论治的经验加减运用清肺热、宣肺气的中药，如金银花、连翘、桑叶、炙麻黄、杏仁等，其中金银花、连翘为其必用之品，且用量宜大，常能收到良好的疗效。

（十四）艾儒棣

认为成都地区位于盆地，聚湿而不易走散，湿热证银屑病不在少数，该证型以脾虚为本，湿毒为标，久则入于血分外发于肌表。故应重视健运脾胃、扶正以驱邪，提出进展期以健脾除湿、清热解毒为大法；邪热蕴久必伤阴，消退期以健脾除湿、养阴润燥为治则；肺卫不固导致易反复感邪，恢复期以健脾除湿、益肺固表为治法。代表方剂为四君子汤合简化消风散加减，常用药物：南沙参、茯苓、白术、金银花、连翘、牡丹皮、川射干、龙骨、紫荆皮、桑白皮、秦艽、猫爪草等。

（十五）喻文球

指出本病外因以风邪为主，兼与寒、湿、燥、毒等相兼致病；内因则重在血分，血热、血燥、血虚及血瘀，与饮食、情志因素密切相关。除了血热风盛、血虚风燥、瘀血阻滞等证型还提出了冲任不调型，此证型皮损发生与女性经期、妊娠有关，多在经期、妊娠、产前发病或加重，少数经后、产后发病，皮损色鲜红或淡红，伴微痒，心烦口干，头晕腰酸，舌质红或淡红，苔薄，脉滑数或沉细。治宜养血调经，调摄冲任，方用二仙汤合四物汤加减。

（十六）宋坪等

以玄府理论为入点，提出"风邪闭郁玄府，阳气不得外达，怫郁化热成毒，燔灼气血津液，发为红斑鳞屑"是银屑病发病的核心病机，风为百病之长，风邪可夹带各种致病因素而侵入人体；风邪闭郁玄府，怫郁化热成毒，毒热蕴于皮肤，燔灼气血津液，导致银屑病的发生。代表方剂为开玄解毒方（炙麻黄、荆芥、桂枝、细辛、附片、紫草、莪术、白花蛇舌草、土茯苓）。

二、辨证论治

（一）内治

中医药治疗银屑病可改善病情，延长复发时间且不良反应小。许多临床医生或应用古方，或应用自己的经验方，在临床上均取得较好疗效，其中以清热解毒、凉血、活血、养血、利

湿、祛风、滋阴散结等治法为常见,在具体应用时常数法兼用。常见治法如:

1. 清热凉血解毒法 周冬梅等应用张志礼教授所创的凉血活血汤(白茅根、生地、紫草根、茜草根、赤芍、丹参、鸡血藤、北豆根等)治疗银屑病进行期患者140例,疗程8周。结果:痊愈75例,显效47例,有效16例,无效2例。

李新华等应用清营汤口服治疗寻常型银屑病32例,并和同期应用UVA、UVB及Goeckerman三联疗法的33例作对照。治疗组辨证分为血热型和血燥型,均用清营汤,每日1剂。水煎服;局部外涂蒽林软膏;1个月为一个疗程。治疗组痊愈24例,对照组痊愈16例,两组疗效比较差异有统计学意义($P<0.01$);远期疗效观察治疗组复发12例,对照组复发25例,两组远期疗效比较差异有统计学意义($P<0.05$)。

2. 清热解毒利湿法 李继荣用龙胆泻肝汤加减(去车前子、泽泻、木通,加僵蚕10g、土茯苓20g、苦参15g、刺蒺藜20g、白鲜皮20g、丹参15g、乌梢蛇10g)治疗50例湿热型寻常型银屑病患者。1剂/天,15天为一个疗程。结果经治疗1个疗程痊愈8例,2个疗程痊愈12例,3个疗程痊愈8例,4个疗程痊愈4例,共痊愈32例,显效14例,无效4例。

3. 活血化瘀法 线晓莉以活血化瘀法为主,用基本方(当归、红花、川芎、丹参、三棱、莪术、龙骨、牡蛎、赤芍、生地)治疗50例寻常型银屑病患者(进展期38例,静止期12例)。每日一剂,二次水煎服,四周为一个疗程。临床痊愈21例,好转23例,无效6例。

周萌等用血府逐瘀汤治疗寻常型银屑病30例(进行期19例,静止期11;血热型4例,血燥型7例,血瘀型19例),疗程为8周。治疗组基本痊愈14例,显效9例,有效2例,无效5例。

4. 祛风止痒法 魏峰等应用朱仁康的经验方乌蛇驱风汤治疗100例寻常型银屑病患者(进行期43例,静止期57例),对照组50例口服消银片,两组均治疗40天。治疗组治愈60例,对照组治愈17例,两组差异有统计学意义($P<0.01$)。1年后随访,治疗组治愈的60例中13例复发;对照组治愈的17例中9例复发,治疗组复发率明显低于对照组,差异有统计学意义($P<0.05$)。

5. 潜阳散结法 杨洪浦等采用潜阳散结法治疗斑块状银屑病患者80例,用具有扶正祛邪、滋养阴血、潜阳散结之功的顽银灵浓煎剂治疗(其中主要成分为:龟板、鳖甲、夏枯草、白花蛇舌草、元参、天冬、连翘等)。每次50ml,2次/天,口服,每4周为一个疗程,用药两个疗程。痊愈8例,显效24例,有效36例,无效12例。

6. 从风寒湿治 蒋蔚等从风寒湿论治银屑病105例,将其分为4型:风寒湿型49例,用麻黄加术汤加减;风湿热型53例,用麻黄连翘赤小豆汤加减;湿热蕴毒型2例,用黄连解毒汤加味;邪阻经络型1例,用独活寄生汤加减。每日1剂,水煎服,30日为一个疗程,2个疗程后统计结果。显效59例,有效32例,无效14例。

7. 从温阳散寒治 刘爱民以"天人相应"理论为依据,采用整体辨证结合局部辨证,认为季节因素尤其是寒冷是银屑病发病或加重的重要因素,根据患者的体质差异和寒热虚实的病态并存,提出了"阳虚外寒"的证型,认为有些银屑病患者是阳虚体质复值风寒,机体阳虚不运,加之过食辛辣等造成肌表瘀热或血热。此证肌肤郁热难以疏散,秋冬外寒转甚,毛窍闭塞,阳虚更甚且郁热也甚,皮损加重。此类患者皮损多为淡红色或暗红色,冬季发作或加重,畏寒肢冷,舌淡胖,局部表现为血热风燥,整体则表现为虚寒证。治疗常采用温阳散寒的麻黄附子细辛汤,温阳使体内大气流转,散寒使毛孔开启,郁热自然外出,局部热像明显时加小量清热凉血药促肌表郁热消散。

8. 分型论治   李映琳等将573例寻常型银屑病患者辨证分型为血热型、血瘀型、血燥型、阴虚型。以消银解毒1、2方(金起凤方)进行治疗。外用药:复方黄连膏(金起凤方)涂于局部。1个月为一个疗程,治疗2个疗程。痊愈139例,显效319例,好转69例,无效46例。疗效出现最快者5天,10天皮损完全消退,平均疗程47.23天。

鲍东海将银屑病分为血热证、血燥证与情志不舒、肝阳上亢证。治疗银屑病73例(寻常型63例,关节病型8例,红皮病型2例),3个月为一个疗程,平均治疗1~2个疗程。治愈18例,显效21例,有效26例,无效8例。

魏长才将银屑病分为血热型、血燥型、血瘀型、血虚型四型进行辨证治疗,疗程20天~10个月,168例患者痊愈112例,好转51例,无效5例;且经1~3年随访,复发患者16例。

(二)外治

1. 中药外用制剂   目前研制的治疗银屑病的中药外用制剂很多,有膏剂(冰黄肤乐软膏、克银膏、普连膏、青蛤散、疯油膏等)、酊剂、散剂、油剂等。

紫色膏由紫草、紫参、荆芥穗、草红花、丹参、赤芍、当归、蜂蜡、香油组成,具有活血化瘀、养血润燥、滋润肌肤的作用,适宜于银屑病静止期皮损。王淑惠采用本药封包治疗静止期寻常型银屑病患者56例,治愈31例,好转20例,未愈5例。

2. 中药药浴疗法   中药药浴疗法是以中医整体观念和辨证论治为指导,用中药煎汤洗浴患者局部或全身,使药物透过皮肤、孔窍、腧穴等部位直接吸收,发挥其扶正祛邪作用。

王建湘等运用药浴疗法治疗寻常型银屑病112例,根据中医辨证分为血热和血虚两型。血热型治以1号方药浴;血虚型治以2号方药浴。治愈34例,好转56例,未愈22例;疗程结束后,随访半年~1年结果显示,临床治愈34例中,半年后复发5例,1年后复发3例。

3. 针灸治疗   何馨采用针刺治疗115例银屑病,主穴:合谷、三阴交、血海、曲池。皮损局部有灼热感者,在皮损周围用较粗的毫针刺出血。治疗3~5个疗程后观察疗效。临床治愈25例,显效54例,有效19例,无效17例。

褚静采用井穴刺血(取患者双手少商、商阳两井穴)配合肾俞灸疗治疗30例银屑病患者。临床治愈6例,显效16例,无效2例。

张秀君等随机将120例静止期斑块型银屑病患者分为两组,治疗组用电针围刺,对照组不予治疗,CLSM(皮肤CT)检测治疗前后局部皮损,治疗组较对照组表皮厚度、乳头密度、血管直径有明显改善,差异有统计学意义($P<0.05$),说明电针围刺是治疗银屑病的有效方法。

4. 其他疗法   李红等应用穴位羊肠线埋藏疗法治疗寻常型银屑病118例,选择背部自第七颈椎至第二骶椎5组穴位作埋线点,用穿刺针埋入羊肠线约1cm于皮下。15~20天埋穴1次,疗程视埋入的羊肠线吸收的情况而定,一般2次为一个疗程。痊愈41例,基本痊愈46例,有效24例。随访1~2年,有33例患者复发。

崔炳南等采用随机对照法对50例血热证银屑病患者采用耳部割治联合常规中药治疗,治疗后PASI评分组间比较差异有统计学意义($P<0.01$)。治疗组愈显率优于对照组,差异有统计学意义($P<0.05$)。说明耳部割治联合常规中药治疗血热型银屑病疗效确切,且无明显不良反应。

三、中西医结合治疗

荆夏敏等以自拟温阳活血化瘀方结合抗生素治疗以感染病灶为诱发因素的寻常型银屑病患者100例。温阳活血化瘀方：制附子、肉桂、肉苁蓉、三七参、桃仁、红花、当归、川芎、炮山甲、陈皮、甘草。每日1剂，早晚水煎服。西药：青霉素30万U，每日3次肌注，病重者静滴，过敏者可用红霉素，共3周。痊愈89例，显效7例，无效4例。

罗健凯等应用中西医结合治疗82例银屑病患者。中医治疗以乌蛇消银汤为基础方：乌梢蛇、白花蛇舌草、生首乌、丹参、鸡血藤、金银花、威灵仙、当归、赤芍、大黄、苦参、蜈蚣（研末冲服）。14天为一个疗程，治疗4个疗程。西药治疗：进行期结合尤卓尔软膏局部涂擦，每天2次涂患处，其他时期停用。治愈16例，显效34例，有效18例，无效14例。

刘红霞用自拟健脾益肾汤配合迪银片治疗寻常型静止期银屑病且中医辨证为脾肾两虚型的患者40例，临床痊愈7例，显效20例，总有效率67.5%，而单纯应用迪银片的对照组总有效率35.0%，两组疗效差异具有统计学意义（$P<0.05$）。

此外，银屑病的发生不仅有生物因素，而且社会心理因素与银屑病之间的关系逐渐得到重视，目前认为本病是典型的心身疾病。唐红珍等在西药常规治疗上加逍遥丸及中医心理疗法治疗44例银屑病患者，逍遥丸1粒/次，3次/日；中医心理治疗方法，每周1次，连续8周；以8周为一个疗程。基本痊愈12例，显效16例，有效14例，无效2例；而单纯西药组不及治疗组，两组总有效率比较差异有统计学意义（$P<0.05$）。

第三节 银屑病的实验研究进展

一、中药治疗银屑病的辨证客观化研究的评估

至今为止，银屑病的辨证分型没有相应的客观指标来衡量，阻碍了本病的中医临床研究。目前的研究主要集中在血热型、血瘀型、血燥型及血虚型。

1. 血瘀型 陈爱明等研究发现，银屑病组中的血热型和血瘀型血清补体3的活化裂解片段补体3a（C3a）含量均高于对照组（均$P<0.01$）；且血瘀型大于血热型和血燥型，差异有统计学意义（均$P<0.05$）。

银屑病患者的红细胞及血小板相关指数存在异常，且血热型、血瘀型、血燥型三型之间的变化不同，而以血瘀型改变最明显。李冠勇等研究发现，银屑病患者平均红细胞体积（MCV）明显高于健康对照组，而平均红细胞血红蛋白量（MCH）与平均红细胞血红蛋白浓度（MCHC）均较健康对照组降低；患者红细胞膜ATP酶活性异常，即Na^+-K^+-ATP酶活性增高而Ca^{2+}-Mg^{2+}-ATP酶活性降低；患者血小板CD62P（α-粒膜蛋白颗）、CD63（溶酶体完整膜蛋白）、CD41、CD61、P10（血小板凝集酶敏感蛋白）、CD36表达量及MPV（平均血小板体积）、PDW（血小板体积分布宽度）均较健康人增高；且以上指标的改变均是血瘀型高于血热型与血燥型。而且银屑病患者血浆内皮素（ET-1）水平升高的程度也是血瘀型＞血燥型及血热型，说明ET-1水平增高与银屑病的血瘀证密切相关。王香兰等研究又发现寻常型银屑病血瘀型血液流变学指标中的血液黏度（高、低切）、红细胞压积增高，红细胞电泳时间延长，与正常对

照组、血热型及血燥型比较,差异有统计学意义(均$P<0.05$)。周垒等研究表明血瘀型银屑病患者血清胆固醇(CH)、甘油三酯(TG)、载脂蛋白B(Apo-B)及Apo-B/Apo-A1水平显著高于非血瘀型银屑病患者,提示血脂和载脂蛋白水平可能可以作为血瘀型银屑病辨证的客观指标。

2. 血热型 CD34是分子量为110Kda的单链穿膜蛋白,是目前公认敏感性高、特异性强的血管内皮细胞标记物,CD34的表达能够反映新生血管的生成程度,因此认为寻常型银屑病患者皮损中CD34与VEGF蛋白的表达强弱及患者血清中VEGF水平有可能成为血热型银屑病与非血热型银屑病的微观辨证指标之一。范斌等研究发现,血热型银屑病患者血清中IL-2、INF-γ高于血瘀型,且有统计学差异($P<0.01$)。血热、血燥、血瘀三型相比,以血热型患者血清中TNF-α活性最强,其抑制细胞生长OD值与血燥、血瘀型相比,差异均有统计学意义($P<0.001$)。

3. 血燥型 王香兰等研究表明,寻常型银屑病血燥型血沉增快,与正常对照组、血热型及血瘀型比较,差异均有统计学意义(均$P<0.05$)。

4. 血虚风燥型 程滨珠研究发现,可溶性白细胞介素2受体(sIL-2R)在血热型和血虚风燥型银屑病患者血清中的水平均显著高于正常对照组,差异有统计学意义($P<0.01$),而血虚风燥型又显著高于血热型组($P<0.01$),说明血虚风燥型患者存在明显的细胞免疫功能降低(sIL-2R抑制活性T细胞产生);血虚风燥组的TNF-α较正常对照组低下,差异有统计学意义($P<0.01$),而血热型组与正常对照组比较无显著性差异($P>0.05$),说明血虚风燥型患者体内产生TNF-α的能力低下。上述结果提示sIL-2R及TNF-α与本病中医血热、血虚风燥的病理本质有一定关系,其水平的变化可作为本病中医临床辨证的客观参考指标之一。

二、银屑病的动物实验研究

近年来中医药治疗银屑病的动物实验研究方兴未艾,在动物模型的选择、机理研究等方面渐趋成熟。

(一)常用的动物模型

目前,中医药对银屑病的研究中所用的动物模型主要有三种:

1. 雌激素期小鼠阴道上皮模型给雌鼠腹腔注射己烯雌酚(2mg/d,共3天),使阴道上皮细胞增殖。

2. 鼠尾鳞片表皮模型小鼠尾部鳞片的表皮,其天然角化形成与人类银屑病表皮相似,都缺少颗粒层的形成,故可模拟银屑病角化不全的特点。

3. 豚鼠耳部或背部银屑病样模型用新鲜配制的10% Na_2S溶液脱去豚鼠耳背或背部毛发,1天或3天后,将5%普萘洛尔乳剂均匀涂于豚鼠耳背或背部,每日2或4次,连续2或3周。造成豚鼠耳部或背部银屑病样病理改变。

上面三种均为诱发性动物模型,可在短时间内复制出与银屑病患者类似的皮肤组织病理学改变,且具有操作简单、重复性好等优点。但此类模型为过度增殖模型,即通过物理或化学刺激加快动物表皮增生速度从而诱发银屑病样改变,动物所表现出的组织学变化与人类自然发生的银屑病还存在较大差异。

(二)动物实验的机理研究

近来许多学者运用银屑病动物模型,从形态学及实验室指标等方面探讨了中医药治疗银屑病的机理。

1. 对银屑病动物模型形态学的影响 宋茹等研究表明,复方苦参注射液能非常显著地抑制小鼠阴道上皮细胞有丝分裂($P<0.01$),并能非常显著地促进小鼠尾部鳞片表皮的颗粒层形成($P<0.01$),而且两种作用均较甲氨蝶呤为强。

白疕软膏是由马齿苋、黄柏、大黄、当归、黄精等药物制成的软膏。刘群英等用白疕软膏外搽豚鼠背部银屑病模型,结果表明白疕软膏可使豚鼠银屑病样改变减轻,角化不全基本消失,与模型组比较有显著的改善。

另外,不同剂量的黄芩银屑颗粒均能不同程度的改善普萘洛尔所致豚鼠耳廓银屑病皮损的角化不全、棘细胞层增厚、炎性细胞浸润、真皮内毛细血管扩张等皮肤病理改变,并且以上作用均呈现明显的量效关系。

2. 对实验室指标的影响 阮克峰等发现(高、中、低)各剂量的黄芍银屑颗粒(主要有牛黄、赤芍、生地、板蓝根等6味药组成)能使小鼠血浆CD3、CD4和CD8值均升高,CD4和CD8的比值降低,并呈现一定的量-效关系。

增殖细胞核抗原(PCNA)水平可反映表皮增殖过快,而血浆内皮素(ET-1)水平可反映真皮微血管形成、中性粒细胞趋化。刘晓明等研究表明,黄芪注射液能显著抑制小鼠阴道上皮增殖细胞核抗原(PCNA)的表达,并显著降低小鼠血浆内皮素(ET-1)水平。

银屑病模型组豚鼠表皮内cAMP降低、cGMP升高,其比值降低,而外搽白疕软膏后其表皮内cAMP增加,cGMP下降,二者比值恢复正常。

王天文等观察昆明山海棠片对三种银屑病动物模型的影响,发现昆明山海棠片能够降低豚鼠皮损组织白介素-6(IL-6)、肿瘤坏死因子-α(TNF-α)、干扰素-γ(IFN-γ)和细胞间黏附分子-1(ICAM-1)的含量,使豚鼠耳部皮肤角化过度减轻,颗粒层恢复,棘层变薄,表皮突延伸、乳突上伸减轻,炎症细胞浸润减少;能够抑制小鼠阴道上皮细胞的有丝分裂;促进小鼠尾部鳞片表皮颗粒层形成。说明昆明山海棠片对银屑病模型动物有较好治疗作用。

卢益平等观察中药白疕合剂对豚鼠背部银屑病样模型表皮细胞增殖及微血管的影响,发现中药白疕合剂组血清中cAMP含量升高、cGMP含量降低、cAMP/cGMP比值升高,与模型组比较均有显著性差异($P<0.01$);血清血管内皮生长因子水平降低,与模型组比较均有显著性差异($P<0.05$)。说明中药白疕合剂对银屑病的治疗可能与提高血清中cAMP含量、降低cGMP含量、调节cAMP/cGMP比值及降低血清血管内皮生长因子水平有关。

(三)湿热证型银屑病动物模型研究

王玉芝将实验豚鼠随机分为四组,采用复合多因素造模法,制造湿热证型银屑病的病证结合动物模型,造模同时预防性应用玉屏银屑方,造模豚鼠的银屑病症状减缓出现,IFN-γ/IL-4比值降低。认为预防性应用玉屏银屑方可降低造模动物的IFN-γ/IL-4比值,调节细胞免疫水平,从而达到预防或减缓银屑病发生的作用。

第四节 银屑病治疗中的热点问题

一、关于银屑病治疗中应用活血化瘀药的探讨

目前在银屑病的治疗上许多学者主张应用活血化瘀药,而有些学者则认为应慎用活血化瘀药。主张应用活血化瘀药的理由有:

(一)银屑病存在血瘀症候群

①迁延难愈、易反复;②顽固性红斑、鳞屑、剧痒、甲改变;③皮损处鳞屑刮除后,可见点状出血;④舌质常见紫黯及瘀斑;⑤脉沉涩等。

(二)现代实验研究发现

1. 银屑病的常规组织学和超微结构研究发现银屑病中存在着毛细血管的异常:①真皮乳头血管袢增长;②大多数毛细血管行走迂曲;③多数有管腔扩张;④管袢顶段的管壁都增厚;⑤所有毛细血管内皮均有内皮细胞增生。电镜下银屑病皮损处的毛细血管改变主要表现为血管袢处的动脉端毛细血管结构为静脉端毛细血管结构所取代。

2. 血液流变学检查常见全血黏度增高。

3. 银屑病存在着广泛的微血管异常,甲皱襞循环均有明显异常,表现为管袢弯曲,管腔扩张,血流缓慢,袢顶瘀血,微血管清晰度、疏密、长度均有异常改变,输入及输出端均出现不畅或血管畸形等现象。

4. 银屑病患者血浆内皮素增高,而内皮素为强烈的微血管物质,其升高后局部血管收缩,影响皮肤组织的微循环。

(三)现代药理证实

活血化瘀药物具有扩张血管、改善微循环、改善血流动力学等作用,并能调节皮肤组织细胞的代谢。

(四)对银屑病中医病机转变的认识

王灿云认为银屑病除血热血燥之外,尚有血热久留,"血受热则煎熬成块"(王清任《医林改错》),使血行不畅,瘀热不化而成瘀血之症,故选用活血化瘀为主的治疗法则;秦万章认为银屑病多因风、热之邪结聚于机体所引起;此外还由于营血亏耗,生风生燥,更兼风寒外袭,营血失调,这些因素均能导致经络阻隔,气血凝滞而成本病。因此气滞血瘀是发病中的一个重要环节;周萌等认为寻常型银屑病的发病与"血"有关,其病理过程是血热→血燥→血瘀。血热导致血燥,进而导致血瘀是其病理转化的主轴。另外,银屑病又是一慢性病理过程,病程迁延日久,也必致血瘀,故血瘀是本病的关键。

有学者主张慎用活血化瘀药的理由:

1. 营血亏虚是银屑病发病的内在根本原因,而不少活血药物如三棱、莪术等,虽能活血,却也能破血耗血,若用之不慎,则更加耗伤阴血,使其本更虚,则病加重。

2. 银屑病进行期,血热生风之症状往往明显,此时若用活血药物,则皮损往往加重,因为所用药物偏于温燥,如川芎、当归等,则可能助其血热,使热象更加明显;另一方面,过用活血药物使血行加速而生内风,导致动风之征更甚;火毒内蕴者,过用活血通络药物,则可能导致

毒邪流窜,泛发全身。

3.当患者病情得到控制,火热之邪渐退,无新发皮损,逐渐进入静止期时,往往会出现血瘀的表现,如皮疹色黯、鳞屑增厚、舌质紫黯等,此时仍以阴虚血热较明显,故应慎重选用活血药物,尤其是对体质偏于阳热的患者,若过早或过量使用活血药物,就可能死灰复燃,病情反复。

4.银屑病进行期血热为患,热邪灼伤血脉,煎熬阴液,血行不畅而致瘀;静止期血虚突出,气血不足,血行无力而致瘀。可见,银屑病之血瘀为标,血热血虚为其本。热未尽,虚未复时,用活血药物治瘀则仅仅治其标,若治其本则瘀可自化;且活血药物大多温燥、动血,有违于病之本,用之有生风助燥之虞、加重病情之嫌,于病不利,故治疗银屑病当慎用活血药物。因此认为:银屑病选用活血药物,首先要注意时机的把握,只有当患者火热之邪已去,阴血渐复时才是用药的最佳时机;其次,尽量选用性味平和,既能活血又能养血的药物,如鸡血藤、丹参、益母草等;其三,注意药物的配伍应用,如在选用活血药物的同时配入清热解毒之品,如白花蛇舌草、栀子等,防其毒邪走窜,或佐以滋阴养血之品,可选用制首乌、女贞子、旱莲草等药物,配以活血通络药物,则可补而不滞,活血而不伤正。

总之,急性发作期热毒证多治以清热解毒为主,慢性稳定阶段治以养阴滋肾活血为主,应当灵活辨证施治为妙。

二、银屑病的复发问题尚未突破

银屑病的复发率很高,有学者研究表明,该病基本治愈及显效的患者1年后的复发率为44.12%~68.08%。其复发原因多样,如家族遗传史、不良的生活嗜好、不良的工作和生活环境(如高温、化学污染、粉尘和噪声、潮湿的环境)、饮食不当、机体的免疫功能下降(如慢性上呼吸道炎症)、不良的卫生习惯、精神状况(如工作紧张、过度疲劳、精神抑郁、羞愧、焦虑、恐惧、急躁易怒等)、外伤、某些药物(如β-肾上腺素阻滞剂、锂剂、抗疟药以及某些非类固醇抗炎药等)、接种疫苗、季节变化等,至今该病的复发问题仍为世界性难题。如何更好地防止本病的复发,是皮肤科医生共同奋斗的目标,也是银屑病患者的共同心声。

三、银屑病治疗研究中存在的问题

目前我国中医药治疗银屑病方面的研究取得了显著的成绩,但研究水平和论文质量也存在着一些问题。唐蔚等对1979—2005年期间发表的且属于中医药、中西医结合治疗银屑病(非并发症)有代表性的随机对照试验(RCT)治疗性文献进行方法学质量评价。发现问题主要有:①无对照临床试验仍占多数,有对照但非随机的文献也占部分,随机对照试验文献比例偏低(占13.75%)。②虽大部分列出了诊断标准,但各篇文献的诊断标准不一样,大多忽略纳入标准和排除标准。③在疗效判定时缺乏统一标准,有28.2%的文献采用自行拟定的标准;有部分文章在比较两组基线资料的可比性时,只有文字描述,没有统计学分析;在评价结果时,只给出P值,没有具体的统计学方法,或者对结果根本没有进行统计学处理。④本次所评价的所有文献均未提及样本含量的估算依据;所有文献均缺乏对失访人群的描述。⑤在运用随机方法分配病例时,大多数文献对随机方法描述过于简单;在进行不等比分配时,也无交待治疗组和对照组分配的比例,难免影响其随机的真实性;本次所评价的所有文献均未对随机分组隐匿进行明确说明。盲法观察是消除主观因素干扰、减少测量性偏倚的较好方法,但本组统计的文献中采用盲法的比例仍然很低(2.9%),只有1篇文献采用了安慰剂对照。⑥对不良反应进行全面的描述具有重要的参考价值,但是,本次统计资料中只有44.7%的文献提及不良反应,其中仅有7篇描述较详细。⑦随访观察是验证一种治疗方案是否有效的重要手段,但本次统计显示,仅9.7%的文献提及随访,而且随访期限很短;仅有1篇研究报道对健康相关生存质量的影响进行了观察。⑧本次统计分析发现,半数文献没有提供计数和计量资料的数据处理、分析方法,而且有一些文献还采用了错误的统计方法;在统计结果的描述上普遍存在问题。此外,较多文献没有使用统计表格对结果进行表述,从而使文献所提供数据的完整性和规范性受到影响。因此,在今后临床研究设计时,应遵循随机、对照和盲法的原则,制定严格的纳入和排除标准,重视多中心和大样本的研究,做到真正的随机分组,使组间基线资料具有可比性,盲法判断疗效和盲法评价,只有这样,才能从根本上保证研究结论的真实性和可靠性。因此,必须对方法学予以重视。

(陈明岭)

参 考 文 献

1. 程广里. 辨证分型治疗100例银屑病的疗效观察[J]. 陕西中医,1985,6(2): 56-58.

2. 张佩芳. 辨证分型治疗银屑病115例[J]. 上海中医药杂志,1986,(6): 19-21.

3. 刘巧,张永杰. 从毒论治银屑病100例临床研究[J]. 中医杂志,2001,42(9): 550-551.

4. 张文淑. 辨治银屑病及远期疗效观察——附100例病例分析[J]. 辽宁中医杂志,1994,21(3): 124-125.

5. 李寿甫,杨占魁,韩世荣. 脏腑辨证分型治疗银屑病1000例[J]. 陕西中医,1998,19(2): 60-61.

6. 周冬梅,王萍. 凉血活血汤治疗进行期银屑病140例临床观察[J]. 北京中医,2000,(3): 23-24.

7. 魏峰,张素红,崔云刚,等. 乌蛇祛风汤治疗寻常型银屑病100例[J]. 山东中医杂志,1995,14(4): 163-164.

8. 唐钰秋,康永,唐景华. 温阳活血法治疗银屑病疗效分析[J]. 现代中西医结合杂志,2003,12(7): 748-749.

9. 蒋蔚,赵蔚. 从风寒湿论治银屑病105例[J]. 辽宁中医杂志,2001,28(9): 548.

10. 魏长才. 辨证分型治疗银屑病168例疗效观察[J]. 中华现代皮肤科学杂志,2005,2(2): 152-153.

11. 刘朝霞,刘红霞. 健脾益肾汤治疗寻常型静止期银屑病临床观察[J]. 新疆中医药,2006,24(5): 46-47.

12. 唐红珍,戴迭勤,陶林昌. 逍遥丸配合中医心理疗法干预银屑病的临床观察[J]. 辽宁中医药大学学报,2006,8(6): 114-115.

13. 王萍,张芃,李伟凡,等. 凉血活血汤治疗寻常性银屑病临床观察及TNF-α水平检测[J]. 中国皮肤性病学杂志,2001,15(2): 90-91.

14. 马新华,杨晓娜. 银虎汤治疗进行期寻常型银屑病临床及实验研究[J]. 湖北中医学院学报,2005,7(3): 49-50.

15. 杜锡贤,张春红,张春敏,等. 清热凉血法治疗进行期寻常型银屑病的临床和实验研究[J]. 中国麻风皮肤病杂志,2005,21(11): 896-897.

16. 朱堂友,李文维. 关于银屑病动物模型的哲学思考[J]. 医学与哲学,1999,20(1): 30-31.

17. 宋茹,袁继民,王媛媛. 复方苦参注射液治疗银屑病的实验研究[J]. 中国现代应用药学杂志,2002,19(3): 177-179.

18. 刘群英,钟以泽,陈德华,等. 白疕软膏治疗银屑病的实验研究[J]. 广西医科大学学报,2006,23(3): 421-423.

19. 刘海杰,史新明,欧阳恒,等. 仙方消银片对银屑病模型小鼠尾部鳞片颗粒层细胞形成的影响[J]. 岭南皮肤性病科杂志,2006,13(2): 80-81.

20. 韩玲. 银屑病药效学动物模型及其在中药新药研究中应用的思考[J]. 中药药理与临床,2006,22(6): 73-75.

21. 庄国康. 中西医结合治疗银屑病的思路和方法. 中国中西医结合杂志,2001,21(4): 245-246.

22. 李林. 牛皮癣中医疗法[M]. 第1版. 北京: 中国医药科技出版社,1994.

23. 李薇,黄静,艾儒棣. 银屑病慎用活血药物之我见[J]. 四川中医,2004,22(7): 33-34.

24. 唐蔚,周萌,雷一鸣. 中医药治疗银屑病随机对照试验方法学质量评价[J]. 辽宁中医杂志,2006,33(9): 1066-1067.

25. 王玉芝. 预防性应用玉屏银屑方对湿热证型银屑病动物模型细胞免疫功能影响[J]. 辽宁中医药大学学报,2013,15(10): 64.

26. 张秀君,王红梅,刘栋. 电针围刺治疗斑块型银屑病疗效观察[J]. 中国中西医结合皮肤性病学杂志, 2014,13(3): 149-151.

27. 崔炳南,吴小红,宋坪,等. 耳部割治联合常规中药治疗血热型银屑病临床观察[J]. 上海针灸杂志,2014, 33(2): 129-131.

28. 姜文成,寒强,马天,等. 银屑病与肠道菌群微生态调节机制探析[J]. 中华中医药学刊,2014,32(9): 2079-2081.

29. 刘淮,刘景桢. 名老中医治疗银屑病经验分享[J]. 皮肤病与性病,2014,36(4): 195-199.

30. 崔利莎,刘爱民. 刘爱民教授运用麻黄附子细辛汤治疗阳虚外寒型银屑病的经验[J]. 中华中医药杂志, 2014,29(8): 2524-2526.

31. 杨素清,张婷婷,闫景东,等. 王玉玺教授从"风"论治银屑病的经验[J]. 时珍国医国药,2013,24(2): 460-461.

32. 张楚翘,王莒生,周冬梅. 王莒生宣肺清肺法治疗银屑病的临床经验[J]. 实用皮肤病学杂志,2015,8(1): 51-53.

33. 尤雯丽,艾儒棣. 艾儒棣从脾胃论治银屑病经验[J]. 中国中医基础医学杂志,2014,20(3): 395-396.

34. 王万春,张世鹰,陈盼,等. 喻文球治疗寻常型银屑病经验[J]. 中医杂志,2014,55(3): 251-252.

35. 宋坪,杨柳,吴志奎,等. 从玄府理论新视角论治银屑病[J]. 北京中医药大学学报,2009,32(2): 136-138.

36. 王天文,宋小仙,罗先钦,等. 昆明山海棠片对银屑病动物模型的影响[J]. 中药新药与临床药理,2013,24 （6): 547-551.

37. 彭立新,李新宇. 银屑病动物模型的研究进展[J]. 国际皮肤性病学杂志,2009,35(4): 260-262.

38. 王玉芝. 银屑病湿热证动物模型的建立[J]. 山东中医杂志,2013,32(7): 489-490.

39. 卢益萍,李忻红,马贤德,等. 中药白疕合剂对银屑病样动物模型影响的实验研究[J]. 环球中医药,2014, 7(4): 251-253.

第六章　脱　发

脱发原因甚多,发生的症状也各异,故脱发有斑秃(油风)、发蛀脱发、癣病脱发、病后脱发(如狼疮脱发、麻风脱发、假性斑秃)等。本文只讨论斑秃(油风)、发蛀脱发。

第一节　斑秃的中西医发病机制与治疗的实验研究进展

斑秃是一种以突然头发成片脱落的慢性皮肤病。其特点是突然头发脱落,脱发处毫无炎症,亦无任何自觉症状。头发部分呈斑片脱落,称斑秃;头发全部脱光,称全秃;严重者,眉毛、胡须、腋毛、阴毛,甚至毳毛全部脱落,称普秃。可发生于任何年龄,常在过度劳累、睡眠不足或受到刺激后发生。

一、发病机制

(一)中医发病机制

中医认为斑秃属于"油风"范畴,《诸病源候论·鬼舐头候》记载:"人有风邪在于头,有偏虚处,则发秃落,肌肉枯死。或如钱大,或如指大,发不生,亦不痒,故谓之鬼舐头";《外科正宗·油风》云:"油风,乃血虚不能随气荣养肌肤,故毛发根空,脱落成片,皮肤光亮,痒如虫行,此皆风热乘虚攻注而然。";《素问·六节脏象论》曰:"肾者,主蛰,封藏之本,精之处也,其华在发……"故本病多因肝肾阴亏、气血不足、腠理不固,风邪乘虚而入,风盛血燥,毛发失养;或肝气郁结,过分劳累,劳伤心脾,血瘀气滞,毛发失养;或因劳伤肝肾,肝血不足,肾精不充,毛发失养等所致。中医理论认为,毛发的生长,有赖于精和血。发的生长与脱落、润泽与枯槁,不仅依赖于肾中精气充养,而且亦有赖于血液的濡养,故有"发为血之余"之说。

(二)西医发病机制研究

斑秃发病的确切机制尚未明了,目前认为主要与以下因素有关:局部感染、神经毒物、精神抑郁、内分泌因素等。然而目前诸多的研究结果更支持斑秃是一种由细胞免疫介导的自身免疫性炎症性疾病。

关于炎症诱发斑秃的发病机制主要有以下3种假说:①毛囊感染诱发机体发生免疫应答,导致毛囊生长中断,从而产生斑秃。②免疫系统的基本缺陷导致针对毛囊特异性抗原的免疫耐受消失,从而发生典型的自身免疫性疾病。③毛囊功能本身缺陷导致炎症反应,炎症是一种继发表现。这些假说共同之处在于诱发免疫应答的抗原物质位于毛囊部位并且与免疫成分相接触。抗原物质是内源还是外源性目前仍未知。有人认为,感染毛囊的巨细胞病毒是诱发斑秃的外源性抗原。但无法从动物实验中找到巨细胞病毒及其他微生物,也不会相互传播。目前虽然没有抗原来自外界的证据,但是,外源性抗原若与内源性抗原结构相似,则可诱发自身免疫反应,损伤毛囊,引起斑秃。

二、治疗进展

斑秃的治疗方法及药物很多,但至今尚未见到较理想的治疗方案。目前国内中西医多根据各自对本病的认识,采用不同的方法和药物进行治疗。

1. 辨证施治　根据斑秃的中医病因病机,治疗大致分以下几型:①血热生风。认为心主血脉,主神明,"大率发属于心禀火气"(《寿世保元·须发》)。过食辛辣、炙厚之味,或情志抑郁化火,损阴耗血,血热生风,风随气上窜于巅顶,毛根得不到阴血濡养,头发则可突然脱发,治宜凉血养血祛风、润燥生发。②血瘀毛窍。清《血证论·瘀血》称"瘀血在上焦,或脱发不生"。王清任《医林改错》通窍活血汤所治症目中说:"伤寒、温病后头发脱落,各医书皆言伤血,不知皮里肉外血瘀,阻塞血络,新血不能养发,故发脱落"。治宜疏肝解郁、活血通络。③气血两虚。气虚血难生,血虚不能温煦肌肤,毛根空虚,故成片脱发。《诸病源候论·须发秃落候》说:"……若血盛则荣于须发,故须发美; 若血气衰弱,经脉虚竭,不能荣润,故须发秃落。"治宜益气养血、健脾生发。④肝肾不足。肝肾不足,精血不化,则发无生长之气。《素问·上古天真论》中有"……肾气实,发长齿更; ……肾气衰,发坠齿槁。"治宜滋补肝肾、养血祛风、填精益髓。

国医大师禤国维教授治疗斑秃临床经验,肝肾不足为本,风盛血瘀为标。禤教授总结出以六味地黄汤为基本方的经验方:熟地黄、山茱萸、山药、牡丹皮、茯苓、泽泻、菟丝子、丹参、松针各15g,蒲公英20g,甘草10g。内生之风邪加白蒺藜、牡蛎潜阳息风;外感之风邪加桑叶、蔓荆子疏散头面部风邪。白蒺藜、牡蛎皆入肝经,平肝潜阳息风。蔓荆子入太阳经,在疏散风邪的同时,具有引药上行的作用,可以加强诸药在头部的治疗作用。重视松针、蒲公英等经验药物的应用。松针及松皮中含有大量的原花青素(PC),具有抗氧化、清除自由基活性、抗高血压、舒张血管、抗血小板凝聚、促毛发生长及免疫调节活性等功效。蒲公英具有广谱抑菌、利胆保肝、抗内毒素、健胃和免疫促进等作用。另有研究证明,其有免疫调节作用。巧用黄芪、灵芝等补益药物。

曾让言治心肾不交型用养心汤加桃红四物汤,肝肾不足型用七宝美髯丹,肺脾两虚型用参苓白术散,肺胃积热型用枇杷清肺饮为主。

张丽仙等用荣颜生发汤加减:气血两亏,面色无华,头晕乏力,失眠纳差者加党参、黄芪、阿胶、白术、茯苓;肝肾不足,腰膝酸软者加山茱萸、枸杞子、女贞子;气滞血瘀者加川芎、红花、桃仁、丹皮;炎盛血热者加黄芩、连翘。

2. 中成药　许多中成药具有免疫调节、活血化瘀或调节内分泌的作用,可用于斑秃治疗。李小衡用养真生发冲剂治疗斑秃116例,全秃20例,普秃17例,治愈率90.2%,总有效率98.7%。潘藩用乌鸡白凤丸治疗斑秃43例,疗效满意。

3. 单味中药　刘寄奴可使气血达于头面清窍,血旺气行则发得以荣。现代研究认为刘寄奴可降低血瘀黏度、扩张外周血管、增加器官血流量。杨君等单用刘寄奴煎服治疗斑秃轻症者,20天为一个疗程,取得满意效果。

甘草甜素,其药理活性单位为甘次酸。因它与皮质类固醇的分子结构相似,具有皮质类固醇样作用(即抗炎、抗变态反应及诱发干扰素的作用),且很少有皮质类固醇的副作用,可用于治疗斑秃。常用的有:甘利欣、美能片(复方甘草甜素片)等。

实验研究证明,女贞子单味水煎剂对毛囊有直接促进生长作用;黄芪有双向免疫调节功能及改善微循环作用;雷公藤具有抗炎和调节免疫的功能;茯苓也有一定的增强免疫功能的作用,故均可口服单味药治疗斑秃。

朱培成用黄芪多糖对斑秃患者PBMC中Th1/Th2型细胞因子、转录因子T-betmRNA表达的调节作用,黄芪多糖(APS)可抑制斑秃患者转录因子T-bet及Th1型细胞因子基因表达,逆转Th1型反应,中药黄芪治疗斑秃有效的机制可能部分与此相关。转录因子T-bet及Th1型细胞因子基因表达过度可能是重症斑秃的主要机制之一。T-bet基因过度表达可能是斑秃患者出现异常Th1型反应的主要机制。抑制转录因子T-bet或Th1细胞因子基因表达有望成为斑秃治疗新的策略和靶位。黄芪多糖(APS,50μg/ml)与PHA(植物血凝素)(10μg/ml)共同刺激斑秃患者PBMC(单一核细胞)后可显著下调斑秃患者T-bet基因表达,纠正轻型斑秃患者异常Th1型反应,显著下调重型斑秃患者PBMC中Th1型细胞因子基因表达水平,部分上调斑秃患者Th型细胞因子IL-10基因表达。黄芪或黄芪多糖对机体免疫功能具有双向调节作用。

4. 外治疗法 中药外治主要是增加局部血液循环,加强毛囊营养,刺激毛囊由休止期进入生长期。外用方药物按出现频率次数排序为侧柏叶、骨碎补、当归、补骨脂、红花、人参、斑蝥、何首乌、丹参、川芎、旱莲草、川椒。若病情迁延日久,可在脱发处进行按摩或用梅花针移动击刺,每天1次,可促使毛发生长。

由于目前西医对发病机理尚不明白,故治疗本病尚缺乏针对性治疗,方法很多,但是效果并不理想。全身治疗:包括糖皮质类固醇、免疫抑制剂,如环孢素A(CsA);免疫增强剂,如白细胞介素2(IL-2)、五肽胸腺素、异丙肌苷(inosiplex)等。局部治疗:如接触致敏剂;局部免疫抑制;生物学反应调节剂;物理疗法;组织疗法,包括组织埋藏、羊肠绒局部埋藏或胎盘组织液肌注等。

三、斑秃动物实验研究

由于斑秃病因病机的不确定性,无论中药或是西药治疗,临床均提倡联合用药与综合治疗。国内外学者对斑秃的病因及治疗进行了多方面的探讨,由Cilhar等进行的研究实验显示,斑秃是T淋巴细胞介异的自身免疫性疾病;在Dundee斑秃模型中的研究也表明T细胞和细胞因子在斑秃中起到重要作用。近来有关斑秃的免疫调节治疗方面的研究有很大进展。中医药治疗斑秃的具体机理及有效中药的筛选都值得进一步深入研究。但目前,仍未能将中医药辨证施治的理论与西医学的检测技术以及现代药理、病理研究有机地结合起来,因而我们目前的任务就是将中医与西医相结合,实验与临床相结合,病因病机研究与治疗并进,首先找出毛发的生物学规律,以便于寻找出调控其生长周期的途径,寻找特异性的诊断与治疗指标,筛选和研制新药新剂型,探讨生发药物的治疗机理。

诸多动物实验证据均表明,斑秃是炎症细胞介导的、器官特异性疾病,其发病机制与自身免疫有关。尽管这种位于毛囊的诱发自身免疫的抗原物质尚不清楚,但是,已经从动物研究中得到一些有关疾病发展的基本规律。

1. T细胞与斑秃 McElwee等从斑秃C3H/HEJ小鼠的脾脏、淋巴结分离取得CD4[+]和CD8[+]

等各种T细胞,分别将上述细胞单独或联合注射入正常C3H/HeJ小鼠皮下,观察5周。发现注射CD8$^+$T细胞的小鼠在注射部位均出现斑秃,联合注射CD4$^+$和CD4$^+$/CD25$^-$T细胞的部分小鼠出现弥漫性脱发,而注射CD8$^+$和CD4$^+$/CD25$^-$T细胞的小鼠出现弥漫性脱发的概率更高。同时他们还发现,注射CD4$^+$/CD25$^+$T细胞的小鼠很少出现斑秃,甚至还可阻止由上述细胞诱发的弥漫性或局限性脱发,注射CD11$^+$和CD19$^+$等T细胞不引起脱发。

此外,也有学者将斑秃小鼠皮损处的全层皮肤移植到正常小鼠身上,同样可观察到后者出现脱发现象,并且运用免疫组织学、电镜、流式细胞仪等证实CD8$^+$和CD4$^+$T细胞是C3H/HeJ和DEBR小鼠移植后斑秃皮损处浸润毛囊外周的主要细胞,毛囊内部则以CD8$^+$T细胞浸润为主,而CD4$^+$/CD25$^+$T细胞则明显减少。由此可见,CD8$^+$T细胞可能是斑秃发病环节中的关键因子,CD4$^+$/CD25$^-$细胞可能与弥漫性、系统性脱发有关,而CD4$^+$/CD25$^+$细胞是重要的调节因子。有作者应用CD4$^+$和CD8$^+$细胞单克隆抗体可促进C3H/HeJ和DEBR患鼠的毛发生长,而针对各型抗体的单抗却对斑秃无任何作用,进一步说明了CD8$^+$和CD4$^+$T细胞是斑秃发生的重要介导细胞。正常小鼠在接受患鼠的免疫细胞后出现脱发,说明免疫系统本身功能的缺陷可能是斑秃发生的关键环节。

2. 细胞因子与斑秃 斑秃毛囊局部淋巴细胞浸润往往同时有细胞因子表达增多,某些细胞因子的增多有助于淋巴细胞进一步活化与浸润。目前与斑秃相关的细胞因子研究主要集中于白介素(IL)-1、2,α-肿瘤坏死因子(TNF),γ干扰素(IFN)。Freyschmidt-Paul等把C3H/HeJ小鼠斑秃皮损分别移植到IL-2表达缺陷的次代小鼠和IL-2表达正常的野生型小鼠,观察到发生斑秃的比率分别为47%(9/19)和88%(16/18),前者皮损处的淋巴细胞浸润明显少于后者,淋巴结内抑制毛囊的细胞因子(IL-4、10,IFN-γ,TGF-β)表达也少于后者,提示IL-2与斑秃的严重程度有一定相关性。IL-1αβ,IFN-γ,TNF-α等细胞因子在毛囊内局部可诱导MHC-1类分子的表达,在体外已被证实具有抑制毛囊生长的作用,在斑秃患者皮损内的mRNA表达水平明显增高,因此推测,它们在斑秃发病中起着一定的作用,目前尚无相关动物模型的研究资料。

3. Fas/Fas配体与斑秃 Fas/Fas配体与细胞凋亡有关,在斑秃发病中与毛囊黑素细胞的凋亡相关。Freyschmidt-Paul等把C3H/HeJ小鼠的斑秃皮损分别移植到野生型小鼠(对照组)与Fas或Fas配体缺陷的小鼠(实验组),发现对照组全部出现斑秃,而Fas缺陷小鼠无一例出现斑秃,Fas配体缺陷的仅30%(2/7)出现一过性、短暂的脱发。用脱氧尿苷转移酶末端标记脱氧三磷酸尿苷以及免疫荧光分析发现发生斑秃小鼠的毛囊内凋亡细胞增多,Fas表达增加。

4. MHC分子与斑秃 哺乳动物有天然免疫赦免现象,生长期毛囊也是暂时的免疫赦免部位。MHC-Ⅰ、MHC-Ⅱ类分子是抗原提呈给淋巴细胞所必需的,在正常的生长期毛囊仅微量表达或不表达,而在斑秃患者或患鼠的毛囊内却明显表达增加。MHC分子表达增多通常继发于淋巴细胞浸润之后,导致毛囊抗原易于提呈给免疫系统,而正常情况下毛囊抗原与免疫系统相互不接触,两者之间有一层机械、生物屏障,淋巴细胞浸润毛囊后破坏了这层屏障,有利于两者的相互接触,有利于更多的炎症细胞浸润。毛囊内局部产生的IL-1,IFN-γ,TNF-α等细胞因子可上调MHC-1分子的表达,α-促黑激素,胰岛素样生长因子-1,转化生长-β1则抑制它的表达。说明免疫系统的异常可能是斑秃发病的基本环节,而毛囊本身功能的缺陷与MHC的表达异常可能加速了疾病进展。

总之,斑秃的发生必须有毛囊内某种抗原肽被抗原提呈细胞摄取,并提呈给淋巴细胞,后者经淋巴引流到淋巴结或脾脏。在淋巴器官被激活的炎症细胞迁移出免疫器官并浸润皮肤和生长期毛囊。Fas-Fas配体间的黏附作用参与了浸润破坏过程,并导致毛囊营养不良和持续地MHC表达与抗原暴露。使得大量抗原肽被抗原提呈细胞摄取并激活自身活性的淋巴细胞。毛囊破坏、抗原暴露、淋巴细胞活化随着毛囊循环反复发生,于是更多的抗原和抗原表位暴露,因此,整个毛囊可作为靶器官而被破坏。揭示斑秃发病本质将在于寻找诱发自身免疫反应的抗原靶位,明确诱发炎症反应的初发环节。

第二节　雄激素源性脱发(脂溢性脱发)的研究进展

雄激素性脱发是头部额区及顶部的渐进性脱发,主要好发于20~40岁的男性青壮年,也有些女性患者,以前称脂溢性脱发,属中医学"发蛀脱发""蛀发癣"的范畴。中医则认为其发病皆因肝肾亏虚,精血不足,湿热熏蒸,闭阻毛窍。西医学研究认为这是一种雄激素依赖的遗传性疾病,其发病原因尚不明确,可能与雄激素代谢增多、毛囊单位的5α-还原酶水平增高等因素有关。目前中医药对雄激素性脱发的研究已取得一定的成果。但存在中医辨证分型复杂,临床辨证及疗效评价上尚无统一标准,给临床诊疗及其经验交流造成相当的难度。

一、中医对雄激素性脱发（脂溢性脱发）的研究

1. 病因病机　中医学对脱发认识较早,认为毛发的生长代谢,源于脏腑,本于精血,荣于经络,长于皮肤腠理。《灵枢·天年》中就载有:"四十岁,五脏六腑,十二经脉,皆大盛以平定,腠理始疏,荣发颓落,发鬓斑白,……"又《金匮要略·血痹虚劳病脉证并治第六》载"夫失精家……目眩,发落,脉极虚芤迟。"唐代医家孙思邈首创以清宣肺气法治疗发疾。肺受邪热影响,肺气不宣,则毛发失营卫气血滋养,干枯易落。

禤国维教授强调了湿热瘀虚为本病之病因,湿者饮食不节,脾失运化,湿热内生,上蒸巅顶致头发油腻而脱落;热者,血热风动,风动则发落;瘀者,情志抑郁,气机不畅,气滞血瘀或久病入络,瘀阻毛窍而脱发,虚者,肝血虚,肾水亏,冲任失调,发失濡养而脱发。陈达灿认为肝肾阴阳平衡失调,尤其是肾阴不足系脂溢性脱发的主要病因。多数患者由于学习工作紧张,经常熬夜、睡眠不足,久之肾阴暗耗,致阴阳失衡,阴血不足,则毛发生长无源,毛根空虚而发落。指出脂溢性脱发的发生不但与肝肾气血不足等"虚"有关,与湿、热等"实"亦密切相关。脾主运化,为后天之本,若饮食不节,过食肥甘厚味、辛辣酒类及煎炸之品,每易致脾气受损,脾失健运,水湿内停,郁久化热,则湿热内生;加之气候潮湿炎热,湿性黏滞,热性趋上,故内外湿热交织,上蒸巅顶,侵蚀发根,致头发油腻、脱落。

喻文球认为该病的本质和根源应为阴精亏损,精气不固,风邪上扰。血热风燥和脾胃湿热仅为其外在的不同表现,"肾藏精,其华在发"和"发为血之余""精血同源互化"才是其理论根源。脾胃湿热型病人固然有邪实的一面,但若肾精充足、坚固,发也不致于脱落,故此类病人多为虚实夹杂或本虚标实证,治疗时要紧抓"阴精亏损"这个中心不放,不要为脾胃湿热、血热风燥等外在表现迷惑。补精、活血、祛风是三个关键。

陈启雄认为该病多数缘于七情所伤,使肝之疏泄功能失常,肝郁日久,气血不和则肝血亏损,肝病及肾,血虚则精竭,终致头发失养而脱落。方炳福亦认为脱发中肝郁的病因易被

忽视,应治以疏肝解郁之法。张苍等认为本病主因肝失疏泄、风湿搏结而成,肝失疏泄则心血无以养毛发,毛发立而不固,皮肤气血卓泽,土旺反侮肝木,肝不能为肾行其精,故毛发脱而不生。孟令军从肝郁、肝火、湿热熏蒸肝经,均可导致经脉失养,毛发脱落不生阐述脱发从肝论治的机理。

综上所述,中医学认为雄激素性脱发以是机体脏腑气血强弱盛衰的外在表现,病位在皮毛,病本在脏腑气血,或脾虚湿热,或肝肾阴虚,或血虚风动,或血热风燥,或肝气郁滞,或肝胆湿热,或气滞血瘀,或痰瘀阻络皆可致病。

2. 辨证分型论治　陈学荣分两型论治:脾虚湿盛型:症见头部多油黏腻,毛发光亮,头皮瘙痒,纳呆,伴有脘腹痞闷,大便溏泻不爽,舌质红,苔厚腻,脉弦滑。治以健脾除湿生发。方用参苓白术散加减。心脾两虚型:病久伴有失眠,心悸怔忡,健忘,食少体倦,面色萎黄者。治则为益气补血,健脾养心生发。方用归脾汤加减。

喻文球将本病分为干性脂溢性脱发和湿性脂溢性脱发两型辨治。总的原则是以填补阴精为主,佐以疏通发根、活血化瘀,同时融入西医学成果。①干性脂溢性脱发:神应I号生发汤,方中紫河车补精养血益气为君药,二仙、二至丸、桑椹子填补肾精兼可祛风,同为君药;二藤、红花既补血活血,祛风,又可疏通发根,为臣药;木瓜、石菖蒲既能解诸补药之黏腻,又能疏络开窍,为佐使药;生黄芪、炒白术意在补脾而生血,为佐药;侧柏叶为喻老师经验药,有祛油腻、生发之功。②湿性脂溢性脱发:神应II号生发汤,方中丹参、赤芍养血活血凉血;藿香、佩兰气味辛平,化湿醒脾而不伤胃;蛇舌草清利湿热下行,属"辛开苦降"法;木瓜、秦艽既清虚热祛风,又疏通经络,开通毛窍;防风为风中之润剂,能祛内外诸风而不伤发。其他药味功用同上。

陈达灿从(肝)肾、脾、湿热三方面论治脂溢性脱发,强调以平补肝肾、益气健脾为主,兼顾清热祛湿,方用六味地黄丸合二至丸、四君子汤加减。并指出,临床上许多患者常伴有气虚,重用生黄芪,取其补气生血生发固发之功用。由于脂溢性脱发患者有微循环功能障碍,表现在血流缓慢、血液高黏滞等,认为在方中适当加用丹参等活血化瘀类中药改变这种血流状况。分三型辨证治疗脱发:①脾虚湿困型,治宜健脾祛湿,行气通结,养血生发,药用茯苓(连皮)、桂枝尖、生白术、制首乌、白鲜皮、苦参、路路通、甘草等;②肾虚血燥型,治宜补肾滋阴,养血安神,通络生发,药用秦当归、生地黄、枸杞子、桑椹子、土茯苓、川芎、柏子仁、制首乌、路路通、甘草等;③气血虚损型,治宜益气健脾,养血补肾,通络生发,药用生黄芪、土茯苓、秦当归、熟地黄、制首乌、桑椹子、白术、广陈皮、炙甘草、柏子仁等,或用当归、黄芩、生姜、连皮鲜羊肉,清炖,熟后加适当食盐,食肉服汤。

魏跃钢分三型辨证治疗:湿热蕴结型:以头皮有脂性分泌物,头发油腻,多汗,口苦,大便干,舌质红、苔黄为证治要点,方用龙胆泻肝汤加减;血虚风燥型:头发稀疏,干燥枯黄,头皮迭起鳞屑,自觉瘙痒,舌淡苔薄,脉细,方用祛风换肌丸加减;肝肾亏损证:脱发日久,头发稀少,干燥无泽,伴头昏目眩,失眠多梦,腰膝酸痛,舌淡少苔,脉细数,方用六味地黄丸加减。

傅丽珍等将本病分为两型。①湿热内蕴型:症见皮肤潮红,渗出较多,糜烂结痂,头发油亮,同时伴有心烦,口渴,舌质红,苔白或黄腻,脉数或滑数。治宜清热利湿解毒。选用自制1号合剂(茵陈、蒲公英、野菊花、天葵子、紫花地丁、绞股蓝、银花、生大黄),每次口服50ml,每日2次。②血虚风燥型:症见皮损干燥,鳞屑较多,瘙痒明显,头发枯燥无光,舌质红,苔薄白,脉细。治宜养血润燥,祛风止痒。选用自制2号合剂(荆芥、白蒺藜、黄芪、川芎、白芍、炙甘草、防风、当归、制首乌、熟地、绞股蓝、蔗糖,制成全量1000ml,每瓶500ml),每次口服50ml,每日2次。

秦万章按八型论治:①肝肾阴虚,用左归饮加女贞子、旱莲草、制首乌、牡丹皮、赤芍、刺蒺藜、黑豆等;②阴阳俱虚,用金匮肾气丸加味;③心脾两虚,用归脾汤加丹参、制首乌等;④心阴亏虚,用天王补心丹加制首乌、石菖蒲、炙甘草等;⑤气血两虚,用八珍汤加黄芪、制首乌;⑥肝郁血虚,用逍遥散加制首乌、熟地、川楝、桑椹子;⑦瘀血阻滞,用通窍活血汤加味;⑧血热生风,用乌发丸加生地、牡丹皮、丹参、白芍、芥花、白鲜皮。

3. 实验研究进展

秦万章在补肾法治疗46例继发性脱发有效的基础上,作了肾上腺皮质功能试验及免疫球蛋白测定。肾本质的研究认为17-羟类固醇低下是"肾虚"的一个客观指标。本组对19例脱发患者作了17-羟类固醇测定,治疗前有明显低下(平均值5.5mg/24h),治疗后上升(平均值7.0mg/24h)。提示应用补肾法治疗脱发有效,且有改善肾上腺皮质功能作用。对16例脱发患者作免疫球蛋白测定,结果发现脱发与免疫球蛋白的异常有关,补肾法治疗可调节免疫反应。

葛正义对140例脂溢性脱发患者进行了中医分型,并作了血液流变学与甲皱微循环检查,发现脂溢性脱发患者大都存在着血液高黏滞,尤以湿热型为甚。并发现甲皱微循环的改变(表现为血管拌细,充血,渗出,红细胞聚集和血流缓慢)与血液流变学异常之间存在着明显的正相关,经活血化瘀的中药治疗后,随着新发的生长与自觉症状的改善,血黏度下降并趋正常,说明活血化瘀法有改善微循环、营养毛发、促进毛发生长的作用。

陈达灿等运用扫描电镜对脂溢性脱发患者毛发超微结构进行观察,结果显示病发超微结构变化主要在于发干表面毛小皮片状脱落、糜烂、结痂及断裂。结合临床研究发现,病发这种病理结构的变化与其合并的细菌和真菌感染存在相关性。

魏跃钢等报道雄激素性秃发患者治疗前后头发中微量元素的变化检测,口服非那雄胺治疗后Cu、Zn含量下降。因此推测非那雄胺治疗后头发中微量元素含量会发生一定变化。铜作为酶和蛋白质的组分,参与氧化还原反应和运送氧气,有超氧化物歧化和抗氧化作用,并影响细胞免疫、体液免疫及非特异性免疫功能,影响铁的吸收、运送和利用,参与黑素的形成;锌参与机体各类新陈代谢过程,影响激素(胰岛素、生长激素、性激素等)的分泌、活性及与组织(受体)的结合,并具有营养和调节免疫的功能。

禤国维通过现代药理学研究,证实以补肾中药为主组成的复发中药制剂益发A口服液(何首乌、女贞子、黄芩、山楂、蒲公英、甘草等)能降低脂溢性脱发患者异常升高的血清睾酮水平,调整E/T值,从而整体发挥其内分泌治疗作用;益发B外用(刺五加、人参叶、川椒、侧柏叶、川芎、冰片等)能扩张家兔真皮浅层毛细血管,增加血流量,改善局部微循环,加强毛囊营养,促进毛发生长和再生。

日本久保道德以添加中药海金沙的50%乙醇提取物SL-ext培养48小时显示了15%的促进小鼠毛伸展作用;2%或4% SL-ext溶液剂量依赖性促进背部剃毛小鼠的毛生长,其作用强度与1% minoxidil涂抹组大致相同;对激活睾酮转变为二氢睾酮5α-还原酶的活性有抑制作用;对剃毛的小鼠背部涂抹睾酮诱发的毛发生长障碍有明显的抑制作用,研究表明海金沙的叶、根及孢子均具有生发效果。赵玉磊等探讨黄芩、女贞子、人参混合煎剂促进C57BL/6小鼠毛发生长的可能机制。中药组小鼠给予混合煎剂口饲,对照组给予等量生理盐水。结果显示中药组小鼠后背部皮肤颜色由粉红色变为黑色比对照组提前1天,背部皮肤颜色由黑色变为灰黑色比对照组延长115天。组织学上,拔毛后第18天对照组小鼠毛囊处于退行中晚期,而中药组仍为生长Ⅵ期和退行早期毛囊。中药组小鼠毛囊内凋亡细胞数量比对照组减少($P<0.001$)。

范卫新应用小鼠触须毛囊体外培养模型,对55种单味中药的水煎剂或其单体进行了实验研究,结果发现女贞子、白芷、荆芥、黄芪、白蒺藜、甘草酸对体外毛囊生长有明显的促进作用,并发现女贞子的主要成分齐敦果酸作用最强,并呈浓度依赖性,为研制有效的促进毛发生长或脱发中药制剂提供了重要依据。

二、西医学对雄激素性脱发的研究进展

西医发病学研究着力于遗传因素、循环血中雄激素、5α-还原酶、局部雄激素受体、蛋白酶nexin-1、生长因子和细胞因子、心理因素、内分泌功能等的作用机制。

目前西医治疗本病药物包括5α-还原酶抑制剂——非那雄胺,雄激素受体(AR)竞争抑制剂[包括西咪替丁、螺内酯、氟他胺(flutalnide)、Ru58841等],生物学反应调节剂(如米诺地尔),雌激素类(如口服避孕药),维A酸,以及采用外科手术,脂质体毛囊传递系统与基因治疗等。

总之,本病西医治疗主要是抗雄激素治疗,疗效不佳,且副作用较大。经研究证实: 一些中药同样具有抗雄激素、调节内分泌、祛脂止痒的功用。故从中医辨证施治入手,选择有效方剂,疗效好且副作用小。

(魏跃钢)

参 考 文 献

1. 傅琳玲,朱文元. 单味中药对体外培养毛囊生长影响的研究[J]. 中国皮肤性病学杂志,2000,14(2): 92-93.

2. 吴盘红,李红毅,禤国维,等. 禤国维教授治疗斑秃临床经验介绍[J]. 新中医,2012,44(1): 134-136.

3. 朱培成,禤国维,陈达灿,等. 黄芪多糖对斑秃患者PBMC中Th1/Th2型细胞因子、转录因子T-betmRNA表达的调节作用[J]. 广东医学,2007,28(10): 1685-1687.

4. 席建元,陈偶英,禤国维. 中医药治疗脂溢性脱发的研究进展[J]. 中华现代皮肤科学杂志,2005,2(3): 223-224。

5. 刘维. 陈达灿教授论治脂溢性脱发经验撷萃[J]. 中医药学刊,2004.22(1): 10-11.

6. 魏跃钢. 辨证治疗脂溢性脱发84例[J]. 南京中医药大学学报,2002,18(4): 251.

7. 杨慧敏,王长华,张广中. 脂溢性脱发80例中医辨证施治特点分析[J]. 中国中西医结合皮肤性病学杂志,2005,4(4): 238-239.

8. 赵艳霞,陈学荣. 陈学荣教授中医治疗脱发的临床经验[J]. 中国中西医结合皮肤性病学杂志. 2006,5(2): 103-104.

9. 丁雄飞. 喻文球治疗脂溢性脱发经验[J]. 江西中医药,2005,36(6): 7-8.

10. 许鸿超,韩全力,王金丽. 中医药治疗脱发近况[J]. 河北中医,1990,12(4): 40-41.

11. 陈达灿,胡东流. 中药益发治疗脂溢性脱发576例近期疗效观察[J]. 新中医,1996,28(8): 49.

12. 葛正义. 血液流变学与甲皱微循环检测对脂溢性脱发中医分型及治疗的临床意义[J]. 浙江中西医结合

杂志.1998,8(2):107.

13.陈达灿,禤国维,胡东流,等.脂溢性脱发患者毛发的扫描电镜观察[J].广州中医药大学学报,1997,14(3):16-18.

14.魏跃钢,吴学春,代昌波,等.雄激素性秃发患者治疗前后头发中微量元素的变化检测[J].临床皮肤科杂志,2014,43(1):14-15.

15.禤国维,陈达灿,胡东流.中药益发治疗脂溢性脱发的临床与实验研究[J].实用医学杂志,1997,13(4):265.

16.范卫新,朱文元.55种中药对小鼠触须毛囊体外培养生物学特性的研究[J].临床皮肤科杂志,2001,30(2):81.

第七章 皮脂溢出性皮肤病

第一节 重症痤疮的中医药治疗特点

寻常性痤疮是青春期常见的一种毛囊皮脂腺的慢性炎症,其发病机制复杂,主要与雄性激素作用及皮脂腺功能亢进,毛囊皮脂单位中微生物的作用,炎症及宿主的免疫反应等因素密切相关。中医学称痤疮为"肺风粉刺","面疱",临床上脓疱性、囊肿性、聚合性等重痤疮(即pillsbury分类法中Ⅲ度和Ⅳ度痤疮)是一种特殊类型的痤疮,多见于男性,近来发生率较以往增多,毁容性皮损及其分布的广泛性严重影响青少年的身心健康。如治疗不当,容易遗留色素沉着或瘢痕,影响患者的容貌,给患者造成生活和工作中的压力。西药治疗往往副作用大,复发率高。故现代治疗重症痤疮,结合中药或单纯使用中药治疗以提高治愈率。中药治疗重症痤疮应辨证施药方能取得较好疗效。

一、内服疗法

冯霞认为重症痤疮常是由多种综合因素共同作用造成的,肺胃湿热、脾失健运是其根源,针对病机,在治疗上首先以清热解毒、凉血利湿为主,消痈散结为辅,治疗方法痤疮Ⅰ号方剂组成:枇杷叶、桑白皮、黄芩、黄连、野菊花、栀子、枳壳、赤芍、连翘、夏枯草、双花、生薏仁。痤疮Ⅱ号方剂组成:三棱、莪术、桃仁、红花、生白术、赤芍、川贝、夏枯草、双花、连翘、生薏仁、丹参。患者颜面皮疹颜色较红,压之疼痛明显,大便干,小便黄,舌质红,苔白或黄腻,脉弦滑者,首先给予痤疮Ⅰ号方剂,水煎服1剂,连服7~14天。当皮损颜色变为暗红,压之疼痛明显减轻,舌质暗红或有瘀点,苔白或白腻,脉缓或沉涩,改服痤疮Ⅱ号方剂。对40例重症痤疮患者进行辨证施治,总有效率为90%。

相东等认为本病与情志不畅有关,肝郁气滞、气郁化火、肝火炽盛、迫血上行,壅滞于颜面。《诸病源候论》提出肺热受风亦是本病发病原因。因为患者常常是几种类型痤疮同时存在,采用两种以上方法同时并用,只要掌握好适应证,中药内服重在活血化瘀、调理冲任、扶正解毒以治其本,可减少本病复发。治疗上:肺热型:治以清热泻肺,祛风解毒,药用荆芥、防风、黄芩等。肝郁毒热血瘀型:治以疏肝清热,活血化瘀,药用柴胡、薄荷、黄芩等。正虚肝郁血瘀型:治以活血化瘀,益气解毒,药用柴胡、黄芩、黄芪等。

熊瑛采用自拟的消痤汤。药用连翘、莪术、天河粉、炮山甲、皂角刺、红花、地丁、赤芍、白花蛇舌草、元参、公英、苡米、甘草,治则为清肺胃湿热,凉血解毒消斑。重点在于清肺胃,除湿热,化瘀滞。现代药理分析研究亦发现连翘可降低毛细血管通透性,减少炎性渗出,白花蛇舌草可增加机体免疫力刺激网状内皮细胞增生,增强白细胞吞噬能力,有抗菌、消炎的作用。治疗总有效率95.16%。

二、外治疗法

康天瑞用复方皂刺煎剂(由皂刺、金银花、连翘、白芷、夏枯草、生地、大黄、当归、川芎、红花、三棱等12味中药组成)装在纱布中置于改装的保温式自动压力电饭煲内,加水4/5从胶皮管喷出45℃足量中药蒸气,其压力高于大气压85mm水柱,开始喷面部治疗。每日1次,每次30分钟,之后用粉刺针排出脓疱及囊肿。治疗10天为一个疗程,Ⅲ度者3~4个疗程,Ⅳ度者4~5个疗程。现代药理研究证明:当归、川芎、红花、夏枯草、连翘均含有挥发油,容易被皮肤吸收,并有效溶解清除过多皮脂。连翘、金银花、大黄、当归、川芎对痤疮丙酸杆菌有明显抑制作用。当归还含有维生素B$_{12}$、维生素A;夏枯草含维生素B$_{12}$、维生素C、维生素K;连翘含维生素P。这些维生素类物质加强皮脂代谢、改善毛囊口角化、修复皮损、改善皮肤营养都有不可估量的作用。综合药理作用:过多皮脂被有效地清除,痤疮丙酸杆菌被有效抑制,从根本解决了结节和囊肿的发生,从而保证重症痤疮的治愈。

三、内服外治

张颖采用中药内服自拟愈痤汤,药物组成:丹参、黄芪、桑白皮、白花蛇舌草、金钱草、炙枇杷叶、夏枯草、生山楂、黄芩、百部、莪术、桃仁。治疗中以清热、凉血、活血、理气、散结为原则。外治:中药用温水清洗面部,平卧于治疗床上,用碘伏严格消毒后,用粉刺针压出脓点及黑头粉刺,将囊肿中的脓液及脂性分泌物压出。用中药消痤散,开水调和冷却至微温后敷于面部,其上用保鲜膜覆盖,保留30~45分钟后洗净。药物组成:黄连、黄柏、黄芩、大黄、丹参、夏枯草、蒲公英、菊花、白鲜皮、丹皮、淮山药。上述诸药共研细末。治愈52例,好转6例。

四、其他治疗

尚有囊肿性痤疮囊肿内注射醋酸去炎松混悬液5mg与1%普鲁卡因2ml、局部封闭用曲安奈德针剂5mg与庆大霉素针剂8万U,利多卡因针剂1ml等治疗报导,此非本文重点故未做研究讨论。

第二节 女性迟发性痤疮(成人痤疮或青春期后痤疮)的辨证施治

痤疮是一种毛囊皮脂腺的慢性炎症,病因为皮脂腺管与毛孔的堵塞,皮脂外流不畅,主要皮损为黑头、丘疹、脓疱、结节等,好发于青春期。近年来,青春期后痤疮的发病率呈上升趋势,临床上发现很多女性患者年龄≥30岁,在青春期后甚至成年才发生痤疮,现文献中称之为女性迟发性痤疮(postadolescent acne)。

西医认为其发病机理与寻常痤疮相似,青春期后痤疮是一种多因素的疾病,其发病常与皮脂分泌、毛囊管角化过度、异常菌群和炎症的产生、血清性激素水平的改变、靶组织雄激素受体水平、炎性介质及酶的作用或伴有程度不等的月经紊乱、多毛、毛孔粗大、肥胖等症状，血清性激素水平示：睾酮、二氢睾酮、黄体生成素水平均增高有关，多种常规方法治疗无效的女性痤疮病人，要考虑是否伴有多囊卵巢综合征(PCOS)及高雄激素血症的存在。其发病机理仍未完全明确尚需进一步证实。

治疗上使用抗生素、内分泌疗法、锌盐疗法、维生素、抑制皮脂腺分泌和抗角化药治疗，但青春期后痤疮有其自身的特点，单纯按照寻常型论治往往不能取得满意的效果。针对中年女性工作繁忙、精神紧张的发病特点，从改善生活质量入手，往往能取得佳效。

一、中医病因病机

对青春期后痤疮的认识，多从偏实、偏虚两大方面入手。偏虚者与脏腑关系最为密切，无外乎肝肾不足，肝郁脾虚，肝脾不和等方面；偏实者多与情志、饮食、地域等有较大关系，火、湿、痰为常见的病因。

(一)脏腑功能不足或失调

华晓珊认为妇女由于经、产、房劳等损伤，多见肝肾阴虚，经行之际，阴精更亏，热邪上扰面部，故其病机火热为标，阴虚为本。余跃平认为肝肾阴虚、虚热内扰是痤疮的主要病机，且内热郁久则痰湿互结，故其辨证乃肝肾不足、热毒内蕴、瘀湿互结。

罗维丹等观察女性青春期后痤疮166例，根据其发病规律和伴发症状，认为女性青春期后痤疮与心肝肾的关系更为密切，多由肝郁脾虚，湿热互结，肾阴不足于下，心火内生于上，冲任失调所致。

朱平分析临床病例，发现脾失健运、肝失疏泄者占有相当大的比例，此外结合经络学说，面部痤疮的病损部位与肝脾胃等功能失调有一定的规律可循，如额(胃)、口周(脾)、颊(肝)等部位发病，会出现相应脏腑的病理表现"有诸内而形诸外"，故认为本病的发生与肝、脾(胃)功能失调有密切关系，属表里同病。

(二)邪毒致病

张沛松认为中年已婚妇女大多工作比较繁忙，精神压力大，以致自身内分泌发生变化，出现月经不调及情绪易变等症状，日久导致肝气郁结，气郁化火，上冲颜面，溢于肌肤而生疮；或外用化妆品不当，浸淫颜面而生疮。余纪芬认为青春期后痤疮多发生于素体血热偏盛、肝火偏旺之体，在发病过程中热毒贯穿始终，皮损炎症明显，以炎性损害为主，如丘疹、脓疱等，故本病病机为热毒壅盛、火热上攻。

潭金华临证时发现此证多合有脾胃湿热，患者每遇饮食不节损伤脾胃，或恣食油腻辛辣之品，可助湿化热，湿热互结，熏蒸头面，致皮脂分泌过盛，皮肤油腻发亮，复感毒邪，阻塞毛窍，使气机壅滞，外发肌肤而生成粉刺、脓疱等。

二、辨证论治研究

青春期后痤疮有其自身特点，不单局限于肺胃有热，其发生、发展与肝肾等脏腑关系密切。根据对青春期后痤疮病因病机认识的不同，目前中医临床上将其分为多个证型进行治疗。

1.从肝肾论治　任朝霞从肝论治女性迟发性痤疮，进一步探讨女性迟发型痤疮的发病机理。将60例符合女性迟发性痤疮诊断标准的患者进行随机对照研究,治疗组采用解郁散结方(月季花、凌霄花、黄芩、炒栀子、赤芍、桃仁等),对照组采用维胺脂胶囊,应用皮损的消退率和生活质量指数进行疗效评价,得出治疗组与对照组的皮损消退率和生活质量指数均有显著性差异的结论。认为女性迟发型痤疮的发病与平素情志紧张,肝郁不舒有关。方中月季花、凌霄花、柴胡疏肝清热凉血,黄芩清肺热,栀子清三焦火热,夏枯草清肝热,兼有散结之用,金银花、野菊花清热解毒,赤芍、桃仁活血散结,浙贝母、僵蚕散结消瘀,诸药合用直击病因、直达病位。现代药理研究表明,黄芩、金银花、夏枯草对痤疮丙酸棒状杆菌有明显的抑制作用,可降低毛细血管通透性,减少炎症渗出,柴胡能改善内分泌水平。

华晓珊认为迟发痤疮肝肾阴虚为本,火热为标,采用滋阴清热法治疗28~40岁已婚妇女57例,疗效显著。所用方中生地、麦冬、丹皮、地骨皮、川断、枸杞清热养阴;辅以疏肝解郁之柴胡、郁金;佐以清热化湿活血之秦艽、制军、当归、赤芍以达标本同治之目的。兰东等研究发现在迟发性与持久性女性痤疮患者的辨证分型中,肝肾阴虚型与气滞血瘀型为主导证型,将清热养阴、理气活血作为治疗本病的基本原则,取得较好疗效。其组方中黄精滋阴润肺益肾,枸杞滋补肾阴;柴胡疏肝理气;丹参功同四物,理气活血;再配以清热解毒之品,收效明显。

2. 从心肝脾论治 罗维丹认为肝郁脾虚、心肾不交为主要病机,治当养阴清心、调理冲任为主,佐以健脾利湿、凉血解毒,自拟养阴消痤汤疗效肯定。方中以生地、女贞子、连翘为君,上清心火,下养肾阴;益母草、香附、丹参为臣,理气血,调冲任;茵陈、白花蛇舌草为佐,清血热、解湿毒;制大黄、全瓜蒌行瘀散结通便,为使药。

3. 从邪毒论治 张沛松根据中年已婚妇女生理特点:易于肝气郁结,气郁化火,上冲颜面而生疮。选用丹栀逍遥散加陈皮、菊花组成清肝达郁汤共奏疏肝理气,清热泻火之功,而达治疗目的。余纪芬认为此病热毒为根本,治法应以清热解毒,泻火凉血为主,自拟龙胆清痤汤治疗青春期后痤疮84例,取得佳效。方中以龙胆草、白花蛇舌草、山栀子、黄芩清热解毒,利湿祛脂;赤芍、连翘、生地清热泻火,凉血消肿;丹参、当归、白芷活血化瘀,消肿散结。谭金华认为此病治疗尚需清散脾胃湿热,采用欧阳恒教授经验方金土冲剂(以枇杷清肺饮合清胃散加减),取其清胃泻肺之功,用于青春期后痤疮具有良好的疗效,而且没有出现恶心呕吐、头痛眩晕等副反应。

这些新观点、新理论丰富了中医对痤疮病因病机和治法的认识,为临床治疗提供了新思路。综上所述,尽管对青春期后痤疮已有较多研究,但其发病机理尚不明了,西医治疗有其局限性,中医中药在辨证施治方面优势明显,定会有较好的发展前景。

第三节 痤疮的实验研究进展

痤疮是毛囊皮脂腺的慢性炎症,好发于青春期的男女,其发病因素主要与内分泌、毛囊皮脂腺导管异常角化及微生物感染有关。随着中医药学的发展,许多学者运用西医学实验研究的方法,对痤疮进行了有益的研究,近些年中医药针对痤疮3个主要发病因素的实验研究情况做一概述。

1. 单味中药抗痤疮丙酸杆菌的研究 黄畋等选用48种中药进行了对痤疮丙酸杆菌的体

外抑菌实验,结果显示对痤疮丙酸杆菌高度敏感的中药有丹参、连翘、虎杖、黄柏、山豆根、大黄、黄连和茵陈蒿;中度敏感的中药有黄芩、龙胆草、大青叶、金银花、地榆、百部、秦皮、椒目、当归、川芎、重楼、紫花地丁。其中15种属于清热药,3种属于活血药。可见能抑制痤疮丙酸杆菌的中药,其作用符合中医治疗痤疮的清热活血原则。

2. 中药复方抗痤疮丙酸杆菌的研究　禤国维等用消痤灵酊(丹参、连翘、穿心莲、白芷、黄芪、甘草等)进行了体外的抑菌实验,结果证实对痤疮丙酸杆菌、金黄色葡萄球菌、白色葡萄球菌和大肠杆菌均有良好的抑制作用。张被等报道金菊香煎剂(金银花、野菊花、黄芩、栀子、桑白皮、地骨皮、全瓜蒌、熟大黄、香附、益母草等10味药,浸泡30分钟,2煎,每次20分钟,2次滤液混匀,浓缩至200ml)原液分别稀释到75%、50%、25%,体外抑制痤疮丙酸杆菌的实验显示,药基平板厌氧菌培养均未见菌落生长。沈冬等用复方蛇草汤(白花蛇舌草、丹参、益母草、黄芩、龙胆草、夏枯草、苍术、白蒺藜、连翘和生石膏)煎剂的100%、75%、50%、25%和蒸馏水分别对培养基上来自痤疮患者皮损的痤疮丙酸杆菌的敏感实验表明,痤疮丙酸杆菌对100%的复方蛇草汤煎剂高度敏感。

3. 中药对皮脂分泌影响的研究　周华等选用16种中药的乙醇提取物,外涂仓鼠耳以测定其对皮脂分泌的调节作用,结果鱼腥草、橘皮、人参分别能使皮脂减少20%,29%和30%。丹参酮是丹参的脂溶性有效成分,周展超等报道外用2.5%丹参酮治疗痤疮50例,8周后总皮损消退率为41.9%,对其中10例患者做治疗前后的皮脂溢出率测定,结果显示患者治疗后皮脂分泌率有明显下降($P<0.05$)。周敏等用清肺祛脂方(枇杷叶、黄芩、生地、鸡巨子、丹参等)治疗寻常痤疮的临床研究发现:清肺祛脂方治疗前后皮脂溢出率有显著性差异($P<0.05$),且优于异维A对照组($P<0.05$)。

4. 中药复方抗毛囊皮脂腺导管角化研究　柴宝等依据中药清热活血的原则,选用黄芩、连翘、丹参、黄连、川芎、虎杖、山豆根等中药制成颗粒痤疮冲剂,用于临床内服治疗寻常型痤疮患者获较好疗效,动物实验显示痤疮冲剂对毛囊上皮角化过度亦有显著的治疗作用。孙经伟报道,广西医学院研制的田七粉刺露能促进皮脂导管弹性,防止导管角质化,疏通皮脂导管,排出疮毒,治愈粉刺。沈冬等用复方蛇草汤煎剂治疗70例痤疮患者(男23例,女47例;年龄11~43岁)8周,用表皮分层扫描电镜观察到治疗后毛囊口角化减轻。

5. 中药抗炎免疫作用　据文献报道,从中药丹参中提取的有效成分丹参酮是一种缓和的雌激素样药物,有抗雄性激素、抗细菌和抗炎以及免疫调节的作用。活血化瘀中药的免疫药理学实验表明,丹参的水溶性有效成分丹参素对细胞免疫有抑制作用,可以抑制小鼠足垫TDTH(介导迟发型超敏反应的T细胞)及T淋巴细胞的转化率。清热解毒中药大黄的有效成分大黄素,在实验或体内条件下均可抑制炎性递质白三烯B4(花生四烯酸酯氧酶抑制剂)的生物合成,说明了大黄的抗炎机制。汪蜀黔用生大黄为主药配制成中药面膜(生大黄,滑石粉,冰片,维生素B$_6$,维生素B$_{12}$研细混匀,外敷)治疗痤疮333例,基本痊愈200例,总有效率99.1%。

6. 调节内分泌的作用　沈冬等用复方蛇草汤煎剂对42例痤疮患者的治疗观察结果显示,女性患者治疗后血清较高的睾酮(T)水平有明显下降趋势,而男性血清低的雌二醇(E2)水平明显升高,2组与正常组比较均无明显差异。可以初步推测复方蛇草汤的作用机制为降低女性患者增高的T水平和升高男性患者降低的E2水平,产生雌激素样作用。

张被等用金菊香煎剂治疗观察了30例女性痤疮患者(16~35岁),并以连翘败毒丸作为对照,治疗6周后,治疗组治愈28例,总有效率93.3%,与对照组有显著性差异($P<0.05$)。测定2组治疗前后血清T水平,发现治疗组治疗后血清T水平明显下降,与治疗前比较有显著性差异($P<0.01$)。推测女性患者皮损的好转与血清雄性激素的下降有明显关系。

兰东等用芩参粉刺清口服液(黄芩、丹参、连翘、栀子、白花蛇舌草、益母草、黄精、柴胡、桑白皮、枇杷叶等,8.5g/10ml)治疗寻常性痤疮68例。对照组39例,口服当归苦参丸。两组均外用碧宁软膏(2%过氧化苯甲酰)。治疗8周后,治疗组痊愈23例(33.8%),显效29例(42.6%),与对照组比较无显著性差异。检测血清T与E2水平,得出女性痤疮好转与雄激素水平下降有关;而雄激素水平增高是女性痤疮迟发和持久不愈的原因。

曲剑华等将痤疮分为肺胃热盛型和脾虚湿盛型两型。肺胃热盛型予痤疮清热口服液(生石膏、黄芩、生地、焦山楂、大黄、黄连、白花蛇舌草、蒲公英等);脾虚湿盛型予痤疮除湿口服液(藿香、萹蓄、云苓、山药、虎杖、苦参、连翘、茵陈等)。观察治疗前后血清睾酮、雌二醇水平的变化。结果发现170例女性痤疮患者治疗前血清睾酮值明显高于正常对照组,治疗后比治疗前明显降低($P<0.01$);女性痤疮患者血清雌二醇较正常对照组轻度降低,治疗后比治疗前略有升高,但无统计学意义。说明女性痤疮的发病与血清睾酮升高有关,而与雌二醇关系不大。认为中药的治疗可能与调节血清睾酮水平或血清睾酮升高有关,而与雌二醇关系不大。认为中药的治疗可能与调节血清睾酮水平或血清睾酮/雌二醇比值有关。

吴艳华等用知柏地黄汤加减治疗女性寻常痤疮并检测血清睾酮的变化,对照组予四环素片口服0.5g/次,每日4次,2周后减为每日3次,4周后改为每日2次,同时口服维生素B_6,20mg/次,每日3次,发现治疗前后2组血清睾酮水平有非常显著性差异,且治疗后治疗组疗效优于对照组($P<0.05$)。

第四节　酒渣鼻的发病机理和中医治疗研究进展

酒渣鼻是一种主要发生于面部中央的以红斑和毛细血管扩张为特点的慢性皮肤病。因鼻色紫红如酒渣,故名酒齄鼻。相当于西医的酒渣鼻。其特点是:颜面部中央持续性红斑和毛细血管扩张,伴丘疹、脓疱、鼻赘。多累及鼻准、鼻翼、两颊、前额等部位,此病既有损于健康,也有损于面容。

目前认为本病的发生主要与毛囊形螨感染有关,此外精神紧张和情绪激动,胃肠功能紊乱(胃酸减少,便秘),病灶感染,酗酒,嗜食辛辣食物,冷风及高温刺激亦有关。最新研究Hp(幽门螺杆菌)感染对酒渣鼻的发生发展起一定的作用,但酒渣鼻作为一种多病因疾病,Hp可能只在病程发展的某个阶段起作用。Hp感染对酒渣鼻的发生发展起一定的作用,以往的研究显示,Hp可产生某些毒性物质,侵入周围循环系统,损伤血管内皮,诱导中性粒细胞活化,中性粒细胞活化的结果导致氧化裂解、产生一氧化氮(NO),Hp能刺激胃泌素分泌,NO和胃泌素都是有效的血管扩张因子,这些因子选择性地刺激鼻部血管,使其扩张,Hp还能刺激机体的免疫系统产生大量的炎性介质,如白介素-1、肿瘤坏死因子-α、白三烯和血小板活化因子,从而导致酒渣鼻炎症发生并加重。

本病多见于中年人,女性多于男性,但男性患者病情较重,皮损好发于面部中央,对称分布。常见于鼻部,两颊,眉间,额部。按其发展过程分为三期,红斑期:初起为暂时性红斑,尤其在进食刺激性食物后或情绪激动时红斑更为明显日久红斑持续不退,毛细血管呈树枝状扩张;丘疹期:在红斑基础上,可出现丘疹或脓疱,皮损与毛囊不一致;鼻赘期:病期欠者,鼻部可出现多个结节,互相融合,表面凹凸不平,鼻部肥大,毛孔明显扩大,毛细血管显著扩张,纵横交错,形成鼻赘。

治疗方法:

1.一般疗法:饮食宜清淡,多吃水果蔬菜,禁食刺激性食物及饮料,矫正便秘。

2.如果有螨虫的感染,可以选择使用一些杀螨药物,如硫磺软膏、洗液和新肤螨灵霜等。甲硝唑软膏对于杀螨虫消炎也有一定的作用,此外这些药物也可以减少出油。

3.鼻子上有红丘疹时,需要口服甲硝唑或美满霉素等消炎药物一周。

4.应该避免其他诱发因素如过热、辛辣食物、饮酒、咖啡等,环境因素如日光暴晒和情绪激动等。

5.出现毛细血管扩张(鼻子上的红血丝),需要进行激光手术。

中药治疗方法:

内治用凉血四物汤加减,常用药物如:生地、赤芍、元参、当归、川芎、黄芩、山栀、虎杖、川连等。嗜酒者,加制大黄、苦参。鼻部瘙痒难忍者,加白鲜皮、地肤子等。肝胆火旺,加龙胆草、夏枯草。可同时内服防风通圣丸,每次6克,日服2次,疗程1~2个月。

外治可选用下列药物。①硫黄、生大黄,研末,加入石灰水中,每日3次外搽。②硫黄、轻粉、大黄、杏仁,共研为细末,加凡士林,调匀成膏,每日局涂1~3次。③蛤粉、轻粉、川柏、青黛、煅石膏,各研细末,和匀,用香油调匀为膏。先用温水洗净面部将上药以冷水调涂患处。

（魏跃钢）

参 考 文 献

1. 余跃平,熊辅信,甄艳,等.痤疮消治疗中青年痤疮45例[J].河北中医,2000,22(6):438.

2. 任朝霞.女性迟发性痤疮从肝论治30例[J].陕西中医,2011,32(3):301-302.

3. 余纪芬.中西药合用治疗青春期后痤疮84例[J].实用中医药杂志,2002,18(6):31.

4. 谭金华,杨志波.金土冲剂治疗女性青春期后痤疮的临床研究[J].湖南中医学院学报,2002,22(2):52-53.

5. 兰东,司天润,赵树玲,等.清热养阴、理气活血法治疗女性迟发性或持久性痤疮的临床实验研究[J].中国中西医结合皮肤性病学杂志,2004,30(6):366-367.

6. 黄畋,孔俐君,孔令,等.48种中药对痤疮丙酸杆菌的抑制作用[J].中华皮肤科杂志,1992,25(5):307.

7. 沈冬,许铣.复方蛇草汤治疗寻常性痤疮的临床与实验研究[J].临床皮肤科杂志,2000,29(4):201-203.

8. 周华,沈礼平,吴绍熙.寻常痤疮患者与正常人皮脂溢出率的痤疮丙酸杆菌记数的对比研究[J].中华皮肤科杂志,1991,24(6):363.

9. 周展超,郑家润,徐文严.外用25%丹参酮霜治疗寻常痤疮的临床及实验研究[J].临床皮肤科杂志,1996,25(6):376-377.

10. 曲剑华,姚卫海,李惠云,等.痤疮口服液治疗痤疮前后血清睾酮、雌二醇水平观察[J].中国中西医结合皮肤性病学杂志,2002,1(1):34-35.

11. 吴艳华,李其林.知柏地黄汤加减对女性寻常痤疮血清睾酮的影响及疗效分析[J].岭南皮肤性病科杂志,2003,2(10):87-89.

第八章　皮肤血管炎

皮肤血管炎是指发生在皮肤血管的一组炎症性疾病，其病因复杂。文献报道其病因主要有感染、全身性疾病、药物和恶性肿瘤，约半数为突发。皮肤血管炎临床表现多种多样，血管炎的皮损具有一定的临床特征，也有一定的好发部位，熟悉这些特点有助于临床进行分型和诊断。

皮肤血管炎包括很多种疾病，本章主要介绍和探讨多形红斑和过敏性紫癜。尽管分类上多形红斑不属于血管炎性皮肤病，但是病理上往往有显著的血管炎改变，故在此论述。

第一节　多形红斑的辨证施治

多形红斑是一种以红斑为主，兼见水疱、丘疹等多形性损害的皮肤急性炎症性疾病。重型患者可伴有严重的黏膜和内脏损害。本病多发于春季，以青壮年多见，女性多于男性，常呈对称性分布。中医称之为"雁疮""猫眼疮"。

本病中医文献早有记载。在《诸病源候论·雁疮候》中叫"雁疮"，如："雁疮者，其状生于体上，如湿癣疬疡，多著四肢，乃遍身，其疮大而热，疼痛。得此疮者，常在春秋二月、八月，雁来时则发，雁去时便瘥，故以此为名。亦云雁过，荆汉之域多有此病"。而"猫眼疮"之名首见于《医宗金鉴·外科心法要诀卷十四·第二十七》，并对其皮损特点有很形象的描述，如"猫眼疮名取象形，痛痒不常无血脓，光芒闪烁如猫眼，脾经湿热外寒凝。"

本病发病前有明显的前驱症状，头痛、低热、四肢倦怠乏力、纳呆、关节疼痛等。继而皮肤出现红斑、丘疹、水疱、大疱、紫癜、风团、糜烂等，皮疹呈多形性。皮疹好发于手、足背、颜面及四肢伸侧，严重的患者可累及黏膜。自觉灼热、瘙痒、肿胀疼痛。病程一般大约为3~4周，但易于复发，病程缠绵，常由服用某些药物，病灶感染，或食用鱼虾等发物所诱发。

在临床上根据皮疹表现，将其分为斑丘疹型、水疱大疱型、重症型三型。

斑丘疹型以斑丘疹为主者，临床常见，初起为红斑和扁平丘疹，圆形，略隆起皮面，边界清楚，疹色鲜艳或暗红，多为环形，呈离心性扩大，患者自觉轻度瘙痒。全身症状不甚明显，黏膜受损也很少累及。病程较短，约为2~4周。

水疱大疱型皮损主要是以水疱、大疱为主。水疱周围颜色鲜红或紫红，中心有重叠的水疱，形成虹膜状损害，称之为靶形损害。该型黏膜损害较为明显，口腔黏膜特别是颊黏膜和唇部可发生充血、糜烂、丘疹，甚或水疱。全身症状也较显著，可出现关节痛、发热等症状。

重症型西医称为Stevens-Johnson综合征。该型起病急骤,全身症状明显且严重,患者短时间内可出现衰竭症状,皮损多为水肿性红斑、水疱、大疱、血疱等,广泛分布于全身各处。黏膜损害严重而广泛,可累及口、鼻、咽、眼、尿道、肛门和呼吸道的黏膜,发生糜烂和坏死。严重者可出现毒血症状,常伴发多器官的炎症,而危及生命。重症型的眼损害十分明显,最多的表现是结膜炎,累及眼部其他结构可导致视力下降以致失明。该型的病程约为3~6周,若抢救不及时可导致死亡,死亡率为5%~15%。

一、名医经验

(一)艾儒棣从内外两因论治多形性红斑

艾儒棣认为,导致多形性红斑的因素主要可分为内外两因。其内因主要是脾肺湿热蕴结,其外因则以风、热、寒三邪为主。根据病因病机及临床特点将多形性红斑分为三型:

1. 湿热蕴肤型 皮损特点以猫眼状的皮损为多,颜色潮红,同时尚有部分红色的丘疹、水疱,患者舌质红,苔薄黄腻,脉滑数或濡数。在临床上治宜清热利湿、解毒消斑,选用五味消毒饮合黄连解毒汤为主方进行加减。

2. 寒湿瘀阻型 皮损主要分散在手足部位,颜色紫红或暗红,一般遇寒加重而得热减轻,患者舌质淡红,苔薄白,脉沉紧或弦紧。临床上治宜祛湿散寒、温经通络,同时佐以解毒,选用当归四逆汤为主方进行加减。

3. 热毒入营型 该型属多形性红斑的重型,其皮损为大片的水肿型红斑、水疱或血疱,黏膜累及较重,全身症状明显,表现为高热、乏力、关节疼痛,患者舌质红绛,苔黄,脉滑数或细数。临床上治宜清营凉血、解毒祛湿,选用犀角地黄汤合黄连解毒汤为主方进行加减。根据本病的基本皮损为水肿型的红斑、水疱或大疱,在治疗的过程中除湿解毒始终贯彻,所以在辨证论治的基础上酌加金银花、土茯苓、白花蛇舌草等。

(二)朱光斗从心脾论治多形性红斑

朱光斗根据多形性红斑的主要发病部位以肢端为主,且其重者多波及黏膜而出现口舌糜烂,认为该病的发生与心脾关系最为密切。其病因病机主要是心火旺盛、脾有湿热,又外感风热之邪,而导致风、湿、热三邪搏结于肌表而发病;或者由于心脾亏虚,复外感风寒之邪,而导致营卫不和,寒凝气滞,脉络郁阻不通而发生本病。根据其病因病机,分为两型:

1. 风湿热型 主要表现为皮损颜色鲜红,以水疱居多,伴口舌糜烂,瘙痒较剧烈,同时有灼痛感,患者苔薄黄或黄腻,舌尖红或起刺,脉数或滑数。临床治宜疏风清热利湿,选用导赤散为主方进行加味,继发感染者可加银花、鸭跖草;湿重者加厚朴、车前草等。

2. 虚寒型 主要表现为暗红色的皮损,同时伴有肢端的肿胀,畏寒,四肢逆冷,脘腹疼痛,便溏,苔少或白,舌质多淡胖,脉濡细。临床治宜温中散寒通络,选用附子理中丸合炙甘草汤为主方进行加减。

朱老治疗风湿热型的多形性红斑临床效果较好,愈后多不复发;由于外界的诱因治疗虚寒型多形性红斑的临床效果略差,但通过治疗可使病情明显减轻,延迟发病。

二、辨证施治

本病的发生,与素体禀赋不耐,感受不耐之物有关,常因病灶感染,药物、鱼、虾、蟹等物过敏等引起。或素体阳气不足,卫外不固,风寒外侵,致寒阻络道,致营卫不和;或外感风热之邪,内因过食辛辣肥甘,损伤脾胃,湿浊内生,蕴久化热,风湿热蕴结肌肤;或素体湿热内蕴,复感毒邪,热毒内生,燔灼营血,以致火毒炽盛,蕴阻肌肤而发。

多形性红斑是临床常见病,但有关它的临床研究并不多,而且临床的辨证分型也离不开热、湿、寒、火。

1. 湿热蕴结证　闫殿菊用萆薢渗湿汤、土槐饮加减(萆薢、土茯苓、生薏苡仁、生槐花、泽泻、生地、丹皮、黄柏、生大黄、蝉衣、牛蒡子、防风、生甘草),辨证加减10剂后病告痊愈。何炳元用解毒泻心汤加减(防风、连翘、黄芩、滑石、玄参、蝉蜕、牛蒡子、生地黄、金银花、木通、薄荷、生石膏、生甘草)治疗风湿热证多形性红斑,辨证加减13剂而愈。

2. 寒湿阻络证　司在和将皮疹每遇寒冷侵袭,皮疹成批出现,伴肢端发凉,腰酸,舌淡苔薄,脉沉迟辨为肾阳不足,寒凝气滞,瘀阻脉络,治宜温肾助阳,活血化瘀通络。方用当归四逆合桂枝汤加减,总有效率达95%以上,疗程最短5日,最长1个月,平均10天。闫殿菊认为寒凝血脉证多见儿童、青少年,每遇寒冷季节而发或病情加重,皮疹色暗红,肢体寒冷。治宜温经散寒,活血化瘀。方用当归四逆汤合附子理中汤加减,疗效满意。对脾虚运化失职,乏力、纳呆、便溏者加参苓白术散。

3. 火毒入络证或火毒炽盛证　此型多表现为全身皮疹严重,有糜烂渗出、红斑水疱明显,伴高热、咽痛,用普济消毒饮合犀角地黄汤加减或清瘟败毒饮加味。刘明以凉血化斑汤治疗火毒入络多形性红斑12例,全部治愈,有效率达100%。

第二节　过敏性紫癜的辨证施治

过敏性紫癜是一种皮肤、黏膜下或其他器官的毛细血管及小动脉变态反应性出血性疾病。中医称为"葡萄疫",临床表现主要为皮肤紫癜,随着病情的进展,部分患者出现明显的腹痛、恶心呕吐等消化道症状,少数会出现关节疼痛及肾脏受累,肾脏受累表现为血尿、蛋白尿、水肿、腰痛等。过敏性紫癜肾损害时疗程长,轻者预后好,重症预后较差,由于患者的长期肾脏病变,严重影响患者的生理、心理及社会生活各方面。

中医古籍早有类似记载,如《诸病源候论·患斑毒病候》中曰:"斑毒之病,是热气入胃,而胃主肌肉,其热夹毒蕴积于胃,毒气蒸发于肌肉,状如蚊蚤所啮,赤斑起,乃匝遍体"。清《医宗金鉴·外科心法要诀·葡萄疫》曰:"此证多因婴儿感受疠疫之气,郁于皮肤,凝结而成。大小青紫斑点,色状若葡萄,发于遍身,惟腿胫居多。"

综上,该病的临床表现为:皮肤出现鲜红或暗红的瘀点或瘀斑,压之不退色,多见于四肢伸侧,小腿多见,严重可泛发臀部和躯干部,自觉轻度瘙痒,可反复发作,一般1周左右皮疹转为暗褐色,但可此消彼发,大约1~2个月方可全部消退。若有过敏性紫癜性肾损害时病程较长。

本病可发于各个年龄段的患者,但以儿童和青年人居多,发病与性别无关,春季发病较多。

一、名家经验

(一)赵炳南从血热论治过敏性紫癜

赵炳南认为,过敏性紫癜的患者,多素有血热壅盛,又复感风邪,风邪与血热相搏结,迫血不能循经而行,溢于脉外,郁滞于肌肤腠理之间而发斑。赵炳南惯用凉血五根汤加减治疗本病,以凉血活血,解毒化斑。方药: 白茅根、板蓝根、紫草根、瓜蒌根、茜草根等。

(二)朱仁康从病程长短辨证论治

朱仁康认为,过敏性紫癜主要是由于风热或湿热之邪,灼伤脉络; 或脾肾阳虚运化失司,脾不统血所导致。临床分为三型:

1. 风热型 多为急性期,新发病症。皮疹颜色鲜红,伴咽红、咽痛。主要是由于风热之邪入络入营,邪热迫血溢出脉外而致。治宜清热疏风凉血,选用生地、丹皮、赤芍、蝉衣、荆芥炭、大青叶、知母、忍冬藤、生甘草等药。

2. 湿热内蕴型 皮疹以下肢为重,色红高出皮肤,可伴腹痛、纳呆,血便,主要是由于湿热之邪内蕴于脏腑脉络之中,邪热灼伤营血,迫血妄行外溢而导致。治宜清热利湿,凉血止血,选用赤芍、生薏苡仁、川柏、丹皮、栀子、黄芩、知母、忍冬藤、六一散等。

3. 脾肾阳虚型 此型多为病程长,反复发作所致,主要是由于命门火衰不能温暖脾土,导致脾虚运化无权,不能统摄血液,血不能循经而行,溢出脉外而发病。治宜补肾健脾,补火生土,选用附子、炮姜炭、炒白术、仙灵脾、茯苓、炙黄芪、升麻、大枣、煨肉蔻等。

(三)张志礼从血辨证论治

张志礼认为,过敏性紫癜的病因多为患者素有血热,又外感风邪,二邪相合迫血妄行; 或该病病程日久反复发作,耗气伤血,导致脾气受损,脾气虚而统摄无权,血不循经而溢出脉外,临床分为两型:

1. 血热证 采用清热凉血,活血祛风的方法治疗血热证,亦选用凉血五根汤为主方进行加减;

2. 脾虚证 采用健脾益气,养血止血的方法治疗脾虚证,以归脾汤为主方进行加减。

二、辨证施治

本病是由多种因素导致的血不循经妄行,外溢于肌表,内渗于脏腑而发病,其病机主要是脏腑蕴热,热邪损伤脉络; 或因风邪夹湿热,郁阻脉络,导致血行受阻; 或湿热之邪郁阻于肠胃之间; 或由于脾肾亏虚,气虚不能摄血所致。

(一)从毒论治

外感六淫之邪皆可从火化,热伤血络,血不循经而溢脉外可见皮肤紫癜。此乃外感毒邪,而热毒壅盛,迫血外溢致瘀血阻于肌肤之间而成瘀毒,故治疗当以解毒为主,既解外感之毒,也解内蕴湿热之毒和瘀滞之毒,诊疗过程中可依据病症、病程进行清热解毒、凉血解毒、利湿解毒、活血解毒。

(二)从毒、从瘀、从虚论治

过敏性紫癜发病较急,但往往反复发作,病程缠绵,且易损伤肾络。

张琪将从"毒""瘀""虚"论治过敏性紫癜。其认为,首先毒热蕴结、迫血妄行是发病的关键; 其次,血热内瘀为主要病理机转; 进而气血不足、脾肾亏虚为其病势转归。

目前有关过敏性紫癜的辨证从虚实入手大体已形成共识。临证应注意以下几点:

1. 实证主要是由风、湿、热三邪单独或联合致病; 而虚证则是由于脾肾两虚所导致。临证应注意病情的虚实轻重: 新发病例,起病急骤,多从实论治; 而久病反复发作,缠绵难愈则多属于虚证。

2. 关于活血法的应用时机,临床应加以注意 过早大量应用活血药会致出血加重,而旧血不去,又致脉络受伤而血行脉外,因此如何掌握这个时机应是临床今后探讨的一个热点。

3.同时要注意查明致病因素,远离导致该病发生的致敏源,如有反复咽部和扁桃体感染者注意消除局部感染灶。

4.对过敏性紫癜的研究重点在于既病防变,瘥后防复。

(曹　毅)

参 考 文 献

1. 陶春蓉,王见宾,艾儒棣.多形性红斑的宏观与微观证治规律探讨[J].中国中医急症,2005,14(3):245.

2. 朱光斗.40例寒冷季节多形性红斑的中医治疗[J].上海中医药杂志,1980,(1):28.

3. 闫殿菊.多形性红斑临床辨治体会[J].四川中医,1996,14(3):47.

4. 刘彦平,赵党生.何炳元教授治多形性红斑经验[J].甘肃中医学院学报,2005,22(3):7.

5. 司在和.辨证治疗多形性红斑[J].国医论坛,1997,12(2):33.

6. 刘明.凉血化斑汤治疗多形性红斑[J].四川中医,1997,15(3):49.

7. 刘华昌,王径珊.红花注射液治疗多形性红斑疗效观察[J].山东医药,1999,(5):201.

8. 刘汉利、李永玲.针刺治疗猫眼疮35例[J].中国民族民间医药杂志,2002,(56):148.

9. 北京中医医院.赵炳南临床经验集[M].第2版.北京:人民卫生出版社,2006.

10. 中国中医研究院广安门医院.朱仁康临床经验集[M].第2版.北京:人民卫生出版社,2005.

11. 张志礼.张志礼皮肤病临床经验辑要[M].第2版.北京:中国医药科技出版社,2000.

12. 耿姗姗,赵志强.从毒论治儿童过敏性紫癜肾炎.长春中医药大学学报,2007,23(1):34.

13. 孙元莹,吴深涛,王暴魁.张琪教授治疗过敏性紫癜的经验介绍[J].中医药导报,2006,12(11):17-18,35.

14. 左付国,赵天恩,卢宪梅,等.iNOS在皮肤血管炎患者炎症细胞表达的研究[J].中国麻风皮肤病杂志,2004,20(3):208-209.

15. 党宁宁,赵天恩.某些黏附分子在皮肤血管炎中表达的研究[J].中国皮肤性病学杂志,2000,14(2):84-85.

16. 石丽君,曹爱华,高宇.皮肤血管炎86例临床组织病理分析[J].实用皮肤病学杂志,2014,7(3):198-200.

第九章 结缔组织病

结缔组织病是由遗传因素决定的原发性侵犯结缔组织的一组疾病。临床上常见的结缔组织病包括红斑狼疮、皮肌炎、硬皮病等。本章主要讨论的是红斑狼疮与硬皮病的相关问题。

红斑狼疮

红斑狼疮是一种可累及皮肤和全身多脏器的自身免疫性疾病。多见于15~40岁女性。总由先天禀赋不足,肝肾亏虚而成。内因肝肾两虚,虚火上炎;外因日光暴晒,热毒入里,二邪相搏,瘀毒为标,内传伤于脏腑,外侵伤于肌肤而发病。

（一）临床分型

1. 盘状红斑狼疮（DLE） 本病好发于20~40岁人群,男女患病率之比约为1：3,预后较好。DLE病程呈慢性,少数病例皮损可自行消退。一般愈后留下色素减退的萎缩性瘢痕。

本病应与唇炎、口腔扁平苔藓等病鉴别。

2. 系统性红斑狼疮（SLE） 可累及全身多个器官,多见于育龄期妇女,男女之比约1：（9~15）。本病临床表现较复杂,多器官、多系统的损害可同时或先后发生。患者早期常有皮肤黏膜损害、关节痛、发热和面部蝶形红斑等表现,有时贫血、血小板减少或肾炎也可成为本病的初发症状。肾活检发现几乎所有患者均有肾病变;亦可见多脏器损害。

本病的诊断可参考1997年修订的美国风湿病学会SLE的诊断标准。

本病应与类风湿关节炎、皮肌炎、干燥综合征等进行鉴别。

（二）辨证论治

治疗思路与方法：系统性红斑狼疮的治疗,主要从扶正解毒、滋养肝肾着手。急性期以清热凉血解毒为主,滋养肝肾为辅;慢性期以滋养肝肾为主,解毒为辅。急性期重在解毒,以防邪毒内攻脏腑;慢性期重在滋养,防止或改善内脏受损。

1. 内治 ①热毒炽盛证：方用犀角地黄汤合黄连解毒汤加减。②阴虚火旺证：方用六味地黄丸合大补阴丸、清骨散加减。③脾肾阳虚证：方用附桂八味丸、真武汤加减。④脾虚肝旺证：方用四君子汤合丹栀逍遥散加减。⑤心阳不足证：方用生脉散、苓桂术甘汤加减。⑥气滞血瘀证：方用逍遥散合血府逐瘀汤加减。

2. 外治皮损处涂白玉膏或黄柏霜,每天1~2次 预防与调护：避免日晒,避免感冒或其他感染;避免各种诱发因素及诱发本病的药物;忌食刺激性食品;肾脏受损害者,应忌食豆类及含植物蛋白高的食品；注意劳逸结合，加强身体锻炼，避免劳累，病情严重者应卧床休息；节制生育。

第一节 红斑狼疮的历史沿革

中医古籍中无"红斑狼疮"这个病名，本病的某阶段临床表现，与中医古代文献中记载的"周痹""痹证""阴阳毒""温毒发斑""日晒疮""红蝴蝶斑""蝴蝶丹"等有相似之处。

《素问·痹论》："以冬遇此者为骨痹，以春遇此者为筋痹，以夏遇此者为脉痹，以至阴遇此者为肌痹，以秋遇此者为皮痹……五脏皆有合，病久而不去者，内舍于其合也。故骨痹不已，复感于邪，内舍于肾。筋痹不已，复感于邪，内舍于肝。脉痹不已，复感于邪，内舍于心。肌痹不已，复感于邪，内舍于脾。皮痹不已，复感于邪，内舍于肺。"又说"痹，其入脏者死，其留连筋骨间者疼久，其留皮肤间者易已。"又指出"风寒湿三气杂至，合而为痹也。其风气胜者为行痹，寒气胜者为痛痹，湿气胜者为著痹也。……所谓痹者，各以其时重感于风寒湿之气也。"《灵枢·周痹》："风寒湿气，客于外分肉之间，迫切而为沫，沫得寒则聚，聚则排分肉而分裂也，分裂则痛，痛则神归之。神归之则热，热则痛解，痛解则厥，厥则他痹发，发则如是"。《内经》最早以五脏痹来描述红斑狼疮的某些症状及病机。

汉·张仲景《金匮要略·百合狐惑阴阳毒病脉证治》："阳毒之为病，面赤斑斑如锦纹，咽喉痛，唾脓血。阴毒之为病，面目青，身痛如被杖，咽喉痛。"又说："阳毒之为病……升麻鳖甲汤主之。阴毒之为病，升麻鳖甲汤去雄黄、蜀椒主之。"张仲景首次将皮肤损害、关节疼痛及咽喉痛三大主症在阴阳毒中同时出现，与急性发作的红斑狼疮十分近似，并有治疗。

《华氏中藏经卷中·论痹》"痹者……入腑则病浅易治，入脏则病深难治。"

隋·巢元方《诸病源候论·伤寒阴阳毒候》："阴阳毒病无常也，其候身重背强，喉咽痛，糜粥不下，毒气攻心，心腹烦痛，短气，四肢厥逆，呕吐；体如被打，发斑，此皆其候。阳毒者，面目赤，或便脓血；阴毒者，面目青而体冷。阳毒为病，面赤，斑斑如锦纹，喉咽痛，清便脓血"。《诸病源候论·时气阴阳毒候》"此谓阴阳二气偏虚，则受于毒。若病身重腰脊痛，烦闷，面赤斑出，咽喉痛，或下利狂走，此为阳毒。若身重背强，短气呕逆，唇青面黑，四肢逆冷，为阴毒。"《诸病源候论·温病发斑候》"夫人冬月触冒寒毒者，至春始发病，病初在表，或已发汗、吐、下而表证未罢，毒气不散，故发斑疮。又冬月天时温暖，人感乖候之气，未即发病，至春又被积寒所折，毒气不得发泄，至夏遇热，温毒始发出于肌肤，斑烂隐疹如锦文也"。巢元方将阴阳毒描述更具体，发展了张仲景的学术思想。

元·朱震亨《丹溪心法·斑疹七》"惟温毒发斑至重，红赤者为胃热也，紫黑者为胃烂也，一则下早，一则下之晚，乃外感热病发斑也，以玄参、升麻、白虎等药服之。"明·龚廷贤《寿世保元·斑疹》"若斑发赤红，为胃热；若紫不赤，为热甚；紫黑为胃烂，故赤斑半生半死，黑色者九死一生。大抵鲜红起发稀朗者吉，紫黑者难治，杂黑斑烂者死也。"朱丹溪等提出以温毒发斑论治。

明·申拱辰《外科启玄·日晒疮》"日晒疮，三伏炎天，勤苦之人，劳于工作，不惜身命，受酷日晒曝，先疼后破，而成疮者，非血气所生害也。"又说"日晒疮，内宜服香茹饮加芩、连之类，外搽金黄散、制柏散、青黛等，治之则自安矣。"《洞天奥旨·日晒疮》"日晒疮，故止须消暑热之药,如青蒿一味饮之,外用末药敷之即安。青蒿饮:治日晒疮。青蒿一两(捣碎),以冷水冲之,取汁饮之,将渣敷疮上,数日即愈。如不愈,另用柏黛散敷之。柏黛散:外治日晒疮,并治火瘢疮。黄柏二钱,青黛二钱,各研末,以麻油调搽即愈。"明时以日晒疮论治。《类证治裁·温症》在温毒中指出:"病温更遇时毒,面赤斑如锦纹,咽痛烦躁,黄连解毒汤。自汗而渴,胃热发斑者,人参化斑汤。斑已透,热不退者,犀角大青汤去黄芩、升麻,加生地、人参、柴胡。误用热药,邪毒深陷,发为狂乱,面赤眼红,舌黑鼻煤,下利,脉洪数者,消斑青黛饮。忌下药,惟便秘躁渴,可微下之,大柴胡汤。……斑紫点小,心胞热也。点大而紫,胃中热也。斑黑而光亮,热毒盛也。黑而晦者死,若黑而晕脚红者,火内伏,用清凉发散,间有转红成可救者。凡斑疹,皆邪气外透,发出宜神情清爽,为外解里和,如斑疹出而昏者,正不胜邪,或胃津内涸。"《类证治裁·痹症》"诸痹,风寒湿三气杂合,而犯其经络之阴也。风多则引注,寒多则掣痛,湿多则重著,良由营卫先虚,腠理不密,风寒湿乘虚内袭,正气为邪所阻,不能宣行,因而留滞,气血凝涩,久而成痹……盖痹者,闭而不通,邪在阴分也。"《时病论·冬伤于寒春必病温大意》"盖温热之毒,抵于阳明,发于肌肉而成斑,其色红为胃热者轻也,紫为热甚者重也,黑为热极者危也,鲜红为邪透者吉也。"清代以温毒论治者较多。

第二节 中医药治疗红斑狼疮的临床研究进展

红斑狼疮是临床上的常见病、多发病,其病因尚未完全明了。近年来中医药治疗本病取得了较显著成绩。

一、名医经验

(一)顾伯华

认为红斑狼疮总由先天禀赋不足,肝肾亏损引起。因肝主藏血,肾主藏精,精血不足则虚火上炎,兼因腠理不密,日光暴晒,两热相搏,热毒入里,瘀阻脉络,内伤及脏腑,外阻于肌肤所致。或因热毒炽盛,燔灼营血,引起急性发作;或是病情稳定,只有阴虚火旺,肝肾不足的证候;或因肝气郁结,久而化火而致气血凝滞;或因病人气血两虚而致心阳不足;病之后期,多阴损及阳,累及于脾,以致脾肾阳虚,水湿流溢,发为水肿、腹胀、喘咳等。常用益气养阴补益肝肾之品最多,如黄芪、党参、白术、生地、玄参、麦冬、仙灵脾、锁阳、菟丝子、枸杞子、女贞子等。对热毒炽盛的方用犀角地黄汤加减;阴虚火旺者以滋阴降火为宜;气滞血瘀者以理气活血为法;心阳不足者则益气养心;脾肾两虚者温肾壮阳,健脾利水。在急性发作时或重型病例,也用适量激素(如强的松40~80mg/d)以控制病情。

(二)文琢之

认为肾虚是本病发生的主要原因,尤以阴虚常见。先天不足,肾精亏损,或七情内伤而致阴阳不调、气血失和,导致五脏六腑受损,此为内因。紫外线光照射、昆虫咬螫、妊娠期、月经期及过度劳累等为诱发之外因。肾与本病密切相关,肾主一身之阴阳调节功能。阴阳失去平衡,表现为"阴虚阳亢"或"阴阳两虚"或"阴损及阳"等证;阴阳失调、血流不畅,易造成气血失运而致经络阻滞,形成脉络涩滞。所以,肾阴虚损、热毒内炽是导致本病的主要病因。

在治疗本病时始终抓住滋养肝肾以固其本,然后兼顾其标。急性阶段以滋养肝肾,兼顾心、肺、脾为治疗大法，常用经验方首乌地黄汤治之。慢性阶段（稳定阶段）以滋补肝肾、活血解毒为大法，常用二参地黄丸长服以善其后。本病皮损处只宜擦润肤油膏，如皮粘散调红油膏外擦，或鸡蛋黄油均可，决不能用刺激性药物外擦，因长期刺激有恶变之虑。

善后和护理：应避免日光暴晒及近高温作业，适当休息。重症时应绝对卧床休息，如病情减轻可起床作适当活动以增进机体抵抗力。饮食应加强营养，忌辛燥食品，更忌生冷。

（三）赵炳南

认为本病的发生多由于先天禀赋不足，或因七情内伤，劳累过度，或因房事失节，以致阴阳气血失于平衡，气血运行不畅，气滞血瘀，经络阻隔，为本病的内因。外因多与患者暴晒有关，而且病后若日光照射则加重，外受热毒是本病的诱发条件。在治法上，以益气阴、调气血、活血化瘀通络治其本，清热解毒、补肝肾、养心安神治其标。用《证治准绳》中的秦艽丸方加减治疗，是比较有效的，是治疗本病的基本方。常用药物如生黄芪、党参、秦艽、黄连、漏芦、乌梢蛇、鸡血藤、丹参等，也是用以巩固疗效的常用药。

具体情况的辨证论治：①毒热炽盛：法宜清热解毒、凉血护阴。②阴血虚亏：法宜养阴补血，凉血解毒。③毒邪攻心：法宜养阴清热解毒，益气安神。④肾阴亏损：法宜滋阴补肾，活血解毒。⑤邪热伤肝：法宜滋阴凉血解毒，活血化瘀通络。

（四）钟嘉熙

利用伏气温病理论指导治疗系统性红斑狼疮。①清胆和胃，解毒退热：SLE起病急骤，病情较重，初起即见明显的里热证候，甚至皮肤、黏膜出血而发斑。认为是湿热之邪内伏，郁阻气分少阳，枢机不利所致，多数患者症见：寒热如疟、心烦、口渴、脘痞，身热午后较甚、入暮尤甚，天明得汗诸症稍减，但胸腹灼热不除，苔黄白而腻，脉弦数。治当清泄少阳、分消湿热、理气和胃，常用蒿芩清胆汤加减。②凉血化瘀，分祛邪热：SLE常累及多个脏腑，其真阴不足，气分热邪不解，外感六淫化火，引动内火，火热入血，血热互结则瘀。瘀热上入巅脑，脑髓受损则头痛渐重、时有抽搐、精神障碍，甚至昏迷、瘫痪。此所谓"伏邪不能外达或透邪不尽，则病情反复，变证迭起，病难速愈，如抽丝剥茧，层出不穷。"据此，以"急则治其标"，治血（热）先治火，火平热自清，瘀去络自宁，常用犀角地黄汤加减，喜用清热、凉血、活血祛瘀之品，突破了"血热不用或慎用活血药"的传统观念，但要禁用三棱、莪术等破血之品。③入络搜邪，养阴退热：SLE以阴虚为本，邪热内伏为标，认为此乃阴虚，余邪不尽之故。当以清泄余热为主，并时时顾护阴精，以养阴透邪，常用青蒿鳖甲汤加减。

（五）丁济南

从痹论治红斑狼疮，以温阳祛风通络为主要治法：以川桂枝、制川草乌、伸筋草、仙灵脾、玄参、生甘草为基本方，本方具有祛风除湿、温经散寒、调补阴阳之效。他将本病辨证分为风痹损及肌肤脉络、风痹损肾、风痹损心、风痹损肝、风痹损脾、风痹损肺6型，均用基本方随症加减治疗。除按辨证施治原则外，有些经验是丁老得之家传。如以黄芪、白术、玉米须、薏仁根、黑料豆，益气补肾利尿，消除蛋白尿；宣木瓜、牛膝，降低尿素氮，改善肾功能；黄芩、牡丹皮、香附，清肝理气，改善肝功能；荆芥、防风、紫苏、贯众、牛蒡子、蔓荆子等祛风解毒，既能退热，又能治疗各种因风毒而致的过敏性疾患；生黄芪、当归、郁金、威灵仙，益气养血解痉，俾皮肤、肌肉松弛而软化。

治疗红斑狼疮要求严格忌口：忌食鸡肉、海鱼、榨菜、毛笋、雪里蕻咸菜等食品；忌服肼苯哒嗪、磺胺类等可能诱发加重的药物；同时要求患者避免日晒。

（六）吴圣农

认为本病的病因病机为肝肾阴虚,邪毒亢盛。红斑狼疮患者,除部分发病与暴晒日光有关,可提供因日晒而诱发的病史,能用外来热毒入里,灼伤阴液解释外,大部分患者并无明显的感受外来热毒的病史,虽然与《金匮》所载的阳毒症"面赤斑斑如锦纹······"的表现相似,但绝不是阳毒一样外来的温毒火邪所致,而是由于先天肝肾阴虚,阴虚不能制火,以致邪火内生。而邪毒又与肝肾不足,互为因果,即先天性的阴亏导致了后天性的阳亢,阳亢又进一步灼伤了阴津,如此恶性循环。所以对本病的治疗,吴老始终紧扣肝肾阴虚为病本,邪毒亢盛为病标的机理,采用滋养先天,调补肝肾为主,以清营解毒,凉血泻毒为辅的原则。

根据本病的症状,大致将其分为三型:①热毒炽盛型:急宜养阴清热解毒,昏迷者配针刺。②痹痛型:治宜养阴清热,凉营通络。③肝肾不足型:以滋养肝肾为主,清热解毒为辅。

（七）徐宜厚

认为六淫外伤、情志内伤、脏腑虚损是致病的主要原因,从病因来看属热毒之邪多;从脏腑损伤看以五脏六腑为主;从气血阴阳偏亢论,以阴虚血热者居多;从标本虚实而言,以本虚标实常见。将系统性红斑狼疮分为阳虚证即偏肾阳虚证、偏脾阳虚证;阴虚证即偏心阴虚证、偏肝阴虚证、偏肺阴虚证;阴阳两虚证即偏脾肾阴阳两虚证、偏心肾阴阳两虚证,随访存活10年以上32例,均获得满意疗效。生活上要求适当忌口、忌晒太阳、忌劳累、忌情志内伤等。

（八）秦万章

认为SLE是以"肾"为主的阴阳不平衡及其调整功能的障碍,由先天禀赋不足,肝肾亏虚而发病。中医学之"肾虚",不是指解剖脏器肾脏的功能和实质方面的病变,而是指气血精液异常导致的病变症状及经络学说中肾经循行贯注所在部位的病变。其演变规律为精血不足则虚火上炎,兼因腠理不密,日光暴晒,两热相搏,热毒入里,瘀阻脉络,内伤脏腑,外阻肌肤所致。其次,凡外感、内伤诸病,均可导致阴阳失衡,气血失调即会出现气的停滞和血的瘀积。具体而言如热邪致瘀,各种热病之热邪未能从表而解,传入经络脏腑,与血相结而成血瘀。补肾疗法能使垂体-肾上腺皮质系统反应性迟钝的红斑狼疮患者恢复正常,提高该系统的反应性,临床的各种症状得以改善;活血化瘀还需辨别偏热偏寒、偏气偏血的不同。

二、辨证论治

红斑狼疮的治疗,目前西医主要采用糖皮质激素和免疫抑制剂治疗,中医药在提高患者生存质量及降低激素副作用等方面显示出一定的优势。

（一）专病专方

1.清透血毒法　周德荣据临床所见提出SLE因邪而致病,其定性主要为毒邪,其定位主要在血分,治疗亦应清透血毒以祛邪为大法,邪去正方安。因此以清透血毒法为主,采用清透血毒汤(玳瑁屑、西红花、鲜生地或生地、豆豉、珍珠粉、紫花地丁、金银花、青连翘、青蒿、虎杖、栀子、赤芍、雷公藤、生甘草)为基本方治疗SLE 27例。3个月为一个疗程,治疗1~3个疗程。基本缓解12例,部分缓解12例,无效3例。

2.凉血化瘀滋阴法　许萍等采用凉血化瘀滋阴法,以(生地、赤芍、丹皮、鱼腥草、益母草、土茯苓、紫草、丹参、红花、黄精、青蒿、金银花)为基本方治疗21例SLE患者,完全缓解13例,基本缓解5例,好转3例。

3.滋肾养阴益气法　林丽等运用孟如老师滋肾养阴益气法为主治疗系统性红斑狼疮患

者93例,以六味地黄丸合二至丸、生脉饮化裁而成为基本方,经1~4疗程治疗,显效34例,有效51例,无效8例。

4. 益气清热通络法 张利霞以补中益气、清热解毒、通络止痛为主,方药用自拟方(党参、黄芪、茯苓、白术、白花蛇舌草、丹参、鸡血藤、忍冬藤、制马钱子、甘草)随症加减,并结合西药治疗系统性红斑狼疮38例。治疗组显效15例,好转18例,无效3例,死亡2例;对照组20例显效9例,好转5例,无效4例,死亡2例,总有效率70%;治疗组优于对照组($P<0.01$)。

5. 活血化瘀法 洪志豪等以活血化瘀为主,采用红藤逐瘀汤(红藤、丹参、当归、益母草、元胡、川芎、蒲黄、五灵脂、赤芍)为基本方治疗24例红斑性狼疮,其中SLE 21例,DLE 3例。60天为一个疗程,治疗1~2个疗程,有效20例,无效4例。其中SLE 21例,有效17例,无效4例;DLE 3例均有效。

6. 养阴益气解毒法 王萍等采用张志礼的经验方养阴益气解毒方和个体化剂量的强的松治疗系统性红斑狼疮(SLE)患者51例。基本方"养阴益气解毒方"组成:北沙参、太子参、黄芪、女贞子、青蒿、鸡血藤、秦艽和白花蛇舌草等;治疗1个月为一个疗程,共3个疗程。临床缓解3例,显效15例,有效28例,无效5例。

7. 解毒祛瘀滋阴法 温成平等采用激素结合中医解毒祛瘀滋阴法治疗123例系统性红斑狼疮患者,并与单纯西药组89例作对比,并对西药组16例、中西医结合组25例随访观察2年。西医组治疗方案:口服强的松为主治疗,根据病情需要,重度活动期用大剂量激素≥1mg/(kg·d),必要时结合标准环磷酰胺冲击疗法;轻中度活动期用中等剂量激素0.5mg/(kg·d)、稳定期用小剂量激素<15mg/d治疗,皮肤红斑明显者结合抗疟药治疗、关节痛明显者结合非甾体抗炎药治疗。病情稳定后均严格按激素减量法渐次减量。两组均以3个月为一个疗程,连续治疗观察2个疗程,对随访患者连续跟踪观察两年。治疗6个月后,中西医结合组的完全缓解率为11.38%、显效率为30.08%、总有效率为92.68%,均显著高于西药组。

8. 滋阴清热法 赵玉霞等以滋阴清热为主治疗系统性红斑狼疮33例。方药:生地,玄参,白花蛇舌草,半枝莲,生石膏,知母,山药,地骨皮,甘草。发热者加大黄,大青叶等。结果治愈9例,显效12例,好转8例。

9. 滋肾解毒化瘀法 雷海燕以滋肾解毒化瘀汤治疗系统性红斑性狼疮30例。药选生地,熟地,丹皮,龟板,白薇,赤芍,忍冬藤。结果:治愈4例,显效10例,有效11例。

(二)辨证施治

张志礼等采用中西医结合治疗系统性红斑狼疮118例并随访6年。中医辨证治疗:①毒热炽盛、气血两燔型:方药:生玳瑁、生地炭、双花炭、白茅根、板蓝根、花粉、丹皮、赤芍、元参、石斛,可配合安宫牛黄丸或局方至宝丹;②气阴两伤、血脉瘀滞型:方药:南北沙参、石斛、党参、黄芪、黄精、玉竹、丹参、鸡血藤、丹皮、黄连、秦艽、乌蛇,可配合八珍丸、地黄丸;③脾肾不足、气血瘀滞型:方药:黄芪、党参、白术、茯苓、山药、菟丝子、女贞子、枸杞子、车前子、丹参、鸡血藤、秦艽、乌蛇;④脾虚肝郁、经络阻隔型:方药:黄芪、党参、白术、茯苓、柴胡、厚朴、丹参、鸡血藤、益母草、秦艽、乌蛇、首乌藤、钩藤。西医治疗:主要应用肾上腺皮质类固醇激素;对长期肾脏不好,尿蛋白持续不恢复者,配合免疫抑制剂,常用的是环磷酰胺和硫唑嘌呤,部分病人还配合复方磷酸酯酶及维生素制剂。全部病人经过1~6年治疗后恢复整日工作的有30人,恢复半日工作的有10人,能参加家务劳动的有15人,共55人恢复了不同程度的劳动力,其余46例绝大部分能按时来门诊治疗,生活能自理;死亡17人。

沈丕安采用中医中药辨证治疗22例SLE患者:①热盛型:治宜清热凉血,处方用红一方(生地三石汤)和红二方(生地凉血汤);加强退热药:紫草、鸭跖草,尚用水牛角粉、羚羊角粉、紫雪丹、醒脑I号等。②阴虚型:治宜养阴清热,处方用红三方;③气虚型:治宜益气退热,处方为黄芪、党参、白术、升麻、柴胡、青蒿、茯苓、忍冬藤、薏苡仁、生甘草;④瘀滞型:治宜养阴或益气同时加入活血化瘀药:丹参、益母草、赤芍、川芎等。入院后不用激素,单用中药者12例;入院前原服激素继续使用者10例。完全缓解3例,显效7例,有效10例,无效2例。

陈良良采用中医辨证配合激素治疗系统性红斑狼疮(SLE)35例。中医辨证治疗:①阴虚内热型:基本方:金银花、蒲公英、生地黄、牡丹皮、赤芍、北沙参、玄参、土茯苓、女贞子、丹参;②热毒炽盛型:基本方:竹叶、生石膏、金银花、大青叶、栀子、知母、犀角粉(或羚羊角粉)、丹皮、玄参;③风湿热痹型:基本方:忍冬藤、蒲公英、秦艽、威灵仙、土茯苓、川牛膝、独活、赤芍、鸡血藤;④气虚水肿型:基本方:黄芪、党参、茯苓皮、泽泻、丹参、泽兰、玉米须、凤尾草、车前子;西医治疗:根据病情可选用强的松、地塞米松、氢化可的松等,强的松剂量在病情活动时一般用30~40mg/d,当病情稳定后逐步减量至10mg左右。经3~6个月以上的治疗,显效18例,好转14例,无效3例。

李遇梅等应用中医辨证论治结合激素治疗63例系统性红斑狼疮患者。中医辨证治疗:①热毒炽盛型:方用:羚羊角粉、生地炭、银花炭、板蓝根、白茅根、花粉、丹皮、赤芍、元参、石斛、白花蛇舌草等;②阴虚火旺型:方用六味地黄丸加减;③气滞血瘀型:方用消遥散加减;④心阳不足型:方用生脉饮加减;⑤脾肾阳虚型:方用真武汤加减。西医治疗:根据病情给予地塞米松5~10mg/d静脉滴注,或强的松30~60mg/d口服,近期疗效:结合组显效率为41.3%,均明显高于其他两组,死亡率(6.4%)明显低于其他两组;远期疗效:随访时间6个月至8年,平均5.3年,结合组远期疗效缓解率(33.6%)显著高于其他两组,死亡率(9.4%)显著低于其他两组。

杨林采用中西医结合治疗系统性红斑狼疮32例。中医治疗:毒热炽盛型方拟犀角地黄汤合白虎汤加减;阴虚湿热型方拟滋阴清营汤加减;脾肾气虚型方拟真武汤加减。以上均每日1剂,水煎分3次口服。西医治疗:采用环磷酰胺(CTX)冲击疗法,同时给予激素,1个月冲击1次,连续应用3次,第4次减量,每月以CTX0.4~0.8g/m²体表面积、甲基强的松0.3~0.6g/d静脉滴注,连续应用3次。两组均治疗6个疗程以上。随访时间:3年以内21例,3~5年17例,5~10年15例,10年以上10例。治疗组缓解26例,未缓解6例;对照组缓解率54.84%,治疗组优于对照组($P<0.01$);两组复发率比较:治疗组3例(9%)复发;对照组12例(38%)复发,两组比较有统计学差异($P<0.01$)。

齐炳采用中医辨证论治结合西药治疗系统性红斑狼疮32例。中医治疗:热毒炽盛型治以清营解毒、凉血养阴;阴虚内热型治以养阴清热润燥为主;阳虚水泛型治以补阳通水;气滞血瘀型治以行气活血;气血两虚型治以补气养血;风湿痹阻型治以除湿通痹;每日1剂,水煎服,30天为一个疗程,连用3个疗程。西药治疗:根据病情轻重给予皮质类固醇类药、免疫抑制剂、免疫增强剂(如左旋咪唑、转移因子等)。临床治愈12例,显效9例,好转6例,无效5例。

艾儒棣对60例SLE患者进行中医药辨证治疗。将其辨证为四个证阴虚内热证14例,用百合知母汤合六味地黄丸加减;肝肾阴虚证35例,首乌地黄汤加减;风湿痹证9例,玉屏风散合桂枝汤加减；脾肾阳虚证2例，真武汤和滋肾通关散加减。服药最短者2个月，最长者1年以上，服药3个月以内者31例，4~6个月15例，7~12个月10例，1年以上者4例。显效27例，有效22例，无效11例。全部病例采用中医药治疗，存活54例，死亡6例，显效占45%。

刘书珍将110例系统性红斑狼疮患者分组，对照组50例用激素治疗，治疗组60例在激素治疗的基础上加中药辨证施治，热毒炽盛型用二花四黄汤（金银花、野菊花、大黄、黄芩、黄连、黄柏），阴虚内热型用二胡四地汤（胡黄连、银柴胡、生地黄、熟地黄、地骨皮、紫花地丁），气阴两虚型用二冬四参汤（麦冬、天冬、西洋参、玄参、党参、丹参），治疗3个月后结果：总有效率治疗组为91.7%，对照组为80%（$P<0.01$），治疗组在临床症状改善、免疫指标及活动指标（ANA、抗ds-DNA、抗Sm、抗RNP、抗SSA、抗SSB、CIC、RF、Ig、C3、C4、CH50、血象、ESR、CRP、24小时尿蛋白定量等）的好转均优于对照组（$P<0.01$或$P<0.05$），治疗组复发率低于对照组（$P<0.05$）。

陈湘君将SLE分为热毒炽盛型、肝肾阴虚型、气阴两亏型、脾肾阳虚型、气血瘀滞型5型。王正雨等将本病分为瘀热内蕴型、脾肾阴亏型、湿浊瘀热型。朱毅等将系统性红斑狼疮分为热毒炽盛型、阴虚内热型、肝肾阴虚型、脾肾阳虚型、肝郁气滞型、心脾两虚型、风湿热痹型七型。徐正福将SLE分为肝肾阴虚、邪热入营、阳虚三型。钱文燕等将SLE分为气阴两虚，瘀血阻络型；热入营血，血热发斑型；脾肾阳虚型3型。杜秀兰等将SLE分为热毒炽盛型、阴虚内热型、气阴两虚型、肝郁血瘀型、脾肾阳虚型5型。史宝印将红斑狼疮辨证分为热毒炽盛型、风湿热痹型、肝脾肾不足型三型。赵团结等将SLE分为热毒炽盛，耗伤气阴型；阴虚内热，热毒留恋型；气阴两虚，风毒痹阻型；脾肾阳虚，血瘀水停型四型。王维英等将SLE辨证分为热毒炽盛型、气阴两虚型、脾虚肝旺型、脾肾阳虚型四型。赵来泗等将SLE分为风毒痹阻，络热血瘀型；血分毒热，气阴耗伤型；肝肾阴虚，风毒留恋型；脾肾俱虚，血瘀水停型4型。钟力等将盘状红斑狼疮分为毒热炽盛型、阴虚阳亢型、气虚下陷型三型。魏睦新将SLE分为阴虚内热证、气营热盛证、热郁积饮证、瘀热痹阻证、脾肾两虚证、阴阳两虚型、气血两虚证、脑虚瘀热证、瘀热伤肝证9个证型。

（三）其他治法

1. 针药并用　王宏亮等采用祛风温阳通络法配合针刺治疗系统性红斑狼疮32例。中药内服方用"丁济南基本方"并按风痹损及肌肤脉络、风痹损肾、风痹损心、风痹损肺、风痹损肝、风痹损脾六型随症加减，每日1剂，水煎服。以6个月为一个疗程，疗效不显者继续治疗1个疗程，两疗程之间间隔不超过14天。显效17例，有效9例，无效6例。

2. 穴位注射　张毅菁采用穴位注射法治疗红斑狼疮10例：取穴主穴为合谷、百会、太冲透涌泉、阳陵泉透阴陵泉、风府、大椎、曲池、风池、血海等穴位。每次选12~16个穴位，每穴注入0.3~2ml药液，隔日1次，15次为一个疗程，休息3~4天再行下一疗程。经3个月~2年的治疗后，痊愈1例，7例症状明显减轻，各项生化检验正常；2例临床症状明显好转。

3. 自血疗法　左政等予SLE患者足三里注射自体静脉血，SLE患者外周血CD4[+] T细胞百分率明显升高，与治疗前比较$P<0.05$，CD8[+] T细胞百分率明显降低，与治疗前比较$P<0.05$，CD4[+]/CD8[+]比率升高，与治疗前比较$P<0.05$，优于对照组，说明经过治疗，SLE患者细胞免疫功能得到了一定程度的改善。SLE患者治疗组治疗后的IgG、IgA血清含量明显降低，补体C3明显升高，与治疗前比较$P<0.05$，而IgM的血清含量也有所升高，说明经过治疗，改善了SLE患者免疫功能，血清补体也有所恢复。

第三节 红斑狼疮的动物实验研究

一、常用的动物模型

模型都是围绕系统性红斑狼疮不同的发病机理进行造模,目前中医药研究常用的动物模型有如下几种,有自发产生SLE样的狼疮鼠模型,有外源性抗原诱导出SLE样综合征动物模型。

(一)自发性红斑狼疮鼠模型

目前研究的自发性狼疮鼠免疫学、病理学异常都很相似,都有B细胞高反应性、自身抗体及循环免疫复合物(CIC)的产生、IgG和补体异常、广泛的胸腺皮质萎缩及肾小球肾炎。

1. BXSB小鼠自发性系统红斑狼疮动物模型 此种小鼠为C57BL/6小鼠和SB/Lc雄性杂交产生的一种狼疮属系,是国际上公认的自发性狼疮模型。

2. MRL/lpr小鼠自发性系统红斑狼疮动物模型 MRL/lpr小鼠由LG/J、AKR/J、C3H/D及C57BL/6等不同品系小鼠交配至第12代时产生。由于淋巴细胞增生基因(lymphoproliferation,lpr)的出现,导致T细胞增生,全身淋巴结肿大,加速了自身免疫反应。

3. NZB/NZWF1鼠自发性系统红斑狼疮动物模型 NZB/NZWF1鼠是NZB雌鼠与NZW雄鼠杂交第一代,是与人类最相似的狼疮鼠模型。

4. MRL1pr/IPr大鼠自发性系统红斑狼疮动物模型 MRL1pr/lpr大鼠是一种自发性系统性红斑狼疮模型大鼠,其症状和人系统性红斑狼疮颇为相似,可产生自身抗体、淋巴结炎和肾小球肾炎。

(二)外源性红斑狼疮模型

1. 甲醛化空肠弯曲菌加佐剂诱发小鼠系统性红斑狼疮模型 其造模方法为:取甲醛化空肠弯曲菌悬液(3×10^{12}CFU·L-1)与等量CFA混匀,完全乳化后,取50μl给昆明种小鼠足跖注射,免疫后第3周,取上述细菌悬液0.2ml,给小鼠尾静脉注射,加强免疫1次。小鼠致敏后28天,复制成小鼠系统性红斑狼疮模型。是研究SLE病理机制及寻找治疗药物较理想模型之一。

2. 诱导型移植物抗宿主反应(GVHR)狼疮样小鼠模型 其造模方法为:选用6~10周龄的(BALB/C × C57BL/6)F1代杂交小鼠,无菌条件下,取出BALB/c鼠脾、淋巴结,分离出淋巴细胞,Hanks液洗涤3次,0.5%锥蓝检查细胞活力大于95%,调整细胞悬液至所需浓度,将已分离调整好浓度的BALB/c鼠淋巴细胞分别经静脉途径或腹腔途径输入未经照射过的同性别、同龄F1小鼠体内,5 × 107个/次 × 2,间隔2周。这种GVHR诱发产生的血清多种抗核抗体(ANA),与人类的SLE病变极其相似,是用动物实验来研究SLE发病机制的良好模型。

3. 细菌脂多糖诱发小鼠系统性红斑狼疮模型 造模方法为:将细菌脂多糖(LPS)100μg/只,溶解于0.2ml生理盐水中,给BALB/C纯种小鼠腹腔注射。于造模前1或1.5小时给小鼠灌胃给药,于168小时后检测各项指标。该模型不仅可模拟人类SLE表现,且能较好地模拟人类SLE热毒炽盛、内伏营血为患的伏气病机。

二、治疗狼疮性肾炎的机理研究

许多学者从病理组织形态学及相关实验室指标角度研究了中医药治疗狼疮性肾炎的机理。

(一)对狼疮性肾炎组织形态学的作用

阳晓等在慢性移植物抗宿主病(GVHD)狼疮样肾炎小鼠模型上观察了狼疮方(主要由白花蛇舌草、紫草、丹参、生地等组成,)治疗狼疮肾炎的有效性及作用机理。结果发现: 光镜下模型组肾小球系膜区增宽,基底膜节段性增厚,系膜旁及系膜区嗜复红物质沉积;肾小管腔有大量蛋白管型,部分小管扁平、变薄,间质多个灶性单个核细胞浸润; 强的松组、狼疮方组肾组织仅见少数肾小球细胞和基质中度增多,偶见蛋白管型,肾间质偶见灶性单个核细胞浸润。半定量分析显示狼疮方组及强的松组的肾小管间质损伤总积分和肾小球硬化指数均明显低于模型组($P<0.05$, $P<0.01$)。

朱方石等研究发现,具有补肾化毒作用的狼疮静颗粒(由生地黄、熟地黄、白花蛇舌草、青蒿、益母草、山茱萸等组成)能改善自发性狼疮小鼠(采用NZB/NZWF1小鼠)的肾小球病理变化,表现为肾小球萎缩较模型对照组有所改善,面积有所增大,但仍有轻度系膜增生,细胞核仍有增多,似有囊壁不清。

王思平等研究艾儒棣验方发现,具有"益气健脾、滋养肝肾、宁心解毒"功效的中药新制剂——狼疮颗粒(由黄芪、生地、女贞子、旱莲草、白花蛇舌草、制首乌等组成)能改善主动型Heymann肾炎(AHN)模型大鼠肾脏病变,即能使模型大鼠的肾小球面积、体积、表面积明显减少;明显减轻肾小球毛细血管膜厚度;系膜细胞增生减轻及毛细血管基底膜厚减薄;近端小管上皮变性、坏死减轻,远端小管及集合管内蛋白、细胞管型明显降低。

(二)对狼疮性肾炎相关实验室指标的影响

赵德光等研究发现地芩片(方由生地、黄芩、丹皮、当归等药组成)在降低狼疮性肾炎大鼠模型的24小时尿蛋白定量、血肌酐(Scr)、血尿素氮(BUN)、血栓素B2(TXB2)及升高模型大鼠的6-酮-前列腺素F1α(6-keto-PGF1α)、血浆白蛋白等方面较强的松对照组为优。

吴波等研究了狼疮颗粒剂对主动型Heymann肾炎(AHN)模型大鼠24小时蛋白尿、血尿及血清肌酐、尿素氮的治疗作用。结果发现: 该药能降低AHN肾炎大鼠的蛋白尿、血清肌酐及尿素氮,以中剂量(0.97g/kg)组为佳;对AHN肾炎大鼠的血尿有较好的治疗作用,以高(1.95g/kg)、低(0.49g/kg)剂量组尤为明显。因此认为该药对狼疮性肾炎分型中的膜性肾炎有良好的治疗作用。

金鸥阳等观察了青蒿琥酯治疗MRL/lpr狼疮鼠肾炎的病理变化及机制,发现青蒿琥酯组肾脏内补体C3沉积较对照组明显减少;肾脏VEGF mRNA表达低于对照组($P<0.05$);青蒿琥酯组肾脏VEGF表达比对照组明显减少。

刘喜德用免疫组化的方法观察中药狼疮静颗粒对狼疮性BXSB小鼠肾脏的影响。在用药2周后取肾脏进行冰冻切片,采用直接免疫荧光染色法,在荧光显微镜下观察各组肾脏IgG荧光染色阳性肾小球数、荧光染色强度、荧光染色面积。结果: 模型对照组绝大多数肾小球毛细血管襻上可见大量IgG呈片状沉积,沉积范围累及整个肾小球,且荧光强度高;经过治疗后,中药组荧光染色阳性肾小球数/肾小球总数比值明显降低,荧光强度明显减弱,累及肾小球荧光染色面积明显减小,分别与模型对照组比较,差异均具有显著性意义($P<0.01$)。

任文英等观察了补肾清热毒方(由旱莲草、枸杞子、金银花、丹皮等组成)对慢性移植物抗宿主病(cGVHD)狼疮样小鼠模型肾组织细胞Fas、FasL的调节作用,结果发现补肾清热毒方可上调Fas、FasL的mRNA和蛋白水平,使Fas和FasL结合,从而促进表达部位的凋亡不足的细胞凋亡,对肾组织的结构和功能起到保护作用。

张之蕙等观察活血养阴方(生地黄15g、茜草10g、赤芍药10g、青蒿10g、牡丹皮10g、玄参10g、丹参12g、川芎9g、白花蛇舌草30g、蛇莓30g、半枝莲30g)联合醋酸泼尼松对红斑狼疮性肾炎患者血清、尿液巨噬细胞移动抑制因子(MIF)水平及狼疮活动指数的影响,并与健康组对照观察。结果显示,治疗组治疗前血清、尿液MIF水平均较健康对照组明显升高($P<0.05$),治疗组治疗前后血清MIF水平改善不明显($P>0.05$),但尿液MIF水平及狼疮活动指数较治疗前均有明显下降($P<0.05$),说明活血养阴方联合醋酸泼尼松治疗可以明显降低红斑狼疮性肾炎患者尿液MIF水平及狼疮活动指数,从而发挥治疗作用。

红斑狼疮的研究取得了令人鼓舞的成绩,仍有不足之处:①由于人类红斑狼疮发病的多因性和复杂性,单独应用一种模型不能完全揭示人类红斑狼疮发病原因和病理机制。某种狼疮鼠模型发病机制中不能包括影响人类红斑狼疮的所有因素如多种遗传因素、雌激素、主要组织相容性复合体(MHC)基因和环境因素等,因此应该联合应用其他狼疮模型鼠来阐明人类红斑狼疮的发病机制和病理变化的复杂性。②目前病证结合的红斑狼疮动物模型存在空白点,病证结合的动物模型更有助于中药作用机制的研究,可以成为以后红斑狼疮动物模型研究的一个方向。在发病机理研究方面,虽然现在的研究已经深入到基因和性激素等内源素方面,但红斑狼疮多是外界因素和内源性因素共同参与触发。感染原、饮食因素、毒素或药物、物理、化学因素等均可引起炎症、诱导细胞凋亡、引起组织损伤。这些环境触发因素的影响在个体表现呈多样性,也解释了红斑狼疮的异质性及复发和缓解交替出现。中医药在外源性因素方面的研究还比较欠缺,如光过敏,光过敏是SLE患者的一个常见症状,紫外线照射可使得易感个体出现皮疹甚至全身性反应,应继续开展和深入这方面的研究,不断完善和发挥中医药治疗红斑狼疮的优势。

第四节 红斑狼疮治疗中的热点问题

一、中医药治疗 SLE 在医界、临床的评估

中医药治疗红斑狼疮已取得可喜的成绩,其优势主要表现在以下几方面:①控制病情,减少复发体现了中医扶正祛邪的思想;②中医药参与治疗在减少激素用量、降低激素副作用、减少激素反跳、提高患者的生存质量等方面有明显效果;③中医药的干预保护了内脏,尤其是对心、肝、肾的保护,减轻疾病对其损害是肯定的;④中西药合用,对急性重症病人的抢救体现了治疗的优越性,西药激素及支持疗法快速缓解病情,中药清热解毒、保护内脏,这些疗效都是得到大家公认的。

除此之外,尚有诸多不足,仍需不断努力,来攻克诸多难关。如SLE中医辨证分型的研究大都缺少可重复性,且样本量较小,目前尚缺乏大样本的循证医学证据加以规范。中医辨证分型种类繁多,分型有时仍较主观,一些医家会凭自己的主观经验或推理演绎来进行辨证,

且中医辨证分型缺乏微观化、客观化的有力指标。如果将来能进一步从细胞分子、蛋白代谢组学、基因多态性等角度加以阐明,或许能使辨证分型更规范、更有说服力。

二、对中医药与西药结合使用的探讨

目前有报道单用中药治疗SLE取得与激素相似的效果;有认为中药不能取代激素,必须中西医结合治疗,该如何结合,才能取得最佳疗效并避免药材浪费?

金实认为中医药治疗红斑狼疮的作用在于: ①对大多数病例而言,可减少激素用量,或可停用CTX等免疫抑制剂,但不能完全取代激素。少数病例可不用或逐步停用激素,单用中药能取得满意效果。②减少西药的毒副作用,其原因之一是随着西药用量减少而毒副作用降低;其二是运脾和胃,扶正养血等中药的使用,抑制了西药的毒副作用。③中西医结合治疗可提高治疗效果,降低死亡率。④较快地改善症状,减少病情波动,提高患者生存质量。

范永升与刘喜德等认为应根据SLE的病情阶段进行中西医优势互补的有机结合:系统性红斑狼疮在急重症期,病人有高烧、神昏、胸水等,ANA≥1:320,尿蛋白≥+++等,此阶段应该使用大剂量糖皮质激素冲击疗法或合并使用环磷酰胺等免疫抑制剂。当病人处于活动期,如关节疼痛明显,面部有红斑,反复低热,ANA波动在1:80~1:160之间,此时可采用中等量糖皮质激素与中药并用方法治疗。若病人处在稳定期,用中药为主结合小剂量的糖皮质激素,并逐渐撤减激素的用量。

三、中医药治疗狼疮性肾炎的作用及存在的问题

狼疮性肾炎(LN)是系统性红斑狼疮(SLE)最常见且严重的内脏损害,是决定SLE预后最重要的因素之一。有研究发现,其发生率与病程长短有关,确诊SLE时,临床上有肾炎证据的只有24.24%,而4年后高达92.3%,而且狼疮性肾炎是系统性红斑狼疮主要致死原因之一。因此,控制LN的活动,保护重要脏器的功能,防止复发和延缓肾组织纤维化的进展,是目前治疗LN的主要目的。

西医对狼疮性肾炎的治疗以大剂量肾上腺糖皮质激素及环磷酰胺等免疫抑制剂为主,取得了较好的疗效,但存在较为严重的不良反应,而大量的临床及实验研究已充分证实,恰当准确地使用中医药治疗狼疮性肾炎,其疗效是确切的,可有效改善临床症状,提高生活质量,恢复肾脏功能,减缓肾组织的病理变化;能调节患者的免疫功能;能拮抗激素、免疫抑制剂所致的不良反应;拮抗激素所致的机体免疫功能的过度抑制;改进骨髓的造血功能,增加白细胞数;改善血流循环;防止撤药的反跳。从而提高西药之疗效,降低复发率。

陈银环等对118例阴虚证患者进行随机对照实验,治疗组予养阴清透法为主治疗,对照组予西医常规治疗,采用SF-36、中医症候量表评价治疗前后生存质量。结果显示,SF-36量表评分治疗组在躯体疼痛、总体健康、精力、社会功能、精神健康、健康变化等方面优于对照组($P<0.05$),中医症候量表评分治疗组在饮食、大便、小便、体质、情绪等方面优于对照组($P<0.05$)。

中医药治疗狼疮性肾炎也存在一些问题:如辨证分型和疗效标准不统一,影响了研究结果的可比性和可信度;研究多局限于临床资料的总结,而对远期疗效的追踪还有欠缺;对前瞻性的对照研究方法使用不足。

硬 皮 病

硬皮病(系统性硬化症,SSc)是一种以局限性或弥漫性皮肤或伴有内脏器官纤维化或硬化,最后发展至萎缩为特征的结缔组织病。临床上分为两个亚型,局限性SSc和弥漫性SSc两类。最常累及的内脏器官为肺脏、食管。SSc见于世界各地各种族人群,男女比约为1:3,80%发病年龄在11~50岁。SSc使患者寿命明显缩短,10年生存率低于70%。本病相当于中医的皮痹。

本病病机为素有脾肾阳虚,卫外不固,腠理不密,若寒邪乘虚外侵,凝结于腠理,进而阻滞经络,痹阻不通,导致营卫不和、腠理失养而发为本病。病程迁延日久,累及诸脏,致使脏腑功能失调,加重皮肤病变。

根据疾病发展特征,硬皮病可分为水肿期、硬化期、萎缩期。

局限性硬皮病应与硬斑病、硬化萎缩性苔藓鉴别,系统性硬皮病应与皮肌炎、重叠综合征鉴别。

硬皮病的治疗思路与方法:水肿期是因体虚不固,因虚致实,治疗应虚实兼顾,驱邪不忘固本;硬化期则以邪实为主,应祛邪兼扶正;萎缩期虚邪相杂,则应扶正兼祛邪。

辨证论治:①肺虚夹邪(水肿期):临床表现为皮肤苍白、厥冷、浮肿,自觉瘙痒及紧绷感,雷诺现象为其特征性表现,舌质红,苔薄白或薄黄腻,脉弦滑或浮紧。治以宣肺开窍,益气固表,化瘀通络。方选玉屏风散合桃红四物汤。②血瘀阻络(硬化期):临床表现为肿胀处逐渐变硬,灰黄色似蜡样,弹性减弱或消失,用手不能捏起皱褶,感觉迟钝或消失,舌质紫暗或有瘀斑,脉细涩。治以活血化瘀,通经活络。方选桃红四物汤。③脾肾阳虚(萎缩期):皮肤、皮下组织、肌肉均可萎缩,甚至皮肤直接贴于骨面,僵如皮革,伴形寒肢冷,面色苍白,舌质淡,舌体胖,脉弦细。治以温补肾阳,和营通络。方选二仙汤合桃红四物汤。

外治法:皮损处外用阳和解凝膏或回阳玉龙膏,每天1~2次。

预防与调护:注意保暖,戒烟,避免手部外伤,进食高营养食物,注意关节功能锻炼。

第一节 硬皮病的历史沿革

硬皮病在中医学中归入"痹证"之"皮痹"范畴。

《素问·痹论篇第四十三》:"风寒湿三气杂至,合而为痹也。……以秋遇此者为皮痹""皮痹不已,复感于邪,内舍于肺"。认为皮痹当发于秋季,多因外感邪气,久病则肺脏受累。"痹在于骨则重,在于脉则血凝而不流,在于筋则屈不伸,在于肉则不仁,在于皮则寒。""夫痹之为病,不痛何也……痹在于骨则重,在于脉则血凝而不流,在于筋则屈不伸,在于肉则不仁,在于皮则寒,故具此五者则不痛也"。解释了皮痹不痛的原因。

《难经·十四难》有"五损"的说法:"一损损于皮毛,皮聚而毛落;二损损于血脉,血脉虚少,不能荣于五脏六腑;三损损于肌肉,肌肉消瘦,饮食不能为肌肤;四损损于筋,筋缓不能自收持;五损损于骨,骨痿不能起于床。反此者,至脉之病也。从上下者,骨痿不能起于床者死;从下上者,皮聚而毛落者死。"描述的症状较类似皮痹。

《诸病源候论·风痹候》曰:"痹者,风寒湿三气杂至,合而成痹……由人体虚,腠理开,故受风邪也。""风不仁者,由荣气虚,卫气实,风寒入于肌肉,使血气行不宣疏,其状,搔之如隔衣是也。"说明硬皮病的发生是营卫不和,腠理不密,气血不足,风寒之气乘隙外侵,导致经络阻隔,气血凝滞,肌肤失养而成,且对皮损描述"搔之如隔衣"。本书还明确描述了本病的皮肤改变,"秋遇痹者为皮痹,则皮肤无所知。皮痹不已又遇邪,则移入于肺,其状,气奔痛。""风湿痹病之状,或皮肤顽厚,或肌肉酸痛……由气血虚外受风湿而成此病,日久不愈,入于经络,搏于阳经,亦变全身手足不遂"。

宋·《圣济总录》又指出"有非秋时而得之者,皮肤不营而为不仁,则其证然也。"

宋·吴彦夔《传信适用方》记载:"人发寒热不止,经数日后四肢坚如石,以物击之似钟磬,日渐瘦恶。"

明·李中梓《医宗必读》:"皮痹者,邪在皮毛,隐疹风疮,搔之不痛(宜疏风养血)"。对皮痹之病因、症状及发病特点进行了阐述。

明·张介宾《类经》云:"痹者,闭也,风寒湿三气杂至,则壅闭经络,气血不行而为痹。"

清·陈修园《医门法律》:"痹在皮,用羌活汤。原治皮痹,皮中状如虫走,腹胁胀满,大肠不利,语不出声。""皮痹不已,传入于肺,则制方当以清肺气为主。此方杂沓,不适于用。今取沙参、羚羊角、麻黄、杏仁、白蒺藜、丹参、五味子、石菖蒲八味,去羌活、细辛、附子、白术、五加皮、生地黄、官桂、枳壳、萆薢、木通、槟榔、郁李仁、赤茯苓九味,而加石膏以清肺热,甘草以和肺气,更加干姜少许为反佐,以干姜得五味子,能收肺气之逆也"。提出皮痹及肺应清热敛肺。

清·吴谦《医宗金鉴》:"痹虚,谓气虚之人病诸痹也。宜用加减小续命汤,……皮痹加黄芪或桂枝"。认为皮痹治疗"以黄芪、桂枝皮为主"。

清·林佩琴《类证治裁》:"皮痹邪在皮毛,搔如隔帛,或瘾疹风疮,宜疏风养血,秦艽地黄汤。即四物汤加秦艽、荆芥、防风、羌活、白芷、升麻、蔓荆、甘草、大力子各一钱"。

第二节 中医药治疗硬皮病的临床研究进展

中医药治疗本病有较好疗效,尤其是局限性硬皮病。值得进一步总结提高,并探索其治疗靶点。

一、名医经验

(一)邓铁涛

认为本病病位在肺,而其本在肾,以阴液不足为基本病机。病虽先于肺,但又损及后天之本脾与先天之本肾。一损俱损,出现上、中、下三损并存,而以中下两损为主的情况。补益肺脾、养阴活血为基本治法。自拟"软皮汤"作为治疗本病的基本方。药物组成:熟地24g、泽泻10g,丹皮10g,淮山药30g,云茯苓15g,山萸肉12g,阿胶10g(烊化),百合30g,太子参30g。

(二)钟以泽

将硬皮病分为血瘀和血虚两型。认为瘀、虚是其病机关键,据此,将硬皮病的证型分为血瘀型和血虚型,并且在治疗时,扶正祛邪应贯穿疾病治疗始终,尤其是硬皮病早期多虚证或虚实夹杂,同时强调硬皮病应早期诊断、早期治疗,认为早期诊治是决定疾病转归和预后的关键所在。

(三)范永升

认为皮痹发生的基本病机为外邪侵袭和气血阴阳的不足,导致了邪留于肌表,内舍于脏腑,皮肤经络瘀滞,失于濡养,日久由于"血积既久,亦能化为痰水",以致于痰浊瘀血阻滞经络与脏腑,以肺脾肾为主。"痰阻血瘀"是皮痹的继发因素,也是皮痹病程中重要的病机变化。人之皮肤与经络有密切的关系,血脉经络敷布人的皮肤,外邪客于皮肤或痰浊、寒凝等因素阻于皮肤,加之气虚致使血行不畅,血液瘀滞于皮肤,是"皮痹"常见的病理变化,二者互为因果,形成恶性循环。治疗从肺论治为要素,分为肺虚夹感(早期),肺气虚型,肺脾两虚、肺肾两虚型。以补肺汤为基础,补益肺气,分别参以益气健脾助运,补肾强筋骨之品,必参活血祛瘀化痰之品。

(四)秦万章

认为硬皮病的发生和发展是由于气血不足,卫外不固,外邪侵袭,阻于皮肤肌肉之间,以致营血不和,气血凝滞,经络阻隔,痹塞不通所致。其中与局限型硬皮病接近的有"皮痹",与系统性硬皮病接近的有"风痹"。其病机可概括为寒凝肌腠,气血瘀滞,久则耗伤气血,脏腑失调。对本病发病提出了两种认识:一是血瘀发病论,治疗上采用活血化瘀疗法;二是肾阳不足论,治疗上采用温阳益气疗法。自拟壮阳活血方,药物组成:仙茅9g,淫羊藿15g,丹参12g,白芍15g,巴戟天15g,桂枝9g,生地黄15g,当归9g,川芎9g,益母草30g,雷公藤15g,鸡血藤30g,甘草6g。

(五)艾儒棣

认为本病为本虚标实之证,本虚为脾肾阳虚,标实为风寒湿闭阻肌肤,由于脾肾阳虚,卫气不固,腠理不密,皮肉失却温煦,而致外受风寒湿邪乘虚侵袭,客于肌肤之间,化为寒痰湿浊,流注肤腠脉胳,致营卫不和,气血凝涩,经络不通发为皮痹;久之寒湿合风邪内侵,累及脏腑,发为脏腑之痹。其病因病机可用虚、瘀、邪三字来概括。所以临床上针对本病紧扣病因病机,"扶正达邪"是治疗本病的总则和关键,补、通之法贯通治疗之始终。并根据病期不同分期论治,并根据自己经验概括出了风寒湿阻证、气滞血瘀证、阳虚血瘀三证。

二、辨证论治

(一)基本方加减

1. 符小艳等自拟硬皮病I号方(茯苓、白术、黄芪、当归、熟地、仙茅、麻黄、地肤子、蛇床子、草果、白附子、白芥子、皂角刺、血竭等)治疗系统性硬皮病37例,基本痊愈5例,显效11例,有效18例,无效3例,总有效率91.89%。

2. 张富生认为本病发展期或复发期以热毒炽盛为主,采用普济消毒饮加减治疗105例局限性硬皮病患者。基本方药:生石膏30g,黄连9g,丹皮10g,黄芩15g,连翘15g,板蓝根15g,芍药12g,柴胡12g,甘草5g。加减:皮肤组织萎缩加黄芪15g,熟地15g;病变发于关节,影响关节活动加桂枝、川牛膝各15g。水煎服,日1剂。3个月为一个疗程。儿童及老年人用量酌减。嘱用药期间忌食辛辣、刺激性食物。治疗结果:31例临床痊愈,65例显效,6例有效,3例无效。

3. 王付启认为本病阳虚为本,寒凝血瘀为标,采用阳和汤加减治疗78例局限性硬皮病患者,基本方药: 生黄芪、太子参、伸筋草、路路通各15g,桂枝、白芥子、桃仁、红花、川牛膝、穿山甲、制附子、肉桂、干姜各10g,葛根12g,皂角刺10g。汤药用法,水煎2次,取汁500ml分2次早晚饭后服用,2个月为一个疗程。1~2个疗程观察疗效,服药期间嘱咐患者多食辛辣发汗之物,多活动。治疗结果: 显效40例,有效34例,无效4例,总有效率94.9%。

4. 韩氏等自拟温阳活血通痹汤(当归、熟地、白芍、鹿角胶、桂枝、黄芪、甲珠、红花等)内服,配合"热敷药"(白附子、黄丹、羌活、独活、蛇床子、轻粉等)外用治疗硬皮病100例,痊愈96例(局限性67例,系统性4例),显效17例(局限性15例,系统性2例),有效10例(局限性4例,系统性6例),无效4例(均为系统性)。

(二)分型施治

李咏梅等辨证论治50例系统性硬皮病,寒湿血瘀证15例,予阳和汤合当归四逆汤加减,气滞血瘀证17例,予桃红四物汤加减,阳虚血瘀证18例,予二仙汤合右归丸加减。外治予红灵酒擦患处后按摩10分钟,每日2~3次。50例中显效21例,有效22例,无效7例。有效率为86%。其中寒湿血瘀证15例,均为显效;气滞血瘀证17例为有效;阳虚血瘀证18例,有效11例,无效7例(其中3例因心衰、肾衰和肺部感染死亡)。

三、针灸治疗

(一)周英

认为硬皮病的临床表现以血瘀症为多见,因此活血化瘀是治疗本病的一种重要法则,电针能增加代谢,促进气血循环,改善组织营养,皮肤针叩刺皮部,激发调节脏腑经络功能,以疏通经络,调和气血,促使机体恢复正常,采用电针配合刺络拔罐治疗52例局限性硬皮病患者。具体方法: ①电针: 采用0.40mm×40mm毫针围刺,依据局部皮肤损害面积,每针间隔0.5寸呈45°角刺入患处中心基底部,行捻转泻法,得气后接电针仪,采用疏密波,每次选4个穴位。②刺络拔罐: 采用七星针1个,数个火罐。对病变部位用75%乙醇常规消毒,然后用七星针对准病变部位垂直敲打,中等刺激量,令其微出血,再拔火罐。血少可时间稍长,血多即刻取罐。一般每次留罐12分钟。取罐后再次常规消毒以防感染。结果: 总有效率100%;愈显率在80%以上。

(二)果乃华

认为脾肺气虚、脾肾阳虚之人卫外不固,腠理疏松,易感外邪侵袭,则邪阻肌表,营卫失和、经脉阻滞,痹塞不通,气血不行而发此病,采用针灸加火罐治疗21例硬皮病患者。具体方法: ①针刺: 采用整体辨证取穴与病变局部取穴相结合。整体取穴以手足三阳经腧穴为主穴。选用肺俞、脾俞、肾俞、足三里,采用呼吸补法;选用大椎、曲池、合谷、阳陵泉,采用平补平泻的手法。局部采用扬刺法,并依据皮损面积,以每针间隔2~3cm呈45°角刺入患处中心基底部,患部中心以90°角垂直于皮表进针入基底部,行捻转泻法,留针30分钟。②艾灸: 在留针同时,选取背俞穴和病变中心穴位加以温针灸。取1.5~2寸长艾炷接于针柄上,一般灸3~5柱。以穴道内部觉热和皮肤红润为止。患部肌肉变薄处可采用悬起温和灸法。即右手持艾卷垂直悬起于穴道之上,约距皮肤3~4cm,以病人感觉温热舒服,以至微有热痛觉为度。③火罐: 针后在病变部位拔火罐,隔日1次,拔出瘀血。每日治疗1次,每周治疗5次,10次为一个疗程,每2个疗程间隔休息1周。结果: 21例病人除1例未能坚持治疗外,其余20例均有效。其中痊愈9例占42.8%,有效11例占52.3%,最长连续治疗3年,每年治疗4~5个疗程,最短治疗4个疗程。

四、其他治疗

龙海山等治疗本病46例,内服药以黄芪、赤芍等为基本方加减,外用矿泉水浸浴;对皮肤硬化者进行水下按摩;关节僵直、皮肤硬化者配合蜡疗或音频疗法,经2~4个月治疗,显效26例,有效18例,无效2例,总有效率为96%。

第三节 硬皮病的实验研究进展

一、中医药治疗硬皮病的机理研究

(一)对成纤维细胞增殖的影响

李明等以本病患者体外培养的皮肤成纤维细胞为研究对象,采用MTT方法对21种活血化瘀中药的水溶性提取物进行了研究。结果显示,17种药物对该细胞增殖有抑制作用,其中以赤芍、丹参、红花、丹皮、茜草、乳香、没药、苏木、牛膝和泽兰的作用显著;上述10种药物在2.5mg/ml浓度时,便具有极显著的抑制作用,且分别呈剂量效应关系和时间效应关系。

(二)对血管内皮细胞的影响

靳情等认为本病的病理基础在于阳虚血瘀,以加味阳和汤治疗本病16例,痊愈1例,显效4例,有效8例,总有效率为81.25%。治疗后患者的皮肤症状改善,循环血液中血管内皮细胞数量明显下降,说明加味阳和汤对硬皮病患者的血管内皮细胞损伤具有很好的治疗和保护作用。

李尚珠等研究表明,中药川芎素治疗不仅能改善硬皮病患者的临床症状,而且随着临床症状体征好转的同时,血管内皮细胞数量亦明显下降,提示川芎素对硬皮病患者的血管内皮细胞损伤具有很好的治疗和保护作用。

(三)对体液免疫及细胞免疫的影响

秦万章探讨了活血化瘀法和补肾壮阳法治疗硬皮病机理,体液免疫:硬皮病患者在治疗前可见IgG升高,抗核抗体阳性者,多为斑点型,呈中等滴度,经中药治疗后,大部分患者有明显改善,抗核抗体滴度下降或转阴;细胞免疫:总E花环、活性E花环形成细胞及PHA诱发反应的百分率和绝对值,有部分硬皮病患者低于正常值,经活血化瘀治疗后,三者均有明显好转;血清唾液酸含量测定:唾液酸参与蛋白代谢及免疫功能,硬皮病患者唾液酸含量升高,与病情的严重性存在平行关系,经活血化瘀中药治疗后,在临床表现好转的同时,唾液酸含量亦有明显下降。同时,在胶原代谢实验中,经补肾壮阳、活血化瘀治疗后,改善了硬皮病患者胶原代谢紊乱的状况,患者治疗前增高的血清结合己糖和氨基己糖两者的平均值均明显下降。

二、中医辨证客观化研究的评估

蔡茂庆等从实验室角度探讨了硬皮病与肾阳虚的关系,结果显示,硬皮病患者肤冷肢寒、腰膝酸软等肾阳虚表现的发生率较正常对照组高,患者血浆皮质醇和促肾上腺皮质激素水平均较正常对照组低,提示硬皮病患者存在肾阳虚表现和垂体前叶、肾上腺皮质功能低下,充实了硬皮病肾阳虚的内涵。

三、硬皮病的动物实验研究

目前认为，硬皮病包括血管病变、炎性反应、纤维化及自身免疫等几大机制相互作用。有多种模拟的动物模型，但无一种能完美代表这种疾病，不同的研究目的需选择不同的动物模型。

（一）常用动物模型

1. 诱导模型　博莱霉素诱导的小鼠模型：连续四周皮下注射BLM，可出现局部皮肤纤维化、肺纤维化及血清抗体阳性等硬皮病表现。不同品系的小鼠敏感性不同，BALB/c小鼠相对耐药，C3H/He、B10. A小鼠更加敏感。可以模拟硬皮病早期炎性反应阶段，是目前应用最广泛的一种硬皮病模型，多用于发病机制及新药治疗效果观察。但该模型总体毛细血管含量增加不符合硬皮病患者特点，也未见硬皮病特征性的中小动脉闭塞性血管病。

ROS介导的动物模型：给小鼠皮下注射过氧亚硝酸盐可引起注射部位限制性皮肤损害以及血清抗CENPB抗体阳性；如皮下注射次氯酸持续6周则可引起小鼠皮下及肺纤维化、肾损害以及血清抗Scl-70抗体（+）。该模型病灶局部有T细胞为主的炎性细胞浸润，早期可见到血管内皮细胞破坏。该模型建立时间较短，应用不多。

慢性硬皮病样移植物抗宿主病模型（Scl-GVHD）：RAG-2小鼠接受异体造血干细胞移植后3周，受体小鼠可出现全身多器官纤维化。但该技术复杂、动物易发生感染而死亡，故较少应用。

2. 基因突变模型TSK模型：是B10. D2（58N）/Sn近交系小鼠2号染色体原纤维蛋白基因1发生显性突变产生的杂合体，具有皮肤和肺纤维化，但其病理特点与SSc不完全符合，纤维化位置较深，可达筋膜层、肌层。该模型ANA升高、有抗Scl-70抗体、抗双链DNA抗体、抗RNA聚合酶I抗体。该模型多应用于B细胞如何参与发病机制以及以B细胞为目标的治疗探索。

UCD200/206小鸡模型：孵出1~2周后可出现鸡冠肿胀、雷诺现象、坏死，最终引起鸡冠脱落，之后还会出现关节炎、皮肤水肿硬化、羽毛脱落、血管闭塞引起的趾端缺血坏死、肺纤维化等。该模型是动物模型中对疾病模拟最为全面的一种，但很多技术应用不成熟、繁育昂贵，应用受限。在血管病变方面的研究价值相对较大。

3. 转基因模型　转基因模型由于依赖较为复杂的转基因技术，并且靶点单一、无法模拟疾病全貌，故应用不广泛。

（二）动物实验的机理研究

1. 形态学的影响　齐庆等研究补肾益精法中药复方对硬皮病小鼠皮肤纤维化表型的影响，结果发现模型组小鼠Ⅰ型胶原α2基因表达较正常对照组高（$P<0.01$），经补肾益精法处理后，中药复方组小鼠Ⅰ型胶原α2基因表达减少，与正常对照组比较，差异无显著性意义（$P>0.05$），表明补肾益精法中药复方可改善硬皮病模型小鼠皮肤纤维化程度。

钱先等通过对BALB/C小鼠用博莱霉素制作硬皮病模型，用不同剂量的补肺清瘀颗粒治疗26天，观察各组小鼠皮肤的改善情况。结果提示，补肺清瘀颗粒对硬皮病模型小鼠皮肤软化的作用较明显，低、中、高剂量均有改善硬皮病模型小鼠真皮增厚的趋势；中、高剂量能减轻真皮小血管周围炎，缓解附属结构毛囊、汗腺的减少或缺失。

朱鹭冰等将温阳活血方及丹参应用于博来霉素诱导的硬皮病小鼠模型，用药小鼠分成早期给药组和硬化后给药组。两组分别分为口饲温阳活血方组、口饲丹参组和静脉注射丹参组。于用药后不同时期进行皮肤、肺组织病理学及血清自身抗体检测分析。结果与未用药的同期对照组相比,硬化后给药组至给药第5周末皮肤组织学无明显改善。早期给药组给药第5周末亦无组织学上的明显改善;第8周末,皮肤厚度比同期对照组有所降低,胶原纤维增生则有较明显改善,尤其是口饲温阳活血方组和静脉注射丹参组(均$P<0.05$)。肺组织学和血清自身抗体检测提示,硬化后给药和早期给药组均无明显改善。结论早期给药组小鼠随用药时间的递增,皮肤硬化得到明显改善,其中又以口饲温阳活血方组静脉注射丹参组改善效果更明显;硬化后给药组小鼠皮肤硬化改善不明显。各组小鼠肺纤维化和血清自身抗体均无明显改善。

2. 实验室指标的影响 王振亮等选BALB/c小鼠60只,随机分为5组,每组12只。博来霉素(BLM)溶液造模,各组按20ml/kg容量灌胃,连续3周。当归四逆汤高、中、低剂量组(39g/kg,23.4g/kg,7.8g/kg)。正常组和模型组给等容量生理盐水。实验结束处死动物,切取小鼠背部注射区皮组织,用ELISA法测定CTGF,TGF-β的含量。部分组织分别用彩色病理图像分析系统和细胞免疫组织化学定量分析系统测定皮肤厚度和纤维化指数。结果:当归四逆汤高、中、低剂量均能减轻BLM致硬皮病小鼠的真皮厚度,高、中剂量组分别为(25.22 ± 2.35)μm、(29.13 ± 2.03)μm,$P<00.01$;低剂量组为(29.95 ± 2.85)μm,$P<0.05$;高、中剂量组能降低硬皮病小鼠皮肤纤维化指数,分别为86615 ± 8403、103174 ± 18439,$P<0.01$;皮肤组织中CTGF分别为(160.2 ± 35.7)ng/L、(109.5 ± 28.6)ng/L,$P<0.01$,TGF-β的含量分别为(48.48 ± 4.95)ng/L、(63.30 ± 7.32)ng/L,$P<0.01$,而且存在明显的量效关系。说明当归四逆汤能使模型小鼠的皮肤硬化得到改善,对其皮肤组织中的CTGF,TGF-β含量有降低作用。

闫小宁等将博来霉素诱导的硬皮病小鼠随机分为3组:模型组、生理盐水组和温阳除痹汤组,以正常BALB/c小鼠作为对照。生理盐水组和温阳除痹汤组分别灌服生理盐水和温阳除痹汤,连续给药1个月。观察皮肤和肺组织病理学变化,并采用免疫组化技术检测各组硬皮病小鼠皮损中CTGF和COL-1蛋白含量。与灌服生理盐水的模型小鼠比较,温阳除痹汤组小鼠皮肤和肺组织学有明显改善($P<0.05$);温阳除痹汤组CTGF和COL-1蛋白含量较生理盐水组亦显著降低,差异有统计学意义($P<0.05$)。结论:CTGF和COL-1在硬皮病小鼠皮肤组织中具有较高表达,温阳除痹汤可明显降低CTGF和COL-1含量,改善皮肤硬化。

四、治疗硬皮病系统损害的机理研究

(一)对肺纤维化的治疗作用

郭敏骅等应用益气活血温肾中药联合青霉胺治疗本病,并与单独应用中药或西药治疗本病作随机对照。结果显示,中药联合青霉胺对本病患者皮肤硬化、关节功能和肺纤维化改善均明显好于中药组和西药组,治疗前后雷诺现象和血管内皮素积分差中药组和中西药结合组均大于西药组;血沉在治疗后中西药结合组较其他两组明显降低。中西药结合组治疗有效率较其他两组高,中药组不良反应最小。结论:益气活血温肾中药联合青霉胺小剂量递加疗法治疗本病,对其皮肤硬化、雷诺现象、肺纤维化均有明显的改善,且不良反应较西药组低,疗效亦优于单用中药或西药。

(二)对食管病变的治疗作用

郭刚等应用参赭助运合剂对本病患者食管病变进行临床疗效观察,将符合入选标准的64例患者随机分为治疗组(参赭助运合剂+西沙必利片空白模拟剂)和对照组(西沙必利片+

参赭助运合剂空白模拟剂），疗程2个月，观察患者临床疗效、食管病变证候积分以及立卧位钡剂食管通过时间、卧位食管钡剂排空指数、食管扩张处最宽横径值等的变化和对患者生存质量的影响。结果：总有效率治疗组（96.90%）优于对照组（56.20%，$P<0.01$）；两组治疗后食管病变证候比治疗前均明显改善（$P<0.01$），且治疗组优于对照组（$P<0.01$）；治疗组立卧位钡剂食管通过时间、卧位钡剂排空指数均改善（$P<0.01$），食管横径无明显变化，对照组除卧位钡剂食管通过时间有改善（$P<0.01$）外，其余指标均无明显变化；治疗组生存质量明显改善（$P<0.01$），对照组则无明显变化。结论：参赭助运合剂可以增强本病患者食管动力功能，是治疗本病食管病变的有效中药复方。

第四节　硬皮病治疗中的热点问题

一、中医药治疗硬皮病在医界、临床的评估

硬皮病是一种慢性进展性疾病，需要长期治疗，而西药长期服用会产生耐药和各种不良反应。中医药的治疗优势体现在以下几方面。①有效性：既有抗纤维化作用，又有免疫抑制及免疫调节作用，可以改善或减轻临床症状、体征，且具有较好的远期疗效。②安全性：大多数中草药毒副作用相对较小，易坚持服用。③双向性：根据整体情况进行多途径多环节的调节，使阴阳失调趋于均衡。中医药既可扶正固本，调整机体免疫功能，又可活血祛瘀、软坚散结，改善微循环，阻止病情发展。

二、中医药治疗硬皮病未来的发展方向

痰阻血瘀是硬皮病的主要病机变化，中医在治疗上多采用活血化瘀、软坚散结之法，并与温补脾肾、温阳散寒等法同用，活血化瘀法成为硬皮病治疗中贯穿始终的治法之一。现代研究证实硬皮病患者存在血管异常，其小动脉和毛细血管有广泛改变，微动脉有固定性阻塞及血管痉挛，与中医瘀证相当，这为硬皮病中医活血化瘀疗法提供了可靠的客观理论依据。而药理学研究发现一些活血药具有抗纤维化的作用，如积雪草、丹参、红花、当归、茜草能显著抑制患者皮肤成纤维细胞的胶原合成，赤芍和茜草水提取物能够抑制系统性硬皮病成纤维细胞增殖，不同程度地抑制Ⅰ、Ⅲ型胶原mRNA的表达，具有一定的抗纤维化作用。

本病发展期以热毒炽盛为主，治以清热解毒、化痰通络。血管内皮细胞的损伤是硬皮病血管异常的重要病理机制，是免疫复合物介导的免疫损伤，患者血清中常有抗血管内皮细胞自身抗体，一旦基底膜抗原得以暴露，内皮细胞膜表面抗原得以表达，内皮细胞抗体即可与之结合，形成原位免疫复合物，沉积于血管壁，激活补体和细胞介质而导致血管炎症，从而导致血管内膜增厚，胶原纤维增生，皮肤硬化。血管炎症中医病机与热毒有关，故清热解毒同样可运用于硬皮病的治疗中。

有研究表明，硬皮病患者肤冷肢寒、腰膝酸软等肾阳虚表现的发生率较正常对照组高，患者血浆皮质醇和促肾上腺皮质激素水平均较正常对照组低，提示硬皮病患者存在肾阳虚表现和垂体前叶、肾上腺皮质功能低下。温补脾肾可有效改变患者的此种病理状态。硬皮病患者经加味阳和汤治疗后，患者临床症状改善的同时，皮质醇水平也升高，提示加味阳和

汤可兴奋硬皮病患者下丘脑-垂体-肾上腺轴功能,具有皮质激素样作用,调节机体内分泌-免疫网络系统,维持机体免疫自稳功能而发挥内分泌和免疫双重治疗作用。药理研究表明,温阳补肾类中药体外对成纤维细胞的增殖也具有显著直接抑制作用,故温补脾肾、养血和营、通络散结是行之有效的治疗方法。

三、中医药治疗研究中存在的问题

中医药治疗本病有明显优势,报道有效率也较高,但是中医药治疗本病个案报道较多,经过严格科研设计的临床与实验室研究报道较少,对本病内脏病变的临床研究较少,对硬皮病危重症疗效差,关于本病中医理法方药的认识也存在偏差和不统一的现状,对辨证客观化的研究还比较缺乏,同时本病目前缺乏公认的疗效判定标准也是影响临床科研深入的因素之一。因此,通过国内外科研协作制定本病疗效评价标准,进行中医药证型规范化研究、药物作用机理以及临床循证医学研究是中医及中西医结合工作者共同面对的迫切任务。

（陈明岭）

参 考 文 献

1. 徐宜厚. 中医治疗系统性红斑狼疮存活10年以上32例报导[J]. 新中医,1985,(9):37-39.

2. 张志礼. 红斑性狼疮的中医辨证分型[J]. 陕西新医药,1986,15(6):9-12.

3. 陈湘君. 系统性红斑狼疮的辨证施治[J]. 辽宁中医杂志,1987,(4):15-17.

4. 朱毅,庄国康,许镜. 中医药为主治疗系统性红斑狼疮探讨——附56例临床资料分析[J]. 中医杂志,1987,(8):44-47.

5. 杜秀兰,付新利. 中西医结合治疗73例系统性红斑狼疮[J]. 山东中医学院学报,1993,17(2):40-41.

6. 史俊萍,史宝印. 分型辨治红斑狼疮的经验体会[J]. 辽宁中医杂志,1998,25(4):165.

7. 王维英,姚树锦. 辨证治疗系统性红斑狼疮32例[J]. 陕西中医,1999,20(11):481.

8. 艾儒棣. 中医药辨证治疗红斑性狼疮60例[J]. 四川中医,1997,15(4):43-44.

9. 朱方石. 系统性红斑狼疮临床证型分类研究[J]. 新中医,2001,33(7):14-15.

10. 周德荣. 清透血毒法治疗系统性红斑狼疮疗效观察[J]. 北京中医,1998,(1):39-40.

11. 许萍,刘忠信. 凉血化瘀滋阴法治疗系统性红斑狼疮[J]. 河南中医,1999,19(6):16.

12. 林丽,曹惠芬. 滋肾养阴益气法治疗系统性红斑狼疮93例[J]. 河北中医,1999,21(2):82-84.

13. 王萍,张广中,王禾,等. 养阴益气解毒法治疗系统性红斑狼疮探讨[J]. 中国中西医结合皮肤性病学杂志,2003,2(2):79-82.

14. 赵玉霞,张悦凤,王倩,等. 滋阴清热为主治疗系统性红斑狼疮33例临床观察[J]. 四川中医,2007,25(5):75-76.

15. 张志礼,郑吉玉,陈美,等. 中西医结合治疗系统性红斑狼疮118例临床追踪观察报告[J]. 北京医学,1979,1(1):44-47.

16. 沈丕安. 辨证治疗系统性红斑狼疮22例[J]. 上海中医杂志,1985,(12):13-15.

17. 陈良良. 以中药为主治疗系统性红斑狼疮35例[J]. 浙江中医学院学报,1996,20(3):42-43.

18. 齐炳. 中西医结合治疗系统性红斑狼疮32例[J]. 山西中医,2005,21(2):29-30.

19. 王宏亮,汪英华. 祛风温阳通络法治疗系统性红斑狼疮32例[J]. 山西中医,1998,14(2):11-13.

20. 黄国钧,黄勤挽. 医药实验动物模型——制作与应用[M]. 第1版. 北京: 工业出版社. 2008.

21. 崔广梅,刘钢. 狼疮鼠模型的研究进展[J]. 中华风湿病学杂志,2003,7(9): 548.

22. Andrews BS, Eisenberg RA, Theofilopoulos AN, et al. Spontaneous murine lupus-like syndrome: clinical and immunopathological mani-festations in several strains[J]. J Exp Med,1978,148(5): 1198-215.

23. Van Reppard-Van Der Veen FM, Radaszkiewicz T, Terraneo L, et al. Attemps at standardization of lupus-like graft-vs-host disease: inadvertent repopulation by DBA/2 spleen cells of H-2 different m0nirradiated F1mice[J]. J Immunol,1983,130(6): 2693-2701.

24. 张建国,李伟. 扶正活血解毒汤对系统性红斑狼疮模型小鼠的影响[J]. 山东中医杂志,2005,24(7): 427-429.

25. 吴波,艾儒棣. 狼疮颗粒剂对主动型Heymann肾炎治疗作用的实验研究. 中华医药荟萃杂志,2002,1(5): 19-21.

26. 任文英,王新高,陈香美,等. 补肾清热毒方对狼疮小鼠肾组织细胞Fas、FasL的作用[J]. 北京中医,2006, 25(11): 687-691.

27. 金实. 系统性红斑狼疮的中医药研究现状及其评价[J]. 江苏中医,1999,20(12): 3-5.

28. 赖梅生,范瑞强. 滋阴清热方治疗对SLEPBMC基因表达的影响[J]. 中国皮肤性病学杂志,2009,23(11): 753-759.

29. 陈银环,钟嘉熙,刘叶,等. 清养透解法为主综合治疗系统性红斑狼疮患者81例生存质量评价[J]. 新中医,2009,41(1): 47-48.

30. 张广中,李媛丽,陈凯,等. 养阴益气解毒方对系统性红斑狼疮的干预研究[J]. 中华中医药杂志,2009,24 (6): 731-735.

31. 张之蕙,熊佩华,陈爱平,等. 活血养阴方配合西药治疗红斑狼疮性肾炎及对细胞移动因子的影响[J]. 陕西中医,2012,33(4): 404-407.

32. 刘书珍. 中西医结合治疗系统性红斑狼疮60例疗效观察[J]. 世界中医药,2009,4(1): 14-16.

33. 夏嘉,江春春. 系统性红斑狼疮中医病因病机及辨证分型的研究进展[J]. 医学综述,2015,21(3): 500-502.

34. 左政,姜云武. 自血穴位注射对系统性红斑狼疮免疫指标的影响[J]. 针灸临床杂志,2012,28(3): 24-26.

35. 徐卫东,范永升,谷焕鹏,等. 雄黄对MRL/lpr狼疮小鼠抗ds-DNA抗体和T细胞表面分子CD69、CD25表达的影响[J]. 中国医学创新,2012,9(31): 1-3.

36. 李上云,李海权. 狼疮汤对系统性红斑狼疮女性患者血瘦素、IL-10、TNF-α的影响[J]. 中华中医药学刊, 2012,30(3): 670-672.

37. 范斌,李欣,李斌,等. 秦万章治疗红斑狼疮的诊治经验[J]. 辽宁中医杂志,2013,40(6): 1086-1088.

38. Silver RM, Medsger TA Jr, Bolster MB. Systemic sclerosis and scleroderma variants. In: Koopman WJ, Moreland LW(eds). Arthritis and Allied Conditions,15th edn[M]. Baltimore: Lippincott Williams &Wilkins, 2005: 1633-80.

39. 罗妍,王迁. 系统性硬化症动物模型[J]. 中华临床免疫和变态反应杂志,2014,8(3): 248-253.

40. 娄玉钤. 中国风湿病学[M]. 北京: 人民卫生出版社,2001: 407.

41. 张霞,李艳,谢西梅,等. 艾儒棣教授治疗硬皮病经验[J]. 四川中医,2011,29(3): 12-13.

42. 邓铁涛. 肺脾肾相关辨治硬皮病[J]. 中国中医药现代远程教育,2004,6(2): 15-16.

43. 王用峰,刘霞. 钟以泽教授治疗硬皮病临床经验[J]. 四川中医,2006,24(10): 1-2.

44. 高祥福. 范永升教授从肺论治硬皮病[J]. 浙江中医药大学学报,2008,32(2): 195-196.

45. 范斌. 秦万章治疗硬皮病经验[J]. 中医杂志,2013,54(8): 707-708.

46. 郝平生,严晓萍. 艾儒棣辨治硬皮病经验[J]. 四川中医,2010,28(3): 4-6.

47. 符小艳,彭静,许志远. 硬皮病I号方治疗系统性硬化病37例临床观察[J]. 四川中医,2012,30(2): 98-99.

48. 周英. 电针配合刺络拔罐治疗局限性硬皮病52例[J]. 上海针灸杂志,2008,27(11): 29.

49. 李咏梅,马绍尧. 辨证治疗50例系统性硬皮病临床总结[J]. 新中医,1998,30(8): 38-39.

50. 张富生,李振国. 普济消毒饮加减治疗局限性硬皮病105例[J]. 浙江中医杂,2005,(8): 349.

51. 王付启,隋克毅. 阳和汤加减治疗局限性硬皮病78例[J]. 中国社区医师: 医学专业,2012,14(36): 187.

52. 果乃华. 针灸加火罐治疗局限性硬皮病21例[J]. 航空航天医药,2005,16(3): 28.

53. 齐庆,毛越苹,易娟娟,等. 补肾益精法中药复方对硬皮病小鼠皮肤纤维化的影响[J]. 新中医,2012,44 (6): 149-151.

54. 刘孟渊. 中西医结合治疗系统性硬化病经验[J]. 辽宁中医杂志,2008,35(11): 1630-1631.

55. 龙海山,旷瞻斗. 中医药加矿泉水浸浴治疗系统性硬皮病[J]. 中华皮肤科杂志,1994,27(6): 377.

56. 靳情,胡东流,王洪斌. 加味阳和汤治疗系统性硬皮病的临床研究[J]. 蚌埠医学院学报,2005,30(1): 64-66.

57. 郭敏骅,屠文震,陈冬冬,等. 中药联合青霉胺治疗系统性硬皮病疗效观察[J]. 临床皮肤科杂志,2008,37 (7): 464-466.

58. 郭刚,董淑云,赵咏武,等. 参赭助运合剂治疗系统性硬化症患者食管病变的疗效观察[J]. 中国中西医结 合杂志,2005,25(11): 971-974.

59. 李明,王强,杜卫,等. 活血化瘀中药对系统性硬皮病病人皮肤成纤维细胞增殖的影响[J]. 临床皮肤科杂 志,1998,27(2): 77-79.

60. 钱先,朱营营,陈小永,等. 补肺清瘀颗粒对硬皮病模型小鼠皮肤软化的作用[J]. 中国中西医结合杂志, 2006,26(11): 1018-1020.

61. 韩世荣,王娟,刘晓莉. 中药治疗硬皮病100例观察[J]. 实用中医药杂志,2001,17(8): 5.

62. 李尚珠,刘春华,黄平平,等. 川芎素对系统性硬皮病患者循环内皮细胞的影响[J]. 中华皮肤科杂志, 2001,34(1): 34.

63. 蔡茂庆,郭敏骅,陆群,等. 系统性硬化症与肾阳虚的关系探讨[J]. 中国中西医结合皮肤性病学杂志, 2002,1(1): 24.

64. 秦万章. 现代中医药应用与研究大系第12卷·皮肤科[M]. 上海: 上海中医药大学出版社,1994:177.

65. 王振亮,宋建平,张晓艳,等. 当归四逆汤对BALB/c硬皮病小鼠皮肤组织中CTGF,TGF-β含量的影响[J]. 中国实验方剂学杂志,2012,18(23): 179-182.

66. 闫小宁,冯捷,李文彬,等. 温阳除痹汤对硬皮病模型小鼠皮肤结缔组织生长因子及Ⅰ型胶原蛋白表达 的影响[J]. 中西医结合学报,2007,5(5): 526-530.

67. 朱鹭冰,李明. 温阳活血方及丹参对硬皮病小鼠模型的影响[J]. 中华皮肤科杂志,2005,38(7): 442-444.

68. 吕小岩,李明,翁孟武,等. 赤芍和茜草水提取物对系统性硬皮病成纤维细胞增殖及胶原合成影响的研 究[J]. 中药药理与临床,2007,23(2): 47-49.

69. 李明,王强. 温阳补肾中药对系统性硬皮病患者皮肤成纤维细胞增殖的影响[J]. 中国麻风皮肤病杂志, 2000,16(2): 106-107.

第十章　色素障碍性皮肤病

色素障碍性皮肤病包括局限性色素沉着病（如黄褐斑、雀斑等）、黑变病，以及色素减退病（如白癜风、白化病等），本章重点讨论黄褐斑和白癜风。

第一节　黄褐斑的辨证论治及进展

黄褐斑是临床上一种常见的面部色素沉着性皮肤病。我国古医籍中称之为"黧黑斑"。其特点为对称分布，大小不定，形状不规则，边境清楚，无自觉症状，日晒后加重。因肝病引起者，叫"肝斑"。因妊娠而发病者叫"妊娠斑"。属中医"面尘""黧黑斑"范畴。"黧黑斑"一名，首见于明·陈实功《外科正宗》，后来的诸多医学名著中对此病也多有提及。关于黄褐斑的临床症状，清·吴谦《医宗金鉴·外科心法要诀》中有云："初起色如尘垢，日久黑似煤形，枯暗不泽，大小不一……"关于本病病因病机，在隋·巢元方《诸病源候论·面黑皯候》云："面黑皯者，或脏腑有痰饮，或肤皮受风邪，皆令血气不调，致生黑皯。"

本病主要病机为气血不能上荣于面，多与肝、脾、肾三脏关系密切。或情志不畅，气郁化热，熏蒸于面，灼伤阴血而生；或冲任失调，肝肾不足，水火不济，虚火上炎所致；或脾胃虚弱，运化失职，生湿化热，熏蒸颜面而致；或久病伤营，营卫失和，气滞血瘀，面失所养而成。

本病常见于孕妇或经血不调的妇女，男性亦可见，主要临床表现为面部淡褐色或淡黑色斑，边界清楚，形状不规则，抚之不碍手，多数呈对称性分布，多呈蝴蝶状，以面颊、额、鼻为多发区域，无自觉症状，病程呈慢性经过。可始于孕后2~5个月，部分病人分娩后消退。

临证可见肝郁气滞证，治宜疏肝理气、活血消斑，方用逍遥散加减；肝肾不足证，治宜补益肝肾、滋阴降火，方用六味地黄丸加减；脾虚湿蕴证，治宜健脾益气、祛湿消斑，方用参苓白术散加减；气滞血瘀证，治宜理气活血、化瘀消斑，方用桃红四物汤加减。外治用玉容散粉末搽面，早、晚各1次；或用茯苓粉，每日1匙，洗面或外搽，早、晚各1次。

西医认为本病的发病原因不十分明确，多数与内分泌失调有关，体内雌激素和孕激素增多，刺激局部黑素增加，治疗上有一定困难，中医药在辨证施治基础上采用综合治疗方法临床可取得满意疗效。

历代医家和学者对黄褐斑的认识多数都从肝、脾、肾论治。或脾虚肝郁而疏肝健脾；或肝肾阴虚而滋补肝肾；或冲任不调而调摄冲任；或气滞血瘀而疏肝理气，临证辨证施治均取得良好治疗效果。

一、名医经验

（一）张志礼从肝、从脾、冲任不调论治黄褐斑

张志礼认为黄褐斑的发病多与情志抑郁、忧思过度，导致肝脾受损，脾虚则气血生化乏源，肝郁则气机难以条达舒畅，血虚则难以上呈而发为该病；或者因为肝肾阴虚所致，肝肾阴虚不能制火，虚火上炎灼伤阴津，阴津受损不能上荣肌肤而发病。部分患者发病尚与冲任失调，经络阻隔，气滞血瘀有关。根据该病的病因，在临床论治中，将黄褐斑分为如下三型：脾虚肝郁：该型黄褐斑患者其临床表现一般有心烦、易怒、善叹息、胁肋胀满、时而腹胀、食欲欠佳、大便干溏不调，舌暗红苔白，脉弦滑。在治疗时以疏肝健脾为主，辅以理气活血。一般选用的方药有柴胡、枳壳、香附、郁金、当归、白芍、白术、茯苓、丹参、川芎、丹皮、木香煎汁口服，或者选用成药加味逍遥丸、七制香附丸，或合香砂六君子丸口服。肝肾阴虚：肝肾阴虚，该类型黄褐斑的患者一般伴有腰膝酸软疼痛，五心烦热，失眠多梦，月经量少。或者常伴有其他慢性消耗性疾病，身体瘦弱。舌质淡，苔少，脉沉细。治以滋补肝肾，养血活血。选用的方药主要有熟地、山药、山萸肉、女贞子、菟丝子、丹皮、丹参、白芍、首乌藤、木香、白术、茯苓、菊花、陈皮煎汤口服。或选用成药六味地黄丸或金匮肾气丸、滋补肝肾丸合丹参丸，有其他慢性病的患者应同时进行治疗。冲任不调：此类黄褐斑的患者一般都有月经不调的病史，或有痛经的病史，同时多伴有烦躁易怒，胁肋胀痛，脘腹胀满，大便秘结，舌质暗红，脉弦细。治以调和冲任，理气活血的治法。方药有当归、红花、益母草、白术、香附、全瓜蒌、赤芍、丹参、茯苓、鸡冠花、泽兰。如果月经量多者，去益母草、泽兰，加牡蛎、丹皮。成药可以选用八珍益母丸、坤宝丸或得生丹。

（二）唐汉钧从肝、脾、肾三脏论治黄褐斑

唐汉钧认为黄褐斑的发生主要与肝、脾、肾三脏功能失调有关。因为情志不遂，导致肝气郁结，肝郁则气机不畅，导致气血逆乱；脾虚则健运失司，气血生化乏源；肾精不足，精不上呈，且肝肾同源，肾病久而及肝，肝肾阴精同损。上述原因均可导致气血失和，不能上荣于面，而导致黄褐斑的发生。治以疏肝活血，补肾健脾为原则。选用的基本方其药物组成有柴胡、黄芩、当归、丹皮、白术、白菊花、白芷、茯苓、白芍、生地、枸杞子、女贞子、旱莲草、生甘草。如果月经不调而有痛经者，可以酌加益母草、红花、淫羊藿；而阴虚火旺者，则加栀子、赤芍。

（三）禤国维强调肝肾不足在黄褐斑发病中作用

禤国维认为黄褐斑的发生多因肾阴不足，水衰不能上承，或因肝郁气结，郁久化热，灼伤阴血而发病。立滋补肾水、行气活血为法，拟"祛斑汤"。药物组成：女贞子、旱莲草、菟丝子、杜仲、熟地、首乌、柴胡、当归、川芎、桃仁、丹参、田七末。并在辨证的基础上，酌情增加疏肝理气及活血化瘀之药，如白芍、川楝子、枳壳、郁金、丹参、丹皮、红花。同时因本病治疗时间长，若汤剂使用不便，主张也可长期选用六味地黄丸、杞菊地黄丸、逍遥丸、柴胡疏肝散、乌鸡白凤丸、健脾丸、二至丸及肾气丸等内服。

（四）陈彤云治疗黄褐斑重视藏象理论及"治斑不离血"

陈彤云根据中医五色归五脏的藏象理论认为，黄褐斑的发生与肝、脾、肾三脏的关系密切。指出肝、脾、肾三脏功能失常均会导致气血悖逆，气血瘀滞，或气虚血亏，运行涩滞而出现上述病理表现。在治疗上根据脏腑辨证将黄褐斑分为五型，同时强调"治斑不离血"，治疗

中注意活血化瘀药物的应用。肝郁气滞证,治以疏肝理气调经,方选逍遥散加减,药用柴胡、茯苓、白术、当归、白芍、甘草、薄荷等;脾失统摄证,治以补中益气,摄血调经,方选补中益气汤加减,药用人参、黄芪、当归、炙甘草、升麻、陈皮、白术、茯苓等;脾失健运证,治以健脾益气,养血调经,方选归脾汤加减,药用黄芪、人参、茯苓、白术、当归、肉桂、山药、远志、甘草、大枣、木香等;肾阴虚证,治以补肾养血,填精益髓,方选归肾丸、六味地黄丸加减,药用菟丝子、杜仲、枸杞子、山萸肉、当归、川芎、熟地、山药、茯苓等;肾阳虚证,治以温肾助阳,化瘀消斑,方选金匮肾气丸加减,药用熟地、山药、山萸肉、菟丝子、茯苓、丹参、淡附片、仙茅、仙灵脾、巴戟天、补骨脂、益智仁、细辛等。

二、辨证论治

对于黄褐斑的分型治疗,在临床上主要还是围绕脏腑辨证为主,从肝、脾、肾三个方面进行论治,同时根据黄褐斑的临床特征,采用滋阴养血、活血化瘀等法从血论治者亦较为多见。

(一)疏肝解郁法

疏肝解郁法治疗黄褐斑,临床上常选用柴胡、香附等条达肝气以解郁的药物。且气滞易致血瘀,所以在应用理气药的同时配合川芎、郁金等,以增其疏肝理气之功,使气血调畅而达到治疗黄褐斑的目的。如刘冬梅等采用疏肝解郁丸治疗女性黄褐斑,在口服药物方面主要成分为柴胡、白芍、郁金、陈皮、黄芩、红花、甘草。经过12周的治疗,其相对于对照组口服逍遥丸者,有效率达91.30%,疗效明显。

(二)滋补肝肾法

很多医家认为肾精不足乃是黄褐斑的根本病因,所以在临床治疗该病时,滋补肾阴之药所用甚多,又肝肾同源,所以在滋肾的同时,不忘补肝。多选用熟地、首乌、枸杞子等滋补肝肾之药物。

(三)健脾益气法

脾气不健,则脾失健运,气血生化乏源,清阳不升不能上荣与面,浊阴不降则痰浊水湿蒙蔽与面,而生褐斑。治疗该型黄褐斑,在临床上多选用茯苓、白术等健脾益气之品。如苗凌娜应用归脾汤加减进行治疗,具体方药组成为炒白术、党参、黄芪、当归、炙甘草、茯神、茯苓、泽泻、薏苡仁、炒枣仁、龙眼肉、白芷、川芎、生姜、大枣。

(四)养血活血法

血虚或血瘀可以导致气血不能上荣于面,头面肌肤失去濡养而发生黄褐斑。唐志坤等采用口服中药滋阴活血汤(熟地、当归、女贞子、菟丝子、白术、茯苓、柴胡、桃仁、红花、川芎、白芍)联合外用维A酸霜法进行治疗。经治疗后总有效率为76.7%,同时本法对于血清雌二醇、促黄体生成素、卵泡刺激素等亦具有明显的调控作用。

在临床治疗黄褐斑时,除了上述四种常用治法外,还有不少医家根据辨证论治选用了清泻肝火、清利肝胆湿热、调补冲任、化痰散瘀等方法。

三、外治疗法

在黄褐斑的治疗中,外治疗法是十分重要,也是十分有效的一种方法。中医外治黄褐斑的方法多样,如粉剂、膏剂及现今较为流行的面膜疗法,其他诸如针刺、放血、按摩等方法临床应用亦较为普遍,且均取得了一定的疗效。

(一)外用粉剂、膏剂、面膜疗法

赵炳南应用三黄粉(雄黄、硫黄、雌黄、白附子、密陀僧、白及、麝香、冰片、朱砂)以牛奶或蜂蜜水调药,外用治疗黄褐斑。张志礼应用玉容粉(白丑、淀粉、细辛、白术、僵蚕、云苓、鹰粪白、白丁香、荆芥、防风、独活、羌活)治疗黄褐斑及色素斑。谢明峰等以自拟珍珠四白膏治疗20例黄褐斑患者,本膏剂主要成分为珍珠粉、玫瑰花、白参、白术、白附子、白及,在使用方法上嘱患者均匀涂于患处,每日早、晚各1次,有效率达80%。

在现今临床上,辨证论治配出多种黄褐斑面膜,使用方便,效果明显。如李志英等应用复方杏仁面膜,其组成为当归、川芎、白僵蚕、白芷共研为细末备用;生苦杏仁,加蒸馏水浸泡6小时后,捣烂成膏状加生蛋清一个调成杏仁膏。使用时将上述细末加入到杏仁膏中调匀,即成复方杏仁面膜。用此面膜治疗黄褐斑患者86例,其有效率为76.74%。本法简便易行,安全可靠,毒副作用低,易被患者接受。

(二)针刺疗法

研究发现针刺治疗黄褐斑具有一定疗效,围针疗效尤其明显。且特定的取穴时间、针刺方法及针具可提高疗效。如曹庆评采用针刺阳明经穴治疗黄褐斑,治疗组取合谷、天枢、足三里等为主穴,并随证加减配穴;对照组口服维生素C,并外涂3%氢醌霜在黄褐斑表面,两个疗程后测定疗效,结果治疗组总有效率为82.22%,对照组为62.50%,治疗组疗效优于对照组。杜翠云针刺中脘、气穴、阿是穴等为主,并随证加减,以口服维生素E和维生素C药物治疗为对照,结果治疗组总有效率为92.9%,对照组为60.5%。另有研究发现取穴时间、针刺方法及针具对黄褐斑的疗效有一定影响。如张学丽等采用按时取穴法中的灵龟八法配合耳穴压法治疗黄褐斑取得很好的疗效。杨露等研究发现子午流注针法加针刺面部色斑区效果较只针刺面部色斑区效果好,且能明显缩短疗程。

(三)放血疗法

放血疗法是通过放血来祛除邪气,进而使气血阴阳平衡的一种行之有效的治疗方法。在黄褐斑的治疗上,可以在背部反应点处放血,也可在背部大椎、肝俞、肺俞等穴位处放血,耳部放血也应用较多,放血疗法既可通络和营,改善体表部的血液运行,达到良好的退斑效果,又能缩短黄褐斑的疗程。吴艳等对60例黄褐斑患者在耳部选取神门、交感、肝、脾、内分泌、外肺、子宫、面颊8穴,治疗前先用手指揉捏耳廓3分钟。然后点刺放血,出血后用力挤压,出血10~20滴,并配合局部阿是穴围刺。结果基本治愈20例,显效26例,好转10例,无效4例,总有效率为93.3%。

(四)穴位按摩

推按面部穴位,既可使面部气血经络畅通,改善面部肌肤营养状况,又可对机体进行整体调节,与药物相比其疗效持久,同时又能减少皮肤创伤,避免针刺与服药的痛苦。张红等运用指针推按面部腧穴法治疗黄褐斑。嘱患者仰卧,医者在头维、丝竹空、印堂、瞳子髎、四白至迎香、地仓、素髎、口禾髎、承浆等穴位处进行擦法,同时针刺合谷、三阴交。两个疗程后统计疗效,结果总有效率达90.0%。

对于黄褐斑的中医特色外治疗法十分丰富,除了上述诸法外,近年来如火针疗法、穴位艾灸、局部围刺等方法亦不断开展,中药熏洗、拔罐刮痧、穴位埋线及注射、耳穴疗法等传统治疗手段均显示出一定的优势,同时西医学在本病的治疗中亦具有一定的特色。

　　目前关于黄褐斑的基础理论研究较为薄弱,对于本病的病因、病机及各项指标研究也尚未全面展开。虽然对于该病的治疗有一定的方法,但治愈率尚不能令人满意,仍有待进一步的研究。

第二节　白癜风的辨证论治及进展

　　白癜风是指以皮肤上出现大小不同、形态各异的白色斑片为症状的局限性色素脱失性皮肤病,中医称"白驳风"。其特点是白斑边界清楚,可局限亦可泛发;慢性过程,无自觉症状,诊断容易,治愈难,影响美容。

　　白癜之名,首见于隋·巢元方《诸病源候论·白癜候》,书中云:"白癜者,面及颈项、身体皮肉色变白,与肉色不同,亦不痒痛,谓之白癜。"宋代的《圣济总录·白驳》指出白驳久之毛发亦变白,"经年不瘥",说明了白癜风的临床表现多数仅有皮肤色素的改变,而全身症状并不明显。关于白癜风的病因病机隋唐及清代的多数医家都认为是风邪搏于肌肤所致。只有清代的《医林改错》提出"血瘀皮里"的新观点。而在治法上清代的《医宗金鉴》提出了"治宜消风"的法则,在今日的临床上仍有指导意义。关于白癜风的治疗,从古至今多数采用的都是内外相结合的治疗方法,如《外台秘要》《圣济总录》《外科大成》《医宗金鉴》等著作中均有提及。只有《医林改错》仅选用通窍活血汤内服治疗。《外台秘要》中提出了先用穿山甲局部刮至痛后再外涂药物的治疗方法,在现今临床中仍被采用。在近年的研究中,有不少单用外治方法治疗白癜风的报道,还有梅花针叩刺、火针疗法、耳穴压籽等方法也被应用于白癜风的临床治疗中。

　　该病的病因病机总由气血失和,脉络瘀阻所致。或情志内伤,肝气郁结,气机不畅,复感风邪,搏于肌肤而发;或素体肝肾虚弱,或亡精失血,伤及肝肾,致肝肾不足,外邪侵入,郁于肌肤而致;或跌打损伤,化学灼伤,络脉瘀阻,毛窍闭塞,肌肤腠理失养而生。

　　西医认为本病原因不明。近年来一些学者认为,具有遗传素质的人,在多种因素,如精神、神经因素刺激下,免疫、代谢功能紊乱,使自身黑素细胞破坏,从而导致皮肤色素局限性脱失。

　　该病可发生于任何部位、任何年龄,其临床表现为皮损呈白色或乳白色斑点或斑片,逐渐扩大,边境清楚,周边色素反见增加,患处毛发也可变白。大小不等,形态各异,往往融合成片。可对称或单侧分布,甚至沿神经走行呈带状分布。泛发全身者,仅存少许正常皮肤。患处皮肤光滑,无脱屑、萎缩等变化,有的皮损中心可出现色素岛状褐色斑点,称谓"晕痣"。呈慢性过程,治疗至少3个月后判断疗效。自觉症状不明显,也不会有其他变症。

　　临证可见肝郁气滞证治宜疏肝理气、活血祛风,方用逍遥散加减;肝肾不足证,治宜滋补肝肾、养血祛风,方用六味地黄汤加减;气血瘀滞证,治宜活血化瘀、通经活络,方用通窍活血汤加减。外治可选用30%补骨脂酊外用,同时配合日光照射5~10分钟,或紫外线照射2~3分钟,每日1次。

　　白癜风是一种疑难性皮肤病,中医西医一直对其发病相关因素进行研究,有关白癜风辨证论治的研究将有助提高临床疗效。

白癜风病程缓慢,易诊而难治。中医一般认为白癜风的病因病机为气血失和,脉络瘀阻;或情志所伤,肝气郁结,复受风邪;或肝肾不足,外邪侵入。临床根据中医辨证多采用滋补肝肾、活血化瘀、健脾益气、疏肝理气、清热祛风等方法治疗。

一、名医经验

(一)张志礼从气血论治白癜风

张志礼认为多数的白癜风患者发病的根本原因是气血运行不畅、气滞血瘀。并强调以下三个方面:滋补肝肾则气顺血畅:该类患者的皮损一般发无定处,且可见于各个年龄段的患者,病程较长,不断有新的皮损出现。治以滋补肝肾、养血益气,滋补肝肾的同时,使血气自调。常用的药物有当归、生地、熟地、女贞子、菟丝子、枸杞子、何首乌、白术、白芍、红花、川芎、丹参、补骨脂、黑桑椹、桂枝;补益心脾,交通心肾:皮损沿一定的神经区域发生,皮损按皮节分布的青壮年患者发病前一般有一定的精神神经诱因,患者易激动,同时常伴有失眠、心悸怔忡、盗汗、自汗、乏力等,妇女多伴有月经失调,脉象多为弦滑或沉细,舌质多红或边有齿痕。治以补益心脾,交通心肾的方法。常用的药物有黄芪、党参、当归、川芎、白术、茯神、钩藤、石菖蒲、丹参、红花、补骨脂、白蒺藜、木香、黑桑椹;疏肝理气则气血调和:白癜风发病前常有郁闷不舒,心情不畅等精神因素,及胸闷气短的临床表现,女性患者多伴有月经不调。治以疏肝理气的方法。常用药物有当归、白芍、柴胡、枳壳、香附、郁金、白术、黑桑椹、白蒺藜、白芷、丹参、益母草、浮萍。

(二)周鸣岐从风湿论治白癜风

周鸣岐认为是由于风湿之邪搏于肌肤,导致气血失和,血不能濡养肌肤,肌肤失养所致。治以祛风利湿,活血化瘀,调补肝肾的方法。常用的药物有:浮萍、威灵仙、白芷、苍术、刺蒺藜等。如果病情发展缓慢,同时伴有头晕耳鸣,腰膝酸软,神疲倦怠,舌质淡,苔薄,脉沉细尺弱者,则与肝肾虚有关,常用的药物有:旱莲草、女贞子、补骨脂、何首乌等;如果患者自觉皮肤干燥瘙痒,舌质暗或有瘀斑瘀点,脉沉涩,则与风邪犯肤,气滞血瘀,毛窍闭塞有关,常用的药物:丹参、赤芍、鸡血藤、红花、川芎等。

(三)唐汉钧从内因外因论治白癜风

唐汉钧认为白癜风是由于机体内外因素共同作用所导致的。其内因多为肝血虚、肾气不足,而导致机体阴阳失调,气血失和,从而湿热风邪乘虚而入,导致局部或周身肌肤失养而形成白斑发病。治以祛风清热利湿,理气活血养血的方法,选用的药物主要有:柴胡、川芎、当归、地肤子、何首乌、白鲜皮、枸杞子、白蒺藜、七叶一枝花、紫草。在内服中药的同时,又选择适当的外治方法。

(四)禤国维从阴阳论治白癜风

禤国维将白癜风按其病因病机分为三型:风湿之邪致白癜风:认为风湿之邪搏结于肌肤,导致局部气血运行不畅,血液不能荣养肌肤而形成白斑。因此常选用白芷、白蒺藜、苍术、浮萍、蝉蜕等药物,来疏风祛湿。风湿去,血气和,则肤得所养。情志内伤致白癜风:认为情志内伤或因患白癜风而导致情志抑郁,则使肝失疏泄条达,导致气血运行不畅,外不能荣养肌肤而致白斑的产生或病情的加重。在治疗上,选用了鸡血藤、丹参、红花、川芎、赤芍等行气活血的药物,使气血通行则情志调畅,肌肤得以濡养。久病肝肾亏虚致白癜风:因白癜风属于易诊而难治的疾病,其病程常缓慢,迁延不愈。本病持续时间长久,常致肝肾亏虚,而出现一系列的相应症状。故选用白蒺藜、菟丝子、旱莲草、白芍、浮萍、玄参、白芷、生牡蛎、补骨脂、丹皮、白术等药物。达到祛风除湿、理气和血、调补肝肾之功效。由上可以看出，禤国维在治疗白癜风的方药中选用了黑白配对的方药进行治疗，其认为治疗疾病之根本在于阴阳的平衡，以黑白配对，到达阴阳平衡，从根本上消除疾病的原因。

（五）欧阳恒以色治色论治白癜风

欧阳恒在白癜风的治疗上，以取类比象，以色治色法临床应用最广。欧阳恒认为白癜风的发病机制为"气血失和，久病成瘀"，在辨证论治的指导下，采用取类比象的方法，以药物的外观颜色反其皮损之色即"以色治色法"来指导临床用药。具体治疗为在调和气血、滋益肝肾的大法下选用带紫色或紫红、紫黑色的药物，如紫草、紫苏、紫河车、紫背浮萍、自然铜等，一则取其"赤入血"，另则意欲以药之"黑"反其皮损之"白"。在此基础上，参照古方白驳丸及浮萍丸制成了紫铜消白方（主要由紫铜、紫背浮萍、紫河车、紫丹参、紫草等药物组成），具有明显的疗效优势。

（六）张作舟从"三点一要"论述白癜风

张作舟认为白癜风的病因病机可以用"三点一要"来进行概括。所谓"三点"，即指肝肾阴虚为本；风湿侵袭为标；日久气滞血瘀。"一要"即脾胃虚弱为要。所谓肝肾阴虚为本，是指白癜风的患者大多是先天禀赋不足，而肾乃为先天之本，又肝肾同源，先天肾精不足，则后天肝血亏虚，血虚不能荣养肌肤而致皮肤变白；所谓风湿侵袭为标，是因为先天不足之人，多卫外之气不固，而风湿之邪乘虚而入，郁滞于肌肤腠理，导致经脉阻滞，血行不畅而肌肤失养蕴生白斑；所谓日久气滞血瘀，是风湿之邪侵袭人体后，导致经脉阻滞，血行不畅，或病久失治，瘀血阻于经络，导致瘀血不去，新血不生，不能外循肌肤养之，而形成白斑；所谓"一要"的脾胃虚弱，是指脾胃乃后天之本，气血生化之源，脾胃虚弱则气血生化乏源，不能荣养肌肤而发本病。并且"三点一要"不是孤立的，而是相互联系的。在治疗方面，也以"三点一要"为主线，以滋补肝肾、祛风除湿、行气活血、益气健脾为主要治疗法则。自拟"消斑汤"（川芎、当归、何首乌、菟丝子、补骨脂、独活、羌活、白芷、防风、女贞子、旱莲草、黄芪、甘草）为主方。临证进行加减，在临床上收效显著。

二、辨证论治

目前在临床上最常用的治疗白癜风的方法主要有补益肝肾、理气活血、祛风除湿、健脾益气、疏肝解郁五种。

（一）补益肝肾法

常用的古方有六味地黄丸、一贯煎、二至丸、二仙汤等。多用制首乌、补骨脂、旱莲草、女贞子、菟丝子等补益肝肾。宋业强自拟消白饮，运用女贞子、旱莲草、熟地、白蒺藜补肝肾祛风；配以何首乌、当归养血，白芷祛风；甘草调和诸药。治疗白癜风40例，3个月为一个疗程，治疗2个疗程后，总有效率达到80%，治疗效果良好。

（二）理气活血法

治疗白癜风气滞血瘀型的古方主要有通窍活血汤、血府逐瘀汤、桃红四物汤等。常用的药物主要有当归、红花、丹参、川芎、赤芍、桃仁等。马彦伟选用"通窍活血汤"化裁，药如赤芍、桃仁、生姜、川芎、紫草、红花、老葱、红枣、白芷水煎服，同时外加局部神灯照射。入组患者为9例，用药时长为3~6个月，结果显示治愈7例，显效1例，无效1例，总有效率达89%。

（三）清热祛风除湿法

治疗风湿蕴热型的白癜风其古方主要有九味羌活汤、乌金煎等。治疗这一类型白癜风的用药相对前两型较为广泛,常有的药物既有解表疏风的白芷、防风、白蒺藜、苍耳子等,又有息风通络的僵蚕、蜈蚣,及疏风清热利湿的独活、乌梢蛇、白鲜皮等。宋文英等应用防风、荆芥、旱莲草、苍耳子、川芎、丹参、白芷、补骨脂、白蒺藜水煎服用,配合自体表皮移植治疗患者20例,总有效率达85.7%,远远高于单用自体表皮移植治疗白癜风的患者。

（四）健脾益气法

在古方中,归脾汤、玉屏风散、人参养营汤等曾被加减药味用于治疗脾失健运所导致的白癜风。其加减多结合活血祛风的药物,如丹参、红花、当归、防风等。商建军等应用自行研制的消白方Ⅱ号,由丹参、黄芪、白术、芸苓、党参、红花、当归、防风、白蒺藜、何首乌、砂仁、白扁豆、山药组成,在临床应用时,根据部位的不同进行加减,治疗白癜风84例,其中痊愈17例,显效34例,有效15例,无效18例,总有效率达78.57%。

（五）疏肝解郁法

常用的古方有柴胡疏肝散、逍遥散、小柴胡汤等。常用的药物有白芍、郁金、柴胡等。尹平应用柴胡、白芍、香附、川芎、当归、刺蒺藜、黄芪、自然铜、红花、补骨脂、防风、制首乌等加减水煎口服治疗白癜风,同时用少许药汤外擦。共治疗患者56例,其中痊愈14例,显效20例,有效15例,无效7例,总有效率为88%。

三、外治疗法

近年来在白癜风外治方面取得了较大进展,采用中医特色外治疗法对于局限性、顽固性白癜风的治疗提供了新的方法和思路,诸如中药外擦(酊剂、粉剂、膏剂)、针刺疗法(毫针、火针、梅花针、耳针)、艾灸疗法、发疱疗法、自血疗法等方法的临床应用和推广,在得到良好治疗效果的同时,充分体现出了中医外治的优势。

（一）中药外擦

1. 酊剂　酊剂中最为常用的为补骨脂酊、斑蝥酊、白芷酊等,一些自制的中药酊剂亦可以通过药物的光敏特性,发挥刺激局部皮肤,促进白斑区黑素细胞形成的作用。竺炯用自制复方补骨脂酊治疗白癜风56例,基本方法为用补骨脂、刺蒺藜、薄荷,置白酒中浸泡7天,过滤后外涂白斑处,每日2次,3个月为一个疗程。结果显示,痊愈2例,显效19例,有效23例,无效12例,总有效率为78.57%。

2. 粉剂　赵炳南曾应用三黄粉(雄黄、硫黄、雌黄、白附子、密陀僧、白及、麝香、冰片、朱砂)治疗白癜风,其方法为用茄蒂或茄皮蘸药外用,临床疗效肯定。宋向阳将密陀僧、硫黄、雄黄、冰片、轻粉,研细,过120目筛,装磨口瓶摇匀备用,使用方法取新鲜生姜一块,切成斜面,断面蘸药粉,用力反复涂搽患处,至局部有灼热感为度,每日2次,7天为一个疗程。治疗结果显示,36例患者中痊愈率为91.67%,有效率为8.33%,复发率为8.33%,总有效率达100%。

3. 膏剂　王纯梅等称取药材桃仁、玉竹、补骨脂于80℃下干燥4小时,在高速粉碎机下将药材粉碎成20目左右的粗粉,制成乳膏剂外用,均匀地涂抹于患处,每日2次。通过60例临床应用,普遍反映其使用方便、用量少、便于携带和副作用较小。

（二）针刺疗法

1. 毫针　用毫针刺入与白癜风相关的体表穴位,以实泻虚补的原则施针,可以根据病因取穴,像气血不和取血海、三阴交等,肝肾不足取肝俞、肾俞、命门等,也可根据病情取穴,像白斑在头部者取合谷、风池等,白斑在腹部者中脘等,一般针刺得气后留针30分钟,1天治疗1次。葛宝和治疗白癜风主穴取肝俞、肾俞、肺俞、脾俞、气海、百会、大椎、风池、合谷、曲池、血海、足三里、三阴交、太溪、太冲、病变局部围刺等,对于肝郁气滞者加期门;肝肾不足加曲泉;气滞血瘀加膈俞,针刺方法为肝俞、肾俞、肺俞、脾俞、气海行补法,太冲行泻法,余穴行平补平泻法,疗效确切。

2. 火针 火针疗法是将一种将针体在火上烧红后,迅速刺入人体的一定穴位和部位的治疗方法,其治疗作用在于火热直接导入人体,火热之力直接激发经气,温壮脏腑阳气、鼓舞经脉血气运行,达到温通经络,使气血畅通之效。具体方法一般用酒精灯将毫针针尖烧红,迅速刺入消毒过的局部白斑处,然后迅速出针。火针针刺的深度不宜过深,根据皮损区域进行局部点刺。修猛刚等采用火针点刺法治疗白癜风,其用2%利多卡因做患处局麻,待局麻生效后,取燃烧后的火针均匀点刺患处,在80例白癜风患者中,最终治愈72.5%,有效27.5%,总有效率达100%。

3. 梅花针 梅花针治疗白癜风一般用梅花针或者5~7根毫针集束固定后,叩击清洁消毒后的局部皮肤,面积应超过白斑边缘2~3mm,叩击深度以点状出血为宜,创面用无菌纱布包扎,5~7天治疗一次,本法适用于病情处于稳定期的白癜风。全小荣等采用梅花针联合紫外线等方法治疗白癜风患者,结果在所有25例患者中,痊愈5例,显效6例,好转10例,无效4例,有效率为84%。

(三)艾灸疗法

艾灸疗法主要包括艾炷灸、艾条灸等,其可调整全身脏腑功能,疏通经脉,调和气血以达到治疗白癜风的目的。现代研究表明,其可改善皮肤白斑处的血液循环,促进黑素的形成。于璟玲用灸法治疗白癜风,具体方法为用中药研细末,取适量醋调匀,做成皮损大小的药饼,贴于皮损处,再用艾绒做适当大小艾炷若干个,置于药饼之上,点燃艾炷顶部,燃至患者底部有温热感时,换艾炷重复操作,同一部位每次灸3~6壮。每日1次,10次为一个疗程,疗程间隔5~7天,取得了一定的疗效。

在艾灸穴位的选择方面,侠白穴的应用较为普遍,临床观察结果表明,单纯侠白穴艾灸疗法对于白癜风的治疗具有确切的疗效。侠白穴位于臂前区,腋前纹头下4寸,肱二头肌桡侧缘处,肱二头肌外侧沟中,因其属手太阴肺经穴,肺主皮毛,主白色,皮肤发生白癜风为肺经病变,故通过灸侠白穴可调理肺气,而达到调和全身气血的作用,气血调和,肌肤则得以荣养。贺普仁即采用本法治疗白癜风患者,每侧侠白穴灸30分钟,两侧交替,每日1次,10次为一个疗程,疗效非常。

(四)发疱疗法

发疱疗法较适合用于局限性、面积较小的皮损患者。刘忠恕用斑蝥酊(斑蝥50g、95%酒精1000ml,浸泡2周后过滤去渣)治疗白癜风患者87例,其方法为将斑蝥酊涂于白斑处,令其自然干燥,每日2~3次,局部发疱后停止涂药,水疱发起1天后,用消毒针将其挑破,令其自然干燥结痂而愈,愈合后视其色素沉着情况可进行再次涂药,3次发疱为一个疗程,休息2周进行第2个疗程,结果其总有效率为70%。

(五)自血疗法

自血疗法作为一种非特异性刺激可提高机体的免疫力,降低机体的敏感性,调理人体内环境。血液中含有多种微量元素、抗体、激素和酶类,注入穴位后,通过穴位的吸收,除了可激发和调节机体的免疫功能以外,还可增强微循环,营养皮肤,提高抗病能力,使气、血、津液充足以滋润肌肤而达到治疗之目的。陈瑞华采用10ml无菌注射器抽取白癜风患者自体静脉血约3ml,加入黄芪注射液约7ml。取穴:风池、大椎、肺俞、脾俞、肾俞、膈俞、曲池、足三里、血海、三阴交。以上每个穴位注射0.5~1ml,每周1次,5次为一个疗程。自血治疗2个疗程后观察疗效可见,所有30例患者,痊愈25例,显效3例,无效2例,总有效率达93.3%。

此外,在白癜风的治疗方面,拔罐刮痧、按摩疗法、穴位埋线、穴位注射、耳穴压籽等手段的开展不断丰富着本病的治疗方法,同时,诸多物理疗法亦取得了显著的疗效,如目前临床开展较多的窄谱紫外线(UVB 311nm)、光化学疗法、单频准分子激光,或组织移植、细胞移植等手术疗法临床研究不断深入,在疗效方面均得到了较大幅度的提升。

关于白癜风的辨证论治及临床分型目前尚无统一的标准,内外治方法众多,可谓仁者见仁、智者见智,在治法方面有待进一步挖掘和探索,将中医传统特色疗法与现代新型诊疗技术相互结合是今后研究和发展的主要方向。同时,中医中药虽具有独特的疗效,但尚缺标准化,因此今后探讨中医中药治疗白癜风的规范化、标准化应是其努力的方向。

(杨素清)

参 考 文 献

1. 张志礼. 张志礼皮肤病临床经验辑要[M]. 第1版. 北京: 中国医药科技出版社,2000.

2. 唐汉钧. 唐汉钧谈外科病[M]. 第1版. 上海: 上海科技教育出版社,2004.

3. 禤国维. 中医皮肤病临证精粹[M]. 第1版. 广州: 广东人民出版社,2006.

4. 陈勇,曲剑华,陈彤云. 陈彤云对黄褐斑的辨证论治[J]. 中国美容医学,2005,14(1): 99-100.

5. 刘冬梅,张秋香,蒋亦秀,等. 疏肝解郁丸治疗女性肝郁气滞型黄褐斑的作用机制[J]. 中国中医药杂志, 2010,25(11): 1885-1888.

6. 苗凌娜. 疏肝健脾补肾治疗黄褐斑的体会[J]. 中医临床研究,2011,3(10): 98,100.

7. 唐志坤,吴亚东. 滋阴活血汤治疗黄褐斑疗效观察及对性激素的影响[J]. 中国美容医学,2012,21(7): 1222-1224.

8. 陈伟光. 中药周期方法治疗冲任失调型女性黄褐斑的效果[J]. 现代养生,2014,(10): 260.

9. 冯居秦,吴景东. 半夏厚朴汤合血府逐瘀汤治疗女性痰瘀互结型黄褐斑随机平行对照研究[J]. 实用中医内科杂志,2014,28(10): 22-25.

10. 北京中医医院. 赵炳南临床经验集[M]. 第1版. 北京: 人民卫生出版社,2006.

11. 谢明峰,刘丽芳. 珍珠四白膏治疗肝郁型黄褐斑对血清SOD、MDA的影响[J]. 中国中医药现代远程教育, 2011,9(12): 30-31.

12. 李志英,刘保国,王世君,等. 复方杏仁面膜治疗黄褐斑临床观察[J]. 中国美容医学,2007,16(5): 692.

13. 曹庆评. 针灸阳明经穴治疗黄褐斑随机平行对照研究[J]. 实用中医内科杂志,2013,26(4): 14-15.

14. 杜翠云. 针刺治疗黄褐斑临床疗效观察[J]. 上海针灸杂志,2007,26(4): 14-15.

15. 张学丽,朴联友. 灵龟八法针法配合耳穴治疗黄褐斑32例[J]. 针灸临床杂志,2002,18(6): 33.

16. 杨露,谢娟,文金莲. 子午流注针法治疗黄褐斑的疗效观察[J]. 上海针灸杂志,2006,25(9): 19-20.

17. 向云霞,陈芷枫,李季. 针灸治疗黄褐斑的临床研究进展[J]. 光明中医,2015,30(3): 660-662.

18. 周红勤,任珊. 刺血疗法对黄褐斑的临床疗效观察[J]. 国际中医中药杂志,2010,32(6):517-518.

19. 吴艳,黄蜀,童丹丹,等. 耳尖放血配合局部围刺治疗气滞血瘀型黄褐斑60例[J]. 中医外治杂志,2010,19(3):11.

20. 张红,姚敏,刘长征. 指针推按面部输穴为主治疗黄褐斑40例临床观察[J]. 按摩与导引,2008,24(7):4.

21. 王丽丽. 化浊解毒熏蒸法对黄褐斑患者血清一氧化氮及内皮素-1的影响[J]. 时珍国医国药,2013,24(2):351-352.

22. 王远庆. 刺络拔罐法加穴位注射治疗黄褐斑110例[J]. 中医临床研究,2012,4(3):54-55.

23. 姚慧芳. 刮痧治疗黄褐斑的体会[J]. 中国民间疗法,2009,17(3):11-12.

24. 李舫,王贵玲. 穴位埋线治疗黄褐斑60例[J]. 中医中药,2013,11(14):670.

25. 张永英. 穴位注射治疗黄褐斑80例[J]. 现代中西医结合杂志,2009,18(23):2856.

26. 宫润莲,祁亚芳. 耳穴压穴治疗妇女黄褐斑50例[J]. 甘肃中医,2002,15(6):68.

27. 张志礼,周垒. 张志礼医话验案精选[M]. 第1版. 北京:人民军医出版社,2009.

28. 米一鄂. 首批国家级名老中医效验秘方精选(续集)[M]. 北京:今日中国出版社,1999.

29. 唐汉钧工作室. 唐汉钧学术经验撷英[M]. 第1版. 上海:上海中医药大学出版社,2009.

30. 李红毅,禤国维. 禤国维教授治疗白癜风经验[J]. 中医药学刊,2006,24(1):24.

31. 刘翔,李小莎,唐雪勇,等. 欧阳恒教授临床经验及学术思想[J]. 中国中西医结合皮肤性病学杂志,2010,9(6):335-337.

32. 李冬梅. 张作舟教授运用扶正祛邪法治疗白癜风[J]. 光明中医,2012,27(4):814-815.

33. 卢良君,许爱娥. 220首治疗白癜风内服中药处方的数据统计及用药分析[J]. 中医研究,2005,18(11):28.

34. 宋业强. 消白饮治疗白癜风的临床与实验研究[J]. 四川中医,2004,22(5):75.

35. 马彦伟. 通窍活血汤治疗白癜风9例[J]. 现代中医药,2002,(3):45.

36. 宋文英,朱其杰. 中药内服结合自体表皮移植治疗白癜风的疗效观察[J]. 广州中医药大学学报,2003,20(1):46-47.

37. 商建军,胡正玲,周建平. "消白方Ⅱ号"在白癜风治疗中的运用[J]. 北京中医,1999,(1):30.

38. 尹平. 疏肝解郁、活血化瘀治疗白癜风56例疗效观察[J]. 北京中医,1998,(3):31.

39. 竺炯. 自制复方补骨脂酊治疗白癜风56例[J]. 辽宁中医杂志,2005,32(2):126-127.

40. 北京中医医院. 赵炳南临床经验集[M]. 第1版. 北京:人民卫生出版社,2006.

41. 宋向阳. 自制陀硫粉治疗白癜风36例[J]. 中医外治杂志,2002,11(6):54.

42. 王纯梅,罗少华. 白癜消乳膏的研制与临床疗效初探[J]. 铁道医院,2000,28(2):89-90.

43. 刘凯,梁振镇,葛宝和. 葛宝和教授针刺治疗白癜风经验举隅[J]. 针灸临床杂志,2013,29(7):84-86.

44. 修猛刚,王大芬. 火针点刺治疗白癜风80例[J]. 中国针灸,2005,25(4):251.

45. 全小荣,郭奕妤,唐爱芬. 梅花针联合窄谱中波紫外线、盐酸氮芥酊治疗白癜风25例临床观察[J]. 中国中西医结合皮肤性病学杂志,2009,8(5):306-307.

46. 于璟玲. 针灸与美容美形(4)——色素代谢障碍类损容性疾病的治疗[J]. 中国针灸,2003,23(6):371-373.

47. 王桂玲,贺普仁. 贺普仁教授临床经验选[J]. 中国针灸,2003,23(9):545-547.

48. 刘忠恕. 发泡疗法治疗白癜风87例临床观察[J]. 中医杂志,1995,36(10):608.

49. 陈瑞华. 中药自血疗法治疗气虚血瘀型白癜风30例[J]. 光明中医,2011,26(9):1842.

50. 李滋平. 体针及自血疗法治疗老年性瘙痒病52例[J]. 江苏中医,2001,22(1):57.

51. 张书清,车杰. 拔罐配合中药外涂治疗白癜风30例[J]. 上海针灸杂志,2001,20(6):23.

52. 阚全铭. 穿山甲刮皮治白癜风[J]. 四川中医,1991,(2): 37.

53. 韩德鑫,杨育林,吴蓓玲,等. 白癜风中医外治法探讨[J]. 湖北中医杂志,2010,32(10): 76-78.

54. 刘章全. 按摩治疗白癜风[J]. 湖北中医杂志,1985,(1): 44.

55. 黄青丽,黄悦广,何应辉. 白癜风的按摩治疗[J]. 肇庆医学,2006,3(58): 10-11.

56. 郑卫国. 穴位埋线结合梅花针叩打治疗白癜风36例[J]. 甘肃中医学院学报,2004,21(3): 41-42.

57. 雷进功,马世新. 中药配合穴位注射治疗白癜风50例[J]. 陕西中医学院学报,2010,33(5): 73-74.

58. 谢董芳. 穴位注射治疗白癜风一例报告[J]. 贵州医药,1996,20(4): 202.

59. 霍永芳. 耳穴贴压治疗白癜风[J]. 上海针灸杂志,1988,(3): 48.

60. 郭启清. 耳穴治疗白癜风[J]. 中国针灸,1999,9(5): 52.

61. 赵辨. 中国临床皮肤病学[M]. 第1版. 江苏: 江苏科学技术出版社,2010.

62. 刘树雷,廖军,邓晓玲,等. 窄谱中波紫外线联合他克莫司软膏治疗白癜风的临床疗效观察[J]. 激光杂志,2014,35(3): 58-59.

63. 陈大强,段争跃. 光化学疗法治疗白癜风35例报告[J]. 中国热带医学,2005,5(5): 1035.

64. 廖烈兰. 补骨脂素凝胶联合单频准分子激光治疗面部白癜风[J]. 中国美容医学,2008,17(9): 1364-1365.

65. 董秀芹,刘涛,王红燕,等. 白癜风自体表皮移植改良方法的临床研究[J]. 中国美容医学,2012,21(10): 23-24.

66. 王红娟,赵亚楠,胡雯,等. 自体黑素细胞移植治疗白癜风细胞生物学活性与疗效关系[J]. 中国皮肤性病学杂志,2015,29(1): 20-23.

第十一章　性传播疾病

性传播疾病,亦称"性病",传统观念是指通过性交行为传染的疾病,主要病变发生在生殖器部位,包括梅毒、淋病、软下疳、性病性淋巴肉芽肿和腹股沟肉芽肿五种,曾被称为"花柳病"。目前在国外列入性传播疾病的病种多达20余种,其中包括传统的五种性病及尖锐湿疣、生殖器疱疹、艾滋病等。我国目前要求重点防治的八种性传播疾病是梅毒、淋病、软下疳、性病性淋巴肉芽肿、生殖道沙眼衣原体感染、尖锐湿疣、生殖器疱疹、艾滋病。

第一节　性传播疾病的历史沿革

有关性传播疾病的中医病名在各代医书中有所不同。

春秋战国《素问·至真要大论》中曾记载有"阴中乃疡,隐曲不利,互引阴股"。东汉《金匮要略·疮痈肠痈浸淫病脉证并治第十八》一书中有"浸淫疮,黄连粉主之"的记载,明代陈修园注释,浸淫疮即棉花疮、杨梅疮、恶病。这是最早称性病的文献。

对下疳的成因、症状、治疗历代均有描述。唐《备急千金要方·妬精疮》中所述之"妬精疮",云"夫妬精疮者,男子在阴头节下,妇人在玉门内,并似甘疮、作臼齐,食之大痛,甘即不痛也"相当于软性下疳。明《外科正宗·下疳论》曰:"下疳者,邪淫欲火郁滞而成。其中有三:一由男子欲念萌动,阳物兴举,淫火猖狂而未经发泄,以致败精浊血,流滞中途,结而为肿。……二由妇人阴器瘀精浊气未净,便与交媾,以致淫精传袭而生。……三由房术热药,……以致火郁未发而成"。

对淋病症状亦有描述。明《证治准绳·赤白浊》:"今患浊者,虽便时茎中如刀割火灼而溺自清,唯窍端时有秽物如疮脓目眦,淋漓不断,初与便溺不相混滥,犹河中之济焉,至易辨也。"

在中医古籍中,明·陈司成《霉疮秘录》是讨论梅毒病的专著,详细地记载了发病原因,典型病例,分胎传梅毒、后天梅毒等。梅毒病名并不统一,一般将其称杨梅疮。根据发病的部位及疾病演变过程,有"疳疮""横痃""梅疮""杨梅结毒"等名称;根据梅毒的性状,又有"杨梅疮""茱萸疮""棉花疮""天疱疮""霉疮""杨梅斑""杨梅圈""翻花杨梅"等名称;根据起病的地域不同,"北人名薄皮疮,南人名天疱疮"(《广济秘笈》),该病最早流行于岭南一带,故又名"广疮";因该病有相互染易、泛滥流行之特性,故又有"时疮"之名。虽然明清时期该病病名相当繁杂,但以称"杨梅疮"者为多见。杨梅疮病名出自明代薛己所著《薛氏医案》。杨梅疮成因及治疗,明清外科著作论述较多。

第二节 中医药治疗尖锐湿疣的现状

尖锐湿疣(condyloma acuminatum, CA)是由人乳头瘤病毒(human papilloma virus, HPV)所致的以生殖器、会阴、肛门为主要发病部位的一种常见的性传播疾病,是我国最常见的性传播疾病之一,发病人数仅次于淋病,居第二位。

目前,尖锐湿疣的治疗方法很多,可分为局部物理治疗、化学治疗、免疫治疗、联合治疗、中医治疗和外科治疗等。物理疗法亦只是破坏疣组织本身而无抗HPV作用。有观察发现,CA消退后有45%仍存在潜伏感染,其中67%将复发。对宿主的免疫学研究发现,细胞免疫异常者CA感染机会大大增加。CA患者存在细胞免疫功能的失衡,HPV发生免疫逃逸,机体不能有效发挥免疫效应清除病毒,导致尖锐湿疣反复发生的原因。由于尚无有效的杀灭HPV的方法及有效提高机体免疫力的药物,故采用中医药调节机体免疫功能及抗病毒作用的优势,就成为目前防治CA的重点。

一、名家经验

目前中医各家对尖锐湿疣的病因病机主要归结于"湿邪"与"正虚"两大方面,但在具体的辨证治疗经验中,中医各家心得体会又同中存异。

1. 禤国维认为,导致CA反复发作的主要原因是"湿邪"为患。湿性重着黏滞,缠绵日久,耗伤正气,正虚邪恋,导致CA极易复发。临床选择具有清热燥湿、解毒散结、腐蚀赘疣,益气扶正的中药研制成疣毒净系列制剂综合治疗尖锐湿疣。包括疣毒净点涂霜(鸦胆子、紫草、莪术、白及、细辛、明矾)、疣毒净外洗液(虎杖、板蓝根、莪术、紫草、苦参、大青叶、黄柏、明矾、土贝母、甘草)和解毒散结燥湿,益气扶正消疣之疣毒净口服胶囊(龙胆草、板蓝根、莪术、紫草、虎杖、土贝母、北黄芪、白术、苡仁、甘草)。

2. 杜锡贤认为,CA的病因病机是湿热毒瘀凝结成块,导致皮损的发生,脾虚湿毒凝聚导致CA皮损反复发作,难以治愈。湿热毒瘀贯穿于发病的始终。因此,根据不同阶段的病理变化,临床上通常将CA分为两型:湿热蕴结型和正虚邪恋型。对于湿热蕴结型CA患者,应以清热解毒燥湿为主,佐以活血化瘀散结,腐蚀赘疣敛疮。代表方为消疣煎。方药组成:马齿苋、板蓝根、薏苡仁、香附、木贼、白花蛇舌草、土茯苓、明矾、乌梅、红花各30g。

在祛除疣体及亚临床皮损后,正气难免损伤,并造成浅的溃疡,尖锐湿疣在此阶段属于外科疮疡的中期,这时期其病机为正虚邪恋,以正虚为主,因此治则应为扶正祛邪,采用补托法。方以托里消毒散加减。托里消毒散来源于《医宗金鉴·外科心法要诀》:党参、白术、茯苓、生甘草、川芎、红花、金银花、白花蛇舌草、生黄芪、板蓝根、紫草、香附、土茯苓、白芷、皂角刺、薏米。

3. 杨志波认为,尖锐湿疣的发病与脾气亏虚有关,湿与毒邪互相蕴结,以致病情顽固难愈。在临床治疗时,既要清热解毒、蚀疣杀虫以祛邪,也要健脾益气以扶正,正盛邪衰,才能从根本上祛除疣毒,杜绝其复发。自拟疣必清冲剂:由黄芪、白花蛇舌草、土茯苓、板蓝根、党参、金银花、夏枯草、野菊花等9味中药按一定比例配制而成。

4. 连方认为,CA的基本病因病机为脾肾虚亏,湿毒蕴结,脾肾虚亏为本,湿毒蕴结为标。

拟定补脾益肾、清热解毒化湿为治疗大法。临床自拟荡疣汤口服加外洗治疗女性外阴尖锐湿疣。方药组成: 黄芪、板蓝根、仙灵脾、白术、枸杞子、当归、土茯苓、紫草、马齿苋、丹参、黄芩、川牛膝、甘草。

二、中医治疗现状

(一)单纯外治法

CA以局部病变为主,故外治疗法在本病治疗中占重要地位,临床多选用清热解毒、燥湿止痒、腐蚀消疣的中药制成各种外用剂型。

1. 外用点涂剂临床多选用具有清热解毒、燥湿止痒、腐蚀消疣的中药制成点涂霜或浓缩溶液外搽治疗。市面出售的常有:足叶草酸乳膏、鬼臼毒素乳膏等。

(1)鸦胆子乳膏:《中药志》曰"鸦胆子主治疣赘",对鸦胆子外用治疗疣赘早有记载。近代发现鸦胆子制剂可用于治疗乳头瘤、指甲癣、恶性肿瘤等。刘玉玲对确诊尖锐湿疣在阴道镜下分型为菜花型的患者,选用鸦胆子乳膏治疗(为观察组)及激光治疗(为对照组)各100例。鸦胆子乳膏治愈率100%,平均治愈时间14天,对周围皮肤黏膜无损伤,患者无痛苦及不适。

(2)疣克净: 疣克净系由鸦胆子、苦参、桃儿七、虎杖、土茯苓、紫草、桉叶油、薄荷油等纯中药提取有效成分制成的外用搽剂,其主要成分为鸦胆子。赵天敏用疣克净治疗尖锐湿疣76例,对照组用0.5%鬼臼毒素治疗56例,其治愈率分别为94.74%、94.64%,两组间比较无统计学差异,表明疣克净疗效可与西药0.5%鬼臼毒素相媲美,而且价格低廉,对尿道内及阴道内的皮损连续用药,均未见毒性反应及明显刺激反应。

(3)红升丹: 红升丹首载于《外科正宗》,是由水银、火硝、白矾、雄黄、朱砂等药制炼而成的汞制剂,主要成分为氧化汞(HgO),具有杀菌、驱梅、拔毒、提脓、去腐、生新、长肉、敛口的作用,对细菌、原虫、螺旋体有强抑杀作用,是中医外科的常用药物。朱闽以红升丹点涂治疗本病30例,疣体直径≤1cm者,夹破疣体,直接于疣体顶部点涂红升丹,每次用量0.05g,在疣体脱落后即停止用药; 疣体直径>1cm者,则先以止血钳夹破疣体顶部,或以手术剪剪除疣体压迫止血后,继以红升丹点涂于手术创面,以薄薄地布满创面为度,每次用量约0.05~0.3g(每次用药最大剂量不超过0.3g)。对于疣体个数多者,则采用分批治疗(以每次用药量不超过0.3g为标准)。30例患者在1~3周中疣体均已脱落,创面愈合。治疗结束后6个月的随访中无复发病例,血汞及尿汞含量、肝肾功能均在正常值范围内。

(4)苦参酊: 单丽华利用苦参酊治疗CA 50例,每天涂擦一遍,治疗1周,有效率98%。

(5)斑蝥素: 斑蝥有攻毒蚀疣、抗癌肿、升高白细胞、抗病毒的作用。陈佐龙用中药提取物斑蝥素乳膏,外涂治疗尖锐湿疣。方法: 斑蝥素乳膏日1次外涂,10次为一个疗程。结果50例病人1个疗程治愈96%,另外2例于第2疗程治愈。

(6)黄药子: 黄药子为薯蓣科植物黄独的干燥块茎。味苦性干,有凉血解毒、消瘿散结功效。王丽群采用黄药子凝胶剂(由中药黄药子经卡波姆、丙乙醇、三乙胺处理及乙醇提纯加工制成)对阴道尖锐湿疣进行局部治疗,同时配合全身治疗,效果较好,治愈率达60%,有效率达90%,较对照组治疗较好,然而其复发率相同,说明其远期疗效欠佳。

(7)墨旱莲: 陈民德以鲜墨旱莲捣烂外敷治愈1例肛门部巨大尖锐湿疣,效果良好。

(8)毛萼香茶菜: 李绍芬对毛萼香茶菜治疗尖锐湿疣与单纯的冷冻疗法进行了比较,表明该药有一定的疗效。

（9）复方苦楝素：姜葶桃等用复方苦楝素涂剂擦患处，阴道内湿疣用本药膜塞入阴道，合并症常规处理，治疗12例，痊愈10例，有效2例。

（10）马钱子：汪明用马钱子焙干研末，以食醋调成糊状外敷，全部临床治愈。

（11）其他合剂：陈玲用板蓝根、马齿苋、金银花、黄柏、苍术、土茯苓等14味中药制成消疣膏外搽疣体，共观察56例中痊愈32例，总有效率88%，刘佃温等用平疣灵搽剂（苍术，苦参，鸦胆子，月石，白蒺藜，木贼组成）治疗63例尖锐湿疣，3周后治愈率达96.8%。李卫红用疣复消Ⅱ号（苦参，紫草，黄连，地肤子，桃儿七，鸦胆子组成）每日4~5次涂药于病灶上，连续用药5天，治疗尖锐湿疣73例，治愈66例，占90.4%。

2. 湿敷及外洗 临床上多采用具有清热解毒，活血化瘀软坚之中药复方组成。如疣毒净洗剂、消疣煎洗剂等。但由于中药湿敷或外洗剂浓度不易掌握，药物作用难以直达病损部位，且临床起效慢，疗程长，因此临床上多配合其他治疗手段进行。

（二）中药内服治疗

CA虽然病发于外，但与体内脏腑气血功能失调有关，临床多数医家倾向用内服中药分证论治，选用清热燥湿、解毒散结、活血益气消疣类药物治疗。

1. 从肝经湿热论治 素有肝胆湿热，复感邪毒，湿热淫毒蕴结下焦，浸渍于二阴皮肤黏膜而成；或邪毒直中肝经，随肝气下注阴器而致。症见疣体红色或灰色，表面潮湿，易于糜烂、渗液，尿赤便结，口苦咽干，舌红、苔黄腻，脉滑数。方用龙胆泻肝汤加减。李红阳应用龙胆泻肝汤内服配合清疣煎外洗治疗顽固的、反复发作的尖锐湿疣67例，用药1~2个疗程均治愈，随访64例半年~3年无一例复发。

2. 从气滞血瘀论治 湿热淫毒和秽浊之邪蕴结，搏结于二阴皮肤，致局部气滞血瘀，经络阻塞，凝滞不散，发而为疣目。症见疣体暗红或暗紫色，表面坚硬，时感会阴部或胸胁刺痛，舌质紫暗或偏暗，脉沉涩。苏云放拟活血通络治疣法，药选桃仁、红花、熟地、赤芍、归尾、川芎、白术、炮山甲片、首乌、生甘草、板蓝根。李博鉴主张用解毒通络汤化裁，方药为丝瓜络、炒三棱、赤芍、黄柏、苦参、地丁、丹皮、生苡仁、牛膝、苍术。

3. 从脾虚湿浊论治 若治疗不当，或反复发作，湿气困脾，或劳累过度，房事不洁，均可导致脾气亏虚，运化失司，不能化湿行水，湿毒难去，缠绵难愈。症见湿疣反复发作，疣体淡或灰色，或有渗液，神疲乏力，舌质淡、苔白腻，脉濡数。司在和治拟除湿胃苓汤加减，钱雪华用补中益气汤合土茯苓合剂加减。

4. 从肝肾亏虚论治 肝热水涸，肾气不荣，故精亡而筋挛，发为疣赘。症见疣体色红，腰膝酸软，头目眩晕，盗汗遗精，舌红少苔，脉细数。《医部全录·外科瘿瘤疣痣门》提出以地黄丸滋肾水以生肝血。徐杰军用六味地黄汤去茯苓加土茯苓、黄连、黄柏、苡仁、银花、连翘、牛膝，治疗1例复发性尖锐湿疣伴阴茎化脓溃疡，服30剂，皮疹消失，续服50剂，完全治愈，随访1年半未见复发。

5. 从气血亏虚论治 素体内虚，复感邪毒，邪愈盛，正愈虚。正气不能驱邪外出。症见湿疣反复发作，疣体淡或色暗，面色少华，唇甲色淡，舌淡，脉细弱。方用补中益气汤加减。刘源认为以益气养血，扶正祛邪辅以化瘀行滞法治疗CA疗效佳，药用黄芪、白术、当归、川楝子、丹参、莪术、牛膝、薏苡仁、土茯苓、露蜂房、板蓝根、甘草，以2周为一个疗程，结果治疗63例，总有效率为90.70%。贺氏等治疗30例CA患者，口服扶正祛疣汤：黄芪、夏枯草、板蓝根、薏苡仁、白术、刺五加、赤芍药、桃仁、红花、炙甘草、20天为一个疗程,3个疗程后皮损完全消退者26例(86.67%),另4例不同程度缩小,检测其CD4$^+$细胞明显高于治疗前。

(三)中药内服外用结合疗法

近代临床报道多为内服外治联合应用,外治多用清热解毒、祛湿散结、活血化瘀、杀虫蚀疣的中药浸洗或点涂,内服多以利湿化浊、清热解毒、健脾益气、滋养肝肾。

叶东霞等外用祛疣汤(百部、明矾、蛇床子、大青叶、板蓝根、白花蛇舌草、木贼草)熏洗坐浴,同时配合内服。分两阶段:前阶段以清热利湿解毒为主:方用金银花、连翘、大青叶、板蓝根、土茯苓、木贼草、露蜂房、穿山甲、蒲公英,第二阶段采用益气养阴佐以清热解毒:方用生黄芪、龟板、黄精、石斛、薏苡仁、板蓝根、大青叶,按此方案治疗70例,治愈48例,显效22例。

曾冲治疗CA用退疣汤(金银花,板蓝根、土茯苓、薏苡仁、丹参、穿山甲、皂角刺、红花。尿赤加龙胆草,尿浊加草薢,尿血加茅根,尿痛加车前子,小腹刺痛加川楝子,奇痒加苦参,皮下出血加紫草,体虚加当归,反复发作加生地黄、玄参)内服,同时用外涂药(大黄、孩儿茶、青黛、轻粉、冰片研极细末过筛,用针点刺破疣后涂用)及外洗药(香附、木贼、芒硝、白矾各、水煎过滤取液乘热熏洗),7天为一个疗程,共治疗195例,其中痊愈146例,好转45例,无效4例,总有效率为97.7%。

(四)中西医结合疗法

中西医结合疗法一般是指用理疗(电灼、激光、冷冻等)祛除疣体后再配合中药外治、内服,用理疗或化学腐蚀手段祛除疣体快速有效,但缺点是不能根除局部的病毒感染。如果在切除后再配合中药内服和外洗可起到标本兼治的效果。近年有关这方面的临床报道不少,尤其在提高治愈率,降低复发率亦作了探讨。

1. 中药与CO_2激光术结合治疗　池凤好用中药疣毒净胶囊内服及外洗液外洗治疗CO_2激光术后的尖锐湿疣,除疗效满意外,还在复发率及复发天数比较中,发现中西医结合治疗较单一激光治疗能明显延长尖锐湿疣的复发时间。谈珍瑜运用CO_2激光联合清热解毒、活血化瘀通络之中药(板蓝根、土茯苓、金银花、木贼、莪术、白花蛇舌草、拳参、法半夏、半枝莲、露蜂房、甘草等)外洗、内服治疗CA患者31例,与单纯使用激光治疗的对照组28例比较,显示治疗组的治愈率(67.8%)与对照组的治愈率(17.5%)有显著性差异(P<0.01)。陆建英临床用扶正解毒方内服(党参、黄芪、白术、薏苡仁、白花蛇舌草、板蓝根、马齿苋、土茯苓等。每日1剂,早晚各1次,每次100ml,连服2周为一个疗程)加CO_2激光治疗30例CA,并与15例单用CO_2激光治疗的CA患者对照。治疗前后均检测患者外周血T淋巴细胞亚群、白细胞介素-2(IL-2)水平,并比较两组治疗后复发率。治疗组30例在第2个月有3例复发,复发率为10%,对照组15例在第1个月有2例复发,第2个月有3例复发,复发率为33.3%。并提示扶正解毒方能提高CA患者的IL-2水平,并能降低CA复发率。王明忠治疗CA在CO_2激光除疣后应用中药制剂病毒净搽剂(猪胆汁,马齿苋,板蓝根,大青叶,鸦胆子等12味中药)浸洗局部,无论疗效或3个月未复发率的比较,均与对照组有显著性差异。

2. 中药与微波术结合治疗　眭道顺观察34例微波除疣后的CA患者内服补气扶正、活血解毒之方薏苡仁甘草汤(薏苡仁、甘草、丹参、马齿苋、女贞子、旱莲草、紫草、金刚头、八月札),服药后观察其CA复发率情况;并采用双抗夹心法及玫瑰花环法,分别于用药前及用药后动态观察血液中白细胞介素-2(IL-2)、外周血T淋巴细胞亚群等免疫指标的变化,并与安慰剂组(34例)作比较。治疗组的复发率为20.5%,其防治CA复发的效果明显优于安慰剂组的47.0%($P<0.05$);治疗组经治疗后血清IL-2,外周血T淋巴细胞亚群等免疫指标均有明显改善($P<0.05$),而安慰剂组则变化不明显($P>0.05$)。表明薏苡仁甘草汤能有效阻止和减少CA的复发,改善患者的免疫功能。

3. 中药与电离子治疗仪结合治疗 曹莉萍先用电离子治疗仪治疗CA,然后予中药清热解毒剂(板蓝根、山豆根、蒲公英、木贼草、百部、菊花、地肤子、蛇床子、皂角刺、大青叶、白花蛇舌草、苦参)水煎,日1剂。先熏蒸,后擦洗和浸泡,每次15~30分钟,每日2次,保持水温在42℃左右。两组均连续治疗3个月为一个疗程,1个疗程后观察结果,并随访3个月。治疗68例总有效率为76.5%。苗永信等治疗110例患者均用多功能电离子治疗机将突出体表的疣体祛除,然后其中的56例给予克疣合剂内服和克疣洗剂外治(克疣合剂:马齿苋、板蓝根、萆薢、黄连、黄柏、紫草、薏苡仁、黄芪、刺五加、丹参等;克疣洗剂:鸦胆子、蛇床子、薏苡仁、百部等),对照组的54例用抗病毒药甘泰口服和干扰素肌注,结果显示中药组的治愈率明显高于对照组。

4. 中西药结合治疗 孟战战采用麻药散(制备:肉桂、荜茇、乳香、白丁香、胡椒、没药、生南星、川草乌、半夏、曼陀罗子、蟾酥共研细粉,以75%酒精调成糊状备用),每次取20g敷患处及四周,20分钟后取掉,然后在疣底注射5-Fu注射液0.01~0.02ml,外敷自配甘石丹粉(东丹、乌贼骨、炉甘石、石膏、冰片,研细粉),27例上麻药散后均无疼痛,治疗后24~72小时疣体从基底脱落,治愈率100%。张泽莉用自拟消疣汤(板蓝根、土茯苓、玄参、百部、地肤子、炒黄柏、龙胆草、蛇床子)内服外洗,并用2.5% 5-FU药液点于疣体表面,全部治愈,且治愈时间及1年后复发情况均优于对照组。

5. 其他 张瑞雪将临床CA患者随机分为:①治疗组采用西医常规治疗(去除皮损+抗病毒)加白介素的基础上加黄芪注射液治疗(静脉滴注,每日1次,共10天)。②对照组采用西医常规治疗(去除皮损+抗病毒)加白介素治疗。同时给予抗病毒药物更昔洛韦0.25g静脉滴注,每日1次,共10天,治疗组治愈率为77.27%,对照组为68.18%;治疗组复发率为17.16%,对照组为26.67%,复发率低于对照组。杨伟报道,在疣体手术切除后,外敷有拔毒提脓祛腐的九一丹治疗28例全部治愈,随访14例半年内均未见复发。

中医认为CA病机为湿、热、毒、瘀、虚。目前尖锐湿疣的中医药治疗方法颇多,选用药物较为集中,大体上归纳为:①清热解毒燥湿:大青叶,板蓝根,土茯苓,银花,薏苡仁,紫草,虎杖,木贼,蒲公英,马齿苋,黄柏,苦参,苍术,玄参,地肤子。②活血化瘀,散结消疣:莪术,土贝母,桃仁,三棱,百部,蛇床子,山豆根,红花,牡蛎、海藻、昆布。③腐蚀消疣杀虫:如百部、蛇床子、川椒、露蜂房、补骨脂、苦参等,这些药内用外治均可用;而鸦胆子、明矾、雄黄、狼毒、轻粉等主要用于外治;④益气健脾,扶正祛邪:黄芪,白术,甘草,丹参,当归,薏仁,这类药均有调整机体免疫功能的作用,基本上内服较多,对防止复发有较好疗效;⑤补益肝肾类:地黄、枸杞子、何首乌、龟板等。由于尖锐湿疣患者大多有性交不节、房劳过度伤肾的情况,补肾对调节机体全身正气,扶正以祛毒有积极意义。

现代药理学证实板蓝根、大青叶、土茯苓、蛇舌草、薏苡仁具有抗病毒作用;黄柏,土茯苓,龙胆草,玄参还可提高机体免疫力,促使免疫细胞的吞噬和杀灭病毒的作用。黄芪可以使人体NK细胞活性升高,促进淋巴细胞转化;冬虫夏草亦能增强NK细胞活性,促进淋巴细胞增殖,提高淋巴细胞转化率;白术能促进T细胞数量增加,提高淋巴细胞转化率;黄连、黄柏、红花、莪术能促进淋巴细胞转化;黄连、白术、板蓝根等具有干扰素诱生作用;CA与癌变有密切关系,黄连、青黛、莪术有明显的抗癌作用;鸦胆子能破坏肿瘤细胞的生物结构,大剂量可使肿瘤细胞坏死。

三、中医药对病毒疣的实验研究

中药对病毒疣的实验研究近年来取得较大进展。主要体现在复方制剂和单味中药抗人乳头瘤病毒作用的研究方面。

(一)中药复方治疗病毒疣的机理研究

1. 抗病毒疣体细胞过度增殖的研究 现代病理学研究证明,细胞过度增殖是病毒疣的基本病理变化。蒋毅等对"克疣灵"外搽剂(主要含生药苦参、黄连等)治疗尖锐湿疣的作用机理进行了研究。本研究通过动物实验结果表明:不同浓度"克疣灵"对尖锐湿疣细胞增殖有显著的抑制作用,细胞增殖率与药物浓度呈负相关;随着药物浓度的增大,HPV6、11DNA表达水平降低,药物浓度与HPV6、11DNA表达水平呈负相关。提示"克疣灵"具有显著抗HPV6、HPV11及阻断尖锐湿疣细胞增殖的作用。

2. 对体外人乳头瘤病毒杀灭作用的研究 中药抗病毒疣的药理研究将成为新的方向。吴元胜等将新鲜疣体组织制成匀浆,然后加入自制外用药"疣毒净"(主要药物是板蓝根、虎杖、鸦胆子、紫草、莪术、川贝母、枯矾等)洗液,在一定条件下进行核酸荧光定量PCR检测,结果尖锐湿疣的组织匀浆在加入中药"疣毒净"后,自24小时至13天恒定地不能再检出病毒,而空白对照管及中药对照管却仍继续维持原有浓度,说明中药"疣毒净"在体外能快速有效地破坏病毒DNA,具有杀灭病毒的能力。孟昭影等同样运用核酸荧光定量PCR检测来测定自制的消疣液(白花蛇舌草、土茯苓、黄柏、姜黄、莪术、红花、皂角刺、紫草、薄荷、石榴皮等10味中药),结果证明,中药"消疣液"在临床上能够治疗尖锐湿疣术后复发,清除局部残余病毒,有明确的杀灭病毒疣的作用。

3. 对机体免疫的调节

病毒疣的发生及转归与机体的免疫状态有密切关系。张春敏等将尖锐湿疣患者分为Ⅰ型(湿热蕴结型)和Ⅱ型(正虚邪恋型),并检测了外周血单核细胞内IFN-γ及IL-4细胞因子的mRNA表达水平。结果显示:湿热蕴结型CAIFN-γmRNA表达增强,与正虚邪恋型对照组有显著差异,说明本型病人的细胞免疫状况良好;正虚邪恋型患者IFN-γmRNA表达不强,而IL-4mRNA表达增强,与湿热蕴结型、对照组相比有显著差异,此型患者的Th1型细胞活动处于弱势,Th2型细胞活动相对强势,免疫反应由病毒激发的细胞免疫应答倾斜漂移于Th2型介导的免疫应答。该实验证明尖锐湿疣患者存在Th1/Th2细胞因子平衡失调现象,且Th1/Th2亚群与尖锐湿疣的中医证型密切相关,IFN-γ、IL-4在尖锐湿疣的发生及转归中起着重要作用,IFN-γmRNA表达的降低及IL-4mRNA表达的升高可能是正虚邪恋型患者的发病机制之一。

(二)单味中药抗人乳头瘤病毒作用的研究

近年来,关于中药抗病毒的研究与报道愈来愈多,使得中药在抗病毒领域的作用突显出来。李劲等采用荧光定量聚合酶链反应(FQ-PCR)技术,观察柴胡不同极性溶媒提取物对离体尖锐湿疣皮损的HPV-DNA的影响,结果显示水提液成分对HPV-DNA有明显的破坏作用,其最低有效浓度为0.2g/ml,显示柴胡有较强杀灭HPV作用。邓远辉等用系统溶媒(石油醚、乙醚、乙酸乙酯、正丁醇、乙醇、蒸馏水)对细辛依次进行提取,应用荧光定量聚合酶链反应技术(FQ-PCR)对各提取物进行体外抗病毒药效学试验,结果细辛水提液浓度达0.4g/ml

以上时PCR检测结果显阴性,对HPV-DNA有明显破坏作用,而其他溶媒中除乙醇提取物有较弱的破坏HPV-DNA作用外均无抗病毒作用。符惠燕等用与上述同样的检测方法对紫草进行体外抗病毒药效学试验,结果仅有紫草水提物显示在体外抑制HPV-DNA活性,最低有效浓度为0.08g/ml。

目前有关病毒疣的文献资料临床报道较多,但对中药抗人乳头瘤病毒的药物筛选、有效成分提取及药理毒理等的研究尚需进一步深入。

第三节 中医药治疗生殖器疱疹的现状

在中医学中生殖器疱疹(GH)属"热疮""阴疮""火燎疮""照火嘘"等范畴。在我国,生殖器疱疹也逐渐成为发病率较高的性传播疾病之一。在治疗方面,西医目前还没有一种抗病毒治疗能在治疗终止后根除潜伏病毒及预防复发,而运用中医药治疗生殖器疱疹目前已取得较好的疗效。

一、名家经验

范瑞强认为本病由于素体内蕴湿热,外加不洁性交,阴户感受湿热淫毒,湿热邪毒搏结于阴部,并循经蛰伏。阴器为厥阴肝经环绕,故邪毒聚结于肝经,下注于前后二阴而生疱疹。初发者,多为湿毒蕴结实证;复发者,反复迁延,耗气伤阴,则多为脾肾亏虚、湿毒内困的虚实夹杂证。

范瑞强主张分期辨证论:发作期多表现为肝经湿热证,治疗重在祛邪,治法为清热利湿解毒;非发作期多表现为湿毒内困,阴虚内热证,以重在益气养阴,健脾利湿扶正为主。

发作时由于肝脉络阴器,肝经湿热毒邪下注外阴,故症见外阴群集小水疱,基底周边潮红,或水疱溃破形成糜烂面,灼热痒痛或会阴、大腿内侧引痛不适,口干口苦,大便干结、小便黄赤,舌红、苔黄腻,脉弦数。治宜采用清肝利湿解毒之法,方用泻火祛湿养阴方:板蓝根、虎杖、茵陈、蒲公英、白花蛇舌草、苍术、黄柏、生地黄、玄参、泽泻、土茯苓、甘草。

疱疹发作间歇期或反复发作次数较多、体弱症轻者,常见外阴红斑、糜烂、结黄痂、无明显痒痛或无皮疹,心烦多梦,五心烦热,腰膝酸软,或抑郁焦虑,忧心忡忡,食少困倦,大便溏,舌红、苔少或舌淡、苔白,脉细数。他认为,本病此时虽为气阴不足,但仍有湿热毒邪伏于下焦,故治以扶正祛邪为原则,宜滋补肝肾、益气健脾利湿,采用知柏地黄丸加味:知母、黄柏、山药、茯苓、泽泻、熟地黄、山茱萸、虎杖、黄芪、白术、淫羊藿、板蓝根、茵陈、薏苡仁、紫草、甘草。

褚国维主张,内外合用治疗,发作期以湿热毒盛为主证,治宜清热解毒利湿,予解毒祛湿汤加减,主要为板蓝根、牛蒡子、诃子、蒲公英、虎杖、蚤休、生地、丹皮、赤芍、柴胡、乌梅、紫草、泽泻、甘草;非发作期及反复发作者以正虚邪恋为主,其根本原因为本虚标实,即气阴两虚为本,湿热邪毒为标。此时若单纯用清热利湿解毒之品,虽可逐热毒以治标,但难免苦寒耗气伤阴而犯虚虚之弊。因此,防治复发性生殖器疱疹(RGH)的关键在于扶正祛邪。治宜益气养阴、清热祛湿,予知柏地黄汤加减,方为黄芪、太子参、生地、薏苡仁、知母、黄柏、土茯苓、柴胡、山萸肉、泽泻、丹皮、赤芍、淮山药、茯苓、沙参、甘草。同时,褚国维认为,外阴感受湿热秽污之毒邪,湿热蕴毒壅遏肌肤,与气血相搏,热火化毒,热盛肉腐,而见外阴水疱、糜烂,灼热疼痛。所以治疗上在采取清热解毒燥湿杀虫的同时,配合外用香莲液、疣毒净外洗液或中药外洗方(紫草、大黄、虎杖、五倍子、诃子、甘草)。

二、内治法

临床中医各家对生殖器疱疹的治疗,目前应用最广泛的治法主要有清热解毒、清热利湿、清热养阴、益气养阴四类。

(一)辨证施治

刘建荣将该病分为四型,湿热下注、湿毒蕴结、气阴两虚、肝肾不足。具体如下:①湿热下注:证见生殖器部位水疱成簇,疼痛明显,周边有红晕,有轻痒,小便黄赤,口苦,口渴,舌红苔黄腻,脉弦滑。治则:清热除湿,方药:龙胆泻肝汤合导赤散加减。②湿毒蕴结:证见阴部疱疹大而红,局部肿胀,皮疹初期即瘙痒明显,腹股沟淋巴结肿大,或有低热,舌红绛,脉滑数。治则清热利湿解毒,方药:五味消毒饮加味。③气阴两虚:证见疱疹干涸较小,无自觉症状,或轻微痒痛,频繁发作,舌质较干、脉细无力。治则:益气养阴佐以祛邪,方药:生脉散合五味消毒饮化裁。④肝肾不足:证见疱疹反复发作,疼痛瘙痒,腰膝酸软,或有明显的全身症状,舌质红瘦苔薄,脉细弦滑。治则:补益肝肾,佐以解毒除湿,方药:六味地黄丸加味。

欧阳恒将本病分为三型论治。湿热下注型选用龙胆泻肝汤加减治疗;热毒蕴结型选用黄连解毒汤加减治疗;肝肾阴虚型选用知柏地黄汤加减治疗。

(二)辨病施治

赵可宁认为原发性生殖器疱疹主要表现为肝经湿热型,复发性生殖器疱疹主要表现为心脾两虚或阴虚火旺型。故其将本病分为三型:①肝胆湿热型,方选龙胆泻肝汤加减,药用龙胆草、黄芩、山栀、泽泻、木通、车前子、当归、生地、朱灯心等;②心脾两虚型,方选归脾汤加减,药用党参、白术、黄芪、茯神、炙远志、当归、木香、苡仁、莲子心、甘草梢等;复发时每日1剂,症情稳定后改用中成药归脾丸较长时间服用;③阴虚火旺型,方选知柏地黄汤加减,药用知母、黄柏、干地黄、山萸肉、山药、丹皮、茯苓、泽泻、益元散、黄连等;发时每日1剂,生殖器局部症状缓解后改用中成药知柏地黄丸长期服用。内服中药同时并配合自拟解毒消疱定痛洗剂,药用苦参、贯众、银花、龙胆草、黄柏、冰片等局部熏洗坐浴。

(三)辨期施治

杨文信在临床上采取分期论治之法,取得了较好的疗效。①发作期:以健脾除湿、清心解毒为主,祛邪不忘扶正,方选萆薢渗湿汤合黄连解毒汤;②缓解期:以健脾益气、养阴清心为要,补虚不忘余邪未清,方选柴芍四君子汤合竹叶石膏汤。另外,它还认为本病患者精神压力较大,须全程佐以适当的疏肝解郁之剂。

三、外治法

外治法适用于生殖器疱疹急性发作期,大多选用清热燥湿杀虫的药物,其主要作用为缩短疱疹愈合期。

欧柏生用白花蛇舌草、马齿苋、黄芩、黄连、黄柏、野菊花煎汤外洗或湿敷。

李桂明在治疗中采用两种外治法:①鲜半边莲适量,洗净后捣如泥敷于患处,盖上纱布固定,药干后用冷开水湿润之,每日换药2~3次,亦可将鲜药捣烂绞汁,不时外搽患处。②生大黄、黄连、黄柏、乳香、没药,上药共为细末,同时以芝麻油调成糊状,涂于疮面上,每日1次。

欧阳恒采用方法为:水疱无明显糜烂者,可夹破水疱,点涂少量红升丹细末,1次即可结痂;糜烂明显者,青黛粉调敷。

范瑞强采用青黛散用麻油调匀外搽,或用紫金锭磨水外搽,上两药适用于红斑、水疱、或水疱溃后渗液不多时。如创面渗液较多时,则可外搽氧化锌油或用3%硼酸溶液湿敷。

杨广静则采用中药坐浴法,方药组成有苦参、大黄、龙胆草、土茯苓、马齿苋、蒲公英、败酱草;每天早晚坐浴2次,每次20分钟,7天为一个疗程。本组病例共23例,其中男17例,女6例,经两个疗程治疗后,水疱消失,皮损结痂愈合,自觉症状消失有19例,水疱多数消失,皮损结痂愈合较慢,自觉症状好转4例,多数病人治疗1个疗程即愈。

廖传德采用中药双黄连粉针,用生理盐水或注射用水配制成1%的溶液湿敷,每天至少湿敷2~4小时。

四、复发性生殖器疱疹的临床研究进展

外治法对于防治生殖器疱疹的复发作用很小,因此目前在临床上多采用内服中药或内服配合外用中药治疗。

欧柏生认为生殖器疱疹的发病机理是"淫毒夹湿毒致病导致气阴两伤"。淫毒是致病之因,贯穿于疾病之始终,湿毒为病变之本,久羁外阴导致气阴两伤,两者又可互为因果,故"气阴两伤,湿热下注"是复发性生殖器疱疹复发的主要原因,因此复发性生殖器疱疹中医治法应按照"扶正祛邪,邪去则正安"的原则,采用益气养阴,清热利湿解毒的之法治疗。在临床中常分两型论治:①肝胆湿热证,证候:外生殖器部位初发疱疹,为簇集性水疱,基底潮红,水疱很快糜烂渗出或溃疡,自觉灼热,疼痛,瘙痒,小便黄赤,大便干结,口干口苦,舌质红,苔黄腻,脉弦数,治以清利肝胆湿热,方以甘草泻心汤加减:甘草、黄芩、黄连、半夏、大枣、干姜、党参、苦参。②气阴两伤证,证候:疱疹反复发作,水疱干涸较小,腰膝疲软、口干心烦、失眠多梦或五心烦热,遗精早泄,舌淡少苔,脉细数,治以益气养阴,佐以清热利湿解毒,方以参芪止疱方加减,太子参、黄芪、白花蛇舌草、大青叶、板蓝根、鱼腥草、知母、黄柏、丝瓜络、薏苡仁、柴胡、甘草。

张剑在运用养阴祛邪胶囊与万乃洛韦胶囊进行对照研究后,发现治疗6个月后,治疗组有效率为72.00%,对照组为60.41%,治疗9个月后,治疗组有效率为74.00%,对照组有效率为54.17%,养阴祛邪胶囊在减轻生殖器疱疹临床症状,减少复发率方面均有较好疗效,另外其不良反应少,且远期疗效较好的优点。

刘翔将120例RGH患者随机分为泛昔洛韦组、黄白液组、黄白液加泛昔洛韦组各40例,分别观察治疗前后临床症状积分、临床有效率、3,6,9,12个月内复发率,检测患者治疗前后外周血IL-12的水平,并与20例健康者进行比较。结果三组治疗后临床症状积分均明显改善,三组近期临床有效率差异无显著性。复发情况比较,黄白液加泛昔洛韦组明显优于其他两组;黄白液组和黄白液加泛昔洛韦组均能提高患者外周血IL-12水平,但泛昔洛韦组治疗前后无明显变化。表明黄白液可以改善患者的免疫功能,提高IL-12水平,与泛昔洛韦合用防止GH复发有协同作用。

史永俭观察黄芪扶正饮(黄芪、金银花、土茯苓、白花蛇舌草、薏苡仁、板蓝根、马齿苋、紫草、黄柏、白术、苍术、当归、红花、甘草)治疗复发性生殖器疱疹的临床疗效及其对患者外周

血IL-4、IL-10、IL-12、IL-18水平的影响。将84例复发性生殖器疱疹患者随机分成治疗组（黄芪扶正饮组）、对照1组（阿昔洛韦组）、对照2组（阿昔洛韦联合干扰素组），疗程4周。6个月后观察统计复发情况，并用双抗体夹心ELISA法检测所有患者治疗前后外周血IL-4、IL-10、IL-12、IL-18水平，并与健康人做对照。治疗组复发率32.3%，明显低于对照1组（72%），差异有显著意义（$P<0.01$），与对照2组（21.4%）相比，差异无显著意义（$P>0.05$）。治疗前患者与健康人比较IL-4、IL-10水平升高，IL-12、IL-18水平降低，差异有显著意义（$P<0.01$），治疗后治疗组IL-4、IL-10恢复正常，IL-12、IL-18水平上升，虽未恢复正常，但与治疗前相比差异有显著意义（$P<0.01$）。表明黄芪扶正饮能降低复发性生殖器疱疹的复发率，无明显毒副作用，并能有效调节机体免疫功能。

五、中西医结合

栾兴玉等人采用穴位注射转移因子的方式，取曲池、阳陵泉、足三里、三阴交、太冲四穴取得了明显的疗效。

王宝军分别采用口服阿昔洛韦，肌注干扰素与龙胆泻肝汤联合阿昔洛韦、干扰素治疗生殖器疱疹的疗效相比较，发现中西医结合治疗取得了显著的治疗效果。

六、其他疗法

复发性生殖器疱疹（RGH）由于其反复发作、临床症状不一及难以根治等特点往往使患者伴有不同程度的心理障碍。研究表明RGH患者中有约1/3以上存在精神焦虑及抑郁症状，对RGH患者的治疗除了药物治疗外，还要耐心、细心地向患者正确介绍本病，对存在焦虑及抑郁症状者应配合进行心理和精神上的治疗，解除患者心理负担，树立其治疗疾病的信心、正确对待本病，这对减少和防止生殖器疱疹复发具有非常重要的作用。

刘若缨曾观察了中医心理治疗对复发性生殖器疱疹（RGH）患者精神症状方面的改善作用。方法：研究采用随机配对双盲设计。将研究对象随机配对分为甲乙两组，每组各60例，所有受试对象均给予常规抗病毒西药治疗，而其中一组患者安排每周接受一次中医心理治疗，疗程共12周。甲乙两组在治疗前统计年平均复发次数；治疗前后2周进行24项汉密尔顿抑郁量表（HAMD）、汉密尔顿焦虑量表（HAMA）评定；治疗后所有受试对象随访1年，统计治疗后1年的年平均复发次数。中医心理治疗组治疗后HAMD、HAMA评分及年平均复发次数明显低于单纯西药治疗组（$P<0.01$），有显著性差异，表明中医心理治疗能明显改善RGH患者精神抑郁及焦虑症状，降低RGH的年复发次数。

目前治疗生殖器疱疹的难点在于极易复发，很难根治。究其原因，从中医角度分析，此乃湿热毒久蕴下焦，耗气伤阴，肝脾肾三脏受损，而致正虚邪恋，阴虚湿热内困；从现代西医角度分析，HSV潜伏感染（通常是在骶神经根区，可维持数年乃至终身）是生殖器疱疹复发的根本原因，而体内潜伏的HSV的再活动又与机体的免疫和非免疫（如内分泌、物理）因素有非常密切的关系。根据中医理论和西医学知识，我们认为今后治疗生殖器疱疹可从以下两个方面入手：一是清热利湿，燥湿解毒（抗病毒、清除潜伏的HSV），二是益气养阴，调补肝脾肾，扶正祛邪（改善和提高机体免疫力）。初发和发作期应以清热解毒，利湿祛邪为主，缓解不发作期应扶正为主，佐以祛邪，或扶正祛邪并重。另外从中草药中筛选出较好的抗病毒药物（要找出对细胞毒性小，抗病毒作用强的中草药，以避免在杀伤病毒同时对正常细胞也有损害），以及从分子、免疫、电镜、动物模型水平研究中医药治疗生殖器疱疹的作用机制亦是今后的一个研究方向。

第四节 中医药防治艾滋病的现状与发展思路

目前不能治愈艾滋病,只能控制和缓解病情。西医抗逆转录病毒高效联合疗法(HAART)疗效肯定。目前国内共有4类12种抗逆转录病毒西药,其中有7种西药已经实现国产化,降低了药价,但使用的覆盖面仍有限。同时西药的耐药性使其疗效受到影响,另外其毒副作用降低了病人的依从性。

国家食品药品监督管理局2003年年初制定了艾滋病中药新药评价标准草案。目前唐草片已经被正式批准作为治疗艾滋病的辅助用药生产上市。对乾坤宁、克艾特胶囊、喘可治中研2号正在进行正规的新药临床试验;复方SH已经在泰国获得新药批文;其他一些药物,有的作为科研用药正在运用,有的正处于临床前报批阶段(如珍田胶囊、田氏免疫激发剂等)。国家中医药管理局在2004年8月批准运用5种中药(爱可扶正片、予中胶囊、祛毒增宁胶囊、艾灵1号、艾克胶囊)在5省(河南、河北、湖北、安徽、广东)对2300例HIV/AIDS患者进行医疗救助。在2005年,将中医药治疗艾滋病的试点从河南、河北等5省扩大到11省,选择4500余名感染者免费进行中医药治疗。

一、治疗艾滋病经历的3个阶段

1. 第一阶段 感性认识阶段。鉴于当时国内还没有艾滋病病例,中国中医研究院(现中国中医科学院)派出了专家组赴非洲的坦桑尼亚进行中医药治疗艾滋病的试治研究,有了一定的感性认识。

2. 第二阶段 初步研究阶段。随着国内病例的不断出现和增加,国内的一些研究机构和个人开始在国内的艾滋病高发区进行了初步的临床观察,并开展了一些实验室的药物筛选研究工作,因此一时间出现了百花齐放的学术争鸣。

李发枝等人认为艾滋病的病机应当是"疫毒"损伤脾脏,影响中焦气血生化,进而导致五脏气血阴阳俱虚。其中尤以脾、肺、肾三脏亏虚为本病关键,是贯穿艾滋病整个病程的最基本病机。他们认为在艾滋病无症状期以正虚为主,尤其是脾、肺、肾三脏亏虚,故治疗当以扶正为纲领,而在有症状期时则为邪实为主或虚实夹杂,故治疗时须权衡利弊,或以攻邪为纲,或扶正祛邪并用。

王小平认为艾滋病的病因为疠气、热毒、湿邪三者的综合,是一种具有湿热性质的疫毒,需从三焦辨证体系出发来治疗该病,其符合艾滋病的复杂性。

3. 第三阶段 深入研究和不断完善阶段。随着研究工作不断深入,国家行业内部出台了一些标准草案,使中医药治疗艾滋病研究不断取得完善。

谢世平等在2013年联合修订了艾滋病中医诊疗指南,其系统的概括了艾滋病的中医认识,融合各家经验,规范了艾滋病的中医诊疗体系,为中医药治疗艾滋病及相关疾病的一个里程碑式的进步。

目前中医药治疗艾滋病尚处于发展阶段,中医药对艾滋病治疗的具体数据正在得到不断扩充、丰满。复方华蟾素胶囊能降低患者血中病毒载量,改善患者症状,且对于治疗艾滋病比治疗艾滋病病毒携带者的疗效要好。陈关征等人研究发现中医中药在治疗艾滋病无症状HIV感染期具有其独特的优势。罗士德等认为我国中药资源丰富,药价低廉,长时间服用中药毒副作用相对较小,这些都有利于中医中药应用于艾滋病的治疗和研究。

与此同时,人们在摸索期间也发现出了许多问题。张毅认为中药制剂质量的稳定性、药效强度等方面存在很大的问题。刘学伟等人发现在对艾滋病进行学术研究时存在以下问题:患者依从性不高;中医诊断标准难以统一;安慰剂的使用等6个方面的问题。

不管怎样,中药治疗艾滋病的疗效是得到社会各界人士的肯定的,其未来的发展必然是光明的,用创新思维与辨证论治的理念相结合,中医药治疗艾滋病的比重必将会逐渐加大。

二、中医药治疗艾滋病的思路

(一)药物的研发和治疗方法

1. 药物的研究开发主要包括以下几个方面:①抗病毒药物;②免疫治疗药物;③辅助治疗药物;④阻断性传播的外用药物。

2. 治疗方法主要包括:①联合治疗-抗病毒、免疫调节、抗病毒+免疫调节;②中西药联合治疗-同时使用、先西后中、先中后西;③辅助治疗药物-辅助抗病毒治疗,减少副作用、抗机会性感染治疗、对症治疗、一般营养支持治疗;④预防经性途径传播杀菌剂,病毒灭活剂。体外研究证明,有60多种产品可以灭活HIV和其他的性病病原体。

(二)评价指标

1. 体外　病毒学指标:细胞存活率(MTT方法),病毒抑制率(P24抗原, ELISA),细胞病变(CEP);免疫学指标:淋巴细胞增殖反应,细胞因子(细胞内和细胞外),测定对HIV特异性免疫功能恢复的作用。

2. 体内　抗病毒:病毒载量测定;免疫调节:细胞免疫——CD4、CD3、CD8等细胞计数淋巴细胞增殖反应,细胞因子分泌。体液免疫:中和抗体抗病毒药物体外研究。

(三)未来的理想治疗模式

设想未来的中医药治疗艾滋病的理想模式可分为以下两种:①单纯中药治疗;②抗病毒西药+免疫调节中药。

三、继续发挥中医药治疗艾滋病的优势

1. 中医药治病强调以人为本、整体调节,重视个体化治疗,主要针对艾滋病病人,而非单纯的病毒。

2. 辨病与辨证施治相结合,早中期以辨病治疗为主,针对病毒和免疫功能;中晚期以辨证治疗为主,主要针对机会性感染,同时配合HAART(哈特)抗病毒治疗,帮助免疫重建和减少其毒副作用。

3. 中药具有起效缓慢、作用平和而持久、毒副作用小价格便宜、适合国情、患者依从性好、能够长期服用等特点。

(曹　毅)

参 考 文 献

1. 田径. 肛门尖锐湿疣治疗方法分析[J]. 当代医学,2012,16(6):21-22.

2. 伏圣祥,刘广彩. 中西医结合治疗对尖锐湿疣患者的疗效及免疫指标影响[J]. 山东医药,2007,47(7): 61-62.

3. 苏云放. 尖锐湿疣的辨证施治[J]. 浙江中医学院学报,1993,17(5):21.

4. 何子强,关永前. 尖锐湿疣中医外治现状述评[J]. 中医药研究,1995,(5):59-61.

5. 蒋毅,张蜀武,王久源. "克疣灵"治疗尖锐湿疣的实验研究[J]. 中华微生物学和免疫学杂志,2003,23 (8):624.

6. 吴元胜,范瑞强,禤国维. 核酸荧光定量PCR检测"疣毒净"洗剂对体外人乳头瘤病毒清除作用的实验研究[J]. 实用中西医结合临床,2003,3(2):1.

7. 孟昭影,刘金禄,高永荣. 消疣液体外抗尖锐湿疣皮损中HPV的研究[J]. 中国皮肤性病学杂志,2007,21 (2):103.

8. 张春敏,杜锡贤,张晓杰. 尖锐湿疣患者中医证型与IFN-γ及IL-4mRNA表达的关系研究[J]. 山东中医药大学学报,2004,8(3):203.

9. 李劲,罗奎章,林奕. 柴胡对人乳头瘤病毒杀灭作用的实验研究[J]. 中国中西医结合皮肤性病学杂志, 2005,4(3):171.

10. 邓远辉,冯怡,孙静. 细辛抗人乳头瘤病毒的作用研究[J]. 中药材,2004,27(9):665.

11. 符惠燕,邓远辉,冯怡. 紫草抗人乳头瘤病毒作用的研究[J]. 中药新药与临床药理,2005,16(4):259.

12. 朱慧婷,张达坤,范瑞强. 范瑞强治疗复发性生殖器疱疹经验[J]. 中医杂志,2011,52(9):793-794.

13. 梁瑞,范瑞强. 禤国维教授治疗生殖器疱疹经验浅谈[J]. 现代中西医结合杂志,2005,14(17):2246-2247.

14. 刘建荣. 复发性生殖器疱疹的中医治疗体会[C]. 中国医师协会中西医结合医师大会论文集,2011:6.

15. 张剑,邓永琼,柳研,等. 杨文信教授治疗复发性生殖器疱疹经验[J]. 新中医,2013,45(7):199-200.

16. 欧柏生,魏飞,冯杲,等. 益气养阴清热法治疗生殖器疱疹体会[J]. 辽宁中医杂志,2012,39(10): 1918-1919.

17. 张剑,邓永琼. 养阴祛邪胶囊治疗复发性生殖器疱疹50例[J]. 河南中医,2013,33(6):922-923.

18. 刘翔,杨志波,匡琳. 黄白液治疗复发性生殖器疱疹的临床研究及其对患者IL-12的影响[J]. 中国皮肤性病学杂志,2007,22(3):162-164.

19. 史永俭. 黄芪扶正饮治疗复发性生殖器疱疹的临床研究及其对相关细胞因子水平的影响[D]. 山东中医药大学,2006.

20. 栾兴玉,吴音. 穴位注射治疗88例复发性生殖器疱疹的疗效观察[J]. 重庆医学,2010,39(23):3226-3227.

21. 王宝军. 中西医结合治疗20例生殖器疱疹临床疗效观察[J]. 现代诊断与治疗,2014,25(4):761-762.

22. 刘若缨,虢周科,杨曙东,等. 中医心理治疗对复发性生殖器疱疹患者精神症状的作用研究[J]. 世界中西医结合杂志,2008,3(1):36-38.

23. 李发枝,徐立然,李柏龄. 中医学对艾滋病病因病机的认识[J]. 中医杂志,2006,47(5):395-396.

24. 王小平. 运用三焦辨证论治艾滋病的探讨[J]. 山东中医杂志,2007,26(2):80-82.

25. 谢世平,郭会军,王健. 艾滋病中医诊疗指南(2013版)[J]. 中医学报,2014,29(5):617-620.

26. 徐向田,王卫平. 复方华蟾素胶囊治疗艾滋病的实验与临床研究[J]. 中医学报,2015,30(4):475-476.

27. 陈关征,徐立然. 中医药治疗艾滋病无症状HIV感染期研究进展[J]. 辽宁中医杂志,2010,37(8):

1624-1626.

28. 罗士德,王易芬,鞠鹏. 艾滋病中药研究问题探讨[C]. 中华中医药学会防治艾滋病国际学术研讨会论文集,2007.

29. 张毅. 中医药治疗艾滋病的现状及研究方向初探[J]. 中医学报,2013,28(5):620-621.

30. 刘学伟,刘小倩. 中医药防治艾滋病科研的常见问题及对策[J]. 中医研究,2013,26(7):7-9.

第六篇 肛 肠 病

第一章 痔

古有"十人九痔"之说,痔可发生于任何年龄,且无性别差异,其中20岁以上的成年人最为多见。据估计,50岁以上人群中至少50%的个体曾有过痔的症状。Johnson与Sommenberg分析了大量的官方来源的数据资料,认为美国痔的发病率为4.4%。白人发病率高于非洲裔美国人,社会经济地位较高的人群中发病率也较高,在农村地区痔的发病率高于城市。

本病多因脏腑本虚,兼因久坐久立,负重远行,或长期便秘,或泻痢日久,或临厕久蹲,或饮食不节,过食辛辣醇酒厚味,导致脏腑功能失调,风湿燥热下迫大肠,瘀阻魄门,瘀血浊气结滞不散,筋脉懈纵而成痔。或日久气虚,中气下陷,不能摄纳则痔核脱出。

根据其发病部位不同,痔又分内痔、外痔和混合痔。内痔生于肛管齿线以上,是直肠末端黏膜下的静脉丛扩大、曲张所形成的柔软静脉团。内痔好发于截石位的3、7、11点处,通常又称为母痔,其余部位发生的内痔则称为子痔。其主要临床表现是便血、痔核脱出及肛门不适感。内痔分为四期。

外痔是指发生于肛管齿线之下,由痔外静脉丛扩大曲张,或痔外静脉丛破裂出血,或反复炎症刺激结缔组织增生而成。其特点是自觉肛门坠胀、疼痛,有异物感。由于临床症状、病理特点及其过程不同,可分静脉曲张性外痔、血栓性外痔、结缔组织性外痔、炎性外痔四种。

混合痔是指内、外痔静脉丛曲张,相互沟通吻合,使内痔部分和外痔部分形成一整体者。临床表现有内痔、外痔的双重症状。

本病应与直肠脱垂、直肠息肉、肛乳头肥大、直肠癌、肛裂等进行鉴别,伴随症状及专科检查有助于诊断和鉴别诊断。

痔的治疗原则重在消除痔的症状,而不是消除痔体本身。其具体治疗措施应视痔的分期、分型、严重程度以及病人的体质状况、病人的要求等而定,可依据痔的分型、分期选择不同的治疗方法。

第一节　痔的历史沿革

有关痔病名的记载，最早见于《山海经·卷一·南山经》："南流注于海，其中有虎蛟，其状鱼身而蛇尾，其音如鸳鸯，食者不肿，可以已痔。"首先提出了痔的病名及食疗方法。春秋时期《足臂十一脉灸经》中记载的"寺"，据考证指痔疾。春秋时期《庄子》又记载："秦王有病诏医，破痈溃痤者，得车一乘，舐痔者，得车五乘。"《尸子·卷下》中说："医竘者，秦之良医也，为宣王割痤，为惠王割痔，皆愈。"指出了能够治疗痔疮的医生，反映出当时治痔医生享有良好的社会地位和待遇。

《五十二病方》将痔分为牡痔、牝痔、脉痔、血痔四类。如"一牡痔居窍旁，大者如枣，小者如枣窍者方以小角角之，如孰二斗米顷，而张角，吉以小二四四绳，剖以刀。""一牝痔有空而栾，血出方者：取女子布，燔，置器中，以熏痔，三日而止。"介绍了治牡痔的结扎切除法及治牝痔的熏痔法等。西汉《神农本草经》又提出了痔瘘、五痔、肠痔、疽痔、疮痔等病名，并阐述了黄芪、漏芦、槐实、龟甲、五色石脂、文蛤、檗木、雄黄、败酱、露蜂房、鳖甲、石灰、萹蓄、桐叶、蛇蜕、石硫黄等治痔药物。

《素问·生气通天论》："因而饱食，筋脉横解，肠澼为痔。"首先明确指出饮食不当可导致痔的发生，并从此奠定了认识痔疮病因病机的理论基础。

隋·巢元方《诸病源候论·痔病诸候》详细记载了牡痔、牝痔、肠痔、脉痔、血痔、酒痔和气痔的临床特征，并在《痢疾诸候》《妇人杂病诸候》《小儿杂病诸候》等篇中均有痔疾的论述。

唐·孙思邈在《备急千金要方》中把痔分为气痔、牡痔、牝痔、肠痔、脉痔五类，并详细叙述了每类痔的症状及具体治法。如《备急千金要方·痔漏》记载："五痔有气痔，寒温劳湿即发，蛇蜕皮主之；牡痔生肉如鼠乳在孔中颇出见外，妨于更衣，别甲主之；牝痔从孔中起，外肿五六日，溃出脓血，猬皮主之；肠痔更衣挺出，久乃缩，母猪左足悬蹄甲主之；脉痔更衣出清血，蜂房主之，五药皆下筛等分，随其病倍其主药为三分，且以井花水服半方寸匕，病甚者旦暮服之，亦可四五服。"明确提出了治疗五痔的首选药物。

此后历代医家，对痔的病因病机及治法有了更进一步的认识，如宋·杨士瀛《仁斋直指方论》中记载："气血下坠，冲突为痔。"魏岘《魏氏家藏方》首载枯痔疗法。《太平圣惠方》又载有"用蜘蛛丝缠丝系痔鼠乳头，不觉自落。"的结扎疗法，并明确了痔、瘘为不同性质的疾病，将痔、瘘分节讨论。金元时期，朱丹溪《丹溪心法》："痔者，皆因脏腑本虚，外伤风湿，内蕴热毒……以致气血下坠，结聚肛门，宿滞不散，而冲突为痔。"明确指出了痔的发生与脏腑本虚及外感或内蕴热毒等有关。

到了明代，又明确提出了痔的发生与遗传有关，如薛铠《薛氏医案·保婴撮要》记载："痔疮之症，或因禀受胎毒，……或母食炙煿厚味所致。"窦梦麟《疮疡经验全书·痔漏症并图说》记载："人生素不能饮酒亦患痔者，脏虚故也，亦有父子相传者，母血父精而成。"同时对痔的病因病机又有更进一步的认识，如窦梦麟《疮疡经验全书》记载："饮食不节，醉饱无时，恣食肥腻，胡椒辛辣……久忍大便，遂致阴阳不和，关格壅塞，风热下冲，乃生五痔。"陈实功《外科正宗·痔疮论》记载："夫痔者，乃素积湿热，过食炙煿，或因久坐而血脉不行，又因七情而过伤生冷,以及负重远行,气血纵横,经脉交错,又或酒色过度,肠胃受损,以致浊气瘀血,流注肛门,俱能发痔。"该书对痔的临床症状、治则治法又做了详细说明:"痔疮治法,初起及已成渐渐大而便涩作痛者,宜润燥及滋阴。肛门下坠,大便去血,时感疼痛坚硬者,宜清火渗湿。紫色疼痛,大便虚兼作痒者,凉血祛风,疏利湿热。肿痛坚硬,后重坠刺,便去难者,外宜熏洗,内当清利。内痔去血,登厕脱肛难上收者,当健脾、升举中气。便前便后下血,面色痿黄,心悸耳鸣者,宜养血健脾。诸痔欲断其根,必须枯药,当完其窍,必杜房劳乃愈。"由此可见,至明代,对痔的认识已日趋成熟,其理论至今仍在指导着临床。

清代对痔的研究又有了更进一步的发展,如祁坤《外科大成》中记载:"血气纵横,经络交错,流注肛门而成此痔矣。"吴谦《医宗金鉴·外科心法要诀》:"痔疮形名亦多般,不外风湿燥热源。"又归纳总结了痔的病因病机。在治疗上更有详细的记载,如祁坤《外科大成·论痔漏》:"内外痔,肛门内外皆有,遇大便即出血、疼痛,用熊胆、冰片膏日擦三四次,用后方熏洗。内痔在肛门之里,大解则出血如箭,便毕用手按,良久方入,服翻肛散、塞唤痔散,即翻出洗净,敷如圣散五七次,其痔紫黑色自落,换收口药收口,服收肛散即入,或翻出时,用药线扎之亦佳,服槐角苦参丸,或凉血地黄丸。"吴谦《医宗金鉴·外科心法要诀》:"顶大蒂小者,用药线勒于痔根,每日紧线,其痔枯落,随以月白珍珠散撒之收口;亦有顶小蒂大者,用枯痔散枯之……勤苦劳役,负重远行,以致气血交错而生痔者,俱用止痛如神汤加减服之……肠风下血,点滴而出粪前者,宜防风秦艽汤;粪后出血者,为酒毒,宜服苦参地黄丸。效后必多服脏连丸二、三料除根。又有产后用力太过而生痔者,宜补中益气汤加桃仁、红花、苏木服之。又有久泻,久痢而生痔者,宜补中益气汤加槐花、皂荚子煅末服之。"许克昌、毕法合撰《外科证治全书·痔疮》中记载:"外科用苏合膏涂患处,日二次,至愈乃止,内服杜痔丸。有血箭痔生肛门或成堵塞坠肿,每逢大便用力则鲜血急流如箭,不论粪前粪后,由肠胃风热所致,生熟三黄汤主之,如唇白面色萎黄,四肢倦怠,属气血两虚,宜十全大补汤去肉桂,加柴胡、升麻,倍参芪服之,外用自己小便洗之,或童便热洗更妙,其血自止。"此后为痔的辨证施治奠定了坚实基础。

中华人民共和国成立后,对痔的研究又取得了较大发展,先后对含砒制剂的枯痔散和枯痔钉疗法进行了机理研究,临床运用无砒制剂的枯痔散和枯痔钉取得了满意疗效。以"消痔灵"为代表的硬化剂有了长足进步。随着对痔的概念及发病机理认识的不断深入,又研究设计了多种保护肛门功能的痔术式,并取得了一定效果,但对痔的概念及相关理论还有待于进一步深入研究。

第二节　痔的临床研究进展

近年来对痔病的研究有了较大进展,随着对肛管、直肠解剖生理研究的深入,对痔的概念也有了新认识,痔成因学说中的"肛垫下移学说"逐渐得到多数学者的认可。"肛垫"是由肛管内壁黏膜、血管、纤维支持结构共同构成的一正常解剖结构,在维持肛门自制功能方面有着无法替代的重要作用,只有其发生病理改变而出现临床症状时才可称为"痔"或"痔病",这一概念被多数临床医师所接受,当然也有部分专家持不同意见。在痔的治疗上基本达成共识,并提出了一些新的手术治疗方法和思路,如痔上黏膜环切术(PPH)、选择性痔上黏膜切除术(TST)、痔动脉结扎术(HAL)等,注重个体化治疗。

一、非手术治疗

痔的治疗目的是消除或减轻其主要症状,非手术治疗逐渐得到人们的重视。过去在"静脉曲张"学说指导下,认为非手术治疗仅是"权宜之计",只有手术将痔切除才能"根治"痔。目前在"肛垫学说"的指导下,非手术治疗的地位提高了,特别是Ⅰ期、Ⅱ期内痔和部分Ⅲ期内痔多采用非手术治疗,在养成良好排便习惯、避免久坐、久立、忌食辛辣等基础上,注重熏洗、塞肛、贴敷、枯痔等外治法,必要时配合内治疗法。

1. 外治疗法　外治疗法是相对于内治而言的,其应用实早于内治,尤其是在痔的治疗方面更为突出。其方法主要有熏洗疗法、塞肛疗法、贴敷疗法、枯痔疗法等。熏洗法常用的方剂有五倍子汤、苦参汤等,塞肛法常用的有九华栓、马应龙痔疮栓等,贴敷法常用的有九华膏、黄连膏、消痔膏、马应龙痔疮膏等,枯痔法常用的有枯痔散、枯痔钉等。一些学者在此基础上又进行辨证,并结合自己的临床经验,拟出许多有效的方剂,在临床上取得了较好疗效。

熏洗疗法是治疗各种脱出性痔、炎性混合痔的常用方法,主要以清热解毒,凉血止血,消肿止痛为大法。如曹志遥采用大黄牡丹汤熏洗治疗混合痔75例,取得了明显疗效。Ⅱ期混合痔以出血为主,药用大黄、芒硝、丹皮、防风、白芷、川花椒、桃仁、红花、乳香、没药、地榆、益母草。Ⅲ期混合痔以脱出及坠痛症状为主,药用大黄、芒硝、丹皮、防风、白芷、川花椒、桃仁、红花、乳香、没药、地榆、当归、川芎、陈皮、白芍、生地、赤小豆。以上两方均重用大黄、芒硝。祝颂等又选用三木颗粒洗剂(木贼、木鳖子、苏木、苦参、五倍子等)治疗痔疮,临床观察155例,取得较好疗效。

使用栓剂、膏剂纳肛治疗痔疮也是临床常用的简便有效的方法之一,主要适用于Ⅰ期、Ⅱ期内痔,大多以凉血止血、消炎止痛、润肠通便、保护肠黏膜为主。如谌章庆等采用栓剂塞肛疗法治疗痔疮,取得了显著疗效。陈映标等则采用膏剂纳肛疗法治疗痔疮,选用冰黄痔炎膏(冰片、樟脑、氧化锌、黄柏、大黄、白芷、煅石膏研为细末,加凡士林配制成20%药膏备用)治疗肛肠疾病302例,也取得了显著疗效。

在痔术后,根据伤面情况,辨证施治,分别采用膏、散外敷,能达到消肿止痛、收敛生肌、促使创面愈合的作用。如万春发等将自制青八宝丹(青黛、珍珠粉、冰片、煅石膏研极细末备用,具有清热消炎、消肿止痛、收敛生肌之功效)应用于混合痔术后,能明显缩短创口愈合时间。

枯痔疗法是一种腐蚀疗法,是将具有腐蚀、收敛作用的药物制成的散剂直接涂搽于内痔痔核表面,使其逐渐坏死、干枯、脱落而愈的一种治疗方法。由于枯痔散中的祛腐蚀肉的枯药毒性大,所以大多不敢轻易使用,即使使用,用量也很小,以致疗效不明显。闻茂康应用枯痔疗法取得了较为成熟的经验,为枯痔疗法的继承与发扬作出了积极贡献。

2. 辨证论治　内治法一般应用于Ⅰ期、Ⅱ期内痔或年老体弱者;或Ⅱ期、Ⅲ期内痔兼有其他严重疾病,如肝脏病、肾脏病、腹部肿瘤等不宜手术者;或血栓性外痔初起者等。临床可针对患者的不同症状进行辨证施治,选用清热凉血,清热解毒,清热利湿,补气养血,泻热通腑,生津润燥,补中益气等法则,以经方、单方、验方或自拟方为主进行随证加减,取得了显著疗效。

如何治亮辨证论治法治疗痔病276例,其中风伤肠络型,治宜疏风清热、凉血止血,消痔固脱,方用凉血地黄汤加减;湿热下注型,治宜清热利湿,凉血止血,方用槐角丸加减;气滞血瘀型,治宜活血散瘀,消痔散结,方用活血散瘀汤加减;脾气虚弱型,治宜健脾益气,升阳举陷,方用补中益气汤加减。均取得了满意效果。熊腊根应用痔康片(豨莶草、金银花、地榆炭、黄芩、大黄等组成,具有凉血止血、消肿止痛、润肠通便、消炎化核之功能)治疗痔疮200例,其效果明显优于槐角丸。

雷雨等在混合痔术前根据中医辨证分型口服中药治疗,有效地缓解和消除了便秘、便血、肛门坠胀、疼痛等症状。湿热下注型,治宜清热除湿,凉血止血,方用痔疮1号方。血热风燥型,治宜清热润肠,祛风止血,方用痔疮2号方。气血瘀滞型,治宜活血散瘀,消肿止痛,方用痔疮3号方。脾虚气陷型,治宜健脾益气,补血养心,方用痔疮4号方。阴虚肠燥型,治宜滋阴清热,润肠通便,方用痔疮5号方。通过临床验证,均取得了一定疗效。

二、手术疗法

手术疗法主要适用于Ⅱ期、Ⅲ期、Ⅳ期内痔或症状严重的混合痔。痔的手术方法很多,可达数十种,其中外剥内扎术(Milligan-Morgan法)是最常用的方法,其优点是手术简单,对单发或相互之间相对孤立的内痔根治效果好,缺点是一次最多只能切除三个痔核,术后易引起水肿、疼痛、肛门狭窄等,且伤面愈合时间长,许多学者在此基础上加以改良,如改良Ferguson法(缝合闭合痔切除法、开放性痔切除法等)、改良Whitehead法、ATZ上皮保留术、肛垫悬吊术、Treitz肌保存术、肛垫保存术、痔动脉结扎术(HAL)术、痔上黏膜环切术(PPH)、选择性痔上黏膜切除术(TST)、痔切闭术等,其优点是都不同程度地降低了术后并发症,较好地保全了肛门括约肌的收缩功能。

如李瑞吉等采用改良的外剥内扎术治疗混合痔,其术式特点为改良痔静脉丛摘除术,与痔核切除缝合术不尽相同,它可以完全摘除痔静脉丛,采用多区域(4~6个)外剥内扎,赘皮残留少,可避免严重肛门狭窄。

姚礼庆等分别采用吻合器黏膜环切术(PPH)和痔切除术(Milligan-Morgan法)治疗重度痔(Ⅲ期、Ⅳ期)各40例。结果PPH组具有术后疼痛轻,恢复快,住院时间短,近期疗效好等优点。林晖等将90例环状混合痔分为两组,治疗组40例采用保留肛垫痔上黏膜注扎外剥术,对照组50例采用传统的内扎外剥术。结果显示治疗组平均愈合时间为(17 ± 4.36)天,对照组为(25 ± 3.51)天,有显著性差异($P < 0.01$)。治疗组在术后疗效、术后并发症的发生率方面也明显优于对照组($P < 0.01$)。术后随访,治疗组无肛门狭窄、大便失禁及复发等后遗症,肛门功能正常。在此基础上,许多专家根据痔的不同类型及程度选用PPH加结扎术、PPH加注射术、PPH加切除术、PPH加铜离子电化疗、TST术、STARR术等,都取得了显著疗效。

据有关资料统计:痔的手术方法可达数十种,甚至上百种,尽管都取得了一定疗效,但仍有许多不足之处,术后并发症、后遗症较为常见,如孙平良等回顾分析327例PPH手术病人,结果有151例(46.18%)术后出现了一种或多种不同程度的并发症,如原发性或继发性出血、急便感、尿潴留、肛门疼痛、吻合口感染、吻合口狭窄、肛门残留皮赘或痔核脱垂、肛旁脓肿、排便困难、直肠阴道瘘等。患者自己对手术的满意度采用百分制进行打分,其满意度仅为(80.77 ± 19.85)分,结果并不理想。有待于进一步解决和完善。

三、其他疗法

其他疗法包括硬化剂注射法、胶圈套扎法、针灸疗法及其他器械治疗,如肛肠综合治疗仪、红外线凝结仪、激光治疗仪等。主要适用于Ⅰ期、Ⅱ期、Ⅲ期单发内痔或孤立内痔,方法简单,效果确实,有时硬化剂注射法也可扩大到Ⅳ期痔。

如史兆岐根据"酸可收敛,涩可固脱"治则和采用中药非手术治疗痔的宝贵经验,选用五倍子、明矾有效成分为主制成消痔灵硬化液,采用四步注射法治疗Ⅲ、Ⅳ期痔,通过闭塞直肠上动脉分支使痔硬化萎缩、消失。认为注射疗法是治疗内痔较理想的非手术疗法之一,但若注射不当或错误使用可能会出现一些并发或后遗症,如前列腺炎、附睾炎、睾丸炎、痔核坏死、直肠肌层坏死、直肠狭窄、大出血或痔核残存、明显硬结、肛缘水肿、肛门疼痛等。安阿玥等采用安痔注射液注射治疗48例内痔、52例静脉曲张型混合痔患者,术后无坏死、大出血、直肠狭窄及明显硬结等并发症、后遗症,取得了较好疗效。综合有关资料,专家共识,Ⅰ期、Ⅱ期、Ⅲ期内痔的治疗应首选简、便、验、效的硬化剂注射治疗。

此外,铜离子电化学疗法、自动痔疮套扎(RPH)技术、半导体激光痔凝固术、多普勒超声引导下痔动脉结扎术等,均取得了满意效果。

第三节　痔的实验研究进展

痔的实验研究历来是许多专家关注的课题,试图采用造模的方法复制痔核,均不满意,至目前仍无理想的造模方法。但在如何消肿止痛、收敛生肌等方面研究较多,并取得了显著效果。

一、抗炎消肿研究

痔的主要临床表现为便血、脱出、肿痛,临床上采用中药内服外用均取得了显著疗效,在此基础上,对其作用机理进行了研究。

章敏等用红油膏治疗混合痔术后,对其抗炎消肿选用雄性昆明种小鼠进行了实验研究,结果红油膏组对二甲苯诱发的急性炎症耳肿胀有较明显的抑制作用,且疗效优于龙珠软膏。钱海华等采用龙脑消痔露治疗痔疮肿痛,并分别对二甲苯所致小鼠耳廓肿胀的影响、对大鼠皮肤毛细血管通透性的影响、体外抑菌试验以及镇痛作用进行了实验研究。结果提示:龙脑消痔露对二甲苯所致鼠耳炎症肿胀有明显抑制作用,能延长热刺激所致小鼠的痛觉反应时间,提高痛觉反应百分率,降低大鼠皮肤毛细血管通透性,减轻炎症反应。体外抑菌试验表明该药对标准株金黄色葡萄球菌、大肠杆菌和临床分离菌株金黄色葡萄球菌、大肠杆菌有一定抑菌作用。熊腊根采用不同剂量、不同组别,以健康小鼠、大鼠为研究对象,对痔康片分别进行了消肿、镇痛、止血试验,结果提示:痔康片能明显抑制由二甲苯所致的小鼠耳炎症水肿,减轻蛋清所致大鼠脚掌肿的程度,明显降低毛细血管通透性,对热板法、醋酸法引起的小鼠外周性疼痛有十分明显的镇痛作用,能缩短动物的凝血时间、出血时间、凝血酶原时间,增加纤维蛋白原含量,并有促进血栓形成作用。

二、促进伤面愈合研究

痔术后伤面愈合迟缓也是临床上十分棘手的问题,如何加速伤面愈合,减轻痛苦,缩短疗程,临床上做了大量工作,对其作用机制也进行了研究。

章敏等用红油膏治疗混合痔术后,选用Wistar大鼠,对其促进伤面愈合进行了实验研究,结果红油膏能促进冰醋酸所致溃疡的愈合,减轻红肿和炎性渗出,作用优于龙珠软膏。肖学风等采用醋酸烧灼大鼠肛周形成溃疡、石炭酸烧灼大鼠口腔黏膜形成溃疡,观察槐胆康痔水丸(槐米、猪胆膏、砂仁等)对肛周溃疡及口腔黏膜溃疡的治疗作用,并与痔康片进行对比。结果提示:槐胆康痔水丸对肛周溃疡及口腔黏膜溃疡均有明显的治疗作用,疗效明显优于痔康片($P<0.01$)。何永恒等研究了复方芩柏颗粒剂(黄芩、生地、当归尾、桃仁、玄胡、槟榔、防风、秦艽、泽泻、大黄)促进创面愈合的初步机理,实验采用放免法检测了小鼠创面肉芽中的表皮生长因子(EGF),并对创面肉芽进行病理切片观察。结果提示:复方芩柏颗粒剂能提高创面肉芽中内源性EGF水平,增加了小鼠创面肉芽中的微血管数,从而促进创面上皮化,加速了创面愈合。

第四节　痔诊治中存在的问题与对策

一、痔的概念仍有争议

关于痔的概念问题,在1975年以前,国内外一些医学词典和教科书均写到“痔是静脉曲张”。1975年以后,对痔的概念有了新的认识,普遍认为痔是肛垫下移。如张东铭在《痔与肛垫有关问题的商榷》一文中阐述了痔与肛垫的关系,指出痔是人体正常解剖结构,痔就是肛垫,不是病,只有合并出血、脱垂、不适等症状时,才称为病,即痔病。现代一些学者也普遍认为:“肛垫肥大下移而成痔”,“痔是肛垫支持组织变性的结果”,“痔是肛垫移位的临床表现和后果”等。2000年中华外科学会肛肠学组制定的《痔的诊治标准》中也明确提出:“痔是肛垫病理性肥大和移位”。同时提出“解除痔的症状较改变痔体大小更有意义”的治疗原则。何为痔?痔的本质究竟为何?目前仍是学者争论的焦点问题。有些学者认为痔就是病,不管有无症状。王玉成在对“痔的本质”一文的质疑中提到:“痔非病”论者认为当肛垫下滑成痔,但未发生症状者不算是疾病,这一理念是错误的,既然Thomson也认为肛垫是因为某些病理因素的作用下滑成痔,那么这种因病理变化而成的痔当然是“病”。“把肛垫等同于痔犹如把胆囊等同于胆囊结石,把结肠等同于结肠息肉或憩室”,这种理念和逻辑上的混乱应予澄清。张有生也认为痔不是病的提法,自相矛盾,将造成概念混乱,也不符合国情,痔即是病,勿须把有症状痔另称为痔病。痔分为内痔、外痔、混合痔,内痔是病理性肥大肛垫,外痔是什么,混合痔的外痔部分又是什么,无法用肛垫学说解释。曹波等将外痔定义为“是齿状线远侧皮下及皮下组织的病理性改变以良性突起为特征的疾病。”认为这样的表述既能涵盖各种类型的外痔的特征又能明确病变部位同时又将其与肛管恶性肿瘤区分开来。又将内痔分为五型:出血性内痔、脱垂性内痔、静脉曲张性内痔、纤维化性内痔、混合性内痔。由此可见,痔的本质仍有较大争议。

二、痔的诊断尚不统一

关于痔的诊断目前也存在一些争议,如对内痔的分期问题,陆德铭主编《中医外科学》一书中将痔分为三类,即内痔、外痔、混合痔,内痔分为三期。陈红风主编《中医外科学》一书中也将痔分为三类,即内痔、外痔、混合痔,但内痔分为四期。美国结直肠外科学会于1993

年3月制定了痔诊治参考标准,认为痔是人体正常的解剖结构,将痔只分为内痔和外痔两类,内痔也是分为四期。《中华外科杂志》编委会、中华医学会外科学会分肛肠外科学组于2000年4月又制定了《痔诊治暂行标准》,将痔分为内痔、外痔、混合痔三类,内痔分为四度。不论是四期分类法还是四度分类法,都是将内痔脱出不能回纳,伴发嵌顿者作为一个类型。由此可见,痔的诊断尚需进一步规范。

三、痔治疗中存在的问题及对策

数十年来,有关痔的治疗方法和手术方式报道颇多,可以说各有所长。尤其是近十几年来,受其"肛垫学说"的影响,保留肛垫的术式研究取得了一定进展。1980年6月Marino在美国亚特兰大召开的痔外科研讨会上曾提出:不要治疗没有肛门体征的症状,也不要治疗没有症状的肛门体征。这一名言目前也被肛肠界所公认。程黎阳也认为"见痔就治"的做法是错误的,因为肛垫是人人皆有的正常解剖结构。也有相关报道称如见痔就治,误将正常的肛垫切除,会发生不同程度的并发症、后遗症,如张东铭报道,如将肛垫全部切除,患者的控便能力会受到不同程度的损害,轻度失禁占26%,漏气10%,漏粪3%~6%,污便2%~17%。事实上,临床目前仍存在保存"肛垫"与切除"肛垫"两种截然不同的治疗理念,临床上许多手术方法仍是将痔核即"肛垫"结扎切除,都取得了满意疗效,均无明显的肛门失禁、漏气、漏粪等并发症及后遗症。但在治疗原则上基本达成共识:无症状的痔无须治疗,只有并发出血、脱出、嵌顿或疼痛症状时才需治疗;有症状的痔无须根治,痔的一切治疗目的不是消除痔本身,而是消除或减轻其症状;痔的治疗以保守治疗为主,只有保守治疗无效时,才考虑手术治疗,近十年来,PPH术、TST术等在痔手术中应用广泛,但临床报道其术后并发症、后遗症如术后出血、直肠狭窄、肛内下坠、疼痛、排便不畅等,甚至非常顽固,历时数年。笔者认为,每一种手术方式都应严格掌握其手术适应证。

(刘佃温)

参 考 文 献

1. 杨新庆. 痔病治疗的现状与展望[J]. 大肠肛门病外科杂志,2002,8(3):131.

2. 曹志遥. 大黄牡丹汤加减治疗混合痔75例疗效观察[J]. 甘肃中医,2004,17(1):23.

3. 祝颂,姜春英. 三木颗粒洗剂治疗痔疮的临床与实验研究[J]. 中国肛肠病杂志,2001,21(3):9-10.

4. 谌章庆,唐朝晖,邹声泉. 太宁栓治疗Ⅰ度、Ⅱ度内痔的临床研究[J]. 大肠肛门病外科杂志,2002,8(1):32.

5. 陈映标,陈赟. 冰黄痔炎膏治疗肛肠疾病302例[J]. 新中医,2006,38(3):79.

6. 万春发,孙建华. 自拟青八宝丹在混合痔术后的临床应用[J]. 中国肛肠病杂志,2001,21(11):13-14.

7. 何治亮. 辨证论治痔病276例疗效观察[J]. 中国误诊学杂志,2006,6(3):447-448.

8. 熊腊根. 痔康片的药理学与临床研究[J]. 中国肛肠病杂志,2001,21(11):9-12.

9. 雷雨,周忆,李凌琳,等. 中药加内扎外剥术治疗混合痔865例临床观察[J]. 中国肛肠病杂志,2006,26(11):20-21.

10. 姚礼庆,唐竞,徐美东,等. 吻合器黏膜环切术治疗重度痔临床价值[J]. 中国肛肠病杂志,2002,22(3):7-9.

11. 苏振坤,张绍玲,黎秀珍. 自动痔疮套扎RPH内注术门诊治疗中重度混合痔的临床体会[J]. 结直肠肛门外科,2012,18(4):245-246.

12. 孙平良,李晶,王萌,等.PPH术治疗重度痔远期疗效与并发症的临床分析[J].广西中医学院学报,2010,13(2):1-3.

13. 林晖,孙健,杨文宏,等.保留肛垫痔上黏膜注扎外剥术治疗环状混合痔的临床观察[J].中国肛肠病杂志,2006,26(11):12-13.

14. 史兆岐.消痔灵四步注射法治疗Ⅲ、Ⅳ期痔[J].中国中西医结合杂志,1998,18(4):201-203.

15. 安阿玥,蒋建婷,王晏美,等.安痔注射液治疗痔的临床疗效和病理学观察[J].中国肛肠病杂志,2000,20(11):3-5.

16. 章敏,王勇,刘行稳.红油膏治疗混合痔术后伤口愈合的临床及实验研究[J].中医外治杂志,2006,15(1):3-4.

17. 钱海华,杨柏林,陈玉根,等.龙脑消痔露治疗痔疮肿痛的临床和实验研究[J].中国肛肠病杂志,2004,24(3):5-7.

18. 肖学风,林喆,邱智东,等.槐胆康痔水丸的药效学研究[J].中草药,2003,34(5):445-446.

19. 何永恒,李帅军.复方芩柏颗粒剂促进创面愈合的研究[J].中国中西医结合外科杂志,2002,8(2):84-87.

20. 张东铭.痔与肛垫有关问题的商榷[J].中国肛肠病杂志,2002,22(3):26-29.

21. Saint-Pierere A. Problemes poses par la presence de recepteurs hormonaux an niveau des hemorroides[J]. Ann Gastroenterol Hepatol(Paris),1982,18:19.

22. Haas PA, Fox TA, Haas GP. The pathogenesis of hemorrhoids[J]. Dis Colon Rectum,1984,27(7):442.

23. 黄筵庭.痔的近代概念[J].大肠肛门病外科杂志,2000,6(3):20.

24. 喻德洪,杨新庆,黄莛庭.重新认识 提高痔的诊治水平[J].中华外科杂志,2000,38(12):890-891.

25. 王玉成.对"痔的本质"一文的质疑[J].中国肛肠病杂志,2001,21(11):34-35.

26. 张有生.关于"痔不是病"的我见[J].中国肛肠病杂志,2001,21(11):36-37.

27. 曹波,李绍堂,李志.关于痔的概念与分型的探讨[J].中国现代普通外科进展,2009,12(1):69-70.

28. 程黎阳.痔的研究进展[J].实用医学杂志,2002,18(1):95-96.

29、张东铭.痔的现代概念[J].中华胃肠外科杂志,2001,4(1):58-60.

第二章 肛 裂

肛管皮肤全层裂开并形成感染性溃疡者称为肛裂。多见于20~40岁的青壮年,好发于截石位6、12点处,而女性多见于12点处。其发病率仅次于痔,居肛肠疾病的第2位。中医将本病称为"钩肠痔""裂肛痔""脉痔"等。

本病的主要病因病机是阴虚津液不足或脏腑热结肠燥,而致大便秘结,粪便粗硬,排便努挣,肛门皮肤裂伤,湿热蕴阻,染毒而成。

本病的主要临床表现为便时肛门呈阵发性刀割样疼痛或灼痛,排便后数分钟到十余分钟内疼痛减轻或消失,称为疼痛间歇期。继而又因括约肌持续性痉挛而产生剧烈疼痛,往往持续数小时方能逐渐缓解。病情严重时,咳嗽、喷嚏都可引起疼痛,并向骨盆及下肢放射。同时可见大便时出血,一般为滴血,但量少或仅附着于粪便表面。患者常有习惯性便秘,因粪便干燥使肛门皮肤撕裂引起肛裂,又因恐惧便时疼痛而不愿定时排便,产生"惧便感",使便秘加重,形成恶性循环。

根据不同病程及局部表现,肛裂分为早期肛裂和陈旧性肛裂。本病预后好,但需与结核性溃疡、肛门皲裂、早期上皮癌、梅毒性溃疡等进行鉴别,病理学检查有助于明确诊断。

肛裂的治疗原则应以纠正便秘、止痛和促进溃疡愈合为目的。早期肛裂一般采用保守治疗,保持大便通畅,选用苦参汤或花椒食盐水局部熏洗、生肌玉红膏蘸生肌散涂于裂口换药,配合穴位封闭、埋线等即可治愈,而陈旧性肛裂必须采用手术治疗才能彻底治愈。术前术后,注重综合治疗,并需辨证施治。常见证型有血热肠燥证,治宜清热润肠通便,方用凉血地黄丸合脾约麻仁丸;阴虚津亏证,治宜养阴清热润肠,方用润肠汤;气滞血瘀证,治宜理气活血,润肠通便,方用六磨汤加红花、桃仁、赤芍等。

第一节 肛裂的历史沿革

我国古代医学著作对肛裂有不同的名称。隋·巢元方等《诸病源候论·痔病诸候》中记载:"肛边生疮,痒而复痛出血者,脉痔也。"又如唐·孙思邈《备急千金要方》"脉痔者,肛边有疮痒痛。"其所述症状、体征与肛裂极为相似。

有关肛裂的病因病机早在宋代即有明确记载,如《圣济总录·痔漏门》记载:"脉痔者,脏腑蕴积风热不得宣通也,风热之气乘虚流注下部,故肛边生疮,痒痛血出也,盖实为痛,虚为痒,今实热乘下攻肛肠,故痒且痛,又脉者血之腑,得热则妄行,故血乃出也。"阐述了肛裂的形成与脏腑素有积热有直接关系。并列出许多治痔的外用方剂。

有关肛裂的治法,明朝时期的文献中记载较多,如汪机《外科理例·痔漏一百十》记载:"大便秘涩或作痛者,滋燥除湿。"明确提出了肛裂的治疗原则。王肯堂《证治准绳·痔》又载:"脉痔,刺猬皮丸、桑木耳散。痛者甚,秦艽当归汤,七圣丸,能消丸,地榆散,试虫散,龙脑散,白圣散,黑玉丹或用荔枝草煎汤入朴硝洗之效。痒甚,秦艽羌活汤,外用槐白皮浓煎汁,安盆中坐熏之,冷即再暖。"详细叙述了肛裂的辨证施治及药物的煎煮与使用方法。

清代,对肛裂的病名、病因病机及治疗又有了进一步的描述。如马培之《马氏痔漏七十二种》又把本病称为"裂肛痔",与目前的肛裂名称较为接近。吴谦《医宗金鉴·外科心法要诀》中记载:"肛门围绕,折纹破裂,便结者,火燥也。"形象地阐述了肛裂的症状体征的发生与火燥有直接关系。祁坤《外科大成·下部后》又记载:"钩肠痔,肛门内外有痔,摺缝破烂,便如羊粪,粪后出血,秽臭大痛。"把本病又称为钩肠痔,并形象地描述了疼痛、出血、便秘为其三大症状。在治疗方面更有详细描述如:"钩肠痔,……粪后出血秽臭大痛者服养生丹,外用熏洗,每夜塞龙麝丸一丸于谷道内,一月收功。"详细阐述了肛裂的内服、外洗、塞肛综合疗法及其预后。

第二节 肛裂的临床研究进展

一、发病规律研究

肛裂的发病年龄一般都在20~30岁之间,儿童及老年人较少。韩宝在肛裂的病因、临床表现、分类和治疗中提出,肛裂发病年龄以20~40岁最多,且男性略多于女性,而国外女性则多于男性。但临床上我国以肛裂就诊的患者中却以女性多见,如王爱华、郑宏宝等均对临床收治的陈旧性肛裂进行了统计分析,认为其裂口多在正后方,女性明显多于男性,并提出其发病因素主要与少纤维饮食、少运动、嗜食辛辣等有关。青少年肛裂患病率占肛门直肠疾病的首位,且发病率有增高的趋势。

二、非手术疗法研究

肛裂的非手术疗法主要适用于早期肛裂,一般以纠正便秘、消除疼痛和促进伤面愈合为目的,从调理大便、局部用药、扩肛、封闭及辨证施治等方面着手,对陈旧性肛裂不适宜手术者也可应用上述方法,可以减轻症状,使病情得以控制或缓解。

1.外治疗法 中医外治法防治肛裂也是中医学的一个特色,其处方用药范围之广,制剂研药方法之妙,充分体现在长期的临床实际研究中,外治疗法很多,如熏洗疗法、贴敷疗法、塞肛疗法、封闭疗法等,可单法应用,可数法并施。一般多在临床常用五倍子汤、苦参汤等药物熏洗的基础上,加用生肌玉红膏、马应龙痔疮膏、黄连膏、复方角菜酸酯乳膏等外敷。又有许多专家在此基础上结合自己的临床经验研制了不同的膏剂、散剂,并取得了较好疗效。

如刘卫东、尹廷宝、乔丽华、江从舟等以活血化瘀、化腐生肌为大法,分别采用自制珠黄膏、自制肛裂膏、自制愈裂膜、自制肛痔洗液等治疗陈旧性肛裂,均取得了显著效果。从以上组方的原则可以看出,肛裂的治疗重在活血化瘀,生肌敛疮。

2. 辨证施治　中医学认为,肛裂的发生主要是阴虚津液不足或脏腑热结肠燥,而致大便秘结,粪便粗硬,排便努挣,肛门皮肤裂伤,湿热蕴阻,染毒而成。因此,调理肠胃功能,保持大便通畅,是预防和治疗本病的关键,也只有从根本上防治肛裂,才能降低其复发率。

李益筠、李文泉、彭清玲、袁敏等分别采用愈裂汤、脏毒汤、归脾汤、止痛如神汤等随证加减,辨证施治,均取得满意效果。由此可见,中药内服辨证施治防治肛裂疗效是肯定的。

3. 其他　其他疗法也很多,如针刺治疗、穴位注射、穴位埋线、气功推拿、CO_2激光治疗机及电离子治疗仪等均可用于肛裂的防治,临床相关报道颇多,都取得了一定效果,临床上应针对不同病人、不同病情选择应用。

李东冰等采用长强穴羊肠线埋置法治疗肛裂,认为该法具有治愈率高、复发率低、操作简便、可重复治疗等优点。陈波采用封闭方法、何朝刚等采用内服、外洗、封闭、扩肛四步综合疗法治疗肛裂,均取得了较好疗效。

另外以"经络所过、主治所及"为依据,在调畅大便和缓解肛门内括约肌痉挛方面,针灸疗法有其独到之处,如以长强穴为主的疗法有针刺疗法、穴位注射疗法和长强穴埋线疗法;挑刺疗法有以背部痔点为主和以龈交穴为主等方法。尽管文献报道针灸疗法治疗肛裂的方法很多,而且疗效可靠,但缺乏实验研究,疗效判断方面随意性大,还有待于进一步科学化和规范化。

三、术式研究

肛裂的手术治疗方法较多,主要适用于陈旧性肛裂。但长期以来尚无统一认识,实践证明,一侧或多处肛门括约肌切开术的治愈率明显优于其他手术方法,大多专家也一致认为,切扩术应是手术治疗陈旧性肛裂的常规术式,目的是切断部分括约肌。在如何加快伤面愈合的问题上,许多专家对其术式又进行了改良,设计有闭式侧切术、开放式侧切术、原位切除术加内括约肌切断术、切扩缝合术、纵切横缝皮瓣植入术、挂线术、挂线加小针刀术、松解术、注射术等数十种手术方式,都取得了满意效果。

包广勤、熊腊根、祝普凡、张书信等分别采用肛裂后方切扩术和"切、扩、缝结合"术、指扩术、闭式侧切术、切扩术、纵切横缝术等治疗陈旧性肛裂,均取得满意效果,并对各种术式的优缺点进行了分析,提出选择何种手术方式,应根据患者具体情况而定。

第三节　肛裂的实验研究进展

肛裂的发生常常是损伤、感染等多种因素作用的结果,常发生以溃疡为主的多种病理改变,并伴有肛管直肠的压力改变。

肖飓等通过对40例肛裂患者进行了手术前后其肛管舒张压(ARRP)、肛管最大收缩压(AMCP)、肛管最长收缩时间(ALCT)、肛管静息压(ARP)、直肠静息压(RRP)、肛管长度、排便动作进行测定。研究结果提示:肛裂患者因其肛管直肠肌受损,AMCP降低,RRP、ARP升高,手术治疗后,AMCP升高,RRP降低,ARP明显降低,排便动作曲线正常。结果表明肛管直肠测压可为评定肛裂手术前后的肛管直肠动态功能提供客观指标。

王秋霖等对8例肛裂病人采用活体标本连续切片进行了病理观察,结果证实其病理改变基本上是随病情由Ⅰ期向Ⅱ期发展。其皮肤、血管、纤维组织等病理改变都是由不明显变明显；皮肤由缺损、溃疡发展到明显溃疡缺损；血管由扩张充血，发展到高度扩张、淤血，并有血栓形成；纤维组织由未见明显增生到少量增生，发展到明显增生、增粗、融合和断裂。这与临床上发现Ⅲ期肛裂部紧缩感比Ⅰ期肛裂明显的现象一致。炎细胞浸润出现在全过程中，炎症在肛裂形成后一直存在。认为肛裂的病理改变是在多次干燥粪块扩张力的作用下，造成肛管皮肤及皮下结缔组织撕裂损伤引起的。

杨书兴通过13例肛裂全层送检病理光学显微镜的实验观察，发现新鲜肛裂镜下所见炎症并不明显，只有少量炎症细胞，内括约肌和周围组织没有增生，陈旧性肛裂没有明显合并症者，镜下见到肛管上皮组织全层有不同程度的病理改变，可见到一些红、白细胞，是以渗出和慢性炎症的改变为主，有的慢性溃疡很清楚。陈旧性肛裂有合并症者，镜下有明显的慢性溃疡特征，肛管大部分组织已有病理改变，溃疡边缘不整，有的可见小死腔或隐瘘。

夏祖宝对肛裂膏的药用机理进行了抗炎效果试验、抗皮肤灼伤试验及过敏试验。结果显示肛裂膏有明显的抗急性炎症作用和加速皮肤灼伤面愈合的作用。

第四节　肛裂诊治中存在的问题与对策

一、内括约肌痉挛是肛裂的病因、还是结果

肛裂是一种独立的疾病，它不同于人体其他部位的溃疡。100多年来，尽管有许多学者曾提出多种学说，试图阐明肛裂的起因，但迄今未有一个很满意的解答，所以在治疗上带来了诸多困惑。皮肤撕裂学说、Blaisdell栅门学说、隐窝腺感染学说、残留上皮感染学说都不能很好地解释肛裂的形成。1919年Miles提出栉膜带学说，曾盛行一时，甚至目前在国内一些肛裂文章中仍有被应用。其实，在20世纪50年代Eisenhammer已查明所谓的"栉膜带"就是内括约肌，提出肛裂的病因是内括约肌痉挛或纤维化。治疗应当采取内括约肌切断术而不是栉膜带切断术，从而纠正了有关"栉膜带"理论的误传。至于内括约肌痉挛是肛裂的病因还是结果？临床实验证实括约肌高张力可诱发肛管皮肤缺血，因缺血而导致肛裂形成；如果降低括约肌张力，恢复肛管皮肤血供，则肛裂愈合。因此内括约肌痉挛是肛裂的病因而不是结果。

二、治疗中存在的问题及对策

基于肛裂的近代概念，肛裂为缺血性溃疡，是因内括约肌痉挛诱发肛门血供不足所致。所以，在治疗上，就应尽力解除缺血-痉挛-更缺血这一恶性循环，通常靠内括约肌切开术或扩肛术，但是这些手术可能引起约30%患者肛门失禁，造成永久性内括约肌伤害。为此，人们尝试用药物替代手术治疗。局部涂敷药膏（如黄连膏、九华膏、复方角菜酸酯软膏等）对急性肛裂有效，但对慢性肛裂无用。但局部涂敷硝酸甘油软膏对2/3以上需要手术的慢性肛裂患者是有效的，与括约肌切断术相比，它不会造成肛门自制功能的长期损害，尽管停药后有复发的危险，但再次应用又可痊愈。并预言：硝酸甘油软膏局敷法在不久的将来将代替手术作为治疗慢性肛裂最理想的首选疗法。也有专家认为，内括约肌切断术是目前公认的治疗

慢性肛裂的"金标准"。但在众多的内括约肌离断术式中,内括约肌离断多少为宜,很难把握,离断少易复发,离断多易造成一定的并发症,如不同程度的肛门失禁等。经侧方内括约肌离断闭合好,还是经后方离断开放好,还是采用挂线法缓慢勒开好,仍有一定的争议,尚无定论,但各家报道不同术式治疗慢性肛裂都取得了满意疗效。刘仍海等采用中医挂线疗法和局部切除法治疗肛裂,结果表明,两种方法均是治疗肛裂较好的手术方法,治愈率高,两种治疗方法治疗效果无差别,但肛裂挂线术具有手术操作简单,术中、术后出血量少等优点。一项前瞻性研究比较了开放式和皮下闭合式侧方内括约肌切开术这两种方法,发现皮下闭合式侧方内括约肌切开术住院时间更短,术后疼痛轻。一项较大的前瞻性研究发现在复发率、术后并发症或短期和长期的肛门自制功能受损方面,这两种方法没有差别。另一项回顾性研究通过问卷随访了行开放式或皮下闭合式侧方内括约肌切开术的病人,发现在复发率或需要再手术方面,两种手术没有差别,但行开放式侧切术的病人存在更多的污染衣裤和大便失禁的问题,而闭合式侧切术存在着并发肛瘘、操作不慎易损伤外括约肌等危险,所以多主张开放式侧方内括约肌切开术。

三、栉膜带理论应当重新确立

栉膜带理论是Miles于1919年提出的关于肛裂病因病理学说,并于1930年将该理论应用到临床,采用栉膜带切断术治疗慢性肛裂取得良好效果。此后,栉膜带学说被医学界广泛接受。直至1980年,Shafik通过对新生儿至52岁成人肛管齿状线区的组织学观察,提出了一个胚胎学的新概念,即肛直套叠学说。肛直套叠是指肛管形成过程在胚胎发育期,未完全吸收的残留物形成了一个环形纤维环即肛直带,也就是栉膜带,栉膜带残留的多少与发病的类型有关。组织学观察栉膜带由胶原纤维占62%(90%~25%)与平滑肌38%(50%~5%)构成。活检发现栉膜带与内括约肌分界清楚,而且内括约肌系肠管环形肌的延续,不可能出现独立的环形纤维环,所以栉膜带与内外括约肌并没有直接关系,麻醉后括约肌可以松弛,而栉膜带没反应。刘建新等认为"内括约肌松解术"就涉嫌过度治疗,在切断栉膜带时损伤了内括约肌。"内括约肌失弛缓症"可能是个伪概念,内括约肌蒙受了不白之冤。同时给患者留下了"匙孔现象"导致肛门闭合不全,稀便控制差以及溢液、肛门潮湿、肛门湿疹、肛门瘙痒等后遗症。栉膜带理论的重新确立可能对肛肠手术的微创化和减少后遗症将具有指导意义。

(刘佃温)

参 考 文 献

1. 谭新华,陆德铭. 中医外科学[M]. 第1版,北京: 人民卫生出版社,2003:594.

2. 韩宝. 肛裂的病因、临床表现、分类和治疗[J]. 人民军医,1994,(8):9-10.

3. 王爱华,谢涛. 178例陈旧性肛裂临床分析[J]. 湖南中医临床杂志,2000,12(6):528-529.

4. 郑宏宝,黄永严. 160例中学生肛裂临床分析[J]. 中国校医,1998,12(4):277.

5. 刘卫东,刘兴奎. 珠黄膏治疗肛裂50例[J]. 四川中医,2002,20(11):57.

6. 尹廷宝,李胜龙,陈树清. 肛裂膏治疗肛裂200例[J]. 中国肛肠病杂志,1997,17(3):44.

7. 乔丽华,黄玉兰. 愈裂膜治疗肛裂的疗效观察[J]. 中成药,2000,22(12):876-877.

8. 江从舟,李益福,金茶琴. 肛痔洗液的研制和临床应用[J]. 中国肛肠病杂志,2000,21(11):6.

9. 李益筠. 愈裂汤治疗肛裂208例[J]. 湖南中医杂志,1998,14(1):37.

10. 李文泉,曹际华,管西海. 脏毒汤治疗肛裂586例[J]. 中国肛肠病杂志. 1998,18(9):31.

11. 彭清玲. 肛裂内治108例[J]. 中国肛肠病杂志,1997,17(3):40.

12. 袁敏. 止痛如神汤治疗肛裂30例[J]. 江苏中医,1996,17(12):22.

13. 李东冰,白宝忠,赵雅茹,等. 长强穴埋线治疗肛裂117例临床观察[J]. 中国针灸,1996,(7):5-6.

14. 陈波. 糜蛋白酶治疗肛裂的疗效分析[J]. 浙江临床医学,2000,2(12):850-851.

15. 何朝刚,夏永,何朝裕. 综合疗法治疗肛裂582例[J]. 新中医,2002,34(6):52-53.

16. 包广勤. "切、扩、缝"结合治疗陈旧性肛裂290例[J]. 浙江中西医结合杂志,1995,5(1):40.

17. 熊腊根. 三种肛裂术式疗效的分析与比较[J]. 江西中医学院学报,1994,6(3):9-10.

18. 祝普凡. 内括约肌部分切除配合纵切横缝法治疗Ⅲ期肛裂的效果观察[J]. 中国肛肠病杂志,2006,26(9):9-11.

19. 张书信,赵宝明,张燕生. 慢性肛裂4种手术方法的比较[J]. 中国肛肠病杂志,2003,23(9):3-5.

20. 肖飏,刘青,颜洪亮,等. 肛裂手术前后肛管直肠压力的临床观察[J]. 中国肛肠病杂志,2006,26(9):16-17.

21. 王秋霖,达徐来,鄂群,等. 肛裂活体标本连续切片病理观察[J]. 中国肛肠病杂志,1995,15(5):15-16.

22. 杨书兴. 关于肛裂光学和电子显微镜检查等几点体会[C]. 银川:全国肛裂专题协作会议资料汇编,1979:17.

23. 夏祖宝. 肛裂膏的初步实验测试和临床观察[J]. 上海中医药杂志,1997,(6):33.

24. Schouten W R, Briel JW, Auwerda JJ, et al. Ischaemic nature of anal fissure[J]. Br J Surg,1996,83(1):63-5.

25. Lung JN, Scholefield JH. Internal sphincter spasm in anal fissure[J]. Br J Surg,1997,84(12):1723-4.

26. 张东铭. 肛裂的现代概念[J]. 大肠肛门病外科杂志,2001,7(4):1-4.

27. 王振宜. 开放式和闭合式侧方内括约肌切开术治疗原发性肛裂的前瞻性随机对照实验研究[J]. 中国实用外科杂志,2004,24(12):726.

28. 刘仍海,张燕生,张书信,等. 中医挂线疗法治疗肛裂120例临床观察[J]. 中医杂志,2010,51(5):416-417.

29. 邵万金. 肛裂的治疗进展[J]. 中国肛肠病杂志,2004,24(9):31-32.

30. 巫加,钱蒙,苏卫平,等. 栉膜带理论应当重新确立[J]. 中外健康文摘,2012,9(7):31-32.

第三章　肛痈及肛漏

　　肛痈即肛门直肠周围脓肿,简称肛周脓肿,多为肛门腺感染蔓延到肛管直肠周围组织间隙形成的脓肿。临床以肛门周围肿胀、疼痛,伴有不同程度的全身症状,脓肿溃后多形成肛瘘等为主要特点。本病可发生于任何年龄,20~40岁青壮年居多,婴幼儿也有发病,男性多于女性。属中医的"痈疽"范畴,有"穿裆发""坐马痈""跨马痈""下马痈""上马痈""悬痈""臀痈""涌泉痈""脏毒"之称。肛瘘是肛门直肠周围脓肿破溃后的后遗症,一般由原发性内口、管道和继发性外口三部分组成,男性明显多于女性,男女之比约为10∶1,其发病率约占肛门直肠疾病的8%~25%。婴幼儿发病亦较常见,主要见于男儿。

　　本病多因饮食不节,过食辛辣厚味,引起湿热内生,或因肺、脾、肾亏损,湿热乘虚下注,或因肌肤损伤,感染毒邪。以致热毒结聚,经络阻隔,瘀血凝滞,热胜肉腐成脓而为肛痈。肛痈溃后久不收口,湿热余毒未尽,蕴结不散,血行不畅而成漏。

　　肛痈初起表现为肛门周围出现肿块,肿胀、疼痛,呈进行性加重,红肿发热,坠胀不适,坐卧不安,伴恶寒发热;部分患者疼痛不明显而表现为肛门坠胀、小便不利等。肛痈一般一周左右成脓,在肛门周围或直肠内指诊时可以摸到波动、柔软的包块,经切开或自溃后有黄色、稠厚脓液流出,疼痛消失或减轻,全身情况好转,但切口或溃口多数不能愈合,脓水淋漓,经久不止,或虽敛又发而成瘘。

　　肛瘘的主要临床表现为肛门部经常或间歇性流脓,肛门湿痒及疼痛,一般无全身症状。结核性肛痈患者常呈慢性发病,经数月后才成脓,疼痛不剧烈,可有潮热、盗汗等症状。破溃后流出清稀色白脓液,夹有干酪样坏死物,形成结核性肛瘘。

　　肛门指诊在肛痈的诊断中具有非常重要的意义,通过指诊可明确脓肿的形态、性质和位置,必要时可配合穿刺抽脓或直肠腔内超声检查。肛瘘的检查除指诊外,还可配合探针检查、亚甲蓝染色检查、瘘管造影等均可明确诊断。但临床上应与肛门皮肤疖肿、化脓性汗腺炎、骶尾骨骨结核、骶尾部畸胎瘤、肛周皮样囊肿等相鉴别。X线摄片与病理学检查有助于鉴别诊断。

　　本病的治疗临床上常分为内治、外治和手术。早期多为实证和热证,治宜清热解毒,凉血祛瘀,软坚散结,以消法为主;中期脓成邪留,治宜扶正托毒,以托法为主;后期毒尽体虚,治宜补养气血,健脾渗湿,滋补肝肾,以补法为主。外治多以敷药、洗药治疗,清热解毒,软坚散结,使脓肿局限或消散,或促使脓成,及早手术,或以祛腐生肌,促使疮口愈合。手术治疗仍是本病的主要治疗方法,手术方法有了较大发展,根据病情可采用分期手术或一期手术。肛痈切开排脓后易成肛瘘,而肛瘘又有多次手术不愈的病例,治愈肛瘘与保全肛门功能仍是医患共同关注的问题。

第一节　肛痈及肛漏的历史沿革

古人是依据其症状脓血污水,淋漓而下,如破顶之屋,雨水时漏,而命名为瘘或漏。肛瘘之病名,最早见于《山海经·中山经》"食者不痈,可以为瘘。"1973年出土的马王堆文物《五十二病方》,是我国目前最早的一部医学文献,其中也记载了感染、创伤、痔漏、肿瘤等很多外科疾病,还记载了用滑润的"铤"作为检查治疗漏管的探针等。西汉《神农本草经》将本病与痔并称为"痔瘘"。

有关肛痈的最早记载见于《黄帝内经》,如《灵枢·痈疽》:"发于尻,名曰锐疽,其状赤坚大,急治之,不治三十日死矣……发于股阴,名曰赤施。"《素问·生气通天论》认为肛痈的成因是"营气不从,逆于肉理,乃生痈肿。"明确提出了肛痈的发病机理。隋·巢元方《诸病源候论》是我国第一部病原病理学专书,其中对痈疽、痔瘘、伤疮等病因证治又有详细记载,如《诸病源候论·瘘病诸候》中记载:"但瘘病之生,或因寒暑不调,故血气壅结所作。或由饮食乖节,狼鼠之精,入于府藏,毒流经脉,变化而生,皆能使血脉结聚,寒热相交,久则成脓而溃漏也。"阐明了肛瘘的发生与外感六淫及饮食不节等有关,又明确指出脓肿溃破后而成瘘的发展规律。

有关证候特点,宋·王怀隐等著的《太平圣惠方·治痔漏诸方》中已有详细记载:"夫痔瘘者,由诸痔毒气,结聚肛边,……穿穴之后,疮口不合,时有脓血,肠头肿痛,经久不差,故名痔瘘也。"明·陈实功《外科正宗·脏毒论》又记载:"夫脏毒者,醇酒厚味,勤劳辛苦,蕴毒流注肛门、结成肿块,其病有内外之别,虚实之殊。……又有虚劳久嗽,痰火结肿肛门如栗者,破必成漏。"又云:"夫悬痈者,乃三阴亏损,湿热结聚而成,此穴在于谷道之前、阴器之后,又谓海底穴也。"把本病称之为痔瘘、脏毒及悬痈,再一次较详细地描述了其发病原因及其破溃后必成瘘的发展趋势。

明代窦梦麟《疮疡经验全书》也把本病称之为"脏毒",如《疮疡经验全书·脏毒症》中记载:"脏毒者,其大肠尽处是脏头,一曰肛门,又曰屎孔内是也。毒者,其势凶也。"说明肛痈之病病位在肛门,具有发病急骤的特点。有关治法及预后,明·徐春甫《古今医统·痔漏门》云:"至于成瘘穿肠串臀,支分节派,中有鹅管,年久深远者,……必是《永类钤方》挂线治法,庶可通达而根除矣。"提出复杂性的肛瘘必需采用挂线疗法,才能达到根除之目的。

到了清代,对肛痈肛瘘的描述更加形象,有关治疗更加具体。如吴谦《医宗金鉴·外科心法要诀》:"跨马痈,……由肝、肾湿火结滞而成。初起豆粒,渐渐肿如鹅卵,陨坠壅重,色红焮痛,暴起高肿,速溃稠脓者顺;若漫肿平塌,微热微红,溃出稀脓者险,多成串皮漏证。""破溃而出脓血,黄水浸淫,淋漓久不止者,为漏。"详细叙述了肛痈的分类、病因病机、临床症状及预后转归。《医宗金鉴·臀痈》又云:"臀痈属膀胱经湿热凝结而成,生于臀肉厚处,肿、溃、敛俱迟慢。初宜隔蒜片艾灸,服仙方活命饮消之;不应者,即服透脓散,脓熟针之。"阐述了肛痈初起与成脓针、灸、药并用的具体用法及时机。祁坤《外科大成·下部后》云:"漏有八:肾俞漏,生肾俞穴。瓜瓤漏,形如出水西瓜瓤之类。肾囊漏,漏管通于囊也。缠肠漏,为其管盘绕于肛门也。屈曲漏,为其管屈曲不直,难以下药至底也。串臀漏、蜂窝漏,二症若皮硬色黑,必内有重管,虽可挂线,依次穿治,未免为多事。通肠漏,惟以此漏用挂线易于除根。"将肛瘘分为八种,又详细阐述了每种肛瘘的病变特点及挂线疗法在通肠瘘中的应用。赵濂《医门补要·肛痈》中记载:"肛门四周红肿作疼,速宜凉血利湿药消之。若消不去,一处出脓者为肛痈,每易成漏。有数处溃开者,名盘肛痈。"《医门补要·痔疮》中又记载:"湿热下注大肠,从肛门先发小疙瘩,渐大溃脓,内通大肠,口久难敛;或愈月余又溃,每见由此成瘘者。乘初起,服清热内消散,数帖可愈。若先咳嗽而成漏者,不治。"提出结核性肛瘘有久治不愈的特点。又云:"用细铜针穿药线,右手持针插入瘘管内,左手持粗骨针,插入肛门内,钩出针头与药线,打一抽箍结,逐渐抽紧,加纽扣系药线稍坠之,七日管豁开,掺生肌药,一月收口。若虚人不可挂线,易成瘘不治。"又详细描述了挂线疗法的操作步骤及注意要点。综上所述,历代医家对肛痈、肛瘘的认识在当今临床实践中仍起着重要的指导作用。

第二节 肛痈及肛漏的临床研究进展

近年来,国内外许多学者对肛痈及肛漏的发病规律、临床诊断、手术方式、其他疗法及术后处理等都进行了研究,并取得了一定进展。

一、肛痈及肛漏发病规律的研究

肛漏是肛痈破溃后的后遗疾患,发病原因主要是源于肛隐窝肛腺的感染,其发病具有一定的规律可循,索罗门定律在临床上具有一定的指导意义。为何婴幼儿肛漏好发于前方,肛痈传变的途径是否与肛漏一致,在这方面,一些专家也做了临床研究。

孙琳等对232例肛瘘患儿的临床资料进行了回顾性分析,结果显示女婴肛瘘好发于舟状窝(84.9%),男婴肛瘘好发于肛门前方(69.3%),小儿肛瘘好发于肛门前方与小儿易发生隐窝炎、排便过程中肛管前壁比后壁承受更大压力及肛管直肠交界处前壁组织结构较后壁薄弱有关。

赵自星总结了345例肛周脓肿,认为肛周脓肿与肛瘘为肛门直肠感染的两个阶段,属同一种疾病。

二、临床诊断研究

根据典型的病史、症状体征及专科检查,对肛痈、肛漏的诊断一般都能明确诊断。但在分类方法上,目前尚无统一的国际分类方法,国外多采用日本隅越幸男的四类十型分类法和圣马克医院的五型分类法,国内目前仍采用的是1975年全国肛肠协作组河北衡水会议制定的肛瘘诊断标准进行分类。在临床上,也有部分病例,主管、支管或内口不清楚,肛痈与肛周皮样囊肿等一时也难以辨别清楚,需借助肛管直肠腔内超声、多层螺旋CT及MRI技术等进一步的检查明确诊断。

徐道明等对36名专科体检初步诊断为直肠肛门瘘的患者,术前分别行常规经肛管腔内超声(TAUS)检查及经肛管腔内超声过氧化氢增强造影(HPUS)检查,结果提示HPUS对肛瘘的诊断有较高的可视性和准确率。高煜等探讨了肛瘘的MRI表现与诊断价值。提示MRI是一种快速、无损伤及具有准确性相当高的肛瘘检查方法,能提供外科手术所需的解剖及病理资料。

董丽卿等对术前27例怀疑肛瘘的患者瘘管造影后行多层螺旋CT（multi-slice computed tomography，MSCT）平扫及三维重建，认为MSCT三维重建能再现瘘管的形态和走行特点、瘘管与肛管内外括约肌和肛提肌的关系，是一种术前评价肛瘘和检测肛周脓肿的有效方法。

三、术式研究

肛痈一旦成脓，就应尽早手术，切开排脓，并尽可能争取一次手术治疗成功，以免形成肛瘘。肛瘘一旦形成，唯有手术才能彻底根治，由于瘘管的复杂程度不同，手术方式也不同，针对高位复杂性肛瘘的手术治疗仍存在着复发率高、并发症、后遗症多等问题。因此，许多专家为避免上述问题的发生，进行了大量临床术式研究。钱海华等为克服一次性手术治疗肛周脓肿术后出现的轻度肛门失禁或锁眼样畸形，以及反复紧线过程中病人疼痛重的不足，采用低位切开、高位用橡皮筋虚挂，充分引流，即腔隙旷置，不勒断肛管直肠环，待腔隙肉芽长满后抽去橡皮筋，用此方法治疗肛周脓肿39例，均一次性治愈，随访1年未见复发。王琛等将48例肛周脓肿分成两组，分别行拖线引流法和切开引流法。结果显示拖线引流法患者术后形成复杂性肛瘘的发生率远低于切开引流法，且愈合时间短。孟强等回顾性分析30例小儿肛瘘的临床资料，结论是小儿初发肛瘘简单，局部解剖位置较成人易于暴露，较易于手术治疗。<1岁者及早行切开引流术，1~7岁行切开挂线术。熊腊根等采用主管道低位切开，高位挂线，支管道对口引流术（简称切开挂线对口引流术）治疗78例复杂性肛瘘病人，取得满意疗效。刘佃温采用"'U'型分段切除、挂线+缝合术"及"间断切除、挂线术"治疗高位复杂性肛瘘，结果前者比后者伤面愈合时间平均缩短9天（P<0.01）。郑成坤等采用瘘管部分切除加挂线疗法治疗高位复杂性肛瘘98例，强调术后换药的重要性。结果本组全部治愈，肛门功能良好，无明显变形、液体失禁等并发症。范亚明采用单纯内口切开改道引流术，用于治疗各种复杂性肛瘘166例，结果：治愈率达100%。姜春英等采用低位瘘管截管留桥管道搔刮、原发内口切除、顶端搔刮旷置相应肛缘开窗，同时于病变对侧打开肛管后深间隙与开窗处形成对口引流，简称顶端旷置对口引流术，治疗原发性高位肛瘘30例，也取得了较为满意的效果。

四、其他疗法

目前认为，手术治疗是唯一能够彻底治愈肛瘘的有效方法，但由于手术伤面大、痛苦大、愈合时间长、且易复发等缺点，往往使许多患者望而却步，失去治疗时机。为此，许多专家又在探索一些新的治疗方法。

于学林等应用介入方法治疗肛瘘，结果：经1次治疗治愈10例，2次治疗治愈1例，全部病例随访4~18个月，均获得治愈。

汪草原采用自制"玫瑰铤"并药捻，祛腐引流、生肌治疗肛瘘50例，结果一次性治愈者46例，取得了满意效果。

五、促进创面愈合研究

手术是治愈肛痈、肛漏的关键，但术后换药处理又是保证手术成功的重要一环。术后创面假性愈合、延迟愈合或久不收口等都是医患共同关心的问题。中医学在"化腐生肌、促进创面愈合"等方面有着悠久的历史，临床研究也有显著进展。

刘佃温等将80例肛瘘术后病人随机分为两组,分别采用复方生肌玉红膏、凡士林油纱条外敷。结果提示复方生肌玉红膏有明显促进肛瘘术后创面愈合的作用。唐智军等采用蛋黄油膏用于肛瘘术后伤口换药并与凡士林纱条换药进行比较,结果蛋黄油膏能促进肛瘘术后伤口愈合。丁映钦等采用MEBO湿润烧伤膏对46例肛瘘挂线术后创面进行了疗效观察,结果提示湿润烧伤膏有明显促进伤口愈合作用,对减轻患者术后肛门疼痛,防治局部切口周围组织水肿及术后排便排尿困难均具有良好的效果。李敏等将60例肛瘘术后患者按单盲分组法随机分为治疗组和对照组。术后第3天开始,治疗组创面用多济敷换药,对照组创面仍用雷夫努尔纱条换药,每日更换1次,结果提示前者具有较好的促进伤面愈合作用。陆庆革等研制镇痛消炎生肌纱条(紫草、地榆、黄连、黄柏、白芷、黄芪、当归、乳香、没药、象皮粉)用于肛瘘术后换药,并与雷夫诺尔纱条组、生肌玉红膏纱条相比较。结果提示镇痛消炎生肌纱条与生肌玉红膏纱条均有较好的促进伤面愈合作用,明显优于雷夫诺尔纱条。

中医药在促进肛瘘术后创面愈合方面有较深入的研究,并取得显著进展,中药外用作用直接,对创面愈合有双向调节作用,早期能控制炎性反应,促进肉芽生长,后期可抑制瘢痕过度形成。但由于中药成分复杂,又缺乏明确的量效标准,其作用机制还有待于进一步研究。

第三节　肛痈及肛漏的实验研究进展

数十年来,针对肛痈、肛漏的病因一致认为是肛腺感染所致,但在临床上仍存在一些疑问,如肛瘘为何新生儿较多,儿童及少年极少,成年人20~40岁较多,老年人极少,且男性明显多于女性等。为此,许多专家对小儿肛瘘的发病原因、肛周脓肿的病原菌及其药敏进行了实验研究。

一、小儿肛瘘发病原因的研究

针对小儿肛瘘的发病原因目前仍有争议,一种观点认为小儿肛瘘为先天形成,是一种少见的肛门直肠畸形;另一种观点认为是后天获得性疾病,为肛隐窝感染所致。孙琳等对婴儿瘘管标本进行了组织病理学对比研究,认为伴有正常肛门的女婴肛瘘多数为后天感染形成,但不能否定少数为先天性畸形的提法,伴有正常肛门的男婴均为后天获得。也有学者认为,肛瘘的发生与男性激素的水平有关,如孙福庆等总结国内外资料和本人实践体会,提出肛瘘的发病与人体性激素有关。新生儿肛瘘发病多在出生后4周内,与新生儿颜面部痤疮发生于同一时期,认为这两种病可能同属于新生儿皮脂腺一过性分泌过盛所致,与母体带来的雄激素、副肾性雄激素有关,由于新生儿男性器官常有明显一过性发达,加之感染等因素,常导致新生儿肛瘘的发生。

二、肛周脓肿的病原菌研究

近些年来,许多学者对肛门直肠周围脓肿的病原菌进行了研究,对其正确治疗与判断预后都有积极的指导意义。肛周脓肿常见致病菌有大肠埃希菌、链球菌属、金黄色葡萄球菌和铜绿假单胞菌,并且66.7%的脓液标本中培养出厌氧菌。如史仁杰综合有关资料后认为:肛周脓肿的病原菌主要有需氧菌和厌氧菌两大类。肛周脓肿是需氧菌与厌氧菌的混合感染,且近年来,随着对厌氧菌培养方法的改进,肛周脓肿脓液中的厌氧菌的检出率也在逐年增高。吴运嘉对27例肛周脓肿的厌氧菌培养结果显示:27例肛周脓肿厌氧菌阳性者18例,占66.6%,共检出厌氧菌3株,其脆弱类杆菌11例,占61%,厌氧链球菌5例,占27.7%,厌氧葡萄球菌2例,占11.3%。说明肛周脓肿感染以革兰阴性杆菌为主,混合性感染较为普遍。另有报道糖尿病患者的肛周脓肿培养克雷白杆菌属(Klebsiella species)检出率高于非糖尿病患者的肛周脓肿。

在药敏试验方面,品川长夫等认为:多数肛周脓肿的致病菌对各种抗生素均有较好的敏感性,多数厌氧菌对氨基苷类欠敏感,克雷白杆菌属对青霉素类抗生素耐药。甲硝脞、氯林可霉素及利福平等对厌氧菌有明显的抑菌作用。庆大霉素、卡那霉素、氯霉素、新霉素对需氧菌有高敏或中敏性。青霉素、链霉素、四环素、土霉素对需氧菌耐药或低敏。吴运嘉对27例肛周脓肿厌氧培养阳性者18例,药敏试验结果为对甲硝脞、氯林可霉素、利福平100%敏感,对青霉素、庆大霉素不敏感。孙昱对20例肛周脓肿的脓液又进行了厌氧菌和需氧菌的培养及药敏试验,结果证明肛周脓肿以大肠杆菌为主,厌氧菌占65%,敏感药物依次为头孢菌素、卡那霉素、氯霉素、庆大霉素、甲硝唑、复方磺胺甲噁唑。

第四节　肛痈及肛漏在治疗中存在的问题与对策

一、手术根治与保全功能问题

肛瘘大部分继发于肛痈,无论是脓肿自然破溃,还是经外科手术切开引流,其结局往往是形成肛瘘。肛瘘一旦形成,自然愈合的机会很少,绝大多数都需要手术治疗。但也有一少部分病例,保守治疗或姑息手术治疗,仍有治愈的可能。肛瘘治疗的理想目标是消除瘘管、保留肛门括约肌功能、不影响肛门外观、避免复发,从而使患者尽快恢复到正常生活。针对一些特别复杂或疑难的高位复杂性肛瘘或伴有严重合并疾病的患者,若过分强调外科手术根治又保证功能两全是不现实的,甚至是不可能的。任东林认为恰如其分的手术治疗,甚至只是建立通畅的引流通道,对患者来说可能更为有利,至少可以避免激进手术可能带来的严重危害,如肛门失禁、肛门湿疹等。

二、"带瘘生活"值得商榷

当十分复杂的病例完全没有手术治愈的把握时,或因其他原因不能耐受手术时,"带瘘生存"可作为一个原则加以选择。因为肛瘘毕竟是良性疾病,也正因如此,所以有些专家建议改为"带瘘生活"更为合适。问题是"带瘘生活"的标准是什么,目前尚无定论。"带瘘生活"有无潜在癌变的危险等,均需进一步商榷。

三、术后复发仍是关注的问题

关于肛瘘的复发问题,任东林认为肛瘘复发的重要原因之一是没有准确地找到和处理内口,寻找内口,应特别注意齿线附近区域。有时内口不止一个,通常情况下肛瘘的内口只有1个,但个别情况下亦有2个以上内口。因此,在寻找内口时,不应满足于有还是没有,而应具体病例具体分析。术中染色剂注入法,对判断这种情况尤为有用。术后注重换药处理也是防止术后复发的有效措施之一。部分肛瘘患者出现术后复发,是术前诊断有问题,还是术中未准确找到内口,还是术后换药处理不当,每一环节都不容忽视,正如艾中立等报道:肛瘘手术失败的原因是病因不明、诊断不清楚,治疗手段选择不当,病根未予根除。术后伤口肉芽增生长期不愈或表皮覆盖创面形成假愈合,日后瘘管复发。如结核性肛瘘的手术方法虽也相同,但术前与术后缺乏配合抗痨药物治疗,手术难以成功;炎性肠病的肛瘘应加强病因的药物治疗,按炎性直肠病变的程度而采用相应的手术对策;直肠肛管损伤并感染形成的肛瘘,直肠肛管癌性肛瘘以及其他病变引起的肛瘘亦然。否则,错误的手术方式必然导致失败。

四、手术方式还有待进一步完善

瘘管切开术由F. Salman设计,是治疗肛瘘的经典术式,具有引流通畅、伤口无水肿等优点。但伤口的愈合时间长,伤口愈合要经过伤口收缩、肉芽组织增生及表皮再生等过程。伤口收缩可使伤口卷曲、凹陷,伤口的对合欠佳,肉芽组织过度增生,瘢痕组织增多,术后瘢痕挛缩引起肛门变形,严重时妨碍肛门收缩。尤其是复杂性肛瘘,切除术后创伤范围相对较大,肛门功能及形态可能会受到不同程度的影响,并有一定的手术失败率。

国外如日本采用保留括约肌瘘根治术的方法治疗肛瘘,其技术复杂手术创面大,尤其是对坐骨直肠窝肛瘘、骨盆直肠窝肛瘘等手术将造成组织大块缺损,需用肌瓣充填,术后要长时间禁食和控制排便。国内对高位复杂性肛瘘的治疗积累了丰富的经验,多采用切开结合挂线(或虚线与实线相结合)的方法进行治疗,这种"外切内挂"的手术方法操作简单、痛苦小、无严重肛门失禁等合并症、后遗症,能较好地避免术后肛门功能障碍。但至目前,对高位复杂性肛瘘的手术治疗仍存在痛苦大、恢复时间长等问题,尤其是手术根治与保全功能仍需在手术方式上下功夫。

五、其他疗法还有待于进一步验证

目前中西医结合治疗复发性肛瘘的对策很多,在治疗上突出中医特色,应用单方、验方或秘方有治愈肛瘘的报道,但无大样本的临床验证。近年来,一些新的治疗方法给肛痈、肛瘘患者带来了希望,如采用生物胶封堵的方法或"肛瘘栓"填塞的方法治疗肛瘘、闭式冲洗的方法治疗肛周脓肿等,但其远期疗效还有待于进一步验证。因此,在探索确切疗效的同时,尽可能减少肛管直肠环的损伤,追求微创化的治疗将是肛肠科医师研究的新目标,微创化的手术理念既适应时代的需求又是治愈高位肛瘘的新观念,将为高位肛瘘的治疗方向提供指导意义。

六、特殊类型肛瘘及合并症的治疗

肛周脓肿可合并坏死性筋膜炎、化脓性大汗腺炎,或肛周囊性畸胎瘤继发感染或误诊误治后形成瘘道,结核性肛瘘,克罗恩病合并肛瘘、直肠阴道瘘,放疗后直肠阴道瘘等,应早期明确诊断,针对病因治疗并制定个化治疗方案。

(刘佃温)

参 考 文 献

1. 孙琳,王燕霞.小儿肛瘘的好发部位及病因探讨[J].临床外科杂志,1994,2(6):306-307.

2. 赵自星.肛周脓肿发病规律及传变途径[J].中国肛肠病杂志,1995,15(3):17-18.

3. 徐道明,李升明.经肛管腔内超声过氧化氢增强造影诊断肛瘘的价值[J].中国超声医学杂志,2001,17(9):705-706.

4. 高煜,张文杰,殷胜利,等.肛瘘的MRI诊断[J].临床放射学杂志,2001,20(1):56-57.

5. 董丽卿,杨运俊,宋华羽,等.多层螺旋CT联合瘘管造影对肛瘘的术前评价[J].中华普通外科杂志,2007,22(3):190-193.

6. 钱海华,黄继诚.高位虚挂引流法治疗肛周脓肿39例临床观察[J].中国肛肠病杂志,2006,26(5):22-23.

7. 王琛,黄鸿翔,丁敏,等.拖线引流法在复杂性肛周脓肿手术中的应用[J].中国肛肠病杂志,2007,27(12):17-18.

8. 孟强,孟荣贵,喻德贵,等.小儿肛瘘的治疗[J].中国肛肠病杂志,2006,26(5):9-10.

9. 熊腊根,熊金兰.切开挂线对口引流术治疗复杂性肛瘘临床疗效分析[J].大肠肛门外科杂志,2002,8(3):185-186.

10. 刘佃温.U型分段切除挂线加缝合术治疗高位复杂性肛瘘87例总结[J].中国肛肠病杂志,1999,19(5):9-10.

11. 郑成坤,吴祝东,陈维荣,等.部分切除挂线疗法治疗高位复杂性肛瘘98例[J].汕头大学医学院学报,2000,13(3):49-50.

12. 范亚明.单纯内口切开改道引流术治疗各种复杂性肛瘘[J].云南中医中药杂志,1999,20(5):25-26.

13. 姜春英,阚卫兵,祝颂,等.顶端旷置对口引流术治疗高位肛瘘[J].中国中西医结合外科杂志,2000,6(2):95-96.

14. 钟武,张磊昌,钟世彪,等.腔内置管负压引流术治疗高位多间隙肛周脓肿的效果[J].广东医学,2015,36(2):290-292.

15. 曹永清,郭修田,王琛,等.线管分期引流法治疗复杂性肛瘘的多中心随机对照临床研究[J].上海中医药大学学报,2011,25(6):38-43.

16. 康健,黄德铨.放射状多切口部分缝合加浮线引流术治疗复杂性肛瘘的临床观察[J].结直肠肛门外科,2014,20(5):340-341.

17. 李东冰,谢振年,王芳丽,等.跳跃式接力切开短程挂线治疗蹄铁形高位肛瘘[J].中国中西医结合外科杂志,2012,18(6):606-608.

18. 于学林,崔进国,王晓琪,等.应用介入技术治疗肛瘘[J].中国临床医学影像杂志,2003,14(5):371-372.

19. 汪草原.自制玫瑰铤并药捻治疗肛瘘50例[J].中国中西医结合外科杂志,2001,7(2):109-110.

20. 刘佃温,徐志伟.复方生肌玉红膏促进肛瘘术后创面愈合的临床观察[J].中国肛肠病杂志,2007,27(12):31-32.

21. 唐智军,刘冬保.蛋黄油膏肛瘘术后伤口换药26例[J].湖南中医杂志,2001,17(1):21-22.

22. 丁映钦,冯国勋,朱晓全.MEBO湿润烧伤膏对46例肛瘘挂线术后创面愈合的疗效观察[J].空军总医院学报,2002,18(1):51-53.

23. 李敏,李锦秀.多济敷在肛瘘术后的临床应用[J].大肠肛门病外科杂志,2003,9(3):160-161.

24. 陆庆革,沈素英,吴彦奇,等.肛瘘手术后镇痛消炎生肌纱条的临床应用[J].中医药研究,2002,18

（6）：16-17.

25. 史仁杰. 肛门直肠周围脓肿的病原菌及药敏[J]. 中国肛肠病杂志,1993,13（3）：26-27.

26. 关运嘉. 27例肛周脓肿的厌氧菌培养分析[J]. 中国肛肠病杂志,1987,7（3）：25.

27. 孙昱. 肛周脓肿与坏死性软组织炎致病菌的研究[J]. 中国肛肠病杂志,1993,13（3）：9.

28. 任东林. 有关高位复杂性肛瘘治疗的几个问题[J]. 广东医学,2001,22（12）：1093-1094.

29. 艾中立,钱群. 肛瘘复发的原因与对策[J]. 大肠肛门外科杂志,2002,8（3）：143-144.

30. 谢宏,禹正杨. 生物支架材料治疗肛瘘的研究进展[J]. 大家健康,2015,9（3）：266-267.

第四章　锁　肛　痔

本病是发生在肛管、直肠的恶性肿瘤，病至后期，因肛门狭窄犹如锁住肛门一样，故称为锁肛痔。相当于西医的肛管直肠癌。本病的发病年龄多在40岁以上，且随年龄增长，发病率愈高，男多于女，偶见于青年人。初期症状不明显，常表现为大便习惯改变及便血，因而临床上常误诊为痢疾、痔疮、肠炎等。本病属于中医文献中癌、岩、脏痈疽、锁肛痔等范畴。

本病多因忧思抑郁，脾胃不和，湿热蕴结，日久化毒，乘虚下注，浸淫肠道，气滞血瘀，湿毒瘀滞凝结而成肿瘤；或饮食不洁，久痢久泻，息肉虫积，损伤脾胃，运化失司，湿热内生，或外感六淫，湿热邪毒壅积，流注大肠，蕴毒积聚，结而为肿。湿热下注、火毒内蕴，结而为肿是病之标；正气不足，脾肾两亏，乃病之本。

本病初期表现为直肠黏膜或肛门皮肤一突起小硬结，无明显症状，病情进一步发展，可出现一系列改变。便血是直肠癌最常见的早期症状，血为鲜红或暗红，量不多，常同时伴有黏液，呈持续性，此时常被误认为"痔疮"。排便习惯改变也是直肠癌常见的早期症状，表现为排便次数增多，便意频繁，排便不尽或里急后重感等。粪便中有血、脓、黏液，并伴有特殊的臭味。到病变后期，癌肿增大，肠腔狭窄，粪便量少，大便形状变细、变扁，并出现腹胀、腹痛、肠鸣音亢进等肠梗阻征象。

排便次数增多、排便习惯改变与便血是许多肛门直肠疾病的共同症状，本病应与痢疾、溃疡性结肠炎、内痔、直肠息肉、孤立性直肠溃疡、肛瘘、尖锐湿疣等相鉴别。直肠指诊是最简单、最方便、最有意义的检查方法，对不明原因的排便习惯改变及便血，应列为首选的常规检查，必要时进行肛门镜或直肠镜检查，并进行活组织病理检查。

本病一经诊断，应及早采取根治性手术治疗，术前、术后根据情况可进行中医辨证施治。中药局部外敷及灌肠也有一定疗效。放射治疗、化学治疗和免疫治疗都有提高疗效的作用。目前，中医药在提高患者术后生活质量，防止术后复发和延长患者寿命等方面已体现出明显的优越性。

第一节　锁肛痔的历史沿革

中医文献中癌又称为岩，是因其肿块坚硬如岩石，形状不规则而得名。有关发病机理的记载，最早见于《黄帝内经》，如《灵枢·五变》记载："人之善病肠中积聚者，……皮肤薄而不泽，肉不坚而䐃泽，如此则肠胃恶，恶则邪气留止，积聚乃伤，脾胃之间，寒温不次，邪气稍至,蓄积留止,大聚乃起。"隋·巢元方《诸病源候论·癥瘕诸候》记载:"癥者,由寒温失节,致脏腑之气虚弱而食饮不消,聚结在内,染渐生长块段,盘牢不可移动者,是癥也。"宋·圣济殿《圣济总录·瘿瘤门》记载:"瘤之为义,留滞而不去也。气血流行不失其常,则形体和平,无或余赘。及郁结壅塞,则乘虚投隙,瘤所以生。"根据所描述的病变部位、证候特征,与发生在结直肠的恶性肿瘤极为相似。

有关临床特征,在宋代文献中已有明确记载,如宋·杨士瀛《仁斋直指方论·癌》中说:"癌者上高下深,岩穴之状,颗颗累垂……毒根深藏,穿孔透里……外症令人昏迷。"明·陈实功《外科正宗·痔疮论》记载:"故积毒深者,其形异而顽恶;……气血日有所伤,形容渐有所削,若不早治,终至伤人。"明·陈实功《外科正宗·脏毒论》又记载:"又有生平情性暴急,纵食膏粱或兼补术,蕴毒结于脏腑,火热流注肛门,结而为肿,其患痛连小腹,肛门坠重,二便乖违,或泻或秘,肛门内蚀,串烂经络,污水流通大孔,无奈饮食不餐,作渴之甚,凡犯此,未得见其有生。"均对本病的特性及不良预后作了详细描述。

到了清代,对本病的特殊性更有比较清楚的认识,如清·祁坤《外科大成》中说:"锁肛痔,肛门内外如竹节锁紧,形如海蜇,里急后重,便粪细而带扁,时流臭水,此无治法。"更加形象地描述了肛管直肠癌的形态特征,并对本病的症状和预后作了详细的描述。

第二节 锁肛痔的临床研究进展

有关锁肛痔的临床研究报道较多,总的认为本病的发病年龄趋向年轻化,且年轻患者的恶性程度较高。总的根治术后5年生存率为50.21%,癌灶局限于黏膜内的可达97.6%。对本病的治疗重在早期发现、早期诊断、早期手术治疗。

一、流行病学研究

大肠癌是经济发达国家最为常见的恶性肿瘤,在我国其发病率已位居恶性肿瘤第三位,且随着生活水平的提高,大肠癌的发病率和死亡率在我国呈逐年升高的趋势。因此,加强科普宣传,提高民众和临床医师的防癌意识是十分必要的。尤其是有家族史、便秘史的病人更应予以足够重视。

蔡善荣等对842例大肠癌生存状况及其影响因素进行了多因素分析。认为肠梗阻、慢性便秘史、家族肿瘤史、肿瘤部位、Dukes'分期是大肠癌生存预后的主要影响因素。有家族肿瘤史的大肠癌患者预后好于无家族史的患者。

徐永成对大肠癌的流行特征和发病高危因素进行了总结。认为在过去的20年中,世界大多数国家或地区结肠癌的发病率呈上升趋势,并以低发病率的地区为明显;而同期直肠癌的发病率大多略有升高或基本处于稳定状态。在个体因素方面,性别、种族、年龄及经济因素和大肠癌的发病率也存在着密切关系。尽管大肠癌的病因尚未明确,但是对其发病的高危因素已有较深入研究。迄今为止,大肠癌的发病高危因素研究仍主要集中于饮食、遗传、生活方式方面,也有涉及药物。

肠造口是肛管直肠癌手术常采用的手术方式,而由此引起的排便方式改变及身体外形的改变,常给病人的身心带来极大痛苦,以致有些病人因惧怕造口,延误或放弃手术而丧失生命。因此,做好肠造口的康复治疗具有极其重要的现实意义。如陈增蓉等采用问卷调查对120例直肠癌结肠造口病人进行回顾性分析。结果:造口病人生存质量总体评分仅为58.87±14.67,躯体功能、社会功能以及心理功能3个维度的得分均低于70分。生存质量影响因素主要有婚姻状况、自理能力、排便是否规律等。认为通过帮助病人建立排便规律,加强健康教育,提高自理能力,完善家庭和社会的支持,可以改善病人的生存质量。

二、诊断研究

肛管直肠癌的早期症状无特殊性,易与内痔、肠炎、直肠息肉、痢疾等疾病相混淆。最简便、最直接的诊断方法是直肠指诊,最终的诊断需要病理确诊,已基本达成共识。但临床上常因为医患双方重视不够,并忽略了必要的指诊检查,而使大肠癌的误诊率居高不下。为此,许多专家在如何提高诊断率、降低误诊率等方面做了大量研究。

张珊珊等通过观察肠癌患者的舌质变化,探索舌质变化与肠癌之间的关系。结果发现肠癌患者的舌质以青紫舌多见,占所有患者的42.8%,而舌苔则以白腻苔居多,占46.4%。提示舌象对本病的早期诊断有一定参考价值。

大肠癌的病因不明,早期症状不明显,给早期诊断带来一定难度。早期粪便潜血试验作为大肠癌普查的首选方法具有非常重要的现实意义。赵广发综合国内外资料认为:大肠癌普查的主要手段仍是粪便潜血试验。黄贤权则应用大承气汤口服X线快速肠道造影法,检查了21例可疑肠癌患者,结果发现10例右侧结肠癌,认为此法有利于提高右侧结肠癌的诊断率。

肿瘤标记物检测在大肠癌诊断中具有一定的价值,且越来越受到广泛的重视,尤其是癌胚抗原(CEA)、糖链抗原(CA19-9)最为常用。临床上采用多种肿瘤标记物联合检测,可以提高其诊断准确率。

肠道pH值升高在大肠癌的发生中可能起重要作用,据报道粪便pH值测定可能成为一种简单易行的流行病学调查和临床检测大肠癌的重要参考指标。如倪家连等通过对部分健康人、食道癌、胃及十二指肠溃疡病、肠道炎症性疾病、胃癌及大肠癌患者的粪便pH值进行了测定,结果显示,健康人与各疾病组(除食道癌外)粪便pH值具有非常显著差别;肠道炎症性疾病及大肠癌治疗后,粪便pH值下降显著,提示粪便pH值测定可能对大肠癌具有诊断价值。

潘同春报道,常规CT检查与直肠充气状态下CT检查对直肠癌诊断的敏感性分别为77.8%、97.8%,差异有统计学意义,两种检查方法的TNM分期准确率分别为55.6%、80.0%,差异有统计学意义。提示直肠充气状态下CT检查是直肠癌术前诊断和临床分期的重要方法。

近年来大量临床研究表明符合线路显像用于检测直肠癌及其预后具有良好的临床价值。曾有研究证明使用符合线路诊断205例肿瘤术后患者,其诊断的灵敏度、特异性及准确性分别为87.7%、77.3%、84.2%。温琥玲等报道,使用符合线路SPECT/CT作为直肠癌的诊断及预后鉴别诊断具有较高的临床价值,可以临床广泛推广使用。

三、中医药治疗研究

中医药在治疗本病方面积累了丰富经验,在灵活掌握祛邪抗癌解毒与固护正气的基础上,遵循扶正而不留邪,祛邪而不伤正的治疗法则,结合手术治疗、化学治疗、放射治疗等,无论是在提高治愈率、改善生存质量,还是在延长寿命等方面都取得了可喜的成绩。邵梦扬治疗直肠癌主张从辨证施治为根本、辨病辨证相结合、祛邪扶正应有度、内服外用综合治四方面着手；王蕾采用八珍汤加减治疗结直肠癌术后30例，取得较好疗效，服药期间不做放、化疗，随访3年无复发及转移。

中药保留灌肠治疗本病也是较好的常用方法之一，如张益民采用中药煎剂200~300ml，分为两份，每日两次，保留灌肠。治疗直肠癌（全部病例经病理证实为腺癌）26例，结果26例患者，临床治愈16例（61.5%）；显效8例（30.8%）；无效2例（7.7%）。总有效率为92.3%。取得明显疗效。

中药在降低化学药物的副作用、增强免疫功能等方面也发挥了较好的治疗作用，周鼙、王广等分别采用中药辨证治疗消化道肿瘤，取得了较好的临床疗效。

第三节　锁肛痔的实验研究进展

杨小冬等应用免疫组化RT-PCR法分别检测42例结直肠癌及其附近正常黏膜组织G-CSFR蛋白和其mRNA表达情况，进而了解G-CSF在结直肠癌发生、发展中的作用。

吴保平等从东亚钳蝎体内提取蝎毒，在其药理、毒理、免疫及分子结构研究的基础上，对人大肠癌HR8348细胞系和FC2细胞素进行了体外抑杀实验研究，发现蝎毒对大肠癌细胞有明显的抑杀作用，可作为一种有效的抗癌制剂用于临床治疗。

第四节　锁肛痔诊治中存在的问题及中医药在其术后治疗中的意义

一、锁肛痔诊治中存在的问题

（一）如何提高大肠癌的早期诊断率

癌症应早发现、早诊断、早手术，锁肛痔亦是如此。锁肛痔患者的生存率直接与诊断时疾病的严重程度有关，辛学永认为进展期直肠癌患者5年生存率为7%；而早期癌患者5年生存率则可高达92%。由此可知早期诊断的重要性。锁肛痔的早期症状由于癌肿较小压迫肠腔不明显，并无典型的排便困难、脓血便、大便形状习惯性改变等症状，仅表现为肛内坠胀不适，警阈值低，很容易被忽视。再者，由于缺乏对直肠癌的认识，很容易把大便带血误认为痔疮、肛裂出血，贻误治疗，很多患者就诊时自己陈述痔疮出血，但是行肛内指诊往往发现质硬、凸凹不平肿物，病理活检支持直肠癌诊断。患者更有甚者不愿将病情告知医生，认为二阴属于个人隐私，有病只需对症治疗，没有必要做相关检查，女性患者占有多数。病情没有及时被发现，肿瘤逐渐增长，压迫性和破坏性逐渐显露，症状随之加重，引起重视，询医就诊，此时发现已经为时已晚，癌肿广泛转移，手术价值大大下降，术后生活质量明显降低。因此获得肛管直肠癌早期诊断相关数据和资料有助于对其有益性治疗，而资料和数据可以通过自然人群普查、癌前疾病随访、遗传性大肠癌的基因预测渠道获得。美国癌症学会发表的

2004年大肠癌早期检测指南指出,对有一般危险性的病人,从50岁应开始作早期检查,对高危人群,则建议加强早期检查。由此可见,加强对大肠癌科普知识的宣传,提高医患双方对大肠癌早期防治的意识是非常必要的。

(二)锁肛痔诊断与治疗相关性

锁肛痔最有价值的诊断是病理活检,在取活检中应尽量取癌肿中心组织,假如边缘有炎症反应,活检可能检查到炎症细胞而检测不到癌细胞,难免误诊,不支持临床诊断和手术指征,给临床治疗带来很大的阻碍。CT、B超、核磁共振均可作为主要辅助检查,有医源性,在做检查时医技人员首先面对的是检查单而不是病人,在书写检查结果时往往参照检查单的诊断,难免有时与临床诊断不符,导致诊断不出或者误诊,为进一步治疗增添困难。

目前外科手术切除仍然是治疗直肠癌的重要手段,手术方式有多种,基本的原则是使肿瘤得到根治,但前提是诊断需明确,有明显的手术适应证。随着对直肠癌扩散规律的再认识,低位直肠癌的外科理念和外科治疗模式也发生了变化,直肠癌的手术治疗向创伤小、既能根除肿瘤、又能保全功能方向发展。代表术式为全直肠系膜切除术(TME)。

(三)直肠癌保肛术式的选择

腹会阴直肠切除术(Miles)是直肠癌外科治疗的经典手术,广泛应用于临床,但缺点也显露无遗,术后病人生活质量明显下降,许多病人不接受腹部造瘘的事实,有时表现抵抗情绪。随着对直肠淋巴回流的逐渐认识,研究表明直肠癌经淋巴的逆行扩散转移是少见的,仅发生于DukesC期的高恶性病例,其近端淋巴管已被癌栓堵塞。因此,远端切除2cm以上的正常肠管已足够,为低位直肠癌行保肛手术提供了理论依据。而对直肠系膜概念的认识,吻合器技术的应用,以及对术后生活质量的高要求,在直肠癌的治疗上保肛手术更多地被应用于临床,并取得了较好的效果,但必须在达到根治、避免复发、不影响生存率的前提下严格地掌握适应证。对肿块较大、肠外有浸润、肥胖、盆腔狭小、高龄及复发的病变则不能行保肛手术。

近百年来,诸多学者为了避免腹部人工肛门的困扰,对直肠癌的术式进行了改良与创新,如前切除术(Dixon1939)、拖出性术式(Babcock1939、Bacon1945、Black1948)、套叠式手术(Weich和Cutait1950)以及拖出和套叠二合一(Turnbullcutait1961)等。我国的周锡庚(1992)在改良Bacon术式基础上,发明了支持捆扎法的拖出式手术,席忠义发明了直肠癌根治术后(Miles'术)会阴部结肠套叠式人工肛门等。刘宝善认为:唯有Dixon的前切除术,被实践证实是保存括约肌功能最有效的术式,不能无限制地扩大前切除适应证,也不能无限制缩小腹会阴联合切除术的适应证,更不能用前切除术代替腹会阴联合切除术,这是癌肿的病变部位和病变的特点决定的。如果人为地改变了合理的手术方式,尽管手术做得很精细,也难免局部"复发",或只保存了肛门的样子,并不具备肛门的功能。

(四)放疗、手术和化疗的结合点

尽管手术治疗仍然是直肠癌重要的治疗手段,但那种唯手术是第一选择的时代已经过去,因为一个世纪以来越做越大的手术发展历程并没有带来治愈率、生存率的大幅度实质性提高。因此综合治疗逐渐受到重视并以之作为直肠癌的治疗指导原则。术前放疗可使肿瘤体积缩小,纤维组织增生,细胞变性,浸润消失,肿物周围血管变细硬化、闭塞,杀灭周围淋巴结。肿瘤局限利于手术切除,而术后放疗由于手术操作破坏了局部组织血供,加上瘢痕反应,照射目标往往血供欠佳而降低放疗效果。同时由于术后盆腔空虚,小肠坠入盆腔成为照射对象,发生放射性肠粘连、小肠会阴瘘的几率明显增加。如行保留部分直肠并吻合的术式者,则发生放射性直肠炎、吻合口狭窄的几率也可明显增加。近年来直肠癌术后化疗也取得长足的进步,除以5-Fu为基础的化疗药物外,第3代铂类化疗药物草酸铂和奥沙利铂也在直肠癌的治疗中发挥重要作用,现已成型的FOLFOX方案(奥沙利铂+5-Fu+亚叶酸钙)广泛应用于临床,并取得满意的疗效,但有的患者对此方案并不敏感,且奥沙利铂价格昂贵给临床应用带来困难。三者各有优缺点,取长补短,量体裁衣,根据不同的病情、个体差异而制订个体化、规范化、科学合理的综合治疗将是今后研究方向。

(五)靶向药物在结直肠癌治疗中的应用

靶向药物的出现使结直肠癌的治疗进入到崭新阶段,靶向药物作用机制尚在深入研究中。目前,靶向药物的联合应用已取得进展。随着结直肠癌基因分型与靶向药物的深入研究,给部分已经失去手术治疗机会的病人特别是结直肠癌肝转移病人将带来新的希望,如果充分应用现代靶向治疗的进步并进行多学科联合的综合治疗模式,将对病人带来更多生存受益。

二、中医药在锁肛痔术后治疗中的意义

中医药在锁肛痔术后发挥着重要的作用,首先表现在术后恢复方面。手术后机体处于低水平状态,免疫力低下、邪去正虚、容易受病邪的侵袭而发病。中医讲究整体观念,辨证论治,未病先防,结合患者状况辨证施治并佐以益气养血之品,寓补于防。其次表现在巩固疗效方面,术后西医一般要求半年常规定期化疗,其副作用显而易见,患者痛苦不堪,中药合理应用不仅可使患者减轻化疗之苦,而且还可提高疗效。再者中医药在预防肠癌术后转移方面上的优势也逐渐体现出来,李华山等通过研究,证明了中药可显著提高大肠癌手术后患者的免疫功能,降低术后转移的发生率。

大量的临床报道说明:中医药在配合西医的手术疗法、放射疗法和化学疗法方面,有着广阔的应用前景。进一步探讨中医药治疗本病的规律,加强中医药与西医治疗的有机结合,仍是今后提高本病治疗远期效果的关键所在,也是我国防治恶性肿瘤的一大优势和特色。

(刘佃温)

参 考 文 献

1. 蔡善荣,郑树,张苏展. 842例大肠癌生存状况及其影响因素的多因素分析[J]. 实用肿瘤杂志,2005,20(1):40-42.

2. 徐永成. 大肠癌的流行病学和病因研究[J]. 医学综述,2005,11(7):615-616.

3. 陈增蓉,李卡,印义琼,等. 120例直肠癌结肠造口病人生存质量的分析[J]. 四川大学学报,2005,36(3):445-446.

4. 张珊珊,倪瑾,陈荷芬. 消化道肿瘤舌象细胞学的初步观察[J]. 江苏中医药,1985,(7):44.

5. 黄贤权. 口服大承气汤X线快速肠道造影诊断右侧结肠癌10例[J]. 上海中医药杂志,1983,(4):21

6. 赵广发. 大肠癌的隐血普查[J]. 中国肛肠病杂志,1993,13(2):33-34.

7. 倪家连,郑宝珍. 粪便pH值测定对大肠癌的诊断价值[J]. 中国肛肠病杂志,1994,14(2):16-17.

8. 潘同春,刘礼义,陆乐春,等. 直肠充气状态下CT检查对直肠癌的诊断价值[J]. 中国临床研究,2010,23(7):613-615.

9. 温琥玲,谢建平,林师宇,等.符合线路SPECT/CT对直肠癌的诊断及鉴别[J].中国医疗前沿,2012,7(19):64-65.

10. 邵梦扬,杨学峰,周硕果,等.直肠癌中医治疗经验谈[J].河南中医,1998,18(5):268.

11. 王蕾.八珍汤加减治疗结直肠癌术后30例[J].河北中医,2004,26(9):692-693.

12. 张益民.中药保留灌肠治疗直肠癌26例[J].中医外治杂志,1997,(2):32.

13. 周颦,张建平,苏立,等.十济汤联合化疗治疗结直肠癌临床研究[J].中国中医急症,2007,16(9):1068-1069.

14. 王广,史晓光.参芪注射液辅助消化道肿瘤化疗疗效分析[J].中国中西医结合外科杂志,1996,2(3):169.

15. 杨小冬,刘福坤,许哲,等.G-CSF受体及其mRNA在结直肠癌和其附近正常黏膜中的表达[J].解放军医学杂志,2005,30(2):149-152.

16. 吴保平,高春芳,张亚历,等.东亚钳蝎毒生物提取物对人大肠癌细胞的体外抑杀实验[J].中国肛肠病杂志,1993,13(4):3-5.

17. 李世荣.大肠癌普查和癌前疾病的干预治疗[J].中国实用内科杂志,2005,25(12):1066-1067.

18. 辛学永.大肠癌的诊疗进展[J].医学理论与实践,2007,20(5):528.

19. Smith RA,Cokkinides V,Eyre HJ. American cancer society guidelines for the early detection of cancer[J]. CA Cancer J Clin,2004,54(1):411.

20. 刘宝善,徐琳,刘超,等.直肠癌超低位前切除术有关问题[J].中国实用外科杂志,2009,29(4):362-364.

21. 周军,李健,沈琳.靶向药物在结直肠癌个体化治疗和综合治疗中的应用[J].中国实用外科杂志,2009,29(9):764-765.

22. 李华山,李华宏.肠癌康复汤对大肠癌患者术后免疫功能的影响[J].中国中西医结合杂志,2000,20(8):580.

第五章 脱　　肛

脱肛是指直肠黏膜、肛管、直肠全层和部分乙状结肠向下移位，脱出肛门外的一种疾病。相当于西医的直肠脱垂。可发生于任何年龄，但多见于儿童和老年人，其发病率占肛门直肠疾病的0.58%，居第5位。在中医学中，有"人洲出""脱肛痔""盘肠痔""重叠痔""截肠症"等名称。

本病多因小儿气血未旺，老年人气血衰退，中气不足，或妇女分娩用力耗气，气血亏损，以及慢性泻痢，习惯性便秘，长期咳嗽，劳倦、房劳过度，久病体弱等均易导致气虚下陷，固摄失司，以致肛管直肠向外脱出。也有因气血两虚兼湿热而脱者。

本病起病缓慢，无明显全身症状，早期排便时肛门有肿物脱出，便后能自行还纳，日久失治，致使直肠全层或部分乙状结肠脱出，甚至咳嗽、负重、下蹲或行走时也可脱出，且不易复位，需要用手推回或卧床休息后方能复位。一般无出血症状，若大便干燥时，擦伤黏膜可有滴血、粪便带血或手纸带血。部分病人由于肛门松弛，收缩无力，常有黏液自肛内溢出，有潮湿感，刺激肛周皮肤，可引起瘙痒。由于直肠黏膜松弛下脱，常有大便不尽和大便不畅，或下腹部坠痛和腰骶部酸胀等。若脱出未能及时复位发生嵌顿，黏膜由红色逐渐变成暗红色，甚至出现黏膜糜烂、坏死。

临床上直肠脱垂分为三度，Ⅱ、Ⅲ度直肠脱垂因脱出物较长，易于明确诊断。Ⅰ度脱垂应与内痔脱出、直肠息肉、肛乳头状瘤、小肠滑动疝等相鉴别。

本病治疗分内治、外治、针灸、注射和手术等治法。Ⅰ度直肠脱垂，尤其是儿童多采用内服、外治及针灸治疗。脾虚气陷证，治宜补气升提，收敛固涩；湿热下注证，治宜清热利湿。配以苦参汤加石榴皮、枯矾、五倍子，煎水熏洗或五倍子散或马勃散外敷。Ⅱ、Ⅲ度直肠脱垂多采用注射与手术治疗。

第一节　脱肛的历史沿革

脱肛病名最早见于《神农本草经》，并记载了有关药物疗法。有关脱肛的病因病机历代医家多有论述，如《难经》云："病之虚实者，入者为实，出者为虚。"有关脱肛的治疗方法，古代文献中更有较多记载。如《素问·至真要大论》中说："上之下之……适事为故。"晋·皇甫谧《针灸甲乙经·足太阳脉动发下部痔脱肛》又记载："脱肛，下刺，气街主之。"

隋代时期，中医外科有了进一步发展，对脱肛的认识更加深刻，如隋·巢元方《诸病源候论·痢病诸候·脱肛候》中记载:"脱肛者,肛门脱出也。多因久痢后大肠虚冷所为。肛门为大肠之候,大肠虚而伤于寒痢,而用气䐔,其气下冲,则肛门脱出。因谓脱肛也。"在《诸病源候论·妇人杂病诸候·脱肛候》中也记载:"肛门,大肠候也。大肠虚冷,其气下冲者,肛门反出,亦有因产用力努偃,气冲其肛,亦令反出也。"在《诸病源候论·小儿杂病诸候·脱肛候》中又记载:"小儿患肛门脱出,多因利久肠虚冷,兼用䐔气,故肛门脱出,谓之脱肛也。"由此可见,在隋代对脱肛的病名、病因病机及临床表现都做了非常详细的描述。

金元时期由于医学门派的形成,外科学也得到了进一步发展。如对脱肛的病因及治疗又有较详细的论述。如元·朱震亨《丹溪心法·脱肛》云:"脱肛属气热、气虚、血虚、血热。气虚者,补气,参、芪、芎、归、升麻。血虚,四物汤。血热者,凉血,四物加炒柏。气热者,条芩六两、升麻一两,曲糊丸。外用五倍子为末,托而上之。一次未收,至五七次,待收乃止。"

在明代,提出脱肛一病与肺脏有关,并提出肺与大肠相表里的理论观点。如窦梦麟《疮疡经验全书·痔漏症并图说·脱肛痔》中云:"肺与大肠相为表里,故肺脏蕴热则肛闭结,肺脏虚寒则肛脱出,此至当之论。又有妇人产育过多,力尽血枯,气虚下陷,及小儿久痢,皆能使肛门突出。"对脱肛的治疗更为详细,如戴元礼《秘传证治要诀及类方》:"脱肛一证,最难为药,热则肛门闭,寒则肛门脱,内用磁石研末,每二钱食前米饮纳下,外用钱锈磨汤温洗。"薛己《外科枢要·论脱肛》:"脱肛属大肠气血虚,而兼湿热。有久痢气血俱虚而脱者,有中气虚而脱者,有因肾虚而脱者。湿热者,升阳除湿汤;血热者,四物加条芩、槐花;血虚者,四物加白术、茯苓;兼痔而痛者,四物加槐花、黄连、升麻;久痢者,补中益气汤加酒炒芍药;中气虚陷者,前汤加半夏、炮姜、茯苓、五味;肾虚者,六味丸;虚寒者,八味丸。"

清代,提出脱肛主要与气虚有关,治当升举。如张璐《张氏医通·脱肛》记载:"难经云:出者为虚,肛门之脱,非虚而何? 况大肠与肺为表里,肺脏蕴热则闭,虚则脱,须升举而补之,慎不可用坠气之药。产育及久痢用力过多,小儿气血未壮,老人气血衰,故多患此疾。是气虚不能约束禁固也。"又如高秉钧《疡科心得集·辨脱肛痔漏论》中记载:"夫脱肛之症,有因久痢、久泻,脾肾气陷而脱者;有因中气虚寒不能收摄而脱者;有因酒湿伤脾,色欲伤肾而脱者;有因肾气本虚,关门不固而脱者;有因湿热下坠而脱者。又肛门为大肠之使,大肠受寒受热皆能脱肛。老人气血已衰,小儿气血未旺,皆易脱肛。"在治疗上又提出:"陷者举之。"沈金鳌《杂病源流犀烛·脱肛源流》又云:"脱肛,大肠气虚病也。大肠之气,虚衰下陷,又或兼有湿热,故成此症。虽治不同,要以升提为主,宜人参、白术、升麻、炙甘草。"徐之才曰:"涩可去脱,皆治脱肛之法也。考叶天士先生治脱肛之证,不越乎升举、固摄、益气三法。如气虚下陷而脱者,宗东垣补中益气汤举陷为主;如肾虚不摄而脱者,宗仲景禹余粮石脂丸及熟地、五味、菟丝子辈固摄下焦阴气为主;如肝弱气陷,脾胃气虚下陷而脱者,用摄阴益气兼以酸苦泄热为主;如老年阳气下陷,肾真不摄而脱者,又有鹿茸、阳起石、补骨脂、人参等提阳固气一法……"又汪讱庵云:"有气热、血热而肛反挺出者,宜用芩、连、槐、柏,及四物、升、柴之类,苦味坚阴。然斯证虽多,但苦寒之味不可恃为常法耳。"详细阐述了脱肛的病因病机、治疗法则及具体用药,为脱肛的辨证施治奠定了良好基础。

第二节 脱肛的临床研究进展

一、病因病机研究

本病虽不是一种常见的疾病,但长久以来一直吸引着许多外科医生对其进行研究。尽管直肠脱垂的确切病因并不完全明了,但一些因素还显示它与人类发育状况有关。故直肠脱垂的病因可分为先天性因素和后天性因素两种,常见的致病因素或相关疾病有:不良的排便习惯,特别是便秘;神经性疾病(先天异常、马尾损伤、脊髓受伤及衰老);女性未经产;直肠乙状结肠过长;Douglas窝过深;肛门松弛(内括约肌肌力弱);肛提肌分离(盆底缺陷);直肠与骶骨之间缺乏固定;肠套叠(常继发于结肠病变);手术操作(痔切除术、瘘管切除术、肛管腹腔贯通)等。对直肠脱垂发生机制比较公认的有滑动性疝学说和直肠套叠学说,至于这两个机理究竟是哪一种引起,这是很难判断的问题。但不论患者和发病机理为何,直肠脱垂患者有几点共同之处:深而低的腹膜返折,具有一定活动度的直肠,以及松弛的盆底和肛门括约肌。胡波综合有关资料也对直肠脱垂的典型解剖特征作了概括,这些直肠脱垂典型的解剖特征,也许就是每个直肠脱垂患者手术时应该考虑予以纠正的解剖缺陷。

近年来,许多学者认为滑动性疝学说和肠套叠学说基本上是一回事,只不过是程度上的不同,如滑动性疝型,直肠前壁陷入到直肠壶腹处,也可以说是一种肠套叠,只不过是没有影响到肠壁整个周径。

二、治疗方法研究

直肠脱垂的治疗主要有手术疗法和非手术疗法。据报道,手术疗法有上百种,但手术目的都是修复直肠壁本身的薄弱点及松弛的括约肌;修复或纠正盆底组织薄弱区,提高或闭合膀胱直肠窝;纠正直肠直线化并使其固定;处理冗长的肠管及肠系膜;处理滑疝等。非手术疗法也很多,有中药内服、中药熏洗、中药内服配合熏洗、针灸治疗以及穴位封闭等,都取得了一定疗效。

1. 注射疗法 目前硬化剂注射疗法临床开展比较广泛,技术相对比较成熟。该疗法是将硬化剂注入直肠黏膜下、骨盆直肠间隙与直肠后间隙,产生无菌性炎症反应,使直肠黏膜与肌层、直肠与周围组织粘连固定。常用的注射用药物有12%枯矾注射液、复方明矾注射液、消痔灵注射液等。注射疗法是目前治疗Ⅰ度~Ⅱ度直肠脱垂的一种重要手段,尤以治疗Ⅰ度直肠脱垂的效果最佳,主要应用于儿童病人,对不能承受手术或不愿接受手术的病人仍能给予治疗,缺点是对注射药物与操作技术要求较高,急慢性直肠炎及腹泻病人应禁用。

2. 外治疗法 中药外治疗法是将药物通过不同途径作用于病变部位,直达病所,禁忌证少,具有多种给药途径,如熏洗疗法、涂搽疗法、贴敷疗法等在治疗直肠脱垂方面发挥了较好作用。李又耕等采用自拟五倍子汤熏洗,收肛散外敷治疗直肠脱垂取得了较好效果;焦巧云等采用中药熏洗治疗小儿直肠脱垂取得满意效果;段海涛等则采用丁氏脱肛散外涂治疗小儿直肠脱垂取得较好效果。

3. 辨证施治 中医学认为脱肛主要是由于中气不足,失于固摄所致,治疗重在补中益气。对Ⅰ度直肠脱垂,尤其是儿童可收到较好效果,对Ⅱ、Ⅲ度直肠脱垂能起到明显改善症状的作用。

4. 综合疗法 对Ⅱ、Ⅲ度直肠脱垂,采用单纯的内治法、外治法或注射法,往往难以奏效,或易复发,临床上需要药物、注射及手术等多种方法综合治疗。通过临床观察,完全性重度直肠脱垂综合疗法能取得较好的远期效果。

5. 针灸疗法 针灸疗法,源远流长,早在《针灸甲乙经》即有记载:"脱肛,下利,气街主之。"采用针刺治疗、针灸治疗或穴位注射等治疗Ⅰ度直肠脱垂,尤其是儿童患者,能取得较好的疗效,对Ⅱ、Ⅲ度直肠脱垂也能取得一定疗效。陶孟、张曼、高麟第等均采用针灸疗法治疗直肠脱垂,取得了较好疗效。

6. 手术治疗 一般而言,儿童期直肠脱垂应先采用非手术治疗和硬化剂注射治疗;对于全身情况较好的成人完全性直肠脱垂患者可选择经腹手术方式;而全身情况差者或老年病人应考虑经肛门手术。但近十几年来,成人完全性直肠脱垂也趋向经肛手术,且取得了满意效果。目前,直肠脱垂经腹直肠游离悬吊固定术已基本放弃,主要采用经肛门手术,如注射术、环缩术、柱状结扎术、折叠术、盆底肌加强修补术、中医固脱法与PPH术联合应用等。近年来腹腔镜在腹部外科领域广泛应用,腹腔镜下直肠固定术也取得一定疗效,优点是手术创伤小,但远期疗效有待于进一步观察。杨伟、周全胜、周乃波等分别采用不同的手术方法治疗直肠脱垂,疗效较好。

第三节 脱肛治疗中存在的问题与对策

胡波综合有关资料认为:直肠脱垂的外科治疗以注射疗法和手术为主,手术的方法已有百余种,常用的也有数十种,各有利弊,采用何种手术方法一直存在争议。目前倾向根据脱垂的严重程度、患者对治疗的渴望程度、是否存在盆底疾病选用经腹或经会阴部途径手术。前者可达到解剖修复和同时治疗其他盆底疾病,但有发生吻合口狭窄和吻合口瘘、腹腔内感染和肠粘连等危险。后者具有创伤小,并发症少的优点,适用于因伴有严重内科疾病而不允许进行创伤较大剖腹手术者。

由于直肠脱垂的确切发病机制尚未完全明了,加之目前直肠脱垂的手术种类和方法繁多,令术者难以选择。寿楠海等认为总的指导思想是术式选择要因人、因病而异。小儿和老年不完全性脱垂可首选直肠内黏膜下硬化剂注射和肛门环缩术;对于成人完全性直肠脱垂,若条件允许尽量采取经腹行直肠悬吊固定术或前切除术;而对于年老体弱病人可采取经会阴直肠乙状结肠切除术或Delorme手术;对于腹腔镜外科开展较好的单位可行腹腔镜手术。

尹伯约等认为直肠脱垂手术方式选择首先要分析病因,临床常有多种综合因素,或有相互的因果关系。如长期直肠脱垂后可并发肛管括约肌松弛,而某种原因致肛管括约功能不良时也可继发直肠脱垂。因此手术时应全面考虑,提出:儿童期直肠脱垂首选对症治疗及注射疗法,成人、尤其是青壮年完全性直肠脱垂可选用经腹手术,全身情况较差的成人或老年弱者可考虑经会阴手术。

李国栋等综合有关资料认为:治疗直肠脱垂,国外基本上以手术治疗为主,但手术都存在一些问题:①复发率高。文献报道各种手术的复发率达16.8%。②并发症多。可出现感染、大出血、肠麻痹、肠梗阻、粪嵌顿,甚至死亡。③后遗症多。主要有排便困难、肛门失禁、腹痛和性功能减退。李国栋等在研究直肠脱垂发病原因、发病机理和明矾液药理作用的基础上,采用将明矾液注射在直肠周围,使直肠与直肠侧韧带粘连、直肠与骶前筋膜粘连的新方法,治疗成人完全性直肠脱垂,取得近期治愈率99%的满意疗效。且无并发症和后遗症,复发率也较低。此疗法经国内几十所医院临床应用,证明优于手术疗法。由此可见,探索一种安全有效的非手术疗法和药物治疗完全性直肠脱垂已成为国内外学者研究的新课题。

综合大量文献资料报道,国内治疗脱肛主要采取经肛综合疗法为主,如硬化剂行直肠黏膜下及直肠周围注射术、直肠黏膜结扎术、PPH术、肛门环缩术等,根据病情配合中药熏洗、贴敷、针灸、按摩或中药内服等,方法简单,疗效显著,并发症、后遗症少,可因人而异,择法选用。叶玲主张根据不同病情选择2~3种方法联合应用,如伴有严重便秘者,可采用注射、结扎、熏洗、中药保留灌肠、肛肠腔内治疗仪几种方法联合应用,对合并有直肠前突者,注射治疗时应加大直肠前壁的注射药量,合并会阴下降综合征者应行直肠外注射,同时采用针灸疗法来促进肠道蠕动,以期达到治疗结肠慢传输便秘的问题。

(刘佃温)

参 考 文 献

1. 沈耀祥,郁宝铭. 直肠脱垂外科治疗的探讨[J]. 大肠肛门病外科杂志,1995,1(1):9-10.

2. 胡波. 直肠脱垂的外科治疗研究近况[J]. 实用医药杂志,2002,19(6):471-472.

3. 罗亨卿. 30例婴幼儿直肠脱垂枯矾注射治疗的分析[J]. 湖北医科大学学报,1996,12(3):288-290.

4. 于铎. 复方明矾注射液治疗直肠脱垂63例[J]. 中医药信息,1999,(1):35.

5. 秦俊华. 消痔灵双层注射加肛门紧缩术治疗完全性直肠脱垂23例[J]. 山西中医,2000,16(3):22-23.

6. 李又耕,刘艳歌. 中药熏敷治疗肛管直肠脱垂45例[J]. 中医外治杂志,2002,11(4):39.

7. 焦巧云,冯海峰,张茹霞. 中药熏洗治疗小儿直肠脱垂36例[J]. 中医研究,1999,12(6):35.

8. 段海涛,曾庆祥. 丁氏脱肛散治疗小儿直肠脱垂12例[J]. 江西中医药,1995,26(3):22.

9. 杨瑾. 中药内服外用治疗直肠脱垂50例分析[J]. 大理医学院学报,2000,9(1):59-60.

10. 陈沛,刑巨星. 补摄提肛汤治疗老年性直肠脱垂25例[J]. 江苏中医,1996,(7):19.

11. 吴明铨,吴文俭. 综合疗法治疗成人完全性直肠脱垂11例[J]. 福建医药杂志,1996,18(6):66-67.

12. 汤永志. 中西医结合治疗完全性直肠脱垂45例[J]. 山西中医,2001,17(1):35.

13. 刘明全. 中西医结合治疗直肠脱垂35例[J]. 四川中医,2002,20(6):64-65.

14. 陶孟,沈其星. 针刺肛门四穴治疗直肠脱垂36例[J]. 中国针灸,1999,(9):568.

15. 高麟第. 温针治疗直肠脱垂36例[J]. 中国中西医结合外科杂志,1996,2(5):367.

16. 张曼. 半刺法治疗小儿直肠脱垂36例[J]. 北京中医药大学学报,2000,23(3):76.

17. 杨伟,何国交,陈伟红. 综合固脱术治疗Ⅱ°~Ⅲ°直肠脱垂33例临床总结[J]. 广西中医学院学报,1999,16(3):91-92.

18. 周全胜. 腹腔镜下直肠前壁折叠术体会[J]. 腹部外科,2000,13(4):222.

19. 周乃波. 间断缝扎加消痔灵注射治疗直肠脱垂[J]. 江苏中医,1998,19(7):29-30.

20. 张连阳,刘宝华,文亚渊,等. 圆形吻合器直肠黏膜环切术治疗直肠黏膜脱垂的疗效[J]. 第三军医大学学报,2004,26(12):1042-1046.

21. 寿楠海,智绪亭. 直肠脱垂的手术疗法[J]. 临床外科杂志,2001,9(4):200-201.

22. 尹伯约,张艾莉,尹乐康,等. 直肠脱垂的手术选择及远期疗效[J]. 普外临床,1996,11(3):142-143.

23. 李国栋,杜桓斌. 直肠脱垂的治疗现状[J]. 中级医刊,1994,29(2):50-53.

24. 叶玲,高献明. 脱肛病综合治疗方案简介[J]. 中国医药现代远程教育,2009,7(9):66-67.

第六章　便　　秘

便秘不是一个独立的疾病,而是一个临床常见的症状,包括大便干结、排便次数少、排便困难和排便不尽等四个含义。

第一节　便秘的历史沿革

便秘《素问》称"后不利"和"大便难"。认为便秘的形成乃因肠道热结津枯,如《素问·举痛论》曰:"热气留于小肠,肠中痛,外热焦渴,则坚干不得出,故痛而闭不通矣。"并认为便秘与肾的关系密切,如《素问·至真要大论》曰:"太阴司天,湿淫所胜,则沉阴且布,雨变枯槁。……大便难,阴气不用,……病本于肾。"

《内经》首创便秘的治疗原则,《素问·阴阳应象大论》曰:"其下者,引而竭之""中满者,泻之于内""其实者,散而泻之"。并在《素问·至真要大论》:"帝曰:反治何谓? 岐伯曰:热因寒用,寒因热用,塞因塞用,通因通用,必伏其所主,而先其所因,其始则同,其终则异,可使破积,可使溃坚,可使气和,可使必已。"提出"塞因塞用"的反治法法则指导临床治疗便秘。

汉代张仲景在《伤寒论·辨阳明病脉证并治》中称便秘为"脾约""不更衣。"在病因病机方面认为是过度发汗、泻下、利小便,导致肠道津液亏虚,胃肠干燥,粪便内结。并根据辨证提出了峻下、缓下、润下的不同治法,及大承气汤、小承气汤、麻子仁丸及《金匮要略》中的厚朴三物汤等方剂。

隋唐时期对便秘也称之为大便难或大便不通,如隋·巢元方《诸病源候论·解散大便秘难候》曰:"将适失宜,犯温过度,散热不宣,热气积在肠胃,故大便秘难也。"对其病因病机的认识也有记载,如《诸病源候论·大便病诸候》有:"大便难者,由五脏不调,阴阳偏有虚实,谓三焦不和,则冷热并结故也。胃为水谷之海,水谷之精,化为荣卫,其糟粕行之于大肠以出也。五脏三焦既不调和,冷热壅塞,结于肠胃之间,其肠胃本实,而又为冷热之气所并,结聚不宣,故令大便难也。"唐·孙思邈《备急千金要方》中除提到"大便难"以外,又有"大便不通"之称。唐·昝殷在《经效产宝·经效产宝续编》中提出了产后便秘的病因病机:"产卧水血俱下,肠胃虚竭,津液不足,故大便秘涩。"

宋·《活人书》载有"大便秘",此名即与目前所称的"便秘"很接近。这一时期提出气虚、血虚所致便秘的病因病机,治法方药有了进一步的论述,如《扁鹊心书·便闭》曰:"老人气虚,及妇人产后血少,致津液不行,不得通流,故大便常结。"《卫生家宝产科备要·产后诸证用药例》曰:"产后大肠秘涩,此是产时走津液多,肠胃未和,乃常事也。"《和剂局方·治泻痢附秘涩》提出:"半硫丸,除积冷,暖元脏,温脾胃,进饮食。治心腹一切痃癖冷气,及年高风秘,冷秘或泄泻等,并皆治之。"《鸡峰普济方·大便秘》提出导致便秘的原因是:"一者,三焦五脏不和,热气小,偏入肠胃。二者,风客三焦气弱,传导不利,三者,肾虚水少,胴肠干涩,皆令大便秘滞。"

金元时期称便秘为"秘""大便涩滞""大便秘涩"等,如《素问玄机原病式》曰:"閟,俗作秘,大便涩滞也。热耗其液,则粪坚结,而大肠涩紧敛故也。"张元素指出了虚秘与实秘的概念及治法,如其在《医学启源·六气方治》谓:"凡治脏腑之秘,不可一例治疗。有虚秘,有实秘。有胃实而秘者,能饮食,小便赤,当以麻仁、七宣丸之类主之,胃虚而秘者,不能饮食,小便清利,厚朴汤宜之。"李东垣提出了润下、泻下、温下及和血的治法,如《兰室秘藏·大便结燥门》记载:"肾主大便,大便难者取足少阴,夫肾主五液,津液盛则大便如常,若饥饱失节,劳役过度,损伤胃气及食辛热味浓之物,而助火邪伏于血中,耗散真阴,津液亏少,故大便结燥,然结燥之病不一,有热燥、有风燥、有阳结、有阴结、又有年老气虚津液不足而结燥者,治法云:肾恶燥急食辛以润之,结者散之,如少阴不得大便以辛润之,太阴不得大便以苦泄之,阳结者散之,阴结者温之。"并在《脾胃论·脾胃损在调饮食适寒温》曰:"治饮食劳倦,大便秘涩,或干燥闭塞不通,全不思食,乃风结、血秘,皆能闭塞也。润燥,和血,疏血,自然通利也。"

明、清时期,对便秘的论述更加详尽。指出了风秘、气秘、冷秘、虚秘等病因病机及治法方药。如明·戴思恭在《秘传证治要及诀类方·大便秘》中述:"风秘之病,由风搏肺脏,传于大肠,故传化难。或其人素有风病者,亦多有秘。……气秘,由气不升降,谷气不行。……冷秘由冷气横于肠胃,凝阴固结,津液不通,胃道秘塞。其人肠内气攻,喜热恶冷。"明·方贤在《奇效良方》中说:"气秘者,因气滞后重迫痛,烦闷胀满,大便结燥而不通。"明·虞抟《医学正传·秘结论》曰:"夫肾主五液,故肾实则津液足,而大便滋润,肾虚则津液竭,而大便燥结。"又说"又有年高血少,津液枯涸,或因有所脱血,津液暴竭,种种不同。"清·吴谦《医宗金鉴·外科心法要诀·烫火伤》最早有"便秘"一词。目前引用最多的是清·沈金鳌《杂病源流犀烛》之"便秘",并延用至今成为临床公认的病名。清·李用粹《证治汇补·秘结》曰:"虽有热燥,风燥,火燥,气血虚燥,阴结阳结之不同,皆血虚所致,大约燥属肾,结属脾,须当分辨。"明确指出了先天与后天之不足而致血虚津亏的便秘本质。清·周学海《读医随笔·方药类》认为:"燥屎为津液耗虚,肠胃枯结,而屎不得下,是阳之有余、阴之不足也。宿食为胃有寒湿,水谷久停不化,是阴之有余、阳之不足也。"

第二节　便秘的临床研究进展

近年来对便秘的病因、分类、分型、诊断方法、治疗方法适应证的研究,使便秘在诊治方面得到了充实与提高。

一、便秘的原因与分类

便秘在临床上常见到的病因有饮食因素、生活因素、精神心理因素、滥用泻药因素、药物因素、神经内分泌因素、疾病因素等。临床上有以下分类方法:

1. 根据原因分类,可分为器质性便秘、功能性便秘

2. 根据时间分类,可分为急性便秘和慢性便秘。

3. 根据发生的部位分类,可分为结肠传输功能缓慢型便秘、直肠排空功能障碍型便秘、混合型便秘(前两者兼见)。

二、便秘的中医药治疗

(一)便秘的证型与内治法的研究

有关便秘的中医证型、治法的研究较多,《实用中医内科学》将便秘患者分六型: 热秘、气秘、气虚便秘、血虚便秘、阴虚便秘、冷秘。李国栋将便秘分为四型: 燥热内结型、肝郁气滞型、气血两虚型、脾肾阳虚型; 中华中医药学会制定的肛肠科常见疾病诊疗指南将便秘分为肝脾不调、肺脾气虚、气阴两虚、脾肾两虚四型等。在辨证的基础上治疗便秘的方药有经方、时方、验方、自拟方等。"虚秘"为主的多治以疏肝健脾、益气养血、滋阴健脾、润肠通便法,如孙建华采用温脾润肠法(肉苁蓉、何首乌、党参、枳实、枳壳、桃仁、杏仁、麻仁、柏子仁、白术、白芍药、炙甘草)治疗STC 100例; 邱剑锋等以养血润肠法(熟地黄、枳实、当归、赤芍、白芍、知母、川芎、炙甘草、木香、炙黄芪、桃仁、炒白术)治疗血虚型慢性功能性便秘51例; 刘薇等用温阳健脾法(制附子、生白术、肉苁蓉、生黄芪、何首乌、当归、火麻仁、益智仁、白芍、甘草)治疗泻药性便秘30例。

(二)便秘其他治法的研究

1. 针灸　中华中医药学会制定的肛肠科常见疾病诊疗指南取穴方法: 主穴: 第1组: 天枢、气海、上巨虚、足三里、百会。第2组: 中髎、下髎、大肠俞、肾俞、脾俞。两组穴位隔日交替使用,留针30分钟。配穴: 肝脾不调加支沟、合谷、太冲、肝俞、三阴交; 肺脾气虚灸神阙、气海、百会; 气阴两虚加三阴交、照海、太溪; 脾肾两虚灸关元、命门、腰阳关

2. 耳穴贴压　耳穴贴压疗法是用质硬而光滑的植物种子或具有一定形状和质地的药物及制品粘贴在耳廓表面的穴位上,并施加一定压力,以达刺激耳穴、防治疾病的一种方法。具有简便易行,安全可靠,无创伤,无副作用,且能起到持续刺激之效果。如林忆平报告辨证耳压治疗老年性便秘58例,有较好疗效等。

3. 中药敷脐治疗　敷脐疗法也是中医外治法之一,脐在经络系统中是一个重要的穴位,属于任脉,任脉为阴脉之海,与督脉、冲脉"一源而三歧",联系周身经脉,故中医有"脐通百脉"之说。如刘仍海等报告中药敷脐外敷治疗结肠传输功能缓慢型便秘。

4. 埋线治疗　穴位埋线疗法是将羊肠线埋入穴位,通过持续刺激作用,引发经络的调节作用,达到治疗疾病的目的。刘仍海等报导,采用多中心随机对照的方法,以穴位埋线法治疗慢传输便秘90例,并与莫沙必利口服治疗90例对照,愈显率45.56%;对照组愈显率37.78%。治疗组疗效优于对照组,差异有统计学意义($P < 0.05$)。

5. 中药灌肠治疗　中药灌肠治疗便秘最早记载于《伤寒论·辨阳明病脉证并治》,历代沿用并有发展,至今有用盐水、肥皂水、药物灌肠,方法也由一次、多次、清洁、点滴到持续性(结肠水疗)将上述物质注入直肠或结肠内。如王国川等报告自拟通便灵(党参、黄芪、柴胡、升麻、玄参、麦冬、火麻仁、杏仁、熟地黄、当归)直肠点滴治疗习惯性便秘; 张丛裕运用结肠水疗治疗慢传输性便秘。

6. 生物反馈治疗　生物反馈训练是一种生物行为治疗方法,利用生物反馈机制,让患者

根据其观察到的自身生理活动信息调整生理活动,并学习控制内脏器官活动,从而达到减轻或消除异常生理变化的目的。丁曙晴指出生物反馈治疗便秘要选择最佳适应证,制定合理方案,培训专业的生物反馈治疗师,建立患者与治疗师的相互配合和依存关系。

三、便秘的手术治疗

(一)结肠传输功能缓慢型便秘

严重的结肠传输功能缓慢型便秘可考虑手术治疗,但要严格掌握手术指征:(1)有确切的结肠无张力的证据;(2)无出口处梗阻;(3)肛管有足够的张力;(4)临床上无明显的焦虑、抑郁及精神异常;(5)无弥漫性肠道运动失调的临床证据,如肠易激综合征。另外还要注意以下4点:①对病史较短的患者不要轻率行结肠次全切除术;②对需行结肠次全切除术的病人,不要轻信精神科的评价而下结论;③对功能性出口梗阻的诊断一定要全面;④手术治疗前必须考虑患者是否经过了严格的非手术治疗及疗效如何。

(二)直肠排空功能障碍型便秘

直肠排空功能障碍型便秘过去称为出口梗阻型便秘,包括:直肠前膨出症(直肠前突)、直肠内套叠、直肠黏膜内脱垂、盆底疝、盆底痉挛综合征、耻骨直肠肌肥厚、内括约肌失弛缓症、会阴下降综合征等多种疾病。手术治疗目前在国内外开展较多,疗效比较满意,但有一定复发率,因此一定要诊断明确,掌握严格的手术指征,根据具体情况选择不同的手术方法。

第三节　便秘的实验研究进展

一、便秘动物模型的建立

(一)小鼠

硫糖铝法:许绍衡应用硫糖铝附着在胃肠黏膜表面减少胃肠液体渗出,使胃肠道内液体减少,胃肠运动减慢而致便秘的这一性质复制便秘动物模型。

复方地芬诺酯法:万锦州等根据复方地芬诺酯具有收敛、促使大肠过分吸水引起肠蠕动减缓,使动物不排便或少排便的这一性质复制便秘动物模型。是目前便秘实验研究中应用较多的模型之一。

吗啡法:许海尘等根据吗啡可通过中枢与外周阿片受体结合,使机体肠道推进减弱及排便数量减少的这一作用机制复制便秘动物模型。

(二)大鼠

限水法:王朝晖等应用限水法复制便秘动物模型。

次碳酸铋法:李仪奎等应用次碳酸铋具有收敛和积坠作用,可造成大便干涸并滞留于结肠内的作用,利用这一作用而复制动物模型。

复方苯乙哌啶法:刘海峰等将复方苯乙哌啶按8mg/kg混入饲料中,连续喂养大鼠4个月,复制便秘动物模型,该模型与临床STC的症状表现相似,适合于STC发病机制的研究,但造模时间较长。

泻剂法：张连阳等用含有大黄粗粉的干饲料喂大鼠，首次给药剂量为300mg/（kg·d），以后每日按300mg递增，达到腹泻剂量时，大黄剂量900mg/（kg·d），维持此剂量至稀便消失，再按300mg/（kg·d）递增，如此循环并维持腹泻作用饲养3个半月。是目前研究STC的常用模型。但造模时间长，且长期服用大黄本身可导致结肠神经系统病变，该模型更适合于临床因长期服用泻剂导致结肠型便秘机制的研究。

二、便秘发生的机理研究

何俊堂运用复方苯乙哌啶法复制动物模型，观察慢传输型便秘大鼠结肠肌电的生理变化，结果显示慢波节律的异常改变与结肠运动功能障碍有关。

何俊堂采用复方苯乙哌啶建立大鼠慢传输型便秘模型，利用铺片技术制作结肠肌间神经丛标本，采用组织化学技术行结肠肌间神经丛内AchE神经及NOS神经染色。研究表明：慢传输型便秘大鼠存在肠神经系统损害及递质紊乱，结肠传输功能障碍与肠壁内AchE及NOS神经病理改变和（或）功能障碍有关。

赵士彭将36只大鼠分为对照组和便秘组，采用泻药法建立慢传输性便秘模型，用放射免疫分析法测定两组大鼠小肠和结肠组织匀浆中血管活性肠肽（VIP）的含量。结果便秘组大鼠小肠和结肠VIP含量明显降低（$P<0.01$）。

刘海峰应用复方苯乙哌啶建立大鼠慢传输型便秘模型，对结肠神经系统内多种神经病理改变进行检测，并从神经病理学角度初步探讨其发病机制。

张燕采用泻药法建立便秘动物模型，电镜观察大鼠结肠壁形态结构的变化，观察大鼠慢传输型便秘动物模型结肠壁超微结构，揭示慢传输型便秘的发病机制。

三、中药治疗便秘的作用研究

赵子剑通过对硝菔通结口服液对便秘大鼠肠组织中SP、VIP含量影响的实验，阐明硝菔通结口服液治疗便秘的机理。

张美玲研究大叶车前子胶胶囊对小鼠便秘的影响。结果大叶车前子胶胶囊可以显著缩短便秘小鼠排便时间、增加排便次数及便重、改变大便性状。

彭志辉研究麻仁胶囊对燥结型便秘小鼠排便功能的影响。结果表明：麻仁胶囊能促进燥结型便秘小鼠的排便功能，增加小肠推进率，升高血清SOD活性。结论：麻仁胶囊有润肠通便作用。

何春梅等研究益气开秘方（生黄芪、生白术、枳壳、杏仁、生地黄、火麻仁）对结肠慢传输型便秘大鼠肠动力和肠神经肽的影响。结果表明，模型组的碳末推进百分率较正常对照组明显降低（$P<0.05$），中药组和西沙比利组均明显高于模型组（$P<0.05$）。结论：益气开秘可通过提高大鼠肠道平滑肌收缩的频率和振幅来促进肠道动力。其作用途径与调控肠神经丛NOS1和P物质阳性表达有关。

刘仍海等研究观察温阳健脾法对便秘的治疗作用及机理，以及对实验动物结肠c-kit、SCF蛋白表达的影响。运用泻药法复制便秘的大鼠动物模型，采用温阳健脾的中药配方颗粒（生白术/肉苁蓉2：1）治疗，并与西药莫沙比利对照。观察大鼠的粪便粒数、重量和形态，采用活性炭悬液推进法，进行肠道运输功能检查，Western-blot方法检测实验大鼠结肠c-kit蛋白、SCF蛋白表达。结果表明温阳健脾法治疗便秘大鼠有明显疗效，对粪便粒数、重量和形态及肠道运输功能均有改善,与模型组对比有显著差异。温阳健脾法对便秘大鼠c-kit蛋白、SCF蛋白表达的实验结果表明,模型组表达明显低于正常组,差异有统计学意义,治疗后各组c-kit蛋白、SCF蛋白表达有所上升,c-kit蛋白表达治疗组与模型组比,有统计学意义,SCF蛋白表达各治疗组均有所上升,均高于模型组,但无明显统计学意义,可能与样本较少有关。结论温阳健脾法治疗泻药性便秘有明显疗效,泻药性便秘大鼠发生的机理可能与c-kit、SCF蛋白表达下降有关;温阳健脾法可以提高c-kit、SCF蛋白表达。

第四节 便秘的热点问题

一、便秘症状的复杂性

便秘包括四个表现,大便干结、排便次数少、排便困难和排便不尽。这几个症状可以单独出现,也可以同时并见,又可以相互影响。排便次数少,也就是长时间不排便,粪便中的水分可能被吸收,引起大便干。也有的患者每天排便一次也可能大便干。大便干的患者因为粪便较硬,可以导致排便困难,但也有的患者大便不干也可以表现为排便困难。所以说排便困难比大便干和排便次数少更为复杂。

排便不尽更为复杂,一般有几种情况:①因为排便困难,粪便不能完全排出而引起的排便不尽感,这种情况属于便秘;②排便后直肠腔内没有粪便,但仍觉得有粪便未排出,这种情况有多种因素,有的是由于肛门疾病如痔疮、息肉、肿瘤等刺激引起,有的是肛门直肠炎症引起如肛窦炎,直肠炎等,这种情况不属于便秘;③肛门直肠感觉异常,也可能是直肠顺应性的改变。④属于心理或精神异常引起。

二、诊断标准的困惑性

由于便秘是一个症状,不是一个典型的疾病,因此在诊断上比较困难,如除外器质性病变就是一个比较棘手的问题,第一,要除外器质性病变就必须做许多检查,除了费用昂贵以外,有些检查还存在一定的痛苦。第二,关于直肠排空障碍型便秘的一些疾病是否为器质性尚存争议,如直肠前突、会阴下降、黏膜内脱垂、肛门括约肌失弛缓等。第三,即使作了许多检查,未必能完全除外器质性疾病,如内分泌疾病、神经性疾病等。目前国内外学者制定了一些便秘的诊断标准,如罗马Ⅲ标准、美国肛肠学会的诊治指南、中华消化学会、中华外科学会肛肠学组制定的慢性便秘诊治指南等。但是在临床实际解读和应用中,还存在一些诸如直肠前突为何仍算功能性便秘等一些问题。

三、检查的标准化

便秘的检查非常重要,除常规的肛门指诊、结肠镜及结肠造影外,还有大肠内容物通过时间测定、排粪造影、肛管直肠压力测定、盆底肌电图检查、盆底CT或磁共振及三维成像技术、盆腔造影等。这些检查对于便秘、盆底疾病:如盆底肌肉性的疾病,盆底脱垂性疾病,盆底腹膜疝等,虽对诊断和鉴别诊断有重要意义,但目前所公布的均为试行标准,从而说明还有许多内容需要进一步的探索,减少临床诊断与治疗的风险。

四、合理的诊治过程

便秘的治疗目的是缓解症状,恢复正常肠动力和排便生理功能。但便秘的治疗有多种多样的方法,治疗多需符合个体化的综合治疗,如何达到上述条件,诊断过程相当重要,目前采用的便秘诊治三级分流方法,为科学合理的选择便秘的治疗方法提供了保障,但仍需要不断的加以完善。

五、治疗方法的选择

便秘在治疗之前首先要分清是功能性便秘,还是器质性便秘;是首次就诊,还是已经长期服用泻药多年;是结肠传输功能缓慢型便秘,还是直肠排空障碍型等。下面介绍的是我们对便秘初次就诊者经验治疗的方法,以供参考。

1. 健康教育宣传,使患者认识和了解正常的排便过程,区分正常与异常的排便,同时不要过分夸大便秘的危害,以免增加患者心理负担,延缓恢复患者正常排便功能。

2. 生活饮食调理,包括增加饮水量,进食量,多食含纤维食品,适当体育活动、养成正常的排便习惯等。

3. 中医辨证治疗,但最好不长时间使用含有大黄类的药物。

4. 中医外治法治疗,如针刺、埋线、耳豆、敷脐等。

5. 西药治疗顺序:纤维素类药物、聚乙二醇4000、乳果糖、促肠动力药、润滑性药物、刺激性泻药等。

6. 生物反馈治疗。

7. 心理治疗

8. 应急治疗:如开塞露、灌肠、洗肠、人工导便等。

9. 经过三个月系统的保守治疗症状无改善,如有手术适应证可采用手术治疗。

目前通过对便秘本质的认识不断深入,过去那种针对便秘一泻了之的做法正在被抛弃,科学合理的治疗方法正在不断深入探讨,经过多年的摸索与经验的积累,相信会有更加科学的、标准的方法用于指导临床。

（刘仍海）

参 考 文 献

1. 方药中,邓铁涛,李克光等. 实用中医内科学[M]. 第1版. 上海:上海科学技术出版社,1985.

2. 李国栋. 便秘的治疗概况[J]. 中级医刊,1995,（3）:45.

3. 伍翀. 便秘治疗二十四法[J]. 上海中医药杂志,1994,（2）:25.

4. 孙建华. 温脾润肠汤治疗慢传输性便秘100例[J]. 上海中医药杂志,2007,41（9）:44-45

5. 邱剑锋,李国栋,袁亮,等. 养血润肠方治疗血虚型慢性功能性便秘100例[J]. 浙江中医杂志,2007,42（1）:28-29

6. 刘薇,刘仍海. 温阳健脾法治疗泻药性便秘30例的临床研究[J]. 中国临床医生,2013,41（11）:61-63

7. 林忆平,李琪薇. 辨证耳压治疗老年性便秘58例[J]. 中国针灸,2000,（5）:289.

8. 刘仍海,张燕生,张书信,等. 中药外敷治疗结肠慢输型便秘的临床与实验研究[J]. 北京中医药大学学报,

2000,23（1）: 65.

9. 刘仍海,袁亮,张书伶,等. 穴位埋线法治疗慢传输型便秘脾虚气滞型90例疗效观察[J]. 北京中医药, 2015,34（5）: 380-382.

10. 王国川,胡景莲,王玉停. 自拟通便灵直肠点滴治疗习惯性便秘36例[J]. 河南中医,2001,21（1）: 63.

11. 徐廷翰,欧亚龙. 中西医结合大肠肛门病研究新进展[M]. 第1版. 四川: 四川科学技术出版社,2004,10.

12. 许绍衡,韩俊雁,李春燕,等. 用硫糖铝建立小鼠便秘模型[J]. 中国药理学会通讯,2001,18（2）: 34.

13. 万锦州,马锦星,刘卉. 一种简易的小鼠便秘模型[J]. 中国药理学通报,1994,10（1）: 71.

14. 许海尘,林琳,张红杰,等. 慢传输型便秘模型的建立及其机制探讨[J]. 医学研究生学报,2004,17（6）: 502.

15. 王朝晖,赵延红,肖美芳,等. 大鼠便秘模型制作的初步实验研究[J]. 现代中医药,2004,（3）: 53.

16. 李仪奎,王钦茂,周金黄,等. 中药药理实验方法学[M]. 上海: 上海科学技术出版社,1991: 2320-2323.

17. 刘海峰,何俊堂,汪兴伟,等. 大鼠慢传输型便秘模型的建立及其结肠肌电变化检测[J]. 中国人民解放军医学杂志,2004,15（12）: 887.

18. 张连阳,高峰,童卫东,等. 大鼠泻剂结肠模型的建立[J]. 华人消化杂志,1998,6（10）: 864.

19. 何俊堂,刘海峰,房殿春,等. 慢传输便秘大鼠结肠肌电生理变化及其意义[J]. 解放军医学杂志,2004,29（10）: 857-858.

20. 何俊堂,刘海峰,房殿春,等. 慢传输便秘大鼠结肠肌间神经丛胆碱能神经及氮能神经的组化研究[J]. 解放军医学杂志,2004,29（10）: 854-856.

21. 赵士彭,赵发,冯文斌,等. 便秘大鼠肠道血管活性肠肽的变化及其临床价值[J]. 山东医药,2006,46（3）: 27-28.

22. 刘海峰,何俊堂,汪兴传,等. 慢传输型便秘大鼠结肠壁内神经病理学改变[J]. 中华消化杂志,2005,25（9）: 564-565.

23. 张燕,李红岩. 便秘大鼠结肠超微结构的改变[J]. 北京中医药大学学报,2005,28（3）: 63-65.

24. 赵子剑. 硝蒎通结口服液对便秘大鼠肠神经递质SP、VIP含量的影响[J]. 山西中医,2005,23（1）: 70-71.

25. 张美玲,李红,张兆芳,等. 大叶车前子胶胶囊对小鼠便秘影响的实验研究[J]. 甘肃中医学院学报,2006, 23（6）: 14-16.

26. 彭志辉,陈立峰,蒉林宏,等. 麻仁胶囊对燥结型便秘小鼠排便功能的影响[J]. 中医药导报,2005,11（5）: 73-74.

27. 何春梅,陆金根,曹永清. 益气开秘方对结肠慢传输便秘大鼠肠动力和神经肽的影响[J]. 中西医结合学报,2007,5（2）: 160-164.

28. 刘仍海,刘薇. 温阳健脾法治疗大鼠泻药性便秘的实验研究[J]. 北京中医药大学学报,2013,36（9）: 599-602

29. Douglas A, Drossman R. The functional gastrointestinal disorders and the Rome Ⅲ process. Gastroenterology, 2006,130: 1377-1390.

30. 柯美云,罗金燕,方秀才,等. 慢性便秘诊治指南的修订. 第七次全国消化病学学术会议论文汇编,2007.

第七章 溃疡性结肠炎

溃疡性结肠炎亦称"慢性非特异性溃疡性结肠炎"或"特发性溃疡性结肠炎"（简称"UC"）。其确切的病因未明，一般认为与遗传、免疫、感染、精神因素及过敏等因素有关。病变主要限于结肠的黏膜和黏膜下层，以溃疡为主，好发于直肠和远端结肠，严重者可累及整个结肠。早期的病理变化表现为黏膜浅层的弥漫性炎症改变，广泛出血；继之水肿肥厚和脆性增加，多个脓疡形成并融合后形成溃疡；长期的慢性炎症可导致局部纤维组织增生，使肠壁变厚、变窄，肠管缩短。该病临床上以腹痛、腹泻、黏液脓血便、里急后重为主要症状，具有病程缠绵，迁延难愈，复发率高等特点，被世界卫生组织列为现代难治病之一。近年来，由于生活水平的提高，饮食结构、生活习惯的改变，加之诊断技术的进步，发病率及检出率亦呈逐年上升趋势。在历代中医古籍中虽未有对本病的详尽的论述，但是该病病因证治的精华分载于"肠澼""泄泻""飧泄""下利""滞下""痢疾""肠癖"等疾病的论述中。中医药在本病的治疗、防复发及改善患者生活质量等方面显示出了巨大优势和潜力，在临床中发挥着日益重要的作用。近年来中医药治疗本病临床及实验研究也取得了较为可喜的成就。

第一节 溃疡性结肠炎的历史沿革

溃疡性结肠炎古无此名，有关其症状与"肠澼""泄泻""飧泄""下利""滞下""痢疾""肠癖"等临床表现相似。目前临床多将其归属于"肠澼"范畴。"肠澼"是形容肠内有积滞，排便时澼澼有声（见于中医名词术语选释）。肠澼病名首见于《素问·通评虚实论》："帝曰：肠澼便血何如？岐伯曰：身热则死，寒则生。帝曰：肠澼下白沫何如？岐伯曰：脉沉则生，脉浮则死。帝曰：肠澼下脓血何如？岐伯曰：脉悬绝则死，滑大则生。帝曰：肠澼之属，身不热，脉不悬绝何如？岐伯曰：滑大者曰生，悬涩者曰死，以藏期之。"又《素问·太阴阳明论》记有："食饮不节，起居不时者，阴受之。……阴受之则入五脏，入五脏则满闭塞，下为飧泄，久为肠澼。"在《灵枢·论疾诊尺》中说："春伤于风，夏生后泄肠澼。"《灵枢·邪气脏腑病形》中说："脾脉……，微涩为内多下脓血。"内经中的这些描述与溃疡性结肠炎的临床表现较为吻合，而且对肠澼的病因病机，转归预后等方面都做了原则性的论述。

汉·张仲景在《金匮要略·呕吐哕下利病脉证病治第十七》记载："下利已差，至其年、月、日,时复发者,以病不尽故也,当下之,宜大承气汤。"仲景不但将临床表现为泄泻、便下脓血一类症状的疾病以"下利"统称,而且认为其复发的原因是由于"除病不尽"所致,并提出了通因通用的治疗原则。

南北朝·龚庆宣在《刘绢子鬼遗方·木占斯方》记载:"病在上者当吐,病在下当下脓血,此为肠痈之属。"其将便下脓血的一类疾病归属于肠痈范畴,为后世从内痈辨治溃疡性结肠炎提供了理论基础。

隋·巢元方《诸病源候论·卷十七·痢病诸候》:"休息痢者,胃脘有停饮,邪气或动或静,故其痢乍发乍止,谓之休息痢也"将反复发作的"下利"定命名为"休息痢",并对其病机进行了分析。另外《诸病源候论·肠痈》还提及:"大便脓血,似赤白下利而实非者,是肠痈也。"此条明确提出了"肠痈"便脓血与"下利"脓血便是不同的,但究竟如何不同,未有更为详尽的描述。

唐宋以后,则将腹痛、腹泻、便脓血一类的疾病多称为滞下、休息痢,并分别总结了外感六淫、饮食不节、情志内伤、脾胃素虚、肾虚不固等致病因素。

《三因极一病证方论·滞下三因证治》中记载:"风停于肤腠后,乘虚入客肠胃,或下瘀血,或下鲜血,注下无度,湿毒下如豆羹汁,皆外所因之明文也。"提出了外感风邪为该病主要原因。此书另外论述到:"古方有五泄,因脏气郁结,随其所发,使痢脓血,做青黄赤白黑之不同者,即内所因也。"

《圣济总录·休息痢》论曰:"肠中宿夹痼滞,每遇饮食不节,停饮不消,即乍瘥乍发,故取名为休息痢。"该书则指出了饮食不节,肠中痼滞为该病的主要原因。

《重订严氏济生方·泄泻论治》:"至于七情伤感,脏气不平,亦致溏泄,邪气久客肠胃,则为不禁之患矣。"指出七情内伤,脏气不平,可以导致久泻久痢。

《医方类聚·泻痢评治》:"夫泻痢两证,皆因肠胃先虚,虚则六淫得以外入,七情得以内伤,至于饮食不节,过食生冷,多饮寒浆,洞扰肠胃,则成注下。注下不已,余积不消,则成滞下。"又《医方类聚·痢门》:"今人所谓痢疾,古方谓滞下,皆由饮食生冷,冲冒寒暑、脾胃伤和而脏腑受疾也。"

《医贯·泻痢并大便不通论》中则指出了肾虚不固、命门火衰也是该病的主要病因:"《经》曰:"肾主大小便。"再曰:"肾主开阖。"又曰:"肾开窍于二阴。"可见肾不但主小便,而大便之能开复能闭者,肾操权也。"

《景岳全书·泄泻》:"泄泻之暴病者.或为饮食所伤,或为时气所犯,无不由于口腹,必各有所因,宜察其因而治之。……但略去其所病之滞,则胃气自安,不难愈也。

第二节　溃疡性结肠炎的临床与实验研究进展

一、溃疡性结肠炎的临床研究进展

溃疡性结肠炎具有病程缠绵,易于复发的特点,因此在整个发病过程中表现为整体多虚多寒,局部多实多热,本虚标实,寒热错杂的证候,为该病的论治带来较大的难度,故治疗中应调整整体与局部、清热与温补、疏通与收涩的关系,并因时、因地、因人确立治疗的原则。

如日本·丹波元坚撰《杂病广要》所言：大抵治痢之法，虚者补之，实者泻之，滑者涩之，闭者通之，有积者推之，风则散之，湿则燥之，热则凉之，冷热者调之，以平为期，不可过，此为大法。

（一）名医经验

丁光迪擅长运用李东垣升阳除湿法、调和脾胃法治疗本疾病。认为本病初期的治疗上应注意运用疏通行气，化积导滞，活血化瘀等祛邪之法，邪去而正安，瘀去而新生，从而使肠道功能恢复，溃疡愈合。田振国认为本病虚实互见，寒热错杂为其发病特点。运用健脾益气、清热利湿、疏肝理气、温补肾阳、活血化瘀等方法进行辨证论治，并结合八纲辨证理论进一步提出了"温清并进"，"通涩合参"，"消补同用"的治疗方法，在此基础上拟定了一套独特经验方，根据不同病人的特点进行随症化裁获得较好疗效。马贵同认为本病病位虽在大肠，但脾虚为其根本，故整个病程注重固护脾胃。他将本病分为四型，脾胃气虚、脾肾阳虚、湿热蕴结、气滞血瘀，分别采用健脾益气、温补脾肾、清利湿热、活血通络等治法。姜树民认为，从肠痈论治溃疡性结肠炎可以在古籍考证，所谓治痢之法必参合治痈之意，故根据溃疡性结肠炎的活动期、缓解期运用"消、托、补"三法。印会河认为本病缠绵难愈，多由湿热所致，或热重于湿，或湿重于热，故将本病辨证分型为湿热积滞、湿渍肠道、脾虚生湿三型。

（二）辨证论治

临床常有以下分型：湿热壅滞型、气滞血瘀型、肝郁脾虚型、脾胃虚弱型、脾肾阳虚型。常用的治法有清热利湿、疏肝健脾、健脾化湿、温补脾肾、活血化瘀。常用方剂有参苓白术散、四君子汤、理中汤、白头翁汤、芍药汤、四神丸、痛泻要方、四逆散、少腹逐瘀汤、乌梅丸、葛根芩连汤、半夏泻心汤等加减。

陈建芳等辨证结合辨病治疗溃疡性结肠炎，分为脾虚型、大肠湿热型，分别以参苓白术散、白头翁汤加减，效果满意。于涛以葛根芩连汤、白头翁汤、四神丸辨证治疗溃疡性结肠炎。杨珍宝等将本病分为脾虚夹湿型、气滞血瘀型、肝郁脾虚型、脾肾阳虚型。何长义等将其分为四型：脾胃虚寒型方用参苓白术散合黄土汤加减；脾虚湿阻型方用香砂六君子汤加减；脾虚湿热型方用白头翁汤加减；脾肾阳虚型方用四神丸合六君子汤加减，疗效显著。

（三）专方治疗

李秀华运用真人养脏汤化裁治疗溃疡性结肠炎；柳文以乌梅丸合痛泻要方加减，说明乌梅丸合痛泻要方组有效率优于补脾益肠丸片组。杨万里等运用益气健脾温肾的溃结灵汤治疗60例，取得满意的效果。何家栋以黄芪建中汤合用柳氮磺吡啶、氢化可的松治疗溃疡性结肠炎；周焕凤认为血竭为活血圣药，专入血分，活血破瘀，祛腐生肌，有强大的抗炎镇痛作用，故血竭用于治疗溃疡性结肠炎；黄乃健等通过对溃疡性结肠炎长期的临床研究，针对溃疡性结肠炎的病理特点，在古方的基础上化裁，应用秦艽椿皮汤，临床效果较好，并有实验研究证明此方具有双向调节免疫作用，并止泻止血，促进新生修复溃疡。

（四）中药直肠给药

直肠给药可以使药物直达病所，局部药物浓度高，而且通过药物作用使肠道溃疡面得到保护，促进其修复，改善局部血运，又可避免胃酸对药物的影响。多数医家认为中药灌肠治疗可使药物直达病所，对急性期治疗尤为重要，是近年来新药开发的重点。有在基本方剂的基础上辨证分型加减治疗者;有自拟方灌肠治疗者;有用中成药加西药灌肠者。如吴滇、梁启明、周焕风、徐子亮、吴宗辉、孙新成、赵向碧、刘让、李浩增等在这方面分别做过观察,并均有较好效果的报导。

(五)中药内服与灌肠结合

毕湘杰等用益气健脾、清热燥湿之法组成健脾清肠饮,配合中药灌肠;黄解申等采用益气解毒中药内服配合自拟连翁汤保留灌肠治疗非特异性溃疡性结肠炎;张友安观察了中药不同使用途径对慢性溃疡性结肠炎活动期的疗效;秦华等以止泻散内服配合中药灌肠等,均证明中药内服与灌肠相结合,疗效佳于单用中药口服或灌肠治疗。

(六)其他疗法(包括针灸、推拿、埋线)

王会珍采用针灸综合疗法治疗溃疡性结肠炎;吕明等采用推拿三步九法结合针灸治疗溃疡性结肠炎:取穴为中脘、天枢、关元、章门、足三里、脾俞、胃俞、大肠俞。临床上均取得了较好的疗效。

二、溃疡性结肠炎的实验研究进展

目前中医药治疗溃疡性结肠炎的实验研究不断深入,无论在造模方法、实验指标选择还是机理研究方面都渐趋成熟。

(一)动物模型的建立

到目前为止,还没有一个与人类UC发病机制及临床表现完全相符的实验动物模型,需根据不同研究目的选择不同的动物模型。理想的动物模型建立对研究UC的病因病机、观察病变发展规律及探索新的治疗方法等都具有重要意义。常用的动物模型制作方法主要有化学刺激法、免疫法和复合法三大类。复合法制备的大鼠溃疡性结肠炎模型对阐明本病的病因病机及解决模型的维持和慢性化都具有一定意义,是较为推荐的造模方法。

由于中医对疾病的认识有着自己独立的理论体系,因此动物的中医证型模型的复制主要根据传统中医理论,对人类疾病以及证型的某些特点进行模拟,在动物身上制作出的疾病和证的模型,因此中医动物模型以证的模型为其主要特点。目前已复制很多溃疡性结肠炎动物模型,而其中以肝郁脾虚型较为成熟。近年的探索性工作虽取得了一些进展,但在研究中还存在一些问题。首先在造模思路上应从中医理论出发,立足于临床实际。在症状诊断上应在中医肝郁脾虚证诊断的基础上,结合动物的特征,制定出符合动物特征的统一的诊断标准,并建立起本模型的生物学特征。在客观指标的选择上应将整体与局部、微观与宏观紧密结合而进行动物、器官、细胞、分子、基因水平等多层面、多系统的研究,重视多指标相互合参。如何复制出真正意义上的符合中医理论的重现性好、稳定性强、实用性大的肝郁脾虚证动物模型,是今后需要探索解决的重要问题。

(二)发病机制的研究

关于中医药治疗溃疡性结肠炎发病的机制目前主要集中在三个方面的研究:形态学研究、神经免疫学、细胞因子及其相关因子的表达。通过吴焕淦、李薇、陈治水、高亚菲、陈文华、王新月等多年的研究,已经获得了很好的成果。

根据上述学者的研究,可以看出溃疡性结肠炎患者及模型大鼠体内存在着体液免疫亢进、细胞免疫失调、细胞因子表达、黏膜上皮过度凋亡等变化,这些改变参与了溃疡性结肠炎的发生发展,而中医药有提高机体的免疫功能,促进免疫系统内环境趋于平衡的作用。

第三节 溃疡性结肠炎治疗中存在的问题与对策

古有上工不治已病治未病,目前中医药治疗溃疡性结肠炎的临床及试验研究多是集中在发作期的干预,而溃疡性结肠炎的复发仍然是现在治疗过程中面临的一大难题,如何通过中医学传统理论、传统方法预防溃疡性结肠炎的复发,是我们的优势所在。

一、中西医对溃疡性结肠炎复发影响因素的认识

(一)中医对复发影响因素的认识

1. 湿性重浊,病程缠绵 《难经》有"无湿不成泻"之说。《杂病源流犀烛》亦云:"湿盛则飧泄,乃独由于湿耳。不知风寒热虚,虽皆能为病,苟脾强无湿,四者均不得而干之,何自成泄? 是泄虽有风寒热虚之不同,要未有不原于湿也。"外感湿邪,或脾虚湿盛,或命门火衰,水湿内生,困脾碍运,清浊不分,下为飧泄,久则为痢。可见内外湿邪常相互关联,外湿困脾,必致脾失健运;内湿停滞,又常易招致外湿侵袭。湿滞日久,而从热化,湿热蕴结,壅滞肠间,与气血相搏,致肠道传导失司,脂络受伤,气滞血凝,腐败成疡,化为脓血,而痢下赤白,故湿热毒邪为溃疡性结肠炎致病之标。

2. 虚实夹杂、寒热错杂 本病病位涉及肝、脾、肾及大肠。肝合胆,脾合胃,肺与大肠相表里,各有侧重,在病程中也可能有变化。本病多为本虚标实之证,发时标实为主,湿热血瘀气滞之象明显;缓解期本虚为主,主要是脾肾阳虚,常兼有湿热血瘀的临床表现;迁延期本虚标实并重,所以寒热错杂是本病的又一特点。这从历代治疗下利的著名方剂中也可得到证实,如芍药汤、驻车丸和《伤寒论》中的生姜泻心汤、乌梅丸,《景岳全书》中的胃关煎等都是寒热并用治下利的方剂。

3. 痰瘀并见 瘀血、痰饮既是病理产物,又是溃疡性结肠炎的重要致病因素。各种病因导致肠道经络阻隔,气滞血瘀,脂膜血络受损,血败肉腐为疡,大便见有脓血,或纯为血便。清·王清任《医林改错·久泻》中谓:"泻肚日久,百方不效,是总提瘀血过多。"溃疡性结肠炎形成血瘀的机理主要有以下几种:①湿热壅滞,气血不畅而致瘀。②气虚则血瘀,气为血之帅,气虚则无力推动血行而致瘀。③久病入络而致瘀,正如叶天士所说"初病在气","久病在血","久病入络。"瘀血、气虚、气滞、湿热诸邪均可致瘀,而血瘀形成后,更加阻遏气血运行不畅,壅滞肠中与肠间诸邪相搏结,肠络失和,血败肉腐,内溃成疡。瘀血不去,新血不生,瘀血越甚,气血越虚,病程迁延,缠绵难愈。一旦气机壅滞,则水湿壅遏、谷反为滞,加重气滞、气虚、血瘀、湿阻,并形成恶性循环。其间气血瘀滞与湿热之邪相互缠结,所以疾病易于反复发作而难愈。另外传统中医外科认为疮疡病发生的机理为经络阻隔,脏腑失和,气血凝滞,瘀而化热,腐肉成疮。由此也可以看出溃疡性结肠炎发生发展的过程与中医外科疮疡的病机是一致的。

4. 失治误治,兜涩过早 溃疡性结肠炎早期治疗以及患者的自我调养与本病的复发有着密切的联系,如《证治准绳·带下》:"休息痢,多因兜住太早,积不尽除,或因痢愈而不善调理,以致时止时作。"《症因脉治·外感休息痢》:"外感休息痢之因,外感六淫之邪,以成痢疾。或失于解表,或寒凉抑遏外邪,或早食膏粱助其邪热,或收涩过早,邪伏肠胃,则成休息之痢

矣。"《医林指月·休息痢》："痢至休息无已者,非处治有差,即调理之误,或饮食之过,所以止作频仍,延绵不已,然欲使其竟止,亦颇费手。"以上论述可知中医学者很早已经观察到本病易复发的原因除了失治、误治因素以外,还与自己的身心调养、饮食有节、生活规律有关。

(二)西医对复发影响因素的认识

1. 感染因素

(1)感染引起肠道菌群失调:大肠埃希菌、分枝杆菌、拟杆菌、温和气单胞菌、坏死梭杆菌、艰难杆菌等,均可能导致UC的发病。肠腔内环境改变,特别是菌群改变可能通过抗原刺激、肠上皮细胞代谢、肠壁通透性及对黏膜免疫系统的影响对肠道炎症产生重要的作用,促使溃疡性结肠炎的发生或复发。

(2)感染引起自身免疫:实验表明无菌条件下饲养的IL-2、IL-10缺乏之转基因大鼠,虽有致发UC的可能,但却并不发生UC。而在有菌条件下被饲养者,无一例外的于出生6周后发生UC,提示感染某种细菌或病毒乃是诱发UC的重要条件。另一有力的证明来自于患者外周血中存在的肠道细菌抗体。由于感染引起自身免疫反应的原因,淋巴细胞对自身肠道的正常菌群不加识别地产生变态反应,从而出现严重的炎症反应表现,从而促使UC的发生或复发。

2. 饮食因素

(1)硫化物对结肠细胞的毒性作用:随着饮食中蛋白(主要是肉类)摄入量的增加,含硫化合物在体内产生增多。在硫化物灌注鼠结肠中发现,结肠黏膜细胞凋亡和杯状细胞消失、腺体结构变形,黏膜溃疡,呈类似UC的改变;同时也发现结肠黏膜周围N-丁酸盐氧化作用明显减少。因此,硫化物对结肠细胞的毒性作用可作为结肠炎发生或复发的一个重要途径。

(2)不同脂肪酸在结肠炎发生中的调节作用:有研究报道,患病前的饮食成分与随后发生的UC有关,其中蔗糖和脂肪摄入可使发生UC的危险性增加,而果糖、水果的摄入则可降低UC发生率。高胆固醇形成的高凝状态可使血管痉挛,血管紧张度增加,影响黏膜血供,促发黏膜的损伤,而减少饱和脂肪的摄入,提高食物中的纤维成分,则可能由于其中植物固醇(如大豆固醇)抑制小肠内胆固醇吸收,使血清胆固醇水平下降,减少黏膜损伤。因此,不同脂肪的摄入可通过不同的代谢途径诱发结肠炎症。

(3)饮食中的保护因子:Roediger等发现来源于UC患者的结肠上皮存在丁酸盐的氧化缺陷。因此,通过摄入富含丁酸盐的麦麸、燕麦、黄豆麸皮、黄豆及高纤维素谷类等食物增加丁酸盐对结肠黏膜的保护作用具有重要意义,可减少UC的发生或复发。

3. 治疗因素 病情较重或反复发作的患者,应长期用药维持,但由于患者依从性差、经济条件无法承受、医师对此认识不足、药物不良反应多等多种原因,维持治疗在国内没有很好落实、没有引起重视,导致病情反复。国内患者维持治疗的时间普遍过短,这是造成患者复发的主要原因。

4. 心理因素 刘凤芹等对99例确诊为UC的患者进行心理因素调查表明,UC患者具有内向、离群、保守、严谨、悲观、抑郁、情绪不稳定、紧张焦虑、易怒、对各种反应强烈激动后又难以平复的个性特点。同时,心理治疗在一定程度上也有效果。认为大脑皮质活动障碍通过自主神经系统而产生肠道运动亢进,肠血管平滑肌痉挛、收缩、组织缺血,毛细血管通透性增加,从而形成结肠黏膜的炎症、糜烂及溃疡。

5. 其他因素 其他导致UC发病或复发的危险因素主要有进食蔬菜少,有骨折骨痛等骨性疾病,UC家族史,过敏史,大便习惯无规律。高龄患者和需要激素缓解治疗的患者复发风险大。流行病学资料证实运动也有降低UC危险性的作用。

二、中医药对溃疡性结肠炎缓解期的治疗方法

(一)治疗原则

溃疡性结肠炎缓解期多以补脾益肾、温通下利、消积导滞、解毒通络、解毒滋阴、扶正透邪等为治则。林燕等以解毒通络为核心,重视综合调整,使营卫调和,卫气宣通则毒邪易解;营气舒畅,卫气和利,则温煦、濡养功能得复。李佃贵教授以化浊解毒贯穿整个治疗过程,缓解期浊毒之证轻微,以阴虚为主,治疗当解毒滋阴。陈誩教授认为防治本病复发重在调理脾肾及柔肝和血。王新月教授认为治疗以通为补,荡涤陈莝,使正气生,具体治疗调气行血理肠以通瘀,清热化湿解毒以泄通,健脾温肾祛邪以补通。任光荣教授认为UC缓解期多属脾胃虚弱,大肠失约,湿热邪毒留恋,应以健脾益气为法,常用理中汤、参苓白术散等方治疗,其中重用黄芪、党参补脾胃,振中气,排脓止痛,提高机体免疫力,改善微循环及营养状态。

(二)治疗进展

张磊等观察自拟乌梅败酱方治疗溃疡性结肠炎;贺平教授以参苓白术散加合欢皮、延胡索等治疗,均取得较好疗效。

中医学对本病缓解期复发的病因病机较为明确,依据整体观念,重视人体阴阳平衡,调节机体五脏六腑、气血津液关系,辨证论治。与西医治疗相比,疗效好,不良反应少,复发率低,可减轻患者经济负担,提高患者生活质量。

但目前仍存在诸多问题:①对于缓解期维持治疗时间尚无统一的认识标准;②中药维持治疗后,缺乏客观的疗效观察指标;③随访时间较短且缺乏大型纵向调查研究。我们相信,中医药治疗UC的研究,在当今医学科学迅猛发展和一些新兴学科的相互渗透和影响下,在中西医药、中西医结合医务工作者的努力下,将会得到新的提高和发展,有望在中医药研究领域得到新的突破和跨越。

(刘仍海)

参 考 文 献

1. 田振国. "宣通气血"、"寒热并用"治疗慢性溃疡性结肠炎[J]. 中医函授通讯,1988,(总140):44.

2. 郑红斌,胡鸿毅. 马贵同治疗溃疡性结肠炎经验[J]. 中医杂志,1999,40(12):718-719.

3. 熊国卫,姜树民. 姜树民教授以痈论治溃疡性结肠炎的经验[J]. 内蒙古中医药,2008,27(2):19.

4. 钮淮元,王微,符思. 印会河治疗溃疡性结肠炎经验[J]. 中国中医药信息杂志,2002,12(12):90-91.

5. 陈建芳,杨志贤. 辨证结合辨病治疗溃疡性结肠炎80例[J]. 南京中医药大学学报,2002,18(3):184-185.

6. 李桂琴. 辨证治疗慢性溃疡性结肠炎80例[J]. 中医研究,2002,15(5):37-38.

7. 于涛. 葛根芩连汤治疗慢性溃疡性结肠炎体会[J]. 现代中西医结合杂志,2008,17(5):763.

8. 李丑根,王全利. 参苓白术散加味治疗溃疡性结肠炎63例[J]. 中国肛肠病杂志,1998,18(7):22-33.

9. 何长义,王佐军. 辨证治疗溃疡性结肠炎118例[J]. 河北中医药,2005,27(4):267.

10. 王幼,孟昭彦. 溃疡性结肠炎的中医辨证治疗[J]. 中国中医药信息杂志,2002,9(12):40.

11. 李秀华,桑爱华,荣丽红. 真人养脏汤治疗溃疡性结肠炎32例疗效观察[J]. 中国中医药信息杂志,2006,

23（2）：62.

12. 柳文，沈琳. 乌梅丸合痛泻要方治疗溃疡性结肠炎30例[J]. 上海中医杂志，2003，37（1）：35-36.

13. 何家栋. 黄芪建中汤合用柳氮磺吡啶、氢化可的松治疗溃疡性结肠炎疗效观察[J]. 广东医学院学报，2002，20（2）：128.

14. 杨万里，张晓燕. 溃结灵汤治疗慢性溃疡性结肠炎60例[J]. 陕西中医，2003，24（7）：625.

15. 周焕风，赵联和. 安肠汤灌肠治疗溃疡性结肠炎疗效观察[J]. 山东中医杂志，2002，21（5）：275-276.

16. 黄乃健，梁新城. 秦艽椿皮汤治疗溃疡性结肠的临床和实验研究[J]. 中国肛肠病杂志，1998，18（7）：6-8.

17. 吴滇. 中药保留灌肠治疗慢性非特异性溃疡性结肠炎42例[J]. 中国中医药信息杂志，1999，6（9）：40.

18. 梁启明，王惠政. 中药保留灌肠治疗溃疡性结肠炎46例[J]. 陕西中医，2002，23（7）：610.

19. 徐子亮. 自制溃结康治疗溃疡性结肠炎30例[J]. 安徽中医临床杂志，2002，14（6）：510.

20. 吴宗辉，刘明芳. 丹参灌肠治疗溃疡性结肠炎43例[J]. 中国肛肠病杂志，2002，22（7）：45.

21. 孙成生. 苦参白及汤联合云南白药治疗溃疡性结肠炎合并出血6例[J]. 中国肛肠病杂志，2006，26（4）：44.

22. 赵向碧，罗小玲. 中药直肠点滴法治疗溃疡性结肠炎30例[J]. 大肠肛门病外科杂志，2003，9（4）：267.

23. 刘让，张明智. 复方黄连索和炉甘石散直肠喷药治疗溃疡性直肠炎36例[J]. 陕西中医，2005，26（1）：56.

24. 李浩增，林浩. 九华栓与柳氮磺吡啶栓治疗溃疡性直肠炎的临床观察[J]. 北京中医药大学学报，2004，11（4）：14-15.

25. 毕湘杰，周艳红，王春树. 健脾清汤配合灌肠治疗溃疡性结肠炎36例临床观察[J]. 中医药学报，1999，27（3）：24.

26. 黄解申，邓革强. 益气解毒中药内服并灌肠治疗慢性非特异性溃疡性结肠炎66例[J]. 湖南中医学院学报，2003，23（1）：52-53.

27. 张友安. 中药口服与灌肠治疗慢性溃疡性结肠炎活动期73例[J]. 陕西中医，2002，23（1）：34-35.

28. 秦华，陈华琴，王琦，等. 消瘀止泻散内服结合中药灌肠治疗溃疡性结肠炎临床研究[J]. 山东中医杂志，2000，19（11）：654-656.

29. 王会珍. 针灸综合疗法治疗溃疡性结肠炎64例[J]. 上海针灸杂志，2005，24（10）：31.

30. 吕明，刘晓艳. 推拿三步九法结合针灸治疗慢性溃疡性结肠炎46例[J]. 辽宁中医杂志，2005，32（9）：95.

31. 张芳艳，毛新民，武鸿莉，等. 肝郁脾虚型溃疡性结肠炎大鼠的免疫学研究[J]. 新疆医科大学学报，2004，27（4）：367-369.

32. 郭振球，赵晓威. 肝纤宁对肝郁脾虚大鼠的保肝抗纤作用[J]. 湖南中医学院学报，1998，18（2）：10-12.

33. 顾立刚，郭学志，王庆国. 大鼠溃疡性结肠炎肝郁脾虚证动物模型的研究[J]. 北京中医药大学学报，1999，22（2）：21-23.

34. 韩秋艳. 肝郁脾虚证动物模型的建立[J]. 贵阳中医学院学报. 2001，23（3）：59-61.

35. 吴涣淦，陈汉平，王楠，等. 溃疡性结肠炎动物模型与隔药灸治疗作用的形态学研究[J]. 中国针灸，1994，（3）：35-37.

36. 吴焕淦，秦臻，刘慧荣，等. 针灸对大鼠溃疡性结肠炎结肠上皮细胞凋亡影响的实验研究[J]. 中国针灸，2005，25（2）：119-122.

37. 李薇. 白头翁汤治疗大鼠溃疡性结肠炎的免疫机制探讨[J]. 甘肃中医，2004，17（6）：38.

38. 陈治水，聂志伟，孙旗立. 健脾益气方健脾灵治疗慢性溃疡性结肠炎的疗效药理[J]. 世界华人消化杂志，1999，7（11）：960.

39. 高亚非，鲍德虎，陈松盛，等. 溃结灵胶囊对溃疡性结肠炎豚鼠模型IL-2-IFN-SKC免疫调节网络的影响[J].

中国实验方剂杂志,1999,5(6):41.

40. 陈文华,潘英英. 针灸治疗大鼠溃疡性结肠炎的机理研究[J]. 辽宁中医杂志,1999,26(7):318-319.

41. 金基成,巩阳,王新月,等. 温下法和温涩法对UC大鼠结肠EGF含量的影响比较[J]. 中国中医医学基础杂志,2004,10(3):56-54.

42. 刘凤芹,楚更五,李子华,等. 心理因素与溃疡性结肠炎[J]. 健康心理学杂志,2001,9(4):307-308.

43. 吴玉泓,李海龙,段永强,等. 免疫致敏结合局部乙酸刺激法建立大鼠溃疡性结肠炎模型[J]. 中国实验动物学报,2010,18(1):65-68.

44. 马亦旻,赵智强. 溃疡性结肠炎的中医治疗研究进展[J]. 中医药学报,2012,40(4):138-140.

45. 谭琐,邹开芳,钱伟,等. 对三硝基苯磺酸/乙醇与免疫复合物联合诱导的结肠炎动物模型免疫机制的探讨[J]. 中国免疫学杂志,2009,25(2):177-181.

46. 王小连,郭军雄,马丽,等. 痛泻柴升方对肝郁脾虚型UC大鼠MPO、SOD和MDA的影响[J]. 中医研究,2011,24(11):17-19.

47. Shi, H., Wan, J., Su, B. B., et al. Results of a 5-year population-based followed-up for 367 ulcerative colitis patients [J]. Zhonghua Yi Xue Za Zhi,2010,90(46):3276-3278.

48. Friswell, M., Campbell, B., Rhodes, J. The role of bacteria in the pathogenesis of inflammatory bowel disease [J]. Gut Liver,2010,4(3):295-306.

49. Zallot, C., Quilliot, D., Chevaux, J. B.. Dietary beliefs and behavior among inflammatory bowel disease patients [J]. inflame Bowel Dis,2013,19(1):66-72.

50. 杜艳茹,张纵,王延峰,等. 李佃贵从浊毒论治溃疡性结肠炎[J]. 上海中医药杂志,2009,43(2):7-8.

51. 林燕,李兴广. 解毒通络法抗溃疡性结肠炎复发的理论探讨[J]. 北京中医药,2012,32(3):191-192.

52. 周滔,工帅,陈誩. 陈誩治疗疑难重症溃疡性结肠炎临床经验[J]. 北京中医药,2011,30(1):25-27.

53. 章一凡,任光荣. 任光荣治疗溃疡性结肠炎经验[J]. 中医中药,2010,48(7):43-44.

54. 张磊,陈雪清,李静君. 乌梅败酱方治疗溃疡性结肠炎的临床研究[J]. 四川中医,2007,25(3):65-66.

第八章 肛周坏死性筋膜炎

肛周坏死性筋膜炎（perianal necrotizing fasciitis，PNF）是一种由多种细菌协同作用以侵犯会阴部筋膜为主，累及皮肤、皮下组织的严重软组织坏死性感染疾病。1883年由佛尼首先报道，称佛尼综合征（Fournier's syndrome）、Fournier's坏疽、共生性坏疽，1918年Jones报道称此病为坏死性丹毒，1952年Wilson首次将本病称为急性坏死性筋膜炎。该病来势凶猛，进展迅速，变化多端，可在数小时内出现严重并发症而危及生命，死亡率为13%~73%不等。好发于中老年男性体质虚弱者，女性少见。常伴有糖尿病、肾病、白血病、晚期肿瘤或长期服用激素、免疫抑制剂者。属于中医学"烂疗""疗疮走黄""肛疽""内陷"等范畴。

本病的主要病因病机是因体质虚弱，正气不足，复因贪恋膏粱厚味，致湿热内蕴，外受毒邪，夹风而入，火毒炽盛，内入营血，热毒内陷，亡阳劫阴而成。西医学认为多由外伤、污染手术、肛周脓肿失治、内痔注射坏死灶、肛管、直肠、尿道手术伤口等继发厌氧菌、大肠杆菌、溶血性链球菌等混合感染引起。

本病的主要临床表现为肛周皮肤突起红、肿、热、痛，面积迅速扩大，皮肤灼热紫暗，肿硬、疼痛剧烈。溃疡后脓液恶臭、色黑，筋膜肌肉进行性坏死。可侵及阴囊、阴唇、腹股沟、骨盆直肠间隙、腹壁前间隙、腹壁腹膜等。伴有恶寒高热、口渴心烦，神昏谵语或神情淡漠，反应迟钝，不思饮食等。

本病诊断参照Fisher诊断标准，皮下浅筋膜广泛性坏死伴潜行性坑道状损害，X线摄片发现软组织内有积气影，清创发现皮下微血管栓塞，病理检查见坏死筋膜及肌肉组织，伴全身中毒症状。必要时应做脓液细菌培养，可见有梭状芽胞杆菌、变形杆菌、类杆菌、大肠杆菌、链球菌等。需与气性坏疽、非梭状芽孢杆菌蜂窝织炎等进行鉴别。

本病的治疗关键在于早期诊断，及时广泛彻底切开、清创引流，并加强围手术期综合支持治疗，早期中医药干预治疗，对控制病情、预防并发症及加速创面愈合具有积极治疗作用。

第一节 肛周坏死性筋膜炎的历史沿革

中医学对该病无确切记载，中医学"烂疗""疗疮走黄""肛疽""内陷""脱囊"等与本病有相似之处。我国古代医学著作对其有不同的记载。如《诸病源候论·丁疮候》云:"亦有肉突起，如鱼眼之状，赤黑，惨痛彻骨，久结皆变至烂成疮，疮下深孔如大针穿之状……令人恶寒，四肢强痛，……一二日疮形便变焦黑色，肿大光起，根硬强，全不得近。"所述症状与本病相似。《备急千金要方》云:"烂疔其状色稍黑,有白瘢,疮中溃有脓水流出,疮形大小如匙面。"对本病的局部形态变化,已有较清楚的认识。《疡科纲要.论外疡清热之剂》说:"足背亦有所谓水疔者,初则红肿蔓延,大热大痛,不一二日,而腐化甚巨。"说明本病也好发于足部,但臂、臑、手背等处也偶有发生。其病因多湿热火毒炽盛所致,如《疡科纲要·论疮疡之水》中说:"别有足部之疡,积湿蕴热,忽发红肿,形势坚巨,浮红光亮,按之随指陷下,一时不能即起,此证湿火若盛,化火最易,即是阳发火毒。"

综上所述,中医学对该病早有论述,只是病名不尽相同,均详细说明了中医学对本病病情及预后的认识,其实各家对该病的实质理解基本是一致的。

西医学对本病的研究最早见于1871年,美国南北战争期间一名盟军军队外科医生约瑟夫琼斯,描述了最早的一种患坏死性软组织感染的士兵患者,并报告死亡率为46%。1883年法国内科医生佛尼(Fournier)描述了症状类似的会阴部坏死性软组织感染的5例男性患者,即命名为Fournier's坏疽。1909年Fedden报道了6例该种疾病,并称之为急性感染性坏疽。1924年,Meleney命名本病为溶血性链球菌坏疽。1952年这种症状首先被Wilson描述为坏死性筋膜炎,包括产气坏死性感染和不产气的坏死性感染,并指出了不产气筋膜坏死的先决条件。

第二节　肛周坏死性筋膜炎的临床研究进展

一、PNF 的病原菌

李春雨、张玉茹等报道:PNF是不明原因的特发性感染,随着现代检测技术的不断提高及完善,75%~100%的PNF可查出明确的原因,PNF主要由局部损伤、肛门、尿道周围感染或骶尾部感染引起。细菌学方面Guiliano把本病病原菌分成2种类型:①β链球菌或(和)金黄色葡萄球菌引起;②厌氧菌和兼性菌引起。外部因素是发病条件,如软组织损伤、裂伤、血肿等损害了防御屏障,为细菌入侵提供了条件,常继发于会阴和肛门部各种感染、肿瘤、创伤、手术后等,其中肛管直肠周围脓肿是最为常见的原因。现已基本证实PNF是多种需氧菌和厌氧菌协同作用的结果,以溶血性链球菌、大肠杆菌、产气杆菌、变形杆菌、类杆菌属和消化链球菌等为常见。Guiliano报道16例坏死性筋膜炎,共培养出75种需氧菌和厌氧菌。认为机体免疫力低下是导致此病的诱因,如糖尿病、恶病质、年老体弱、免疫抑制剂治疗者以及滥用抗生素致菌群失调性腹泻者。何洪波等报道:坏死性筋膜炎按感染细菌的种类分为两型,Ⅰ型为非单一菌种的感染,该型多发生于头部、颈部、手、足、会阴等部位。Ⅱ型由A组β-溶血性链球菌(β-hemolytic Streptoccocus)引起,又称为溶血性链球菌性皮肤坏疽(hemolytic streptococcal gangrene)。该型感染多见于年轻健康患者,躯干和四肢为好发部位。一些罕见的致病菌也相继有报道可引起PNF,这些致病菌的复杂性决定了PNF发病的症状和伴随症状的多样性,细菌通过内毒素、外毒素和各种炎症介质使机体产生不同的反应,治疗难度也随之增加。

二、发病年龄与性别

刘伟勋以"会阴;坏死性筋膜炎"为关键词,登录万方数据库维普资讯网以及中国知网(CNKI)PUBMED数据库搜索相关期刊文章,收集了2000年1月至2010年7月医药期刊发表的中国大陆关于会阴坏死性筋膜炎的报道，共获得数据较为完整、临床分析方法合理的病例，共186例Fournier综合征，对上述病例进行统计分析，认为本病可发生于任何年龄阶段，中老年人偏多，男性明显多于女性。

三、病情及预后

刘伟勋综合分析186例Fournier综合征，认为病变波及的范围越广，预后越差，死亡率越高，死亡的主要因素是严重的全身系统性病变。此病的易感因素包括糖尿病、肿瘤、长期类固醇类药物的治疗、放化疗、免疫抑制、克罗恩病以及酒精滥用等，糖尿病是最常见的易感因素。无法确定原始感染病灶的患者，则怀疑感染来源于腹腔。

四、在诊断与治疗方面

林秋等报道：PNF的诊断主要建立在临床表现的基础上，并结合必要的实验室检查，包括血常规、超声、CT和MRI等。尽管不是所有患者身上都能观察到皮下气肿，但皮下气肿预示着PNF的可能性。睾丸和附睾没有改变，坏死区域存在捻发音，是PNF的特征性表现。

刘伟勋综合186例Fournier综合征的疾病诊断情况，结果被误诊为简单的肛管直肠周围脓肿共39例(20.97%)而延误早期治疗时间。强调在遇到肛门直肠周围脓肿时要进行详细的体检，特别是对局部症状不足以解释全身性中毒症状要考虑到合并PNF的可能。CT检查在诊断坏死性筋膜炎中帮助较大，不仅能看到坏死组织，还能看到游离气体存在，有助于了解病变侵犯的范围。

赵自星、刘贵生、董文娟、杨向东、左志贵、尚秀娟、朱钢等均在报道中提示：治疗坏死性筋膜炎的关键是早期、准确的诊断。早期正确诊断，及时彻底清创手术治疗是肛周急性坏死性筋膜炎治疗成功的关键。坚持全身与局部、中医与西医、手术与药物相结合三项治疗原则，其中手术及时彻底引流最为重要。同时应用敏感广谱抗生素，多数患者一开始就需采用2种或3种大剂量广谱抗生素联合使用。同时营养支持，纠正休克，并防止多器官衰竭，其他还可配合高压氧治疗、伤口的换药修复治疗等。手术时应在病变部位多处切开并达深筋膜，将匍伏潜行的皮肤完全敞开，要达到彻底清创有充分的引流。注意术中务必彻底清除坏死组织，但应尽可能保留正常的神经血管，清创后应用大量双氧水反复冲洗。及时纠正低蛋白血症和水电解质紊乱，加强肠内外营养支持，围手术期综合支持治疗是治疗成功的重要保证。当创面感染控制、肉芽新鲜时，可植皮覆盖创面。与此同时整体运用中药内服以清热解毒利湿，凉血止血，托毒生肌，健脾益气之中药内服，体现扶正祛邪的治则。据报道中药对PNF的控制、促进愈合有益。何春梅，曹永清等认为中医中药的早期介入，将有利于整个病程的恢复。主张急性期以中西医结合为主，组织恢复期以中医药为主。应用中注意整体与局部的辨证，扶正与祛邪的关系。正如明代吴又可指出："大凡客邪贵乎早逐。"另外通过手术的方法切开排脓，引邪外出，以防邪毒内陷，损及脏腑，变证蜂起。手术可采用多切口扩创开窗拖线引流术。另外通过外用中药换药，达到清除坏死组织，促进肉芽生长的作用。左志贵等在临床上根据挂线疗法的作用机制应用于会阴部急性坏死性筋膜炎，达到微创的良好效果，符合现代外科的理念，是中医外科挂线疗法在现代外科的延伸与拓展。同时术后早期大剂量使用活血化瘀中药-丹参注射液，使会阴部坏死组织早期脱落，使濒临坏死的组织得以恢复活力，明显减少组织坏死和功能障碍，对于抢救患者的生命和功能的保全起到重要作用。术后又基于中医学"腐脱肌生"和"煨脓长肉"创面修复理论,根据既往临床经验,将去腐生肌的中药应用于局部,坏死组织顺引流线不断脱落,新生肉芽不断生长。正如陆金根所言,治疗本病,需遵循手术与换药相结合,西药与中药相结合,辨证与辨病相结合,整体治疗与局部治疗并重的治疗方针。急性期以中西医结合为主,组织恢复期以中医药为主。强调中西贯通,非西医不可救其急,非中医不可缓其势。本病一经确诊,需及早彻底清除坏死组织,切口应足够大,可做多个切口,对口引流,必要时配合拖线疗法,肛周两侧脓腔较深应放置胶管引流冲洗。根据病变进展,可作多次清创,务必将坏死组织去除干净。中药早期干预治疗,发病初期,以邪实为主,治疗重在祛邪,但应时时顾护胃阴。治宜清热解毒凉血,以黄连解毒汤和犀角地黄汤加减。中期局部疮面多见坏死筋膜色灰暗,脓似粉浆污水,气味恶臭,脓腐难脱或肉芽淡红,脓水清稀,或伴气阴(血)不足表现,此时邪气未退,正气渐衰,治疗当扶正与祛邪兼顾,以托毒排脓,药用八珍汤合四妙勇安汤加金银花、连翘、穿山甲、皂角刺等。病情稳定后,恢复期局部疮面肿不明显,皮色不红而暗淡,当以扶正为主,以补气血,促生肌,药用加味十全汤加玄参、天花粉等促进生肌长肉。中药外用,因早期创面脓腐明显,以提脓祛腐药八二丹或九一丹为主,可加速腐败坏死组织的脱落液化;恢复期创面坏死脱落干净,用生肌散等促进肉芽快速生长,伤面加速愈合。

第三节　肛周坏死性筋膜炎诊治中存在的问题

一、PNT误诊率高

PNT发病急,进展快,临床少见,误诊率国外报道可高达75%,国内报道为50%。由于误诊或延误手术的时间,使病变迅速扩散,增加了并发症和并发病的产生。如何提高诊断准确率、降低死亡率、并成功预防和控制PNT的发展,关键是提高医护人员对PNT的认识及患者对疾病的重视,做到早期诊断,及时彻底引流,配合强有力的抗生素及中医药治疗,预后才能满意。

二、其他辅助疗法的争议

使用高压氧治疗,其作用目前还存在争议,但我们看到多数报道使用高压氧治疗患者还是受益的。使用高压氧的原理可能是能增加血中溶解氧的浓度,通过压力梯度被分配给组织,它有抗炎症和止痛的效果,诱导增加对抗生素的细菌渗透率,新血管的形成,增加淋巴细胞和巨噬细胞功能,减轻局部组织水肿,增加男性睾酮的分泌、提高周围正常组织对致病菌的抵抗能力,促进伤口的愈合。多篇文献报道高压氧治疗能明显降低PNF患者的死亡率。如果患者没有明确的禁忌证,高压氧治疗可以在充分清创引流后进行。但近期也有学者指出统计学显示高压氧治疗效果并不明显。

有文献报道手术后伤口的愈合可以使用未加工过的蜂蜜。未加工过的蜂蜜能够抑制细菌的繁殖,产生氧气,吸收创面分泌物,并阻止坏死进展。Jull等通过随机对照研究评估未加工过的蜂蜜对于急慢性伤口的疗效,与传统的敷料相比,蜂蜜对于表浅的、小面积的烧伤伤口能够稍微缩短愈合时间,但是对于腿部溃疡的慢性伤口没有显著作用。因此认为目前还没有足够的证据来指导临床。

三、影响死亡率关键因素

识别高危患者对降低死亡率是至关重要的,这可能得益于未来发展新疗法,并对今后的临床试验有很大帮助。有文献报道36.4%~76.9%的PNT患者合并糖尿病,糖尿病是PNT患者发生全身脓毒血症的独立因素,使死亡率明显升高。另文献报道糖尿病除了结合肾功能不全或周围血管疾病外,本身并没有导致患者高死亡风险。发生败血症在肛周坏死性筋膜炎中很常见,并不影响死亡率,而肝硬化与死亡率是高度相关的,认为影响生存率的主要原因是延迟清创。

(刘佃温)

参 考 文 献

1. 荣文舟. 现代中医肛肠病学[M]. 第1版. 北京: 科学技术文献出版社,2000:222-227.

2. 何永恒,凌光烈. 中医肛肠病学[M]. 第1版. 北京: 清华大学出版社,2011,417-421.

3. 谭新华,何清湖. 中医外科学[M]. 第2版. 北京: 人民卫生出版社,2011:132-192.

4. 刘伟勋. 186例会阴坏死性筋膜炎文献分析[J]. 医学信息,2010,23(11):4189-4191.

5. 赵自星,井晓峰,刘雄,等. 坏死性筋膜炎[J]. 中华中医药学刊,2007,25(增刊):197-198.

6. 刘贵生. 肛周坏死性筋膜炎诊疗近况[J]. 结直肠肛门外科,2010,16(5):332-334.

7. 左志贵,宋华羽,徐昶,等. 中西医结合治疗会阴部急性坏死性筋膜炎[J]. 中国中西医结合外科杂志, 2010,16(2):216-218.

8. 董文娟,杨向东,王钧冬. 重症肛周坏死性筋膜炎5例治疗体会[J]. 结直肠肛门外科,2010,16(4):250-251.

9. 尚秀娟,李荣先,文秀慧. 综合疗法治疗会阴部急性坏死性筋膜炎临床疗效观察[J]. 结直肠肛门外科, 2010,16(6):377-378.

10. 朱钢,孙冰,王正亮,等. 肛周会阴部坏死性筋膜炎诊疗及早期防治[J]. 北京医学,2009,31(1):56-58.

11. 李晓云,甄运寰. 肛周坏死性筋膜炎5例临床报告[J]. 贵阳医学院学报,2012,37(5):578-579.

12. 林秋,竺平,孙桂东,等. 肛周坏死性筋膜炎的诊治进展[J]. 世界华人消化杂志.,2010,18(32):3428-3431.

13. 何春梅,曹永清,陆金根. 中西医结合治疗肛周急性坏死性筋膜炎9例[J]. 中西医结合学报,2005,3(3):233-237.

14. 何春梅,曹永清,郭修田,等. 陆金根治疗肛周坏死性筋膜炎经验[J]. 中医杂志,2005,46(11):817-818.

15. Benizri E, Fabiani P, Migliori G, et al. Gangrene of the perineum[J]. Urology,1996,47(6):935-939.

16. Mindrup SR, Kealey GP, Fallon B. Hyperbaric oxygen for the treatment of fournier's gangrene. J Urol,2005, 173(6):1975-1977.

17. Hassan Z, Mullins RF, Friedman B C, et al. Treating necrotizing fasciit is with or with out hyperbaric oxygen therapy[J]. Undersea Hyperb Med,2010,37(2):115-123.

18. James I. Merlino, Mark A. Malangoni. Necrotizing soft-tissue infect- ions[J]. Cleves and Clinic Journal of Medicine,2007,74(11):768-769.

第七篇 男 性 病

第一章 精 浊

精浊是以排尿刺激症状和膀胱生殖区疼痛为主要表现的临床综合征,相当于西医的前列腺炎。慢性前列腺炎为最常见的类型,是男性生殖泌尿系统最常见的一种疾病,其中以慢性非细菌性前列腺炎最为多见,约占90%~95%,好发于20~50岁青壮年男性,据统计35岁以上男性35%~40%患有本病,占泌尿外科男性就诊患者1/4左右。

本病在临床上以发病缓慢、病因病理复杂、症状表现多样、体征不典型、病情迁延、反复发作、经久难愈为特点。古籍中属"白浊""白淫""劳淋"或"肾虚腰痛"等范畴,因病位在精室,故又称"精浊"。

临床上有急性和慢性、有菌性和无菌性、特异性和非特异性的区别,其中以慢性无菌性非特异性前列腺炎最为多见。临床上曾采用Drach等(1978)以"Stamey四杯法"为基础分为三种类型,即急性和慢性细菌性前列腺炎、急性和慢性非细菌性前列腺炎、前列腺痛。目前在国际上多采用1995年美国国立卫生研究院(NIH)分类方法,主要将其分为四类:Ⅰ型急性细菌性前列腺炎;Ⅱ型慢性细菌性前列腺炎;Ⅲ型慢性非细菌性前列腺炎/慢性骨盆疼痛综合征(CP/CPPS),并将该类进一步分为ⅢA型和ⅢB型;Ⅳ型无症状的炎症性前列腺炎(AIP)。虽分型不同,但从临床表现上却难以区分,均表现为腰骶部、会阴部、下腹部、睾丸、阴茎等部位疼痛,伴有排尿刺激或梗阻症状,性功能不全或精神紧张、焦虑等症状。

第一节 精浊的历史沿革

精浊以慢性前列腺炎较为多见。古代医学由于解剖水平的限制,把男子内生殖系统统属于精室范畴,清楚认识到溺窍、溺道与精窍、精道之不同,提出浊在精窍、精道,并认识到"淋"与"浊"的不同。从临床表现来看,慢性前列腺炎临床症状虽复杂且无特异性,但常见阴部疼痛和尿道有乳白色分泌物,尤在排尿终末或大便时滴出。此类症状,在中医古代文献中早有论述。

春秋战国至秦汉时期还没有提出"精浊"的病名,多称之为"白淫"。多认为与肾和脾胃之热有一定关系。古人还认识到本病与精神因素及过度的房事有一定的联系。

晋朝至元时期尚未将本病与"淋证"区分开来,多责之于肾虚而膀胱有热。在治疗上,金朝"易水学派"代表人物张元素运用疏肝理气寒凉之药治疗本病获效。

明清时期,逐渐认识到溺窍、溺道与精窍、精道之不同,并将"淋"与"浊"区分开来。明王肯堂明确地将溺窍、溺道与精窍、精道区分开,并提出"淋病"与"浊病"病位之不同。"精浊"之名,见于明代戴元礼的《证治要诀·白浊》,张介宾认为本病的病因以"火热"为主,沈时誉则以"精浊"为名专题论述了精浊的病因病机、病位和治法。

清代时期,对"淋""浊"之病变部位又有了进一步认识,如《类证治裁·淋浊》说:"肾有两窍,一溺窍,一精窍,淋在溺窍,病在肝脾;浊在精窍,病在心肾。"何梦瑶在《医碥·赤白浊》中对精浊、便浊的病因病机和表现论述较详,将生殖器与泌尿系统的尿道分泌物作了明显的区别,这对认识与治疗前列腺炎一病提供了重要的依据。李用粹不仅详细记载了精浊的表现,还记载了辨证治法与方药。陈修园在《医学从众录》中也记载浊病病程日久的论治方法。

现代解剖学则证明了前列腺导管与射精管开口位置不同。前列腺导管直接开口于尿道前列腺部精阜两侧,前列腺尿道底的许多小孔,即是前列腺导管的开口;射精管开口于前列腺尿道底前列腺囊直下方,尿道底两侧各有一开口。从而支持中医的认识,白浊与精浊、尿浊和淋证之不同,慢性前列腺炎即中医之白浊。现行国家中医药行业标准和国家标准均将慢性前列腺炎命名为"精浊"。

第二节 精浊的临床研究进展

本病青春期前很少发生,多发于青壮年。根据临床表现和青壮年多喜烟酒、生活不节与相火偏旺的特点,中医认为湿热为病,瘀浊阻滞,或伤于阴或伤于阳是本病的病机特点。其病位在下焦"精室",与肝、肾二经关系最为密切。临床多为寒热、虚实错杂之证,瘀浊阻滞为其病理基础,治疗以祛瘀排浊为原则,或佐以清热解毒、利水渗湿,或佐以行气导滞、疏肝通络,或佐以养阴,或佐以温阳。该病主张综合治疗,临床以辨证论治为主,抓住"肾虚为本,湿热为标,瘀滞为变"三个基本病理环节,分清主次,权衡用药,在治疗手段和方法上呈现出多样化。

一、名医经验

(一)施汉章

认为精浊病机以肾虚为本,湿热、痰瘀为标,属本虚标实、虚实夹杂为患,湿邪始终贯彻本病始终。临床上既主张分早、中、晚三期辨治,又强调以化湿为重点。治疗强调清利湿热、宣窍达邪,同时兼顾肾虚血瘀,多以成方加减化裁,湿热蕴阻为主证的早期患者,偏于热重者,以自拟六草汤;湿重者,以程氏萆薢分清饮加减;病程中期湿热兼夹痰瘀者,多以当归贝母苦参丸合薏苡附子败酱散化裁;久病迁延虚象明显以脾肾两虚为主者,以补中益气汤及自拟益肾汤加减。除中药汤剂内服外,还强调要配合中药第三煎坐浴,或中药栓剂塞肛,定期前列腺按摩等,并辅以心理疏导。

(二)徐福松

认为湿热、肾虚、瘀血、肝郁、中虚五者是慢性前列腺炎的基本病因病机。湿热是标,肾虚是本,瘀血是进入慢性过程的进一步的病理反映,肝郁是久病情志抑郁的必然转归,中虚是湿热伤脾的必然结果,或系素体脾虚所致,或由肾虚及脾之故。辨证强调辨证与辨病相结合,治疗强调祛邪补虚、标本同治,总的治疗原则为"消补兼施",临床常将该病分为湿热、瘀血、肝郁、中虚、肾虚诸型论治。

(三)王琦

王琦将宏观与微观辨证相结合,根据患者出现的尿道刺激症候群、盆腔疼痛症候群和精神心理症候群等,分别提出了化浊利精窍、活血通络脉、疏肝解抑郁等论治思路,对精浊的临床治疗具有独到之处。化浊利精窍法用于论治慢性前列腺炎所致之尿路刺激症候群,方用当归贝母苦参丸加味。活血通络脉法用于论治慢性前列腺炎所致之盆腔疼痛症候群,方用复元活血汤加减(柴胡、当归、桃仁、红花、制大黄、穿山甲、天花粉、丹参、茜草、路路通、王不留行)。疏肝解抑郁法用于论治慢性前列腺炎所致之精神心理症候群,方用逍遥散加减。

(四)彭培初

彭培初认为慢性前列腺炎为虚实夹杂、寒热并存之证,基本病机为不通则痛,基本治法为攻补兼施、寒热并调,并根据情况施以不同通法。气滞湿阻者用通气法行气化湿以通之,寒湿凝滞者用温通法温阳散寒以通之,湿热阻滞者用通利法清利湿热以通之,方用龙胆泻肝汤加减,瘀血阻滞者用通瘀法活血化瘀以通之,肝肾亏虚者用补益肝肾以通之,肝肾阴虚者治宜滋补肝肾,肝肾虚寒者当温补肝肾。

二、病因病机

慢性前列腺炎由于病因复杂、症状各异,致使医者认识不一。李曰庆将其病因病机概括为湿热下注、寒凝肝脉、肾气虚弱三个方面。江海身认为慢性前列腺炎病在"精道",涉及"水道",系肝肾相火偏旺,或湿热循经深入下焦血分,导致精室受损,精道排泄障碍,"有形败浊阻于精道"而致。杨吉相认为湿热流注下焦和败精瘀阻精室蕴久酿毒互为因果,贯穿于本病发生和发展的整个病理过程。石志超认为血瘀精道是贯穿于本病始终的病机关键,湿热、浊毒、本虚等均为兼夹病机,往往随着病程长短、病情变化、体质差异、治疗的得当与否在血瘀精道的基础上派生而出现。周智恒教授认为其病机多为本虚标实,虚实夹杂,本虚为肾虚,标实主要为湿热、血瘀和气滞。总之,多数医家认为该病多由湿热、血瘀、肾虚所致,或单独为病,或杂合为病,尤以湿热夹瘀致病多见。李曰庆等认为,其核心病机应为:肾虚为本,湿热、肝郁为标,瘀滞为变。肝郁气滞在慢性前列腺炎发病过程中有着重要意义,可因郁助病、因郁致变、因郁病甚。

三、治法应用

因慢性前列腺炎的病机的特点为本虚标实,初期多为湿热、气滞、血瘀、寒凝等邪实为主,久病可到正气亏虚,故多数医家根据"实证以通利为主,虚证以补益为主"的原则,提出了一些具有新意的治法,并取得了较为满意的临床疗效。

(一)活血化瘀法

根据慢性前列腺炎患者血液流变学指标异常、前列腺指肛检查亦常变硬或有结节、会阴部常出现刺痛、前列腺由于慢性炎症刺激易出现纤维化病变等的认识,认为慢性前列腺炎的中医病理基础是瘀血阻滞,为活血化瘀法在慢性前列腺炎治疗中的广泛运用奠定了"瘀血理论"基础。活血化瘀药物能使前列腺腺管通畅,引流排出过多的炎性分泌物,结合补肾益气药物增加前列腺组织的腺泡上皮与腺管上皮细胞的完整性与稳定性,调节腺体分泌功能,使腺体分泌与排泄保持平衡。

(二)清热利湿法

本病系湿热之邪蕴结下焦、结聚会阴所致,故一些医家常采用清热利湿法配伍解毒疏肝或凉血之品治疗慢性前列腺炎。根据14篇文献的初步统计,使用药物48种药物,常用清热利湿药为泽泻、黄柏、木通、甘草、龙胆草、柴胡、生地、滑石等,解毒药有红藤、败酱草、金银花等,疏肝药有香附、川楝子、吴茱萸等,凉血药有赤芍、丹皮等。如程爵棠用龙胆消炎汤治疗前列腺炎210例,收效明显。

(三)宣肺理气法

肺为水之上源,主通调水道。认为肺通调水道的功能减退,津液不能正常排泄是慢性前列腺炎的发病基础之一,故以开宣肺气、调理气机,佐以清热解毒法治疗,收到了较好的疗效。如赵建群自拟宣肺汤(麻黄、白果、半夏、款冬花、桑白皮、苏子、黄芩、甘草、杏仁、荆芥、紫菀、桔梗、陈皮、百部、大青叶、板蓝根)加减治疗35例,痊愈15例,好转18例,无效1例,中断治疗1例,总有效率为94.29%。

(四)散结畅气法

认为热、毒、瘀、痰、湿等是慢性前列腺炎的致病因素,而诸邪凝结郁闭气机则是其病机关键,故以散结畅气为主,辅以破血祛瘀、化痰软坚、清利湿热法治疗。如王家辉等以连翘、荆芥、玄参、三棱、莪术、牡蛎、牛膝为基本方,加减治疗慢性细菌性前列腺炎273例,临床疗效满意。

(五)补肾法

认为慢性前列腺炎以肾亏为本,或为肝肾阴虚、阴虚火旺,或为脾肾亏虚、命门不固。治当以补肾为法,常用药物有熟地、山药、枸杞子、菟丝子、山萸肉、仙灵脾、牛膝、龟板、丹皮、泽泻、茯苓、党参、女贞子、旱莲草等。如陈克忠用前列舒丸治疗慢性前列腺炎238例,疗效满意。但从文献看出,单独使用补肾法者较少,多利湿、活血等法并用。

(六)从疮疡论治法

认为慢性前列腺炎为疮疡之内痈,其病因病机、局部病理改变、病症表现均与疮疡相似,可以疮疡理论为指导,灵活运用"消、托、补"三法论治。初期多邪毒蕴结,治以消散邪毒、疏通经络,方用前列腺消毒方或拟前列腺1号方加减;中期多虚实夹杂,治以理气活血、透脓托毒,方用前列腺托毒方或前列腺2号方加减;后期多正虚邪恋之证,治以扶正安神、清托余毒,方用前列腺扶正方或八珍汤加减。或可简易分为三证论治,毒炽盛者,清热解毒、消痈排浊,方用四妙散合五味消毒饮为基础方加减;湿热互结者,清热利湿、消痈散结,方用四妙散合柴胡胜湿汤为基础方加减;气滞血瘀者,通精活血、消痈止痛,方用四妙散合枸橘汤、通精活血汤加减。

四、治疗措施

现代中医治疗慢性前列腺炎,形式多样,措施丰富,如专病专方、药物外治、针灸治疗等。

(一)专病专方

在辨病结合辨证的基础上,根据各自对基本病因病机的认识,制定专方治疗慢性前列腺炎,专方的组方原则或清热利湿、或活血祛瘀、或补肾益气、或兼用诸法。如刘经甫等自拟前列疏解汤加减治疗128例,总有效率为96.87%;张瑞丽自拟前列康方治疗80例,总有效率87.5%;尹胜利自拟浊淋汤治疗63例,总有效率为95%;殷再华以桂枝茯苓丸合消瘰丸加减治疗38例,总有效率为84.21%;张亚强等自拟前列腺方采用汤剂和胶囊分别治疗本病血瘀证322例和239例,治愈率分别为65.8%、54.4%;刘春英等采用自制前列丸治疗本病湿热瘀滞证320例,有效率92.5%。

(二)药物外治

1. **保留灌肠**　多以清热解毒、利湿燥湿、祛瘀止痛、软坚散结等立法组方,煎汤保留灌肠。如覃兆伟等以金银花、野菊花、重楼、红花、三棱、桃仁、大黄煎后灌肠,治疗20例,总有效率95%。

2. **栓剂塞肛**　组方原则多为清热燥湿解毒、活血软坚散结、祛瘀消肿止痛等,药物有前列安栓、前列腺炎栓、蟾蜂消炎栓、前列栓、通洲栓、前列消炎栓、前列腺康栓、野菊花栓等。如贾玉森等应用前列腺炎栓经肛门直肠给药,治疗104例,疗效优于对照组;张鹏等用自制男尔康栓治疗92例,疗效优于对照组;孙自学等采用前列栓治疗100例湿热兼瘀型,疗效优于对照组。

3. **中药坐浴**　俞祝全用黄柏、生地、知母、丹参、赤芍、红花、地龙、益母草、蒲公英、败酱草、苦参、鳖甲、大黄等煎液坐浴,药渣温热外敷下腹部,并配合按摩会阴部,治疗50例,总有效率88%,优于对照组。

4. **尿道灌注**　王根会等取紫草、黄柏、鱼腥草、黄连、忍冬藤、桃仁、当归各等份煎熬及浓缩过滤消毒缓慢注入尿道,治疗21例慢性细菌性前列腺炎,总有效率80.90%;治疗23例慢性非细菌性前列腺炎,总有效率86.95%;治疗13例前列腺痛,明显缓解4例。

5. **穴位敷药**　孙洪如等采用前列通药袋敷于神阙、气海、关元、中极、肾俞等穴位,治疗本病70例,总有效率87%。

(三)针灸治疗

针灸治疗慢性前列腺炎方法较多,有针刺、激光针穴位照射、电针、火针、耳针、穴位药物注射、穴位划痕点药、仿灸仪穴位施灸,以及穴位推拿等。取穴原则一般辨证取穴与局部、辨病取穴相结合,局部取穴多以会阴穴为主,辨病取穴为"前列腺穴"(位于任脉经肛门和会阴穴连线之中点)。如葛继魁取针刺主穴白环俞和配穴肾俞、中极、三阴交,治疗220例,总有效率90.9%;马胜针刺秩边、气海、中极、关元、三阴交、会阴,治疗60例,总有效率95%。

五、局部辨症治疗

根据前列腺生理、解剖以及发病后病理生理改变等局部情况,探讨中医药的治法,是提高临床疗效的一条途径。

慢性前列腺炎的病理生理改变主要有腺小管梗阻(炎性前列腺液引流不畅而潴留)、前列腺被膜中平滑肌收缩失调、腺泡分泌腺液功能减退、盆底肌群(提肛肌、梨状肌等)功能紊乱(引起前列腺内逆流),中医药治疗慢性前列腺炎的主要机制困难在于恢复前列腺的分泌、排泄以及前列腺的抗菌因子等生理功能。

(一)腺小管阻塞

腺体饱满,质偏中,按摩腺体有轻压痛,按摩腺体流出腺液少量,前列腺液中白细胞中度升高。系前列腺长期慢性充血伴炎性反应,以致腺管相对不通畅、腺液分泌及潴留相对增加所致。中医辨证为血瘀型,治以凉血活血、清热解毒、化瘀通络法,药如红藤、赤芍、红花、败酱、黄柏、牛膝、王不留行等。

(二)炎性腺液潴留

腺体饱满,按摩时大量腺液流出,按后腺体松弛,腺液中白细胞含量明显升高,伴随症以膀胱刺激征为主。由炎性刺激伴有反应性充血,腺液分泌增加、排泄相对不利引起。中医辨证为湿热型,治以清热利湿法,药如滑石、甘草、车前草、蒲公英等。

(三)被膜平滑肌收缩失调

腺体饱满,按出前列腺液量多,按后腺体松弛,腺液中白细胞接近正常或轻度升高。中医辨证为中虚型。治以补中益气法,药如黄芪、升麻或补中益气丸。

(四)腺液分泌不足

按摩前列腺手感松弛或小,按后很少有前列腺液被按出,伴随症状有性欲减退。中医辨证为肾虚型,在活血通络药物基础上加用党参、黄芪、枸杞子、续断、仙灵脾等健脾补肾之品治疗。

(五)盆底肌群功能紊乱

表现为腰骶痛、下腹痛、阴茎痛、会阴痛等。这可以是盆腔局部炎症而继发引起邻近肌群反射性痉挛的结果,也可以是因后尿道压力增加引起的原发性前列腺内逆流所致。治以活血通络法,药如桃红四物加牛膝、乳香、没药、制香附、青皮等,

第三节 慢性前列腺炎的实验研究进展

一、慢性前列腺炎患者的血液流变学实验研究

李章等于治疗前和治疗4周后分别对60例慢性前列腺炎患者进行血液流变学12项指标的检测,对比分析治疗前后血液流变学的改变,并与同期男性健康组对照,探讨慢性前列腺炎患者的血液流变学特点。结果慢性前列腺炎组治疗前的(高切、低切)全血黏度、低切还原黏度、红细胞聚集指数、血小板黏附率和纤维蛋白原均显著高于对照组($P<0.05$),而脑血液量则显著低于对照组($P<0.05$);治疗4周后,除全血黏度仍较高外($P<0.05$),其他血液流变学指标已逐渐恢复至正常水平(与对照组无显著性差异,$P>0.05$)。提示慢性前列腺炎的高黏血症是炎症反应的体现,定期检查对治疗有指导意义。

二、中药治疗慢性前列腺炎的机理研究

动物实验研究对探讨中医治疗慢性前列腺炎的作用机理具有重要作用。近年来,中医药治疗慢性前列腺炎的实验研究已从对前列腺炎主要致病菌的体外抑制作用,深入到动物实验研究的开展。如张亚强用消痔灵注射液成功地创建了模拟人的大鼠前列腺纤维增生性炎症病理模型,为研究慢性前列腺炎的病理变化找到一条途径,并运用光学显微镜和透镜电镜观察了前列腺汤对该模型的影响,说明前列腺汤(丹参、泽兰、赤芍、败酱草、穿山甲、枸杞子等)有减轻消痔灵注射液引起的大鼠前列腺炎细胞浸润及纤维组织增生作用,使病理模型的前列腺上皮细胞的分泌功能恢复,增加Zn含量,增强前列腺的抗炎及损伤组织的修复能

力；贾玉森等对前列腺炎栓(由黄连、赤芍、冰片、牛膝等组成)的动物实验表明,该药经肛门直肠给药,对小鼠耳肿胀有很好的抑制作用,对纽扣致大鼠肉芽肿有明显的抑制作用,能明显延长小鼠的疼痛反应时间、提高痛阈指数,亦能明显抑制酒石酸锑钾引起的小鼠扭体反应；陈志强等实验研究发现,前列清合剂(由黄柏、滑石、王不留行等组成)对金黄色葡萄球菌、乙型溶血性链球菌、丙型链球菌、卡他球菌和大肠杆菌均有抑菌作用,可降低毛细血管通透性、减少渗出、抑制纤维组织的增生而具有抗炎作用,具有改善微循环的作用；王勒渝等通过对实验性大鼠前列腺组织病理学和纤维连接蛋白(FN)、层黏连蛋白(LN)免疫组织化学的观察,发现丹蒲胶囊(丹参、泽兰、桃仁、红花、白芷、蒲公英、败酱草、川楝子、小茴香等)可明显抑制大鼠慢性前列腺炎组织中的炎细胞浸润和间质纤维组织增生,并促使前列腺腺腔扩大,腔内分泌物增多,表明丹蒲胶囊具有明显抗炎、抗纤维化及增强腺细胞的分泌功能；韦品清等采用大鼠实验性细菌性前列腺炎动物模型及实验性慢性非细菌性前列腺炎动物模型,研究发现清浊祛毒丸(由金沙藤、大血藤、蒲公英、虎杖等药物组成)各剂量组前列腺液中白细胞数均小于模型对照组,而大、中剂量组的卵磷脂小体密度均大于模型对照组,各剂量组的IgG含量均小于模型对照组,炎症病变程度也轻于模型对照组,中剂量组纤维母细胞增生程度与对照组差异有显著性意义,提示本品对大鼠急性细菌性前列腺炎和慢性非细菌性前列腺炎均有一定的抑制作用；李小芹等通过药理研究发现,益肾通淋胶囊(由蛤蚧、赤芍、马鞭草、韭菜子等六味中药组成)对大鼠无菌性前列腺炎有明显的抑制作用,使前列腺液中卵磷脂小体密度明显升高、白细胞总数明显降低,使大鼠慢性前列腺炎腺上皮增生明显好转、间质炎症细胞浸润明显减轻,抑制皮肤毛细血管通透性的增高,抑制角叉菜胶引起的大鼠踝关节肿胀及棉球肉芽肿的形成,对慢性前列腺炎大鼠全血黏度升高有明显的降低作用,对负荷大鼠有明显的利尿作用。

陈跃来等电针非细菌性前列腺炎大鼠"会阳""中膂俞",分别于针刺后3天、10天进行尿流动力学测定,结果发现电针"会阳""中膂俞"可调整大鼠膀胱尿流动力学指标,降低较高的膀胱内压,使低顺应性膀胱改善,抑制膀胱功能活动亢进(频率、幅度),提高尿流率。

第四节　慢性前列腺炎治疗中存在的难点与困惑

一、危险因素与预防措施

研究慢性前列腺炎的危险因素既能为制订预防措施提供参考依据,又能提高治疗效果。因此,了解慢性前列腺炎的诱发因素,从根本上杜绝或减少慢性前列腺炎的发生,形成以防为主,以治为辅,无疑是理想之举。目前对诱发慢性前列腺炎发生的危险因素虽无定论,但一些研究结果可供参考。如兰晓煦等通过多因素Logistic回归分析,最终筛选出5个具有统计学意义的因素,按危险度大小顺序依次为频繁手淫、久坐、结婚年龄、性格内向及辛辣食物；黄永汉等通过条件Logistic多元回归方程分析,筛选出8个有统计学意义的因素,按危险度大小顺序依次为:尿道炎、无节制的性生活、频繁的手淫、固定体位(尤其长时间骑跨位、坐位)、酗酒、生活方式改变、长时间憋尿、紧张焦虑心理。因此,正确对待疾病、培养良好的饮食与工作习惯、规律适度的性生活、健康开朗的心理,不仅可以大大降低慢性前列腺炎的发生,同时也可提高疗效。建议在医学领域中逐步实施由"重治疗"到"重预防"的根本性转变,应成为今后对群体或个体进行卫生宣教的主要内容。

二、临床中值得注意的问题

慢性细菌性前列腺炎之所以难治,一是病因复杂,二是病理呈多灶性,三是药物难以在局部形成有效浓度。因此,在临床诊疗过程中,应对以下问题加以注意,以利于提高疗效,减少复发。

(一)局部辨病与整体辨证相结合

症状的发生有其内在的病理变化,治疗过程中需抓住基本病理这一主要矛盾,即前列腺组织有炎性细胞浸润,腺叶中纤维组织增生明显。

前列腺炎的发生与机体的免疫功能密切相关。免疫功能正常者,可不出现炎症,或反应较轻,或反应快速、明显,但经过和结局良好;免疫功能低下者,易发生感染和炎症,但炎症反应不很明显、缓慢。慢性前列腺炎的炎症反应即是免疫功能低下的表现。免疫功能的低下可导致机体功能紊乱而出现一系列形态学变化,因而着眼于局部变化的同时不能丢开全身。

(二)宏观辨证与微观辨证相结合

西医学的检测手段使中医的传统"四诊"触角延伸到微观世界,因而辨证需把宏观与微观结合起来,以探讨辨证分型中前列腺各种实验检测的特殊性。慢性前列腺炎的病理变化因炎性细胞浸润和纤维增生、变性程度不同而分浸润期、纤维增生期、纤维变性期。因此,治疗过程中需辨证论治与分期治疗相结合,以加强治疗针对性。

(三)辨证用药与综合治疗相结合

由于慢性前列腺炎的临床表现复杂,药物治疗有一定的局限性,或者会带来一定的副作用,因此综合治疗是公认的较为有效的治疗方法,采取综合治疗的方法有助于病情向愈。这些综合措施包括中医药(内服和外用)、抗生素、α受体阻滞剂、别嘌呤醇、皮质类固醇、镇静剂,前列腺按摩、射频、微波、激光、心理、手术等,可视具体情况选用。例如合并会阴胀痛、症状明显者可以采用热水浴或肛门给药(包括中药或西药)的方法,一般途径给药仍未奏效,可以考虑离子导入(包括中药或西药)的方法。

(四)切忌一味苦寒清热解毒和使用抗生素

清热解毒是治疗慢性前列腺炎的一大方法,但苦寒的同时需考虑温的因素,尤其是无菌性前列腺炎。临床上很多治疗慢性前列腺炎的有效方剂和用药如桂枝茯苓丸之桂枝、黄柏配乌药、薏苡附子败酱散用附子、引火归原之肉桂等就是一启迪。

慢性前列腺炎病因复杂,有有菌性和无菌性、特异性和非特异性之分。不能一旦确诊为前列腺炎后,就一味使用抗生素,而忽略其他药物和方法的应用。即使确需使用抗生素,也要尽量做到有针对性,避免耐药或对身体产生副作用。

(五)应将提高患者生活质量列为首要目标

由于慢性前列腺炎对患者的影响包括躯体和心理两方面,疗效较差及其他相关因素的影响给患者带来的身心痛苦已经远远超出了疾病本身。因此,临床决策的目的不能仅局限于治疗疾病本身,要以改善症状、躯体及精神状态、提高患者生活质量为首要目标,最终达到彻底治疗。要提高患者生活质量,将改善症状作为突破口是有效的策略。周强等认为,慢性前列腺炎虽病在精室且涉及多脏,但心、肝两脏对慢性前列腺炎的进展与转归有重要的影响,心、肝功能活动异常既是慢性前列腺炎发生的起因之一,又是病情加重恶性循环的主要因素,因此从心、肝论治是缓解患者身心痛苦、扭转慢性前列腺炎病变进程的突破点,研究结果显示疏肝理气法能够明显改善疼痛或排尿症状,更好地改善生活质量。

(秦国政)

参 考 文 献

1. 贾永华. 徐福松草薢汤临床应用辨识[J]. 辽宁中医药大学学报,2007,9(2):75.

2. 盖海山. 王琦对慢性前列腺炎症候群的论治思路[J]. 中国康复理论与实践,2005,11(12):1033.

3. 王琦. 王琦临床医学丛书〔下册)[M]. 北京:人民卫生出版社,2004:1046-1047.

4. 邢国红. 施汉章教授治疗慢性前列腺炎经验介绍[J]. 新中医,2004,36(5):11.

5. 江海身. 慢性前列腺炎当从"精道"论治[J]. 北京中医药大学学报,1999,22(6):61.

6. 李占玲. 杨吉相教授治疗慢性前列腺炎的经验[J]. 辽宁中医杂志,2001,28(11):661.

7. 徐福松. 辨证与辨病论治慢性前列腺炎[J]. 男科学报,1999,5(1):6.

8. 石志超. 从血瘀精道论治慢性前列腺炎[J]. 辽宁中医杂志,2001,28(11):663.

9. 孙建明. 周智恒教授治疗慢性前列腺炎的经验[J]. 山西中医,1999,15(3):3-4.

10. 李曰庆. 实用中西医结合泌尿男科学[M]. 第1版. 北京:人民卫生出版社,1995:261.

11. 王琦. 王琦男科学[M]. 第2版. 河南:河南科学技术出版社,2007:652.

12. 程爵棠. 龙胆消炎汤治疗前列腺炎210例[J]. 陕西中医,1991,(2):68.

13. 赵建群. 自拟宣肺汤加减治疗慢性前列腺炎35例[J]. 河北中医,2000,22(8):611.

14. 王家辉,陈东. 以散法论治慢性细菌性前列腺炎273例[J]. 辽宁中医杂志,2002,29(1):40.

15. 陈克忠. 前列舒丸治疗慢性前列腺炎238例的临床和实验研究[J]. 实用中西医结合杂志,1990,(5):300.

16. 刘经甫,文建国,侯晓,等. 自拟前列疏解汤治疗慢性前列腺炎128例[J]. 国医论坛,2002,17(1):31.

17. 张瑞丽. 自拟前列康方治疗慢性前列腺炎80例[J]. 中医药学刊,2001,19(5):510-511.

18. 尹胜利. 浊淋汤治疗前列腺炎63例[J]. 陕西中医,2001,22(3):148.

19. 殷再华. 中药治疗慢性前列腺炎38例[J]. 实用中医药杂志,2001,17(3):15.

20. 张亚强,刘猷枋. 前列腺方治疗慢性前列腺炎血瘀证的临床与实验研究[J]. 中国中西医结合杂志,1998,18(9):534.

21. 刘春英,吴海深,张秉山,等. 前列丸治疗慢性前列腺炎湿热瘀滞证320例[J]. 中国临床医生,1999,27(3):51.

22. 贾玉森,李曰庆,孙明杰,等. 前列腺炎栓治疗非特异性慢性前列腺炎(湿热夹瘀证)104例临床与实验研究[J]. 中医杂志,1999,40(2):98.

23. 张鹏,邢巨星,陈沛,等. 男尔康栓治疗慢性前列腺炎135例[J]. 陕西中医,1999,20(11):499.

24. 孙自学,王军,李更生. 前列栓治疗湿热兼瘀型慢性前列腺炎100例临床观察[J]. 中国中医药科技,2002,9(2):114.

25. 俞祝全. 中药坐浴配合按摩治疗慢性前列腺炎50例[J]. 中国民间疗法,1998,(3):24.

26. 王根会,王耕,汪建平. 中药尿道内灌注治疗慢性前列腺炎57例[J]. 中国中医药信息杂志,2000,7(4):69.

27. 孙洪如,黄树纲,张平,等. 前列通药袋治疗慢性前列腺炎和前列腺增生症100例[J]. 中国新药与临床杂志,1998,17(1):56.

28. 葛继魁. 深刺白环俞为主治疗慢性前列腺炎临床观察[J]. 中国针灸,2001,21(2): 7.

29. 马胜. 针刺药艾灸治疗慢性前列腺炎疗效分析[J]. 中国针灸,1999,(6); 339.

30. 李章,高镇松. 慢性前列腺炎患者的血液流变学实验研究[J]. 中国血液流变学杂志,2004,14(2): 189.

31. 张亚强,刘猷枋,于灵惠,等. 中药前列腺汤对实验性前列腺炎病理模型的影响[J]. 中西医结合杂志,1991,11(8): 480.

32. 陈志强,吴清和,王树声,等. 前列清抑菌、抗炎和改善微循环作用的实验研究[J]. 广州中医药大学学报,2000,17(2): 147-151.

33. 陈跃来,申鹏飞,陈国美,等. 电针"会阳"、"中膂俞"对非细菌性前列腺炎大鼠尿流动力学影响的实验研究[J]. 针刺研究,2001,26(2): 127.

34. 王勒渝,张秀英,毕振春,等. 丹蒲胶囊对试验性慢性前列腺炎的病理学和免疫组织化学研究[J]. 中国中西医结合外科杂志,2002,8(5): 365.

35. 韦品清,刘成柱,李晓晕,等. 清浊祛毒丸对急慢性前列腺炎抗炎作用的实验研究[J]. 新中医,2002,34(5): 74.

36. 李小芹,周爱香,吴子伦,等. 益肾通淋胶囊的药理作用研究[J]. 中国实验方剂学杂志,2002,8(6): 44.

37. 兰晓煦,马韬,史舒. 慢性前列腺炎危险因素的分析[J]. 山西医科大学学报,2006,37(10): 1018.

38. 黄永汉,张海滨,刘建华. 慢性前列腺炎相关危险因素的调查报告[J]. 中国中西医结合外科杂志,2006,12(1): 23.

39. 周强,李兰群. 慢性前列腺炎证治中存在的问题与对策[J]. 中华中医药杂志,2007,22(1): 52.

40. Krieger JN, Riley DE, Cheah PY, et al. Epidemiology of prostatitis: new evidence for a world-wide problem[J]. World J Urol,2003,21(2): 70-74.

41. 中华中医药学会男科分会,北京中医药学会男科专业委员会. 慢性前列腺炎中医诊治专家共识[J]. 北京中医药,2015,34(5): 412-415.

42. 韩桂香,牛培宁,曾庆琪. 论肝郁气滞在慢性前列腺炎发病及病程中的意义[J]. 吉林中医药,2015,35(1): 13.

43. 要全保,彭煜,顾炜,等. 彭培初"通法"辨治慢性前列腺炎经验[J]. 上海中医药杂志,2015,49(2): 17.

44. 张富刚,陈天波,李焱风,等. 从疮疡论治慢性前列腺炎的临床研究[J]. 云南中医学院学报,2008,31(6): 40.

45. 秦国政,张富刚,董保福. 从疮疡论治慢性前列腺炎简论[J]. 中华中医药杂志,2009,24(12): 1597.

46. 孙自学. 从疮疡论治慢性前列腺炎[J]. 环球中医药,2012,5(7): 492.

47. 秦国政,李焱风,张富刚,等. 消痈托毒简易方法治疗慢性前列腺炎简述[J]. 专科专病建设杂志,2015,创刊号: 73.

第二章　精　癃

　　精癃是因年老肾虚、败精瘀血阻塞精窍等原因导致以排尿困难、滴沥不尽、甚或尿闭为主症的泌尿生殖系疾病。本病发病率较高，且随年龄的增长而逐渐增加。本病很少在50岁前出现症状。有症状者，其主要表现为排尿困难、小便频数、甚或尿闭。本病相当于西医的前列腺增生症，又称良性前列腺增生症(benign prostatic hyperplasia, BPH)。本病在中医古籍中属于"癃闭"范畴。精癃病名的提出最早见于普通高等教育中医药类规划教材《中医外科学》，国家标准《中医临床诊疗术语》亦规范此病名为精癃。

第一节　精癃的历史沿革

　　精癃始名之癃闭，癃闭之名首见于《内经》。该书对癃闭的病位、病因病机作出了比较详细的论述。如《素问·灵兰秘典论》云："膀胱者，州都之官，津液藏焉，气化则能出矣。"又云："三焦者，决渎之官，水道出焉。"《素问·宣明五气》云："膀胱不利为癃，不约为遗溺。"《素问·标本病传论》云："膀胱病，小便闭。"《灵枢·本输》篇云"三焦……实则癃闭，虚则遗溺。"阐明了本病的病位为膀胱，而与三焦的气化密切相关。

　　至汉代，由于炀帝姓刘名隆，为了避讳起见，将癃改为淋，张仲景的《伤寒论》与《金匮要略》，亦无癃闭之称，仅淋病和小便不利的记载。此避讳之影响所及，至宋元未已，从而混淆了癃闭与淋证的概念。但张仲景对小便不利的辨证施治，则可补《内经》之不足。如治小便不利因气化不行者，用五苓散；因水热互结者，用猪苓汤；因瘀血夹热者，用蒲灰散或滑石白鱼散；因脾肾两虚而夹湿者，用茯苓戎盐汤。因证立方，法度严谨，为癃闭的辨证施治奠定了基础。

　　隋唐时代，巢元方《诸病源候论·小便病诸候》中提出小便不通与小便难的病因皆由肾与膀胱有热，"热气太盛"则令"小便不通"；"热势极微"，故"但小便难也"，说明由于热的程度不同，则有小便不通和小便难的区别，颇有辨证意义。孙思邈《备急千金要方》载有治小便不通的方药均有所发展，特别值得提出的是《备急千金要方·膀胱腑》有我国古代导尿术的记载。《外台秘要·小便不通方》还记载用"盐二升大铛中熬，以布绵裹熨脐下熨之"，及"取盐填满脐中，大作艾炷，灸令热为度，良"等法治疗小便不通。

　　宋元时期，《太平圣惠方》记载治小便难的方剂八首，治小便不通的方剂十八首，较之唐代，又有发展。朱丹溪认为小便不通有"气虚""血虚""痰""风闭""实热"等多种不同的原因，较巢元方又有进一步的认识。

明代始将淋、癃分开进行辨证施治，张景岳把癃闭的病因归纳为四个方面，《景岳全书·癃闭》篇云："有因火邪结聚小肠膀胱者，此在水泉干涸而气门热闭不通也；有因热居肝肾者，则或以败精，或以槁血，阻塞水道而不通也；有因真阳下竭，元海无根，气虚不化而闭的；有因肝强气逆，移碍膀胱，气实而闭者。"

至清代，对本病的认识则更趋完备。如李中梓在《证治汇补·癃闭》篇中将本病的原因总结归纳为："有热结下焦，壅塞胞内，而气道涩滞者，有肺中伏热，不能生水，而气化不施者；有久病多汗，津液枯耗者；有肝经忿怒，气闭不通者；有脾虚气弱，通调失宜者。"

总之，古代文献对精癃有较详细的记载，随着历史的不断前进，认识也逐步深入，至明清时代，已形成了从病因到证治理法比较全面的认识。

第二节　精癃的临床研究进展

一、名医经验

（一）颜德馨

颜德馨对精癃，常分六法治疗。

1. 温肾化气法　经云："膀胱者，州都之官，津液藏焉，气化则能出矣。"膀胱与肾互为表里，同位于下焦，于气化功能至为重要。若肾中阳气式微，水必不利，惟有温肾助阳水方自通。常用附子补命门真火，既能温阳又可通阳，雄壮剽悍、力宏效捷。或再配以小茴香、泽泻同用，或以沉香、琥珀并施，以温中兼通，使气行而水行。

2. 升清降浊法　脾胃属于中焦，为气机升降与水液代谢之枢纽，若其运化无力，转输失职，清不升而浊不降，则上可影响至肺，下可危害肾与膀胱，三焦气化不利，则发为癃闭。对此，常选苍术运脾以振奋生化之权，配合升麻升发清阳，牛膝利水降浊，从而恢复中焦运化转输功能，以利气机之通畅。

3. 宣畅肺气法　肺位于上焦，为水之上源，主治节而能制约膀胱，通调水道。故凡因肺失宣降而下窍之气不化者，当以宣肃肺气为治。常用生紫菀开泻肺部，宣通壅滞，解癃闭之苦。若肺气壅塞、胸痞尿闭者，则投以葶苈子直泻肺气，以求"泄可去闭"之救。

4. 清热利湿法　中焦失运，湿浊内生，久而化热，湿热互结，下注膀胱；或膀胱气化失权，尿不得出，水湿内停，日久化热。湿热之邪困阻膀胱，则小便更为不利。常选三妙丸清热利湿，或加茯苓、泽泻以渗利，知母、蒲公英以清热。

5. 化瘀软坚法　老年患者除有三焦气化失司、湿热内生外，每有瘀血困阻下窍，故小便滴沥不尽，或尿时涩痛，或小腹胀痛。用药则穿山甲一味。穿山甲穴山而居，寓水而食，出阴入阳，其性走窜，无微不至，凡血凝血聚为病，皆能开之；其味咸，咸能软坚散结，用于精癃能使增生病理改善。此外，还常用兼能活血散瘀又能通利小便之品如蒲黄，《本经》称其能"利小便""消瘀血"，仲景治小便不利则有蒲灰散。其他如益母草、泽兰等亦较多运用。

6. 通窍开闭法　经云：大小不利治其标，大小利治其本。若患者受各种因素诱发突然小便点滴不通，常配合外治疗法，可收"急则治其标"之效。外治法每选渗透之药，佐以辛温芳香之品,使药性透过皮毛,内达脏腑三焦,气机畅通,窍开尿通。常用:豆豉、栀子、加葱1握,盐半匙,生姜2片,捣烂贴敷关元穴;田螺1只,或活蝼蛄2~3只,加盐1匙,麝香0.15g共捣烂,调敷于脐下。

(二)徐福松

徐福松治疗精癃临证用药特色有四个方面。

1. **阴虚火旺,喜用乌梅、天花粉** 精癃患者每因房劳过度,肾阴亏损,虚火自炎,阳无以化,水液不能下注膀胱而致小便频数,淋漓不畅,即仲景所谓"阴虚则小便难"是也。常伴有头晕、耳鸣、口干、便燥、舌红苔少、脉细数等症,治以滋阴降火为要。惯以二海地黄汤滋补肾阴、咸寒软坚为基础,加乌梅、天花粉酸甘化阴生津止渴。天花粉既能生津又能消肿。

2. **浊瘀阻塞,擅用山甲、大黄** 老年男子每因年老气衰、血脉瘀阻,痰浊、败精阻塞膀胱,气化不利,水道不通而致小便滴沥不畅或尿细如线,甚则点滴不通,小腹胀满,舌紫黯脉涩。遇此证时常以代抵当丸加减,通瘀行水,启癃开闭。并强调山甲、大黄为必用之药,如张锡纯所说"癥瘕积聚疼痛麻痹,二便闭塞诸证,用药治不效者,皆可加穿山甲作向导";配大黄泻下攻积,又能增强通瘀之力,即所谓"通后窍以利前阴"也。然此剂药力强猛,有斩关夺将之能,但属攻伐之品,宜中病即止。

3. **提壶揭盖,善用黄芪、杏仁** 高年肾阳不足,命门火衰,气不化水而致癃闭者,是"无阳则阴无以化"也,每见小便无力,滴沥不爽,面色淡白,畏寒肢冷,腰背酸痛,尿液清冷,舌质淡苔薄白诸症。盖肺主一身之气,为水之上源,能通调水道,下输膀胱,温补肾阳时,配黄芪、杏仁以升提开肺,使上下升降有节,气化开阖有度,癃闭自通。

4. **缩小腺体,试用山药、麦芽** 中医虽无前列腺之名,但似可与"精室"相互参。徐福松认为男性之精室犹如女性之乳房,以回乳之药移用于男子前列腺增生可也。凡前列腺增生趋于稳定期患者,每加山药、麦芽。盖回乳汤中有用山药之记载,麦芽又是回乳之专品,两药甘平,宜于长服久服,有助于前列腺体缩小,并具涩精缩泉开胃之功效,尤适用于脾胃功能衰弱且前列腺增生之人。

(三)施汉章

施汉章治疗精癃,常分三法。

1. **补中益气法** 老年气虚精癃者,脏气虚弱,病位虽在膀胱,但其本在于脾胃虚弱,不能升清降浊。正如东垣所说:"脾胃虚则九窍不通。"治疗本证用补中益气汤为主,补气升阳,疏通三焦,使清浊各行其道;再佐以熟地黄、山药、泽泻、茯苓、补骨脂等,补脾益肾利尿并施。

2. **温肾化瘀法** 膀胱的排尿能力与肾气的盛衰密切相关。若肾气不足,膀胱气化无力,腑气郁滞,气滞则血瘀,阻塞尿道,从而造成气滞与血瘀的恶性循环。年老之人,肾阳不足,脉络瘀阻,是老年阳虚血瘀精癃的主要病机。用温肾化瘀法治疗,常用药物如补骨脂、益智仁、巴戟天、菟丝子、肉桂、黄芪、益母草、王不留行、皂角刺、海藻、生牡蛎等。其中补骨脂、益智仁、巴戟天、菟丝子、黄芪、肉桂温肾益元化气;益母草、王不留行、皂角刺活血化瘀,下血消肿;海藻、生牡蛎软坚散结以利水道。

3. **清利散结法** 《诸病源候论·小便病诸候》云:"小便不通,由膀胱与肾俱有热故也。"因老年人生理功能衰退,体内的代谢产物,如湿邪、痰饮及各种毒素,不能及时排出体外,壅结下焦,瘀阻脉络;或以败精、瘀血阻塞水道,导致膀胱气化不利,而成癃闭。日久则湿热毒邪与痰饮瘀血互结,是本病的又一病理特点。根据实证宜清湿热、散瘀结的治疗原则,立清热利湿、活血散结之法,常用药物:龙葵、土茯苓、当归、浙贝母、苦参、生牡蛎、莪术、穿山甲、桔梗、川牛膝、泽泻、泽兰、琥珀等。其中龙葵、土茯苓、苦参、泽泻清热利湿解毒;当归、莪术、穿山甲、泽兰活血破瘀;浙贝母、生牡蛎化瘀软坚散结;桔梗宣肺气,调升降,提壶揭盖;穿山甲、琥珀宣通脏腑,通关启闭;川牛膝引药直达病所。诸药合用,共奏清热利湿解毒、活血破瘀散结、通关启闭之功。

(四)王琦

王琦认为精癃的治疗首要明了病机,其次须用药灵活,再则要注重调摄。

1. 明了病机,肾虚夹瘀 年老肾虚为精癃发病之本;瘀血内结为精癃发病之标,瘀滞造成膀胱出口梗阻,引起排尿困难或尿潴留,导致精癃局部有形病变。本虚标实是本病的病机特点。

2. 用药灵活,攻补兼施 精癃整体为脾肾气虚,前列腺局部属实,即血瘀、癥瘕。针对本病本虚标实、虚实夹杂特点,临床处方用药当攻补兼施,灵活运用,切忌一味的补或泻。

(1)活血化瘀法:精癃治疗全过程始终坚持活血化瘀的基本原则。临床常选用桃仁、红花、莪术、三棱、川牛膝、三七、丹参、琥珀等活血通络兼利水之品。

(2)补肾益气法:根据基本病机为肾虚血瘀,临床上常选用具有补肾活血功用的方药治疗。补肾补气常用黄芪、茯苓、白术、当归、肉苁蓉等。气虚补气,首选黄芪,该药入肺、脾二经,《本草逢源》谓其尚能"补肾中之气不足",三脏兼顾,切合本病病机,而且重用,力专效宏,直达下焦,鼓动真气运行,协同诸药治疗。

(3)清热利湿法:湿热实证明显时,常治以清热除湿法,常用龙葵、马鞭草、白花蛇舌草、土茯苓、薏苡仁、苦参、白茅根、大黄等。其中,大黄性味苦寒,苦胜湿而寒胜热,能荡涤下焦蕴结之湿热,且具有活血通络散瘀之功,适宜用于本病治疗。

(4)消肿散结法:精癃属痰浊为患者并非少见。痰浊凝聚,阻碍气血运行,痰瘀互结,日久不散,凝结成块,滞塞尿路,溺不得出而使病症日渐加重。故治疗要在补肾活血的基础上配合运用化痰散结法,常用药如夏枯草、海藻、昆布、炮穿山甲、皂角刺、土贝母、生牡蛎、橘核等。

(5)疏肝解郁法:情志不舒亦是精癃的常见证候。临床症见会阴、腰骶、睾丸胀痛或刺痛,固定不移,两胁胀痛,善太息,常伴有勃起功能障碍及尿频、尿滴沥等排尿异常,舌暗、舌下静脉青紫,脉弦涩。临床处方用药勿忘疏肝解郁,常用药如柴胡、赤芍、白芍、郁金、香附、萱草等。

(6)通络搜痰法:根据叶天士"病入血络,经年延绵""久痛必入络,气血不行"等相关理论,结合病情缠绵难愈的特点,提出通络搜痰法治疗精癃。遇此必用虫类活血药,取其性行散,善于通络搜痰直达病所。常用水蛭、地龙、土鳖虫等血肉有情之品,活血通络作用较强,以上3药并用可加强药物的协同治疗作用,药力集中,易使药力直达病变部位,克服草本药物破血通络搜痰力之不足。

3. 注重调摄,身心兼顾

(1)重起居:指导患者注意起居饮食宜忌、性生活的节制。

(2)畅情志:临床上大多患者常伴有精神心理症候群。应注重对患者的情志调养,密切注意患者的不良情绪,及时给予调整,增强其克服疾病的信心。

(3)调体质:提倡以体质、疾病、证候之间的内在联系为前提,将辨体、辨病、辨证相结合,进行综合运用的一种诊疗模式,辨体、辨病、辨证在诊疗中三位一体,缺一不可。在精癃的诊疗中,根据老年人正气亏虚、痰瘀堆积的体质特点,药物调养、饮食起居、劳逸结合等以改善患者的体质状况,促进其治疗与康复。

二、名医、专家验方

1.尿癃康方(谭新华)

组成:熟地黄、山茱萸、山药、益母草、金钱草、穿山甲、地龙、丹参、五灵脂、蒲黄、桃仁、牛膝、肉桂粉。水煎服或制丸服。

功能:滋肾养阴,活血化瘀,通络消癥。

主治:精癃肾虚证。症见排尿困难、尿线细、尿分叉、尿余沥、夜尿多、腰膝酸软。

方解:前列腺为男子性腺的组成部分之一,由肾所辖,肾虚胞脏不调,久则增生。本病基本病机责之于肾虚血瘀。肾虚为本,阴损及阳,肾气不充,膀胱失于温煦,气化不及而膀胱肌收缩无力;血瘀为标,血瘀则渐成癥结,前列腺肥大,压迫尿道变细,则水道受阻。治疗本病以补肾祛瘀、通关利水为大法。六味地黄丸有滋阴降火的作用,方中去掉原方丹皮、泽泻、茯苓"三泻"之药,加上益母草、金钱草清热利尿通淋,对症治疗;再用穿山甲、地龙、丹参、五灵脂、蒲黄、桃仁、牛膝活血化瘀,通络消癥;更加桂(肉桂或桂枝)辛甘而温,一则寓补肝肾滋阴之品中,温阳暖肾,微微生火,鼓舞肾气,取少火生气之意;二则温通经脉,助行活血散结通关化气利水之力为佐药。诸药合用,共奏滋肾养阴、活血化瘀、通络消癥之效。针对老年人肾虚所致精癃,标本兼顾。

2.疏肝散结汤(印会河)

组成:柴胡、牛膝、当归、赤芍、牡蛎、海藻、昆布、海浮石、玄参、浙贝母、夏枯草、肾精子。

功能:疏肝理气,软坚散结,活血化瘀。

主治:精癃痰瘀凝滞证。

方解:方中当归、赤芍、丹参养血活血,调理肝经,疏通经脉;柴胡疏肝解郁,条达气机,引药入于肝经;牡蛎、海藻、昆布、海浮石、玄参、浙贝母、夏枯草、肾精子软坚消积,消除癥积肿块;牛膝引药下行,使之直达病所,发挥药力;肾精子颗粒甚小,取胶囊装吞或以龙眼肉包裹,可防止肾精子黏附留着牙缝中,不能发挥药力。服用此方可使瘀积得消,经脉流通,尿路通畅,癃闭之证乃因之而愈。

3.启上通关煎(顾丕荣)

组成:桔梗、象贝、瞿麦、萹蓄、车前子、木通、生军、桃仁、蝼蛄、滋肾通关丸(包煎)、生草梢。

功能:启上通关,化瘀利水,佐之虫类窜逐。

主治:精癃之急性发作,症如淋癃,尿频尿急,涓滴难出,甚或尿闭,非导不出,但利尿之剂无效,证属湿热瘀阻膀胱以致气化不利。

方解:肺主通调水道,方中桔梗、象贝宣肺,复肺气之宣降,上窍通则下窍自通矣,寓"提壶揭盖"之意;瞿麦、萹蓄、车前子、木通利尿通淋;生军通泻大便,前后分消;桃仁、蝼蛄活血散结,兼通利之功。

4.补肾活血方(李曰庆)

组成:黄芪、菟丝子、牛膝、肉桂、穿山甲、水蛭、王不留行、泽泻、肉苁蓉、浙贝母。

功能:益气补肾、祛瘀通窍。

主治: 精癃肾虚血瘀证。

方解: 黄芪补气,而且重用,一般60g以上,力专效宏,直达下焦,鼓动真气运行;菟丝子温脾肾,益阳精;肉苁蓉补肾阳兼益精血,补阳而不燥,并具有润肠通便之功;牛膝既具有活血祛瘀,又具有补肝肾、通淋涩的作用,还可导诸药下行,直达病所;穿山甲对本病有特殊作用,能通经络直达病所,以行血散结之功,通过活血化瘀以改善微循环、抗炎消肿,增加药物渗透作用,从而提高疗效,与王不留行配伍以增强活血利尿之功;水蛭为通经消癥、破血祛瘀的要药,可软化增生的前列腺;肉桂温肾助阳,少量可助膀胱气化;借浙贝母化痰散结之力以舒经通络;泽泻归肾经,清热利湿,引火从小便而出,使其补中有泻。

三、病因病机探讨

(一)中医对精癃病位、病因病机的认识

前列腺位属精窍,为精室之一。在《黄庭内景经·常念章》记载"急守精室勿妄泄,闭而宝之可长活",最早将精室作为男子藏精部位而提出。《云笈七笺·诸家气法部·胎息根旨要诀》注曰:"精室,男子以藏精,女子以月水,此则长生之根本也。"明确指出精室为藏精之处。直至清代,对精室、精窍的解剖、生理、病理始有明确的认识。《中西汇通医经精义·男女天癸》认为:"前阴有精窍,与溺窍相附,而各不同。溺窍内通于膀胱,精窍则内通于胞室,女子受胎,男子藏精之所,尤为肾之所司,故前阴有病溺窍者,有病精窍者,不可不详也。"前列腺位于精窍,开口于后尿道,具有生精、藏精、排精的生理功能,所生成、储藏和排泄的前列腺液是精液的重要组成部分。

前列腺的增生、肥大与肾气的盛衰有着密切的关系。《素问·上古天真论》有云:"……五八肾气衰,发堕齿槁。六八阳气衰竭于上,面焦,发鬓斑白。七八肝气衰,筋不能动,天癸竭,精少,肾藏衰,形体皆极。八八则齿发去。肾者主水,受五藏六府之精而藏之,故五藏盛,乃能泻。今五藏皆衰,筋骨解堕,天癸尽矣,故发鬓白,身体重,行步不正,而无子耳。"男子五八肾气始衰,七八则天癸竭,精少,肾藏衰。因此,精癃的体质因素——肾气衰是一种客观存在,此乃病之本。而在肾气不足的影响下,脏腑功能减退,痰浊瘀血阻滞,而形成病之标——前列腺的增生、肥大。

(二)病因病机研究

何清湖对20例名老中医治疗精癃获效验案进行分析、统计,根据精癃的发病特点(随着年龄的增大发病率逐渐增高)、临床表现特征(以排尿障碍、尿频、老年退行性症状为主症)和病理特征(前列腺腺体病理性增生),结合中医理论,认为本病的基本病机是肾虚血瘀,即肾虚气化不利和前列腺病理性增生的瘀血内阻构成精癃发病的两大关键。

王权胜等对精癃的病机进行了剖析,认为其病因病机主要有三个方面。1、水液气化与精癃:与肺脾肾三焦气化异常相关。2、肾气亏虚、血瘀下焦、膀胱湿热是精癃的病理基础。3、肾气亏虚、血瘀下焦、膀胱湿热与前列腺增生、尿路梗阻、下尿路症状的相关性:以肾虚为基础,血瘀、湿热为标,这与前列腺增生的梗阻、增生、下尿路症状的病理生理现象具有相关性。

(三)证候研究

张亚大等选择500例51~80岁精癃患者,根据《中医症诊断疗效标准》分为血瘀下焦、膀胱湿热、肾阴亏虚、肾阳不足和肺热气闭等5种证型,并对患者的证型与病程、病情轻重、前列

腺体积、病理学表现之间进行相关分析,结果精癃中医证型以血瘀下焦证和肾阴亏虚证多见;精癃患者如病程较短、病情轻、前列腺体积小,同时组织学上以间质增生为主的往往有利于血瘀下焦证的诊断;当病程较长、病情重、前列腺体积较大,组织学上以腺体增生为主的往往有助于肾阴亏虚证的诊断。疾病初期以实证多见,久病则易出现虚实夹杂。实证患者前列腺体积偏小,但排尿梗阻症状较明显,在组织学上以间质增生为主,可伴有炎细胞浸润;虚证患者前列腺体积偏大,排尿常表现为无力,在组织学上以腺体增生为主。

范洪力选择120例50~80岁精癃患者,初步了解精癃证候规律,并对患者的证素与年龄、国际前列腺症状评分(I-PSS)、前列腺体积、尿流率、性激素、前列腺特异性抗原等进行相关性分析,结果证实精癃证型以肾虚证为主,其次是下焦瘀血。精癃中医肾的病理变化呈严重程度,其次是脾和膀胱。精癃实证多湿、气滞与血瘀,虚证多气虚、阳虚。各个证型存在不同程度证素的病理变化。肾、脾、膀胱是精癃的主要病位,肾虚是精癃证候发生的基础,脾虚病理变化渗透到精癃各个证候当中,膀胱开阖失司出现下尿路症状。

胡海翔等分析了精癃常见中医证型与西医临床客观指标之间的相关性。方法:分为肾阴不足、气滞血瘀、肾阳亏虚、脾气虚弱、湿热下注、肺热气闭、肝郁气滞等7种证型,并对证型与年龄、病程、I-PSS、前列腺体积、残余尿、PSA、最大尿流率相关性进行多因素Logistic回归分析。结果:肾阳亏虚证与年龄正相关,与I-PSS呈负相关,与残余尿量呈正相关;肾阴不足证与前列腺体积正相关,与I-PSS呈负相关,与最大尿流率呈正相关;脾气虚弱证与病程呈负相关,与前列腺体积正相关;气滞血瘀证与病程正相关,与I-PSS呈正相关,与残余尿量呈负相关;湿热下注证与病程负相关,与前列腺体积呈负相关,与PSA呈正相关,与最大尿流率呈负相关;肝郁气滞证与年龄呈负相关,与病程呈显著正相关,与前列腺体积呈正相关,与残余尿量呈负相关;肺热气闭证与年龄呈正相关,与病程呈显著负相关,与最大尿流率呈负相关。结论:精癃中医各证型大部分与年龄、病程、前列腺体积、残余尿、PSA、最大尿流率客观临床指标有密切相关性。发病多因年老体虚,受到饮食、情绪等因素的影响,是湿热、气滞、血瘀等病理因素共同作用,本虚标实是其基本病机特点。不同的西医客观指标可直观的反映在不同证型中,但如果得不到有效系统的治疗,而证型最后发展趋向于气滞血瘀证。

(四)治法研究

1. 专方治疗 郭军等评估滋阴通闭汤治疗精癃的有效性及安全性,采用随机、阳性药平行对照的临床观察方法将100例精癃患者随机分为2组,试验组(50例)服用滋阴通闭汤(药物组成:知母、黄柏、生地黄、山药、益智仁、丹参、三棱、莪术、桑螵蛸、䗪虫、浙贝母、夏枯草等),150ml/次,口服,2次/天;对照组(50例)服用癃闭舒胶囊(药物组成:补骨脂、益母草、金钱草等),0.9g/次,2次/天。两组均以4周为一个疗程,治疗前后观察中医症状(包括夜尿次数、排尿困难程度、尿线情况、腰膝酸软、少腹胀痛、神疲乏力)、国际前列腺症状评分(I-PSS)、最大尿流率(Q_{max})值、残余尿量、前列腺体积变化。结果:试验组治疗后中医症状改善与治疗前比较,差异有统计学意义($P<0.05$);与对照组比较,尿线情况和小腹胀满差异亦有统计学意义($P<0.05$);试验组总有效率为89.00%,对照组为73.46%,两组比较,差异有统计学意义($P<0.01$);两组治疗后I-PSS评分、Qmax及残余尿差异均有统计学意义($P<0.05$,$P<0.01$);试验组在改善I-PSS评分、Qmax方面,疗效优于对照组($P<0.01$)。两组治疗前后前列腺体积缩小差异不明显($P>0.05$)。结论:滋阴通闭汤治疗精癃安全、有效。

金保方等以甲磺酸多沙唑嗪(可多华)为对照药,观察补肾导浊颗粒(萆薢、菟丝子、车前子、五味子、马鞭草、乌药、益智仁、黄芪、桂枝、石菖蒲、煅牡蛎、制水蛭、王不留行、瓜蒌）治疗精癃45例的临床疗效。两组分别在治疗前和治疗4周后行国际前列腺症状评分（I-PSS）、生活质量评分（QOL），并计算疾病疗效及总有效率。结果：治疗组总有效率为84.4%；对照组总有效率为62.9%。补肾导浊颗粒和可多华均能改善精癃患者的I-PSS和QOL评分，与治疗前比较差异有显著性统计学意义（$P<0.01$），治疗组改善程度优于对照组（$P<0.05$），且治疗组的MFR指标与治疗前比较有统计学意义（$P<0.01$），效果优于对照组可多华（$P<0.05$）。

2. 中药外治　杨霞等探讨了穴位敷贴对精癃的作用。对照组：予以常规改善前列腺增生症状药物如爱普列特、非那雄胺等，并加常规护理。治疗组：在对照组治疗基础上，给予穴位贴敷治疗（药物组成：附子、肉桂、丁香、赤石脂等，上述药物共研细末，每次取3g加黄酒调成膏状备用），使用2cm×2cm贴膜，于神阙、关元、气海穴，4小时/次，1次/天。经治疗21天，两组治疗后I-PSS及QOL评分均较治疗前有显著改善（$P<0.01$），提示两组均能改善精癃患者临床症状。两组治疗后I-PSS及QOL评分比较，差异有统计学意义（$P<0.05$），中药穴位贴敷联合常规治疗组较常规治疗组较好。

周亚锋等采用正交设计试验方案进行临床试验，观察隔附子饼灸三因素三水平的不同灸量对肾阳虚型精癃患者疗效的影响。方法：将符合纳入标准的90例患者随机分入两组，对照组（前列康组）9例，治疗组（隔附子饼灸组）81例，治疗组的81例患者又随机分为9个亚组（n=9），以三因素（壮数A、频次B、疗程C）三水平组成的灸量于关元穴处施隔附子饼灸。结果：隔附子饼灸三因素三水平组合的不同灸量对肾阳虚型BPH患者具有不同的影响，艾灸频次是影响IPSS评分和PVR的主要因素，其中以1次/天的频次为最佳；艾灸壮数是影响中医症状评分的主效应因素，其中以2壮/次为最优；艾灸疗程是影响Qmax的主效应因素，其中以治疗8周为最优。

3. 内外合治　孙一鸣等探讨桂枝茯苓丸加味汤剂联合喜炎平注射液穴位注射治疗精癃浊瘀阻塞型临床疗效。方法：将100例精癃患者随机分为治疗组与对照组各50例，对照组给予桂枝茯苓丸加味汤剂口服，治疗组在对照组基础上给予喜炎平注射液穴位注射治疗。15天为一个疗程，两组均治疗4个疗程，疗程结束后观察两组患者临床疗效、I-PSS、前列腺体积及Qmax。结果：治疗组总有效率为92.00%，对照组总有效率为64.00%，两组总有效率比较差异有统计学意义（$P<0.05$），治疗组优于对照组。治疗组治疗后I-PSS评分及前列腺体积与治疗前比较明显降低、Qmax明显提高（$P<0.05$）。对照组治疗前后比较各指标差异无统计学意义（$P>0.05$）。治疗组治疗后I-PSS评分及前列腺体积明显低于对照组、Qmax明显高于对照组（$P<0.05$）。结论：桂枝茯苓丸加味汤剂联合喜炎平注射液穴位注射治疗前列腺增生症，能够显著改善临床症状、缩小前列腺体积、增加尿流率。

何伟等观察针灸联合萆薢分清饮治疗良前列腺增生患者症状改善的效果。方法：良性前列腺增生53例，口服萆薢分清饮联合针灸治疗。针刺选穴：以中极、关元、水道、归来、三阴交、次髎为主穴。肾气虚者加肾俞、气海和太溪；肝胆湿热者加太冲和行间；血瘀加血海。结果：治疗2个疗程后，患者排尿不尽感、尿频、排尿中断、尿急、尿线细、排尿费力症状明显缓解，夜尿次数明显减少。显效20例，有效28例，无效5例，总有效率90.57%（48/53）。结论：针灸联合中药治疗良性前列腺增生能明显改善患者的症状，临床疗效满意。

第三节　精癃的实验研究进展

一、中药复方治疗精癃的机制探讨

王佟等报道桂枝茯苓丸联合补中益气丸能降低良性前列腺增生模型大鼠的碱性成纤维生长因子（bFGF）、表皮生长因子（EGF）、抑制细胞凋亡因子（Bcl-2）水平，从而抑制前列腺细胞增殖和促进凋亡，实现抑制良性前列腺增生。

二、中药有效成分研究

王峻等报道了紫茉莉根对前列腺增生大鼠前列腺组织Ki67、CD34抗原表达的影响。结果显示：增生模型组和阴性对照组前列腺组织细胞增生活跃，紫茉莉根高剂量组、低剂量组与非那雄胺组均可一定程度改善前列腺细胞增生的病理变化。增生模型组与阴性对照组Ki67与CD34表达水平升高，与正常对照组比较差异有显著性意义（$P<0.01$）；紫茉莉根高剂量组、低剂量组与非那雄胺组均可降低Ki67、CD34表达水平，与增生模型组和阴性对照组比较差异有显著性意义（$P<0.01$），而3个给药组间比较差异无显著性意义（$P>0.05$）。结论：紫茉莉根抗BPH的作用与降低前列腺组织Ki67、CD34抗原表达水平，抑制前列腺细胞增殖和新生血管产生有关。

马雷等探讨了益母草总碱在治疗丙酸睾丸素诱导的大鼠前列腺增生模型中的作用及BPH的发生机制。方法：以丙酸睾丸素诱导建立模型，再给予益母草总碱治疗，处死后立即取前列腺组织，以放射免疫法检测DHT和T，以免疫组化法检测EGF、bFGF、TGF-β1平均光密度值。结果：各治疗组及模型组大鼠前列腺组织匀浆标本中DHT和T的水平均高于空白对照组，模型组显著增高，说明DHT和T在前列腺组织中的含量增高与BPH发生发展有着密切的关系。与模型组比较，益母草总碱和癃闭舒胶囊治疗大鼠BPH的过程中降低了前列腺组织中EGF和bFGF水平，提高了TGF-β1水平，证明益母草总碱可通过调节生长因子的动态平衡的方式达到治疗BPH的目的，为阐明BPH发病机制中细胞因子途径提供有力的证据。

第四节　精癃存在的问题与思考

一、西医治疗现状分析

长期以来手术治疗是精癃最有效的方法，尤其对重度病人需要手术才能解决。虽然手术效果较好，但仍给病人带来不同程度的损害，如需再次手术、出血、尿失禁、勃起功能障碍、逆向射精、感染等并发症。且患者为老年体弱者，有的合并高血压、糖尿病、脑血管疾病等，手术治疗有较大危险性。

除症状严重需手术治疗外，轻、中度增生及不宜手术者大多采用长期服药治疗。高选择性α-肾上腺素受体阻断剂、5-α还原酶抑制剂、天然植物类等三类药物使用最为广泛。临床使用本类药物以α-肾上腺素受体阻断剂为主,天然植物类药使用频率较高,对症状的改善、提高患者的生活质量等方面具有良好实用价值。

高温和热疗治疗精癃在20世纪90年代也广泛应用于临床,因疗效不理想,已不是常用治疗方法。经尿道针刺消融、经直肠高能超声聚焦、尿道内支架、各种激光治疗临床应用有一定的局限性。

二、保守治疗药物的选择对策

老年精癃患者的药物治疗已变得十分重要,是轻、中度症状患者的主要治疗方法,并取得较好效果,但精癃是慢性病,患者基本需要终身用药,目前治疗精癃的药物大多显效时间长。临床上采用5α-还原酶抑制剂及α1-肾上腺素能受体阻滞剂取得了较好的效果,这是药物治疗的重大成就。对于腺体较大、上皮增多者,保列治在前列腺内阻止睾酮变为双氢睾酮可使腺体缩小,降低尿潴留的发生率,改善病状,降低手术率,效果较好,但是起效慢,需长期服用,有性功能损害、乳房增大或压痛、皮疹等不良反应。而以平滑肌增生为主,刺激症状明显的患者,则α1-肾上腺素能受体阻断剂的效果较为满意,常见不良反应是体位性低血压。药物联合治疗是目前在BPH药物上一种新模式和一次突破性的新进展。α1-受体拮抗剂和5α-还原酶抑制剂联合应用治疗BPH比单独应用一种有重要的意义。α1-受体拮抗剂在短期内减轻下尿路症状,二者联合应用长期治疗,可以延缓疾病的进程,减少手术的几率,一般联合治疗1年后停用α1-受体拮抗剂。植物药制剂在国内外已被广泛应用,至今认为基本上是对症治疗,只可以改善症状,不能改变增生前列腺的体积大小,但在现实应用中确有其他药物不可替代的作用。

中医中药有很多治疗精癃的经验和方法,可明显改善症状,提高患者生活质量,但中医治疗BPH也应该掌握适应证。依据其病机特点,本着"急则治标,缓则治本"的原则,采用中医辨证论治和整体观念的思想,内外并治的方法进行治疗。中医治病以人为本,治疗时不忘顾护正气,攻补兼施,对于轻中度及无合并症患者和术后的不稳定膀胱,特别在改善症状及生活质量方面,有较好疗效。对于合并膀胱结石、憩室、肿瘤、大出血或梗阻性肾功能不全者,中西医结合,配合手术疗法,多数病人亦疗效满意。故临床既要防止不明诊断,滥用方药,又要防止过分强调手术、忽视病人整体生命质量的改善。

(周　青)

参 考 文 献

1. 何清湖. 名老中医辨治前列腺增生症概述[J]. 中医药信息,1995,12(2):3-5.

2. 邢斌. 颜德馨教授治疗前列腺肥大经验[J]. 新中医,2002,34(3):10-11.

3. 薛玉书. 徐福松教授治疗前列腺增生用药经验拾零[J]. 四川中医,2000,18(10):4-5.

4. 刘忠信. 施汉章教授治疗前列腺肥大的经验[J]. 新中医,2001,33(1):10-11.

5. 陈润东,严夏,李小燕. 王琦教授治疗老年前列腺增生症经验介绍[J]. 新中医,2012,44(3):148-150.

6. 贺菊乔,何清湖. 谭新华中医外科学术思想之研究[J]. 上海中医药杂志,2006,40(11):1-3.

7. 张丰强. 首批国家级名老中医效验秘方精选[M]. 北京:国际文化出版公司,1996.

8. 单书健,陈子华,石志超. 古今名医临证金鉴·男科卷[M]. 北京:中国中医药出版社,1999.

9. 张春和,李海松.李曰庆教授治疗前列腺增生症经验[J].中国临床医生,2003,31(10):56-57.

10. 何清湖.前列腺增生症肾虚血瘀病机探讨[J].湖南中医学院学报,1997,1(2):8-10.

11. 王权胜,唐乾利.前列腺增生症病机浅释[J].山东中医杂志,2010,29(10):663-664.

12. 张亚大,卢子杰,顾晓箭,等.500例良性前列腺增生症中医证型与临床相关因素分析[J].南京中医药大学学报,2004,20(5):281-283.

13. 范洪力.良性前列腺增生症证候临床研究[J].中国医药指南,2008,6(23):401-402.

14. 胡海翔,刘洪源,夏恺.良性前列腺增生症中医证型与西医临床客观指标的相关性研究[J].辽宁中医杂志,2014,41(11):2347-2349.

15. 郭军,宋春生,韩强,等.滋阴通闭汤治疗良性前列腺增生症的临床观察[J].中西医结合杂志,2008,28(12):1082-1085.

16. 王勇,孙大林,金保方.补肾导浊颗粒治疗良性前列腺增生[J].吉林中医药,2014,11:1140-1143

17. 杨霞,胡琴.中药穴位敷贴治疗良性前列腺增生症疗效观察与护理[J].新疆中医药,2014,32(1):47-48.

18. 周亚锋,严伟,殷建权.正交设计优选肾阳虚型前列腺增生症隔附子饼灸灸量的临床研究[J].中华中医药学刊,2015,33(3):642-645.

19. 孙一鸣,余长飞,李岳,等.桂枝茯苓丸加味联合穴位注射治疗前列腺增生症50例临床观察[J].中医杂志,2015,56(11):945-947.

20. 何伟,高明清,游璐.针灸联合中药治疗良性前列腺增生疗效观察[J].中华针灸电子杂志,2014,3(2):1-3.

21. 王佟,曹余光,刘莹.桂枝茯苓丸联合补中益气丸对去势大鼠前列腺增生作用机制的研究[J].中国实验方剂学杂志,2010,16(17):154-157.

22. 王峻,陈铭,谢建兴,等.紫茉莉根对前列腺增生大鼠前列腺组织CD34、Ki67抗原表达的影响[J].广州中医药大学学报,2011,28(2):167-170.

23. 马雷,高英英,辛华,等.益母草总碱在治疗丙酸睾丸素诱导大鼠前列腺增生模型中的应用研究[J].黑龙江医药科学,2015,38(3):82-83.

24. 马强,蒋建刚,吴小云,等.良性前列腺增生症保守治疗的用药分析[J].中国医院药学杂志,2011,31(5):420-421.

第三章 不 育

不育专指"男性不育",又称"男子绝子""无子""无嗣""授胎不能症"等,是指育龄夫妇同居两年以上,性生活正常,未采取任何避孕措施,女方有受孕能力,由于男方原因而致女方不能怀孕的一类疾病。《内经》称不育为"无子",指出"男子七八精少,八八天癸绝而无子"。《神农本草经》称不育为"无子""绝育",并介绍了有关的治疗药物。《金匮要略》有"男子脉浮弱而涩,为无子,精气清冷"的记载。近年来,随着男科学的发展,中医与西医渐趋结合,统称"男性不育症"。据国外资料统计,已婚夫妇不能生育者约占10%,其中50%~60%为女方原因所致,20%~25%是男方原因所致,20%~25%为男女双方的原因所致。

不育症与肾、心、肝、脾等脏有关,而与肾脏关系最为密切。如肾气虚弱,无力射精,或精少精弱,可致不育;肝郁气滞,致宗筋痿而不举,或精窍被阻,可影响生育;湿热下注,蕴结精室,可致死精而不育;气血两虚,不能化生精液,可致精少精弱甚或无精而不育;脉络瘀阻,血瘀不能生精,可致精少精弱甚或无精而不育。

第一节 不育的历史沿革

西医学对男性不育症的诊治,在1950年才开始受到重视,但中医学对男性不育症的认识已有两千多年的历史,很早就认识到妇女不孕也可因男方因素所致,并积累了丰富的临床经验。商周时代对不育已有初步认识。《周易》中有"不育"之病名;《山海经·中山经》中记载有治疗男性不育和增强男性生育能力的药物,如"鹕鸟食之宜子孙""鹿蜀佩之宜子孙";《山海经·西山经》记载有误食某些药物能使人不能生育,如认为蓇蓉"食之使人无子"。

《黄帝内经》中对男性的生殖生理有比较系统的论述,并且首次提出了以"肾"为轴心的男科学理论。认为肾精的盛衰,天癸的有无,脏腑功能的协调与否,直接决定着男性的生殖能力,同时论述许多可致男性不育的病证,如"精少""精时自下""阴痿""白淫""阴挺纵不收"等。《内经》认识到了生理性不育,如"天癸尽矣,而无子耳"。

汉代张仲景将男性不育症归于虚劳范畴,认为男子精气亏虚而精冷不温是致不育的主要病因病机。如《金匮要略·血痹虚劳病脉证并治》说:"男子脉浮弱而涩,为无子,精气清冷。"

两晋南北朝时代,南齐褚澄在《褚氏遗书》认识到早婚伤精为男性不足的原因之一;隋代巢元方将不育列入虚劳病类,从病因学、症状学的角度,论述男性不育的病因和临床表现,除认为不育的原因是"虚劳精少"外,还指出不育与性功能障碍有关,精冷、精清、失精、不能射精均可致无子。

到了唐代,对不育理论的认识有了新的发展。孙思邈明确指出不孕原因在夫妻双方;王冰则在《玄珠妙语》中把男性不育概括为"天、满、犍、却、变",明代万全《广嗣纪要》和李时珍《本草纲目》将其称之为"五不男",并将其中的"满"改为"漏",认识到男性生殖器官发育不全或畸形以及其他病变可以导致男性不育,这与西医学观点基本相同。

宋元时期产生了男性不育辨证论治的思想。宋代陈自明《妇人大全良方》指出无子的治疗先宜辨证,再依法选方,这是男性不育辨证论治的初期阶段。元代朱丹溪进一步认识到不育"更当察男子之形气虚实如何,有精虚精弱不能融育成胎者,有禀赋原弱气血虚损者,有嗜欲无度阴精衰惫者,各当求其原而治之。"

至明清,出现了许多生育专著或专篇,对不育症理法方药记载内容日趋丰富。《广嗣纪要》记载了令男子不能生育的五种疾病,反对治疗不育使用阳热燥药。《女科准绳·求子》不仅论述了男性不育的脉诊,同时提出了饮食、嗜好与男性不育有关,宜"戒酒""慎味"。西医学直到20世纪80年代,才开始认识到一些饮食、嗜好影响男性的生精功能、性功能,出现生育能力的异常变化。《景岳全书》比较全面地阐述了男性不育的原因,形成了较为系统的辨证论治思想,从精液质量的异常、射精障碍、性功能障碍及性行为错乱、外生殖器疾病等4个方面阐述了男性不育的原因,指出不孕不育不能完全归咎于女方,已与目前的认识十分的接近。《景岳全书·妇人规·子嗣类》则已形成系统的辨证论治思想,指出:"种子之方,本无定执,因人而药,各有所宜。故凡寒者宜温,热者宜凉,清者宜涩,虚者宜补,去其所偏,则阴阳和而生化著矣。"《妙一斋医学正印种子编》分上卷女科和下卷男科,男科卷专论男子不育,是目前可见之男性不育专著,较全面地阐述了男子不育的因证施治、注意事项等并附有医案。

古之医家论不育多以肾为中心,但《石室秘录》认为男子不育原因是多方面的,治疗也不能完全唯肾是为。《石室秘录·子嗣论》说:"有男子不能生子者,有女子不能生子者。男子不能生子有六病……一精寒也,一气衰也,一痰多也,一相火盛也,一精少也,一气郁也。"从多角度阐述了男子不育的原因,而且还认识到男女性生活失于和谐也可导致不育。因之提出温火、补气、消痰、补水、添精、舒郁治疗六法,强调不育宜循因论治,不可偏执于肾。

第二节　不育的临床研究进展

古代医家治疗不育,多从肾入手,以补肾填精为大法。至清代《石室秘录·子嗣论》提出的温火、补气、消痰、补水、添精、舒郁治疗六法,突破了先贤的桎梏。当代中医对不育的治疗在继承古人经验的基础上,又有了较大的发展,使死精症、无精子症、免疫性不育等一些过去认为属于不治之症的不育症得以治愈,丰富和发展了不育的中医治疗学内容。

一、名医经验

(一)何任

不孕不育症属于慢性难治病,国医大师何任根据叶天士"久病入络"之说,其病有瘀,因而善于应用活血化瘀法治疗,常用的治法有活血化瘀、益肾壮阳法,温经散寒、养血祛瘀法,疏肝解郁、益肾活血法,健脾化湿、理气活血法。

（二）徐福松

徐福松对男性不育症,常分两大类进行治疗。一为精液精子异常类,二为性腺炎症类。两类病源虽互有联系,但治疗却有所不同。

1. **精液精子异常类不育症** 对精液精子异常类不育症,采用辨证与辨病相结合的方法进行诊治。其治疗思路是:精浆异常和精子异常,以精子异常为主;精子数量与质量异常,以精子质量异常为主;精子质量(形态)与精子自身免疫,以精子自身免疫为主。

以辨证为主、辨病为辅,其法有八。一是补肾填精法,常用自制验方聚精汤。二是滋阴降火法,以知柏地黄丸合五子衍宗丸为宜。三是脾肾双补法,常用方为水陆二仙丹(丸)。四是清热利湿法,用自创萆薢汤灵活变通治之。五是豁痰祛瘀法,用加减红白皂龙汤治之。六是疏肝通结法,以逍遥丸加减治疗。七是酸甘生津法,用自创验方乌梅甘草汤治疗。八是肺肾同治法,用苍耳子散合玉屏风散加减治疗。

以辨病为主、辨证为辅,其类有六。一是精液不液化症,方用自拟乌梅甘草汤加减。二是精子减少症,方用自拟聚精汤加味。三是死精子过多症,方用自拟红白皂龙汤合聚精汤加味。四是精子活力低下症,方选巴戟丸加减。五是精子畸形症,方用水陆二仙丹加味。六是免疫性不育症,多因睾丸损伤、炎症、输精管道感染、阻塞等诱发免疫反应。

2. **性腺炎症类不育症** 性腺炎症类不育症,以虚实夹杂、标本同病者居多,当标本同治,消补兼施,用药忌妄投苦寒温热,护理须有利生精养精。慢性前列腺炎所致者,用萆薢分清饮合菟丝子丸加减;慢性精囊炎所致者,用二至丸合大补阴丸加味;慢性附睾炎所致者,用枸橘汤合补中益气汤加减;附睾结核所致者,用二海地黄汤加减,另吞五味龙虎散;腮腺炎性睾丸炎后遗睾丸萎缩所致者,用归芍地黄汤加减,另吞胚宝片或紫河车粉。

（三）王琦

王琦根据自己多年临床实践,提出"肾虚挟湿热瘀毒虫"是现代男性精子异常不育症的主要病机。"肾虚",指先天禀赋不足,后天肾失滋养,肾精亏虚所致的生殖功能低下,无精症、少精子症、弱精子症等。"湿热",指过食肥甘辛辣,或酗酒等,酿热生湿,或湿邪浸淫,损害生精功能等,包括前列腺炎症、精囊炎及其他生殖系统炎症等。"瘀",指各种生殖系统慢性病变形成的血瘀、痰瘀等病理改变,例如精索静脉曲张、精液不液化等各种生殖系统慢性病变。"毒",指化学药品、汽油、农药、工业废气及微波、放射线、辐射、食棉籽油等方面因素对生殖器官、生精功能的损害。"虫",指导致性传播疾病的各种微生物对生殖系统的损害,如结核杆菌、梅毒螺旋体、生殖道奈瑟氏菌、支原体、衣原体、滴虫、弓形虫以及部分病毒等。病性方面,"邪实居多,正虚为少"。

病位方面,"重点把握肾、肝、脾三脏"。对438例男性不育病例进行临床调查,提示瘀血、肾虚、湿热对不育的发生发展及演变起着决定性的作用,是不育的病机核心,不育是三者单独为害或相互作用、夹杂的结果。因而在临床辨证时,应主要着眼于这几方面,在病位上重点把握肾、肝、脾三脏。肾虚以肾阴亏虚、精血不足居多,瘀血与肝的关系密切,湿热多见于肝经湿热和脾胃湿热下注。

其治疗指导思想为"补肾填精、活血化瘀、兼清湿热",用药特色是"阴阳并调、补中有通、补中有清"。补肾填精是基本大法,包含育肾阴以填精、益肾气以生精和调气血以化精三方面内涵。补肾强调"阴阳并调"。在补肾填精基础上辅以活血化瘀法(丹参、水蛭等)能起到"补中有通"之功,对提高精子质量有良好作用,在补肾填精基础上辅以清热利湿解毒法(蒲公英、败酱草、车前子等)以达到"补中有清",能更好地增加精子的数量和提高精子的质量。

二、病因病机

(一)发病因素研究

通过对不同样本的病例研究,引起男性不育的病因主要有六个方面。一是疾病因素,如性染色体异常、前列腺炎、静脉曲张、睾丸病变等。二是饮食因素,棉区往往有饮食棉油的习惯。由于棉油燥热,易伤阴精,以致不育,且大多数为无精子症。烟、酒可干扰睾丸的生精功能,并影响精子的发育质量。三是精液精子异常,已成为男性不育的主要原因,李彪对8506例男性不育进行的病因分析发现,属精液精子质量异常者为58.27%。四是性功能障碍,相当一部分不育患者存在着性功能障碍,如不射精、阳痿等。五是生物因素,吴近曾等调查了不孕不育夫妇解脲支原体的培养情况,精液培养的921例中阳性者占55.48%,宫颈液培养的1260中阳性占54.92%,而正常生育组366例中仅占29.23%。六是免疫因素,精子具有诱发特异性自身免疫和同种免疫的能力,抗体的存在与不育有关,如尚博文报道精液检查结果均在正常范围的不育患者260例,均为免疫性因素所致。所以,精液检查在正常范围的男性不育,首先考虑是否血清或精液中存在着抗精子抗体,特别是生殖道有慢性炎症、外伤史尤然。

李彪通过对文献报道的中医药方法诊断治疗的8506例男性不育症的统计分析,发现各种致病因素致男性不育症的百分率分别为:精液不液化9.14%、无精子症3.02%、少精子症14.6%、精子活力低下31.5%、不射精症5.81%、血精0.45%、阳痿15.88%、前列腺炎15.22%、精索静脉曲张2.68%、睾丸病变0.33%、其他1.54%,精液精子异常最多,其次是性功能障碍。

现代研究还发现一些新的致病因素也可以导致男性不育。一是精神因素,如长期抑郁、紧张等,会导致内分泌紊乱、性功能障碍而致不育。二是物理因素,如长期接触放射线和超声波,气温过高或过低,特别是阴囊部位的温度异常,都会降低睾丸的生精功能,出现少精症或无精症。三是化学因素,如工业用品(墨水、染料、颜料、油漆、环氧树脂、玻璃去污剂、烃烷基化合物等)、农药、酒精、微量元素、重金属元素和某些有机化合物的影响,会降低性功能和睾丸生精功能。四是中药的副作用,如服用棉酚、雷公藤等能影响生精功能和降低精子活力。五是寄生虫因素,如弓形虫侵入男性生殖系统,可造成男性不育。六是口腔病,如一些男性不育的患者往往合并口腔疾病,经单纯口腔治疗,精子质量和亢进的免疫功能均有不同的改善。

(二)病因病机研究

按照中医传统的观点,不育是一种全身性疾病,造成不育的原因不外乎两大类,即先天性因素和后天性因素。先天性因素多为禀赋不足,肾气不充,或生殖器官畸形缺损;后天性因素主要与房室不节,情志不畅,饮食失调,劳倦太过,感受外邪,受伤等原因有关。其病机多为肾之阴阳精气不足。通过临床观察和总结,提出了一些不育发病机制的新观点,具有较好临床指导意义者有二。

1."肾虚挟湿热瘀毒虫"观点 王琦根据自己多年临床实践经验的总结,提出"肾虚挟湿热瘀毒虫"是现代男性精子异常不育症的主要病机,认为其病性是"邪实居多,正虚为少"、病位主要在"肾、肝、脾三脏"。具体内容如前述。

2."瘀阻"观点 华良才提出"肾精瘀"是男性不育重要的发病机制,认为精的病理停滞就是瘀,精瘀在男性不育症中主要表现为精液黏稠、液化迟缓、精液量偏少、精子过少、畸形精子过多等。对原因不明性男性不育,戚广崇认为,形胖体丰责之于痰湿,筋瘤作崇责之于血瘀,久病致瘀责之于肝,无症可辨责之于肾虚。也有认为瘀血也是导致男性不育症的病因之一者,根据瘀阻的部位不同,分别可以引起性功能障碍、生精功能异常和输精管道阻塞而致不育。此外,精血瘀滞、痰凝、湿阻、热毒和烟酒之毒等蕴阻精室也可导致男性不育。

3."脾肾两虚夹瘀"观点 秦国政提出"脾肾两虚夹瘀"是男性不育症重要病理机制之一,脾肾不足是其发病根本为本,血瘀是重要的病理影响因素为标,脾肾两虚与血瘀相互影响,贯穿疾病始终。

三、证候规律

(一)症状规律

虽然男性不育患者往往没有明显自觉症状,但只要仔细进行四诊,则可发现隐微不适,为辨证分型提供客观依据。李乾构等对480例男性不育患者症状进行了系统分析、统计,具体分布是:脉沉细397例,腰酸314例,腰痛302例,气短287例,大便稀溏251例,阳痿205例,早泄201例,少腹胀痛、神疲乏力、口苦口黏、舌苔黄腻各95例,会阴胀痛86例,睾丸胀痛71例,口干舌暗红68例,嗜卧67例,阴囊潮湿、阴茎疼胀各65例。并指出以腰酸、腰疼、气短、便溏、阳痿、早泄、脉沉细等症最为常见。

(二)证候规律

李彪等分析了8506例男性不育诊治资料,按虚证、实证、虚实夹杂证划分,虚证中肾阳不足占23.95%、肾阴不足占17.18%,合计41.13%;脾肾两虚占7.5%,阴阳两虚占6.7%,四者合计为55.47%。实证中气滞血瘀占10.4%,湿热下注占7.5%,痰湿内蕴占3.6%,湿热瘀滞占5.7%,合计27.24%。虚实夹杂证中阴阳虚血瘀占9.6%,肾虚湿热占4.9%,肾虚血热占2.6%,合计占17.19%。由此不难看出,虚证占据一半以上,虚证中以肾虚为主,肾虚之中以肾阳不足为主。李乾构报道的480例中,属于肾阳虚的占38%,肾阴不足的占28%,气血瘀阻的占14%,气血亏虚的占9%,精室湿热的占8%,其中肾虚合计65.09%。

四、治法探讨

(一)治法应用

现代中医治疗男性不育之法甚多,并均取得较好疗效,以下介绍4种治法。

1. 补肾生精法 补肾生精法是治疗男性不育最基本、最主要的治法。具体应用时又分为温阳生精、固肾生精、滋阴生精、补肾填精,临证往往两法或两法以上同时相互辅为用。如金维新等用生精汤精子异常不育111例,有效104例,无效7例,但畸形率无改变;李乾构等用五子育春丸治疗不育480例,治愈率为59.79%,有效率为95.62%。

2. 化瘀生精法 无论从宏观症状分析还是从微观检测观察,男性不育的确有一部分病例存在着血瘀的病理改变。实践证明,在补肾生精基础上辅用活血化瘀法或单用此法治疗男性不育能取得较好效果。如金维新等用液化汤治疗97例精液不液化不育,用药后有精液化验资料可供比较者67例,有效58例,无效9例,并发现精子密度、活率、活动力等都有改善;张殿龙等用活血养血药组方治疗不育372例,痊愈者226例,好转者141例,无效者50例,且已有150名婴儿降生。可见,化瘀生精法作为男性不育的基本治法之一,应受到足够的重视,但必须选择好适应证,且宜中病即止,而后投以补虚生精、调精种子之方,才是上策。

3. 补脾生精法　脾为后天之本,气血化生之源;生殖之精必赖水谷精微之滋养、营阴化生。脾虚中州不运,气血不足,可致生殖能力低下,故在补肾生精基础上辅用补脾生精或单用此法治疗男性不育能取得较好效果。如曹一平用四君五子生精丸治疗男性不育36例,有效率为91.7%;王彦丽等用八味丸合补中益气丸治疗男性不育25例,有效率为92%,未见明显的毒副反应;刘善庭用补中益气汤加减治疗男性不育也取得了显著的效果。

4. 调肝论治法　肝在调节人体生殖功能方面起着至关重要的作用,免疫性不育症、精液异常等可从肝论治。肝气郁结者,治宜疏肝解郁,用柴胡疏肝散加减;肝火上炎者,治宜清肝泻火、疏肝解郁,方用丹栀逍遥散加减;肝肾亏虚、脉络瘀阻者,治宜补益肝肾、化瘀通络,方用一贯煎合左归丸加减;肝阴不足、邪毒化热者,治宜柔肝养血、清热解毒,药用熟地黄、白芍、玄参、黄精、女贞子、牡丹皮、天花粉各15g,白花蛇舌草、土茯苓、虎杖各30g,云苓、当归、麦冬、菟丝子、枸杞子、郁金各10g。

（二）治疗方法

现代中医治疗男性不育症的方法多种多样,但概括起来不外乎三大类,即中药治疗、中西医结合治疗和自然疗法。中药治疗的模式主要有三种:一是辨证论治,二是辨病论治(固定专方),三是基础方加减。自然疗法的种类很多,但因疗效尚未得到完全确定,或多与前3种方法合用,故不予介绍。

1. 辨证论治　男性不育症的病机相当复杂,目前临床证型分类多种多样,但是概括起来主要有7种证型。①肾虚证,治以补肾生精。其中肾精亏虚用五子衍宗丸合二仙汤、男子不育1号等;肾阳不足用右归丸、赞育丹、不育3号、天雄散等;肾阴不足用大补阴丸、六味地黄丸、知柏地黄丸、生精地黄汤等;肾阴阳两虚用八味地黄丸、二仙汤加减。②肝肾两虚证,治宜滋补肝肾、益精养血,方选取乙癸互济煎加减;③心肾不交证,治宜交通心肾、安神定志,方选交泰丸、桂枝龙骨牡蛎汤、安神定志丸、封髓丹等加减。④气血两虚证,治宜补益气血,方选平补生精汤加减;⑤肝郁气滞血瘀证,治宜疏肝理气、活血化瘀,方选逍遥丸、柴胡疏肝饮、血府逐瘀汤、桃红四物汤、大黄蟅虫丸、疏肝生精汤加减;⑥湿热下注证,治宜清利湿热,方用萆薢分清饮、龙胆泻肝汤、利湿解毒汤加减;⑦痰湿闭阻证,治宜化瘀利湿、通利精窍,方选二陈汤、纯一丸加减。

2. 辨病论治　辨病论治即使用固定的专方专药治疗男性不育症,是现代中医临床上辨病与辨证相结合的产物,如用生精汤治疗精子减少症致不育220例,痊愈86例,有效112例,无效22例,有效率90%;用育精汤治疗精液异常所致不育症211例,治愈率45.5%,有效率90%;用液化汤治疗精液不液化所致不育症197例,有效188例,无效9例;用脱敏生育方治疗免疫性不育症;用益肾壮精汤治疗死精过多不育症182例,治愈67例,显效57例,有效36例,无效22例,总有效率87.9%;用冬蛤生精饮治疗无精子症不育者60例,痊愈36例,显效8例,好转4例,无效12例,有效率80%。

3. 基础方加减　这种治疗模式主要适用于主要病机相同,但兼证和变证较多的不育症的治疗。如用益能Ⅱ号加减治疗精索静脉曲张所致不育症42例,痊愈15例,好转24例,无效3例,有效率为92.9%;用加味导赤散加减治疗前列腺炎或精囊炎所致不育症20例,全部治愈。

4. 针挑疗法(国家中医药管理局中医适宜技术)

(1)器械及材料:

①针具:不锈钢特制挑针(国家专利号:ZL982431872),配有不同型号的针头(大、中、小);②材料:2ml或5ml注射器、2%普鲁卡因注射液;③其他:3%碘伏消毒液、针挑小纱布(1.2cm×1.5cm)、透气胶布、棉签和定点笔。

(2)详细操作步骤:先暴露针挑部位,定针挑点,皮肤常规消毒,每处用普鲁卡因做挑点局麻(直径0.5cm皮丘),取特制挑针刺入达皮下,术者握住针柄沿神经的走向行一紧一松的牵拉,进行有节律刺激(80次/分)。术毕,用棉签压平创口并取碘伏消毒,覆盖针挑小纱布及透气胶布。选取骶丛神经刺激点(双侧)为主点(穴),以两髂嵴最高点连线与脊柱中轴线相交点为甲点,尾骨尖为乙点,在甲、乙两点连线的中点向两侧旁开约4横指处,相当于骶髂关节的外侧缘。两骶后上棘外下1~2横指处,近似足太阳膀胱经。L2神经刺激点(双侧)在第2、3腰椎横突末端的连线中点,与肾俞同。T10神经刺激点(双侧)在第10、11胸椎横突末端的连线中点,与胆俞同。生殖点(双侧)在双额角人发际与前正中线平衡线上2cm处。每点(穴)刺激频率约80次/分,每点(穴)刺激周期数为240~260次,每点(穴)刺激幅度数为距皮肤表面5~8cm。选点(穴):骶丛神经刺激点(双侧)为主点,根据病症选用不同配点(穴),如精子活力低下配L1(双侧)、少精子症配T10等、异形精子多配生殖点(双侧)。每次治疗4~6点(穴)。

(3)治疗时间及疗程:针挑每周1次,9次为一个疗程。

五、证治规律

戴继灿等基于2002~2012年间发表的与精液不液化所致男性不育症中药有效治疗相关文献报道,对精液不液化所致男性不育的中医证治规律进行了分析。在辨证论治的文献中,共计出现辨证结果16个,排在前五位的是肾阴虚证、下焦湿热证、肾阳虚证、痰瘀阻滞证及肾阴虚、下焦湿热证,但从用药看不单纯是针对所辨证候,而是兼顾了疾病的复杂病机;从运用专方或专方结合西医手段治疗用药情况看,以滋阴清热、凉血化瘀及清热利湿、软坚散结的药味出现频率为高,且均有以淫羊藿为代表的补阳药物的较高出现频率,反映了20个专方的药物构成是针对虚实夹杂的复杂病机的。在基于辨证的用药及专方用药特点方面,体现了辨病与辨证相结合及补中有泻、补而不滞、泻中有补、顾护正气的补清相兼与阴中求阳、阳中求阴的阴阳平衡的基本治疗原则和用药特点。最后认为,本病存在虚实夹杂、错综复杂的病机,虚主要表现为肾阴虚、肾阳虚,实主要表现为下焦的湿热(毒)及瘀血、痰浊;临床治疗时当根据患者的具体情况,明辨其虚与实的孰轻孰重以及阴虚、阳虚和湿热(毒)、瘀血、痰浊的不同与侧重。

耿强等基于1999年1月—2009年12月中医药治疗少弱精子症的临床研究文献,对补肾类中药复方制剂治疗少弱精子症的疗效进行了meta分析,结果表明,与西药相比,补肾类中药治疗少弱精子症的有效率和患者的妊娠率均显著提高。提示补肾类中药在治疗少弱精子症中疗效确切,是治疗少弱精子症的有效方法之一。

第三节 不育的实验研究进展

一、探索正常精液三项指标的季节变化规律

庞保珍通过417例正常男性精液中精液量、精子密度和精子活动力在不同季节中的变化观察,发现了这些指标呈季节性变化的规律。结论是精液量和精子密度的四季变化规律相似,秋冬高,春季下降,夏季最低,以后逐渐上升。男子精子的活动力的四季变化规律则与上两项指标变化规律相反。这一规律的发现,可为临床精液检查、治疗药物的寒热阴阳属性的调理提供参考依据。

二、滋阴与补阳中药对性功能作用的比较研究

通过动物实验证明,滋阴补肾与温补肾阳的中药复方对阉割公鸡的性征发育都有良性作用,而对一些主要指标的观察表明,滋补肾阴的作用更为明显和持久,激素水平的测定显示两者之间无明显差异,而外周血液指标的测定也显示滋补肾阴明显为优。这一发现告诫医生和患者,男性性功能障碍者,不能一味追求温肾壮阳,滥用壮阳药。

三、中药复方治疗男性不育的机理探讨

现阶段探索中药复方治疗男性不育机理的基本途径有对内分泌系统的作用、对性腺和附属性腺器官的作用、对精液精子质量的作用、对精子受体的作用等,并取得了一些成绩。

(一)对内分泌系统的作用

如补肾壮阳中药对下丘脑-垂体-性腺轴的性激素和促性腺激素有促进分泌和调节作用;补肾中药复方能提高促卵泡生长激素(FHS)水平;补肾生精中药对促卵泡生长激素(FHS)、促黄体生成激素(LH)、睾酮(T)和皮质醇(F)具有双向调节作用,能促使过度升高或降低的激素水平趋向正常,对环磷酰胺损害小鼠引起的血清睾酮水平下降和血清黄体生成素水平上升均有拮抗作用;优生宝能提高成熟大白鼠血清睾酮含量,并有雄性激素样作用。

(二)对性腺和附属性腺器官的作用

许多补肾中药和复方都能促进性腺和附性腺的生长和发育。如五子壮阳汤能使幼龄小白鼠睾丸明显增重,使去势大白鼠包皮腺、前列腺和精囊性增重,使环磷酰胺损害的小白鼠睾丸重量增加;优生宝能使未成熟大白鼠附性器官前列腺、精囊、提肛肌明显增重。

(三)对精子数量和质量的作用

实验证实,给动物喂食补肾壮阳药物后,精液中的锌含量、精子密度、精子活动率、精子前向运动都显著提高。如中药男宝、五子壮阳汤等均能促进动物睾丸增生使精子计数增加;精子活动率提高,畸形率明显下降;优生宝能拮抗棉酚,保护睾丸生精上皮细胞作用,从而升高精子数和精子活动力有助育功效;二仙汤及其折方能不同程度地改善大鼠精子细胞和精子的亚微结构,使SDH反应颗粒增多,其中以泻火组精子细胞和精子亚微结构最为完好,向青年组靠拢,与古代文献有关补肾坚阴、延年通神的记载颇相吻合;而温肾组改善最小,次于其余两个用药组,可能与久服温肾药助火生热,伤精耗气副作用在生精上皮水平的表现。王

琦等用电子显微镜观察,发现中药复方(何首乌、蜂房、鹿衔草、菟丝子、枸杞子、蛇床子、淫羊藿、丹参等)能使人类精子发生过程中的病理状态向常态方面转化,而提高精子的质量。

(四)对精子受体的影响

研究发现,不育症患者精子膜表面麦胚凝集素(WGA)受体低下,精子膜蛋白质大分子疏水区1.8-ANS荧光强度过强。经服补肾生精和益气养血中药(黄芪、仙灵脾、川断、首乌、当归、桑椹子、枸杞子、五味子、菟丝子、五味子、覆盆子、车前子)治愈后,精子表面WGA受体明显增加,1,8-ANS荧光强度接近正常,特异酶LDHX活性增强,对精子膜蛋白质大分子构象亦有一定作用。从受体水平提示了中药治疗免疫性不育症的机理。

第四节 不育存在的难点与热点

一、总体辨证治疗与分类辨证治疗

由于古代认识和检测手段的局限,对男性不育均采用总体辨证的方法进行治疗,即使现在不具备相应条件或未设立男科的医院也多采用此法。但由于男性不育是由多种因素和疾病干扰了男性生殖生理活动的某一个或某几个环节而造成结果,若不进行分类和亚型诊断,便会影响治疗效果,甚至劳而无功。世界卫生组织根据发病原因的不同,将男性不育分为16类,其他还有原发性不育和继发性不育、绝对性不育和相对性不育、先天性不育与后天性不育、功能性不育和器质性不育等分类。只有找到引起不育的因素,进行适当的分类并尽量进行亚型诊断,才能给治疗指明方向和确定目标,才能确定可治和不可治,才能制定针对性的分类辨证治疗方案,才能初步评估治疗的预后,从而取得较好的效果。就目前的水平,先天异常性不育、梗阻性无精子不育、特发性无精子不育等,难以用药物治疗取效,其他类型的不育用药物治疗的效果也不完全满意。因此,对男性不育要采用现代检查、检测设备进行检查、检测,尽量明确分类和二级诊断,给予针对性的分类辨证治疗。不具备检查、检测条件时,务必进行详细的病史询问和体格检查,尽量对不育进行分类后,才能确定给予治疗或不予治疗或如何治疗。如果不予分类,只是针对不育这个一级诊断进行总体辨证治疗,往往难以收到疗效。

二、疗程较长患者难以接受

男性不育不同于一般的疾病,发病为一漫长的过程,特别是得之于先天,不到肾气发动天癸已至,甚至婚后1~3年内都难于证实自身没有生育力。后天的原因引起者,亦非短时间内发现,甚至还不能确定原因。所以,要把生育力调整到一个稳定的、正常水平,需要一个相当长的时间,少则1个月,多则数月,甚至数年。根据人体精子的发生过程,一个疗程定为3个月较为妥当。如果单纯的表现为精液质量异常,则以1个月为期;若以精子的生成障碍为主,则以3个月为期。这样一个漫长的过程,患者有没有高依从性坚持治疗,直接影响到治疗效果的好坏。因此,临床工作中,必须向患者简要说明精子发生的过程和周期、确定较长治疗时间的依据和必要性,取得患者的积极配合,不间断的接受治疗。此外,由于治疗时间长,在用药时务必要佐以一两味顾护脾胃之品,以保脾胃健运,如此,既能避免久服药物伤脾碍胃之虞,又能促进药物更好地消化、吸收,提高疗效。经过既定疗程治疗未愈时,要根据治疗进展确定是否继续第二疗程的治疗,医者和患者均不要轻易放弃治疗。

（秦国政）

参 考 文 献

1. 王琦. 王琦临床医学丛书[M]. 北京: 人民卫生出版社,2003:986.

2. 李彪. 8506例男性不育证论治分析[J]. 湖南中医学院学报,1989,(2): 77.

3. 华良才. 精瘀概论[J]. 中医药研究,1988,(2): 42.

4. 陈文伯. 调和阴阳治则在男性不育症中的应用[J]. 北京中医,1992,(1): 49.

5. 李乾构,唐博祥. 五子育春丸治疗男性不育症480例临床总结[J]. 北京中医,1995,(5): 20.

6. 徐福松. 辨证治疗33例男子免疫性不育症临床报道[J]. 中国医药学报,1990,5(3): 40.

7. 贝润浦. 男性自身精子免疫性不育的中医治疗[J]. 中医杂志,1990,(7): 20.

8. 曹一平. 四君五子生精丸治疗男性不育症36例[J]. 陕西中医,1996,17(10): 443.

9. 周开达,杨德润. 中药治愈原发性无精虫症14例[J]. 成都中医学院学报,1984,(4): 20.

10. 刘秀德. 生精种子汤的临床应用与实验研究[J]. 吉林中医药,1995,(4): 6.

11. 吴近曾,高谷香. 解脲脲原体感染与不孕不育关系的探讨——附2547例分组培养分析[J]. 男性学杂志,1991,5(1): 27.

12. 胡海翔. 解脲支原体与男性不育中医辨证关系的研究[J]. 中国中医基础医学杂志,1996,2(6): 37-38.

13. 卜平摘译. 肾气丸对精子缺乏症的临床和内分泌学研究[J]. 安徽中医学院学报,1987,6(2): 61-62.

14. 庞保珍. 男性精液三项指标季节性变化规律初探[J]. 中医杂志,1991,(12): 26.

15. 吴志奎. 滋阴和补阳中药对阉割公鸡影响的比较[J]. 中医杂志,1992,(7): 46.

16. 沈坚华,王峻,陈铭,等. 补肾调肝方对少精症大鼠生精作用及睾酮影响的研究[J]. 新中医,2003,35(1): 77.

17. 方肇勤. 中药二仙汤及其拆方对老年大鼠精子细胞和精子的亚微结构和SDH的作用[J]. 生殖与避孕,1993,13(1): 62.

18. 何若苹. 国医大师何任活血化瘀治疗不孕不育经验探析[J]. 中华中医药杂志,2013,28(12): 3559

19. 陈必军. 调肝论治男性不育[J]. 广州中医药大学学报,2014,31(3): 481

20. 马栋,袁卓珺,刘冰,等. 应用健脾益肾活血法治疗男性不育症探析[J]. 中华中医药学刊,2015,33(3): 581

21. 陈栋. 针挑疗法治疗原发男性不育症精子异常技术[J]. 中国乡村医药杂志,2015,22(5): 87

22. 戴继灿,王天芳,裴晓华,等. 基于现代文献报道的精液不液化所致男性不育的中医证治规律分析[J]. 世界中医药,2014,9(3): 374

23. 耿强,郭军,张健,等. 补肾类中药复方制剂治疗少弱精子症的meta分析[J]. 中国计划生育学杂志,2012,20(5): 303

第四章 阳　痿

阳痿是指男性除未发育成熟或未到性欲衰退时期,性交时阴茎不能勃起,或虽勃起但勃起不坚,或勃起不能维持,以致不能完成性交全过程的一种病证。西医目前将"阳痿"称为"勃起功能障碍"。

阳痿的病因病机比较复杂,如情志所伤,肝失条达,疏泄不利,阳气不伸;或劳伤心脾,心阳不能下煦外肾,脾虚不运精微下养于茎;或湿热流注下焦,灼伤宗筋;或脾胃不足,不能输布精微以养宗筋;或气滞血瘀,宗筋受血不足;或药毒损伤肝肾,宗筋失养;或色欲过度,肾气亏损,筋纵失于温养等,均可致宗筋失养或弛缓,则病阳痿。总与肝、肾、心、脾功能失调密切相关。年龄较小,或体质强壮者,其病多与心肝相关,是心神与情志之变;年龄较大,或体质衰弱者,又多与脾肾相联系,是虚损之疾。

阳痿是常见的男性性功能障碍。20世纪80年代末,欧美普通人群中阳痿约占8%,但1994年时城乡40~70岁普通人群中有52%患有不同程度的阳痿。国内最新结果表明我国城市男性的阳痿总患病率为26.1%,而40岁以上中老年男子阳痿的患病率为40.2%~73.1%,且随年龄增长而上升,60岁以上者上升幅度尤为明显。

第一节　阳痿的历史沿革

阳痿,古代又称"不起""阴痿""筋痿""阴器不用"等。明代《慎斋遗书》见阳痿病名,此后该病名逐渐被后世医家所沿用。目前"阳痿"与"阳萎"病名通用。

现存最早的中医文献《马王堆医书》对阳痿已有初步的认识。《养生方》形象、通俗地将一般情况下的阳痿命名为"不起",称老年性阳痿为"老不起",说明当时已从年龄上对阳痿的成因及治疗有所区别。《天下至道谈》指出性功能早衰的原因是"卒而暴用,不待其壮,不忍两热,是故菀伤"。《天下至道谈》最早论述了阳痿"不大""不坚""不热"三种表现的病机分别为肌、筋、气三者不至,即"怒而不大者,肌不至也;大而不坚者,筋不至也;坚而不热者,气不至也。"

《黄帝内经》中有多处涉及对阳痿的论述,对阳痿的命名有"筋痿""阴器不用""阴痿",但使用得最多的是后者;认为阳痿的发病与肾、肝关系密切,其病因有肾虚、肝病、湿、热等,如《素问·灵兰秘典论》说:"肾者,作强之官,伎巧出焉。"《素问·痿论》说:"思想无穷,所愿不得,意淫于外,入房太甚,宗筋弛纵,发为筋痿……筋痿者,生于肝使内也。"《灵枢·小针解》说肾脉"太甚为阴痿",《灵枢·经筋》说:"足厥阴之筋……其病……阴器不用,伤于内则不起,伤于寒则阴缩入,伤于热则纵挺不收"《素问·五常政大论》说:"太阴司天,湿气下临,肾气上从……阴痿气大衰而不起不用。"这些理论对后世医家从肾、从肝治疗阳痿产生了深刻的影响。

《神农本草经》也以"阴痿"为其主要名称,并收载有白石英、巴戟天、石斛、肉苁蓉、五味子、蛇床子、桑螵蛸、阳起石、淫羊藿、白马茎、牡狗阴茎、羚羊角、樗鸡、虎掌、陆英等15种治疗阳痿的药物,这些药物大多为后世医家治疗阳痿所沿用。

晋唐之间的多以"阴痿"名阳痿,并对阳痿病因病机的认识有了发展。如隋·巢元方《诸病源候论》首先阐述阳痿病机为肾阴阳两虚,最早主张阳痿从肾虚立论,《诸病源候论·虚劳阴痿候》指出:"肾开窍于阴,若劳伤于肾,肾虚不能荣于阴器,故痿弱也。诊其脉,瞥瞥如羹上肥者,阳气微;连连如蜘蛛丝者,阴气衰。阴阳衰微,风邪入于肾经,故阴不起,或引小腹痛也。"这一思想成了后世医家辨治阳痿的宗旨。

唐宋元时期继续沿用"阴痿"为主要名称,论阳痿病因病机多承《诸病源候论》之说,几乎从肾虚立论,如《太平圣惠方·治肾脏虚损阳气萎弱诸方》说:"夫肾者,元气之本,精志之藏。内主于骨,气通于阴。若人动作劳伤,情欲过度,气血衰损,阴阳不和,脏腑即虚,精气空竭,不能荣华,故令阳气萎弱。"《太平圣惠方·治虚劳阴痿诸方》:"夫虚劳阴痿者,缘肾气通于阴,若劳伤于肾,肾虚不能荣于阴气,故萎弱也。"《备急千金要方》《外台秘要》《太平圣惠方》《圣济总录》等大致如此。但金代李东垣将《黄帝内经》从肝论述阳痿病因病机的理论用以指导临床实践,在《兰室秘藏》和《东垣试效方》两书中均记载了阳痿从肝论治的内容,所用柴胡胜湿汤等仍为当今常用治阳痿的方剂。

明清时期,对阳痿的理论认识不断提高,临床实践不断深入。一是命名不统一的混乱状况得以改善,如明代《慎斋遗书·阳痿》首次以"阳痿"命名该病,《景岳全书》以"阳痿"名之并专章论其因证脉治。二是病因病机的认识和临床诊治经验不断丰富,如《景岳全书》认为阳痿发病有三因,但倡命门火衰为主,以峻补肾阳法为主治疗阳痿,主张治疗阳痿时要配合情志疗法才能取得显著效果;《明医杂著》认为阳痿有因郁火甚而致者,不可一概认作火衰;《慎斋遗书》认为除阳虚外,肝气郁结也致阳痿;《辨证录》论治阳痿主张阳痿从心论治,分"心包火动""心气不足""心火闭塞""心包火衰"4种情况治疗;清末韩善徵《阳痿论》提出阳痿"因于阳虚者少,因于阴虚者多"的发病学观点,其治阳痿虽偏重于养阴,但不唯养阴,分虚实而治,肾阴虚者壮水制阳,肝肾虚者滋肾凉肝,心阴虚者安神养荣,痰凝气阻者行气化痰,暑热蕴蒸者清热养阴,血瘀窍阻者通瘀利窍。

第二节　阳痿的临床研究进展

中华人民共和国成立后,在命名上,以"阳痿"名之为众人所接受。但有学者认为"阳痿"一词易导致对本病阳痿即"阳虚"的误解而误导临床治疗,且《黄帝内经》根据解剖定位结合病理改变所作的"阴痿"命名具有科学性和先进性,符合疾病命名规范,因而主张使用"阴痿"病名以正本清源,图名正言顺;在论治上,观点迭出,学术纷争,有主张单从肾、肝、心、肺、胆、脑、三焦、经络、宗筋、气血等脏腑经络气血论治者,有主张从多脏论治者,有主张单从瘀、痰湿、湿热、酒毒、郁论等病因论治者,有主张分青年、中年、老年阳痿论治者,有主张分太阳、少阴、阳明、太阴、少阳、厥阴六经阳痿论治者,有主张结合脏腑经络气血、病因等分证论治者,促进了对该病理论认识的深化,提高了临床治疗的水平。

一、名医经验

(一)徐福松

一方面,徐福松认为阳痿是男子性功能障碍中最常见者,有因虚而致者,亦有因实而痿者,临床不可概以虚证立论,须全面辨证而论治,其治疗阳痿常用的有疏肝解郁、清利湿热、活血化瘀、滋阴降火、温肾壮阳、脾肾双补、补肾宁神、补益心脾等八法,同时指出:治肾莫若治心,填精莫若疏肝,温补莫若清热,补虚莫若泻实。另一方面,徐福松又认为阳痿虽与心、肝、脾、肾四脏功能失调和气血经络失和息息相关,但其病"阴虚者十有八九",力倡阳痿多阴亏说。指出:切莫一见阳痿,便不分青红皂白,妄投龟龄集、阳春药、男宝、鹿茸等温肾壮阳之品,投之有时虽能图一夜之快,但必招致百日之苦。

(二)王琦

王琦论治阳痿的思路独具一格,一是寻求病因、辨病与辨证结合,认为阳痿既可独立出现,又可因某一原发病而继发,故全面分析成因,系统地结合辨证和辨病,进行针对性治疗是提高疗效的首要一环。二是注重体质、因人制宜,认为阳痿患者存在着体质差异,因而临证治痿与改善体质同时进行,药物治疗与饮食调养互用。三是注重调肝,以疏泄为主,提出"阳痿从肝论治"的观点,治以疏肝解郁、清肝利湿、活血化瘀等法。四是不唯药石,兼顾咨询指导,认为心理障碍是阳痿发病最常见、多发的因素,因而指出在用药的同时开展性咨询指导也是治疗的重要一环。王琦在辨病治疗阳痿方面也具有丰富的经验,如动脉性阳痿用血府逐瘀汤合柴胡疏肝散,静脉性阳痿用当归补血汤并重用黄芪,高胆固醇血症性阳痿用桃红四物汤加生山楂、蒲黄,酒精中毒性阳痿用葛花解醒汤、血府逐瘀汤,糖尿病性阳痿用五黄桃红四物汤,高泌乳素血症阳痿用芍药甘草汤、当归芍药散、加味逍遥散,甲状腺功能亢进性阳痿用当归六黄汤、增液汤和消瘰丸,甲状腺功能减退性阳痿用八珍二仙汤加鹿茸、金匮肾气丸、地黄饮子,抗精神病药物性阳痿用柴胡加龙骨牡蛎汤,抗高血压药物性阳痿在辨证治疗基础上加羚羊粉、葛根、水蛭、地龙、益母草,男性更年期阳痿用二仙汤。

(三)李曰庆

李曰庆通过几十年的临床观察,发现多数功能性阳痿患者既有肾虚的表现,又有肝气郁结症状,而表现为一种肾虚肝郁证候,认为其病机是标本相兼、虚实夹杂,肾虚为本,肝郁为标,单从肾、从肝或从心脾论治均有失偏颇,因而提出"补肾助阳、疏肝解郁是功能性阳痿基本治则"的观点,补肾助阳喜用血肉有情之品如海狗肾、蛤蚧、仙灵脾、雄蚕娥等,疏肝解郁药常用柴胡、当归、白芍、陈皮等。

(四)秦国政

秦国政对2526例阳痿患者进行的流行病学研究发现,当代社会条件下的阳痿,在中医发病学规律上,就病因而言,房劳损伤不是主要原因,情志改变是其主要发病学基础,不良生活习惯是不可忽视的因素;就病机而言,实多虚少是病机转变的普遍规律,脏腑功能改变以肝肾为中心而涉及其他脏腑;最基本的病理变化是肝郁肾虚血瘀,肝郁是主要病理特点,肾虚是主要病理趋势,血瘀是最终病理趋势。其中"肝郁"又最具有普遍性,阳痿患者不仅因情志变化而致者有肝郁的病机变化即"因郁致痿",而且非情志因素所致者患病后亦多出现情志抑郁不舒而发生肝郁即"因痿致郁",不论"因郁致痿"还是"因痿致郁",二者均相互影响,往往形成恶性循环。在证候学规律方面,就虚实而言,实证多,虚证少;就阴阳而言,阴虚多,阳虚少,肾阳虚更少;就寒热而言,热证多,寒证少;就脏腑而言,与肝、肾的关系最为密切,尤与肝关系紧密;就证候结构而言,复合证候多,单一证候少;最常见的证候依次是肝郁肾虚、肝肾阴虚、湿热下注、肝郁脾虚、肝经湿热、肝郁气滞、肾阳亏虚和命门火衰极少。其治疗阳痿的思路是,以生物-心理-社会医学模式为主轴,全方位系统开展综合治疗。在中医治疗方面,以疏肝活血补肾辨病治疗为主,辅以辨证治疗;在心理治疗方面,以疏导、释疑、暗示为主;并主张患者配偶共同参与治疗。

（五）林兰

林兰将糖尿病性阳痿病因病机归纳为一为情志内伤、饮食失调、外邪入里、跌仆损伤、脏腑虚损五大方面,并分为肝气郁结、恐惧伤肾、心脾亏虚、脉络瘀阻、湿热下注、痰湿阻滞、气阴两虚、寒滞肝脉、阴虚火旺、命门火衰、阴阳两虚十一大证候辨证论治。

二、病机证候

薛建国等对297例阳痿患者的病机证素分布、组合及演变规律进行临床研究,通过分析共提取9个核心病机证素,分别为肝郁气滞、肾阴虚、湿热、肝郁化火、血瘀、肾阳虚、心脾两虚、气阴两虚、痰湿,各核心病机证素有明显分布规律,单一病机证素在本研究中仅占36.03%,51.52%患者的病机证素以2项和3项兼夹组合方式存在;早期病机证素表现为肝郁气滞、肾阴虚、湿热、肝郁化火和血瘀;随着自然病程的发展,其病机证素逐渐转变为肾阳虚、心脾两虚、气阴两虚、痰湿和血瘀;病位在肾、心和脾;病性以虚为主,多虚实夹杂;最终演变为心脾肾阴阳俱虚、痰湿瘀血互结。

陈文英等对230例阳痿患者的体质类型及相关因素进行调查分析,总体病人体质类型分布排序,前4种由多到少依次为气郁质、湿热质、气虚质、湿热质兼气虚质,所占比例之和超出总例数的一半以上（60.45%）,年龄、文化程度、病程与体质分布差异有统计学意义（$P<0.05$）,具有相关性,可通过针对不同的体质进行辨体质施护,达到预防阳痿的目的。

陈云龙等选取60例阳痿患者作为观察组、30例同龄健康男性作为对照组,对阳痿的中医病位证素进行研究,探讨阳痿病位证素特征和脏腑病理特点,结果提示阳痿的证型分布频数从高到低依次为肝郁气滞证、肾阳虚证、阴阳两虚证,各证型之间有显著差异（P均<0.01）;两组肝病证素积分及分级均差异显著（P均<0.01）,表明肝郁是阳痿的病理基础。

糖尿病性阳痿是阳痿的主要亚型之一,其发病率不断升高,发生率为23%~75%（20~30岁发生率为25%~30%,50岁以上可达50%~70%）,男性糖尿病患者与未患糖尿病的男性人群相比,前者阳痿的发生率为后者的3~6倍。岳增宝等认为,在消渴病发展进程中,消渴日久,发展为下消,导致肾虚（肾气虚,肾精亏虚,肾阴虚,肾阳虚,肾阴阳两虚等）,肾虚日久,元气亏虚,精血耗伤,无力行血,血脉瘀阻,阴茎勃起时没有充分的血液灌注,而导致阳痿的发生,即肾虚血瘀是糖尿病性勃起功能障碍的重要病因病机之一。

三、治法探讨

（一）分脏论治

1. 从肾论治 现代中医已认识到从肾论治阳痿不能一概温补肾阳,而当别其阴阳盛衰而用药。

（1）从肾阳论治：从肾阳论治阳痿即以温补肾阳法为主治疗肾阳虚之阳痿。如刘家磊等以壮阳汤治疗342例，治愈283例，有效55例，无效4例，总有效率98.5%。

（2）从肾阴论治：肾阴乃性活动之本，阴伤乃阳痿之源，肾阴亏虚不能充形致宗筋失养是故阳痿，因而阳痿治疗不能忽视肾阴不足。如刘春甫用滋阴起痿汤治疗21例，治愈17例，显效2例，无效2例。

（3）从肾阴阳论治：肾虚阳痿有因阴阳两虚者，故治当阴阳双补，使阳得阴助而阳复，阴得阳使而作强。如邹汉茂用鹿寿鸳鸯汤治疗阳痿96例，近期治愈60例，显效30例，有效4例，无效2例，总有效率96.8%。

2. 从肝论治　主张从肝论治者认为，肝与阴器功能联系密切，肝之功能直接影响到宗筋的功能，肝对阴器起着支配和调节的作用，肝之功能失调可导致阳痿。但肝病所致阳痿非独肝郁，而有寒热虚实之异，因此在从肝论治大原则前提下又当辨证治疗，常用治法有疏肝解郁（逍遥散）、清泻肝经湿热（龙胆泻肝汤）、暖肝散寒（暖肝煎）、疏肝化瘀（血府逐瘀汤）、养阴疏肝（四逆散合一贯煎）、平肝潜阳（天麻钩藤饮）、补肾解郁（调肝汤）等。不论何法，均辅以心理疏导。如于厚南用柴胡疏肝散加味治疗88例，痊愈46例，显效24例，有效8例，无效10例。

3. 从脾胃论治　主张从脾胃论治者认为，阳明、宗筋、阴器一脉相承，阳明盛则外势展，阳明病可致阳痿。常用治法有补中益气（补中益气汤）、燥湿健脾（平胃散）、清胃润燥（人参白虎汤）、升陷举痿（升陷汤）、养胃润燥（沙参麦冬汤）、健脾益肾（赞育丹）、健脾养心（七福饮）、健脾化痰（导痰汤）、温通胃阳（大半夏汤）、清脾化湿（三仁汤）、健脾调肝（香砂六君汤）等。如李华同等用平胃散加味治疗56例，治愈46例，有效7例，无效3例。

4. 从心论治　主张从心论治者认为，心乃君主之官，藏神以主神明而司性欲，主血脉以养外肾，心之功能失调难行君主之令，则阴茎茎软不举。治以养心血、益心气、宁心神为主，方如养心汤、定志丸、宣志汤。但有心火亢盛或痰火扰心者，则当予清心火以宁心或泻痰火以安神，方如天王补心丹、温胆汤。如蒋正文以天王补心丹治疗阳痿37例，治愈30例，显著好转5例，明显改善2例。

5. 从肺论治　主张从肺论治者认为，肺主治节朝会百脉以养外肾和肺肾相生、精水互化的功能异常，可导致阳痿发生，故阳痿可从肺治。阳痿治肺，乃下病上取，其运用有三，一者补肺气以强宗筋，用补肺汤；二者开肺气以通下焦，用三仁汤；三者宣肺气以疏肝郁。用药宜温润平和，不宜辛燥过度，常用人参、蛤蚧、黄芪补肺及用麻黄、杏仁宣肺以治阳痿。如李智用通宣肺气法（杏仁、桔梗、柴胡、紫菀、金刚骨、葛根）治疗顽固性阳痿30例，治愈19例，好转10例。

6. 从多脏论治　主张从多脏论治者认为，阳痿的发病不独与一脏一腑有关，而是与两个或两个以上的脏腑有关，病位在多脏，故主张从两个或两个以上的脏腑对阳痿进行论治，有从肝肾论治者，有从脾肾论治者，有从心肾论治者，有从肺肾论治者，有从心脾肾论治者，有从肝脾肾论治者，有从心肝肾论治者，有从心肝脾肾论治者，有从心肝脾肺肾论治者。如谢英模从肺肾论治海洛因依赖性阳痿获92.59%的显效率，并为运用中医药治疗毒品性阳痿开创了新的天地。

（二）分因论治

1. 从瘀论治　倡从瘀论治者认为，脉络瘀滞，血运不畅，宗筋失养，是阳痿之因，故当从瘀论治。从瘀论治阳痿，以化瘀兴阳法为总则，但应根据致瘀不同情况拟定具体治法和选方，常用治法有疏肝活血、益肾活血、温阳活血、化瘀通络、补肾通络、行气活血、通精化瘀、解郁活血、活血补肾、祛痰活血、益气活血、健脾活血、清利湿热活血、散寒活血、通窍活血等。如吴启富等用温阳活血法治疗糖尿病性阳痿47例,治愈37例,显效3例,有效2例,无效5例。

2. 从痰湿论治 倡从痰湿论治者认为,痰湿阻络,阳气不能伸达阴器,血液不能充养阳道,阴器不振,则病阳痿,故当从痰湿论治。治以化痰祛湿、利窍通阳为总则,痰湿化热者祛湿化痰与清热并举,阴寒偏盛者化痰祛湿与温阳并用,痰瘀互结者祛痰化瘀同进。如伍觐麟用二陈汤加味治疗30例,治愈24例,好转4例,无效2例。

3. 从湿热论治 倡从湿热论治者认为,内生或外感湿热循经下注浸淫宗筋,宗筋弛纵则病阳痿,故当从湿热论治。治以清热利湿为总则,肝经湿热者清肝利湿,脾胃湿热者清泄脾胃湿热,肾经湿热者清泄肾经湿热,肾阳虚湿热者清利壮阳,肾阴虚湿热者滋阴清利,三焦湿热者宣通三焦,外感湿热者清利湿热、内外分消。用药之时,为邪寻找出路乃从湿热论治阳痿之首务,可重用苍术、麻黄。如曹安来等龙胆地龙起痿汤治疗64例,取得了85.93%的显愈率。

4. 从酒毒论治 倡从酒毒论治者认为,酒具湿热二性,伤阴损阳,若恣饮或嗜酒无度,则酒之湿质热性蕴蓄体内,滋生痰、火、瘀血等病理产物,阻滞经络,浸淫宗筋,终因宗筋失养不充或弛纵不起而阳痿,故因酒而阳痿者,当从酒毒论治,常用方有《脾胃论》葛花解醒汤、《素问病机气宜保命集》清震汤。如赵喜运等用六妙汤(苍术、防己、黄柏、牛膝、苡仁、木瓜)治疗130例,治愈78例,有效42例,无效10例。

四、治疗方法

现代中医治疗阳痿,不仅思路活跃,治疗措施亦极为丰富,不仅用古方,亦用自拟方,既承古又创新,从而使中医药在阳痿的临床治疗中具有较大的优势与特色。

(一)中药内治

这是现今中医治疗阳痿最常采用的措施。剂型以汤剂为主,丸剂次之,其他尚有酒剂、口服液、散(含胶囊)、片剂等。在前几节中涉及论治者,除极个别外均是用中药内治方法治疗,其特点如下。

一是分证论治。部分医者采用此法,如杜志刚等依据阳痿发病的主要病因和病机将238例患者分为两个主要证型论治,肝气郁结者用自拟疏肝达坚汤、肾精不足证者用自拟补肾达坚汤,结果痊愈153例,显效42例,有效25例,无效18例,总有效率为92.4%。

二是固定一方治疗。部分医者采用此法,如忽中乾等用麻黄附子细辛汤合四逆散加味治疗阳郁型阳痿32例,结果治愈15例(46.88%)、显效10例(31.25%)、有效5例(15.62%)、无效2例(6.225%),总有效率93.75%。岳增宝等在西药控制血糖的基础上,用补肾活血法治疗糖尿病性阳痿,并与随机服用中成药右归丸治疗组进行对照,疗程均为8周。结果2组组内分别比较,治疗第4、8周末IIEF5评分较治疗前均有显著提高($P<0.05$),随着治疗时间延长,评分有所提高($P<0.05$),而且治疗组明显高于对照组($P<0.05$);治疗组总有效率为94.4%,对照组为72.2%,治疗组优于对照组($P<0.05$)。

三是在主方基础上加专药。这是多数医家习用方法,如沈坚华在分证用方论治的基础上加专药当归、蜈蚣、露蜂房,治疗阳痿166例,治愈110例,显效39例。主方上所加专药多为活血、通络之品,如当归、蜈蚣、蜂房、九香虫、紫稍花、白僵蚕等。

四是应用动物药治疗阳痿。多数医家在阳痿治疗中或多或少地使用了动物药。临床中常用者首推蜈蚣，其次为露蜂房、九香虫、蚕蛾、白僵蚕等。蜈蚣用治阳痿，有以其为主药者，有单用者，如王豪用蜈蚣一味研末以白酒空腹送服，治疗阳痿40例，有效率92.5%。蜈蚣治疗阳痿，能理气逐瘀通络、安神镇惊和强身兴阳，用时不得去其头足和烘烤，以保气味之全，否则反损药力而难达预期效果。

五是植物药新用。有用本草书未言治阳痿的细辛、麻黄、川花椒、小茴香、龙胆草、羌活、仙鹤草根、灵芝草等药物治疗阳痿获效者。如林呈钱等用单味灵芝草治疗阳痿66例，治愈15例，显效28例；徐应坤等单用细辛治疗阳痿26例获良效，江小青等用单味细辛治阳痿16例也有效。

（二）中药外治

内病外治是中医治疗的一大特色。治疗方法有敷法、贴敷法、熏洗法、热熨法、外涂法、外捺法、外擦法、塞药法、药物离子导入法、坐浴等，剂型有汤剂、粗末剂、细末剂、丸剂、软膏剂、药贴、水胶剂、栓剂等。如刘喆等以壮肾回春膏敷神阙和龟头及冠状沟，治疗阳痿61例，治愈37例，显效10例；李积敏用慎言壮元脐贴贴脐治疗阳痿136例，治愈129例，好转6例；王广见用二子壮阳散（油炸马钱子、蛇床子、淫羊藿）加白酒或香霜调涂龟头及冠状沟或阴囊治疗阳痿104例，治愈84例，好转12例；江海身等用兴阳振凄栓治疗阳痿30例，治愈12例，显效10例等。尚有将药做成药枕、腹带、腰带等，分别置于相应部位进行治疗者。

（三）针灸治疗

针灸治疗阳痿的取穴类别有体穴（传统穴位）、耳穴、头针穴、颈针穴等。体针取穴法有辨证取穴、经验（辨病）取穴和经验（辨病）与辨证结合取穴3种。治疗措施有穴位针刺、灸、电针、药物穴位按压、穴位注射、穴位挑刺、穴位埋针、电针加灸、叩刺（梅花针）、针刺配合叩刺、针刺加穴位注射、针刺加灸、体针耳针加灸、针刺电针加灸等。穴位注射的药物有士的宁、维生素B_1、维生素B_{12}、丙酸睾丸素、丹参注射液、当归注射液、鹿茸精、胎盘组织液等。灸法除艾灸之外，尚有化脓灸、锭灸、温药重灸、温针灸、隔姜灸、针后灸（同穴位）、灸刺、太乙药灸、灸后点穴按摩以及长蛇灸、填脐灸等。常用治疗阳痿的体穴有关元、中极、肾俞、三阴交、太溪、曲骨、次髎、命门、足三里、气海等，阴三角、举阳、起阳穴、阳痿穴等新穴对阳痿有较好疗效。

王佳等对1979年—2014年针灸治疗功能性阳痿文献进行分析，探讨针灸治疗功能性阳痿的诊疗特点和规律，并结合作者临床经验及盆底神经解剖特点提出诊疗方案。结果在纳入的38篇文献中，运用针刺治疗者占42.11%（16/38），使用辨病选穴者占52.63%（20/38），具体穴位为关元（21/38，55.26%）、肾俞（16/38，42.11%）、三阴交（15/38，39.47%）、中极（11/38，28.95%）、次髎（11/38，28.95%）、命门（8/38，21.05%）；治疗频次1次/天占60.53%（23/38）；总治疗时间为8周者占13.16%（5/38）；有效率处于78%~100%之间。入选文献中未见到不良反应的报道。提示针灸治疗功能性阳痿有较高的有效率。推荐方案：深刺中髎，前5周1次/天，后3周隔日1次，共治疗8周。

针刺治疗阳痿能改善患者下丘脑-垂体-睾丸轴的功能，调整血清性激素水平，从而使性功能恢复正常，如针刺关元、三阴交等穴位可使病人低下的血清睾酮、黄体生成素升高；针刺肾俞、命门、阴谷等穴位，能提高血清睾酮的浓度、降低血中雌二醇和催乳素的含量等。

（四）心理治疗

心理治疗不仅适用于情志所伤引起的阳痿,亦有助于器质性阳痿的功能恢复。治疗阳痿的心理疗法归纳之有言语开导法、以情胜情法、静态安神法、怡悦开怀法、以疑释疑法、转移注意（移情异性）法、导引行气法等多种。恐惧型者治以语言导引法,猜疑型者治以释疑法,焦躁型者治以移情法,自持型治以解脱法,互感型治以问通法。

（五）综合治疗

文献报道的中医综合疗法有两种方法的综合应用,也有三种及以上方法的综合应用。王根基研究发现针、药综合治疗阳痿的疗效均高于单用针灸或中药内服治疗者。三种及其以上方法综合应用的形式如: 中药内服+心理疗法+针刺穴位、中药内服+心理疗法+针刺穴位+按摩等。阎承序通过对照研究发现药、针、心理综合治疗阳痿的疗效明显高于药、针治疗者。

中西医结合治疗阳痿的主要方法是采取综合应用中药内服、针刺穴位等结合中西药穴位注射、阴茎海绵体内注射血管活性药、理疗、心理疗法、负压、磁疗、中药离子导入等进行治疗。如耿钧用西药肌注、口服加中药专方辨证加减的综合疗法,治疗阳痿88例,治愈63例,好转14例。

第三节 阳痿的实验研究进展

中医诊治阳痿的相关临床基础研究虽然尚少,尚需进一步加强,但已有了良好的开端,并取得了一些成绩。

一、阳痿四季发病规律

通过对阳痿四季发病规律的研究,可为预防阳痿的发生和治疗阳痿寻找更好的方法。如通过临床总结,结果发现阳痿四季的发病规律是: 秋季最多,冬季和夏季次之,春季最少。

二、阳痿患者的生理病理变化

研究阳痿患者的生理病理变化,可为诊治提供客观指标。如通过研究,发现阳痿患者的阴茎动脉血流灌注或静脉充盈障碍、红细胞变形异常、血黏度增高、甲皱微循环异常（血色暗红、流态粒状或泥沙状、流速慢）,肾阳虚阳痿患者血浆睾酮明显下降而雌二醇明显增高,肾阴虚阳痿患者血浆睾酮低于正常而雌二醇有所升高,肾虚阳痿患者的超氧化物歧化酶（SOD-1）明显降低,以及肾虚阳痿患者腰椎骨密度值明显下降等。

三、阳痿动物模型的建立

建立阳痿动物模型,可用于药效学等的研究。阳痿造模的方法主要有两种。一为去势法,一是慢性应激悬空倒吊法。

四、中药治疗阳痿的机理

开展中药治疗阳痿的机理研究,可为临床用药提供参考依据,但目前多偏重于对温补肾阳为主的药方进行药效学研究。如通过研究发现,白山雄栓具有保护肾上腺免受外源性激素影响及雄激素样作用；高效强力饮能明显增强造模后雄性小鼠的性活动能力,使正常雄性小鼠、去势模型大鼠的附性器官重量明显增加,提高雄性大鼠血清睾酮水平,提示该方有补肾壮阳、延缓性器官衰老的功能；痿康口服液能使动物附性器官湿重明显增加,具有显著的雄性激素样作用；补肾法能调整肾虚阳痿患者血浆性激素中睾酮、雌二醇的水平及雌二醇与睾酮的比值,提示该法可调肾虚阳痿患者异常的下丘脑-垂体-睾丸性腺轴的功能；活血化瘀法和补肾壮阳法均能改善微循环和血液流变学状况,对慢性应激负荷雄性小鼠性功能和性行为有明显促进作用；延龄长春丹能使未成年大白鼠包皮腺及前列腺湿重增加、小鼠血浆睾酮水平上升,提示其具有促性腺激素样作用；复春片能使去睾丸大鼠肾上腺重量明显增加,血浆皮质醇、尿17-羟及肾上腺组织中的RNA含量明显升高,肾上腺索状带细胞脂质空泡明显增多,表明该药可以增强肾上腺的功能,从而起到补肾壮阳的作用等。研究结果提示,补肾活血合剂能改善糖尿病性阳痿大鼠阴茎的胶原纤维、血窦结构、平滑肌的病理改变,对糖尿病阳痿大鼠阴茎平滑肌有明显效果。

第四节 阳痿存在的问题与对策

一、主要问题

(一)发病学认识的局限

目前在论及阳痿中医发病学时,多数将其病因病机混在一起论述,归纳为命门火衰、心脾受损、惊恐伤肾、肝郁不舒、湿热下注、瘀血阻滞、寒滞肝脉、思虑忧郁、脾胃虚弱及先天不足等,少则三五种,多则十数种,使学者难以把握。而且,众多学者都采纳了明代医家张介宾的观点,即强调房劳伤是阳痿发病的主要原因,肾阳亏虚是阳痿的主要病机,认为阳痿病的性质是虚多实少、寒多热少。但这种理论一是在当今男科临床中面临着严峻的挑战,不尽符合当今阳痿的发病学规律；二是没有深入研究贯穿阳痿始终的基本病理变化,难以更好地指导临床实践。

(二)治疗学应用的偏激

由于从表象上易将“阳痿”与“阳虚”对等,因此,致使许多医家虽言阳痿的病因多端,但治疗上往往不辨脏腑、阴阳、寒热、虚实,一遇阳痿便滥用温补之法,大量使用温肾壮阳的药物,不但阳痿不愈,反而弊端丛生,导致许多不良反应,如咽喉肿痛、鼻口出血、兴奋失眠、烦躁易怒、血压升高、血尿等。这种观念不仅在医界极有市场,在社会上亦广为流传,直到今天,其流弊仍未澄清,病阳痿者多自服补肾壮阳药物,厂家药商也大量生产和推销以温肾壮阳为主的中成药来满足这种非正常的社会需求。

二、主要对策

(一)探索基本病理变化

任何一种疾病不论其证候如何变化,均有贯穿其始终的基本病理变化。基本病理变化是疾病发生的主要矛盾,证候是疾病发生的次要矛盾。只有深刻认识疾病的基本病理变化,才能真正认识到疾病的本质。阳痿亦然,因此,在今后的工作中,应该应用循证医学和临床流行病学的方法深入开展阳痿中医发病学与证候学规律的研究,进一步深刻探索其基本病理变化,揭示其发病学的本质,为临床诊治提供可靠依据。

(二)遵循三因制宜治则

五脏功能失调、经络功能障碍和瘀、痰、湿、热、酒毒、郁等病邪损伤宗筋,均可导致阳痿的发生,而且"人、时、地"三因与阳痿的发病关系密切,并非阳痿病位均在肾、病性皆虚、皆肾亏,更非皆肾阳虚。故其治并非皆需从肾入手、皆需补虚、皆需补肾,更非皆需补肾壮阳,并非尽用助阳药,临证切忌一见阳痿便盲目温补,滥施大辛大热之品,若不加辨证而滥用温补,不但起不到应有的作用,有时反而有"痿阳"之弊而导致阳痿的发生,因而当慎用补肾壮阳法、切勿滥用补肾壮阳药。务必辨明脏腑之位、经络之属、阴阳之分、寒热之别、虚实之异、病邪之类,并因人、因地、因时而治疗。

(秦国政)

参 考 文 献

1. 华良才,黄显勋. 阴痿辨治心得[J]. 中医杂志,1995,(7):394.

2. 吴成章. 阳痿症[J]. 中医争鸣. 1960,(1):41.

3. 王琦. 论阳痿从肝治[J]. 天津中医,1985,(5):15.

4. 李曰庆. 补肾助阳舒肝解郁是精神性阳痿的基本治则[J]. 湖北中医杂志,1994,(4):8.

5. 徐福松,金之刚. 专家论治阳痿[J]. 上海中医药杂志,1989,(10):28.

6. 徐福松. 阳痿治疗须全面辨证[J]. 湖北中医杂志,1994,(4):9.

7. 秦国政. 阳痿中医发病学和证候学规律新探[J]. 中国医药学报1999,(6):33.

8. 秦国政. 勃起功能障碍(阳痿)中医发病学规律研究[J]. 云南中医学院学报,2003,(4):5.

9. 任志雄,李光善,倪青. 林兰教授治疗糖尿病勃起功能障碍的经验[J]. 河北中医,2012,34(10):1445

10. 薛建国,樊千,周玉春,等. 勃起功能障碍病机证素分布、组合及演变规律的临床研究[J]. 中华男科学杂志,2014,2(9):830

11. 陈文英,李广森,张朝德,等. 勃起功能障碍患者体质类型及相关因素调查分析[J]. 中国中医基础医学杂志,2013,19(5):576

12. 陈云龙,袁福宁,黄冬梅,等. 勃起功能障碍中医病位证素研究[J]. 亚太传统医药,2014,10(15):82

13. 岳增宝,柯明辉,马文君,等. 论肾虚血瘀是糖尿病性勃起功能障碍的基本病机[J]. 中国性科学,2015,24(1):81

14. 刘春甫. 滋阴起痿汤治疗阳痿21例疗效观察[J]. 浙江中医杂志,1989,(5):205.

15. 李同华,张明沛. 平胃散加味治疗阳痿56例观察[J]. 实用中医内科杂志,1994,(1):32.

16. 谢英模. 金水宝治疗海洛因依赖性阳痿54例疗效观察[J]. 江西中医药,1996,(6):12.

17. 秦国政. 论男科瘀证[J]. 新中医,1989,(7):1.

18. 杜志刚,何云贵. 阳痿238例证治体会[J]. 中国临床研究,2012,25(7):714

19. 忽中乾,田红彬. 麻黄附子细辛汤合四逆散加味治疗阳郁型阳痿32例疗效观察[J]. 国医论坛,2013,28(6):10

20. 岳增宝,柯明辉,马文君,等. 补肾活血法治疗糖尿病勃起功能障碍临床疗效观察[J]. 现代中医临床,2015,22(2):36

21. 吴启富,贺向无.活血起痿灵治疗糖尿病性阳痿47例[J].辽宁中医杂志,1996,(3):112.

22. 曹安来,张玉祥.龙胆地龙起痿汤治疗湿热阳痿64例[J].中医杂志,1990,(8):54.

23. 李积敏.慎言壮元脐贴治疗阳痿136例总结[J].贵阳中医学院学报,1994,(1):24.

24. 王广见.中药外敷治阳痿104例[J].新中医,1993,(12):37.

25. 江海身,李曰庆,刘玉川.兴阳振痿栓治疗阳痿的临床双盲前瞻性研究[J].中医杂志,1996,(2):98.

26. 王佳,吴佳霓,刘志顺.针灸治疗功能性阳痿诊疗特点的文献分析[J].世界中医药,2014,9(12):1655

27. 胡幼平,钟蓝,李刚,等.针灸对阳痿生殖激素的影响[J].成都中医药大学学报,1996,(2):24-25.

28. 谷凌云,杨明会.阳痿患者的心理剖析及证治[J].陕西中医学院学报,1997,(2):20.

29. 王根基,徐薇.阳痿分组治疗513例临床分析[J].河北中医,1989,(6):29.

30. 徐应坤,李日昌.单味细辛治疗阳痿[J].中国中药杂志,1989,(7):56.

31. 黄志雄.阳痿与季节的关系[J].中医杂志,1991,(7):59.

32. 钱菁,诸希贤,冯惠民.阳痿患者的血液流变学测定[J].浙江中医学院学报,1992,(5):47.

33. 王琦,龚励俐.肾虚型阳痿患者性激素变化的临床观察和实验研究[J].江苏中医,1988,(7):43.

34. 张海晨,李振宇,李玉梅,等.30例阳痿患者腰椎骨密度值观察[J].辽宁中医杂志,1994,(4):167.

35. 张露芬,宋崇顺,任映,等.阳痿症的临床观察和实验研究[J].辽宁中医杂志,1986,(2):45.

36. 傅蔓华,王玉升,王军,等.高效强力饮补肾壮阳作用的实验研究[J].中医研究,1996,(5):14.

37. 王至中,高鹏翔,常世华,等.白山雄栓治疗阳痿的临床和实验研究[J].中国医药学报,1991,(2):12.

38. 戴豪良,陈泽霖.活血化瘀为主治疗男性性功能不全症的临床观察[J].中医研究,1992,(2):25.

39. 张国豪,方再军,张国治.补肾活血合剂对糖尿病性阳痿大鼠阴茎平滑肌组织作用机理的实验研究[J].中国中医基础医学杂志,2011,17(12):1338

40. 方药中,张齐.治早泄、阳痿要慎用壮阳药[J].吉林中医药,1988,(2):25.

第八篇 周围血管病

第一章 脱 疽

发于四肢末端,以疼痛、坏疽,甚者趾(指)节脱落为主要症候的一种慢性周围血管疾病,又称脱骨疽。西医学所称的血栓闭塞性脉管炎、动脉硬化性闭塞症、糖尿病足坏疽等均属于脱疽的范畴。它是一类动脉缺血性及相关疾病造成肢体末端坏疽的疾病。其特点好发于四肢末端,以下肢为多见,可以造成肢体坏疽、脱落、截肢等残疾,甚至会危及生命。

本病的发生与长期吸烟、饮食不节、环境、遗传及外伤等因素有关。是以脾肾亏虚为本,寒湿外伤为标,气血凝滞、经脉阻塞为其主要病机。主要由于脾气不健,肾阳不足,又加外受寒冻,寒湿之邪入侵而发病。气血凝滞,经络阻塞,不通则痛;四肢气血不充,失于濡养则皮肉枯槁,坏死脱落;若寒邪久蕴,郁而化热,则患趾(指)红肿溃脓;热邪伤阴,病久阴血亏虚,肢节失养,坏疽脱落。

根据疾病的发展过程,临床一般将本病病情进展归纳为一期(局部缺血期)、二期(营养障碍期)和三期(坏死期或坏疽期)。

肢端坏疽是患者最痛苦及临床治疗的着眼点,需根据坏疽的性质和程度尽快救治,争取使坏疽控制在一定范围内,避免大的截肢。

1. 干性坏疽 发生坏疽的原因是肢体动脉闭塞,足部侧支循环未及代偿,局部组织急剧缺血、缺氧所致。临床表现为限于足趾的一处或多处干性坏疽,分界较清,无恢复正常可能。处理方法当是通过药物或血管重建手术积极改善局部血运,分界进一步清晰后行局部清创手术。

2. 湿性坏疽 发生坏疽的原因多是糖尿病患者血糖长期控制不理想,由于外伤因素(如修剪趾甲、穿鞋不当、天冷冻伤、热水袋烫伤、静脉穿刺损伤等)诱发或加重坏疽。多呈湿性或伴脓肿,范围较大而深,常伴有肌腱变性坏死,分泌物多,腐臭味重。处理原则是:纵深切开,通畅引流,提脓祛腐。经有效治疗可以挽救部分未完全坏死组织。

3. 混合性坏疽 是湿性坏疽和干性坏疽的病灶同时发生在同一个肢端的不同部位,常常见于糖尿病患者,因肢端某一部位动脉闭塞,引起干性坏疽,而另一部分合并感染化脓。混合性坏疽患者一般病情较重,溃烂部位较多,面积较大,常涉及大部或全部手足。

脱疽之病具有总体发展缓慢,病程较长,常在寒冷季节加重,治愈后又可复发的特点。

但血栓闭塞性脉管炎、动脉硬化性闭塞症、糖尿病足坏疽等病又各有特点及治疗特色。历代医家对其病因、临症治疗论述颇多，近代虽将本病分因论治，并注重客观实验医学的检验及论证，但本病仍是一类慢性难治性血管疾病，其高截肢率告诫我们临床仍有许多问题亟待解决。

第一节 脱疽的历史沿革

有关脱疽的描述首先记载于《灵枢·痈疽》曰："发于足趾，名曰脱痈，其状赤黑者死不治，不赤黑不死，不衰，急斩之，不则死矣。"即首称之为"脱痈"尚有"邪客于经络之中，则血泣，血泣则不通，不通则卫气归之，不得复反，故痈肿。寒气化为热，热盛则腐肉，肉腐则为脓，脓不泻则烂筋，筋烂则伤骨，骨伤则髓消"之说。

汉代《华佗神医秘传》载："此症发于手指或足趾之端，先痒而后痛，甲现黑色，久则溃败，节节脱落。"并提出应用金银花、玄参、当归、甘草，即今日四妙勇安汤水煎服治疗。四妙勇安汤至今一直被认为是治疗脱疽的主要方剂。

唐·孙思邈《千金翼方·黄父相痈疽论》提出了"毒在肉则割，毒在骨则切"的手术原则。目前，对血栓闭塞性脉管炎坏疽创面的蚕食式清创，也基本是采取这个原则。《诸病源候论·痈疽病诸候》："疽者，五脏不调所生也……若喜怒不测，饮食不节，阴阳不和，则五脏不调，营卫虚寒，腠理则开，寒客经络之间，经络为寒所折，则营卫稽留于脉……营血得寒则涩而不行，卫气从之与寒相搏，亦壅遏不通……故积聚成疽……发于足趾，名曰脱疽。"

明代医家陈实功对脱疽的论述最为详尽，著述《外科正宗·脱疽论》专篇。其云："夫脱疽者，外腐而内坏也。此因平昔厚味膏粱熏蒸脏腑，丹石补药消烁肾水，房劳过度，气竭精伤……多致阳精煽惑，淫火猖狂，其蕴蓄于脏腑者，终成燥热火症，其毒积于骨髓者，终为疽毒阴疮。"及"未疮先渴，喜冷无度，昏睡舌干，小便数，……创形枯瘪，肉黑皮焦，痛如刀割，毒传足趾者。"首次提出膏粱厚味、消渴燥火是形成疽毒阴证之罪魁，将脱疽的病因病机论述得非常精辟。再云："凡患此者，多生于手足，故手足乃五脏枝干，疮之初生，形如粟米，头便一点黄泡，其皮犹如煮熟红枣，黑气侵漫，相传五指，传遍上至脚面，其疼如汤泼火燃，其形则骨枯筋练，其秽异香难解，其命仙方难活。"十分形象地描述了脱疽的疮面特点以及疼痛的剧烈程度。

明·王肯堂《证治准绳·疡医》："足趾生疔，重者溃可自脱，故曰脱疽。或曰唯足大趾患之为脱疽，其余之趾曰疽易治，惟脱疽难治。""元气既虚，必不能达于血管，血管无气，必停留内瘀"。王洪绪《外科全生集》主张"脱骨疽"以内服阳和汤、小金丹和犀黄丸治疗。邹五峰《外科真诠》提出了早期内服顾步汤，也为后世医家治疗脱疽的常用方。

清代马培之对本病病因病机、症状及治疗有详尽的阐述，在《马培之医案》中"又感寒涉水，气血冰凝，积久寒化为热。始则足趾木冷，即则红紫之色，足跗肿热，足趾仍冷，皮血筋骨俱死，节缝渐久裂开，污水渗流，筋断向离而脱。有落数趾而败者，有落至踝骨不败者，视其禀赋强弱，要皆积热所致，以养阴清火为主"提示因寒致病，寒侵血脉则挛缩而痛。

古代医籍对脱疽的阐述，涵盖病因病机、起病、传变、善后顺逆，治疗包括内服、外治、丸散膏丹、灸法及手术切割等细述详尽，为后世攻克此病奠定良好基础。

第二节 脱疽的临床研究进展

自中华人民共和国成立以来,有关血栓闭塞性脉管炎、动脉硬化性闭塞症、糖尿病坏疽等病的中医审证求因、分型辨治、经方验方的临床及实验研究不断深入,从文献记载来看,已有五十余年历史,发表的文章已近千余篇,治疗病例数万例,各家均有独特的观点和临床经验,辨证分型治疗亦各有异同。下面分病叙述其临床治疗流派以及相关研究进展。

一、血栓闭塞性脉管炎

血栓闭塞性脉管炎(TAO)简称脉管炎,是一种进行缓慢的、主要累及四肢中小动静脉的全身性非化脓性血管炎性疾病。具有慢性、节段性、周期性发作的特征。本病多见于男性青壮年,亚洲地区发病率明显高于欧美,我国各地均有发病,但北方较多。近年来本病发病率呈下降趋势。其病因尚未完全明了,因而在预防与治疗等方面还缺乏有针对性的有效方法,治疗效果还未达到令人满意的程度,截肢率较高,据统计西方国家在10%~20%左右,我国在6%左右,且复发率很高,约为33%~60%。中华人民共和国成立以来中医治疗此类疾病,从整体辨证和局部治疗两方面都取得了一定的疗效,探索出了一些有效的内服和外用药物,在治疗方面展示了一定的优势和较大的发展潜力。

(一)顾伯华

1. 寒湿型　病起患肢沉重、怕冷、麻木,应和荣温阳通络,宜桂枝加当归汤加减;若病程较久,皮肤冰冷,苍白,形枯瘦,足趾、背疼痛,应温经散寒、和荣通络,兼补气血,宜独活寄生汤加减;若面色㿠白,苔白质淡,脉象沉迟细微者,用阳和汤加减。

2. 湿热型　由肾水不足,阴虚内热而成,一般用滋阴降火和荣解毒的方剂,宜四妙勇安汤加味;若有继发感染,症见烦热口渴,局部肿胀疼痛,脓水淋漓,气味腥臭者,宜前法加入解毒之品,用顾步汤加减;若局部肿胀疼痛,腐烂紫黑,流水无脓,宜补益气血、托里消肿,用托里消毒散加减。

3. 气血两虚型　日久溃口不敛,气血两亏。应调补气血,用八珍汤或人参养营汤加减。顾氏认为本病按中医学的理论,主要病机为经脉拘急,气血凝滞,络道阻塞,因此不论寒湿型、湿热型都可酌加一些和荣祛瘀的药物。如当归尾、赤芍、丹皮、泽兰、红花、桃仁、乳香、没药等,也可用野赤豆二两或加生薏仁四钱,可和荣利湿以消肿止痛。

(二)尚德俊

尚德俊根据血栓闭塞性脉管炎的发病过程、证候变化,结合患者的体质强弱、气血虚实,将临床各期分为阴寒、血瘀、湿热下注、热毒炽盛和气血两虚等五个证型进行辨证论治。其中阴寒型内服阳和汤加味;血瘀型内服活血通脉饮;湿热下注型内服四妙勇安汤;热毒炽盛型内服四妙活血汤;气血两虚型内服顾步汤。

(三)陈淑长

1. 脉络寒凝证　治则:温经散寒、活血通络。方药:当归四逆汤合补阳还五汤加减。病在上肢者酌加片姜黄,以活血通络,引药归经。寒重者酌加制附子温阳散寒;夹湿者酌加苍术、茯苓化湿渗湿;气虚倦怠乏力者加大生黄芪剂量以益气且行血;痛甚者酌加延胡索活血止痛。

2. 脉络血瘀证 治则：行气活血、化瘀止痛。方药：血府逐瘀汤加减。痛甚者酌加延胡索、制乳没以增祛瘀止痛之力；气虚倦怠者酌加生黄芪益气行血。

3. 脉络瘀热证 治则：清热养阴、活血散瘀。方药：顾步汤加减。热甚者酌加知母、黄柏；痛甚者酌加川楝子、延胡索。

4. 脉络热毒证 治则：清热解毒、化瘀通络。方药：四妙勇安汤加减。干性坏疽者酌加太子参、淮山药，重用当归等益气和血之品；湿性坏疽者酌加车前子等利湿化浊之品；痛甚者酌加延胡索、徐长卿等祛瘀止痛；便秘者酌加生大黄通腑泄热。

5. 气血两虚证 治则：益气补血活血。方药：人参养荣汤加减。若见余毒未清，可酌减炙黄芪，并将炙甘草改生甘草，且酌加忍冬藤、玄参清热养阴；若见血虚有寒，可酌加肉桂温阳通脉。

（四）奚九一

奚九一把TAO症状和血管炎变相结合：用以判断TAO邪正消长，从而将辨病与辨证有机结合起来。根据热毒轻重及邪正盛衰，把脱疽分为急性期、迁延活动期、好转恢复期和稳定静止期，与温病卫气营血辨证思维相似。

由于TAO发作呈周期性，血管炎变可通过观察缺血症候群（如苍白、间跛、静息痛、溃疡、坏疽等）的变化及理化检查来确定。并运用《伤寒论》理论于外科临床，在对脱疽临床证候进行全面深刻认识基础上，发现TAO是"热深厥深"的真热假寒证。即患者可出现患肢苍白、厥冷、剧痛、发黑坏疽等一派"假寒"症状，尤以急性期明显。仔细审察，患者肢体剧痛喜冷，不能盖衣被或着鞋，肢体厥冷而某一局部灼热，肢体苍白与浅表红肿、灼痛、硬索状物并存，且寸口脉数，舌质红，审证求因，为热毒或风寒郁久化热之邪，壅滞于脉络，血脉瘀阻不通，骨肉失养，久而腐败脱落，发为"脱疽"。

活血化瘀治疗TAO，虽疗效得到肯定，但可损害血管内皮细胞、激惹血管炎变等。奚老认为，TAO的治疗应慎用活血化瘀药，一般不宜大剂量、多味活血化瘀药长期应用。特别对于急性期，血管炎变明显，大剂量丹参、红花、川芎、三棱、莪术等长期使用，不但于病无益，反增急变，使病情恶化。

（五）石晶华

1. 阳虚寒凝型 属早期脉管炎。治疗以温经散寒，活血通络为主，方药阳和汤加减。

2. 血脉瘀阻型 属于中期脉管炎。治疗以行气活血，化瘀通络为主。方药：脉通灵Ⅱ号方加减。

3. 热毒伤阴型 属于脉管炎后期。治疗以清热解毒，滋阴通络为主。方药：脉通灵1号。

4. 湿热瘀阻型 属于脉管炎后期。治疗以清热利湿，活血通络为主。方药：清热除湿合剂，或脉通灵Ⅰ号。

5. 气血两虚型 属于脉管炎后期。治疗以益气养血，活血通络。方药：八珍汤加鸡血藤、牛膝。

（六）马同长

1. 寒型 内服以阳和汤为主，可服溶栓丸1号、2号，配合外用熏洗1号方温经散寒。

2. 热型 内服四妙勇安汤，可服溶栓丸3号，配合外用熏洗3号方清热解毒。局部感染时，选太乙膏、千捶膏、大青膏、金黄膏外敷患处。

3. 瘀型 内服方用桃红四物汤加味，可服溶栓丸2号，配合外用熏洗2号方，活血化瘀。

4. **虚型** 偏气血虚者用十全大补汤,偏肾阴虚用六味地黄汤加味,偏肾阳虚用右归丸,可服溶栓丸4号,若出现腐肉未脱,新肉不生或久不收口者,选生肌玉红膏;腐肉已净,疮口不敛则选生肌白玉膏。

综上各家所述,脉管炎临床多表现为瘀血、缺血、瘀斑、肿胀、溃疡坏疽,注意局部血瘀同时照顾整体虚损。疾病后期,强调要通过益肾填精,提高机体抗病能力,使正胜邪却;由于温经散寒药、活血化瘀药、行气破瘀药多属辛温宣散之品,走而不守,药力难以持久,当与益肾填精药合用后,其药力得以加强,药效得以延长,故疗效可以明显提高。据不完全统计该病的高位截肢率由原来的28%~33%下降至1.2%~13.8%。

二、动脉硬化性闭塞症

动脉硬化性闭塞症(ASO)是常见的周围动脉慢性缺血疾病。它是一种进行性全身性血管疾患在周围动脉血管的反映,以中老年人多发。好发于某些大、中型动脉,如腹主动脉下端、髂动脉及股动脉、腘动脉等处;上肢动脉少累及。病变动脉增厚、变硬,伴有粥样斑块及钙化,可继发血栓形成,动脉管径狭窄或闭塞,导致下肢缺血,患肢有发冷、麻木、疼痛、间歇性跛行及趾或足发生溃疡或坏疽等临床表现。动脉硬化闭塞症是我国常见病之一,据国内调查报告,60岁以上发病率高达79.9%,61~70岁为87%,70岁以上为100%。我国发生动脉硬化闭塞症的平均年龄为58.5岁,男女发病率之比为(6~8):1。随着人们生活水平的提高,食物结构的变化和社会老龄化的发展,该病有逐渐增多的趋势。本病有一定的截肢致残率,往往合并有心、脑、肾等脏器血管的病变,成为严重威胁人类健康的动脉疾病。中华人民共和国成立以来,各地医家非常重视本病与血栓闭塞性脉管炎的病因异同及中医药诊治,切实提高疗效。

(一)尚德俊——血瘀证论,注意症状辨治

1. 肢体发凉怕冷 肢体动脉狭窄或闭塞而引起血液循环障碍所致的瘀血表现,为寒凝阻络,经脉血瘀证,宜用温通活血法。

2. 患肢皮肤紫绀 为病久气血不通,血脉瘀闭,属血瘀重证,宜用活血破瘀法。

3. 肢体疼痛,四肢不温,小便不利 肾亏不足,宜用补肾活血法。若突然发生肢体剧烈疼痛、厥冷、苍白、感觉丧失、活动障碍,表现为5"P"征,则属于气血骤闭、脉络瘀阻的急性动脉血瘀证。为血瘀重证、实证,应活血破瘀,通络止痛。

4. 肢体溃疡和坏疽 属于瘀血停聚、瘀久化热的重证,热毒证。应清热解毒,凉血活血。如果见到肉芽红活,脓多质稠,说明气血尚充,血瘀易祛,毒滞易消;溃疡干枯无脓,肉芽灰淡,脓水稀少,或坏疽界限不清,疮口久不愈合,为气血不足,应用托里解毒法治疗。

(二)陈淑长——寒、瘀、热、毒四型辨治

1. 脉络寒凝证下肢发凉,间歇性跛行,大中动脉搏动正常或减弱。治疗宜温经益气,活血通络,方用阳和汤加减。发于上肢加桑枝或桂枝,下肢加牛膝。

2. 脉络血瘀证静息痛为诊断要点。治宜益气活血,化瘀止痛,方用桃红四物汤加减。

3. 脉络瘀热证灼热疼痛,夜间痛剧为主症。治宜养阴清热,活血化瘀,方用顾步汤加减。

4. 脉络热毒证溃破恶臭,腐肉不鲜,深至筋骨,动脉搏动减弱或消失,治宜养阴清热,活血解毒,方用四妙勇安汤加减。

(三)奚九一——扶阳法论治

奚九一认为,此病好发于中老年,皆因脾肾阳虚,阳虚不能化湿,湿聚成痰,痰与血胶结,阻于脉道,手足为诸阳之末,阳虚则手足最先发病。其病理演变规律为因虚致邪、因邪致瘀、因瘀致损,即"阳虚是本、痰湿是标、血瘀是变、肢损是果"。治疗当急以扶阳温阳为本,化痰、祛瘀为佐以达疗效。方选四逆汤加味,斟酌加用桂枝、细辛,辛温散阳通络;海藻、牡蛎软坚化痰湿;垂盆草、蒲黄活血祛瘀止痛。全方合用,标本兼治,既能直达病之所,又能迅速缓解四肢逆冷疼痛,爪甲青黑,身重畏寒之候。

(四)崔公让——分四型辨治

1. 寒湿阻络型　此型为阳气虚弱,寒凝血瘀,肢体干性坏死,轻型治宜温经散寒,活血通络,用通脉活血汤加黄芪、党参、制附片、熟地;重型治宜培补元气,温经散寒,用补阳还五汤加当归、黄芪、党参、桂枝、牛膝、苍术、穿山甲、乌蛇等。

2. 血脉瘀阻型　常为固定性疼痛,治宜活血化瘀通络,通脉活血汤加减,疼痛重者加乳香、没药、血竭、三七。

3. 毒热炽盛型　肢端溃疡或坏疽,重者患肢肿胀,高热谵语,脓多恶臭。治宜清热凉血解毒或清热利湿解毒。方用四妙勇安汤加减或酌加黄连解毒汤、犀角地黄汤、安宫牛黄丸、牛黄清心丸、四妙活血汤等治疗,防止休克发生。

4. 气血两虚型　后期肉芽灰暗新肉不生,脓液稀薄,治宜调和营卫,补气活血化瘀。方用人参养荣汤或十全大补汤、八珍汤、顾步汤加减。

(五)秦学贤——三期八型分期辨治

1. 初期　寒湿阻络型、血脉瘀阻型。治以消法,包括温经散寒,活血通络,阳和汤加减。

2. 急性期　热毒伤阴型、湿热毒盛型。病情在急性发展阶段,行气活血,化瘀通络,桃红四物汤加减;清热解毒,活血通络,五味消毒饮加四妙勇安汤;清热利湿,活血通络,四妙勇安汤加五神汤。

3. 稳定期　余毒未清型、气血两虚型、阴虚型及肾虚型。治疗:①托法:病情稳定阶段。包括清热解毒,扶助正气。顾步汤加减;补益气血,托毒外出。托里消毒散;②补法:久病,正气虚弱。包括益气养血,活血通络。八珍汤加减;益胃养阴,活血通络。益胃汤加减;滋养肝肾,活血通络。六味地黄汤加减。

综合各家之说,由于动脉硬化闭塞症的病程较长,采用分期辨证治疗,急则祛邪为先以治标,缓则化瘀与扶正以善后,这是基本治则。依该病的基本病程,虚为本,邪为标,瘀是变,损是果。邪、瘀、损三个环节,有同时并存及主次差异的特点,这是分期辨证的重点问题。

由于血瘀贯穿于动脉硬化闭塞症的全病程,长期使用活血化瘀药应予注意。若非其时而重用,或非其病而滥用,恐耗气动血,扰乱机体功能,进而导致气血阴阳平衡失调之变证。

近年来,西医动脉转流手术及血管内介入治疗的开展,确实对改善患者动脉缺血降低截肢率具有很好的即时作用,但其并非对因治疗,且因很高的中远期复发率及血管再狭窄、再闭塞率制约其发展。中医药是分因辨证论治,针对围手术期防止并发症及远期疗效均具有很好前景。

三、糖尿病足

糖尿病足是糖尿病引起的足部疼痛、皮肤溃疡、肢端坏疽等病变的总称,最早由Oakley在1956年提出糖尿病足一词,1972年Catterall将此定义为"由于糖尿病血管病变而使肢端缺血和因神经病变而失去感觉,合并感染的足",精炼概括了糖尿病足的三大致病因素——糖尿病血管病变、糖尿病周围神经病变、感染。

糖尿病足是糖尿病的严重并发症,发病率逐年增高、也是糖尿病患者致残、死亡和能力丧失的一个主要原因。预计到2025年,全球糖尿病患者将达到2.5亿以上,而大约15%的糖尿病患者将会发生足溃疡或坏疽。大量的糖尿病足患者,对社会造成巨大的负担。因此目前是医学界研究的难点和热点。中医药在本病治疗中的作用日益彰显,截肢率从20世纪80年代的30%~45%降至目前的10%以下。

(一)奚九一——糖尿病足奚氏临床分类法

奚九一根据糖尿病足患者皮肤、神经、肌腱、血管及趾骨等组织的不同变性,将其分为5大类型,即皮肤变性皮损型、肌腱筋膜变性坏死型(筋疽)、血管闭塞缺血性坏死型、末梢神经变性麻痹型、趾跖骨变性萎缩型。奚氏认为本病脾肾不足,内生痰湿为本;痰湿与外感化热之邪为标急则治标,缓则治本;或者标本兼治,长期补肾治痰可以延年益寿。以中医药分期论治,急性期可迅速控制感染、改善急性缺血症状;慢性稳定期可以促进小血管增生,加快侧支循环的建立,以代偿狭窄或闭塞的动脉血液供应。

(二)唐汉钧——湿热毒盛证、气虚血瘀证两型论治

糖尿病性皮肤溃疡,多因素体消渴,阴虚之体,水亏火炽,耗气伤阴,终致气阴亏虚;又消渴之人,喜食膏粱厚味,而致湿浊内生,湿热互结,复因外伤、虫咬等诱因,以致气血运行失畅,脉络瘀阻,肌肤失养而成。可见本病发病与湿、热、火毒、气血凝滞及阴虚或气虚关系最为密切。因此,本病为本虚标实之证,其正气不足,气阴两虚为其本,湿热互结,气血瘀滞为其标。

1. 湿热毒盛证　创面脓多湿烂,严重的可出现昏迷休克,治宜清热利湿,解毒消肿。方选萆薢解毒汤加减,短期应用广谱抗生素治疗。

2. 气虚血瘀证　治宜益气养荣,活血通络。方选补阳还五汤加减,重用生黄芪、丹参、三七。

外治:红肿热痛时用金黄膏外敷。创面溃烂者,外用红油膏纱布掺九一丹换药,或可用白玉膏生肌散;有坏死空腔、窦道者,用拖线法治疗;指(趾)腐黑坏死的,当采用"蚕食"法分次分批逐步清除,最后沿关节面予以截除,甚则行高位截肢术。

(三)张庚扬——祛腐扩创,分型论治

气阴两虚坏疽型、湿热毒盛坏疽型、气血两虚坏疽型分别用消疽1号方、2号方和3号方。兼瘀阻脉道者,加蜈蚣、全蝎、土元、水蛭、山甲等虫类药物。若出现壮热不退,神昏谵语者加安宫牛黄丸或紫雪丹。

局部病灶尽早尽快、分阶段清除坏死组织,通畅引流,减轻中毒症状。扩创术应包括局部坏死组织清除、感染坏死肌腱及骨组织的清除。感染控制后,可用点状植皮术治疗。点状移植术适用于创面过大、爬皮延迟的创面,可以加速伤口愈合并且对创面肉芽要求不高,可采用分次植皮方式。

(四)陈淑长——基于病因病机、病位病性的糖尿病足辨证施治

(1)气阴(血)两虚,皮肤失养证。治则:益阴养血,通脉润肤。

(2)气虚血瘀,脉络阻滞证。治则:益气化瘀,活血通脉。

(3)阴虚血瘀,脉阻阴疡证。治则:养阴解毒,活血通脉。

(4)湿热瘀滞,脉闭筋骨毒腐证。治则:清热解毒,活血通脉。

综合各家之说,中医学对糖尿病足有较为系统的认识,并且在漫长的发展过程中,形成了独特有效的理论体系和治疗方法,对现代临床实践有极大的指导与借鉴意义。在临床中更要重视局部与整体结合、中西医结合、内外科多学科协作,应当是现代糖尿病足治疗的主要模式。

第三节 脱疽的实验研究进展

从临床上升到科研,必须在临床专病专方(小复方)疗效有了稳定提高之后,进行动物实验研究,进一步证实疗效并明确作用机制;或用现代理念证实中医辨证论治的科学性;同时注重中医外治理论的创新,形成从临床中来,并能有效指导临床治疗的科学假说。为现代中医药发展打下良好基础。

一、血栓闭塞性脉管炎

(一)免疫学研究

1962年Pokorky在急性脉管炎患者血液中发现了抗体,1978年Gnlatl发现病人细胞内免疫试验为白细胞抑制试验低,血清IgG、IgA、IgM的水平较高,CH50、C3较低。20世纪90年代初,上海进行了一系列系统研究后初步认为本病可能是一种自身免疫性疾病。现在TAO是一种与自身免疫有密切关系的疾病已为学者广泛认同。且红细胞免疫系统与TAO发病的关系正受到越来越多学者的重视。活动期患者红细胞免疫功能降低,稳定期基本恢复正常。

(二)血液流变学与高凝因素

上海瑞金医院在研究本病患者的凝血、抗凝血、血小板功能,血液流变学等有关的14项高凝指标的变化后,发现:第八因子相关抗原、$\alpha2$-巨球蛋白($\alpha2$-MG)、全血黏度、血浆黏度、红细胞电泳时间、血小板黏附率、血小板聚集性、纤维蛋白、肝素沉淀的纤维蛋白原(HPF)均升高,或延长;抗凝血酶III(AT-III)下降。研究表明本病患者的血液具有高血凝的特点。病变血管的血流,形成血栓的物质基础促凝物质增加。促血液黏度升高的物质(纤维蛋白原、HPF、γ球蛋白、IgG等)增多,抗凝物质降低,使血液处于黏、浓、聚状态,故易在远心肢端血管内形成血栓,但一旦血栓形成后,又因纤溶活力下降($\alpha2$-MG升高),使形成的血栓难于溶解。

除免疫机制紊乱、血液流变学异常之外,吸烟、寒冷、自主神经不平衡等均被认为是本病发病相关因素,内分泌性激素尚有一定影响。Hggi、Mazolhi实验证明,肾上腺素过多进入血液内引起血管痉挛,尤其是营养血管的痉挛,使血管发生改变可以引起血管闭塞现象。许多实验研究证明活血化瘀药物在治疗过程中,可改变血液流变学指标,临床有很好的缓解症状作用。

二、动脉硬化性闭塞症

(一)血脂、血液流变学方面研究

近年来,随着动脉硬化研究的深入,脂肪组织与动脉硬化的关系显得越来越密切,有研究发现胆固醇氧化衍生物在动脉粥样硬化的发生和发展中具有重要的正相关作用,低密度脂蛋白水平升高是最重要的危险因素。而在对血管与血液流变学的研究中发现,血管细胞

黏附分子-1参与介导单核细胞对内皮细胞的黏附和迁徙,在动脉粥样硬化发生发展过程中起着重要作用。另外高同型半胱氨酸血症是动脉和静脉阻塞性血管疾病的独立危险因素。

(二)分子生物学方面研究

通过分子生物学途径研究动脉硬化是近几年此项研究的一个新方向。白三烯作为一类炎症介质通过促进单核细胞向内皮细胞黏附和迁移、并向巨噬细胞与泡沫细胞转化、促进血管平滑肌细胞的增生、激活淋巴细胞以及刺激冠状动脉的收缩等多种途径,参与动脉硬化的发生与发展;内皮脂酶可能是一种致动脉粥样硬化的新分子;过氧化物酶体增生物激活受体在调节细胞生长、分化及组织损伤、修复过程中起重要作用,还参与脂质代谢、转运及胰岛素信号,并具有重要的血管生物学效应,可能与代谢综合征及动脉粥样硬化病的形成有关。

(三)其他方面研究

有观点认为动脉粥样硬化属一种炎症性疾病,炎症因子与动脉粥样硬化的发生与发展有关,作为天然免疫系统识别病原微生物的主要受体Toll样受体4与动脉粥样硬化的发生发展密切相关。

中西医结合研究动脉硬化闭塞症作为一条新的途径也越来越受到重视,脂毒、瘀毒致病理论的提出,其与易损斑块的形成及进展颇有共通之处。而现代研究亦表明血脂异常与血栓形成的各个环节均有密切关系,因此在易损斑块形成、破裂到继发血栓形成的全过程中,脂毒与瘀毒往往联合致病,在病程发展的不同阶段各自起着不同的作用。

三、糖尿病足实验研究

糖尿病足坏疽是非外伤致截肢的首要原因,每年约8‰糖尿病患者截肢,其发病机制没有完全阐明,糖尿病合并的动脉硬化、神经病变和感染是其发病中的最重要因素,通过实验研究可为我们对糖尿病足的预防与更好治疗提供依据,为减少截肢率、提高糖尿病足患者生活质量提供可操作的平台。

(一)血液流变学方面研究

首先肢体缺血坏死进而造成截肢的主要病理因素在于血管病变和神经病变,而血液成分的改变引起血栓形成更是发生血管梗阻、组织缺血坏死的重要原因。糖尿病血管病变研究中开展较早的是血液流变学检测。从宏观上看,可表现为血液黏度、血浆黏度、红细胞沉降率、血管壁压力和微血管弛张度的异常;从微观上看,可有红细胞聚集性、红细胞变形能力、红细胞与血小板表面电荷的水平、白细胞流变性等的异常。

通过对糖尿病神经病变患者的血液流变学改变研究观察发现:血浆比黏度、全血比黏度、红细胞沉降率、红细胞电泳时间都有极显著的改变,纤维蛋白原显著增高,血流速度明显缓慢,红细胞聚集增强,亦有不同程度的白微栓;糖尿病患者血浆血小板α-颗粒膜蛋白明显高于正常人,提示糖尿病存在血小板活化,且在微血管病变之前即已发生,在微血管病变发生后更为显著。因此糖尿病患者应常规及定期作血流变检查,才能早期预防血栓阻塞血管,减少足趾坏死等严重并发症,对于有明显改变者应及时予以治疗。

(二)分子生物学方面研究

分子机制改变在糖尿病足的神经血管病变中发挥了不可忽略的作用:目前多元醇途径被认为是引起糖尿病微血管并发症的主要因素,现已证明醛糖还原酶基因启动子的多态性与糖尿病足的血管、神经病变密切相关;糖基化终末产物过多蓄积可能是糖尿病创面愈合延迟的重要机制；在对L-选择素及其单克隆抗体的研究中发现其通过促进白细胞与血小板和内皮细胞的黏附，造成内皮损伤和血管内微血栓形成，在糖尿病大血管病变、糖尿病微血管病变的发生发展中具有重要作用。

（三）病理、辨证分型方面研究

在对糖尿病足的病理、辨证分型研究方面，天津中医药大学第一附属医院有国家自然基金课题支持关于糖尿病足辨证分型与血管、神经、肌肉组织的分子生物学、病理相关性研究。证实糖尿病严重的微血管病变导致了肌肉萎缩和神经损伤，并发现中医证型与肌肉、神经超微结构的变化存在着相关性，炎性反应参与了气阴两虚瘀阻型的形成，而临床症状表现较重的脉毒型的超微结构变化亦较为明显些。在胫后动脉的超微结构上各型均可见内膜损伤、胞质内多胞饮泡以及内膜均为粥样硬化表现。中膜都出现钙化的斑块，而脉络热毒证中膜胶原纤维和弹力纤维增生明显，在平滑肌胞质内有许多吞噬泡存在，有的细胞可见到核附近存有吞噬泡融合而成的较大的块的低密度电子区域。说明脉络热毒型症状更重，炎性反应参与此证型的形成。气阴两虚瘀阻型和气血两虚瘀阻型的胫后神经中出现髓磷体，提示自由基释放，使氧化抗氧化平衡失调。另外最新发现糖尿病足的血管、神经病变以纤维化改变最为明显，或许从另一角度提出病变的发生及演变规律。实验外科是临床外科的先导和基础，脱疽的实验研究进展将引导我们对脱疽发病有更深入的认识，也必将为临床诊断与治疗带来有益的启示。

四、脱疽动物模型的制备

（一）血栓闭塞性脉管炎

金星针对多种致病因素，采用烟草致敏、寒冻、注射TAO免疫提取物、影响性激素水平等方法，对Wistar大鼠进行动物模型的复制，并通过体征观察、中医分型、常规病理、免疫组织化学病理、扫描电镜观察、血液流变学、外周血循环免疫复合物检测等检查，与已确诊的人类TAO比较，结果发现多种致病因素共同作用下，大鼠能出现TAO的相应体征，产生足部反复发作的红肿、溃疡、坏死。该模型成功复制了TAO的病理过程。

王玮采用股动脉注射月桂酸钠的方法建立TAO大鼠模型。月桂酸钠是通过直接损伤血管内皮细胞而诱导血栓形成的，结合病理学检测，细胞间黏附分子-1、血管细胞黏附分子-1、血栓素B2、AECA抗内皮细胞抗体的分子生物学和免疫学方法检测，结果表明，经股动脉注射月桂酸钠可以成功建立TAO大鼠模型。

（二）动脉硬化闭塞症

赵凯采用高脂饮食饲喂结合股动脉不全结扎方法建立家兔ASO动物模型，以拆方法研究了复方中药清脉饮对ASO的作用机制。清脉饮全方由垂盆草、牡蛎、昆布、大黄、丹参等12味药物组成，可拆分为软坚方、活血方、清法方，研究结果表明清脉饮及其拆方可通过上调I-κB mRNA的表达和下调NF-κB mRNA的表达而发挥抗ASO的作用，清法组效果最佳，为中医清法治疗ASO提供了客观的实验及临床基础。

李大勇采用高脂饮食饲喂及动脉内膜损伤的方法制作大鼠ASO模型，探讨了桃红四物汤调节血管内皮细胞功能、治疗ASO的作用。研究发现桃红四物汤能通过活血化瘀的作用荡涤血中"膏脂湿浊"，改善血液的流动性、改善动脉硬化斑块狭窄、增加动脉管腔的供血面积，能使血清中循环内皮细胞的数量明显下降，提示了本方能够"祛瘀而不伤正"，减轻血管内皮的损伤,并具有保护血管内皮细胞,抑制促炎细胞因子的分泌,改善血管内皮细胞分泌的功能,能够从始动环节干预ASO的级联反应,是ASO早期、中期有效的治疗方药。

(三)糖尿病足

腹腔注射链脲佐菌素(STZ),足部注射真菌菌液:采取腹腔一次性注射STZ溶液方法制作大鼠糖尿病模型,造模后第8周,腹腔注射0.2ml 3%的猪胃黏蛋白,以降低大鼠机体免疫力,然后于大鼠右后肢足趾部注射菌液。

腹腔注射STZ,调降室温:陈群力采用腹腔一次性注射STZ制成大鼠糖尿病模型,第2周前2天室温逐渐降至10℃,后5天室温再降至6℃左右,其他条件不变,此后室温恢复正常。适当降低室温是加速糖尿病足发生发展的外因。至第3周末,大鼠已开始出现不同程度的肢端坏疽,在4周内成功建立糖尿病足动物模型。

静脉注射四氧嘧啶,肌肉持续压迫:朱悦琦等采用静脉注射四氧嘧啶,配合左下肢压迫器植入,同时手术结扎左侧股动脉的综合处理因素制备比格犬的糖尿病足溃疡模型。

高糖饮食、腹腔注射STZ,足部手术:郭静采用高糖高脂饲料喂养8周后,一次性腹腔注射STZ制成大鼠糖尿病模型,验血糖证实后使用印章在其左足部背面做矩形标记,剪下矩形的全层皮肤(2mm×5mm),制成糖尿病足模型,并观察通塞脉片对糖尿病足伤口的愈合作用。

第四节 脱疽治疗的现状与挑战

动脉硬化闭塞症、血栓闭塞性脉管炎是难治性慢性缺血性疾病,虽然很早被人所认识,并积累了不少治疗经验,但由于病因至今并未详明,外科是对症而非对因治疗。且动脉硬化闭塞症多发于老年人,多数合并有心、脑、肾等脏器的损害,故疗效尚不能令人满意,有一定的截肢致残率。西医针对缺血性疾病有血管搭桥转流、再通术,介入经皮腔内球囊扩张成形术(PTA)和(或)支架植入术,溶栓、扩血管等方法治疗,虽然有较好的近期改善缺血效果,但是中远期血管再狭窄、再闭塞的结果令医生尴尬。而中医或中西医结合治疗无论在动脉硬化闭塞症、血栓闭塞性脉管炎还是糖尿病足坏疽都可收到良好的远期效果,尤其是中医外多种治法、外治药物的联合应用大大降低了脱疽顽疾的截肢率。

中医药配合自体干细胞移植术远期改善动脉缺血,可以使"血管新生"侧支循环形成加快。近年来广泛兴起的干细胞移植术主要适应于下肢远端动脉流出道差无法进行血管搭桥者、年老体弱或伴发其他疾病不能耐受手术搭桥者。原理是干细胞是具有自我更新高度分化能力的细胞群;其中的造血干细胞内含有多种血管生长因子,这些因子均可促进新生血管生成,改善下肢缺血症状。特别是手术前后中医药的参与介入,为减少术后血管再狭窄、促进干细胞分化及归巢及侧支循环的形成创造了很好的条件。

脱疽之为病,无论西医的血管狭窄、闭塞,动脉硬化斑块、血栓形成学说还是中医的各种原因造成的脉道不通、气血瘀阻学说,治疗皆离不开"活血化瘀"通畅脉道。自20世纪50年代以来,倡用活血化瘀法,也有选用活血单味药,如当归、丹参、川芎、红花、毛冬青等及虫类药,或小复方进行科研。多项研究证明活血化瘀药物在治疗过程中,可改变血液流变指标、改善血管内皮细胞活性、促进侧支循环形成等良好作用。在临床中活血化瘀药物有和血、活血、破血之分,要结合辨证阴阳、虚实、寒热、因果选择活血化瘀药物力道及配伍。长时间的活血化瘀甚至破血逐瘀治疗能否造成血管内皮细胞的损伤而加重肢体缺血,有待于临床的进一步观察和基础实验研究。

血管成形术后的再狭窄一般在手术后1年内特别是术后3~6个月内多见,也是当前世界性的难题,中医药在再狭窄的研究中具有重要的价值。正气虚是再狭窄的重要病机,术后既有整体的正气虚,还有局部组织结构和功能的虚损。瘀血内停是再狭窄的主要发病环节,瘀血内停,新血不生,则脉络损伤难以修复。毒瘀阻络是再狭窄的局部特点,局部出现了一系列有害的病理产物,该病理产物包括血栓形成及多种炎症介质,成为"内生之毒",这些内生之毒蕴积局部及全身,使损伤部位再次增生,血管腔狭窄直至完全堵塞。再狭窄的局部特点是内外毒邪俱在,毒邪与瘀血互结,毒耗正气,瘀阻气机,邪正相争,其体必损。防治血管成形术后再狭窄应以活血化瘀、清热解毒治疗为主,益气养阴、益气通阳、化痰通络治疗为辅,同时强调早期论治。其疗效尚待大样本临床病例的对照研究证实。

"上工治未病"未病先防、已病防变是防止脱疽发生及避免截肢之要务。足坏疽初期症状不明显,或仅有肢端怕冷、麻木、皮温下降、皮色改变等,故不易为患者重视。而此病又多发生于老年糖尿病患者,反应较迟钝、并由于周围神经痛觉障碍,对一些创伤不能及时发现,一旦合并感染,病情常迅速发展引起肢端坏疽。因此,糖尿病患者若出现以上症状中的任何一项,就应引起医者足够重视,预防在先。平时注意局部保暖、慎防外伤等易感染因素;一旦肢端有破溃,更要及时处理,防止病情加重变化。

(李大勇)

参 考 文 献

1. 顾伯华,马绍尧. 血栓闭塞性脉管炎的辨证施治[J]. 上海中医药杂志,1964,(8):7-10.

2. 尚德俊. 周围血管疾病证治概论[J]. 山东中医学院学报,1979,(2):35-40

3. 陈淑长. 实用中医周围血管病学[M]. 北京:人民卫生出版社,2005.

4. 奚九一. 奚九一谈脉管病[M]. 上海:世纪出版社,2004.

5. 吕贵德. 马同长主任医师治疗血栓闭塞性脉管炎经验介绍[J]. 新中医,2005,37(9):10-11.

6. 崔公让. 动脉硬化闭塞症[M]. 北京:人民军医出版社,2000.

7. 王娟,张如峰,李进龙. 奚九一教授诊治糖尿病足经验[J]. 陕西中医,2007,28(3):20-321.

8. 唐汉钧. 唐汉钧谈外科病[M]. 上海:上海科技教育出版社,2004.

9. 矫浩然,李云平. 张庚扬教授诊治糖尿病足经验[J]. 中国中西结合外科杂志,2003,9(4):311-313.

10. 韦巧铃. 史奎钧治疗糖尿病足经验[J]. 浙江中医杂志,2005,40(3):104.

11. 张洪,崔德芝. 程益春. 以活血化瘀法治疗糖尿病足的经验[J]. 山东中医杂志,1999,18(6):274-275.

12. 唐汉钧工作室. 唐汉钧学术经验撷英[M]. 上海:上海中医药大学出版社,2009.

13. 方豫东,曹烨民,相盛敏,等. 扶阳软坚饮治疗肢体动脉硬化闭塞症[J]. 中国临床医学,2010,17(4):588-589.

14. 何敢想. 奚九一治疗血栓闭塞性脉管炎经验[J]. 山东中医杂志,1999,18(2):83-84.

15. 沈亮,阙华发. 动脉硬化闭塞症动物模型研究现状[J]. 中国中西医结合外科杂志,2008,14(2):172-174.

16. 陈凯伟,钱月慧,黄鑫,等. 清脉饮及其拆方对动脉硬化闭塞症兔主动脉I-κB及NF-κBmRNA表达的影响[J]. 宁夏医科大学学报,2014,36(7): 720-724.

17. 李润生,李大勇,陈文娜,等. 桃红四物汤调节血管内皮细胞功能及治疗动脉硬化闭塞症的实验研究[J]. 中国中西医结合杂志,2014,34(2): 191-196.

18. 金星,张大伟,孟红,等. 血栓闭塞性脉管炎动物模型的初步研究[J]. 山东中医药大学学报,2011,25(6): 456-460.

19. 刘英,刘莉,杨占清,等. 血栓闭塞性脉管炎大鼠模型的建立及鉴定[J]. 中国兽医学报,2011,31(4): 553-557.

20. 陈锋,李占玲,吕延伟. 脉痛宁胶囊治疗Ⅱ期血栓闭塞性脉管炎疼痛的实验研究[J]. 现代中西医结合杂志,2005,14(12): 1550-1554.

21. 赵晶,王学军,李怀军,等. 仙附温阳通络饮调节血栓闭塞性脉管炎大鼠细胞免疫和体液免疫的实验研究[J]. 中医药学报,2015,43(1): 25-27.

22. 郭静,孟庆海,殷秋忆,等. 通塞脉片治疗2型糖尿病足模型大鼠的实验研究[J]. 南京中医药大学学报,2014,30(3): 239-243.

23. 陈群力,马灵筠,杨五彪,等. 糖尿病性肢端坏疽大鼠模型的建立及实验研究[J]. 实用诊断与治疗杂志,2003,17(6): 457-459.

24. 朱悦琦,程英升,李明华,等. 糖尿病足溃疡动物模型的建立[J]. 上海交通大学学报(医学版),2008,28(1): 1-4.

25. 王晋军,姜桂喜,薛智军,等. 中医药辨证治疗下肢缺血PTA术后再狭窄[J]. 光明中医,2010,25(12): 2208-2209.

第二章 股 肿

股肿是以肢体肿胀、疼痛,沿静脉血管走行压痛和局部温度相对增高等为主要表现的常见周围血管病。是指血液在深静脉血管内发生异常凝固而引起静脉阻塞血液回流障碍的疾病。其临床特点是下肢肿胀、疼痛、浅静脉怒张。好发于小腿肌肉静脉丛及髂股静脉。血栓易脱落,可并发肺栓塞和肺梗死而危及生命。相当于西医的深静脉血栓形成,以往称血栓性深静脉炎。

"股肿"病名在中医古典医籍中未见记载,对此病的论述甚少。但早在《黄帝内经》时期就对血液的循环进行了初步探讨,并有"脉道以通,血气乃行""脉痹""疏其血气,令其条达"的论述。孙思邈的《备急千金药方》有"气血瘀滞则痛,脉道阻塞则肿,久瘀而生热"的记载,说明对本病的病因及临床表现有了一定的认识。

本病是由创伤、手术、妊娠、分娩及恶性肿瘤等因素,或因慢性感染、长期卧床致久坐久卧伤气、气血瘀滞,复感寒邪等因素所致。其病机特点离不开"湿、热、瘀"相搏,尤其是"瘀"字贯穿其病程始终。

西医学认为静脉血栓形成的三大因素为血流缓慢、静脉损伤和血液的高凝状态。以上任何一个单一因素都不足以致病,多是三种因素综合作用的结果。加之并发肺梗死高死亡率的风险,因此本疾病的预防显得尤为重要。

临床治疗,早期以清热消肿、活血祛瘀,中后期以益气化瘀、活血消肿为主,并配合膏药外敷、熏洗浸泡等外治疗法可提高疗效。西医则主张早期行抗凝、接触性溶栓或血栓去除等治疗。

第一节 股肿的临床研究进展

中医认为本病主要责至于湿、热、瘀三邪,而此三邪既是因又为果,尤其以"瘀"贯穿其疾病始终。络脉瘀阻是本病病机的关键。临床上围绕其病因发展及治疗转归开展的诊治方法与观点颇多。

一、名家经验

(一)陈淑长依据病程分期辨治

1. 急性期　多以清热利湿,活血通络为主,方在三妙散的基础上化裁。

2. 恢复期　则重视健脾益气的运用,多以参苓白术散为基础。陈淑长重视气和血的关系,惯以大量黄芪、党参、白术健脾益气利水消肿;当归、丹参、地龙活血化瘀;赤小豆、生薏苡仁、泽泻、猪茯苓、防己活血利水消肿；牛膝引药下行。

（二）奚九一"祛邪"论治

1. 强调"因邪致瘀"，"邪祛则瘀自消"，主张分病祛邪，反对全程、大量使用活血化瘀药。在本病中，认为血热壅盛，脉络瘀滞是基本病机，治疗首当清营凉血，泻瘀通络，忌用活血扩管药物。

2. 深静脉血栓形成急性期 侧支循环尚未完全建立，若采用活血扩管法，则事与愿违，反而加重病情，故选用清营化瘀冲剂和清络通脉片为宜。其主要成分为水牛角片、生地黄、紫草、丹皮、赤芍以清营凉血；益母草以利尿消肿解毒；生大黄、玄明粉以泻瘀通腑、消肿解毒。

3. 深静脉血栓缓解期 若见患部皮肤灼热，则表示瘀热稽留，治疗仍应以清营凉血泻瘀为主，但因日久邪伏较深，瘀阻较重，草木之品难以透达，故需加用虫蚁之类以搜剔患透、破血祛瘀。用清营化瘀冲剂合大黄蘆虫丸共奏清营凉血、通经消瘀之功。

（三）唐汉钧分两型辨治。

1. 湿热瘀阻证 患病下肢肿胀饱满，皮色鲜红，扪之有热，压痛明显；舌红，苔黄腻，脉弦滑。治则：清热消肿，活血祛瘀。基本方：萆薢，赤小豆，虎杖，忍冬藤，丹皮，赤芍，泽兰，生地，川牛膝，丹参，益母草，川芎，防己，生甘草。

2. 气血瘀滞证 患肢红热消退，胀满之感缓解，疼痛减轻，但下肢肿胀日久难退，朝轻暮重，活动后加重，休息时抬高患肢后肿胀减轻，倦怠乏力；舌淡边有齿痕或边有瘀点，苔薄白，脉沉细。治则：益气化瘀，活血消肿。基本方：生黄芪，党参，白术，茯苓，当归，丹参，桃仁，川芎，泽兰，益母草，地龙，川牛膝，防己，炙甘草。

（四）陈柏楠期、型结合辨证

此种辨证方法既注重整体辨证论治，又兼顾不同病变时间的病理、生理变化特点，以宏观辨证为主，参考微观辨证依据。

1. 湿热下注型 多属下肢深静脉血栓形成急性期，血管炎症反应明显，或后遗症阶段患肢并发淤滞性皮炎、皮肤溃疡者。主要治法为清热利湿、活血化瘀。常用方剂为四妙勇安汤加味。

2. 血瘀湿重型 多属于急性下肢深静脉血栓形成炎症消退之后，血栓形成，静脉阻塞。主要治法为活血化瘀、利湿通络。常用方剂为丹参活血汤或活血通脉饮加味。

3. 痰瘀互结型 属于下肢深静脉血栓形成综合征(下肢静脉功能不全)。主要治法为活血通络、软坚散结。常用方剂为舒脉汤。

4. 脾肾阳虚型 多属于下肢深静脉血栓形成综合征。主要治法为温肾健脾、利湿通络。常用方剂为温阳健脾汤、补肾活血汤等。

二、辨证治疗

目前股肿临床中医治疗应用最广泛的治法归纳有活血化瘀、活血破瘀、利湿活血、益气活血及通便泻瘀法等法，可单独应用或数法合用。

1. 活血化瘀法 主要有血府逐瘀汤，身痛逐瘀汤，桃红四物汤等。

血府逐瘀汤有活血化瘀、理气止痛之功。王亚斌用血府逐瘀汤预防骨科髋部术后高发病率的深静脉血栓形成，在82例患者中仅1例在术后7天时出现患侧下肢弥漫性肿胀，经静点降纤酶，连用6日，症状消失。

身痛逐瘀汤(当归、秦艽、独活、香附、川牛膝，桃仁、川芎、赤芍、地龙、水蛭、红花、五灵脂、制没药、虻虫)有活血化瘀,通络止痛之功,段保国采用身痛逐瘀汤为主方。血虚加黄芪、党参、阿胶;热象明显者加红藤、连翘、金银花;口渴加天花粉;纳差加砂仁。共治疗本病37例,治愈率为94.6%。

桃红四物汤有活血祛瘀之功。李玉辛采用此法治疗本病134例,方用桃红四物汤合丹参饮加减应用疗效显著。除经典方剂外,根据活血化瘀治则拟定的自拟方也取得了较好的疗效,如通脉化瘀汤,静栓通等。

2. 活血破瘀法　主要有抵当汤,活血通脉汤等。

抵当汤有破血逐瘀,疏通脉络之功。李玉辛以抵当汤合四妙勇安汤加味:水蛭,虻虫,大黄,桃仁,银花,玄参,当归,甘草,萆薢,牛膝。治疗下肢高位深静脉血栓形成的病人19例,总有效率94.74%。活血通脉汤有益气活血破瘀之功。吕贵德应用治疗本病80例,结果痊愈46例,占57.5%,显效20例,占25%。

3. 利湿活血法　主要有三妙汤,茵陈赤小豆汤,萆薢渗湿汤。

三妙汤有清热燥湿之功。杨修身以三妙汤加减:黄柏、苍术、牛膝、制乳香、水蛭、益母草、金银花、车前草、赤芍、紫草,治疗本病55例,治愈37例。茵陈赤小豆汤有利湿通络之功,李刚以此方加减,治疗本病69例,总有效率97.1%。萆薢渗湿汤有清热利湿通络之功,王景春用以治疗本病54例,结果治愈23例,显效21例。

4. 益气活血法　主要有补阳还五汤、防己茯苓汤

补阳还五汤有补气活血通络之功。瞿梅增用补阳还五汤治疗本病62例,治愈31例,总有效率为92%。防己茯苓汤有益气利水之功。以防己茯苓汤合当归芍药散为基本方治疗本病疗效显著。

5. 通便泻瘀法　使邪(湿热瘀)从大便而下取得较好疗效。张坚强选方通便泻瘀汤(桃仁、大黄、赤芍、益母草、元明粉、桂枝、水蛭、川牛膝、地龙、泽泻、车前子、炙甘草)内服,辅以七味熏洗剂加味(桑枝、芒硝、苏木、透骨草等)外用。临床治疗46例,其中临床痊愈38例,总治愈率82.6%,总有效率100%。

三、外治状况

通常中医治疗深静脉血栓形成是在口服中药的基础上,配合清热解毒、消肿止痛的箍围药如金黄膏、如意金黄散等。近来辅以中药外敷、熏洗、针刺、艾灸、推拿、微波、理疗等不同的外治疗法报道渐加,结果显示有助于提高疗效,缩短治疗时间。

1. 外敷法　唐汉钧在急性期:金黄膏外敷,或金黄膏加玄明粉、生大黄粉外敷;慢性期用冲和膏外敷;戴丽萍以外敷水调散(黄柏、煅石膏),配合中西医结合治疗下肢深静脉血栓形成142例,结果治愈62例,有效77例,总有效率98%。侯玉芬等对急性期取冰硝散(冰片、芒硝)外敷,以止痛消肿,治疗92例,患肢疼痛消失42例,肿胀减轻83例,临床疗效确切。

2. 熏洗法　熏洗法是治疗肿、疡等外科病常用手段,是通过热力帮助药力尽快进入病灶发挥应有药效的方法。本病恢复期:可用当归,牛膝,独活,桂枝,红花,威灵仙,伸筋草,生姜,煎水熏洗患肢或作温热湿敷。张学颖用八味通脉汤口服,药渣熏洗、热敷患肢,结合用舒脉酒(黄芪、丹参、当归、白酒)治疗38例,治愈16例,显效12例,总有效率92.1%。

3. 针灸推拿　有报道以活血化瘀,补气通络为治则,取百会、气海、委中、太溪、陷谷针刺患肢深静脉血栓综合征而获效。另有人采用推拿疗法消栓,由上到下,在血栓区逐段操作,

将血栓碾碎,再将血栓溶化液向上推,逐段操作,但是操作过程中如何防止因血栓碎块回脱引起肺栓塞风险尚未解决之前,不要盲目操作。

第二节　股肿的实验研究进展

1. 动物模型制备方法

（1）下腔静脉结扎法:将大鼠麻醉后,沿腹白线进腹腔,分离出下腔静脉,于左肾静脉下方结扎下腔静脉。此方法结扎后3小时约60%~80%的大鼠可形成血栓,6小时后血栓形成率可达100%。

（2）股静脉电刺激法:杨军等将地塞米松磷酸钠注射液按1mg/kg体重,每日在大鼠后肢肌内注射,连续7天。第8天戊巴比妥钠（50mg/kg）腹腔注射麻醉后,取后肢股内侧纵向切口,游离股静脉主干长约1.5cm,将实验性体内血栓形成测定仪的正、负电极分别置于静脉壁的远、近端,接通直流电（1.5mA）,持续刺激7分钟。

（3）凝血酶注射法:韩力群等将实验犬麻醉后,切开暴露右侧股静脉,穿刺置入导管,缓慢注入500U凝血酶,并用彩色超声多普勒动态观察血栓形成过程,成功制备深静脉血栓动物模型。

（4）创伤性DVT:赵学凌等制备具有骨科创伤性特点的DVT模型。大鼠腹腔内注射1%戊巴比妥钠1ml/kg,麻醉生效后,使用自制击打装置,以不同的打击质量分别击打大鼠双侧大腿近端外侧各1次（大转子至大转子下1cm）。骨折组:瞬间击打能量为4.2J,经骨擦感或反常活动证实造成股骨骨折后,行髋人字石膏固定。创伤组:瞬间击打能量为2.4J,不造成股骨骨折,行髋人字石膏固定。固定组:仅行髋人字石膏固定。结果发现骨折组第7天隐大静脉血栓发生率为85%,显著高于创伤组和对照组。

2. 泄热逐瘀法治疗DVT　DVT与炎症密切相关,炎症能引起血栓,血栓可加重炎症,核转录因子-κB（NF-κB）是炎症反应过程中的中心环节。郝清智等采用下腔静脉结扎法制备DVT大鼠模型,观察了抵当汤对NF-κB表达的调控作用。研究结果表明抵当汤能有效抑制DVT大鼠血管内皮细胞中NF-κB的表达,从而阻断炎症细胞和血管内皮细胞的相互作用,阻断炎症-血栓环节,改善炎症反应,从而有效地防治血栓的发生。

3. 益气活血法治疗DVT　张惠明等基于"气为血之帅""气行则血行"的中医理论,采用结扎下腔静脉及双侧髂静脉制备大鼠DVT模型,研究了益气活血法治疗DVT的作用及机理。结果表明益气活血中药能明显减轻DVT大鼠的局部症状,其机制为通过激活纤溶系统,激活纤溶酶使交联纤维蛋白降解,达到溶栓的效果,且可以激活体内的抗凝系统,避免体内高凝状态的出现。

第三节　股肿治疗的现状与困惑

静脉血栓栓塞症包括下肢深静脉血栓形成（DVT）与肺栓塞（PE）,已成为仅次于冠状动脉疾病与脑血管疾病的第三大心血管疾病,发病率较高。美国急性DVT的发病率高达

1/1000。抗凝药物是西医治疗DVT的基础用药。最新的美国胸科医师学会（ACCP）抗血栓治疗指南推荐急性DVT或PE病人采用初始静脉抗凝治疗（证据级别ⅡB）或口服利伐沙班治疗，近端DVT或PE病人的抗凝治疗疗程更应长达3个月。此外，包括机械性去栓、系统溶栓、接触性溶栓等方法在内的去栓治疗被认为是降低PTS发病率的有效方式。

在奚九一早年（1996）的病案中，基于祛邪为先——清营凉血泻瘀法的理论治疗急性期DVT，治疗经过：平卧休息，以奚氏清营化瘀冲剂内服并外敷。第3天，体温正常，患肢股、髂段上周径均回缩2cm。第12天，股、髂段回缩3.5cm，腓中段回缩2.5cm，踝段回缩1cm，皮温灼热（＋），肌张力（＋），浅静脉扩张（＋＋），腘窝压痛（＋），扳跖试验（＋）。第22天，皮温、肌张力正常，浅静脉不显，患肢周径除腓中段较粗1cm外，其余各段均与健侧相等，腘窝压痛（－），扳跖试验（－）。第23天，静脉彩超复查：两侧腘静脉流速均称，血栓基本消失。纵观全部治疗过程，为纯中医行为，未见抗凝，更未涉及溶栓，治愈的疗程甚至短于西医治疗，虽然为个案报道，未见大宗病例总结，亦未提及远期的随访结果，但近期的疗效亦令中医人叹服，其机制值得深入探讨。

在长期的医疗实践中，中药活血化瘀、清热利湿对血栓、血管内皮、血液流变学、凝血因子等方面作用的研究；以及控制血流及周围组织炎变，较快地修复血管内皮细胞，从而消溶血栓和防止再栓可能；尤其中医的辨证论治而非辨病施治，重视疾病的后期治疗，防止复发，体现中医未病先防、已病防变理念，可以拓宽本病治疗及预防的思路。并且中医的治未病理念在术后、卧床患者的理气活血；及针对产后调补气血的运用都为预防本病的发生作出努力。

但中医药治疗股肿尚存在一些问题：在中医理论上是否还有需要完善之处？究竟是否需要合用抗凝、溶栓治疗，中医药能否主导DVT的全程治疗？抗凝、溶栓治疗对于已经形成血栓的静脉内皮细胞有何影响，能否改变疾病的寒热温凉性质而影响中医的疗效？在PTS的发生率上，中医治疗能否与抗凝、溶栓治疗相抗衡？辨证应用中药能否改善静脉瓣膜的功能？……这些股肿治疗中的实际问题，值得中医血管病医生思考及科学地研究。

（李大勇）

参 考 文 献

1. 黄家驷.《黄家驷外科学》[M]. 第6版. 北京：人民卫生出版社，2003.

2. 王亚斌. 血府逐瘀汤预防髋部术后下肢深静脉血栓形成[J]. 山西临床医药，2001，10（10）：776.

3. 段保国. 身痛逐瘀汤治疗下肢血栓性静脉炎28例[J]. 实用中医药杂志，1998，14（2）：6.

4. 井永强，井建中，井建波. 身痛逐瘀汤为主治疗产后下肢深静脉血栓形成37例[J]. 四川中医，1999，17（10）：38-39.

5. 李玉辛，王凤莲. 活血化瘀法治疗下肢深静脉血栓形成134例临床及实验观察[J]. 宁夏医学杂志，1997，19（1）：13-14.

6. 杨修身，杨河苏. 三妙汤加味治疗下肢深静脉血栓形成综合征55例[J]. 中国中西医结合外科杂志，1997，3（1）：45.

7. 李刚. 茵陈赤小豆汤为主治疗深静脉血栓形成综合征69例[J]. 山东中医杂志，1996，15（20）：74-75.

8. 王景春. 草薢渗湿汤治疗髂股静脉血栓形成54例[J]. 新中医，1987，（8）：39-40.

9. 瞿梅增,李世英.补阳还五汤加味配合复方丹参注射液治疗下肢深静脉血栓形成[J].中国正骨,2003,15（7）:55.

10. 张苍.浅谈益气活血法治疗慢性下肢静脉性水肿[J].新中医,2006,38（9）:80-81.

11. 吕贵德."活血通脉汤"为主治疗深静脉血栓形成80例[J].江苏中医药,2005,26（10）:28-29.

12. 马建波.抵当汤合四妙勇安汤治疗下肢深静脉血栓形成19例.北京中医药,2003,22（2）:31.

13. 张学颖.八味通脉汤为主治疗下肢深静脉血栓形成后综合征38例[J].江苏中医,1997,18（2）:19.

14. 戴丽萍,刘岩.水调散治疗下肢深静脉血栓形成142例[J].辽宁中医杂志,1998,25（8）:363.

15. 侯玉芬,周涛.冰硝散外敷对急性下肢深静脉血栓形成的作用[J].中国中西医结合外科杂志,1998,4（1）:9.

16. 李晨.针灸治疗下肢血栓性深静脉炎案[J].中国针灸,1996,16（10）:31.

17. 刘耀元,陈永群.推拿为主治疗下肢深静脉血栓症体会[J].中医外治杂志,1999,8（2）:42.

18. 陈柏楠,侯玉芬.下肢深静脉血栓形成的中医辨证论治[J].中国中西医结合外科杂志,2006,12（5）:437-438.

19. 赵学凌,吴雪梅,王兵,等.大鼠创伤性肢体深静脉血栓形成新型动物模型的建立[J].昆明医学院学报,2005,26（1）:4-8.

20. 韩力群,杨斌,涂宏钢,等.彩色多普勒超声可持续动态观察的犬急性下肢深静脉血栓动物模型的构建[J].中华医学超声杂志(电子版),2011,8（12）:2472-2479.

21. 郝清智,张玥,刘政,等.抵当汤调控深静脉血栓形成模型大鼠NF-κB表达的研究[J].山东中医药大学学报,35（4）:345-347.

22. 张惠明,张力,赵育强,等.益气活血法治疗大鼠深静脉血栓的实验研究[J].中医药信息,2009,26（5）:115-117.

第三章 青 蛇 毒

青蛇毒是浅静脉发生的血栓形成性疾病,是临床上的多发病、常见病。其临床特点是体表筋脉(静脉)红肿疼痛、灼热压痛,可触及索条状物。急性者可出现发热,全身不适等症状。多见于四肢和胸腹壁。可发生于下肢的大隐静脉、小隐静脉及其属支,上肢的头静脉、贵要静脉;在胸腹壁,可发生于胸腹壁浅静脉。相当于西医的血栓性浅静脉炎。历代文献中还有称本病为"恶脉""赤脉病""青蛇便""脉痹""腨病"等。

本病的病因病机是湿热之邪外侵或脾胃受损内生湿热,湿热火毒之邪下注脉中;或因肝气郁滞,肝失条达,疏泄不利,气郁日久,由气及血,脉络不畅,瘀血停滞,留滞脉中而发病。此外,外伤染毒、经脉创伤导致气血瘀滞以及输血、输液、化疗药物等均可引发本病。某些疾病如内脏肿瘤及血栓闭塞性脉管炎等,有时也有可能导致游走性浅静脉炎的发生。

临床治疗,早期以清热利湿、凉血和营为主,后期以活血化瘀、行气散结为主,并配合膏药外敷、熏洗浸泡等外治疗法可提高疗效。但是,在临床中要注意血栓性浅静脉炎存在并发下肢深静脉血栓形成(DVT)和肺栓塞的风险。据统计,因血栓性浅静脉炎所致的DVT的发病率为6%~53%,而肺栓塞的发病率为0~10%。在我国也屡有血栓性浅静脉炎并发DVT和肺动脉栓塞的报道。

第一节　青蛇毒的历史沿革

本病首见于晋·葛洪《肘后备急方·卷五/治痈疽妒乳诸毒肿方第三十六》:"恶脉病,身中忽有赤络脉起如蚓状"。"皮肉卒肿起,狭长赤痛名腨"。隋·巢元方《诸病源候论·卷之三十一/肿病诸候》指出"由春冬受恶风,入络脉中,其血瘀所生。"论述了病因病机及预后。唐·孙思邈《备急千金要方》称此病为赤脉病,并提出治疗方剂和治疗方法。《疡医证治准绳: 痈疽部分·胫部(十七)》将此病描述为青蛇便,谈及成因时认为其由肾经虚损,湿热下注而成:"……足肚之下,络脉长二三寸,寒热大作,饮食不进……此为青蛇便,属足少阴足太阴病……"同时指出其转归:"……头向上者难治……老弱之人,呕吐腹胀,神昏脉躁者死","青蛇便生小腨上下,头生望上攻,走入腹者,不可治,头上向下,尾在上即为顺可治也",并指出了内服、外敷及针刺放血等多种治疗方法。清·《外科大成》《医宗金鉴》中称此病为青蛇毒,论述更为全面。《医宗金鉴·外科心法要诀》卷十一认为"此证又名青蛇便,生于小腿肚之下,形长二三寸,结肿、紫块、僵硬,憎寒壮热,大痛不食,由肾经素虚,膀胱湿热下注而成。蛇头向下者,毒轻而浅,急刺蛇头一半寸,出紫黑血,随针孔搭拔疔散;外敷离宫锭,内服仙方活命饮,加黄柏、牛膝、木瓜。亦有蛇头向上者,毒深而恶,急刺蛇头一二寸,出紫黑血,针孔用白降丹细条插入五、六分,外贴巴膏。余肿敷太乙紫金锭,内服麦灵丹;俟毒减退,次服仙方活命饮调和之。"对发生于小腿部的浅静脉炎的病因证治叙述较详,可作临床参考。

本病多认为湿热之邪外侵,或恣食辛辣肥甘、醇酒厚味腻滞脾胃导致湿热内生,其基本病机可概括为湿、热、瘀,三者常相互影响相兼为生。感染、跌扑损伤、久行久立、过劳、工作环境潮湿、较重的静脉曲张、血液病等都是导致血栓性浅静脉炎的发病原因。

第二节 青蛇毒的临床研究进展

青蛇毒相当于西医的血栓性浅静脉炎,是浅静脉的血栓形成性疾病,是下肢静脉疾病中的常见病、多发病。自中华人民共和国成立以来,有关血栓性浅静脉炎的临床研究主要表现在继承古人经验基础上,中医药辨证论治的理论渐趋完善,治法处方日益丰富,提出内治、外治、内外同治等法,近年来开展了辨证客观化、高危人群防治等方面的研究。

一、名医经验

(一)陈淑长

认为本病乃湿热之邪侵入经脉导致气血瘀滞,脉络滞塞不通。治以清热解毒利湿,活血化瘀通络。其治疗用内服汤药及中成药,静点养血活血化瘀之中药,外用清热消肿之膏药如金黄膏等,使炎症消退,血瘀得散,硬结消失:对于胸腹壁处血栓性浅静脉炎,陈淑长认为,本病属"脉痹"范畴,病机为气血运行滞缓,脉络闭阻,治当活血软坚通络为主。凡索条状物硬、位于易活动关节处的患者,或并有闭塞性动脉粥样硬化的老年患者,治疗效果一般不佳。

(二)奚九一

青蛇毒的病机是气虚为本,瘀热为标。总结出"因邪致瘀、祛邪为先"的学术观点。在治疗方面,讲究分型及分期论治。奚九一本着"异病同治"原则,将青蛇毒分为湿热、血热、热毒、气虚下陷四个不同的阶段并加以个体化治疗;按照病情的缓急,将其分为急性发作期和缓解期,并与辨病邪相结合,根据疾病不同时期所表现的侧重点的不同,采取清热利湿、清络凉血、清热解毒、益气升提等法,尤其注重及时控制脚癣感染,以祛除络脉湿邪,通过中药内服结合浸洗、湿敷等外治法相结合,有效控制了本病的复发。

(三)尚德俊

认为血栓性浅静脉炎是由于湿热蕴结、瘀阻脉络所致。因此,在急性炎症期(湿热),应以清热利湿为主,佐以活血化瘀;慢性炎症期(瘀阻),则以活血化瘀、通络散结为主:应用中药熏洗和外敷患处,具有解毒消肿、活血通络作用,对促进炎症吸收消散有显著效果,是不可缺少的一种治疗方法,临床上应重视外治疗法的应用。

(四)侯玉芬

认为淤滞性血栓性浅静脉炎,多因血液高凝,气血运行不畅,留滞脉中而致病。主要病机是湿热蕴结,瘀血留滞脉络。治疗应予以清热利湿,活血化瘀。临诊分三型辨治:①湿热下注型,多见于急性期,以四妙勇安汤加味治疗;②血瘀湿重型,多见于急性期或亚急性期,以清营消瘀汤为主治疗；③湿阻血瘀型，多见于慢性期，以活血通脉饮治疗为好。外用大青膏或马黄酊。临床总有效率100%。

二、辨证施治研究进展

本病的中医辨治大多从湿、热、瘀着手。急性期治法以清热利湿、活血化瘀为主，有偏重湿瘀，有考虑瘀热，慢性瘀血期多以调和气血，化瘀通络为治。但总体来说，无论本病位于何期，治疗仍以清热利湿，化瘀通络为主要治疗大法，辅以益气利水之品及必要的中成药物，因此需在坚持综合治疗的前提下有所侧重。

王孝飞认为，本病初病以瘀血为主，久病则多致气伤，但究其结果皆为水湿停滞，气、血、水三者生理上相互为用，病理上相互影响，故在治疗以利水消肿为基本法则，根据不同时期不同症状，确定活血、利水、益气的主次。从采用解毒化瘀汤（金银花、连翘、川牛膝、赤芍、防己、猪苓、当归、泽兰、黄芪等）与金黄散外敷治疗本病65例，总有效率为95.4%。

李春杰等认为，血栓性浅静脉炎系由于瘀血停滞，阻塞脉络，营血回流受阻，水津外溢，聚而为湿，结合西医学理论，针对本病血液高黏、高凝、高聚等现状，指出瘀阻是病理变化之根本，以通瘀活络为治疗基本原则。采取疏血通注射液抗凝、溶栓等方法治疗。通过水蛭破血逐瘀、地龙通络疗痹等作用，治疗血栓性静脉炎21例，有效率达90.5%。

刘拥军认为，本病是在内蕴湿邪、染毒、外因经脉创伤的基础上，致气血瘀滞，湿热互结，瘀血积于脉络，恶血内留，积聚不散而成。急性期多采用活血化瘀、清热利湿并用治疗。在总结临床经验的基础上，采用自拟化瘀消肿汤治疗血栓性浅静脉炎，方药组成：川牛膝30g，赤芍24g，丹参30g，水蛭15g，蜈蚣3条，土鳖虫20g，金银花30g，壁虎15g，全蝎10g，土茯苓30g，根据阴阳虚实随证加减，54例血栓性浅静脉炎经治疗，临床治愈44例，好转7例，总有效94.44%。

三、外治法研究进展

中医外科多重外治，本病体表静脉红肿、灼热、疼痛，可触及索条状物。急性者可出现发热，多为湿、瘀致热外用药多为清热解毒、利水消肿、活血化瘀。外用药物用于患处，使药力直达病所，从而达到治疗目的，疗效满意。随着西医学的发展及中药制剂的不断改进，外治法对于本病的治疗效果更为突出，值得进一步总结和推广。

（一）中医外治法

李亚南指出，在血栓性静脉炎治疗中，中医传统外用箍围消散药金黄散具有清热利湿、散瘀化痰、活血散结、消肿止痛的功效，外敷使药物通过局部神经感受器即可起到止痛的作用，解除血管痉挛，减轻或消除炎症早期的渗出、水肿，改善红、肿、热、痛等炎性反应，保持血流通畅，促进细胞再生。还能限制炎症范围扩大以及减少组织坏死等作用。以蜂蜜调和金黄散制成蜜制金黄膏外敷治疗血栓性浅静脉炎，将100例血栓性静脉炎患者随机分为2组，治疗组50例用蜂蜜调和金黄膏外敷治疗，对照组50例用芒硝溶液湿敷治疗，结果显示治疗组总有效率100%，对照组总有效率60%，2组疗效比较（$P<0.05$）。

王霆采用沿血管走向按顺序进行刺血拔罐法治疗血栓性浅静脉炎，意在增强其祛瘀效果，达到活血通络、消肿止痛之功。实践证明，采用刺血拔罐法可改善病变局部气血循环，减轻病变组织渗出、水肿，有效解除病变组织的炎性反应，对急性期病变较局限者效果尤其显著。

张林森等人认为急性血栓性浅静脉炎多属血热瘀结型,采用自拟外敷方(方药组成:大黄20g,芒硝10g,冰片2g,硼砂2g,重楼10g,冬青叶10g)治疗下肢静脉曲张伴急性血栓性浅静脉炎将药物共研细末,以温水、陈醋调制均匀呈糊状,外敷患处,以纱布包裹,每日更换1次,治疗10天后观疗效显示:治疗35例,其中治愈9例,占25.71%;好转23例,占65.72%;未愈3例,占8.57%,总有效率为91.43%,指出自拟外敷方可以有效治疗静脉曲张伴急性血栓性浅静脉炎,缓解疼痛,降低皮温,使得部分患者筋脉结节消退。

(二)中西医结合外治法

鞠振国等指出,下肢静脉曲张合并血栓性静脉炎急性期采用中西医结合治疗方法处置后,早期手术切实可行,其经验为采取术前连续3日抗炎药加小剂量激素,结合血栓团块部位外敷金黄膏,该方案能够在短时间内迅速减轻红肿热痛症状,使炎性静脉血栓团块缩小变软,为尽早手术创造了条件。手术时一并切除炎症性血栓团块,术后积极在团块切口处换药加微波理疗的方法,疗效满意。通过临床疗效观察对比,中西医结合治疗组住院时间短,费用低,在这两项上经统计学处理,与对照组相比有显著性差异($P<0.05$)。

蔡俊刚等采用尿激酶经足背静脉推注使尿激酶直接进入患肢浅静脉以提高病变部位血药浓度的方法配合口服活血凉血饮、外敷新芙蓉膏治疗下肢血栓性浅静脉炎,治疗组35例使用尿激酶并口服自制中药活血凉血饮,外敷新芙蓉膏(组成为木芙蓉叶、大黄、黄柏、泽兰各等份,共研细末,加白凡士林配成30%软膏);对照组27例仅用尿激酶,用药时间为3~14天,治疗组35例,治愈33例,治愈率94.3%,对照组27例,治愈19例,治愈率70.4%,治疗组效果明显优于对照组。

第三节 青蛇毒的实验研究进展

20世纪60年代初期随着中西医结合治疗周围血管疾病的开展,我国有关血栓性静脉炎的文献报道日益增多。至20世纪70年代初,天津、上海、山东、南京、北京等地相继建立了实验室和周围血管功能检查室,依据临床表现特点追寻发病原因,采用多普勒超声、静脉造影等检查,结合中医辨证进行临床诊治观察,对下肢静脉疾病作了系统深入的研究,取得了中西医结合诊断和治疗的新进展。

杨晋田等人通过高、低剂量复方藤芷膏与喜辽妥对照组、模型对照组相比较,观察复方藤芷膏对长春瑞滨注射液导致的小鼠化疗性静脉炎的发生率和病理组织改变的影响。研究发现,高剂量复方藤芷膏对小鼠化疗性静脉炎有抗炎、修复、活血止痛、消肿的作用。该药直接局部外敷,保留一定的时间,药物直达病所,渗透静脉血络,消除病变部位症状,使药物发挥最大功效,是治疗静脉炎的最佳用药途径。

董云英等对脉络通治疗治疗血栓性静脉炎进行了有关的药效学实验研究,研究采用用急性非特异性炎症小鼠耳肿胀法,大鼠足趾肿胀法和慢性非特异性炎症的棉球植入法,证明脉络通颗粒有较好的抗炎作用,在肿胀实验中还观测到大鼠血浆皮质醇含量增加,凝血酶原时间延长和血浆过氧化脂质含量减少。研究亦发现,脉络通颗粒对血管通透性有一定抑制作用和延缓血凝的功能,在临床治疗血栓性静脉炎方面有较好的疗效。

近年来,免疫性疾病的发生率呈上升趋势,结节性血管炎、变应性血管炎亦较多见,且这些疾病的中医辨治有异病同治之处;且因为生活节奏加快、竞争压力增大、长时间疲劳、饮食气候等变化均易导致血管炎、静脉炎等疾病的高发。进一步提高了我们开展多方位的实验研究及治疗机理探索的必要性。

第四节　存在的问题及对策

中医药治疗青蛇毒源远流长,疗效明确。但是,在临床中仍存在着一些问题。挖掘中医文献,继承并发挥中医药的优势,在干预青蛇毒复发等方面将会取得更好的治疗效果。

1. 对于硬性条索状物,多从痰、从寒、从瘀论治,临床上堆积一些化痰、散寒、活血化瘀的药物,往往临床疗效不明显,失去了中医辨证论治的灵魂。这就需要深入挖掘中医药治疗青蛇毒的经验,尤其是炎症吸收消退后中医药治疗硬性索状物的经验,以及预防青蛇毒复发的经验。

2. 目前,中医药治疗血栓性浅静脉疗效显著,尚无较为统一的临床辨证分型。诸多临床试验存在着随访时间较短的问题,且临床评价标准不统一。对于血栓性浅静脉的治疗尚无统一的指南或临床路径供参考,需要制定青蛇毒的中医诊疗规范、临床路径;为青蛇毒的临床评价和实验研究提供评价标准。

3. 长期以来,血栓性浅静脉炎被认为是自限性疾病,患肢制动后肿胀、疼痛等症状可以在一定程度上减轻,故治疗方面通常是卧床休息、患肢制动等,但是制动存在着发生深静脉血栓形成和肺栓塞的风险,对于制动还是活动,仍存在着争议。因此,在今后的临床工作中,应开展临床评价,应用循证医学的方法,为临床提供可靠依据。

4. 中医药干预浅静脉血栓形成的实验研究仍较少,多是某药物对某些因子的影响,中医外用药治疗青蛇毒百花齐放,各具特色,可通过进一步研究,挖掘行之有效,简便廉验的外用药物。

（张朝晖）

参 考 文 献

1. 闫少庆. 奚九一治疗下肢静脉曲张炎变综合征经验[J]. 中医杂志,2007,48(7):595-596.

2. 侯玉芬,刘政,宋福晨. 花栀通脉片治疗血栓性浅静脉炎200例[J]. 中国中西医结合外科杂志,2011,17(6):605-606.

3. 王孝飞. 解毒化瘀汤内服与外敷方治疗血栓性浅静脉炎65例[J]. 陕西中医,2006,27(12):1517-1518.

4. 李春杰,余柏林. 疏血通注射液治疗血栓性静脉炎21例观察[J]. 中医药学刊,2003,21(9):1572.

5. 刘拥军. 自拟化瘀消肿汤治疗血栓性浅静脉炎54例[J]. 四川中医,2012,30(1):104-105.

6. 李亚南. 蜜制金黄膏外敷治疗血栓性浅静脉炎疗效观察[J]. 中国实用医药,2012,7(35):159-160.

7. 王霆. 刺血拔罐治疗血栓性浅静脉炎[J]. 中国针灸,2011,31(1):22.

8. 李红霞,段广瑾. 加味如意金黄散治疗化疗后静脉炎的临床观察[J]. 中国实验方剂学杂志,2010,16(5):251.

9. 郑凯中,沈吉虹. 好望角芦荟预防血热瘀结型青蛇毒的效果观察[J]. 护理研究,2011,25(2B):438.

10. 张林森,金亚菊,魏鲁刚. 自拟外敷方治疗静脉曲张伴急性血栓性浅静脉炎35例临床观察[J]. 云南中医中药杂志,2013,34(2): 29-30.

11. 鞠振国,吴建华,李颖. 中西医结合治疗下肢静脉曲张合并血栓性浅静脉炎急性期30例疗效观察[J]. 云南中医中药杂志,2009,30(10): 13.

12. 蔡俊刚,韩书明,武洪方. 尿激酶配合中药治疗下肢血栓性浅静脉炎35例[J]. 中国中西医结合外科杂志,2008,14(1): 56-57.

13. 杨晋田,刘丽坤,王晞星,等. 复方藤芷膏治疗小鼠化疗性静脉炎的实验研究[J]. 护理研究,2014,28(1): 286-287.

14. 董云英,唐静雯. 脉络通颗粒抗血栓性静脉炎的实验研究[J]. 湖南中医杂志,2011,27(2): 117-118.

第九篇　外科其他疾病

第一章　烧　伤

　　烧伤是由于热力(火焰、灼热的气体、液体或固体)、电能、化学物质、放射线等作用于人体而引起一种局部或全身急性损伤性疾病。在古代,一般以火烧和汤烫者居多,故又称为水火烫伤、汤泼火伤、火烧疮、汤火疮、火疮等。由于现代科学技术的发展,出现了化学烧伤、放射性烧伤、电击伤等。

　　中医学在治疗烧伤方面历史悠久,早在《五十二病方》中就有用芫黄和猪油制成软膏敷治小腿部烧伤的记载。历代医家在临床实践中积累了丰富的治疗经验,有些至今仍在临床上应用。近代,我国在中西医结合防治烧伤方面取得了可喜成绩。

　　本病的病因病机是由于强热侵害人体,导致皮肉腐烂而成。强热主要有火焰、热水(油)、蒸汽、电流、激光、放射线、化学物质和战时火器等,轻者仅皮肉损伤;重者除皮肉损伤外,因火毒炽盛,伤津耗气,导致气阴两伤。或因火毒侵入营血,内攻脏腑,导致脏腑失和,阴阳失调,重者可致死亡。

　　烧伤深度一般采用三度四分法,即Ⅰ度、Ⅱ度(又分浅Ⅱ度、深Ⅱ度)和Ⅲ度烧伤。为了设计治疗方案,结合烧伤深度和全身症状表现可分为轻、中、重、特重四类。小面积轻度烧伤,可单用外治法;大面积重度烧伤,必须内外兼治,中西医结合治疗。内治原则以清热解毒、益气养阴为主。外治原则为正确处理烧伤创面,保持创面清洁,预防和控制感染,促进愈合。深Ⅱ度创面要争取和促进痂下愈合,减少瘢痕形成;Ⅲ度创面早期保持焦痂完整干燥,争取早期切痂植皮,缩短疗程。

　　烧伤的治疗原则分"干""湿"两派。干性疗法是源于西方传统的烧伤外科疗法,是针对创面感染实行干燥暴露疗法,促使创面干燥结痂,然后用外科手术切痂、植皮的方法治疗,即脱水、干燥、灭抑细菌、清除烧伤组织、封闭创面,主要靠外因的干扰、抗生素和手术方式来治疗烧伤。而湿性疗法则是针对烧伤可复性组织的恢复和残存皮肤组织的生理性修复,将烧伤创面立体式地暴露在仿生性的生理湿润环境中,以最大限度地保存可复性组织,促使坏死组织无损伤性地层层液化,排出残存皮肤组织,以生理性再生修复皮肤的方式治疗烧伤。皮肤热损伤后,其损伤组织呈同心圆的三个损伤区带。坏死区带(为损伤中心区域,区内组织坏死,为不可复性);充血反应带(与未损组织接触区域,区内受伤组织为充血性变化,为可复性组织）；瘀滞带（为两带之间的区域，区内损伤组织微循环呈进行性血栓形成，可发展为坏死，此带是烧伤局部治疗的重点）。干性疗法认为瘀滞带是不可复性组织区；湿性疗法认为，它如果及时得到正确的治疗，也是可以恢复的或阻止其进行性坏死。

转归预后：Ⅰ度烧伤预后较好，不产生瘢痕，有时局部可有轻度色素沉着。浅Ⅱ度烧伤如不发生感染，愈后也不留瘢痕，但有色素沉着或减退。深Ⅱ度烧伤及Ⅲ度烧伤愈合后可产生瘢痕；较大的Ⅲ度烧伤创面则必须进行自体植皮。重度烧伤和特重度烧伤病情危重，甚至危及生命。

西医在烧伤的处理上已有了长足的发展，但中医药简便廉验的特点，却有西医无法媲美的优势。近年来烧伤的中医药治疗使用广泛，剂型丰富，在吸收了西医和现代科技之长后有了飞跃的发展。

第一节　烧伤的历史沿革

烧伤，古代一般以火烧或汤烫者居多，故中医学称"水火烫伤"。古代对该病早有认识和记载，最早在《武威汉代医简》中称"汤火冻"，而《诸病源候论》中称"汤火疮"。后世文献多沿用"汤烫疮、火烧疮"或"水火烧伤"。

早在《五十二病方》中就有用芫蒌和猪油制成软膏敷治小腿部烧伤的记载，这是本病膏治的发端。南北朝时期又有所发展，《刘涓子鬼遗方》有"治汤沃人肉烂坏，术膏方"的记载。唐代，对本病的病理变化和治疗方法都作了进一步的阐述，较前代有了明显的进步。《备急千金要方·火疮》云："凡火烧损，慎勿以冷水洗之，火疮得冷，热气更深转入骨，坏人筋骨难瘥"，若"火烧闷绝，不识人，以新尿冷饮之及冷水和蜜调之"。此记载与现代的烧伤引起休克，急需补液疗法非常吻合，这种补液疗法，比近代烧伤的补液疗法早提出了一千多年。然后用"栀子（四十枚）、白蔹、黄芩（各五两）……以淋之，令溜去火热毒，则肌得宽也。作二日，任意用膏敷，汤散治之。"栀子、白蔹、黄芩煎剂具有很强的抗菌作用，这一记载与现代的创面清创后，再外敷其他烧伤药别无两样。

《太平圣惠方·卷六十八·治汤火疮诸方》继承前贤，博采众方，广罗外治，集涂、敷、贴、封，洗诸法，尤"以白蜜涂疮上，取竹膜贴之"乃我国半暴露疗法的滥觞；"取狗毛碎剪，烊胶和之，使遍于痛处封之，一封之后至痂落不易"，可视为制痂疗法之先河，足见当时的外治法已发展到了较高的水平。《圣济总录·汤火疮》了解到烧伤可致"烂骨伤筋"的"变证"，但所强调的是"治不及于汤液"，即只强调外治法而对于烧伤引起的全身阴阳、气血、津液受损，脏腑失和所引起的各种病证尚无深刻的认识。直到明代才逐渐改变了只注重外治的观点，《外科启玄·火烧疮》认为"火之为物，性最急，能烧万物，倾刻为灰，何况人乎，重则至死，轻则为疮皮焦肉捲。""皮捯肉烂为汤烫疮"，"皮焦肉捲为火烧伤"并强调"内宜服泄火毒之药，外用黄蜀葵花浸香油内，取其油搽患处"。初步确定了本病内外兼治的原则。《薛氏医案·汤火伤治验》则着重于内治，载有火毒刑金、火毒入血等临证论治经验，且曰："汤火疮症，若发热作渴，小便赤涩，用四物、山栀、连翘、甘草养阴血以消毒。若患处肉未死而作痛，用四君、芎、归、山栀、连翘、甘草健脾胃以消毒。若患处肉已死而不溃，用八珍、白芷、甘草补气血以排脓。如未应，加肉桂。若患处死肉已溃而不收敛。用四君、芎、归、山栀健脾胃以生肌。如未应,加炮姜。"《外科正宗》用芝麻油、石灰水搅和外治汤火伤,是乳剂外治本病的最早记载。

《洞天奥旨·卷十二》在伤情判断上提出"轻则害在皮肤,重则害在肌肉,尤甚者害在脏腑。害在脏腑者,多至杀人。然内治得法,亦可救也。内用托药,则火毒不愁内攻"。且曰:"火烧疮,遍身烧如黑色者难救,或烧轻而不致身黑者,犹或可疗也。然而皮焦肉卷,疼痛难熬,有百计千方用之而不验者,以火毒内攻,而治之不得法也,故治火烧之症,必须内外同治,则火毒易解也。"至此,明确提出"治火烧之症,必须内外兼治,而内治又是必用托药,则火毒庶无内攻之虞",本病的大体治疗原则已基本确定。

《医宗金鉴·外科卷下·杂证部·汤火伤》:"汤烫火烧,皮肤疼痛,外起燎疱。即将疱挑破,放出毒水使毒轻也。其症虽属外因,然形势必分轻重,轻者施治,应手而愈;重者须防火毒热气攻里,令人烦躁,作呕便秘,甚则神昏而闷绝。"治疗汤烫火烧需分轻重,"初,禁用冷水、井泥浸溻伤处",否则"恐热毒伏于内,寒滞束于外,致令皮肉臭烂,神昏,便秘,端肩气喘,多致不救"。详细的描述了烧伤的辨证施治及预后。

《外科大成·无名肿毒》提出火烫伤重则耗液伤津,载有"汤泼火伤者,患自外来也。然热甚则火毒攻内,令人烦躁口干,昏愦而闷绝。"《疡医大全·汤泼火伤门主论》载:"凡被火伤闷绝者……温水和蜜灌之,甚则用酒烫热,入浴缸内,令被伤人浸酒中,极重不死,若发热作渴,小便赤涩,用四物汤加连翘、栀子、甘草滋阴养血,以消其毒。若伤处死肉而不作痛者,用四君子汤加当归、川芎、连翘健其脾胃,以消其毒。若伤处死肉不溃,用八珍汤加白芷,补气排脓。如不应,加肉桂,如不敛,用四君子汤加当归、川芎、黄芪健脾养胃生肌,不应,加炮姜。若小儿被伤,目睛头摇,用四君子汤加当归、川芎、山栀健脾胃,清肝火。若食后被伤,腹胀作痛,用四君子汤加山栀、神曲、山楂壮脾胃以消之,此乃规矩准绳,不可更张至误也。"此论虽未必完全是"规矩准绳",但也首次系统地阐明了闷绝休克需补液,创面需彻底消毒,并明确地阐述了内治得法可促进创面的愈合,及邪入脏腑出现兼证的具体疗法。

第二节 烧伤的临床研究进展

烧伤是物理、化学、放射等诸多因素作用于机体所造成的一种极其复杂的外伤性疾病。烧伤后正确处理创面,不仅能减少感染,而且可防止并发症的发生。中医药在治疗烧伤特别是外治法方面有丰富的经验,古有"疮疡之症,最宜外治"之说。在继承古人经验基础上,近年来中医药治疗烧伤的理论水平和临床经验不断地得到充实和提高,外用剂型丰富,中医药辨证论治的理论渐趋完善,治法处方日益丰富,越来越显示出其独特的优势。

一、外治法

(一)油剂

油剂是将药物放入热油中,将药物炸到一定程度去渣留油,使用时将油直接敷患处,或用油调药粉,或做油纱布外敷,因其透明无刺激性,易于观察创面变化,对于Ⅰ~Ⅱ°烧伤创面初期未出现感染者使用效果尤为显著。

朱永高等根据祖传秘方,结合现代科学研究成果配制出龙虎烧伤油(地龙、丹参、虎杖、黄连、黄柏、紫草,冰片等),暴露湿润法治疗烧烫伤164例,常规创面处理后换药,每日换药

1次。对严重病例辅以内服中药及体液支持,配合抗感染、无菌护理等。结果133例2周内Ⅰ期愈合,19例3周内愈合。12例5周内愈合,无一例植皮。治疗最长时间者35天,最短时间者6天,均无功能障碍。该药有保护创面、防止感染、促进伤面尽快愈合以及减少瘢痕形成等作用。

阳国平等根据中医药理论组方,进行了初步的工艺和质量研究后,制成复方紫草烧伤油(紫草,血竭,白及,冰片加麻油制成)。具体操作:清洗创面,外用,涂患处,每天1~3次;或灭菌纱布敷于创面上,每天1次,或隔天1次。结果本组312例中,显效82例,有效227例,无效3例,总有效率为99%。本品具有保护创面、防止感染、减少创面渗出、促进上皮增生和修复、加速创面愈合的功效,经临床观察,疗效可靠,特别是应用本品留的瘢痕小。

于鸿凯等用生大黄、乳香、没药、花粉、白及、冰片、麻油按一定比例制成乳黄油,运用于临床,取得较好的效果。临床观察2186例烧伤患者,其中治愈1984例,治愈率为90.8%,乳黄油对Ⅰ°烧伤平均3天治愈,浅Ⅱ°烧伤6~10天治愈,深Ⅱ°烧伤2~3周治愈,Ⅲ°烧伤1~2月治愈,疗效显著。

(二)膏剂

膏剂富有黏性,外敷患处,既可避免外来刺激和细菌感染,又可消炎止痛,改善局部血液循环,有利于创面组织的修复和再生,适用于各种烧伤创面。

徐荣祥教授在西医学科学技术的配合下,根据"整体与个体论"的医学辨证理论,研制了湿润烧伤膏,具有五方面作用功能的烧伤湿润暴露疗法,简称MEBT。包括:制造一个创面修复的湿润环境,保障烧伤创面坏死组织通过液化方式排出,保障创面分泌物或液化物的排泄引流通畅,保障创面组织始终有药物供给,隔离创面,使用方便。

王喜庆等运用烧烫宁软膏(双花、紫草、虎杖、苦参、五倍子、蒲黄、冰片、薄荷脑、芝麻油、蜂蜡等)治疗烧伤,638例中有463例单用烧烫宁而获痊愈;其余175例采用创面涂药外加抗生素、补液等综合疗法治愈。

安徽宜城医院应用当归、川芎、白芷、白蔹、白及、虎杖、紫草、地龙、地榆炭、大黄炭、赤石脂、冰片、蜂白蜡、麻油等14味中药制成十四味连黄烧伤软膏,具有清热解毒、活血化瘀、收湿敛疮、祛腐生肌的功效,适用于Ⅱ°烧伤疮面治疗,亦可用于Ⅲ°烧伤疮面皮肤移植术前。该制剂成功运用于临床几十年,临床疗效显著。

王忠发等探讨王氏金宝烧伤膏在烧伤创面治疗中的积极作用,对469例烧伤患者随机分治疗组和对照组,治疗组运用王氏金宝烧伤膏,对照组运用创面常规治疗组,结果显示王氏金宝烧伤膏在创面止痛,创面愈合时间,Ⅲ°创面瘢痕增生等各方面均优于常规治疗组,具有抗炎镇痛,缩短疗程,减少瘢痕形成等优点,总有效率达97.6%。

(三)酊剂

酊剂是指将中药材用不同浓度的药用乙醇浸泡提取有效成分或溶解药物及其流浸膏而成的一种透明液体,具有含有效成分浓度高、防腐性能好、用量小且久贮不变的优点,易于观察创面变化,适用于Ⅱ°以下烧伤创面,以表皮完整为佳。

王成峰等使用茶叶冰红喷洒剂(茶叶,红花分别研碎,浸泡于95%酒精中,7~10天后过滤去渣,再将冰片加入滤液中摇匀,装瓶密封备用)治疗Ⅱ°烧伤130例,烧伤面积(按新九分法测算)1%~15% 95例,16%~30% 35例。全部治愈,疗程最短7天,最长18天,平均11.8天,随访1年均无不适。

史宇翔等用烧伤Ⅱ号酊剂（80%乙醇500ml,加入榆树皮粉及黄柏粗粉,再加入80%乙醇700ml,搅拌使溶剂浸没药粉,密盖浸渍48小时,倾取浸出液。残渣加80%乙醇3000ml同法浸渍,倾取浸出液,压榨药粉,合并浸出液。静置24小时,加压过滤,分装即得）治疗浅Ⅱ°烧伤198例,深Ⅱ°54例,1周内治愈104例,占41.27%,2周内治愈126例,占50.00%,4周内治愈17例,占6.75%,7周内治愈5例,占1.98%。

李世林等观察烧伤速愈酊的临床应用和制剂,取大黄、黄柏、虎杖、地榆各200g,粉碎过20目筛,用65%~70%乙醇适量浸渍2次,每次48小时,收集浸液4000ml,滤过,加入冰片,乙醇加至10000ml,搅匀,密闭,静置24小时,灌装即得。研究120例烧伤病人均获治愈。涂药后1~2天疼痛即减轻,3~5天创面清洁干燥,疼痛消失。浅Ⅱ°烧烫伤疗程5~20天,平均12.5天;深Ⅱ°烧烫伤疗程8~28天,平均18天,未发现任何不良反应及并发症。

（四）散剂

散剂是将配备好的各种药物研成粉末,使用时外洒患处或用植物油调敷患处。以期达到消肿散毒,收敛止痛,祛腐生肌的效果,因其配制简单,使用方便,并能使渗出期创面保持干燥。故适用于各种深度烧伤创面。

仇佩庆等用溃疡散治疗烧伤植皮后残余创面,1992年以来,治疗大面积烧伤植皮后残余创面60例,一般创面7~15天愈合,深度创面约在16~24天愈合。其法:取东丹、冰片、煅石膏、硼砂、五倍子、密陀僧适量,研细过筛,贮于消毒容器。用时视创面渗出多少,将药粉均匀撒于冲洗干净的患处,每天1~2次,若坏死组织未脱净者,可用灭菌凡士林调和药粉敷创面,每天1次。获效颇为理想。

黄斌等用傣药烫烧伤散治疗烫伤106例。对早期、及时就诊的烧烫伤,对于Ⅰ°烧烫伤5~7天痊愈,浅Ⅱ°烧烫伤10~13天、深Ⅱ°烧烫伤15~30天痊愈,重度烧烫伤30~40天痊愈,愈后不留瘢痕,总有效率100%,无一例感染,傣药烫烧伤散治疗烧烫伤具有止痛快、收敛快、生肌快、见效快、不留瘢痕、价廉等优点。

许新文等自制烫伤散治疗烧烫伤21例,药物组成为石茄子（民间俗称）、麻油各适量,结果是21例患者用药后伤处疼痛均止,18例小面积烧烫伤均在3~7天愈合;2例大面积Ⅱ°烧烫伤10~15天愈合,未留瘢痕。1例2个月治愈。石茄子系野生山沟阴湿地的草药,性辛、凉,具有清热解毒、凉血活血、抗炎敛疮等功效,麻油益津生肌,兼防腐,两药配伍,既可清热解毒、活血止痛,又能益津生肌。

（五）汤剂或水剂

汤剂是将药物煎后浓缩备用,或放冰箱内贮存备用。因其较透明,易于观察创面变化,对烧伤的早、中、后期均有较好效果。

王宝祥等用烧伤愈肤液（土茯苓、大黄、紫草、制乳香、制没药、栀子、姜黄、连翘、当归、白芥子、虎杖、白芷、黄芪、冰片）治疗烧烫伤406例,结果浅Ⅱ°平均9天治愈,深Ⅱ°平均15天治愈,Ⅲ°脱痂时间平均24天,未见痂下感染或积液,创面1期或2期愈合。经1年随访,脱痂后无色素沉着,皮肤光滑平整,不留瘢痕或仅留较小的瘢痕。

李维强等用芩榆烧伤液治疗烧伤,取得良好的临床疗效。将24例烧伤患者随机分成试验组和对照组。试验组164例患者给予芩榆烧伤液喷于洁净的创面,每日4~6次,对照组给予双氧水、碘伏、醋酸氯己定消毒创面,每日6次,两组均以两周为一个疗程,连续3个疗程,结果对照组的有效率为81.67%,试验组的总有效率达97.56%,对照组有患者出现红斑、水肿等过敏性反应,刺激性较大,试验组无明显不良反应症状,临床效果满意。

王晓旭等运用自制烧伤液治疗烧伤感染118例,以地榆、大黄、黄连、黄柏、冰片等制成烧伤液。治疗组用烧伤液湿敷创面,对照组用无菌纱布侵入诺氟沙星霜内,结果治疗组有77.8%的患者获得显效,而对照组仅为56.3%,两组间比较有显著性差异。治疗组和对照组比较,疗程平均少7天,烧伤液经毒理实验证明无任何毒副作用,无禁忌证。

(六)膜剂

膜剂在治疗上可使创面封闭,起到保护创面在膜下生长的作用,同时可减少换药次数,故使感染机会减少,有缩短病程的优点,适用于各种烧伤创面。

钟春元等用复方大黄烧伤药膜(黄连、金银花,地榆,大黄,冰片,二甲基亚砜,聚乙烯吡咯烷酮,乙醇适量制成)在清创后,直接将药液涂搽或喷涂在创面上,每日4~5次。治疗烧伤患者42例,烧伤度Ⅰ~Ⅲ°,面积1%~20%,均治愈出院。Ⅰ~Ⅲ°烧伤者,约7天创面基本愈合,皮肤一般无瘢痕形成。

(七)霜剂

霜剂与膏剂相类似,适用于各种烧伤创面。

王敬国等治疗各类烧伤时,常规清创后,以芦荟霜(芦荟粉,维生素E,吐温,甘油,尼泊金,维生素C,司盘,十六醇,单硬脂酸甘油酯,二甲基亚砜,蒸馏水)涂敷创面,每日2~3次,病情严重者需配合抗感染及支持治疗,共治87例,均获痊愈。经临床观察,该方能显著增强局部组织血液循环,并具有抗菌,止血,促进上皮细胞再生等功效。

王黎军等运用复生烧伤霜剂治疗烧烫伤322例临床观察,研究观察322例烧烫伤患者,其中轻中度烧伤者,涂药半小时后疼痛减轻,创面渗出明显减少,伤后1~2周,创面培养均呈阴性,285例于伤后7~28天治愈,36例Ⅲ°烧伤患者创面涂药7~10天后,坏死组织液化脱落,伤后20~35天手术植皮,创面愈合,1例烧伤面积达78%,烧伤面积达,创面深,于休克期(伤后72小时)后,手术切痂植皮治愈。通过对322例烧伤患者应用复生烧伤霜剂的临床观察,证明了其具有收敛止痛,减轻组织水肿,减少渗出,加速坏死组织结痂,保持创面干燥,抗炎,保护创面,促进创面愈合等作用。

(八)擦剂

擦剂适用于Ⅱ°以下烧伤创面,配制简单,使用方便。

吴春明用紫草油擦剂(紫草,白及,生地榆,生大黄,冰片,麻油)治疗Ⅰ~Ⅱ°热油水烫伤均获良效,愈合创面不留瘢痕。

宛士勇等运用虎黄擦剂治疗烧伤创面121例观察。由虎杖、五倍子、石榴皮、大黄等组成,具有清热解毒、活血止痛、生肌收敛之功效。研究者将虎黄擦剂用于121例烧伤患者,结果显示浅Ⅱ°灼伤者平均7~10天治愈,不留瘢痕;深Ⅱ°10~21天治愈,色素沉着轻,浅瘢痕,121例患者均无感染,治疗效果满意。

(九)乳剂

乳剂是两种互不相溶的液体所组成的分散体系,最常用的是水和油。

杨栋采用生石灰、槐枝、白蔹、芝麻油等混合制成乳剂直接涂抹创面,药物在创面形成半透明保护膜,减少创面渗出,治疗Ⅱ°烧伤30例,14天内痊愈者占70%。依据具体情况可同时酌情内服黄连解毒汤,则效果更好。

毕佐生等运用自制的中成药烧伤愈乳治疗烧伤患者126例,结果显示78例轻度烧伤和30例中度烧伤为显效,显效率为85.7%,16例中度烧伤为有效,总有效率为98.4%,无效2例。烧伤愈乳主要由清凉膏与当归膏化裁而成。具有清凉止痛保护创面的作用,临床效果显著。

二、内治法

内治法具有减少内毒素的吸收,抑制细胞炎症因子作用,达到抗炎抑菌,改善血液循环,减少血栓形成,保护内脏器官的目的,同时有补充电解质及微量元素、提高机体免疫力、减轻症状、促进创面愈合等作用。

辨证施治是治疗烧伤的重要手段之一,针对烧伤早、中、后期的不同病机,采取辨证施治。则更能取得满意效果。早期主要以活血理气、清热解毒为主;中、后期以养阴生津及补益气血、健脾和胃为主。

唐贯文治疗30例Ⅱ°烧伤,除对休克期予以补液等处理外,在火毒伤阴期为预防感染,使用清热解毒之中成药如牛黄解毒片等,并根据创面情况使用抗生素;如需滋阴降火时则使用沙参麦冬汤或银花甘草汤。在感染期为增强抗病能力,给予支持疗法,使用有效抗生素。在毒血症及败血症期对高热患者给予物理或药物降温,烦躁失眠者予清心安神,如朱砂安神丸或使用镇静剂;如火毒攻心、神昏谵语者给予解毒清心,如安宫牛黄丸、紫雪丹等。与此同时,在治疗中还应照顾胃气。结果30例均无并发症发生,治愈率100%。

丁洋等将烧伤分为3期治疗:早期(热毒炽盛)治以清热解毒、生津护阴,方用黄连解毒汤加减;中期(热盛伤阴)治以养阴清热、利湿解毒,方用沙参麦冬汤加减;后期(气血双虚)治以益气养阴、健脾和胃,方用四君子汤加减。局部外用烧伤Ⅰ号油膏行暴露或包扎疗法,每日换药1次。治疗Ⅰ~Ⅱ°烧伤50例,结果均痊愈。

葛欣在治疗烧伤败血症分为5型治疗。单纯型(以热邪逆传心包为主),治疗上以清热解毒为主;火炽型(以火炽阳亢为主),治疗伤宜清三焦邪热;厥脱型(表现为阴阳决离之症),治宜固气救脱。阴虚型(见下焦肝肾阴虚症状),治法需根据病情,选用清热、渗湿、祛痰、逐瘀等法,阴损及阳型(表现为阳微欲绝的症状),治法则急需回阳救逆。在通过中医辨证施治治疗112例烧伤败血症中,治愈98例,死亡5例,9例转上级医生治疗。

三、内外合治

火毒直接烧灼,重者由经入腑,引发内脏病变,单用外治药已不奏效,往往需配合内服药清其火毒。

王大刚采用阴阳辨证、创面辨病相结合,将烧烫伤分为四期,初期内服生元薏仁汤,外敷牛黄脱腐膏,加胆白二石散;二期内服生元薏仁汤,外敷三七生肌膏、烧伤生肌散交替使用;三期内服八珍合增液汤,加赤芍、焦山楂、白蔹,外治用七皮蛋油膏、烧伤生肌散、固皮液交替使用;四期一般不用内服药,年老体弱者可服八珍汤加黄芪、赤芍、白蔹,外用七皮蛋油膏、银朱散交替使用。临床治疗139例,效果满意。

张丽娜等在治疗烧伤时,对治疗组经清创后用中药烫伤膏涂在纱布敷于创面上,并予中药黄芪烧伤液(黄芪,金银花、连翘、黄连、黄芩、茯苓、生地、赤芍、丹皮、知母、甘草)口服,每日2次,同时给予西药支持、抗感染等治疗,而对照组仅使用西药治疗。两组治疗均以20天为一个疗程,治疗2~3个疗程统计治疗结果。结果两组疗效比较,治疗组优于对照组,差异显著。

　　唐汉钧采用内外结合治疗中轻度烫伤132例,内治分期辨证,以清热解毒、利湿消肿、养阴生津为治疗原则。烫伤部位以头面部为主的,重在清热解毒;以下肢部位为主的,重在清热利湿消肿;年老阴虚患者,或烧烫伤面积较大,渗出液较多而伤阴耗液者,重在清热护阴。外治运用湿润暴露法(以清凉乳化油外搽,一日6~8次,保持创面湿润)治疗72例,湿润包扎法(以红油膏纱布盖贴面,外用消毒纱布并包扎)治疗60例,均获痊愈。

　　谢宝石取中药当归、黄芪、丹皮、三七、鸡血藤、鸡骨香、山苍子、过山龙、血龙参、黑吹枫、碎骨连、骨碎补、乳汁草、五指毛桃、生地、黄连、黄柏等制成中草药液"宝石液",外用具有行气活血、化瘀止痛、解毒生肌之效,内服具有清热解毒、利尿排毒之功使机体避免"热毒"的功效。作者选取520名烧伤患者,运用"宝石液"内服外用后,其中轻度烧伤可百分之百治愈,重度烧伤也能96.6%治愈,具有良好的临床疗效。

第三节　中医药烧伤的实验研究进展

　　李凤华等观察虎黄烧伤搽剂对大鼠深Ⅱ度烫伤创面愈合的促进作用。将健康Wistar大鼠随机分为虎黄搽剂组、SD-Ag对照组和NS对照组,造模后于创面涂药,分别进行组织学观察,创面愈合时间、愈合面积测定。结果,虎黄搽剂组创面平均愈合时间和残留面积缩小,与NS对照组比较,有非常显著性差异($P<0.01$);病理学检查表明该搽剂能促进毛囊和皮脂腺再生,促进创面愈合,且优于阳性药对照组磺胺嘧啶银(SD-Ag)糊剂。提示虎黄搽剂对大鼠深Ⅱ度烫伤创面有明显缩短愈合时间、缩小创面面积作用。

　　李丽华等研究双黄连溶液对实验大鼠皮肤烫伤、烧伤的治疗作用。分别制备大鼠背部、足部水烫伤模型及背部酸、碱烧伤模型,分为双黄连溶液治疗组、磺胺嘧啶银组、模型对照组,观察双黄连溶液对大鼠皮肤创面的治疗作用。结果:双黄连溶液冷湿敷明显缩短烫伤、烧伤后大鼠创面愈合时间,与模型组相比有统计学差异;愈合速度与磺胺嘧啶银组相近,并能使创面积明显缩小。显微镜下观察真皮内皮肤附件结构完整,未见水肿、炎性细化浸润。说明双黄连溶液冷湿敷具有促进实验大鼠创面愈合作用。

　　贾美美等观察运用三黄生肤油对兔Ⅲ°烫伤疮面的作用。将9只实验兔背部左右两侧用水蒸气各制作1处Ⅲ°烫伤疮面(面积约6cm²),随机把兔分为麻油组、三黄生肤油组、莫匹罗星组,每组2只共6处疮面,相应行麻油、三黄生肤油、莫匹罗星软膏外敷治疗,进行创面愈合时间、组织形态学等观察,发现三黄生肤油组创面愈合由于其他2组HE染色结果显示,与麻油组和莫匹罗星组相比,三黄生肤油组创面结构完整,真皮层可见新生致密的毛囊,新生胶原纤维排列整齐。

　　徐盈斌等采用纸片扩散法,分别将解毒烧伤膏、聚乙烯吡咯烷酮碘(聚维酮碘)软膏、京万红软膏和湿润烧伤膏涂于直径6mm的纸片上,置于接种了烧伤创面常见菌种包括金黄色葡萄球菌、铜绿假单胞菌、大肠埃希菌、肺炎克雷伯菌、不动杆菌等的琼脂平板培养皿中,37℃孵育24小时,观察并测量抑菌圈直径大小。结果,四种外用药中,以聚维酮碘软膏抗菌作用最强,解毒烧伤膏次之,再次为京万红软膏,湿润烧伤膏基本无抗菌作用。聚维酮碘软膏抑菌圈大小分别与其他三者两两比较,差异有显著性意义($P<0.01$);解毒烧伤膏抑菌圈

大小与京万红软膏及湿润烧伤膏两两比较,差异有显著性意义(P<0.05)。表明解毒烧伤膏对烧伤科常见的革兰阴性及革兰阳性菌包括部分耐药菌具有一定的抑制作用。

第四节 中医药治疗烧伤的优势与不足

一、优势

中医药在治疗烧伤方面积累了丰富的经验,在中小面积烧伤的治疗中,全国各地运用了许多不同组成、不同剂型的中草药,取得了显著的成效。临床研究资料表明,一些清热消肿、活血止痛中药外敷创面,具有良好的消炎止痛、抗渗抑菌、制痂愈创的作用。烧伤后瘢痕再增生,应用中医药内服、外用后,瘢痕局部血运得到改善,瘢痕组织软化,凸出的瘢痕可望逐渐平复。近年来改进剂型,将外敷中药制成薄膜剂。经初步研究,中医药薄膜剂有刺激创面免疫活性,增强创面自身免疫,促进感染创面迅速更新和加速创面愈合的作用。外敷中药制剂对烧伤创面有祛腐生新,促进敛合,减除瘢痕的作用,成为较理想的治疗手段。

中西医结合成功抢救大面积重度烧伤患者,体现了中医中药的巨大优势。中医药在控制烧伤后感染、减轻中毒症状、降低败血症发生率等方面有积极的作用;在维持有效血液循环和微循环、改善与恢复心肾功能、增强机体抗病能力、提高免疫力、促进机体抗休克方面有重要作用。由于安全度过休克、败血症期,从而降低死亡率。烧伤恢复期应用益气健脾、扶正养胃中药,对促进体质复原,加速创面愈合,也有重要作用。在烧伤的防治中,中医和西医互补长短,相辅相成,在大面积烧伤急性重危期,必要的抗生素、晶体、胶体液的补给,以及清创、植皮等,均应视为阶段性的必要的治疗措施。同样,参附汤等抗休克合剂、大剂量扶正祛邪、清热解毒中药制剂对安全平稳度过休克、败毒症具有积极的作用。

中西医结合不仅在临床治疗上取得成绩,在实验研究的进展上,成绩亦是显著的。在理论研究方面,湿润暴露疗法处理烧伤创面,打破了西医学传统的保持干燥成痂的概念。湿润疗法这一理论的提出,是根据中医“创伤-溃疡”论治思想,和现代烧伤局部微循环研究理论提出的一种新概念。它是建立在传统的中医药外敷治疗烧伤大量实践经验的基础上。相信不久,湿润疗法理论将更臻完善。随着这一理论的完善与实施,将为进一步发掘传统的中医药、单方、验方、祖传秘方开拓广阔的道路,烧伤后瘢痕的防治亦将取得新的突破。烧伤的中西医结合防治将达到更高的水平。

二、不足

近年来烧伤的中医药治疗临床使用广泛,剂型丰富,在吸收了西医和现代科技之长后有了飞跃的发展,但是中医药治疗烧伤仍需要解决如下的问题:基础研究、实验研究不足;重复性、水平较低的临床报道多,造成人力、物力的浪费,如何在较高技术水平上进行中医用药和剂型的量化统一仍待进一步研究;中医药治疗优势仍在中、小面积Ⅱ°以下烧伤,如何在西药的辅助治疗下,对严重烧伤的治疗有所突破,仍是待研究课题;中药有效成分的确定,尤其是复方的作用成分,这些需要传统与现代科技的紧密结合才有望突破。中医药治疗烧伤拥有悠久的历史,积累了丰富的临床经验,面对存在的不足,如何突出中医优势等问题,有待于烧伤工作者进一步研究和探讨。

(王万春)

参 考 文 献

1. 朱永高. 龙虎烧伤油外治烧烫伤164例[J]. 成都中医药大学学报,1997,20(2):27.

2. 阳国平,欧阳纯,王学锋,等. 复方紫草烧伤油治疗烧烫伤312例总结[J]. 湖南中医杂志,2003,19(5):20.

3. 于鸿凯,王桂芳,陈岱韻,等. 乳黄油治疗烧伤创面2186例临床分析[J]. 泰山医学院学报,2009,30(12):961-962.

4. 王喜庆,张峻岗. 烧烫宁软膏治疗烧伤638例[J]. 中国中西医结合外科杂志,2003,9(4):331.

5. 刘会前. 十四味连黄烧伤软膏治疗烧伤的理论依据及疗效观察[J]. 时珍国医国药,2008,19(6):1382-1383.

6. 王忠发,熊久林,丁若虹,等. 王氏金宝烧伤膏在烧伤创面治疗中的临床应用研究[J]. 时珍国医国药,2006,17(3):407-408.

7. 王成峰,张文春. 茶叶冰红喷洒剂治疗Ⅱ度烧伤130例[J]. 临床军医杂志,2000,28(3):68-69.

8. 史宇翔,苏嫦娥. 烧伤Ⅱ号酊剂的制备及应用[J]. 中国医院药学杂志,2001,21(2):121.

9. 李世林. 烧伤速愈酊的临床应用与制剂[J]. 中国中医基础医学杂志,2005,11(6):475.

10. 仇佩庆,王震. 溃疡散治疗烧伤植皮后残余创面[J]. 浙江中医杂志,2002,37(1):20.

11. 黄斌. 傣药烫烧伤散治疗烫伤106例[J]. 中国民族医药杂志,2011,11(11):8-9.

12. 许新文. 自制烫伤散治疗烧烫伤21例[J]. 中医外治杂志,2007,16(6):41.

13. 王宝祥,董雪梅,张杰,等. 烧伤愈肤液治疗烧烫伤406例[J]. 山东中医杂志,2001,4(1):217-218.

14. 钟春元,黄英柱,方亦曦,等. 复方大黄烧伤药膜的制备与应用[J]. 医药导报,2002,21(4):240.

15. 李维强,张雷,张晗,等. 芩榆烧伤液治疗烧伤的临床观察[J]. 中国药房,2015,26(11):1534-1536.

16. 王晓旭,王世岐,王新攀,等. 烧伤液治疗烧伤感染[J]. 第四军医大学吉林军医学院学报,2002,24(3):168-169.

17. 王敬国,袁海龙,李仙义,等. 复方芦荟霜剂的制备及临床应用[J]. 延边医学院学报,1993,16(3):228-229.

18. 王黎军,宁淑华,王久民,等. 复生烧伤霜剂治疗烧烫伤322例临床观察[J]. 中医杂志,2000,41(9):542.

19. 吴春明. 紫草油擦剂治疗烫伤[J]. 山西中医,1997,13(1):37.

20. 宛士勇,梅国强. 虎黄擦剂治疗烧伤创面121例[J]. 中医外治杂志,2000,9(1):43

21. 杨栋. 槐石剂治疗Ⅱ度烧伤30例[J]. 中成药,1992,14(8):18.

22. 毕佐生,李津军. 烧伤愈乳的临床应用[J]. 中国冶金工业医学杂志,1996,13(2):95.

23. 唐贯文. 中西医结合治疗烧伤病人的护理[J]. 黑龙江护理杂志,2000,6(2):63.

24. 丁洋,黎乾武. 辨证分型治疗50例Ⅰ、Ⅱ度烧伤[J]. 华西医学,1995,10(1):113.

25. 谢宝石. 中草药"宝石液"治疗烧伤520例[J]. 世界中医药,2011,6(2):123-124.

26. 葛欣. 烧伤败血症的中医辨证施治[J]. 辽宁中医药大学学报,2010,12(6):105-106.

27. 王大刚. 中医药治疗烧烫伤139例[J]. 辽宁中医杂志. 河北中医,1993,(11):26.

28. 张丽娜,张爱军. 中西医结合治疗烧伤疗效观察[J]. 中华实用中西医结合杂志,2001,14(7):1476.

29. Pahl HL. Signal Transduction From the Endoplasmic Reticulum to the Cell nucleus[J]. Physiol Rev,1999,

79(3)：683-701.

30. 李凤华,梅国强,赵超莉,等. 虎黄烧伤搽剂对大鼠深Ⅱ°烫伤创面愈合影响的实验研究[J]. 湖北中医杂志,2007,29(7)：3-4.

31. 李丽华,哈娜,杨孟欢,等. 双黄连溶液对大鼠烫伤、烧伤治疗作用的实验研究[J]. 中国临床药理学与治疗学,2007,12(5)：526-529.

32. 贾美美,李玉桑,裴兰洁,等. 三黄生肤油对兔Ⅲ°烫伤疮面的作用[J]. 中华烧伤杂志,2013,29(1)：17.

33. 徐盈斌,利天增,祁少海,等. 解毒烧伤膏的抗菌作用研究[J]. 中山大学学报(医学科学版),2005,26(38)：91-93.

第二章 毒 蛇 咬 伤

毒蛇咬伤是指人体被毒蛇咬伤,其毒液由伤口进入体内,而引起的一种急性全身中毒性疾病。本病发病急,演变快,若不及时救治,常可危及生命。我国每年被毒蛇咬伤者约10万人次左右,死亡率5%~10%,其发病率在我国南方地区较高。目前已知我国的蛇类有173种,其中毒蛇有48种,但对人体构成较大威胁的仅10种。

蛇毒是从毒腺中分泌出来的一种毒液,属于生物毒素,是一种复杂的蛋白质混合物,含有多种毒蛋白。新鲜毒液呈蛋清样黏稠,震摇时易起泡沫,透明或淡黄色,含水65%,加热65℃以上容易破坏。新鲜蛇毒呈弱酸性,腥苦味,在常温下24小时变性,冰箱内保存15~30天毒性不变,干燥蛇毒保持原毒力25年以上。凡能使蛋白质沉淀、变性的强酸、强碱、氧化剂、还原剂、消化酶及重金属盐类均能破坏蛇毒。蛇毒的生物学功能主要是帮助蛇自身捕食和消化食物,按毒性成分主要分为神经毒素、心脏毒素、细胞毒素、出血毒素、促凝、抗凝组分和一些酶;按毒理学分类,可分为神经毒、血循毒以及各种毒素、酶等。神经毒者有银环蛇、金环蛇、海蛇;血循毒者有蝰蛇、尖吻蝮蛇、竹叶青蛇和烙铁头蛇;混合毒者(兼神经毒和血循毒)有眼镜蛇、眼镜王蛇和蝮蛇。在地理分布上,蝮蛇除青藏高原及北纬25℃以南地区尚未见报道;蝰蛇多在闽、粤、台诸省;眼镜蛇类也多在南方;五步蛇、竹叶青等多在长江流域和浙、闽。

中医认为蛇毒系风、火二毒。风者善行数变,易犯经络,轻则经气运行不利,气血运行不畅,重则经脉瘀滞,经气不致而麻痹,更重则风毒闭肺致呼吸困难,传肝引肝风内动而抽搐、昏迷;火者生风动血,耗伤阴津,侵袭气分或内结于六腑,表现一派热象,内陷营血,引耗血、动血之变,迫血妄行溢脉外。风毒偏盛,每多化火;火毒炽盛,极易生风。风火毒邪壅滞经络,不通则肿痛;风火之邪化热,则腐肌溶肉。风火相煽,则邪毒鸱张,内陷厥阴,毒入心包,可发生毒邪蒙蔽心包的闭证,或邪热耗伤心阳的脱证,形成严重的全身性中毒症状。

毒蛇咬伤属于急症,必须迅速作出蛇属哪种,毒属何类的判断,否则贻误病人的救治时间,造成严重的后果。毒蛇咬伤的诊断需要详细地问诊,仔细观察局部情况及全身症状,参考必要的检查,进行综合分析,以求作出正确诊断。毒蛇咬伤应与无毒蛇咬伤,毒虫咬伤从牙痕,局部症状及全身症状等方面进行鉴别。

毒蛇咬伤的临床表现:

毒蛇咬伤是一种起病急,变化快的外伤急症,早期局部处理能起到排毒、破坏毒素和阻止毒素吸收的作用,包括早期结扎,扩创排毒,烧灼、针刺、火罐排毒,封闭疗法,局部用药等方法。中医辨证论治根据毒蛇咬伤的毒理、病理和症状，将毒蛇咬伤分为风毒证、火毒证、风火毒证和蛇毒内陷证四型。风毒证以活血通络，驱风解毒为法；火毒证以泻火解毒，凉血活血为法；风火毒证以清热解毒，凉血息风为法；蛇毒内陷证以清营凉血解毒为法。

　　另外早期应用抗蛇毒血清疗效确切，对于毒蛇咬伤出现呼吸衰竭、肾衰竭、心功能衰竭、循环衰竭或多脏器功能衰竭者，应积极寻取中西医结合的治疗方法，待病情稳定后再用中药进行调理以巩固疗效。

第一节　毒蛇咬伤的历史沿革

　　在人类开始有文化记载的时候，就有很多有关蛇的记载。例如《诗·小雅·斯干》中有"维虺维蛇"。《孟子·滕文公下》上有大禹"驱蛇龙而放之菹"等记载。《说文》中所写的"上古草居患它，故相问曰无它乎"，"它"就是蛇。

　　我国有关文献，最早记载本病的是《山海经》。

　　《肘后备急方·卷七》中有医治毒蛇咬伤的记载："蛇绿色，喜绿树及竹上，大者不过四五尺，皆呼为青条蛇，人中立死。"描述的象青竹蛇的形态及生活环境。又记载"蛇螫人，九窍皆出血方：取虻虫，初食牛马血腹满者二七枚，烧服之。"类似血循毒类毒蛇咬伤引起广泛出血，及用虻虫灰解毒止血的方法。在治疗上还积累了不少经验，如说："蛇入人口中不出方：艾灸蛇尾即出，若无火，以刀周匝蛇尾，截令皮断，乃将皮倒脱即出。""一切蛇毒，急灸疮三五壮，则众毒不能行。"

　　《诸病源候论·蛇毒病诸候·蝮蛇螫候》中记载蝮蛇的形态、生活环境及其毒性均很详细："凡蝮中人，不治一日死。若不早治之，纵不死者，多残断人手足。蝮蛇形乃长，头扁口尖，颈斑，身亦艾斑，色青黑。人犯之，颈腹帖著地者是也。江东诸山甚多，其毒最烈，草行不可不慎。"

　　《外科正宗·恶虫叮咬第一百二十七》节中，也有治疗毒蛇咬伤的经验："毒蛇伤人，用雄黄末、兰叶捣汁，调敷肿上；内用半枝莲捣烂取汁二两，热酒四两和汁服之，盖汗为效，仍用渣敷伤处亦妙。"首次用半枝莲治疗蛇伤。

　　《外科证治全书》在继承前人治疗毒蛇咬伤的基础上，有一定的发展，并对毒蛇咬伤后的局部症状和其严重性记载较详，如"凡被蛇伤，即易针刺伤处出血，以绳扎伤处两头，庶不致毒气内攻，流布经络。用五灵脂、雄黄等分研末，酒服二钱，外亦以敷之，中留一孔令泻其毒。火取三七捣烂罨之，毒亦消散，神效。如毒气如腹肿昏溃者，急用白芷一两为末，麦冬煎汤调灌之，顷刻伤处出毒水，毒尽肿消。仍用白芷末敷之而愈。蛇伤久溃不愈，毒气延蔓者，先以净水洗净，用白芷末、胆矾、麝香少许研匀掺之，良久恶水涌出，其痛即止。日以敷之，一月愈。山居人被伤，仓卒无药者，急以溺洗伤处。蛇伤，或在足上或在头面或在身腹之间，足肿如斗，面肿如盘，腹肿如箕，三日不救则毒气攻心而死。盖蛇乃阴物，藏于土中。初洞时，其口尚未饮水，毒犹未解，故伤人最毒，治宜解毒为主。用祛毒散（白芷、生甘草、夏枯草、蒲公英、紫花地丁、白矾）。"

第二节 毒蛇咬伤的中医研究与民间单验方研究

一、毒蛇咬伤的理论研究

（一）风毒（神经毒）的毒理与病理

风毒（神经毒）蛇咬伤人体后主要引起全身性横纹肌弛缓型麻痹，终至周围性呼吸衰竭，这与中医中风的风邪中络相似。汉·张仲景《金匮要略·卷上·中风历节病脉证并治》论中风说："风邪在于络，肌肤不仁；邪在于经，即重不胜；邪入于腑，即不识人；邪入于脏，舌即难言，口吐涎。"蛇毒的风毒成分侵入人体，初期或中毒轻微者，先中经络；风毒之邪痹阻经络，则肌肉失去气血濡养，而产生系列病理变化，如痹阻颜面经络，则见眼睑下垂，张口困难等；痹阻头颈太阳经络则有项强不适；痹阻胸腹经络，则外周呼吸肌麻痹，胸廓运动障碍，导致外周性呼吸困难乃致呼吸衰竭；痹阻胃肠道经络则产生肠麻痹，腹胀；痹阻四肢经络，则表现为肢体沉重活动不利。

风毒之邪中经络未及时处理，势必导致风毒之邪深传而中脏腑；或因风毒之邪严重，在中经络的同时就兼中脏腑。从经络到脏腑为风毒深入，清·尤怡《金匮要略·心典》将中经络与中脏腑区别点立为神志清与不清。明·李中梓将中脏腑分为闭脱二证。

其病理机制是：蛇毒的风毒成分夹痰火深传脏腑，蒙蔽神窍，气血逆乱、上冲于脑，故出现神志变化情况，首先出现烦躁、唇红、口干等症状，随后发生神昏，不省人事，尿少等危重证候。风毒中脏腑可因邪正虚实不同，而有闭脱之分及由闭转脱的演变。

蛇毒的风毒成分夹痰火之邪内闭神窍则昏迷，不省人事；诸阴皆连舌本，脏气厥不至舌下，故伸舌困难；脾气内闭故张口困难，口噤不开；肺气闭则呼吸气促，甚则张口抬肩；肾气闭则不司二便，故二便闭结；厥阴之气被风邪闭阻，还会出现复视、瞳孔缩小、视物模糊等病理变化。此谓闭证，属实证。

若风毒痰火炽盛，进一步耗灼阴精，阴损及阳，阴竭阳亡，则出现脱证。表现为精去而神脱，汗出肢冷、气息微弱、瞳散面苍、脉细欲绝等虚脱之危重证候。

（二）火毒（血循毒）的毒理与病理

由于火毒（血循毒）蛇咬伤后人体出现溶血、出血、溃烂、坏死等病理特性，这与中医火邪病理相似，故将血循毒命名为火毒。心主火，心主血脉，火毒之邪最易归心，对心肌细胞产生强烈的毒害；终至心力衰竭。火毒之邪还具有溃烂血管壁的作用可导致血液广泛性外渗，而形成低血容量性休克。火毒可耗血动血，迫血妄行，使血细胞溶解，导致酸中毒、氮质血症、肾衰竭等危重证。

叶天士《温热论·外感温热》认为火热毒邪入血就可以"耗血动血"，因此蛇毒之火毒成分与温病特点有相同之处，故借助温病学说加以研究。

虽然中医温病学，是指感受温邪所引起的一类急性热病，且热象偏重，没有发热见症就不能成为温病，而这种发热又必须由六淫邪毒引起。但是吴又可《温疫论》所创立的温病病因概念，突破了"万病皆生于六气"的传统特点。他认为自然界的特殊邪毒病气也是温病的病因。这样就为蛇毒的火毒成分成为温病的病因提供了理论基础。因为蛇毒亦属自然界特殊邪毒,而主要表现在局部;但营血分症状则与温病学基本一致。又因为蛇伤多发夏秋季节,致病常夹暑、夹湿,所以又具有湿温病三焦传变及病理规律。

总而言之,蛇毒的火毒成分的病机演变一般规律,主要表现为人体卫、气、营、血与三焦及所属脏腑功能失调和实质性损害。蛇毒的火毒成分的病机特殊规律,表现为发病急骤、传变快、易内陷、耗血、动风、闭窍。

1. 卫气营血的传变 蛇毒的火毒成分注入人体之后,轻症主要表现局部症状为主。以肿胀、坏死、溃烂为主要特征。肌表为人体的卫外,热胜则肉腐,体表组织溃烂、坏死由热毒炽盛引起,所以局部症状从卫分和气分来辨证,与此同时参考全身的发热、口干、小便短少、大便闭结等加以综合辨证。若卫气分(局部)火毒未解,邪毒炽盛则可内陷营血,临床上当蛇毒的火毒成分注入人体以后,在中毒的初期即出现血尿,并从伤肢直至远端部位均有皮下大片瘀斑,继之有齿龈出血、鼻衄、眼结膜下出血、呕血、便血、咯血等火毒入营血迫血妄行之症。还可以出现热扰心神的烦躁不安、惊厥,以及热毒蒙闭的昏迷等证候。

蛇毒的火毒成分内陷营血主要病机变化是血液受劫和心神不安。蛇毒的火毒成分卫气营血的传变不外三种情况,一是病愈不传,如中毒轻浅,只有轻度局部肿胀等症,经治疗后邪毒消解而病即痊愈;二是由表入里,在卫分表现局部肿痛为主,在气分则严重肿胀、疼痛、坏死,也可出现发热、口渴、二便秘结等症,进而因火毒炽盛深入营血分;三是火毒深入营血,经清营凉血解毒治疗后,不需转入气分,就可以在营血分之中得以清解。火毒入于营血,耗伤营血,又可阴损及阳,导致阴阳两伤而出现厥脱之症。

2. 三焦的传变 蛇毒的火毒成分的三焦传变,一般先犯上焦,出现胸闷,气促的湿热毒邪上蒙太阴肺之症,并可逆传心包,出现心悸、烦躁、嗜睡、谵语等心神闭阻之症,上焦之证可传中焦,或火毒侵入人体直接出现中焦症状,主要表现为湿热毒邪困阻太阴脾的主证,出现腹胀痛、黄疸、恶心、呕吐、食欲不振等症状。中焦之证不愈可传下焦,或一经中毒就直接出现下焦证;"热邪不耗胃阴必伤肾液",火热毒邪传入下焦多为肝肾阴虚之候;肝为风木之脏赖肾水以滋养,肝失所养则虚风内动,出现心烦,手足蠕动,甚至抽风症状;阴损及阳,若肾阳不足,气化不利则尿少或尿多;若阳衰厥逆,则四肢厥冷,出现厥脱之证。

由于火毒传变极为迅速,故三焦传变亦不十分明显,可以一开始就出现肺、脾、肝、肾、心的证候,也可有逐渐传变。但就火毒夹湿而言,病变重心在太阴脾;火毒兼风,则先犯肺;火热毒邪炽盛,病一开始就可出现厥阴肝及心包、少阴心及肾的病证。

(三)风火毒(混合毒)的毒理及病理

风火毒具备了风毒和火毒二者的病理特点。因风可助火势,火热也可生风,故毒邪更为鸱张。它的病理更为复杂,症状更为严重。

风火毒注入人体局部,毒邪壅滞,经络闭阻,气血凝滞。除具备风毒、火毒的一般规律外,还具有其本身的特殊传变规律。

风者善行数变,痹阻经络深中脏腑,火者生风动血、耗伤阴津。风毒偏盛、每多化火,火毒炽盛,极易生风。风火相煽,则邪毒鸱张,必客于营血或内陷厥阴。毒热炽盛可耗血动血,出现溶血出血症状。火毒炽盛最易伤阴,阴伤而热毒更甚;热极生风,则有谵语、抽搐等症状。若邪毒内陷厥阴,毒入心包,则发生心神蒙蔽之证,或邪热耗伤心阳的脱证。火热伤肾络则出现血尿或尿闭;火热之邪先伤肾阴后损肾阳,则出现阳虚厥脱之证。

二、毒蛇咬伤的中医临床研究

（一）中医内治疗法

1. 喻文球等应用青木香解毒汤治疗银环蛇咬伤获得理想的疗效。方药组成：青木香，半边莲，七叶一枝花，防风，僵蚕，蜈蚣，五灵脂，川芎，制马钱子，法半夏，瓜蒌，川连。本方对神经毒具有解毒和抗毒两个方面的共同作用。

2. 余培南指出风为阳邪，与毒同犯机体，极易传里化热。在治疗上应以清热解毒为主导，辅以祛风通络、消肿止痛为立法。自创了小叶汤一方，其组成是：小叶三点金、红背丝绸（毛叶白粉藤）、通城虎、半边莲、东风菜、石柑子。其中以小叶三点金为君药，其有解毒消肿、健脾利湿、止咳平喘的功能，主治毒蛇咬伤、痈疮、咳嗽、哮喘等，诸药合用，共起清热解毒、祛风通络、化痰利咽、消肿止痛之功，适用于治疗各类毒蛇咬伤中毒。

3. 赖振添辨证论治毒蛇咬伤，根据不同类型的毒蛇咬伤后出现不同症状，进行辨证论治。凡伤于风毒（神经毒）者，治宜活血祛风为主，方用活血祛风解毒汤。处方：川芎、白芷、桂枝、竹沥、细辛、吴茱萸、威灵仙、青木香、半边莲、七星剑、徐长卿、两面针。每天1~2剂，水煎服；伤于火毒（血循环毒）者，宜清热解毒、凉血解毒为主，方用清热解毒化瘀汤。处方：半边莲、蒲公英、白花蛇舌草、鲜茅根、重楼、黄芩、生大黄、赤芍、栀子、丹参；伤于风火毒（混合毒）者，则活血祛风、清热解毒和凉血止血合用，处方：半边莲、重楼、白花蛇舌草、白芷、当归、五灵脂、生大黄、蜈蚣。

4. 林伟民等辨证论治治疗血循毒类毒蛇咬伤。早期火毒炽盛，充斥脏腑气血，迫血妄行，宜泻火解毒，凉血散血，选三黄泻心汤合犀角地黄汤加紫珠草、旱莲草，茜草及石斛以加强止血护阴，中期火毒留恋，瘀热互结，宜清热解毒，活血化瘀，或泻热通腑，选取黄连解毒汤合犀角地黄汤加生地、生蒲黄、丹参，或选取桃仁承气汤加生地、玄参以解毒护阴；若大量失血，选大剂量独参汤；遇妊娠期火毒已清而出血延绵者，用胶艾四物汤加茜根炭、栀子炭、党参、黄芪。

5. 倪毅等应用排毒法治疗重危蝮蛇咬伤。口服蛇伤解毒汤：半边莲、金银花、白花蛇舌草、白菊花、赤芍、白芷、生地、蚤休、六一散、生大黄、玄明粉、新鲜带子的车前草。以清热解毒，利尿通便，心肌损害者加生脉散或蟾酥、犀黄、麝香或六神丸；肝功能损害者配黄连解毒汤；肾功能损害者合小蓟饮子；呼吸麻痹者急投独参汤参附汤；昏迷者加安宫牛黄丸；口眼歪斜加羚角钩藤汤；关节僵直者加当归活血汤；舌质红苔黄等气阴两虚者加沙参、麦冬、玉竹、天花粉。

6. 谌莉媚应用宣上通下法治疗蝮蛇咬伤并肾功能损害。蝮蛇咬伤导致肾功能损害主要是由于湿毒阻滞三焦、水液代谢障碍、阳气运行受阻，以宣上通下之法，选用麻黄连翘赤小豆汤合五苓散加减治之。

7. 刘举达等应用蛇伤冲剂内服补充治疗重症蝮蛇咬伤，其基本方由半边莲、半枝莲、白花蛇舌草、车前草、徐长卿、黄连、黄芩、蚤休、白芷、生大黄、玄明粉组成。水煎内服。治疗中随症加减，四肢肌肉抽搐、麻痹、视物模糊、复视、眼睑下垂者，加蜈蚣、全蝎；皮下瘀点、瘀斑、血泡、出血严重者，加犀角、鲜生地黄、赤芍、牡丹皮；心悸、低热、汗出者，加天冬、玄参、知母；局部肿胀溃烂者，加紫花地丁、金银花、野菊花、蒲公英。

8. 应雪红运用解毒通便疗法基础方，由白花蛇舌草、黄连、黄柏、黄芩、大黄等药物构成，并结合辨证论治,根据证候的不同而加减:风毒者加防风、白芷、僵蚕、南星等;火毒者加石膏、水牛角、生地、赤芍、栀子;风火毒者加刀竹、蝉衣、姜黄、蚤休等浓煎后口服。

9. 陈久亮根据"治蛇不泻,蛇毒内结""大便不通,蛇毒内攻"的原理,运用通腑透毒法治疗竹叶青蛇咬伤后患肢肿胀,取得显著临床疗效。自拟通腑透毒方:大黄,玄明粉,皂角刺,炮穿山甲,白芷,七叶一枝花,莲花,墨旱莲。该法弥补了中药清热解毒法消肿效果欠佳的缺点,值得临床推广运用。

10. 王万春等应用717解毒合剂内服治疗蝮蛇咬伤,相应临床观察和实验数据表明,717解毒合剂治疗蝮蛇咬伤临床疗效显著。方药组成:金银花,野菊花,紫花地丁,蒲公英,黄连,黄柏,半边莲,七叶一枝花,蝉蜕,防风,白芷,生大黄,车前草等。蝮蛇咬伤内治的关键是清热解毒,并根据风火毒的偏重,分别予祛风、泻火、排毒等不同药物。该方用金银花、野菊花、紫花地丁、蒲公英、黄连、黄柏清热以消火毒,半边莲、七叶一枝花为治疗蛇毒专药,蝉蜕、防风、白芷祛风以解风毒,加生大黄、车前草通利二便,以利毒邪排出。

(二)中医外治疗法

1. 喻文球等用九味消肿拔毒散外治蝮蛇咬伤。九味消肿拔毒散由七叶一枝花,雄黄,五灵脂,天南星,川芎,黄柏,白芷,明矾,芒硝等九种药物组成,将上药研成粉末,醋调外搽,每日3次。

2. 王万春等应用隔蒜艾灸局部破坏蛇毒治疗蝮蛇咬伤早期。方法:将0.3mm厚独头蒜片(用针刺数孔)平置于创口或咬伤处,上置圆锥形艾炷,点燃灸之,每次灸3~5次,每日3次,连用3天,疗效确切。

3. 黄坤成应用"祛瘀散"外治及其他疗法综合治疗五步蛇咬伤。咬伤肢体局部用祛瘀散外敷。中药"祛瘀散"组成:川芎、黄柏、白芷、黄药子、金果榄、樟脑、芒硝研极细末混合成散剂。用时,根据伤肢肿胀范围,取一定量散剂,用生理盐水,或冷开水食醋各半,调匀外敷。深部肌肉组织液化坏死,予以"开窗"引流,继敷散剂;局部溃疡配油剂外敷。

4. 谢雪华应用自制中药方外敷治疗竹叶青咬伤肢体肿痛,药用青木香、徐长卿、七叶一枝花、黄柏、黄芩、黄连共同研末用醋调外敷于肿痛处,具有明显的解毒消肿、通经止痛的作用。

5. 蓝海等运用黄柏、白芷、川芎、石菖蒲等研末与芒硝、樟脑混合后水调或醋调外敷伤口,具有良好的抗炎、抗菌、散结、镇痛作用。并主张对肌肉萎缩、手足麻木。关节僵硬。伸缩不利等蛇伤后遗症患者可采用伸筋草、络石藤、蒲公英、夏枯草、大活血、当归、红花、川牛膝、艾叶、银花、丹参、野菊花等水煎后行熏、蒸疗法。

6. 陈连波等主张用中药清热解毒制剂外洗蝮蛇咬伤患肢,可促进局部血液循环,加速炎症吸收,减轻患肢肿胀疼痛,减少溃疡坏死,方由玄明粉、生山栀、透骨草、黄柏、木芙蓉组成,煎汤外洗患处。

7. 朱林运用蛇伤散外敷治疗蝮蛇咬伤的肿痛,具有促进肿胀消退、提高临床治愈率。方由大黄、泽泻、蝉蜕、黄柏、蚤休、半边莲组成,研末醋调外敷。

8. 赵佐云等应用三黄散湿敷治疗毒蛇咬伤所致局部肿痛。三黄散由黄芩、黄柏、大黄按1:1:1研粉末后用蜂蜜、冷开水调成糊状,外敷肿胀部位,不遮盖伤口,范围超出肿胀区域3cm处,具有降低毛细血管通透性,消肿止痛的作用。

(三)毒蛇咬伤的民间单验方研究

1. **烟晶膏** 用竹签从旱烟斗杆内蘸取绿豆大小一团烟晶膏,取鲜五爪龙叶适量洗净,与烟晶膏共捣烂,做成圆饼状,敷于伤口上,用纱布轻轻固定保温,每6小时换药1次。同时让患者冲服蜂蜜,以防蛇毒内陷,伤口处理,先用纱布条在伤口近心端结扎,再用三棱针在伤口多处刺破皮肤,用手挤压出血排毒,再以生理盐水冲洗伤口,然后敷药。治疗毒蛇咬伤,均在用药后迅速消肿止痛。

2. 草木王　将草木王一条放入碗内,加入甜酒酿,以浸透药体为度,加轻粉3g,撒在草木王体上,然后用文火煎熬至滚起绿色泡沫为度,用纱布三层(白布亦可),扎住碗口,放在阳光下晒。稍干后取出,用草纸包好后再晒。同时,取鲜品天南星、苦瓜莲一起晒干,待干燥后,收藏备用。治疗方法:凡被毒蛇咬伤者,急取酒酿或冷开水20ml,放于粗碗中,先磨苦瓜莲,次磨天南星,磨至碗内液体呈黏稠状时,再磨草木王。蛇伤轻者磨9~10圈,重者13~18圈。毒蛇咬伤的部位,在膝以下的,于膝下10cm处涂三道箍,每箍隔三厘米;伤口在膝盖以上与大腿之间,则应在腰部涂箍;伤中上臂与头部之间,应在每日涂3~5次。如肿胀渐渐消退,则涂箍应向伤口方向逐渐下移。若被毒蛇咬伤后昏迷不醒,可将草木王置患者鼻孔旁以吸药气,或将菌座插入鼻中,约3~5分钟,每隔1~2个小时再重复一次,直到神志恢复清醒时为止。

3. 四味蛇药酒　大叶山扁豆、节节花、紫背金牛、白花蛇舌草各500g干燥全草,加50度米酒20000ml,浸泡3个月,过滤,灌封于250ml盐水瓶中,流通蒸气灭菌30分钟备用。口服每日3次,每次20ml,小儿用量酌减。另用药酒浸泡消毒纱布,伤口局部湿敷。不能饮酒者先将药酒加热煮沸3分钟后服用。

4. 大黄散　生大黄10g,生地6g,赤芍6g,连翘6g,黄柏6g,槟榔6g,丹皮6g,黄连3g,水煎服。大便通后去大黄加枳壳10g。用于五步蛇咬伤。

5. 蚣蝎解毒汤　蜈蚣2条,全蝎2只,白芷12g,白菊花12g,蚤休12g,夏枯草12g,赤芍12g,银花12g,射干12g,天花粉12g,甘草3g,水煎服。用于眼镜蛇咬伤。

6. 椒黄敷方　花椒30g,苍耳草150g,硫黄15g,生姜汁50ml。前3味共为细末,与生姜汁和匀,敷于患处。本方主治毒蛇咬伤,昏迷不省人事者。功用解毒止痛。

7. 半边莲敷方　半边莲12g,独角莲12g,蚤休12g,白花蛇舌草30g。上述药物捣烂,调鸡蛋清外敷患处,1天3~4次。主治各种蛇伤。功用清热解毒,利水消肿。

8. 蛇伤围药散　威灵仙12g,五灵脂12g,白芷9g,细辛24g。共研细末,以凉开水调成,按围药法常规操作,围敷创口周围,每日2~3次。主治风毒型蛇伤。功用祛风通络,解毒止痛。

9. 蛇伤解毒方　扛棺回(白叶藤全草)30g,半边莲15g,鸦胆子根皮0.2g。水煎服,每日1剂,重症加倍。主治各种毒蛇咬伤。

10. 金蛇三黄汤　两面针(根)20g,白花蛇舌草30g,黄连10g,黄柏12g,大黄15g,虎杖15g,甘草6g,吴茱萸12g,细辛6g。服法:轻症每次30ml,每天1次;重症60ml,每小时1次。可取其药液外敷。主治各种轻、重型的毒蛇咬伤,尤其对眼镜蛇、竹叶青蛇、烙铁头蛇咬伤较好。

11. 三莲汤　半边莲30~60g、半枝莲30~60g、八角莲15~30g、七叶一枝花15~30g、田基黄15~30g、一枝箭15~30g、两面针15~30g、白花蛇舌草15~30g,每日1剂水煎,冲入适量蜜糖或白糖口服。合用具有清热解毒、驱风活血、消肿止痛的功效,对治疗毒蛇咬伤具有广谱、高效的抗毒、解毒、排毒作用,临床使用效果较好。

12. 蛇伤解毒汤　白芷、僵蚕、蝉蜕、当归、金银花、连翘、夏枯草、五灵脂、木瓜、大黄(后下)、蚤休各10g,徐长卿、白花蛇舌草、赤芍各20g,蜈蚣1条;上肢咬伤加桑枝10g,下肢咬伤加牛膝10g,每天1剂,水煎,分2次服。

13. 青木香解毒汤 青木香10g,半边莲15g,七叶一枝花15g,防风15g,僵蚕15g,蜈蚣2条,五灵脂10g,川芎10g,制马钱子1.2g,法半夏6g,瓜蒌10g,黄连10g,本方无论在破坏蛇毒,还是改善外周性呼吸麻痹,恢复胸廓运动都有显著疗效,本方适用于神经毒蛇咬伤。

14. 五味消毒饮加减 金银花20g,野菊花10g,紫花地丁15g,蒲公英15g,半边莲20g,蚤休15g,青木香10g,瓜蒌10g,枳壳10g,白茅根10g,车前草10g,生地黄10g。加味五味消毒饮具有清热解毒、凉血祛风之功效,适合蝮蛇毒蛇咬伤。

15. 黄连解毒汤合龙胆泻肝汤加减 龙胆草10g,黄连6g,栀子6g,大黄10g,赤芍10g,泽泻10g,车前草10g,生薏苡仁20g,厚朴10g,半边莲20g。本方适用于眼镜蛇咬伤。

16. 鲜蛇莓汁 每次取新鲜蛇莓全草250~500克,捣烂、纱布绞汁,取汁含水中慢慢咽下,早、中、晚各一次。另取鲜蛇莓全草适量,捣烂外敷颈喉部,一日换药3次。近几年来经临床实践发现,用鲜蛇莓汁内服,治疗喉头水肿效果可靠,一般服药1~2天左右,即能解除喉头水肿之患,随之其他肿胀疼痛诸症也逐渐消除。

17. 鲜大青木叶 取鲜大青木叶500g,冷水洗净、放石臼内用木棍捣烂,纱布过滤,绞汁内服(不得煎煮),上为一次量。如上法,一天三次,早中晚各一次。用鲜大青木叶打烂绞汁内服治疗火毒型毒蛇咬伤,对消肿止痛有显著疗效,通常用药两三天即能消肿止痛,一般约七天治愈。

18. 兔尾草 称取晒干的兔尾草(不能霉变)切碎、洗净、加水过药面,煮沸后,文火再煮1小时,过滤,滤渣通上法再煮两次,合并滤液,浓缩干燥,制成片剂,使14片相当于干药60克,包装备用。用法用量:凡蛇伤患者用蛇药14片(小儿酌减)压碎,温开水冲服,每天3~4次,直至症状消失。兔尾草有毒性低(动物实验及临床用药中均未发现副作用)、药源广、制剂简单、使用方便等优点。

19. 三草汤 由侧柏叶、车前草、旱莲草组成。侧柏叶主要功效有凉血止血,入肺经、肝经、大肠经;车前草取其利尿功效,入肝经、肾经、肺经;旱莲草取其凉血止血之功效,入肝经、肾经。其中车前草利尿以加速蛇毒的排泄,而侧柏叶、旱莲草主要起止血作用,三药合用能达到治疗全身性出血的疗效。因此这3种药物在治疗出血的同时,还有起排泄毒素的作用,毒素排泄的增多亦有利于局部症状的改善及好转。

第三节 中医药治疗毒蛇咬伤评估

一、中医药治疗毒蛇咬伤优势评估

中医治疗毒蛇咬伤的方药及方法很多,在临床蛇伤治疗中取得了很好的效果,且中药药源广泛,取药及用药便利,在野外山林中或广大农村地区的院前急救方面有天然的优势。中医药在毒蛇咬伤整个病程中应用广泛,优势明显。

1. 四诊作出初步蛇伤判定 毒蛇咬伤时有些人能告知医师是何种毒蛇,但不少人却不能说清毒蛇种类,临床实际工作中又还没有广泛开展蛇伤免疫学诊断实验室检查项目。这对临床上及时、正确的治疗带来一定的困难。作为一名从事蛇伤急救的医务人员,要熟悉每种毒蛇的形态特征,当病人述说蛇的形态时或带毒蛇前来就诊时,可初步作出诊断;当病人不能正确说明毒蛇形态时,可从患者的局部伤口情况,全身症状判断毒蛇种类。

2. 院前急救 毒蛇咬伤早期,蛇毒多在局部或呈游离状态存在于血液之中,此时用艾灸、拔罐、针刺等方法可以破坏毒素,促进毒素的排泄。中草药外敷和内服可以起到破坏毒素和阻止毒素的扩散和吸收,从而减轻全身中毒症状,为及时到医院就诊争取到宝贵的时间。

3. 中医药内治综合治疗方案能促进全身中毒症状的恢复 在蛇伤中毒合并全身多脏器功能衰竭时中医药能发挥一定的优势,根据不同的蛇种和临床表现进行中医辨证论治,可以解毒、抗毒、排毒,提高机体免疫力等作用。

4. 中医药外治 中医药外治能够有效减轻毒蛇咬伤患者局部的肿胀、疼痛、青紫、瘀斑等症状,能够有效降低患者局部的肢体伤残率,缩短患者的病程。我国劳动人民,在长期的生活实践中,总结了治疗毒蛇咬伤疗效确切的中草药,如半边莲、青木香、七叶一枝花、野菊花、蒲公英、紫花地丁、鹅不食草、金银花、连翘、万年青、白花蛇舌草、虎杖等。早期中草药外敷可起到解毒消肿止痛之功,后期引起的蛇伤溃疡则先用丹药提脓祛腐,后用生肌膏外敷,煨脓生肌长肉,能加速疮口的愈合,减少瘢痕的产生。

二、现国内外对毒蛇咬伤救治处理的一些争议问题

1. 患肢结扎的争议 国内外大部分专家、学者都认为,被毒蛇咬伤后,应立即及时用止血带或草绳等在伤口上方近心端约10cm或距离伤口上一个关节的相邻部位进行捆扎结扎,松紧度以能伸进小手指为准,过松过紧均对患肢产生影响,每30分钟放松2~3分钟。此做法的目的在于阻断浅静脉及淋巴回流以减少蛇毒的吸收;但Amaral等对大量病例进行研究,得出结扎与不结扎患肢对蛇伤所致的病死率、临床症状、血清的使用量及体检指标的影响无明显区别。笔者亦认同国内外大部分专家、学者的结扎观点,并在临床上观察过大量被毒蛇咬伤未行结扎自救的患者,其消肿时间比行正确结扎自救的消肿时间要长,故认为在早期不能及时注射抗蛇毒血清治疗时行正确的结扎治疗对蛇毒的控制是有效的。

2. 患肢低温疗法的争议 黄芳等认为在蝮蛇咬伤的局部行冰袋外敷,可减轻局部的血液循环,阻滞毒素的扩散,使神经传导速度减慢,并抑制蛇毒酶的活性,为争取应用抗蛇毒血清赢得了宝贵的时间;但Mckinney认为蛇伤患者容易忽视低温可带来局部组织功能的永久丧失,对预后产生不良影响,不建议使用低温疗法。笔者认为冷敷咬伤局部也有其局限性,对于那些咬伤时间在2小时之内、伤口浅的局部冷敷是有效果的,对于那些咬伤时间超过2小时、伤口深的局部冷敷则效果不太明显。

3. 伤口的切开挤压的争议 临床上对前来就诊的蛇咬伤患者首先进行伤口切开清创,反复冲洗,同时从上到下用力挤压伤口,挤出毒血,以起到破坏、减少蛇毒的目的;但近年来也有大量文献指出用手挤出伤口内毒液可能会促使毒液更快向肢体近端扩散。赵晓东经过大量临床观察,认为对于大多数蝮蛇咬伤的患者,早期切开排毒治疗并无益处,反而容易造成局部感染、坏死,延长患者住院时间。笔者以前在临床上也常为伤口没有处理的患者行手术刀片划"十"字或"一"字形切口,深及真皮下,以冲洗放血。后大量的临床的实例发现在患者注射抗蛇毒血清后全身症状均好转时,甚至有些患者到出院时,切开的伤口却仍未结痂收口,尤其是有糖尿病的患者,故笔者在此建议可以用注射器针头在伤口局部行挑刺放血,必要时可结合中医学的拔火罐增强放血效果,此法创面小,易愈合,操作简单。

三、妊娠期毒蛇咬伤的治疗研究进展

我国全年被毒蛇咬伤患者约10万例，妊娠期被毒蛇咬伤占0.4%~1.0%。一些研究表明，胎盘的屏障作用可以完全抵御蛇毒素及抗蛇毒血清制品对胎儿的影响，故妊娠期被毒蛇咬伤后，在皮试不过敏的前提下，血清仍是孕妇首选药品。徐道芬认为孕妇毒蛇咬伤的局部处理也可用普鲁卡因溶液加地塞米松局部封闭，并可用季德胜蛇药、南通蛇药、上海蛇药、群生蛇药等外敷，或用新鲜半边莲、七叶一枝花、蒲公英等清热解毒鲜草药外敷。羊梅兰等曾于临床研究精致抗蝮蛇血清、抗五步蛇血清、抗银环蛇血清、抗眼镜蛇血清对相应毒蛇咬伤孕妇的治疗作用，未发现明显不良反应，其主张对毒蛇咬伤的孕妇应采用中西医结合方法，对血清不过敏患者，应足量早期使用，越早使用，疗效越好，并自拟妊娠三黄解毒汤（由黄芩、黄连、黄柏、决明子、半边莲、白茅根、蝉蜕、苎麻根、青木香、砂仁、桑寄生、断续组成）以祛风解毒、清热利尿、补肾安胎。陈康德认为防治孕妇对血清过敏反应，可用10%葡萄糖酸钙20~30ml静滴，对病情严重者可肌注扑尔敏10mg，并对毒蛇咬伤所致胎动不安、小腹疼痛、阴道流血患者，采用蛇伤苎茅汤（由苎麻根、白茅根、蝉蜕、黄芩、半枝莲、生地、菟丝子、阿胶、茜草、小蓟、决明子、砂仁组成）。妊娠期的用药，笔者认为能不用者则不用，以减少药物对胎儿的影响。

（王万春）

参 考 文 献

1. 喻文球，陈庆秋. 青木香解毒汤等综合治疗神经毒蛇咬伤15例分析[J]. 中国中医急症，1997，6(3)：112-113.

2. 梁平，余培南主任医师诊治毒蛇咬伤经验[J]. 蛇志，2005，17(2)：89-91.

3. 方咏，张晓波. 赖振添教授治疗毒蛇咬伤经验介绍[J]. 新中医，2005，37(4)：15-16.

4. 林伟民，林金长. 林金长辨治蛇伤"血证"经验[J]. 中国中医急症，1999，8(1)：21-22.

5. 倪毅，倪毓生. 排毒解毒法治疗重危蝮蛇咬伤133例[J]. 江苏中医药，2003，24(2)：31-32.

6. 谌莉媚. 宣上通下法治疗蝮蛇咬伤并肾功能损害的探讨[J]. 中国中医药信息杂志，2001，8(11)：12-26.

7. 刘举达，于庆生，张琦，等. 中西医结合治疗重症蝮蛇咬伤26例[J]. 安徽中医药大学学报，2014，33(6)：13-15.

8. 应雪红，王永安，王汉斌. 毒蛇咬伤的诊断与治疗进展[J]. 中国医刊，2007，42(7)：24-28.

9. 陈久亮. 通腑透毒法治疗竹叶青蛇咬伤患肢肿胀37例[J]. 福建中医药杂志，2014，45(1)：41-42.

10. 严张仁，王万春，黄春华，等. 717解毒合剂治疗蝮蛇咬伤临床疗效观察[J]. 现代诊断与治疗，2013，24(15)：3411-3412.

11. 喻文球，熊淑英，谌莉媚，等. 九味消肿拔毒散外治蝮蛇咬伤临床与实验研究[J]. 蛇志，2005，17(3)：153-156.

12. 王万春，喻文球，严张仁，等. 隔蒜艾灸治疗蝮蛇咬伤30例疗效观察[J]. 中国中医急症. 2006，15(7)：725.

13. 黄坤成. 中药"祛瘀散"对蛇伤肢体损伤疗效分析[J]. 蛇志，1990，2(增1)：43.

14. 谢雪华. 中药外敷治疗毒蛇咬伤肢体肿痛38例疗效观察[J]. 湖南中医杂志，2013，29(1)：54-55.

15. 蓝海，陈远聪. 中国毒蛇及蛇伤救治[M]. 上海：上海科学技术出版社，2008：517-518.

16. 陈连波. 蝮蛇咬伤患者中西医结合治疗与护理对策[J]. 福建中医药，2010，41(2)：58.

17. 朱林. 蛇伤散外敷结合蛇伤常规处理治疗蝮蛇咬伤37例[J]. 中国中医药现代远程教育,2010,8(16): 83.

18. 赵佐云,池樱,徐翠钦. 三黄散湿敷治疗毒蛇咬伤局部肿痛的效果观察和护理[J]. 光明中医,2013,28(6): 1255-1256.

19. 张仕玉,陈龙全. 烟晶膏治疗毒蛇咬伤[J]. 新中医,2004,36(7): 32.

20. 高闵. 治毒蛇蛟伤的要药——草木王[J]. 蛇志,1995,7(4): 50.

21. 黄杖优,谭间文. 四味蛇药酒治疗毒蛇咬伤75例[J]. 中国民间疗法,2004,12(7): 49-50.

22. 朱仁康. 中医外科学[M]. 北京: 人民卫生出版社,1987.

23. 唐汉钧,汝丽娟. 中国民间外治独特疗法[M]. 上海: 上海科学技术出版社,2003.

24. 傅惠祥,罗细玉. 常见毒蛇咬伤的诊疗[M]. 农村医院杂志社,1991.

25. 毛晓农,陈昌定. 蛇伤急救研究与蛇类药用开发[M]. 香港: 亚太新闻出版社,1997.

26. 张文武. 急诊内科学[M]. 第2版. 北京: 人民卫生出版社,2010:712.

27. Amaral CFS, Compolina D, Dias MB, et al. Tourniquet imeffectiveness to reduce the severity of envenomingafter Crotalus durissus snake bite in Belo Horizonte, Minas Gerais, Brazil[J]. Toxicon,1998,36(5): 805-808.

28. 黄芳,田安沅. 78例蝮蛇咬伤患者的救治与护理体会[J]. 当代护士(学术版),2008,16(2): 89-90.

29. Mckinney PE. Out-of-hospital management of crotaline snakebite[J]. Ann Emerg Med,2001,37(2): 168-174.

30. 刘晓东,张炎安,张玉雄. 毒蛇咬伤患者院前早期程序化急救处理方案的应用观察[J]. 蛇志,2012,24(3): 260-261.

31. 徐道芬,顾江红. 妊娠期毒蛇咬伤研究进展[J]. 中华妇幼临床医学杂志,2009,5(4): 86-88.

32. 羊梅兰,陈康德. 精制抗蛇毒血清救治孕妇毒蛇咬伤的临床研究[J]. 蛇志,2001,13(2): 22-25.

33. 陈康德,张凑芳,马军. 16例孕妇毒蛇咬伤的临床治疗和研究[J]. 蛇志,2004,16(1): 14-20.

第三章　痛　风

痛风是由于嘌呤代谢紊乱所致的一组慢性疾病,其临床特点为高尿酸血症(hyperuricemia)及由此引起的反复发作性痛风性急性关节炎、痛风石沉积、痛风石性慢性关节炎和关节畸形,常累及肾脏引起慢性间质性肾炎和尿酸肾结石形成。高尿酸血症和痛风与糖尿病、高血压、心血管疾病、慢性肾脏病等密切相关,是上述疾病发生发展的独立危险因素,也直接导致了患者长期生活质量的下降和寿命的缩短。痛风已成为威胁人类健康的重要问题。

西医根据病因不同,该病分为原发性和继发性两大类。绝大多数原发性痛风病因不明,约20%的患者有阳性家族史。继发性痛风则由其他疾病(如肾脏病、血液病等)、服用某些药物、肿瘤放化疗等引起。高尿酸血症为该病发生的最重要的生化基础。当男性≥15岁的血尿酸水平≥416mmol/L(70mg/L);女性及男性<15岁的血尿酸水平≥357mmol/L(60mg/L)则可诊断为高尿酸血症。原发性痛风多见于成年男性,儿童极少见。

本病常在春、秋季节发病。痛风常常被称为“痹证”“白虎历节”等。痛风的脏腑病变主要累及脾、肾两脏。该病的病因病机主要是由于脾肾亏虚,运化失职,湿浊内聚;长期过食肥甘厚腻,损伤脾胃,脾胃运化功能失调,湿毒排泄障碍,痰浊内生,久则化瘀;或情志不遂,忧思气结,气滞血瘀;或受风寒湿热邪毒,气血经络受阻,从而使痰凝、气滞、血瘀阻滞于筋骨、经脉、皮肉之间,痹阻气血而导致关节、筋骨、肌肉疼痛,甚至内脏损害。

西医目前主要用苯溴马隆、秋水仙碱、别嘌呤醇、非甾体抗炎药及糖皮质激素等对症治疗,毒副作用较多,容易复发。中医药防治痛风有很好的疗效,内服、外敷、针刺等法均有报道,且毒副作用小,并能预防其复发。在治疗的同时强调指导患者合理的饮食调控,加强健康教育,宣传痛风相关防治知识,根据中医治未病理论,可及早进行中医药介入治疗,防止疾病的发生与发展。总之,对于痛风症状的缓解和预防复发,中医药有很好的疗效。

第一节　痛风的历史沿革

在历代文献中,痛风也常常被称为“痹证”“白虎历节”等。“痛风”一词最早见于梁代陶弘景《名医别录》:“独活,微温,无毒。主治诸贼风,百节痛风无久新者。”这里的“痛风”是指由于邪风侵袭导致的关节疾病,应当属于痹证范畴。“痛风”作为病名最早见于《刘涓子鬼遗方·痈疽、诸疮、疥癣等证治方》:“痛风脚肿痛……蛇衔膏方”。书中不但有疾病的名称、好发的部位及症状，也有了治疗本病的方剂。金元四大家之一的朱丹溪对痛风颇有研究，《格致余论·痛风论》云："彼痛风者，大率因血受热，已自沸腾，其后或涉冷水，或立湿地，或扇取凉，或卧当风，寒凉外搏，热血得寒，汗浊凝涩，所以作痛，夜则痛甚，行于阴也。"说明"痛风"乃因血热当风遇湿受寒，湿浊凝滞阻于经脉，表现为"作痛，夜则痛甚"。《丹溪手镜·痛风》中曰："亦有血虚痰浊逐经络上下作痛"。痛风发病亦非虚实分明，久病必虚，后期亦多见虚实夹杂之证。明代李梴《医学入门外集·杂病/外感/痛风》曰："痛风，形怯瘦者，多内因血虚有火；形肥勇者，多外因风湿生痰；以其循历遍身，日历节风，甚如虎咬，痛必夜甚者，血行于阴也。"明代龚廷贤在《万病回春·痛风》中又指出："一切痛风肢体痛者，痛属火，肿属湿，……所以膏粱之人多食煎、炒、炙、酒肉，热物蒸脏腑，所以患痛风，恶疮痈疽者最多。"明代张三锡《医学准绳六要·痛风》曰："痛风，即内经痛痹。上古多外感，故云三气合而为痹。今人多内伤，气血亏损，湿痰阴火，流滞经络，或在四肢，或客腰背，痛不可当，一名白虎历节是也。"清代喻嘉言在《医门法律》中曰："痛风一名白虎历节风，实则痛痹也。"清代林佩琴《类证治裁》则曰："痛风，痛痹一症也，……初因风寒湿郁痹阴分，久则化热攻痛，至夜更剧。"

在治疗上，朱丹溪《丹溪心法·卷四·痛风》："如肢节痛，须用羌活，去风湿亦宜用之。……如肢节肿痛脉滑者，当用燥湿，宜苍术、南星，行气药木香、枳壳、槟榔，在下者加汉防己；若肢节肿痛，脉涩数者，此是瘀血，宜桃仁、红花、当归、川芎及大黄微利之。"在朱氏《格致余论·痛风论》："治法以辛热之剂。流散寒湿，开发腠理。其血得行，与气相和，其病自安。"在临证治疗上，其代表方剂有治上中下痛风方、阴火痛风方、八珍丸、饮酒湿痰痛风等，其方中多次用到桃仁、红花、羌活、全蝎等药物，可见，其用药特点多以除湿祛痰，疏通气血为主。并根据痛风大率有痰、风热、风湿、血虚的特点，指出了治疗痛风的方药："因于风者，小续命汤；因于湿者苍术、白术之类，佐以竹沥；因于痰者，二陈汤加酒炒黄芩、羌活、苍术；因于血虚者，用芎归之类，佐以红花、桃仁。"与以往不同的是，朱丹溪认为"痰"是导致痛风的病因之一。

在朱丹溪之后，明代虞传继承并发展了他的学说，《医学正传·痛风》："治以辛温，兼以辛凉，流散寒湿，开通郁结，使血行气和，更能慎口节欲，无有不安者也。"阐述了痛风的辨证论治。并且指出，若将鱼腥、面、酱、醋等皆断去，可避免或减轻病情的加重和复发。

明代龚廷贤《万病回春·痛风》："痛风在上者，多属风；在下者，多属湿。治用活血疏风、消痰去湿，羌活汤加减。凡治痛风，用苍术、羌活、酒芩三味散风行湿之妙药耳。"

清代王清任在《医林改错》中论述"痹症有瘀血说"，运用一系列补气活血方剂治疗本病。书中提到运用活血化瘀治疗痹病时说："总逐风寒、去湿热，已凝之血，更不能活。如水遇风寒，凝结成冰，病成风寒已散。"这些论述为现代医家治疗痛风提供了可借鉴思路。但是，在临床上工作中，还要"因人而异"进行辨证论治，方能取得良好疗效。

第二节 痛风的临床研究进展

痛风是临床中的常见病、多发病。中医药在继承古人经验基础上，辨证论治理论渐趋完善，治法处方日益丰富，内服同时配合外治等疗效显著，毒副作用少，适用面广。

痛风的发病与地域、饮食、经济及医疗水平等因素有关。近几年来，随着人民生活水平的提高、饮食结构和生活习惯的改变,我国痛风的患病率逐年增高,且有年轻化趋势。中医药治疗痛风源远流长,现代医家根据以上改变,坚持辨证论治与三因制宜,积累了丰富的经验。

一、名医经验

(一)朱良春"浊瘀痹"学术观点

朱良春认为,痛风特征"多以中老年,形体丰腴,或有饮酒史,喜进膏粱肥甘之品;关节疼痛以夜半为甚,且有结石,或溃流脂液。"认为"痰湿阻滞于血脉之中,难以泄化,与血相结而为浊瘀,滞留于经脉,则骨节肿痛、结节畸形,甚则溃破,渗溢脂膏。或郁闭化热,聚而成毒,损及脾肾。"指出"凡此皆浊瘀内阻使然,实非风邪作祟。"根据痛风的病因病机,创立了"浊瘀痹"新病名以及"泄浊化瘀、调益脾肾"的治疗大法。并据此思路研制的"痛风颗粒",其实验研究和临床观察均证实疗效显著。

(二)奚九一"脾肾两虚、内湿致痹"学术观点

奚九一认为痛风由先天禀赋不足,高年肾气虚损或后天恣意膏粱厚味,日久伤脾,脾失健运,肾蒸腾气化失司,津液代谢障碍,导致内湿滋生稽留。湿邪弥散于营血,致高尿酸血症;流连于关节发为着痹:湿浊凝聚成石窃居关节、肌腠、尿路,入里损肾致痛风肾病之顽症。在此理论上研制"痛风灵"系列冲剂治疗痛风性关节取得良好疗效。痛风灵由首乌、黄芪、苍术、车前子等组成。

(三)路志正论治痛风重视内因的学术观点

路志正认为风、寒、暑、湿、热、毒等外邪,仅是在内因病变前提下之诱发因素。认为本病的病因病机主要有:血中有热,污浊凝涩;饮食不洁,酒色过度;正气不足,外感风、寒、暑、湿之毒;情志不畅,伤脑动神等,致内脏功能失调,气血偏盛,阴阳失衡,而诱发本病。认为其发病或因内有血热,外受风寒,涉水立湿;或因饮食不节,恣啖肥甘,饮酒过度,损伤脾胃;或因劳倦过度,思虑伤脾所致。脾虚胃弱,升降失司,久必伤及肾气,肾气虚则气化不利,清浊不分,水湿内蕴久则化热。内外之邪相引,则易诱发本病。根据以上理论研制痛风冲剂系列治疗急性、慢性痛风。

(四)温成平"内湿致痹"论治痛风慢性期学术观点

脾虚不健,则导致其运化功能失职,易招致内外湿相合,湿浊内阻。内湿之邪贯穿痛风间歇期及慢性期的整个疾病过程,究其实质,脾虚则为其病机基石,问题之关键。所以,脾虚湿盛是缓解期痛风的基本病机,湿、浊、痰、瘀是其重要病理因素,血尿酸升高、关节不利、脏腑衰竭是其外在表现。临床以健脾化湿法为主要治法,从脾论治间歇期或慢性期痛风,杜绝或减少内湿生成,将对提高疗效、减轻痛风性关节炎反复发作具有重要的意义。

二、内治法

(一)辨证分型

党万太等对257例男性痛风患者进行中医辨证分型,以50名男性健康体检者为对照,并收集临床及实验室数据,在痛风患者中存在痰瘀互结、湿热瘀阻、脾虚湿困、气血亏虚4个证型,其中痛风急性期痰瘀互结证53例,湿热瘀阻证41例,气血亏虚证25例,脾虚湿困证17例;痛风非急性期气血亏虚证41例,脾虚湿困证40例,湿热瘀阻证24例,痰瘀互结证16例。

在痛风的急性期以痰瘀互结证、湿热瘀阻证2个证型为主,而在痛风非急性期多见气血亏虚证、脾虚湿困证2个证型。在痛风痰瘀互结证与湿热瘀阻证2型患者中炎症与免疫反应较为明显,提示对该类患者若采用清热化瘀等相关抗炎与调节免疫反应的治疗可能取得较好的疗效;在痛风气血亏虚证与脾虚湿困证2型患者中肾功能受损较为显著,提示对该患者以健脾补肾为主的治疗可能取得较好的疗效。

杜静采用随机抽样调查,通过对781例痛风患者常见证候的频数分析,发现各证候出现频率从高到低依次为:湿热痹阻、痰瘀阻滞、风寒湿痹、脾肾阳虚。其中,湿热痹阻的出现率最高,其他证型出现的频率相对较小。病位涉及肾、脾、肝等。发现性别、年龄、饮食偏嗜、饮酒史、职业、锻炼情况、参加社会活动情况及身体情况是痛风的影响因素,而饮食偏嗜肥甘厚味、长期饮酒为痛风发病之主要因素。发现痛风组调查对象的特点为男性患者明显多于女性患者,占81.56%。

(二)辨证论治

1. 湿热内蕴型　吴生元应用竹叶石膏汤加减,健脾渗湿,清热养阴。处方:淡竹叶、白术各12g,生石膏、北沙参各30g,麦冬、法半夏、薏苡仁、大枣各15g,知母、甘草各10g。加减:湿热甚者加土茯苓30g,萆薢、金银花各12g;肿痛甚者加威灵仙15g,秦艽、赤芍各12g;下肢痛甚者加牛膝、木瓜各15g;上肢痛甚者加羌活12g。

2. 风寒湿阻型　温成平应用桂芍知母汤加减。桂枝12g,炒白芍9g,知母15g,白术12g,防风6g,淡附片6g,甘草6g。方中桂枝驱风寒通阳,白术健脾燥湿,防风除湿祛风,知母、芍药养阴清热,甘草调和诸药。疼痛不能忍者,加制川乌3~10g,青风藤30g,络石藤30g等散寒通络止痛。

3. 邪毒壅滞型　王忆黎认为,痛风属杂病,为邪毒滋生,一是饮食偏嗜致毒,二是"六淫之毒",三是七情化毒。初发痛风者多兼热象,其治疗可用三藤三妙汤,药用海风藤、忍冬藤、络石藤、川黄柏、苍术、怀牛膝、薏苡仁、汉防己、海桐皮、萆薢、土茯苓、威灵仙、蒲公英,倘患者血尿酸过高,可酌加秦艽、豨莶草、淫羊藿、山慈菇。如起病日久,肝肾不足,痛风反复发作,舌黯,脉沉或弱,关节肿胀,痛风结节溃破,甚至关节僵硬畸变,则宜用黄芪桂枝五物汤酌加虫类拔毒药。

4. 痰瘀阻络型　王蔼平在清热利湿、活血化瘀的基础上加金钱草、海金沙、海藻、山慈菇、蜂房等,以泄浊解毒、化痰软坚法治疗痛风患者,其治愈率高于秋水仙碱组,并能明显降低高尿酸血症、高脂血症等并发症。

5. 脾肾阴虚型　王袁元认为,肾虚为痛风发病之本,肾虚精气失充,经脉失养,御邪抗病力下降,肾泄浊之职低下,浊邪蓄积不化,发为本病;痛风日久,痛风石在肾盂、肾盏中沉积,可并发慢性肾功能不全。治疗药用清热利湿、舒筋活络之品,如金钱草、土茯苓、蚕砂、丹参、当归、生薏苡仁等。

三、外治法

根据《理瀹骈文》载"外治之理,即内治之理,外治之药,亦即内治之药,所异者法耳;外治与内治并行,而能补内治之不及"的论述,痛风的治疗重视外治法。

温成平教授擅长内外结合,临床上对于急性期的患者,配合自拟外洗方。方药如下:制川乌10g,制草乌10g,细辛5g,冰片5g,生石膏20g,青风藤10g,山慈菇10g,红花6g,煎取以泡足或湿敷患处。此外,自制巴布剂对急性期患者临床作用效果良好。巴布剂组方为:制川乌、青风藤、细辛、山慈菇、石膏、冰片。临床实验过程中发现巴布剂对于关节红肿热痛的急性痛风性关节炎患者有一定的疗效,对于局部关节肿胀的缓解作用最大,局部潮热感的消除也有很好的效果,关节疼痛的主观感觉也有一定缓解,没有发现过敏不适现象的发生。

吴生元认为痛风急性期可外用药物清热解毒、散结消肿,结合药物内服以达内外分消之效。采用痛风清洗剂(组成:大黄、黄柏各30g,生草乌、生川乌各9g,赤芍、怀牛膝、独活、乳香、没药、桃仁、红花各15g,冰片6g)外洗治疗,起到具有清热燥湿、活血通络之效。

宋彩霞运用三黄散(大黄、黄连、黄柏、栀子、冰片)外敷治疗痛风,结果显效17例,有效4例,无效3例,有效率为87.5%。

夏璇等重视外治法,常用的如特色膏药外敷,局部穴位注射,中药离子导入及独具特色的电子微创针刀镜技术等。膏药外敷方面,可配合四黄水蜜外敷(大黄、黄柏、黄芩、黄连各30g),可促进药物直达病所,迅速消除炎症反应。对于膝关节肿胀者,采用电子微创针刀镜行关节清理术,术中对沉积在滑膜、软骨、半月板甚至交叉韧带表面的白色尿酸盐沉积进行刨削和清理,并使用大量的生理盐水反复冲洗关节腔,术后主要注意伤口的清洁换药。针刀镜清理术既可以清理关节内沉积的尿酸盐结晶,又具有微创的特点,在临床上应用广泛,具有较好的疗效。

吴江等应用针刺联合清热利湿中药治疗急性痛风性关节炎72例,针刺加中药汤剂口服治疗,取阿是穴、足三里、三阴交、阴陵泉、曲池、内庭、合谷、丰隆、血海,进针要快,均匀采用捻转、提插之泻法。留针30~40分钟每10分钟捻转1次。同时在疼痛部位选取阿是穴,采用三棱针点刺放血约3~5ml,必要时(如出血不多时)用火罐拔出瘀血,或留罐10~15分钟最后可以用干棉球按压止血。结果显示针刺联合清热利湿中药治疗急性痛风性关节炎临床疗效明显,同时能够明显改善急性痛风性关节炎的中医证候,降低血尿酸、血沉、C反应蛋白,安全无明显毒副反应。

四、痛风性肾病的治疗

40%左右痛风患者伴肾损害,是仅次于关节的常见临床表现。朱良春依据经典结合西医学及本病临床特点总结出"脾肾失健,清浊代谢紊乱"是痛风及痛风性肾病的基本病理特征。痛风性肾病的病因病机为脾肾失调,湿浊、痰瘀痹阻,饮邪淫溢,诸症并发。治疗重调益脾肾,清泄湿浊,化瘀推新,清源正本。健脾药多选苍白术、生熟薏苡仁、云茯苓、山药、黄芪、党参等较为常用,益气健脾,恢复脾脏运化转输功能,健运后天,绝湿浊、痰饮成痹之源;益肾药选以何首乌、淫羊藿、生地黄、熟地黄、补骨脂、泽泻、山茱萸肉、肉苁蓉最为常用,以温润肾府,调节肾脏泄浊清源功能,顾护先天,使湿浊淫邪及时从肾府小解而出,无有蕴聚之机。同时非常注重清泄湿浊淫邪,常选土茯苓、萆薢、防己、泽兰、泽泻、蚕砂、滑石、黄连、大黄等之品,使湿热痰浊淫毒之邪及时清泄体外。久病入络,临床上常选药威灵仙、泽兰、益母草、鬼箭羽、丹参、赤芍、穿山龙、地龙等化瘀通络之品。

五、痛风结石的处理

痛风结石乃痛风病日久痰瘀互结,外而发于肌肤、黏附于骨,内而流注脏腑,致脾肾失调,据此采用利湿泄浊、化瘀通络或健脾补肾、祛瘀化痰、消石的治法,以此选方择药,临床上可获较好的近期慢消缓散、远期预防新石形成的效果。结石需行手术治疗。手术的适应证包括：痛风结节破溃、伤口经久不愈或引起皮肤坏死；骨与软组织遭严重破坏；神经、血管、肌腱受压；痛风石逐渐增大，影响患者肢体功能及生活质量；严重的全身痛风患者的减负治疗；痛风急性发作秋水仙碱无效或不能控制者；过大痛风石影响外观，患者积极要求手术者术前必须辅以综合的内科治疗，应使血尿酸保持在相对低的水平状态，因为在术中随着痛风石、尿酸盐结晶的被清除过程中，势必有部分尿酸盐结晶溶解并吸收入血，易造成术后早期痛风急性发作，所以手术的时机提倡在静止期。

针对局部、微小的痛风石可采用创伤性较小的手术针对局部、微小的痛风石可采用创伤性较小的手术方法，如关节镜、三棱针针刺、针刀等。采用微创的手术清除较小的痛风石，可预防痛风石的进一步形成。

六、其他观点

(一)从痈论治

袁曙光等从痈论治疗急性痛风，两者有着相同的病机，即痈的主要病机为过食肥甘厚味或感受湿热火毒，导致热壅毒聚，经络阻滞，气血凝滞于局部，要点是热毒与血瘀；而痛风之病，往往由于内分泌失调及过食肥甘厚味(高嘌呤类食物)，使血液中的尿酸生成和排泄速度之间失去平衡，血中尿酸浓度明显增高，湿热之毒与气血瘀滞于肝、脾、肾经而成痛风，病机要点也是热毒与血瘀。在症状方面亦为相似，都为红、肿、热、痛。痛风以跖趾关节为主。治疗用仙方活命饮为首选方，取得良好疗效。

(二)从痰论治

刘学范等认为急性痛风性关节炎患者平时嗜酒、过食肥甘厚味，酒食运化不及，致痰浊内生，久则湿热蕴结，壅阻脉道，形成痰热痹阻，故使用二陈汤燥湿化痰，理气和中，使湿去痰消，气机通畅，脾运得健。若急性痛风性关节炎长此以往，迁延不愈，脾胃升降失调，水谷不归正化，以致湿热蕴积于下焦，尿液受其煎熬，终则痰浊结为石淋。若湿热聚于膀胱，热伤血络，迫血妄行，小便涩痛有血，则为血淋。故化痰泄浊、活血通络为大法。方以加味二陈汤健脾助运，化痰泄浊为主。

(三)从血论治

赵树森认为初病在经，久病入络，初病在气，久病入血，在发展过程中，伴随着微循环的改变，导致血瘀的形成，瘀痹疼痛，常反复发作，日久不愈，临床可在辨证基础上运用活血化瘀通络法，一般可加鸡血藤、赤芍、丹参、地龙、延胡索、桃仁、红花等，并指出活血化瘀药不但能改善微循环，缓解局部疼痛，达到通则不痛的治疗目的，还可抑制炎症，扩张血管，降低毛细血管通透性，减少炎性渗出和促进炎性吸收，并能增加肾动脉血流量，增加排尿，有利于尿酸排出和痛风结石的析出。

(四)未病先防、既病防变

狄朋桃认为痰浊、湿热痹阻经络关节为痛风基本病机，健脾渗湿、化痰通络是痛风的基本治疗原则，始终贯穿于痛风的全过程。临床上重视痰湿的产生、演变和发展，在中医"治未病"思想的指导下，并从整体观念出发，在辨证从痰湿论治的同时兼以从痰论治，化痕涤浊，痰湿可经脾之运化排出体外，从而促进血尿酸的生成和排泄，达到降低血尿酸，减少痛风的发作或发作次数，防止各种并发症的发生，以达治疗和控制本病，从而实现"未病先防、已病防变"，提高痛风患者的生活质量。

宋欣桥认为痛风在治疗的同时，要强调需指导患者合理的饮食调控，加强健康教育，宣传痛风相关防治知识，根据中医治未病理论，可及早进行中医药介入治疗，防止疾病的发生与发展，并指出对于痛风症状的缓解和预防复发，中医药有很好的疗效。

第三节 痛风的实验研究进展

一、高尿酸血症模型及研究现状

痛风是人体嘌呤代谢异常所致的一组综合征，高尿酸血症是其病变发展中的一个阶段，目前的研究中尚未有得到公认的稳定持久的高尿酸血症模型，对此具有一定的研究价值。

1994年Wu等通过基因敲除的方法制造了尿酸酶缺陷小鼠从而获得高尿酸血症动物模型。

刘晓燕等对比了昆明、ICR和C57BL/6J三种不同品系的小鼠对高尿酸血症模型的敏感度，发现ICR小鼠和C57BL/6J小鼠模型敏感度很低，皮下注射300mg/kg氧嗪酸钾不能形成模型，而昆明种小鼠皮下注射300mg/kg氧嗪酸钾后0.5小时即可形成模型。因此在小鼠高尿酸血症模型的建立中推荐使用昆明种小鼠。

Mazzali与Khosla等分别通过在饲料中掺入2%氧嗪酸钾长期饲喂建立大鼠高尿酸血症模型。牛艳芬等改良上法，连续灌胃2.5g/kg氧嗪酸钾持续5周，高尿酸血症状态可从给药后维持至5周。陈露滢等将SD大鼠以每日1.5g/kg的大剂量连续灌胃15周亦可造成尿酸升高。王莉等对酵母饲喂法和酵母饲喂联合氧嗪酸钾腹腔注射法进行了比较，认为连续4周饲喂10%酵母饲料和饲喂10%酵母饲料联合每日腹腔注射100mg/kg氧嗪酸钾均可获得大鼠长期高尿酸血症模型，后者大鼠体内抗氧化活力较前者稍低。

二、中成药干预痛风的疗效及机制

余录等观察了痛风颗粒浸膏粉对尿酸钠致大鼠痛风性关节炎和佐剂性关节炎的影响，结果显示：痛风颗粒浸膏粉不仅对实验性大鼠痛风性关节炎有较好的治疗作用，其对佐剂关节炎也作用明显。

郑楚的结果显示：12g药材/kg痛风康定颗粒可显著降低高尿酸血症小鼠血清尿酸浓度，对尿酸钠所致大鼠足跖肿胀程度有明显的抑制作用，显著抑制血、关节腔组织前列素E2及关节液中白细胞的渗出，显著降低醋酸引起的小鼠扭体反应次数（$P < 0.05$）；经灌胃给药的最大给药量为每公斤121.50g药材。痛风康定颗粒具有抗痛风作用，口服应用具有较高的安全性。

此外，刘静等的研究显示痛风颗粒A部位（主要由黄酮、生物碱、有机酸组成）显示出显著的抗炎、降尿酸和一定的肾脏保护作用。在各提取部位中，A部位降尿酸、抗炎作用最强，与痛风颗粒全方作用强度相当。

陈丽川等观察了观察痛风颗粒对高尿酸性肾病模型大鼠肾脏病理形态学改变的影响，结果显示：痛风颗粒能有效抑制高尿酸模型动物肾脏的炎症，而且能够减轻肾脏肾间质纤维化和肾小球硬化。

陈伟宏等研究发现痛风宁通过改善血液流变学，从而达到对痛风病的治疗作用。宋文冲等研究发现：高剂量的虎参痛风丸有明显降低肝脏和脾脏黄嘌呤氧化酶的活性的作用。

黄蔚霞在研究外用药痛风洗剂对皮肤的透过性实验中发现其主要成分桂皮醛是可透过大鼠皮肤的，其量随给药时间延长而增多。

痛风的实验研究的颗粒复方多以痛风颗粒、痛风康、痛风宁、痛风消、痛风泰、痛风舒等命名，还可见其他如痛风灵方痛风克方、蠲痹历节清方等，还包括一些如四妙散、当归拈痛汤等经典方的加减。这些研究为经典方和中药成方制剂的开发与临床应用提供了依据。

第四节　存在的问题与对策

对痛风症状的缓解和预防复发，中医药有很好的疗效。但是，在命名、辨证分型等方面仍存在问题。

1. 关于痛风的命名仍较混乱、笼统，还可称为"痹证""白虎历节""气脚"等，这些命名与西医痛风不等同。痛风病名历史上有诸多歧义，医学工作者至今仍存在一定的困惑。准确的病名对于临床、科研以及病人的熟知度具有重要的意义。查阅现代文献、研读经典文献，勘正病名的工作亟待进行。

2. 痛风的中医辨证分型纷杂混乱，不利于临床诊疗方案的制定、诊疗标准化的实现，不利于中医药治疗痛风的临床评价，同时也不利于中医药治疗痛风循证医学证据的收集和整理。可分期（急性期、缓解期）、分兼证（痛风性关节炎、痛风性肾病）确定辨证分型。可进行流行病学调查，制定相对统一的辨证分型。

3. 急性痛风性关节炎发作突然，关节肿痛剧烈，痛苦非常，故而在治疗痛风过程中，抗炎止痛是一个重要的过程，固有的模式是某方治疗有效但机理不明，可能从干扰炎症介质、中枢性镇痛等各种途径可达到抗炎止痛的效果，目前中医机制研究很容易被现有的西医分子生物学知识所影响、局限，中医复方应该不仅是简单的药理综合。

4. 痛风是反复发作的疾病，久则破坏关节、肾脏。中医多报道近期疗效，缺乏远期疗效的评估，且副作用的关注度不足，而含乌头碱或马兜铃科药物有不小的毒性，这也应成为研究的一部分。

5. 痛风的急性发作病因尚有待探究，常见的诱因包括饮食、饮酒、受凉、关节局部劳损或扭伤等，却难以解释临床上不少长期高尿酸血症却终身未得痛风等现象，或可结合中医的体质学说进行研究。

6. 中医治疗的优势主要体现在手段多样，除了内治法，通过外用针灸，放血，外敷也能起到一定治疗效果，内外联合治疗的效果更是效果显著。相对于秋水仙碱，非甾体抗炎药的胃肠道，肝肾，心血管损害，中医尚未见有大量不良反应报道。如何利用现代科学技术和方法，开展实验，发掘出安全有效的天然药物，研究针对性强、疗效肯定、剂型简便的中药制剂（诸如贴剂，气雾剂等），是当前所亟待解决的问题。可参考疮疡病的外治法及外治药物，发挥中医外治的优势，内外治结合，提高临床疗效。

7. 部分医家根据自己的提出痛风病的病因病机和辨证分析，并据此研制出了相应的中成药。但是,一些缺少机理及临床研究,制约了中成药的推广和应用。可以与药企联合,将疗效稳定、可靠、安全的中成药制成上市药物,让更多的患者受益。

8.将治未病思想融入痛风的防治中。痛风与生活水平、生活习惯、饮食结构等密切相关,通过正确的引导和媒体的宣传,让人们了解痛风,让高尿酸血症的人群重视防护。同时,对于处于痛风患者进行中医药干预,使得处于慢性期的患者不反复发作,延缓或者阻断痛风性关节炎、痛风性肾病的发展和恶化,实现未病先防、既病防变。

（张朝晖）

参 考 文 献

1.朱婉华,顾冬梅,蒋恬,等.浊瘀痹——痛风中医病名探讨[J].中医杂志,2011,52(17):1521-1522.

2.刘芬芬,羊维,李海昌,等.基于"内湿致痹"理论探讨湿与痛风的关系[J].中国中医急症,2015,24(1):96-98.

3.刘芬芬,羊维,黄琳,等.基于脾主运化理论探讨间歇期及慢性期痛风治疗策略[J].中医杂志,2015,56(6):475-477.

4.杨钧安,张澜.宋欣伟教授治疗痛风的经验[J].广西中医药大学学报,2014,17(4):21-22.

5.党万太,周京国,谢文光,等.不同中医证型痛风患者的临床指标对比分析及其意义[J].中国中西医结合杂志,2013,33(10):1323-1327.

6.杜静.痛风中医证候流行病学调查暨丹芍二地四妙饮治疗急性痛风性关节炎的实验研究[D].山东中医药大学博士论文,2014:64-68.

7.徐翔峰,彭江云,肖泓,等.吴生元教授辨治急性痛风性关节炎经验介绍[J].新中医,2012,44(4):161-162.

8.黄琳,刘芬芬,鲍玺,等.温成平教授内外结合分期治疗痛风性关节炎经验[J].中国中医急症,2014,23(12):2223-2225.

9.宋彩霞.中药外敷治疗急性痛风性关节炎48例[J].世界中西医结合杂志,2012,7(2):142-144.

10.夏璇,黄清春.黄清春教授中西医结合治疗痛风性关节炎经验[J].新中医2014,46(6):26-27.

11.吴江,徐业.针刺联合清热利湿中药治疗急性痛风性关节炎的临床观察[J].中国中医急症,2015,24(4):717-719.

12.赫军,何宾,余文宝,等.朱良春国医大师辨治痛风性肾病经验[J].中国中医急症,2014,23(8)1472-1474.

13.陶晓华.风湿病[M].第2版.北京:人民卫生出版社,2006:113-138.

14.姚祖培,陈建新.朱良春治疗痛风的经验[J].中医杂志,1989(3):16-17.

15.张琳琪.吕承全治疗痛风经验[J].北京中医药大学学报,2003,26(3):88-89.

16.张惠臣,刘国善.痛风辨治[J].浙江中医杂志,1985,20(8):377.

17.袁曙光,张秋才.急性痛风从痏论治[J].河北中医,2000,22(11):837-838.

18.刘学范,周惠成.痛风从痰论治举隅[J].江苏中医,2001,22(7):18-19.

19.吴绪祥,刘天毅.赵树森治疗痛风的临床经验[J].湖北中医杂志,2005,27(4):22-23.

20.狄朋桃,方春风,李兆福,等.从中医"治未病"浅谈痛风的防治[C].中华中医药学会第十六届全国风湿病学术大会论文集,2012,354-355.

21.杨韬,陈真.高尿酸血症的动物模型研究现状和评价[J].安徽医药,2014,18(8):1582-1584.

22.牛艳芬,高丽辉,刘旭,等.芒果苷对氧嗪酸钾所致慢性高尿酸血症大鼠尿酸及肝肾功能的影响[J].中国药理学通报,2012,28(11): 1578-1581.

23. 陈露滢,杨继国,邱晓斌,等. 土茯苓复方制剂对氧嗪酸钾致高尿酸血症改善作用的研究[J]. 现代食品科技,2013,29(11): 2649-2652.

24. 王莉,马玲,姚华,等. 单纯酵母喂饲和氧嗪酸联合酵母暴露高尿酸血症肾病大鼠模型的建立及其抗氧化活力变化的比较研究[J]. 环境与健康杂志,2012,29(7): 612-614.

25. 余录,旷喜,陈娅姝,等. 痛风颗粒浸膏粉对大鼠痛风性关节炎和佐剂性关节炎的影响[J]. 中药药理与临床,2012,28(2): 151-154.

26. 郑楚. 痛风康定颗粒的抗痛风作用研究[J]. 中国动脉硬化杂志,2011,19(7): 589-592.

27. 刘静,徐玲玲,徐熠. 痛风颗粒抗痛风有效部位群研究[J]. 中草药,2013,44(5): 590-594.

28. 陈丽川,张荒生,喻志华. 痛风颗粒干预腺嘌呤、乙胺丁醇所致高尿酸性肾病模型大鼠肾脏形态学改变[J]. 中国组织工程研究,2012,16(28): 5260-5263.

29. 陈伟宏,苏有新,许书亮,等. 痛风宁颗粒活血镇痛抗炎消肿的药效学研究[J]. 中国中医骨伤科杂志,2002,10(3): 26-29.

30. 宋文冲,陈超. 虎参痛风丸对小鼠黄嘌呤氧化酶的影响[J]. 中国药理通讯,2003,20(3): 69-70.

31. 黄蔚霞. 痛风洗剂的体外透皮实验研究[J]. 浙江中西医结合杂志,2002,12(1): 20-21.

第四章 胆 石 症

胆石症是胆系(包括胆管、胆囊)结石的统称,为临床常见病、多发病之一。古文献中无胆石症病名的记载,但根据其临床表现的特点,可归属于"胆胀""胁痛""胆黄""癖黄""黄疸"等病证的范畴。

胆石症根据结石所在部位的不同,分为胆囊结石和胆管结石两种类型,而胆管结石又分为肝内胆管结石和肝外胆管(包括左右肝管、肝总管和胆总管)结石。随结石所在部位的不同,其主要临床表现可以有较大的差异。但一般多以右上腹或剑突下出现胀痛,痛引肩背,或阵发性绞痛,可伴有口苦咽干,恶心呕吐,甚则发热、寒战、黄疸等典型症状。

本病的主要病因病机是情志不畅,忧思恚怒;或因饮食不节,伤及脾胃;或蛔虫上扰胆管,引起胆汁疏泄不利等,从而导致肝气郁滞,疏泄不利,胆汁淤积,湿热内生,郁久化火,烁液凝炼成石。当肝郁气滞、胆汁疏泄不利,则会引起两胁胀满、隐痛、痛引肩背、口苦、咽干、恶心、呕吐等;若发生结石阻塞胆管,则可出现寒战、发热或阵发性绞痛等"胆胀"的典型表现;当湿热熏蒸肝胆,或结石阻塞胆道,迫使胆液外泄入血溢于肌肤,则可见皮肤或巩膜的黄染,则出现"黄疸""胆黄"之病证。若因湿热化火,热毒内燔,则症见高热寒战,甚则热毒内陷心包,扰乱神明,则可见神昏谵语等重证。因此其整个病变过程可有气滞、血瘀、湿蕴、热毒等四个阶段。急性期以邪实为主,静止期或慢性期(包括术后残余结石)以正虚或虚实夹杂为主。

据近代研究证实胆石的形成与胆汁淤滞有关。引起淤滞的主要原因有细菌感染,神经系统功能紊乱以及遗传、肥胖、多次妊娠等,均可引起胆汁本身的化学成分改变和代谢失调,造成胆汁淤滞沉淀成石。根据结石的主要成分不同,可将胆石分为胆固醇结石、胆红素结石、混合性结石与黑结石等数种类型。

在我国胆石症的各种结石中,胆固醇结石约占50%,其中约有80%分布在胆囊中,X线检查多不显影;胆红素结石占37%,其中约有75%分布在胆管中,因含钙较少,X线检查也常不显影;混合性结石约占6%左右,其中约有60%在胆囊内,40%在胆管内,因含钙盐较多,故X线检查常显影。黑结石占全部结石的6%左右,并非纯胆红素结石,它的形成与蛋白网络沉积有关。

根据结石分布的部位不同,又可将胆石分为胆囊结石、肝外胆管结石、肝内胆管结石等几种类型。

本病多发于30~50岁以上的妇女,男女发病比例约为1∶2。但实际上由于绝大多数患者可无任何不适感,其确切的发病率很难统计。在所有胆石症特别是胆囊结石的患者中,仅有

30%左右可能出现明显的临床症状,有15%左右的患者仅表现为消化不良,约有5%的患者是在做其他腹部手术或检查时(如B型超声波)偶然被发现的。有些患者诊断时还需要结合口服或静脉胆系造影、PTC、ERCP、CT、MRI等影像学检查。并须与胃十二指肠溃疡、穿孔,传染性肝炎,急性胰腺炎,胆道蛔虫病,壶腹周围癌,胆囊或胆管癌,肝癌等疾病进行鉴别。

胆石症是由于各种原因引起的胆汁淤积,阻塞于胆系的某个部位并沉淀成石,从而造成胆汁排泄不畅或完全阻塞而出现"黄疸"。由于胆为六腑之一,其经脉络肝,内藏精汁,故又称之为"中清之府"。腑病的治疗以通降下行为顺,在古文献中清、利、疏、通是治疗"胆石症"的主要方法。近代人们对该病的认识逐渐清晰,确立了药物与手术治疗的适应证,尤其腹腔镜下微创手术的应用,极大地减少了手术后的并发症。近年来人们对胆石症的预防倍加重视,在运用中医药防治胆石症的临床研究和作用机制的研究等方面作了一些工作,取得了一些进展。为进一步改变胆汁成分,防止沉淀成石,从而降低复发率,巩固临床治疗效果做了一些有益的探讨。

第一节　中医对胆石症认识的发展

"胆石症"的病名,古文献中无明确记载,但文献中的"黄疸""胆胀""癖黄""胁痛""胆黄"等证候特点的描述与今之"胆石症"类同。

与"胆石症"临床表现相似的记载较多,如"黄疸"则最早见于《内经》,在《素问·平人气象论》就指出:"溺黄赤安卧者,黄疸,……目黄者曰黄疸。"而在《灵枢·胀论》则指出了"胆胀"的表现:"胆胀者,胁下痛胀,口中苦,善太息"。东汉末年张仲景记载了用"下法"或"和解法"治疗黄疸,如在《金匮要略·黄疸病脉证并治》指出:"黄疸腹满,小便不利而赤,自汗出,表和里实,当下之,宜大黄硝石汤";"诸黄,腹痛而呕者,宜柴胡汤。"

隋代以后医家根据其临床表现进一步提出了"癖黄""胁痛""胆黄"及"阳黄""阴黄"等名称,并不断的总结出导致该病形成的病因病机及预后。

如隋代《诸病源候论·黄诸病·癖黄候》记载:"气水饮停滞,结聚成癖,因热气相搏,则郁蒸不散,故胁下满痛而身发黄,名为癖黄。"指出此病是由于气滞血瘀、水湿内停、湿热蕴结而成。

唐代孙思邈认为"黄疸治疗有难易,阴阳表现有不同",如在《备急千金要方》提出:"黄疸之病,疸而渴者,其病难治,疸而不渴其病可治,发于阴部,其人必呕,发于阳部,其人振寒而微热。"

宋代的文献中不但提出了黄疸与饮食不节的关系、治疗原则,而且记载了通过望诊来判断此病的预后。如《圣济总录·黄胆门》:"内经谓:'目黄者,曰黄胆……此由酒食过度'。……若面色微黄,身体或青赤黑色皆见者,与纯热之证不同,当于湿家求之。……治黄胆,目黄,小便如血,心烦躁闷,口苦头痛,茵陈汤方。"《普济方黄疸门》有:"黑黄……病患身面黑黄,口唇两颊上有青脉起,出于口角者,十无一生。亦有脉息沉细,吃食不妨,瘥。"

明代对黄疸的分类越加细致,既有了胆黄的分类名称,而且明确了胆黄的部位,初步阐明了胆黄的病机。如《景岳全书·黄疸》:"黄疸一证,古人多言为湿热……而不知黄之大要有四:曰阳黄,曰阴黄,曰表邪发黄,曰胆黄也。胆黄者……盖胆伤则胆气败而胆液泄,故为此证。"

清代对黄疸的临床表现、病因病机、分类标准、治疗原则等方面对前人的论述、经验给予了详细的总结和发挥。如《医宗金鉴·黄疸病脉证并治》:"黄疸一证,乃湿热郁久,外发肌肤而然也,其候遍身面目皆黄,甚则深黄,面如烟熏之状,其中又有阴阳之别,如面红口渴尿赤,色亮身热者,乃脾家湿热,此阳黄也,口不渴而色暗黄,身冷如冰者,乃脾肾寒湿,此阴黄也,治者宜分别施治。"《临证指南医案·积聚》:"黄疸。身黄目黄溺黄之谓也。病以湿得之,有阴有阳,在腑在脏。阳黄之作,湿从火化,瘀热在里,胆热液泄,与胃之浊气共并,上不得越,下不得泄,熏蒸遏郁,侵于肺则身目俱黄,热流膀胱,溺色为之变赤,黄如橘子色,阳主明,治在胃。阴黄之作,湿从寒水,脾阳不能化热,胆液为湿所阻,渍于脾,浸淫肌肉,溢于皮肤,色如熏黄"。历代有关黄疸的文献记载较多,以上所录仅择其要者而已。

第二节　胆石症的临床与实验研究

虽然胆石症是全球性疾病,但其发生率有着明显地区差异。据我国普查结果,该病的发生率在2.4%~16.8%之间,台湾省高达53.5%。胆石症的发生率是随年龄而增加的,70岁和80岁胆石症的发生率分别可达42.7%和51.9%。

有关本病的治疗,不同时期有着不同的特点。在古文献中清、利、疏、通是治疗"胆石症"的主要法则,至今仍为临床医生广泛应用。20世纪80年代开展的腹腔镜等微创技术治疗胆石症,极大地减少了手术后的并发症。但彻底去除结石或防止再生仍是甚为困难的问题,从而引发了20世纪90年代的中医药治疗胆石症重点及如何预防胆石形成的研究热点,并在运用中医药预防胆石症的临床研究和作用机制的研究等方面作了一些工作,为进一步改变胆汁成分,防止沉淀成石,降低复发率,巩固临床治疗效果做了一些有益的探讨。

一、胆石症的临床研究进展

(一)名医经验

刘贵权认为本病主要由于肝气郁结化热,横逆犯胃,或因饮食不节,湿热壅滞,肝络不畅,胆腑失通,胃失和降,日久煎熬成石。治则以消法为先,概以清(清泄邪热)、疏(理气利湿)、化(解郁化瘀)、通(通腑排石)四法,以符"热者清之""实者泻之""郁者疏之""坚者化之"的原则。朱培庭认为胆石症病位虽在于胆,而病之本却源于肝。胆附于肝,胆为"中精之府",贮藏排泄胆汁,而胆汁的形成来源于肝之精气,乃"肝之余气,泄于胆,聚而为精"(《东医宝鉴》)。治疗胆石症的关键,不仅要清除胆石异物的本身,并且要恢复肝脏的正常功能,防止病理性胆汁的产生,杜绝胆石的再生和复发。因此他认为胆石症必须从肝论治,才能正本清源。李佃贵治疗胆石症从排石、溶石、化石三个方面归纳了其辨证施治的原则及选方用药规律。认为本病其标在胆,其本在肝。治疗应以疏肝理气为先,结合通腑、活血、化浊等法灵活变通,具体方法有:排石法、溶石法和化石法。

(二)辨证论治

赵世运等在临床将胆石症分为四型,即肝胆气滞型治以疏肝利胆排石,用自拟疏利排石汤;肝胆湿热型治以清热利湿,通腑降逆,自拟清利排石汤;肝肾阴虚型治以滋阴柔肝,通降排石,自拟滋阴排石汤;气滞血瘀型治宜活血通瘀排石,自拟通瘀排石汤。权信淑认为胆石症分湿热蕴结型和肝胆气滞型(两型)为宜。湿热蕴结型治以清热利湿,利胆排石。肝胆气滞型治以疏肝理气,排石止痛。

(三)中医外治疗法

中医外治疗法在临床应用较多,常用的方法主要有耳穴压丸、中药穴位贴敷、中药穴位植入、穴位针刺、磁疗等。

(四)中西医结合的总攻疗法

胆石症总攻疗法是根据六腑"以通为用"的原则,将中药排石汤、针刺、西药硫酸镁、稀盐酸、吗啡、亚硝酸异戊酯以及脂餐等多种治疗措施加以适当组合,联合应用,使其在较短时期内取得排石效果。根据胆道的生理、病理学特点以及有关药物和治疗措施对胆道系统作用规律,将治疗过程分为利胆、关闭和开放括约肌三个阶段,集中治疗优势,造成有力的排胆活动,取得排石的最大可能性,这是中西医对胆石症的典型结合疗法之一。它是由大连医学院、遵义医学院首创,于1971年正式应用临床,目前已广泛应用于胆石症的治疗。总攻疗法的基本情况如下:

遵义医学院胆石总攻方案

时间措施

8:30　　总攻辨证方200ml口服

9:30　　吗啡5mg皮下注射

10:10　　亚硝酸异戊酯1支吸入

10:15　　33% $MgSO_4$ 40ml口服

10:20　　0.5% HCl 30ml口服

10:25　　脂肪餐(油煎鸡蛋2~3个)口服

10:30　　电针:阴极、日月或梁门、太冲;阳极,右胆俞。可调波半小时。

总攻疗法比单纯中药效果显著。它可以因势利导,缩短排石过程。但应强调指出的是,总攻疗法最适用于气滞、湿热型的胆石症及肝内胆管结石、残余结石和复发结石。对于发病时间长,局部炎症重者,应先抗炎,待胆道下端水肿消除再行总攻疗法,方可取得良好效果。

二、胆石症的实验研究进展

胆石症是临床常见多发病,目前治疗仍以手术为主,尽管目前微创手术如腹腔镜胆囊切除、胆道镜超声碎石、经十二指肠镜胆道取石、溶石等。但术后残石率及复发率仍然较高,再次手术难度和风险将成倍加大。由于西药用于防治胆结石的效果非常有限,且副作用大,价格昂贵。因而研究中药防治胆结石的作用机理,并研制出高效低毒防治胆石症的中药制剂显得非常必要。这项研究工作在胆石症高发地区已经陆续展开,并取得进展。目前研究中医药溶石疗法的思路,主要体现在以下几个方面。

(一)胆石症实验模型的研究进展

1.胆石症模型的体内研究　　胆囊结石通常分为胆固醇性结石、胆色素性结石及混合性结石,一般按研究目的不同选取不同的动物和造模方法。

(1)胆色素结石的造模方法:常用的胆色素结石造模方法有:药物注射法、喂饲法、胆道梗阻感染法、植入结石法。

(2)胆固醇结石的造模方法:常用的胆固醇结石的造模方法有:植入结石法和喂饲法,

其中喂饲法导致结石形成过程与人类胆结石发生、发展过程接近,亦无手术创伤,该法成熟,具有操作简便,成功率高,重复性好,便于观察等优点。

2. 胆石症模型的体外研究　目前胆石症体外研究多着眼于炎性损伤,氧化应激和胆固醇代谢在结石形成或药物防治中可能的作用机制。体外研究中采用的细胞有原代培养肝细胞,人L-02肝细胞株及HepG2肝癌细胞株。根据实验研究目的的不同,可选择适当的动物模型。

（二）中医药防治胆石症的实验研究进展

赵先明、陈培琼、陈筠、张雅媛、朱培庭等用洁霉素皮下注射或给予致石饲料诱发豚鼠胆红素结石形成,他们认为中药排石、防石的作用机理可能是:通过改善肝细胞功能,清除胆汁内自由基,调整和维持胆汁成分比例及动物体内胆红素、β-葡萄糖醛酸苷酶等代谢的正常化,降低实验动物致石胆汁内LPO含量,特别是通过增加胆酸的分泌和排泄,使非结合胆红素的溶解度增加,从而防止了成石胆汁的产生和正常代谢的失调,阻止了实验性致石因素在动物体内产生结石的可能性。

方邦江采用高胆固醇致石食饵诱发法建立豚鼠胆固醇结石的动物模型,治疗组同时给予疏肝利胆方药煎汁灌胃,实验结果表明:疏肝利胆方药不仅能有效降低胆结石的生成,而且可显著提高胆囊组织细胞Ca^{2+}浓度,下调胆囊平滑肌组织调宁蛋白的水平。

第三节　"胆病从肝论治"研究

中医认为,胆与肝相连,附于肝之短叶间,有经脉互为络属,构成表里关系,胆汁来源于肝之余气,胆汁所以能正常排泄和发挥作用,亦依靠肝的疏泄功能。肝主谋略,胆主决断,谋虑后则必决断,而决断又来自谋虑,可见肝与胆在生理功能上密切相关。《难经·四十二难》云:"胆在肝之短叶间,重三两二铢,盛精汁三合。"胆位于右胁之内,与肝脏连,形如囊状,内藏胆汁。现代解剖、生理认为,胆囊借疏松结缔组织附着于肝脏面的胆囊窝内,其血管、神经均来源于肝脏的分支;胆道系统由胆囊、肝外胆管、各级肝内胆管、肝脏毛细胆管组成;胆汁由肝细胞和胆管分泌而成;胆红素、胆汁酸等胆汁成分通过肝细胞进行代谢;肝与胆共同发源于前肠末端腹侧壁内胚层细胞增生而成的肝憩室。可见,肝与胆密不可分。临床研究表明,胆病多由肝而生,肝之疏泄功能失常,会影响胆汁的分泌与排泄而形成胆道疾病。胆道系统最常见的疾病之一胆石症即是一种由肝而生之病。胆病易累及于肝,胆汁排泄不畅,会影响肝之疏泄,胆病常波及于肝。胆病常有肝病征,肝病及胆,胆病及肝,肝胆病临床互见,但是,胆病常缺乏特异性症状、体征,而同肝病相似。治胆必依赖于肝,肝五行属木,主疏泄,与脾胃升降密切相关。药食同性,药物发挥作用必依赖肝之正常疏泄以维持脾胃的运化,否则,药物难以见效。因此"胆病从肝论治"是中医药治疗胆道疾病的基本原则。

朱培庭提出对胆石症的治疗不应仅仅局限在对胆结石急性发作期的治疗,也应该重视对胆结石静止期的治疗,包括慢性胆道感染、胆石症。对于胆道疾病大半的阴虚患者,朱培庭提出"养肝柔阴"法,养阴益气则是养肝柔肝的基础。肝阴不足,宜采用"补气不足"的方法治之,治应拟养肝柔肝法。对于慢性静止期胆石症肝阴不足患者,据"缓则治其本"原则,以养肝柔肝,疏肝利胆为基本治法。在顾伯华、徐长生治疗胆石症经验基础上,结合临床实验研究,拟养肝柔肝法代表方——养肝利胆方,由白芍、何首乌等组成。常用太子参、黄芪、南北沙参、石斛、玫瑰花、白残花、绿梅花、制香附等力缓之品,以达到疏肝理气而不伤阴的目的,另根据不同情况佐以通下、理气、固本之品。临床上中成药胆宁片、清胆胶囊等都是由验方而成,具有疏肝利胆、通下清热的作用,临床疗效较佳。

(刘仍海)

参 考 文 献

1. 吴金术. 肝胆管结石并狭窄诊疗新技术[M]. 南京:江苏科学技术出版社,1987.

2. 刘国礼. 全国结石病学术会议简介[J]. 中华外科杂志,1988,(7):438.

3. 罗振麟. 老年与非老年肝硬化332例的比较[J]. 临床肝胆病杂志,1991,7(4):209.

4. 郑显理. 我国胆石病的治疗策略——排、溶、碎、取并举[J]. 中西医结合杂志,1992,12(1):47.

5. 高丹枫. 刘贵权辨证治疗胆石症2450例临床观察[J]. 辽宁中医杂志,1999,26(8):356.

6. 郑培永,牛颖,章学林. 朱培庭教授治疗胆结石经验[J]. 四川中医,2002,20(1):1.

7. 赵军艳. 李佃贵教授治疗胆石症经验[J]. 四川中医,2003,21(2):2.

8. 赵世运. 辨证论治胆石症体会[J]. 光明中医,2003,18(3):18.

9. 权信淑. 胆石症辨证施治的体会[J]. 黑龙江中医药,2002,(2):25.

10. 王振龙. 针刺治疗胆石症62例[J]. 山西中医,1994,10(3):37-38.

11. 天津南开医院、遵义医学院. 新急腹症学[M]. 北京:人民卫生出版社,1978.

12. 裴德凯. 胆石病排石疗法临床和实验研究的概况[J]. 新医药杂志,1977,(8):18.

13. 遵义医学院. 常见急腹症诊治手册[M]. 北京:人民卫生出版社,1979.

14. 王训颖. 中西医结合治疗原发性胆管结石[J]. 中华消化杂志,1982,(1):7.

15. 王改梅. 胆石症中西医结合"总攻"疗法研究概况与展望[J]. 甘肃中医学院学报,1997,14(3):53.

16. Sandler R S, Everhart J E, Donowitz M, et al. Theburden of selected digestive diseases in the United States[J]. Gastroenterology,2002,122(5):1500-1511.

17. Fernandezml. Guineapigsas models for Cholesteroland lipoprotein metabolism[J]. JNutr,2001,131(1):10-20.

18. 朱培庭,朱世敏. 实用中医胆病学[M]. 北京:人民卫生出版社,1999.

19. 张熙,贺菊乔,陈百阳. 家兔胆囊湿热蕴结成石模型研究[J]. 湖南中医药导报,2004,10(12):52-53.

20. 俞渊,唐乾利,赫军. 慢性肝损伤家兔胆石症模型制作及成石因素研究[J]. 中国医药导报,2007,4(34):106-109.

21. Lee S P, Scott A J. Further observations in lincomycin-induced cholelithiasis in guinea-pigs. [J]. J Pathol. 1980,131(2):117-125.

22. Scott A. J. Lincomycin-induced Cholecystitis and gallstones in guinea-pigs[J]. Gastroenterology,1976,(71):814.

23. 杨英,余绍源,陈培琼. 酸甘利胆法治疗胆石症的实验研究[J]. 广州中医药大学学报,2001,18(2):152.

24. 赵先明,陈铭,王峻,等. 胆道排石合剂对实验性胆结石形成的预防作用探讨[J]. 实用中医药杂志,2002,18(9):3.

25. 徐叔云,卞如濂,陈修. 药理实验方法学[M]. 北京:人民卫生出版社,2002.

26. 蔡瑞. 胆石病动物模型研究[J]. 上海医药,2012,33(20):3-5.

27. 赵刚,张洪义. 胆石症动物模型的应用于研究进展[J]. 中华肝胆外科杂志,2010,16(9):711-715.

28. 陈进宏,杨林,蔡瑞,等. 骨桥蛋白在不同胆汁体系中的成核作用研究[J]. 中华肝胆外科杂志,2012,18(9):704-708.

29. 李炯,梁晓强,顾宏刚,等. 升清胶囊对人L-02肝细胞氧化损伤模型生化指标的影响[J]. 四川中医,2013,31(7):39-41.

30. 赵先明,陈铭,王峻,等. 胆道排石合剂对实验性致石胆汁脂质过氧化物的影响[J]. 中国中西医结合外科杂志,2003,9(4):299-301.

31. 陈培琼,陈慧,余绍源,等. 胆石清片治疗胆石症的临床和实验研究[J]. 中国中西医结合消化杂志,2003,11(1):21-24.

32. 陈筠,郭勤平. 加味茵陈蒿汤治疗胆色素结石的实验研究[J]. 中国药物与临床,2006,6(11):834-836.

33. 张雅媛,马世平. 金钱草对食饵性胆色素结石的防治作用[J]. 中药药理与临床,2004,20(2):21-22.

34. 朱培庭,张静喆,王以实,等. 养肝利胆合剂治疗肝阴不足型胆石病的双盲、随机、对照前瞻性临床研究[J]. 上海中医药杂志,1991,(7):5-8.

35. 朱培庭,张静喆,徐凤仙,等. 养肝利胆合剂防治胆色素类结石的实验研究[J]. 上海中医药杂志,1991,(10):46-49.

36. 方邦江,朱培庭,裴新军,等. 胆结石豚鼠胆囊细胞的变化与疏肝利胆方药对其的促释放作用[J]. 中国中医基础医学杂志,2006,12(7):519-521.

37. 方邦江,朱培庭,张奕缨,等. 调宁蛋白在胆固醇结石形成中的作用及疏肝利胆方药的干预机制[J]. 四川中医,2006,24(7):9-11.

第五章 肠 痈

肠痈是指发生于肠道的痈肿,属内痈范畴。肠痈按疼痛部位的不同,可分为大肠痈和小肠痈:痛处接近右下腹天枢穴者称大肠痈;在关元穴附近者称小肠痈。临床以大肠痈为常见。西医的阑尾炎多归属于大肠痈的范畴。

肠痈多由饮食不节,寒温不适,忧思抑郁,暴急奔走,或跌仆损伤等原因导致肠道功能失调,传化不利,糟粕积滞,酿湿生热,气滞血瘀,湿热壅遏,腐肉成脓,致成肠痈。西医认为本病主要是阑尾管腔阻塞和胃肠道疾病的影响,导致阑尾血运障碍,细菌入侵而形成感染。其致病菌多为肠道内的革兰氏阴性杆菌和厌氧菌。

中医认为六腑以通为用,通腑泻热是治疗肠痈的关键。初期(急性单纯性阑尾炎)、酿脓期轻证(轻型急性化脓性阑尾炎)及成脓期(阑尾周围脓肿),采用清热解毒、活血化瘀中药治疗效果较好,可以缩短疗程;无论脓已成或未成,均可选用金黄散、玉露散或双柏散外敷;也可采用通里攻下、清热解毒等中药灌肠具有促进肠蠕动、促使肠内容物的排出、改善局部血运、促进炎症局限或吸收;针刺疗法可作为辅助治疗,达到止痛、退热、提高人体免疫功能等作用。西医治疗急性阑尾炎的原则是初起手术治疗;对阑尾周围脓肿者多采取西医或中西医结合的保守治疗。

预防此病应避免饮食不节和餐后剧烈运动,养成规律性排便习惯,及时驱除肠道内寄生虫,预防肠道感染。初期、酿脓期及成脓期肠痈(急性单纯性、轻度化脓性阑尾炎和阑尾周围脓肿),可根据给予清淡饮食或半流食,并发腹膜炎者应根据病情给予流质饮食或禁食。病后一般应卧床休息,对并发腹膜炎及阑尾周围脓肿的病人,采取有效的半卧位,以使炎症局限或尽早吸收。本病保守治疗后的复发率很高,为了防止复发,一般主张在临床症状和体征消失后,继续坚持服用中药7~14天,可明显降低复发率。

第一节 肠痈的历史沿革

肠痈病名最早见于《素问·厥论》:"少阳厥逆……发肠痈"。历代对肠痈病因病机的描述主要有:

《灵枢·上膈》篇曾指出肠痈的病因是:"喜怒不适,食饮不节,寒温不时。"对痈的病理过程则如《灵枢·痈疽》篇所言:"寒邪客于经脉之中,则血泣,血泣则不通,不通则卫气归之,不得复反,故痈肿;寒气化为热,热胜则肉腐,肉腐则为脓。"

汉《金匮要略·疮痈肠痈浸淫病脉证并治》记载:"肠痈之为病,其身甲错,腹皮急,按之濡,如肿状,腹无积聚,身无热,脉数,此为腹内有痈脓,薏苡附子败酱散主之。……肠痈者,少腹肿痞,按之即痛,如淋,小便自调,时时发热,自汗出,复恶寒。其脉迟紧者,脓未成,可下之,当有血。脉洪数者,脓已成,不可下也。大黄牡丹汤主之。"书中总结了肠痈辨证论治的基本规律,推出了大黄牡丹汤等有效方剂,至今仍为后世医家所应用。

在《刘涓子鬼遗方·卷第三》中有肠痈的记载:"痈之为病,诊小腹肿痞坚,按之则痛,或在膀胱左右,其色或赤或白色,坚大如掌,热,小便欲调,时色色汗出,时复恶寒。"进一步完善了肠痈的临床表现。

《诸病源候论·肠痈候》曰:"肠痈之状,小腹微强而痛是也。由寒热气搏受于肠间,血气瘀结所生也。"进一步明确了肠痈的病因病机是"气血凝滞"所成。

《备急千金要方》在肠痈的治疗上更有所进展,首先列出大黄牡丹汤,同时记载了仲景以后此方内容发生的一些变化,如《删繁方》将芒硝增加到半升等,并提出另外两个治疗肠痈方剂,其中之一即著名的薏苡仁汤,此方在《备急千金要方》上尚无汤名,但注明了姚氏不用桃仁用杏仁,崔氏有芒硝三两,另外还记述了若干单方。《千金翼方·针灸下·痔漏》还记载了灸疗:"灸肠痈法。屈两肘正尖头骨,各灸百壮,则下脓血而愈。"

《圣济总录》对病机的叙述更为清楚,如:"肠痈由喜怒不节,忧思过甚,肠胃虚弱,寒温不调,邪热交攻,故荣卫相干,血为败浊,流渗入肠,不能传导,蓄结成痈,津液腐化,变为脓汁。"指出情志因素、肠胃虚弱均可导致肠痈。又《圣济总录·乳石发痈疽发背疮肿》中载有五香连翘汤等方,丰富了肠痈的治疗方法,对后世影响很大。

明代陈良甫《妇人大全良方》强调了肠痈病人护理:"其坐卧转侧宜徐缓,时尝少饮薄粥,静养调理,庶可保生。"陈氏还将《备急千金要方》的薏苡仁汤主要成分的瓜瓣代以瓜蒌仁,名瓜子仁汤,作为治疗肠痈的主方,这种化裁得到普遍的采用。另外还提出若干治疗有效的方剂,如梅仁汤,黄矾丸(后来有的记载为蜡矾丸)等对后世的影响都很大。

《针灸聚英》:"肠痈痛治太白中,陷谷、大肠俞与同"提出针法治疗肠痈。

明《外科正宗·卷三》记载:"肠痈者,皆湿热瘀血流于小肠而成也。由来有三:男子暴急奔走,以致肠胃传送不能舒利,败血浊气壅遏而成者一也;妇人产后,体虚多卧,未经起坐,又或坐草(胎产)艰难,用力太过,育后失逐败瘀,以致败血停积肠胃,结滞而成者二也;饥饱劳伤,担负重物,致伤肠胃,又或醉饱房劳,过伤精力,或生冷并进,……气血凝滞而成者三也。"更进一步指出了剧烈运动、产后败瘀、不慎起居等因素都能引起肠痈。

清代《三因极一病证方论》提出肠痈有寒热二证,认为《金匮要略》治疗肠痈的方剂中,用附子是寒证,用大黄是热证。曰:"肠痈为病,身甲错,腹皮急,按之濡,如肿状,腹无聚积,身无热,脉数,此为肠内有痈,久积阴冷所成也。故《金匮》用附子温之。小腹肿痞,按之痛如淋,小便自调,发热,身无汗,复恶寒,其脉迟紧者,脓未成,不可下,以内结热所成也。故金匮用大黄利之。"结合局方的十宣散、太乙膏、托里扶正,温化解毒等治疗肠痈的方剂,再加以化裁,提出了"冷脓"和病久体虚等证的治疗方法很有临床指导意义。

第二节 肠痈的中医药治疗研究进展

中华人民共和国成立以来,有关肠痈(西医称为阑尾炎)的临床研究不断深入,在继承古人经验基础上,中医药辨证论治的理论渐趋完善,治法处方日益丰富,提出内服药物、外服药物、中药灌肠、针刺等多种治疗方法。

一、名医经验

(一)顾伯华

治疗肠痈注重脏腑特点,并在临床实践中总结了辨证论治肠痈的经验,切合临床实际。他说:"疮疡者外痈也,肠痈者内痈也。部位区分,病机则同。治也清热解毒为主。因六腑以通为用,不通则痛。故以通里攻下为辅。"据此,他和西医同道一起,在总结大黄牡丹汤治疗阑尾炎的基础上,创制了锦红片治疗急性阑尾炎、胆道感染均有显效。

(二)陆渊雷

治疗肠痈辨"未脓、成脓"。他指出肠痈为杂病之一,亦有明显之证候。有小腹肿痞者,肿胀痞硬亦在右腹角。然初起时,望之多无异症,按之则右腹直肌挛急,重按则痛。肿痞非必具之证也。肠痈始起未成脓之候,可下,大黄牡丹汤主之,近于急性;脓已成不可下,米仁附子败酱散所主,近于慢性。西医治盲肠阑尾诸炎,惟于宿便闭塞者,用蓖麻子油或灌汤法,此外禁用下剂,惧其穿孔也。然陆渊雷治肠病,审是阳明实证后,颇有以小承气汤获愈者,未遇穿孔之弊。往年治肠痈,以大黄牡丹汤加败酱获愈者,预后皆佳。其后得马齿苋、红藤特效药,即用二物加米仁败酱等治之,却不常用大黄牡丹汤了。

(三)曹颖甫

"攻下逐瘀,贯穿肠痈始末。"他认为,肠痈病位在大小肠,当归咎气滞血瘀作祟,治当本"六腑泻而不藏""通则不痛"的特点,用通里攻下,活血祛瘀,庶收痛随利减之效,选方独钟大黄牡丹汤。

(四)张志钧

治疗妊娠期肠痈的经验是"主张清下与保胎相结合治疗妊娠期肠痈。"治疗时根据具体情况或佐以行气,或辅以利湿,或兼以活血。

(五)张厚东

运用理气化痰活血法治疗急性肠痈。他认为:①肠痈必有湿停食积,生饮成痰,治疗宜行气化痰活血,而不可早用寒凉清热。②理气化痰活血法治疗急性阑尾炎符合中医学"通则不痛"的理论。

二、目前常用治法方剂

目前应用最广泛的治法有通里攻下、清热解毒、活血消痈等,临床应用时多两法或数法合用。

1. 清热解毒,通里攻下 多用大黄牡丹汤,临床统计有效率多在90%上,如吴彦超、王志云、张伟光等均以大黄牡丹汤治疗急性阑尾炎取得满意疗效。

2.清热解毒,活血消痈 目前此类治法报道虽较多,但多为自拟方,经典方较少。如梁惠光应用七物消痈汤治疗肠痈;潘元圣以复方解毒排脓汤治疗肠痈。

3.分期论治 多分初期、中期、后期三个阶段治疗肠痈。王荫余、孟文焕等在临床上以此法治疗肠痈,多获良效。

4.其他内治法 刘威运用壮水制火法治疗肠痈,认为"火盛而不散则郁结而成痈矣。然而火之有余,实本于水之不足,水衰则火旺,火旺而无制,乃养成其毒而不可解",取得满意效果。

三、外治法

1.以清热解毒、活血化瘀、软坚散结、行气止痛药物制成外敷制剂,并结合中药内服,如方在旺、王柏林等通过临床观察后均取得较好效果。

2.针刺治疗肠痈早有记载,有单纯针刺者,有针刺加拔罐者,有依据分型选穴治疗者,如李久荣、刘国升、张玉甫、陈全新等,通过其临床观察,总有效率达到86.4%~98%。

四、肠痈的实验研究

何令菊对肠痈膏进行了初步的药理毒理实验研究,实验结果表明肠痈膏具有抗炎、抑菌作用,且无刺激性。答自文等对败酱草类植物抑菌作用的初筛实验研究,实验证明对八种致病菌有不同程度的抑菌作用。傅汝廉应用激光进行穴位照射代替针刺,治疗阑尾炎性包块,实验结果初步显示出大白鼠造成阑尾炎性包块后血清cAMP含量高于正常水平,经激光治疗后含量下降。曹瑞祥对阑尾消炎片抗炎功能进行了研究,阑尾消炎片对由巴豆油所致小鼠急性炎症有显著的对抗作用,能显著降低毛细血管的通透性。天津市中西医结合急腹症研究所进行清解片、化瘀片、巴黄片治疗急性阑尾炎的临床观察及实验研究,均取得较好疗效。

第三节 腹部手术围手术期的中医药干预研究

围手术期是指为病人决定手术治疗开始,到与本次手术有关的治疗结束为止的一段时间。围手术期处理的正确理念应当是:在全面了解病情、把握疾病局部病理损害及整体状态的基础上,以手术为中心,制定出周密的治疗计划,优选手术方案,准确实施,作好手术前后的相关治疗,防止术中意外,预防术后并发症的发生,以确保手术的成功。中医药在肠痈围手术期的干预,在中华人民共和国成立后曾给予高度的重视,并起到了很重要的作用。大量临床病例观察证明:中医或中西医结合治疗对单纯性、轻度化脓性阑尾炎,阑尾周围脓肿及阑尾切除术后肠功能的恢复有较好的治疗效果。

对急性阑尾炎,曾亚庆认为其病因为热毒壅结,血瘀停滞肠中,治宜泻热毒、化瘀滞、促消散,用自拟通泻解毒汤;王克让以通腑泻热、化瘀解毒为法,用自拟大黄红藤饮治之;梁惠光重用清热解毒、活血化瘀之品治疗阑尾炎。

对复发性阑尾炎缠绵难愈,日久致脾虚肠弱,清阳升举无权,湿毒气血胶着瘀滞不散,复感外邪或内伤,致气虚毒聚,属本虚标实之证者,管济生以通气散毒、扶正升清为法,方用复元通气散合补中益气汤加减治疗,效果良好。此外对反复发作的阑尾炎除药物治疗外,还要注意生活有规律,避免暴饮暴食,避免餐后的剧烈活动,保持大便通畅,如此对防止复发是有益处的。

对急性阑尾炎如治疗不及时或治疗不当形成的阑尾周围脓肿,中医认为病因多为热血相结而成,故治疗时多用泻热破瘀、散结消肿之法。姜礼采用内服红藤饮,外敷三黄膏、铁箍散的方法治疗阑尾周围脓肿,效果显著。对阑尾切除术后肠功能恢复及防粘连的研究也有很多报道,徐胜德、龚旭初等在这方面均有研究。

总之,中医药在肠痈乃至腹部手术围手术期的干预,可以为病人的术前准备和术后康复,肠道情况改善以及手术后病人胃肠道功能恢复和各种并发症的防治,特别在腹部外科危重症的抢救治疗、病人全身情况的调理等方面,都可以取得比单纯手术治疗更加明显的效果。但近年来由于基础研究投入不足,经济利益趋动,医疗风险增加等诸多因素的影响,使推广工作的速度放缓,随着医疗研究经费不断增加,政策进一步明确,将再次使中医药对各型肠痈及其他腹部围手术期的干预性研究,成为中医外科的研究热点。

（刘仍海）

参 考 文 献

1. 龚继明. 曹颖甫治痈经验析要[J]. 四川中医,1995,（3）: 12-13.

2. 温扬智,张刚,张志钧. 妊娠期急性阑尾炎治疗经验[J]. 中国中医急症,1993,2（1）: 28-29.

3. 张厚东,郝立慧. 论理气化痰活血法是急性阑尾炎的基本治法[J]. 中国中医急症,2005,14（9）: 864-865.

4. 吴彦超. 大黄牡丹汤加减治疗肠痈40例[J]. 现代中医药,2005,25（6）: 26.

5. 王志云,杨学文. 大黄牡丹汤合五虎丹治疗肠痈30例[J]. 陕西中医,1994,15（10）: 77.

6. 张伟光. 大黄牡丹汤治疗急性阑尾炎50例[J]. 中国社区医生,2005,7（127）: 66.

7. 梁惠光. 七物消痈汤治疗肠痈120例[J]. 陕西中医,1993,14（5）: 32-33.

8. 潘元圣. 复方解毒排脓汤治疗肠痈300例[J]. 四川中医,2002,20（2）: 46.

9. 王荫余,易其林. 中西医结合治疗阑尾周围脓肿76例分析[J]. 中华中西医杂志,2006,7（23）: 2165-2166.

10. 孟文焕. 阑尾炎治疗经验[J]. 四川中医,1984,2（4）: 236-237.

11. 刘威,张天星. 壮水制火消肠痈[J]. 山西中医,1996,（1）: 36.

12. 方在旺,安勤,阎霞,等. 肠痈膏外敷治疗阑尾周围脓肿临床研究[J]. 山东中医杂志,1998,17（3）: 107.

13. 王柏林,李云召. "围箍"泻毒法治疗肠痈33例分析[J]. 陕西中医,1984,5（8）: 7-8.

14. 李久荣,李明. 针刺治疗阑尾包块125例疗效观察[J]. 中国针灸,1994,14（5）: 231-232.

15. 刘国升. 刺络拔罐法治疗急性阑尾炎46例临床观察[J]. 中国针灸,1993,13（6）: 23.

16. 张玉甫,汤日和. 针刺"膝四、大横"穴治疗急性阑尾炎750例[J]. 新中医,1985,（3）: 31-32.

17. 陈全新. 针灸治疗肠痈165例疗效分析[J]. 上海针灸杂志,1988,（4）: 17-19.

18. 何令菊. 肠痈膏的药理毒理实验研究[J]. 山东医药工业,1996,15（3）: 6-7.

19. 答自文,李万波,任茜,等. 败酱草类植物抑菌作用的初筛实验[J]. 陕西中医,1991,12（2）: 88-89.

20. 傅汝廉,开桂云,赵培,等. 激光针灸治疗实验性大白鼠阑尾炎性包块病理学观察及血浆中cAMP含量的变化[J]. 中国激光,1989,（2）: 126-128.

21. 曹瑞祥,王志勇,赵奋青. 阑尾消炎片的抗炎实验研究[J]. 山东医药工业,1999,18（4）: 45-46.

22. 天津市中西医结合急腹症研究所. 中西医结合清解片、化瘀片、巴黄片治疗急性阑尾炎临床观察及实验研究[J]. 医学研究通讯,1985,14(5):155-156.

23. 孙步策.《金匮》大黄牡丹汤主证辨[J]. 福建中医药,2002,33(2):37-38.

24. 庄逸群. 肠痈者"脓已成,不可下也"吗？[J]. 湖南中医药导报,2001,7(1):43.

25. 金庆江. 肠痈脓成亦当下[J]. 河北中医,2005,27(11):18.

26. 沈经宇. 清肠饮治愈妊娠期肠痈[J]. 上海中医药杂志,1997,(4):22.

27. 秦曼,张丽杰,白玉彤. 妊子肠痈案按[J]. 中医药学报.1998,(2):30.

28. 温扬智,张刚,张志钧. 妊娠期急性阑尾炎治疗经验[J]. 中国中医急症,1993,2(1):28-29.

29. 曾亚庆. 中西医结合治疗急性阑尾炎32的临床体会[J]. 实用中西医结合杂志,1993,(3):180.

30. 王克让. 自拟大黄红藤饮治疗急性阑尾炎76例[J]. 中国中医急症,1992,2(4):187.

31. 梁惠光. 七物消痈汤治疗肠痈120例[J]. 陕西中医,1993,14(5):223.

32. 管济生. 扶正通气法治疗复发性阑尾炎30例[J]. 实用中医内科杂志,1991,5(1):23.

33. 姜礼. 红藤饮治疗阑尾周围脓肿61例疗效观察[J]. 甘肃中医,1992,5(1):651.

34. 徐胜德. 排气汤促进胃阑尾术后胃肠蠕动功能的恢复[J]. 中国中西医结合杂志,1992,(4):224.

35. 龚旭初,孙爱珠,孔键. 桂萸膏敷脐对阑尾切除术后肠功能恢复疗效观察[J]. 北京中医杂志,1990,(5):26.